AF335148

Herausgeberbeirat

Adriano Aguzzi, Zürich
Heinz Bielka, Berlin
Falko Herrmann, Greifswald
Florian Holsboer, München
Stefan H. E. Kaufmann, Berlin
Peter C. Scriba, München
Günter Stock, Berlin
Harald zur Hausen, Heidelberg

Springer

*Berlin
Heidelberg
New York
Barcelona
Budapest
Hongkong
London
Mailand
Paris
Singapur
Tokio*

Detlev Ganten   Klaus Ruckpaul   (Hrsg.)

Immunsystem und Infektiologie

Mit Beiträgen von

Claus R. Bartram, Erik C. Böttger, Hermann Eibel, Bernhard Fleischer,
Sebastian D. Fugmann, Diethard Gemsa, Werner Goebel, Roy Gross,
Beate M. Henz, Achim Hörauf, Rolf D. Horstmann, Peter Kern,
Georg Köhne, Reinhard Kurth, Inga Melchers, Ulrich Pannicke,
Hans H. Peter, Heinfried H. Radeke, Klaus Resch,
Marcus Schmitt-Egenolf, Thomas Schneider, Florian Schödel,
Klaus Schwarz, Hans Sprenger, Wolfram Sterry, Albrecht Werner,
Margitta Worm und Martin Zeitz

Mit 101 Abbildungen und 55 Tabellen

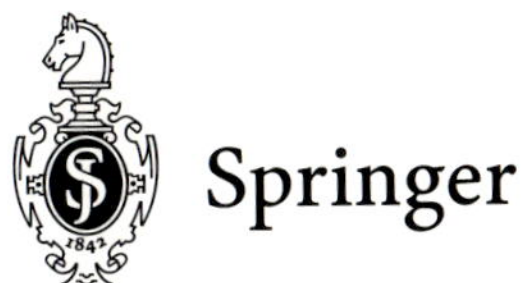

Springer

Prof. Dr. Detlev Ganten
Prof. Dr. Klaus Ruckpaul
Max-Delbrück-Centrum
für Molekulare Medizin (MDC)
Robert-Rössle-Str. 10
D-13122 Berlin-Buch

ISBN 3-540-62464-3 Springer-Verlag Berlin Heidelberg New York

Die Deutsche Bibliothek – CIP-Einheitsaufnahme
Handbuch der molekularen Medizin / Detlev Ganten; Klaus Ruckpaul (Hrsg.). – Berlin; Heidelberg; New York;
Barcelona; Hongkong; London; Mailand; Paris; Singapur; Tokio: Springer
Immunsystem und Infektologie / Hrsg.: Detlev Ganten; Klaus Ruckpaul. – Berlin; Heidelberg; New York; Barcelo-
na; Hongkong; London; Mailand; Paris; Singapur; Tokio: Springer, 1999
   (Handbuch der molekularen Medizin; 4)
   ISBN 3-540-62464-3

Herstellung: PRO EDIT GmbH, D-69126 Heidelberg
Umschlaggestaltung: Design & Production, D-69121 Heidelberg
Satz: K+V Fotosatz GmbH, D-64743 Beerfelden-Airlenbach
SPIN 10539912   27/3136-5 4 3 2 1 0 – Gedruckt auf säurefreiem Papier

Vorwort

Infektiologie und Immunologie haben die Medizingeschichte in bemerkenswerter Weise geprägt und wie wohl keine anderen medizinischen Disziplinen neue Formen der Behandlung ermöglicht und segensreiche Therapieerfolge hervorgebracht. Dabei spannt sich der zeitliche Bogen von der durch den englischen Arzt Edward J. Jenner[1] im Jahr 1796 eingeführten Vakzination gegen die durch Viren verursachten Pocken bis zur Einführung der aktiven Immunisierung gegen die Kinderlähmung in den Jahren 1952 bzw. 1954 durch Jonas Edward Salk und Albert Bruce Sabin. Die Erfolge der modernen Infektiologie und Immunologie sind zugleich gute Beispiele für die erfolgreiche Entwicklung der Molekularen Medizin.

Die Vakzination gegen Pocken bildete einen ersten Meilenstein in der Behandlung von Infektionserkrankungen durch Impfstoffe. Jenner ist damit den großen Pionieren zuzurechnen, die der Infektiologie und Immunologie zu einem revolutionierenden Durchbruch verholfen haben. Den damit erzielten Therapieerfolgen fehlte jedoch zur damaligen Zeit eine wissenschaftliche Grundlage. Erst etwa 60 Jahre später widerlegte Louis Pasteur (um 1860) die Theorie der Urzeugung von Mikroorganismen und führte den Nachweis, daß Mikroorganismen aus Mikroorganismen entstehen. Damit bereitet er den Boden für eine wissenschaftlich begründete Erforschung von Infektionserkrankungen. Er entwickelte einen Impfstoff gegen die Hühnercholera (1880) und gegen den Milzbrand (1885) sowie eine direkte Impfung gegen die Tollwut (Rabies), mit der erstmalig ein Patient während der Inkubationszeit erfolgreich immunisiert und damit vor dem bis dahin tödlichen Ausgang der Infektion bewahrt werden konnte. Dadurch hat er die Impfstoffentwicklung entscheidend befruchtet und die Erkenntnisgrundlagen für die bahnbrechenden Entdeckungen von Emil von Behring, Robert Koch und Paul Ehrlich gelegt und so den Weg für grundlegend neue Behandlungen eröffnet.

Unter den Begründern der wissenschaftlichen Bakteriologie kommt Robert Koch ohne Zweifel die größte Bedeutung zu. 1876 gelang es ihm, den Erreger der Milzbranderkrankung als *Bacillus anthracis* nachzuweisen. Diese Entdeckung bildete die Grundlage für die erste erfolgreiche Immunisierung durch Louis Pasteur im Jahr 1885. Seine größte Leistung bestand sicherlich darin, das *Mycobacterium tuberculosis* als Erreger der weltweit verbreiteten Tuberkulose (1882) zu identifizieren. Das von ihm aus Reinkulturen von Tuberkelbakterien entwickelte Tuberkulin erwies sich als Therapeutikum weniger brauchbar als erwartet, jedoch bildete es die Grundlage für die diagnostische Tuberkulinprobe. Die dritte große Leistung Robert Kochs war schließlich die Entdeckung des Erregers der Cholera (*Vibrio cholerae*). Mit diesen Entdeckungen konnte die Miasmentheorie widerlegt und die Ursache von Infektionserkrankungen durch den Nachweis spezifischer Erreger wissenschaftlich untermauert werden. Emil von Behring, der Begründer der Blutserumtherapie, setzte diesen Weg erfolgreich fort. Es gelang ihm – vor allem durch die Herstellung des Diphtherieserums (1893) – neue serumtherapeutische Behandlungswege zu erschließen. Die erste dauerhaft wirksame Diphtherieschutzimpfung durch eine aktive Immunisierung erfolgte 1913. Weitere Forschungen an einer Therapie des Wundstarrkrampfs (Tetanus) führten zur Entwicklung eines wirksamen Tetanusprophylaktikums. Durch ihre bahnbrechenden Entdeckungen, die mit dem Nobelpreis gewürdigt wurden (1901: von Behring, erster Nobelpreis für Medizin; 1905: Koch), schufen Robert Koch und Emil von Behring gemeinsam die Grundlagen für eine rationale Behandlung von Infektionserkrankungen. Bis heute lassen sich therapeutische Prinzipien der Infektiologie auf die grundlegenden Entdeckungen von Robert Koch und Emil von

---

[1] Am Ende des Bandes befindet sich eine Zeittafel mit biographischen Daten und kurzen Anmerkungen zum Lebenswerk der Wegbereiter von Infektiologie und Immunologie.

Behring zurückführen, seien es die Impfung oder die Behandlung mit Seren.

Parallel dazu erfuhr diese Entwicklung einen weiteren Höhepunkt durch die epochemachenden Entdeckungen von Karl Landsteiner: um 1900 Entdeckung des AB0-Blutgruppensystems; 1928 gleichzeitig mit Philip Levine die Eigenschaften des M/N/P-Systems und 1940 mit Alexander S. Wiener und Philip Levine Entdeckung des Rhesusfaktors. 1930 erhielt Karl Landsteiner den Nobelpreis. Er legte mit seinen Entdeckungen wesentliche Grundlagen der Serologie und Immunologie. Von Beginn an hatten Infektiologie und durch immunologische Reaktionen ausgelöste Erkrankungen eine molekulare Grundlage neben den ihnen zugrundeliegenden zellulären Prozessen. Aber erst seit der Mitte unseres Jahrhunderts konnten die an den pathologischen Prozessen beteiligten molekularen Strukturen erschlossen werden.

Der wissenschaftliche Werdegang führte Paul Ehrlich von der Serumbehandlung zur Entwicklung chemischer Verbindungen, die imstande waren, die Erreger von Infektionserkrankungen zu zerstören. Zunächst beschäftigte er sich mit angeborener und erworbener Immunität gegenüber Infektionskrankheiten, und es gelang ihm, den Körper gegen bestimmte Pflanzengifte durch Bildung spezifischer Antitoxine zu immunisieren. Diese Untersuchungen führten ihn 1904 zur Aufstellung der Seitenkettentheorie, womit er den Wirkungsmechanismus immunologischer Erscheinungen erklärte und die wissenschaftliche Grundlage für die spezifische Immunität legte. Jedes Toxin besitzt nach dieser Theorie haptophore (Haftgruppe) und toxophore Gruppen. Die haptophore Gruppe stellt den Rezeptor oder die Seitenkette dar. Bei einem Überschuß von Rezeptoren werden diese in die Blutbahn abgegeben und dann als Antikörper bezeichnet, die das Toxin in der Blutbahn binden. Die Weiterführung dieser molekular orientierten Untersuchungen brachte ihn zu chemotherapeutischen Forschungen, mit denen er die Chemotherapie als neues Forschungsgebiet begründete. Zusammen mit dem Japaner Hata gelang ihm 1908 die Herstellung von Salvarsan, dem ersten Heilmittel gegen die Syphillis.

Ein weiterer Meilenstein in der Entwicklung der Infektiologie war die Entdeckung der Heilwirkung der Sulfonamide. Anfang der 30er Jahre gelang es durch Kopplung eines Farbstoffs mit einer Sulfonamidgruppe eine Streptokokkeninfektion an Mäusen und Kaninchen erfolgreich chemotherapeutisch zu behandeln. Unter dem Markenzeichen Prontosil kam das von der Gruppe um Gerhardt Domagk entwickelte Präparat 1935 in den Handel. Neben der 1946 eingeführten Paraaminosalizylsäure (PAS) als Tuberkulostatikum erwies sich das von Gerhardt Domagk entwickelte und 1952 eingeführte Isonikotinsäurehydrazid (INH) als erstes hochwirksames Mittel gegen die Tuberkulose. Damit etablierte sich in der ersten Hälfte der 50er Jahre, etwa 70 Jahre nach der Entdeckung des Erregers durch Robert Koch, eine erfolgreiche chemotherapeutische Tuberkulosetherapie.

Ausgehend von den Erfolgen der Chemotherapie bemühten sich Forscher weltweit um eine Verbesserung der Anwendungsbreite und therapeutischen Wirksamkeit. So standen in England und den USA Bemühungen um eine Verbesserung der Therapie von Wundinfektionen und insbesondere des durch Clostridien (*Clostridium perfringens*) ausgelösten Gasbrands im Vordergrund. Der Grundstein für eine erfolgreiche Behandlung wurde 1928 durch eine Entdeckung des schottischen Arzts Alexander Fleming gelegt, der zufällig die Bakterienkultur-vernichtende Wirkung des Schimmelpilzes *Penicillium notatum* beobachtet und dies in einer Publikation niedergelegt hatte. 10 Jahre später griffen Howard W. Florey und Ernst Boris Chain diese Befunde wieder auf. Es gelang ihnen der Nachweis der bakteriziden und breitbandigen Wirkung eines Stoffwechselprodukts dieses Pilzes – des Penizillins – und dessen Reindarstellung. Damit waren die Voraussetzungen für die Herstellung großer Mengen gegeben, so daß nach klinischer Erprobung 1944 das Präparat für die erfolgreiche Behandlung bakterieller Infektionen zur Verfügung stand.

Zur Erhöhung der therapeutischen Breite von Penizillin, aber auch zur Vermeidung der Entwicklung von resistenten Bakterienstämmen wurde schon sehr bald Penizillin mit dem 1943/44 aus dem Strahlenpilz *Streptomyces griseus* gewonnenen Streptomyzin kombiniert, dessen bakterizide Eigenschaften durch die Gruppe um Selman Abraham Waksman entdeckt wurden. Neue antibiotisch wirksame Verbindungen mit verändertem Wirkungsspektrum, die aus den Mitgliedern dieser Pilzgattung isoliert wurden, wie Aureomycin (1948) und Oxytetrazyklin (1950), erweiterten das therapeutische Reservoire. Die Ära der Antibiotika hatte begonnen.

Weitere Meilensteine in der Behandlung von Infektionskrankheiten waren die Entdeckung des Typhuserregers durch Nicolle, des Erregers des Gelbfiebers durch Theiler und die durch Salk und Sabin möglich gewordene aktive Immunisierung gegen Poliomyelitis nach Entdeckung der Magenresistenz der Polioviren und die so möglich gewordene Schluckimpfung basierend auf der grundlegenden Erforschung der Züchtungsbedingungen dieser Viren durch Enders, Robbins und Weller.

Mit der Behandlung rheumatisch entzündlicher Erkrankungen mit Glukokortikoiden auf der Grundlage der Forschungsergebnisse von Tadeus Reichstein, Edward Calvin Kendall und Philip Showalte Hench wurde eine Etappe der Arzneimitteltherapie in der molekularen Medizin eröffnet, deren Zielstrukturen im menschlichen Organismus selbst lokalisiert sind. Aber erst die Arbeiten von Hanson (Upjohn Company), der chemische Verfahren mit mikrobiellen Methoden verknüpfte, ermöglichten eine großtechnische Produktion und machten so eine breite Anwendung möglich.

Einen weiteren Durchbruch auf dem Gebiet der Infektiologie und Immunologie erzielten Milstein, Köhler und Jerne, die das Prinzip der Produktion von molekularen Antikörpern in Hybridzellen (Verschmelzung von Krebszellen mit weißen Blutkörperchen) begründeten und damit ein hochspezifisches diagnostisches Hilfsmittel erschlossen.

In einer bahnbrechenden Arbeit konnte Susumu Tonegawa 1976 zeigen, wie Teile der Zell-DNA während ihrer Entwicklung von einer embryonalen Zelle zum antikörperproduzierenden B-Lymphozyten umgelagert werden. Als Folge dieses Prozesses bildet jeder Lymphozyt seinen einzigartigen Antikörper, woraus sich die bis dahin nicht erklärbare Vielfalt der Antikörper erklären läßt. Tonegawas Entdeckungen haben für die Immunologie nicht nur die molekularbiologische Ebene erschlossen sondern auch Möglichkeiten zur Verstärkung gewünschter Immunreaktionen gegen pathogene Mikroorganismen eröffnet wie auch Wege zur Verhinderung unerwünschter Immunreaktionen.

Wenn auch thematisch nicht im Mittelpunkt dieses Bandes stehend, sollte dennoch Erwähnung finden, daß Viren nicht nur Infektionserkrankungen hervorrufen, sondern auch Tumorerkrankungen auslösen können. Francis Rous zeigte schon Anfang unseres Jahrhunderts, daß ein später nach ihm benanntes Virus beim Huhn Sarkome auslösen kann. Dies war der Beginn für den Nachweis einer Reihe virusbedingter Tumoren. Erst 55 Jahre nach dieser Entdeckung erhielt Rous für seine bahnbrechende Erkenntnis 1966 den Nobelpreis. Mitte der 70er Jahre wurde bekannt, daß das Rous-Virus ein Gen trägt, das vom eigenen genetischen Material getrennt ist und für die Tumorbildung verantwortlich ist. Michael Bishop und Harald Varmus gelang es nachzuweisen, daß dieses Gen in normalen Zellen aller Spezies vorhanden ist und damit das tumorinduzierende Gen des Rous-Virus zellulären Ursprungs ist. Es gehört zur Familie der wachstumskontrollierenden Gene, welche die Synthese wachstumsregulierender Proteine steuern und die Bezeichnung Onkogene tragen. Mit dieser Entdeckung wurde eine Forschungslawine über Faktoren ausgelöst, die das normale Wachstum bestimmen, aber auch neue Einsichten in die Entstehung von Tumorerkrankungen erzielt. Eine Fortsetzung erfuhren diese Arbeiten durch Rolf Martin Zinkernagel und Peter Doherty, die zeigen konnten, auf welche Weise das Immunsystem virusinfizierte Zellen erkennt. Sie wiesen nach, daß insbesondere die T-Zellen virusinfizierte Zellen erkennen und gegenüber eigenen Zellen differenzieren können. In diesem Prozeß spielen die Antigene des größeren Histokompatibilitätskomplexes (MHC) eine entscheidende Rolle.

Der Nobelpreis für Medizin des Jahres 1997 wurde an Stanley Prusiner verliehen für seine Arbeiten zur Aufklärung des Erregers spongiformer Enzephalopathien, zu denen u.a. die Creutzfeldt-Jakob-Krankheit (CJK), die Scrapie-Erkrankung bei Schafen und die Rinderseuche BSE (bovine spongiforme encephalopathy) gehören. Beim Menschen wurde die erste Form dieser bisher unheilbaren Erkrankung als Kuru durch Carleton Gajdusek beschrieben und ihre Ansteckungsfähigkeit nachgewiesen. Als Erreger dieser Gruppe von Erkrankungen nahm Gajdusek „langsame Viren" an. Diese Annahme erwies sich, wie Stanley Prusiner zeigen konnte, als Irrtum. Prusiner begann seine Arbeiten an dieser Gruppe von Hirnerkrankungen 1972. Einen Virus als Krankheitsüberträger konnte er ausschliessen und wies als Krankheitsursache Eiweiße, sog. Prionen nach. Prion ist ein Akronym, das von „proteinaceous infectious particle" abgeleitet ist. Prionen, sind Eiweißmoleküle, die physiologischerweise im Organismus gebildet werden. In Zusammenarbeit mit Charles Weissmann aus Zürich entwickelte Stanley Prusiner die Vorstellung, daß durch Kontakt mit pathogenen Prionen deren veränderte Konformation auf normale Prionenmoleküle übertragen und damit die Ansteckung bewirkt wird. Ausgehend von diesen Befunden haben Adriano Aguzzi und Rolf Zinkernagel zunächst in Mäuseversuchen B-Lymphozyten und das periphere Nervensystem als Überträger der Prionen wahrscheinlich machen können.

Eine Reihe weiterer Entdeckungen, die in der Zeittafel näher erläutert sind, bereiteten den Weg zu einem molekularen Verständnis immunologischer Prozesse. Stellvertretend seien hier nur genannt die durch Bordet entdeckte spezifische Antikörperbildung (Immunität), die Aufklärung der erworbenen immunologischen Toleranz durch Burnet und Medawar, die Aufklärung der molekularen Struktur der Antikörper durch Edelman und Porter sowie die Aufklärung der genetischen Immunitätskontrolle durch Benacerraf, Dausset und Snell.

Dieser kurze Abriß der Entwicklung der Infektiologie und Immunologie in unserem Jahrhundert soll deutlich machen, in welch bemerkenswertem Umfang sich eine Entwicklung vollzogen hat und noch vollzieht, die so außerordentlich segensreich die Therapiemöglichkeiten von Infektionskrankheiten ermöglicht und später grundlegend gewandelt und erweitert hat. Eine lückenlose Darstellung lag nicht in der Absicht der Herausgeber. Die Anziehungskraft dieses innovationsträchtigen Gebiets hat bis heute nicht nachgelassen, ja mehr noch durch molekularbiologische und molekulargenetische Methoden an Attraktivität gewonnen. Etwas davon in diesem Band dem Leser zu vermitteln, ist das Anliegen von Verlag, den Autoren und Herausgebern.

Berlin, im Frühjahr 1999

Detlev Ganten
Klaus Ruckpaul

Inhaltsverzeichnis

Autorenverzeichnis

Prof. Dr. Claus R. Bartram
Ruprecht-Karls-Universität Heidelberg
Institut für Humangenetik
Im Neuenheimer Feld 328, 69120 Heidelberg

Prof. Dr. Erik C. Böttger
Medizinische Hochschule Hannover
Institut für Medizinische Mikrobiologie
Carl-Neuberg-Str. 1, 30625 Hannover

Dr. Hermann Eibel
Klinikum der Albert-Ludwigs-Universität
Med. Universitätsklinik und Poliklinik
Abt. Rheumatologie und Klin. Immunologie
Hugstetter Str. 55, 79106 Freiburg

Prof. Dr. Bernhard Fleischer
Bernhard-Nocht-Institut für Tropenmedizin
Bernhard-Nocht-Str. 74, 20359 Hamburg

Dr. Sebastian D. Fugmann
Ruprecht-Karls-Universität Heidelberg
Institut für Humangenetik
Im Neuenheimer Feld 328, 69120 Heidelberg

Prof. Dr. Diethard Gemsa
Klinikum der Philipps Universität
Fachbereich Humanmedizin
Institut für Immunologie
Robert-Koch-Str. 17, 35037 Marburg

Prof. Dr. Werner Goebel
Theodor-Boveri-Institut für Biowissenschaften
(Biozentrum) der Universität Würzburg
Lehrstuhl für Mikrobiologie
Am Hubland, 97074 Würzburg

Prof. Dr. Roy Gross
Theodor-Boveri-Institut für Biowissenschaften
(Biozentrum) der Universität Würzburg
Lehrstuhl für Mikrobiologie
Am Hubland, 97074 Würzburg
E-mail: roy@biozentrum.uni-wuerzburg.de

Prof. Dr. Beate M. Henz
Virchow-Klinikum
Hautpoliklinik und Asthmapoliklinik
Augustenburger Platz 1, 13353 Berlin

Dr. Achim Hörauf
Bernhard-Nocht-Institut für Tropenmedizin
Bernhard-Nocht-Str. 74, 20359 Hamburg

Prof. Dr. Rolf D. Horstmann
Bernhard-Nocht-Institut für Tropenmedizin
Bernhard-Nocht-Str. 74, 20359 Hamburg

Prof. Dr. Peter Kern
Medizinische Klinik
Sektion Infektiologie und Klinische Immunologie
Universität Ulm
Robert-Koch-Str. 8, 89081 Ulm

Dr. Georg Köhne
Universitätskliniken des Saarlandes
Medizinische Klinik und Poliklinik
Innere Medizin II, 66421 Homburg/Saar
E-mail: ingkoe@med-rz.uni-sb.de

Prof. Dr. Reinhard Kurth
Präsident des Paul-Ehrlich-Instituts
Bundesamt für Sera und Impfstoffe
Paul-Ehrlich-Str. 51–59, 63225 Langen

Dr. Inga Melchers
Klinikum der Albert-Ludwigs-Universität
Med. Universitätsklinik und Poliklinik
Abt. Rheumatologie und Klin. Immunologie
Hugstetter Str. 55, 79106 Freiburg

Dr. Ulrich Pannicke
Ruprecht-Karls-Universität Heidelberg
Institut für Humangenetik
Im Neuenheimer Feld 328, 69120 Heidelberg

Prof. Dr. Hans H. Peter
Klinikum der Albert-Ludwigs-Universität
Med. Universitätsklinik und Poliklinik
Abt. Rheumatologie und Klin. Immunologie
Hugstetter Str. 55, 79106 Freiburg

PD Dr. Heinfried H. Radeke
Medizinische Hochschule Hannover
Institut für Klin. Molekularpharmakologie
Carl-Neuberg-Str. 1, 30625 Hannover
E-mail: radeke.heinfried@mh-hannover.de

Prof. Dr. Klaus Resch
Medizinische Hochschule Hannover
Institut für Klin. Molekularpharmakologie
Carl-Neuberg-Str. 1, 30625 Hannover

Dr. Marcus Schmitt-Egenolf
Universitätsklinikum Charité
Medizinische Fakultät
der Humboldt-Universität Berlin
Dermatologische Klinik und Poliklinik
Schumannstr. 20/21, 10117 Berlin
E-mail: marcus.schmitt-egenolf@charite.de

Dr. Thomas Schneider
Universitätskliniken des Saarlandes
Medizinische Klinik und Poliklinik
Innere Medizin II, 66421 Homburg/Saar

PD Dr. Florian Schödel
Evax-Technology
Fraunhofer Str. 10, 82152 Martinsried

Dr. Klaus Schwarz
Universität Ulm
Medizinische Klinik und Poliklinik
Abt. Transfusionsmedizin
Helmholtzstr. 10, 89081 Ulm

PD Dr. Hans Sprenger
Institut für Labormedizin
Leopoldina-Krankenhaus
der Stadt Schweinfurt GmbH
Gustav-Adolf-Str. 8
97422 Schweinfurt

Prof. Dr. Wolfram Sterry
Direktor der Dermatologischen Klinik und Poliklinik
Universitätsklinikum Charité
Medizinische Fakultät
der Humboldt-Universität Berlin
Schumannstr. 20/21, 10117 Berlin

PD Dr. Albrecht Werner
Paul-Ehrlich-Institut
Bundesamt für Sera und Impfstoffe
Paul-Ehrlich-Str. 51–59, 63225 Langen

Dr. Margitta Worm
Charité
Universitätsklinikum der Humboldt Universität
zu Berlin
Klinik für Dermatologie, Venerologie
und Allergologie mit Asthmapoliklinik
Bereich Allergologie, Campus Charité Mitte
Schumannstr. 20–21 10117 Berlin
E-mail: mworm@rz.charite-hu-berlin.de

Prof. Dr. Martin Zeitz
Universitätskliniken des Saarlandes
Medizinische Klinik und Poliklinik
Innere Medizin II, 66421 Homburg/Saar

Abkürzungen und Erläuterungen

AA	Adjuvante Arthritis
AC	Adenylylzyklase synonym Adenylatzyklase
Acyclovir	Guanosinderivat, in dem der Zucker durch einen Alkylrest ersetzt ist, Virostatikum, Handelsname: Zovirax
ADA	Adenosindeaminase: Enzym des Purinstoffwechsels. Ein Defekt des Enzyms führt zur SCID-Erkrankung (s. dort)
ADCC	Antikörper-abhängige zelluläre Zytotoxizität (antibody dependent cellular cytotoxicity)
Afferent	Zuführend, zum Zentrum führend
AGM	Afrikanische grüne Meerkatze
AIDS	Acquired immuno deficiency syndrome: Erworbenes Immunschwächesyndrom. Erreger ist das „Humane Immundefizienzvirus" (HIV), ein Retrovirus mit ausgeprägtem genetischen Polymorphismus. Die Erkrankung ist in der Spätphase durch das Karposi-Sarkom und opportunistische Infektionen gekennzeichnet
ALPS	Autoimmun-/lymphoproliferatives Syndrom: phänotypische Krankheitsbeschreibung mit Vermehrung von Lymphozyten und Autoimmunphänomenen
Antibiotika	Im strengen Sinn Substanzen, die von einem Mikroorganismus synthetisiert werden und andere Mikroorganismen an ihrer Vermehrung hindern oder sie abtöten; dagegen werden synthetisch hergestellte Substanzen mit entsprechender Aktivität als Chemotherapeutika bezeichnet; die Begriffe haben sich im Lauf der Zeit verwischt, da die meisten modernen Antibiotika semisynthetischen Ursprungs sind

APC, APZ	Antigenpräsentierende Zellen: Eine heterogene Gruppe von Zellen, die Antigene durch Phagozytose oder Endozytose aufnehmen, prozessieren und sie T-Zellen über ihren MHC-Komplex präsentieren (s. dort)
AT	Ataxia teleangiectasia: autosomal-rezessive Erberkrankung des ATM-Gens mit zerebellarer Ataxie, Gefäßerweiterungen und Immundefekt
ATM	Ataxia teleangiectasia mutated: Gen, das in mutierter Form zur Ataxia teleangiectasia (AT) führt
ATP	Adenosintriphosphat: Energielieferant und Speicher in biochemischen Prozessen, Phosphatdonor
AZT	Azidothymidin: Eine Thymidin-analoge Base, die bei Einbau in die wachsende DNA-Kette während der reversen Transkription von HIV die weitere Elongation der viralen DNA verhindert, was zur Hemmung der Virusvermehrung führt. Handelsname: Retrovir
BALT	Bronchus associated lymphatic tissue
BAPs	BZR assoziierte Proteine (s. BZR)
BCG	Bacille-Calmette-Guérin: Tuberkuloseimpfstamm
Betalaktame	Bakterielle Enzyme, die Betalaktamantibiotika durch Hydrolyse des Betalaktamrings inaktivieren; entsprechend ihrem Substratprofil, d.h. der Spezifität, werden sie auch als Penizillinasen, Zephalosporinasen bzw. Breitspektrumbetalaktamasen bezeichnet
BLM	Bloom syndrome mutated: Gen, das in mutierter Form zum Bloom-Syndrom (BS) führt (s. dort)
BLS	Bare lymphocyte syndrome: Gruppe von autosomal-rezessiven Immunde-

	fekten mit Fehlen der Expression von HLA-Klasse-I- (BLS I), von HLA-Klasse-II- (BLS II) oder von beiden HLA-Klasse-Antigenen (BLS III). Die Präsentation von Peptidantigenen an die T-Zell-Rezeptoren ist unterbrochen
bp	Base pairing: Verbindung von 2 komplementären Basen (A-T, G-C) durch H-Brückenbindung zur Stabilisierung der Nukleinsäure (z.B. eines DNA und eines RNA-Strangs bei der Hybridisierung)
BS	Bloom-Syndrom: Autosomal-rezessive Erberkrankung mit proportionalem Minderwuchs, Erythem, hoher Krebsrate und Immundefekten
BTK	Bruton-Tyrosinkinase: Gen, das in mutierter Form zur X-chromosomalen Agammaglobulinämie (XLA) führt
BZR	B-Zell-Rezeptor
C	Konstanter Anteil der Immunglobuline und T-Zell Rezeptoren
C II TA	HLA-Klasse-II-Transaktivator: Gen, das in mutierter Form zum Bare Lymphocyten-Syndrom (BLS II) führt
C3d	Proteolytisches Derivat von Komplementfaktor C3
CA	Kapsidprotein p24
CAF	Zellulärer antiviraler Faktor
CAST	Cellular antigen stimulation test, zellulärer Antigenstimulationstest: Granulozyten werden mit IL-3 und Allergenen stimuliert und ihre Leukotrienproduktion wird in den Überständen mittels einer enzymvermittelten Farbreaktion bestimmt. Kann auch begrenzt zur Diagnostik pseudoallergischer Reaktionen eingesetzt werden
CCR	CC-Chemokinrezeptor: Dieser wird von HIV als Rezeptor, neben CD4, zur Infektion benötigt. Chemokinrezeptoren gehören zu einer Superfamilie von Zelloberflächenproteinen, die durch 7 Transmembrandomänen gekennzeichnet sind und intrazellulär in der Regel mit G-Proteinen wechselwirken
CD	Cluster of differentiation, Anhäufung von Differenzierungsmarkern: Ur-

	sprünglich wurde die CD-Nomenklatur für solche Zelloberflächenmoleküle auf humanen Leukozyten verwendet, die durch monoklonale Antikörper erkannt werden. Inzwischen wird die Nomenklatur sowohl für Antigene auf anderen Zellen als Leukozyten als auch für homologe Moleküle bei anderen Spezies angewandt. Die Expression eines bestimmten CD-Musters definiert den Differenzierungszustand und damit auch die Funktion einer Zelle
CD1a,b,c	Wird von Langerhans-Zellen exprimiert, wie HLA-Klasse-I-Moleküle mit β_2-Mikroglobulin assoziiert
CD2 (LFA2)	Von T-Zellen exprimiertes kostimulatorisches Molekül, welches an von antigenpräsentierenden Zellen exprimiertes CD58 (LFA3) bindet
CD3	Wird von T-Zellen exprimiert, beteiligt an der T-Zell-Rezeptor vermittelten Signaltransduktion
CD4	Adhäsionsmolekül: An der Antigenerkennung durch CD4-exprimierende T-Lymphozyten (in der Regel Helfer-T-Zellen) sind HLA-Klasse-II-Moleküle beteiligt. CD4 ist der primäre Rezeptor für HIV-Retroviren
CD4+-Zelle	Eine Subpopulation von T-Lymphozyten, die durch die Expression des CD4-Rezeptors auf der Zelloberfläche gekennzeichnet ist. Diese Zellen sind an der Induktion und Regulation einer Immunantwort beteiligt und werden deshalb als T-Helferzellen bezeichnet
CD5	Von T-Zellen exprimiertes Adhäsionsmolekül
CD8	Adhäsionsmolekül: An der Antigenerkennung durch CD8-exprimierende T-Lymphozyten (in der Regel zytotoxische T-Lymphozyten) sind HLA-Klasse-I-Moleküle beteiligt
CD8+-Zelle	Eine Subpopulation von T-Lymphozyten, die das CD8-Molekül als Oberflächenmarker exprimiert. Diese Zellpopulation bildet die überwiegende Zahl der zytotoxischen T-Lymphozyten. Daneben haben sie immunmodulatorische Funktion. Die CD8+-Zellen

werden daher auch als zytotoxische Suppressorzellen bezeichnet

CD14
Von Monozyten exprimierter Endotoxin-(Lipopolysaccharid)-Rezeptor

CD45
Von allen Leukozyten exprimierte Tyrosinphosphatase

CD45RA
Von T-Zellen exprimierte CD45-Isoform

CD45RO
Antigen, welches als charakteristisch für die Gedächtniszellen des Immunsystems gilt

CD54 (ICAM-1)
Intercellular adhesion molecule I, interzelluläres Adhäsionsmolekül 1: Bisher wurden ICAM-1, ICAM-2 und ICAM-3 beschrieben. Ligand des Integrins LFA-1

CD62E (E-Selektin, ELAM-1)
Vermittelt das „Rollen" der Leukozyten entlang des aktivierten Endothels. Ein Ligand von CD62 E ist CLA

CD80 (B7–1)
Von antigenpräsentierenden Zellen exprimierte Kostimulatoren der T-Zell-Aktivierung

CDC
Centers for Disease Control and Prevention: Eine Behörde in Atlanta, USA, die für epidemiologische Beobachtungen und Untersuchungen zuständig ist

CD-Marker
Cluster of differentiation marker, Sammlung von Differenzierungsmarkern: Die Nomenklatur der CD-Marker wurde ursprünglich für humane Leukozytenantigene, die mit monoklonalen Antikörpern nachweisbar sind, aufgestellt. Sie wird jedoch auch für homologe Marker anderer Spezies eingesetzt. CD-Marker sind für die Klassifizierung von Leukozytensubpopulationen unverzichtbar

CDR
Complementarity-determining region

Cephalosporinasen
s. Zephalosporinasen

CGRP
Calcitonin gene-related peptide

Chemoprophylaxe
Vorsorgliche Gabe von Antibiotika, ohne daß Zeichen einer Infektion vorliegen; wird zur Infektionsprophylaxe eingesetzt

Chemotherapeutika
s. Antibiotika

CIA
Kollagen-induzierte Arthritis

CID
Combined immunodeficiency: Kombinierter Immundefekt, der T- und B-Zellen betrifft, jedoch noch Residualfunktionen aufweist

CLA
Cutaneous lymphocyte-associated antigen: Hautspezifischer Lymphozytenhoming-Rezeptor des Liganden CD62E

CMV
Zytomegalievirus: 150–200 nm großes DNA-Virus. Eine Infektion verursacht in fast allen Organen eine lymphozytäre-plasmazelluläre interstitielle Entzündung mit Riesenzellbildung, Aktivierung der humoralen Immunität und Depression der zellulären Immunität

Colitis ulcerosa
Entzündliche, chronische Erkrankung vorwiegend des Dickdarms, deren Ursache bislang ungeklärt ist, u. a. aber in einer Fehlregulation des Darmimmunsystems vermutet wird. Die Entzündung ist bei der Colitis ulcerosa auf die Mukosa beschränkt und breitet sich kontinuierlich vom Anus mit wechselnder Ausdehnung über den gesamten Dickdarm aus

Compliance
Bereitschaft des Patienten, bei diagnostischen und therapeutischen Maßnahmen mitzuwirken

ConA
Concanavalin A: Mitogenes Protein aus der Schwertbohne (*Canavalia ensitormis*). Es stimuliert in niedrigen Konzentrationen die Proliferation von T-Lymphozyten

CR1, 2, 3, 4
Komplementrezeptoren 1–4

CsA
Cyclosporin A ist ein Medikament, das eine Produktion von Interleukin 2 und anderen Interleukinen auf Transkriptionsebene verhindert. Dadurch werden u. a. eine T-Zell-Aktivierung und somit auch eine Aktivierung des Immunsystems unterdrückt. CsA wird therapeutisch bei der Transplantation, aber auch bei vielen anderen Erkrankungen mit immunologischen Komponenten eingesetzt (atopisches Ekzem, Psoriasis, Urtikaria, Autoimmunerkrankungen), besitzt aber erhebliche Nebenwirkungen

CT
Choleratoxin, pathogenetisch wesentliches Toxin von *Vibrio cholerae*

CTL
Zytotoxische T-Zellen: Diese Zellen sind in der Lage, im Kontext mit dem MHC-I-Molekül solche Zellen zu

erkennen und abzutöten, die Fremdproteine auf ihrer Zelloberfläche exprimieren, z. B. virusinfizierte Zellen

CTLA-4   Zytotoxisches T-Lymphozyten-Antigen 4 (cytotoxic T lymphocyte antigen 4)

CXCR   CXC-Chemokinrezeptor: Das Fusin, das zu dieser Gruppe von Rezeptoren gehört, kann von T-lymphotropen HIV-1-Stämmen als Korezeptor benutzt werden. Die CXCR gehören, wie die CCR, zu der Superfamilie von Zelloberflächenproteinen, die durch 7 Transmembrandomänen gekennzeichnet sind

Da   Dalton: Einheit der Masse. Ein Dalton entspricht der Masse eines Wasserstoffatoms. John Dalton (1766–1844) war ein englischer Physiker und Chemiker

dATP   Desoxyadenosintriphosphat: Baustein der DNA

DC, DZ   Dendritische Zelle

dCTP   Desoxycytidintriphosphat: Baustein der DNA

D-element   Diversity element: Genmodul der variablen Anteile der schweren Immunglobulingene sowie der β- und δ-T-Zell-Rezeptor-Gene. Das D-Element wird während der Lymphopoese zwischen die V- und J-Anteile der Antigenrezeptorketten rekombiniert

DGCR   DiGeorge critical region: Minimale kritische genomische Region auf Chromosom 22q11.2, in der das (die) Gen(e) für das DiGeorge-Syndrom liegt

dGTP   Desoxyguanosintriphosphat: Baustein der DNA

Didanosin   Nukleosidanalogon: wird intrazellulär in Didesoxyadenosintriphosphat (ddATP) umgewandelt und blockiert damit die DNA-Synthese; Virostatikum

DiGeorge-Syndrom   Seltenes androtropes Fehlbildungssyndrom; embryopathologische Hemmungsfehlbildung der 3. und 4. Schlundtasche mit Entwicklungsstörungen der Thymusanlage, der Nebenschilddrüsen und des Aortenbogens

DNCG   Dinatriumcromoglycinsäure wird zur präventiven Behandlung allergischer Erkrankungen als Lokaltherapie eingesetzt. Der Wirkmechanismus soll auf einer Stabilisierung der Mastzellmembran beruhen

DTH   Delayed type hypersensitivity: Überempfindlichkeit vom verzögerten Typ (Typ-IV-Reaktion)

dTTP   Desoxythymidinphosphat: Baustein der DNA

EAE   Exogen allergische Enzephalitis

EBV   Epstein-Barr-Virus: Ein DNA-Virus, das zu den Herpesviren gehört und Erreger der infektiösen Mononukleose ist. Es besitzt potentiell onkogene Eigenschaften

ECM   Extracellular matrix, extrazelluläre Matrix: Komplexes Gemisch von Proteinen (z. B. Kollagenen, Fibronektinen, Laminin, Proteoglykanen), welches die meisten tierischen Zellen umgibt. Die ECM bildet ein geordnetes azelluläres Gerüst, in dem Zellen migrieren und kommunizieren können. Die ECM zwischen Epithelzellen (Epidermis) und Bindegewebe (Dermis) wird als Basalmembran bezeichnet

ECP   Kationisches Protein in eosinophilen Granulozyten: ECP wird von eosinophilen Granulozyten gebildet, bei der allergischen Entzündung freigesetzt und besitzt eine Reihe entzündungsfördernder Eigenschaften. Da es mit dem Ausmaß der allergischen Entzündung korreliert, kann es als Verlaufsparameter bei der atopischen Dermatitis und dem allergischen Asthma bronchiale eingesetzt werden

EDN   Eosinophil derived neuropeptide: EDN wird von eosinophilen Granulozyten gebildet, bei der allergischen Entzündung freigesetzt und besitzt eine Reihe entzündungsfördernder Eigenschaften

Efferent   Wegführend, vom Zentrum wegführend

EGF   Epidermal growth factor; epithelialer Wachstumsfaktor: Peptid, welches

	spezifisch das Wachstum von Keratinozyten stimuliert
ELAM-1	Endothelial leukocyte adhesion molecule-1 (oder E-Selektin): Adhärenzrezeptor für Leukozyten auf aktivierten Endothelzellen, dient auch als Rezeptor für Erythrozyten, die von *Plasmodium falciparum* befallen sind
ENA78	Neutrophilen-aktivierendes Protein isoliert von epithelialen Zellen
env	Envelope, Umhüllung: Das retrovirale Gen, das für die Hüllproteine des Virus kodiert
EPO	Eosinophilenperoxidase: EPO wird von eosinophilen Granulozyten gebildet, bei der allergischen Entzündung freigesetzt und besitzt eine Reihe entzündungsfördernder Eigenschaften
ER	Endoplasmatisches Retikulum: Zytoplasmatische Organellen aus Membranen, an die sich proteinsynthetisierende Ribosomen anlagern; rauhe (ribosomenhaltige) und glatte (ribosomenfreie) Membranen
E-Selektin	Endothelzellselektin
ETEC	Enterotoxin-bildende Escherichia coli-Bakterien, häufige Erreger von Durchfallerkrankungen
FAE	Follicle associated epithelium, Follikel-assoziiertes Epithel: Epithel des Darms oberhalb der Lymphfollikel, das einen besonderen, an die Funktion der Lymphfollikel angepaßten Aufbau aufweist
FceRI	High-affinity IgE-receptor, hochaffiner IgE-Rezeptor
Fc-Rezeptor	Rezeptorfamilie, die Immunglobuline an ihrer Fc-Region bindet
FDC, FDZ	Follikular dendritische Zelle des Lymphknotens: Diese antigenpräsentierenden Zellen bilden im Lymphknoten ein Netzwerk und tragen entscheidend zur Lymphknotenarchitektur bei. Diese und damit die Lymphknoten werden aus bisher unbekannten Gründen im Verlauf der HIV-Infektion zerstört
Fel d I	Die Abkürzung steht gemäß internationaler Vereinbarung für das Hauptallergen der Katze (lateinisch: *Felis domesticus*; Hauskatze)
FGF	Fibroblast growth factor, Fibroblastenwachstumsfaktor: Peptid, welches spezifisch das Wachstum von Fibroblasten stimuliert
FITC	Fluoresceinisothiozyanat: Verbindung zur Markierung bestimmter Gruppen in Proteinen
G6PDH	Glukose-6-Phosphat-Dehydrogenase, Enzym im Pentosephosphatweg mit häufigen Defektmutanten (Favismus)
GAD	Glutamic acid decarboxylase, Glutamatdekarboxylase
Gag	Gruppenspezifisches Antigen: Das retrovirale Gen, das für die Kernproteine von Retroviren kodiert. Das von diesem Gen translatierte Protein wird im Fall von HIV durch die virale Protease in 4 Peptide mit Molekulargewichten von 24 000, 17 000, 7 000 und 6 000 prozessiert (s. auch Ma, NC)
GALT	Gut associated lymphoid tissue: Gastrointestinales Immunsystem, Bestandteil des Gesamtkörperimmunsystems im Darm mit speziellen Funktionen und Eigenschaften
Ganciclovir	Analogon des Guanosins: Chemisch handelt es sich um Dihydroxypropoxymethylguanin (DHPG); Virostatikum
Genotyp	Gesamtheit der genetisch determinierten Eigenschaften
GlyCAM1	Glykan-tragendes Zelladhäsionsmolekül-1
GM CSF	Granulocyte/macrophage colony-stimulating factor: Wachstumsfaktor; Polypeptid, das die Proliferation sowie Differenzierung hämatopoetischer Stammzellen stimuliert. Gewöhnlich werden CSF nach dem jeweils stimulierten Zelltyp (hier G für Granulozyten und M für Makrophagen) benannt
GMP	Guanosinmonophosphat
Grb-Protein	Growth-Faktor-Rezeptor-Protein
GTP	Guanosintriphosphat (s. dGTP)
GVHD	Graft-versus-host-Erkrankung
Gyrase	Bakterielles Enzym (DNA-Topoisomerase II), welches für die superhelikale Tertiärstruktur der DNA verantwortlich ist

Hb	Hämoglobin
HB-EGF	Heparin-binding-EGF, Heparin-bindender EGF
HEV	High endothelial venules, endotheliale Venolen: Bestimmte Abschnitte der kleinsten Blutgefäße, die spezielle Aufgaben im Zusammenhang mit dem „Homing" der Immunzellen haben
High-level Resistenz	Antibiotikaresistenz: Durch hohe MHK-Werte gekennzeichnet; beruht meist auf Antibiotika-inaktivierenden Enzymen oder einer veränderten Zielstruktur
HIGM 1	Hyper-IgM-Syndrom: X-chromosomale Erberkrankung mit einem Defekt des CD40L-Gens. Das CD40L-Protein wird auf T-Zellen exprimiert und signalisiert über den CD40-Rezeptor der B-Zellen den Antikörperklassenwechsel. Bei Ausfall dieses Signals werden nur IgM-Antikörper, jedoch keine IgG-, IgA-, IgE-Antikörper von B-Zellen gebildet
Histokompatibilitätsantigene	Synonym mit MHC-Antigen (s. dort): In der Zellmembran exprimierte, zur Immunglobulingensuperfamilie gehörende Gewebeantigene. Die wichtigsten Histokompatibilitätssysteme des Menschen sind die ABO-Blutgruppen und das HLA-System (s. dort)
HIV	Humanes Immundefizienzvirus: Mitglied der Familie der Retroviren, Subfamilie Lentiviren. Retroviren sind RNA-haltige Viren, deren Genom während des Infektionszyklus mit Hilfe der viruskodierten „Reversen Transkriptase" in DNA umgeschrieben und in das Wirtszellengenom integriert wird. Die Infektion mit HIV führt in der Regel nach Jahren zur Immunschwäche mit daraus resultierenden opportunistischen Infektionen
HLA	Human leucocyte antigen, menschliches Leukozytenantigen: Komplexes autosomal-kodominant erbliches System von Gewebeantigenen (Membran-assoziierte Glykoproteine), die eine wichtige Rolle bei immunologischen Abwehrmechanismen spielen (Erkennung von „Selbst" und „Nicht-

	selbst"). Bestimmte HLA-Typen sind mit bestimmten Erkrankungen assoziiert
HML-1	CD103: Eiweißmolekül, das nahezu ausschließlich auf T-Lymphozyten im Darmimmunsystem vorkommt und hier besondere Aufgaben erfüllt
Homing	Bedeutet das Einwandern (gezielte Migration) von Effektorzellen des Immunsystems in ihre Zielorgane. An diesen Vorgängen sind verschiedene Rezeptoren verschiedener Art beteiligt
Horizontale Transmission	Übertragung genetischer Information auf andere Zellen
HSP	Heat shock protein, Hitzeschockprotein
ICA	Islet cell antibodies, Inselzellantikörper
ICAM-1	Intercellular-adhesion-molecule-1: Molekül, das eine wichtige Rolle für den Zell-Zell-Kontakt spielt. Adhärenzrezeptor auf vielen verschiedenen Zellen, u. a. auf Leukozyten und aktivierten Endothelzellen; dient auf Endothelien als Rezeptor für Erythrozyten, die von *Plasmodium falciparum* befallen sind
ID	Immundefekt
IDDM	Insulin dependent diabetes mellitus, Insulin-abhängiger Diabetes mellitus
IEC	Intestinale Epithelzellen: Zellen der innersten Schicht des Darms
IEL	Intraepithelial lymphocytes, intraepitheliale Lymphozyten: Lymphozyten, die in der innersten Schicht der Darmschleimhaut zwischen den Epithelzellen lokalisiert sind und sich durch spezielle funktionelle und phänotypische Eigenschaften von anderen Lymphozytenpopulationen unterscheiden
IFN	Interferone: Botenstoffe mit regulativen Eigenschaften im Immunsystem. Von verschiedenen Zelltypen, insbesondere von T-Lymphozyten synthetisierte Peptide. Sie sind in die unspezifische Abwehr von viralen Infektionen involviert und regulieren das Verhältnis von TH1- zu TH2-Immunantworten (s. TH1 bzw. TH2)

IFNR   Interferonrezeptor (s. IFN)

Ig   Immunglobulin (Antikörper): Diese Glykoproteine sind Bestandteil des erworbenen Immunsystems der Säuger. Die Immunglobuline lassen sich in 5 Klassen (IgM, D, G, A, E) einteilen, die sich hinsichtlich Größe, elektrischer Ladung und Zusammensetzung der Aminosäuren- und Kohlenhydratanteile unterscheiden. Jedes Immunglobulin besteht aus je 2 identischen leichten (IgL) und schweren (IgH) Polypeptidketten. Ein Teil des Ig-Moleküls (Fab) bindet das Antigen. Durch den Fc-Teil der Immunglobuline wird die Effektorfunktion vermittelt

IgE   Immunglobulin E

IGF-1   Insulin-like growth factor-1, Insulinähnlicher Wachstumsfaktor

IgH   Schwere Kette der Immunglobuline (s. Ig)

IgL   Leichte Kette der Immunglobuline (s. Ig)

IL   Interleukine: Gruppe von Proteinmolekülen, die Signale zwischen den Zellen des Immunsystems übertragen (s. Interleukin)

IN   Integrase: Enzym, das von dem retroviralen *pol*-Gen kodiert wird. Dieses Enzym ist für die Integration des revers transkribierten viralen Genoms in die Wirtszell-DNA verantwortlich

iNOS   Induzierbare Stickoxidsynthase

Integrine   Eiweißmoleküle, die u.a. an Bindungsvorgängen von Zellen des Immunsystems beteiligt sind

Interleukin, IL-1, -2   Interleukin 1, 2: Von Leukozyten sezernierte Signalsubstanzen der Immunregulation. Interleukin 1 wird von Makrophagen gebildet und stimuliert B- und T-Lymphozyten; IL-2 wird von T-Helferzellen produziert und aktiviert T-Lymphozyten und Killerzellen; IL-3 fördert Wachstum und Differenzierung von Zellen der Hämatopoese; IL-4 stimuliert B-Lymphozyten

Interspezifische Rekombination   Rekombination homologer Gene zwischen verschiedenen Bakterienarten

Inverted repeats   Identische Nukleotidsequenzen in gegensätzlicher Orientierung an den Enden transponierbarer DNA

IS-Elemente   Insertionssequenzen: Transponierbare DNA-Elemente

ISL   Immundefizienzvirus-supprimierendes Lymphokin

ITAM   Immunreceptor tyrosine based associated motifs: Intrazelluläres Aminosäuresequenzmotiv von Rezeptoren des Immunsystems. Nach Aktivierung der Rezeptoren werden diese ITAMS phosphoryliert und stellen in dieser Form Bindungsstellen für zytoplasmatische Tyrosinkinasen dar

J   Joining element: 3′-ständiges Genmodul der variablen Anteile der Immunglobulingene sowie der T-Zellrezeptor-Gene

JAK   Janus-Kinasen: Familie von zytoplasmatischen Tyrosinkinasen. JAK3 ist an der Signaltransduktion der IL-Rezeptoren mit der γc-Kette beteiligt (IL-2, IL-4, IL-7, IL-9, IL-15). Ein Gendefekt führt zur autosomal-rezessiven SCID-Erkrankung (s. dort)

kb   Kilobase (1000 bp) (s. unter bp)

kbp   Kilobasenpaare

kd   Kilodalton: Größeneinheit für das Molekulargewicht von Proteinen

KGF   Keratinocyte growth factor, Keratinozytenwachstumsfaktor

KIR   Killer-inhibierender Rezeptor

KMT   Knochenmarktransplantation

Kodonredundanz   Verschiedene Basentripletts der mRNA kodieren für dieselbe Aminosäure

Konjugation   Gerichteter Transfer von DNA zwischen 2 verschiedenen Bakterienzellen mittels eines Paarungsprozesses

LFA-1   Leukozyten- oder Lymphozytenfunktionsantigen-1 (Lymphocyte function-associated antigen-1)

Low-level Resistenz   Antibiotikaresistenz, die durch relativ geringe MHK-Werte (s. dort) gekennzeichnet ist; beruht meist auf Permeabilitätsveränderungen der bakteriellen Zellwand

LPG	Lipophosphoglycan: Gruppe von Glykolipiden auf der Oberfläche von Leishmanien
LPL	Lamina propria lymphocytes, Lymphozyten der Lamina propria: Sie sind in der Lamina propria der Darmschleimheit lokalisiert und werden eher dem efferenten Schenkel des Darmimmunsystems zugeordnet
L-Selektin	Lymphozytenselektin
LT	Leukotriene sind aus der Arachidonsäure abgeleitete Entzündungsmediatoren, die je nach Subtyp potente chemotaktische (LTB4) und muskelkontrahierende (LTC4, LTD4) Wirkungen entfalten
LTT	Lymphozytentransformationstest: Bei diesem In-vitro-Test wird die Proliferation von Lymphozyten in der Gegenwart von Allergenen bestimmt. Aufgrund mangelnder Sensitivität wird dieser Test nur noch beschränkt zur Diagnostik eingesetzt
MA	Matrixprotein: Ein proteolytisch aus dem gag-Vorläuferprotein (s. dort) freigesetztes Protein, das die virale Hüllmembran auskleidet
MadCam-1	Mucosal addressing cell adhesion molecule 1: Eiweißmolekül, das an wichtigen Vorgängen der Zell-Zell-Interaktion des Darmimmunsystems beteiligt ist
MALT	Mucosa associated lymphoid tissue: Gemeinsames Immunsystem aller mukosalen Oberflächen (Darm, Bronchien etc.)
MBP	Major basic protein: Es wird von eosinophilen Granulozyten gebildet, bei der allergischen Entzündung freigesetzt und besitzt eine Reihe entzündungsfördernder Eigenschaften
M-cells	Microfolded cells, M-Zellen: Für die Antigenaufnahme spezialisierte Darmepithelzellen, denen durch ihre Lage meist oberhalb der Peyer-Plaques eine wichtige Bedeutung bei der Induktion der Immunantwort im Darm zukommt. Sie sind Bestandteil des FAE (s. dort)
MCP-1, MCP-3	Monocyte-chemoattractant protein: Gehören zu den Chemokinen und haben ein MG von 8000–10000, neben Monozyten werden auch weitere Entzündungszellen (T-Lymphozyten, eosinophile und basophile Granulozyten, NK-Zellen) angelockt und z. T. auch aktiviert
M-CSF	Macrophage-colony-stimulating factor, Makrophagenkolonie-stimulierender Faktor
MG	Molekulargewicht
MGSA	Melanozytenwachstum-stimulierende Aktivität
MHC I/ MHC II	Major histocompatibility complex, class I and class II: Zelloberflächenproteine, die von Individuum zu Individuum variieren. MHC-I-Proteine sind auf allen kernhaltigen Zellen exprimiert, während MHC-II-Proteine nur auf lymphozytären Zellen gefunden werden. Die Proteine spielen bei der Unterscheidung des Immunsystems von „Selbst" und „Nicht-Selbst" eine entscheidende Rolle und sind an der Induktion und Regulation einer Immunantwort im Verlauf einer Infektion beteiligt
MHK	Minimale Hemmkonzentration: Niedrigste Konzentration einer Substanz, welche die Vermehrung von Mikroorganismen hemmt
MIP-1α	Makrophagen-inflammatorisches Protein 1α: Gehört zu den Chemokinen, d. h. 8000–10000 kleinen Peptiden, die verschiedene Entzündungszellen (Monozyten, T-Zellen, B-Zellen, Mastzellen, NK-Zellen und neutrophile, eosinophile, basophile Granulozyten) anlocken und z. T. auch aktivieren
MIP-1β	Makrophagen-inflammatorisches Protein 1β
MMP	Matrixmetalloproteinasen
MMTV	Mouse mammary tumor virus
Morbus Crohn	Entzündliche, chronische Erkrankung vorwiegend des Dünn- und Dickdarms, deren Ursache bislang ungeklärt ist, u. a. aber in einer Fehlregulation des Darmimmunsystems vermutet wird. Beim Morbus Crohn handelt es sich um eine Entzündung, die die ganze Darmwand betrifft, bei der histologisch häufig Granulome

anzutreffen sind und die prinzipiell an jeder Stelle im Gastrointestinaltrakt auftreten kann

Morbus Whipple   Seltene chronisch-rezidivierende Multisystemerkrankung, die sich mit Gewichtsabnahme und Diarrhöen manifestiert und deren Ursache in einer Infektion mit *Tropheryma whippelii* liegt

Mutation   Spontane, zufällige Veränderung in der Erbinformation

M-Zellen   Microfolded cells: Für die Antigenaufnahme spezialisierte Darmepithelzellen, denen durch ihre Lage meist oberhalb der Peyer-Plaques eine wichtige Bedeutung bei der Induktion der Immunanwort im Darm zukommt. Sie sind Bestandteil des FAE

NBT   Nitroblautetrazolium: Chromogenes Substrat, das in vielen biochemischen und immunologischen Tests als Wasserstoffakzeptor eingesetzt wird. Nach Reduktion bildet sich aus NBT ein unlöslicher, blauvioletter Farbstoff

NC   Nukleokapsidprotein: Ein proteolytisch aus dem gag-Vorläuferprotein (s. dort) freigesetztes Protein, das mit dem viralen RNA-Genom einen Komplex bildet und im Elektronenmikroskop als elektronendichter Kern des Virus sichtbar wird

NCAM   Neural cell adhesions-molecule

NDF   New differentiation factor

NFAT   Nuclear factor of activated T cells

NFκB   Nuclear factor kappa in B cells

NGF   Nerve growth factor, Nervenwachstumsfaktor

NIH   National Institute of Health

NK-Zellen   Natürliche Killerzellen

Nosokomiale Infektion   Im Krankenhaus erworbene Infektion

NRAMP   Humanes Homolog zu Nramp

Nramp   Natural resistance-associated macrophage protein: Durch Positionsklonierung identifiziertes Gen, dessen Wildtyp im Mausmodell Resistenz gegen Leishmaniose, Salmonellose und Mykobakteriose vermittelt

NSI   Nicht synzytieninduzierend auf Lymphomlinien

Orale Toleranz   Unter oraler Toleranz versteht man die antigenspezifische Unterdrückung einer systemischen Immunantwort nach oraler Antigenverabreichung

ORF   Offener Leserahmen

Outer membrane   Äußere Membran: Äußerster Bestandteil der Zellwand gramnegativer Bakterien; entspricht strukturell einer Lipiddoppelschicht

PAF   Plättchen-aktivierender Faktor: Ein Phospholipid, das von Granulozyten, Makrophagen und Mastzellen gebildet wird und eosinophile und neutrophile Granulozyten sowie Makrophagen aktiviert und zu deren Sekretion und Chemotaxis führt

PAMP   Pathogen associated molecular patterns

PBL   Peripheral blood lymphocytes: Im peripheren Blut befindliche Lymphozyten

PBMC   Peripheral blood mononuclear cells, mononukleare Zellen des peripheren Bluts: Die mononukleären Zellen des peripheren Bluts können über einen Dichtegradienten von den Erythrozyten und den polymorphkernigen Zellen getrennt und zur HIV-Vermehrung eingesetzt werden

PBSC   Peripheral blood stem cells: Hämatopoetische Stammzellen, die im peripheren Blut vorhanden sind und nach einer Transplantation die vollständige Hämatopoese mit allen ihren Zellreihen rekonstituieren können

PBSF   Prä-B-Zell-Wachstums-stimulierender Faktor

PCR   Polymerasekettenreaktion: Eine für die Molekularbiologie revolutionäre Methode, mit der im Reagenzglas eine Amplifikation von DNA mit Hilfe einer aus thermophilen Bakterien gewonnenen DNA-Polymerase möglich ist. Für die Entwicklung dieser Methode wurde 1993 Kary B. Mullis mit dem Nobelpreis für Chemie ausgezeichnet

PDGF   Platelet-derived growth factor

Penizillinbindende Proteine   Bakterielle Proteine, die Betalaktamantibiotika binden; erfüllen Funktionen bei der Synthese der Zellwand,

	z.B. Quervernetzung (s. Transpeptidase; s. Betalaktame)
Peptidoglykan	Wird auch als Murein bezeichnet: Wichtiger Bestandteil der bakteriellen Zellwand; setzt sich zusammen aus parallelen Strängen eines linearen Heteropolymers, in dem N-Azetylglucosamin und N-Azetylneuraminsäure als Bausteine alternieren; Quervernetzung der linearen Heteropolymere durch Peptidbrücken
Peptidyltransfer	Verknüpfung der Peptidyl-tRNA mit der Aminoacyl-tRNA und damit einhergehend Transfer der Peptidyl-tRNA auf die sog. Akzeptorstelle des Ribosoms
Periplasmatischer Raum	Bereich zwischen bakterieller Zytoplasmamembran und Peptidoglykanschicht; enthält zahlreiche Enzyme, z.B. Betalaktamasen
Peyer-Plaques	Lymphfollikelaggregate im Darm, die als wichtige Bestandteile des afferenten Schenkels des Darmimmunsystems angesehen werden
PH	Pleckstrin-Homologie-Domäne: Domäne unterschiedlicher zytoplasmatischer, signalvermittelnder Proteine; bindet u.a. Phosphoinositide, heterotrimere G-Proteine sowie Proteinkinase C
Phänotyp	Gesamtheit der in Erscheinung tretenden Eigenschaften
Plasmid	Extrachromosomale, im Zytoplasma lokalisierte DNA; autonome Vermehrung unabhängig von der Replikation der chromosomalen DNA
PND	Principal neutralizing determinant
PNP	Purinnukleosidphosphorylase: Enzym des Purinstoffwechsels, dessen Funktionsausfall zu einem Immundefekt führt
Pol	Polymerasegen von Retroviren: Dieses für die Familie der Retroviren namensgebende Gen kodiert für ein Protein, das multiple Enzymaktivitäten aufweist. Dazu gehören eine RNA-abhängige DNA-Polymeraseaktivität (Reverse Transkriptaseaktivität), eine DNA-abhängige DNA-Polymeraseaktivität, eine RNA-abbauende Aktivität (RNAse-H-Aktivität), eine Integrase- und eine Proteaseaktivität
POMC	Proopiomelanokortin
Porin	Proteinkanäle, durch die hydrophile, niedermolekulare Substanzen in den periplasmatischen Raum gelangen
PPD	Purified protein derivative of tuberculine: Gereinigtes Proteinderivat des Tuberkulins. Aus *Mycobacterium tuberculosis* hergestellt. Wird zur mitogenen Stimulation von B-Zellen eingesetzt, v.a. aber, um eine spezifische T-Zell-Antwort zu überprüfen
PRP	Pathogen recognition receptor
P-Selektin	Plättchenselektin
Punktmutation	Veränderung eines Nukleotids durch Mutation (s. dort)
PWM	Pokeweed-Mitogen: Gewonnen aus *Phytolacca americana*. Das Lektin wird zur mitogenen Stimulation von Lymphozyten und Makrophagen benutzt
RAG	Recombination activating genes: RAG1 und RAG2 kodieren für lymphozytenspezifische Proteine, die notwendig und hinreichend für die V(D)J-Rekombination (s. auch RSS) sind. Der Defekt eines der RAG-Gene führt zur SCID-Erkrankung (s. dort)
16S rRNA	Ribosomale RNA der kleinen Untereinheit des bakteriellen Ribosoms
23S rRNA	Ribosomale RNA der großen Untereinheit des bakteriellen Ribosoms
RANTES	Regulated upon activation, normal T cell expressed and secreted: Gehören zur Gruppe von Chemokinen, d.h. Peptiden mit einem MG von 8000–10000, die weitere Entzündungszellen anlocken
RecQ	Recombinase Q: Ein Protein aus *Escherichia coli*, das an der Postreplikations- bzw. Rekombinationsreparatur der DNA beteiligt ist
RES	Retikuloendotheliales System
Resistenzdeterminanten	Gene, die für Antibiotikaresistenz kodieren
Retrovir	s. AZT
rev	Regulator of expression of virion proteins
RFX	Regulatory factor X: Ein multimerer Proteinkomplex, bindet im Promotor

der HLA-Klasse-II-Gene an ein DNA-Sequenzmotiv, die sog. X-Box. Reguliert u.a. die Expression der HLA-Klasse-II-Gene

RNA — Ribonukleinsäure

RNA-Polymerase — Enzym, welches DNA in mRNA transkribiert

RRE — Rev responsible element

RSS — Recombination signal sequence: DNA-Sequenzmotiv, das die V-, D- und J-Elemente der Antigenrezeptorgene flankiert. Dient als Erkennungssequenz für die enzymatische Maschinerie bei der V(D)J-Rekombination

RT — Reverse Transkriptase: Für Retroviren charakteristisches Enzym, das eine RNA-abhängige DNA-Polymeraseaktivität aufweist. Im Fall von HIV ist das aktive Enzym ein heterodimeres Protein

RT-PCR — Polymerasekettenreaktion gekoppelt mit einer Reversen-Transkriptase-Reaktion zum Nachweis von (viraler) RNA. Mit Hilfe dieser Technik kann mRNA mit hoher Empfindlichkeit nachgewiesen werden. Dazu wird mRNA aus Gewebe isoliert, gereinigt und mit Hilfe von kommerziell erhältlicher „Reverser Transkriptase" in doppelsträngige DNA umgeschrieben. Anschließend wird eine Polymerasekettenreaktion mit genspezifischen Primern durchgeführt. Die amplifizierte DNA wird in der Regel im Agarosegel sichtbar gemacht

SALT — Skin-associated lymphoid tissues, Haut-assoziierte lymphoide Gewebe

sCD4 — Lösliches CD4

SCE — Sister chromatid exchange; Geschwisterchromatidaustausch: Reziproker DNA-Austausch zwischen den bei der Replikation entstandenen Geschwisterchromosomen

SCF — Stem-cell-factor; Stammzellfaktor: Potenter Induktor der Entwicklung, Reifung, Chemotaxis und partiell der Sekretion von Stammzellen, Melanozyten, Mastzellen und anderen, insbesondere Tumorzellen, die seinen vom Protoonkogen *c-kit* kodierten Rezeptor exprimieren

SCID — Severe combined immunodeficiency, schwerer kombinierter Immunmangel: Phänotypische Beschreibung für einen angeborenen Immundefekt, bei dem die Lymphozyten (B-, T-Zellen) fehlen oder deren Funktion weitestgehend ausgefallen ist

SDF-1 — Stromal-cell-derived-Faktor 1α

SE — Shared epitope

SH — Src-Homologie-Domäne: Proteindomäne unterschiedlicher signalvermittelnder Moleküle mit Homologie zur Domäne der intrazellulären Tyrosinkinase *c-src*

SHIP — SH2-domain-containing inositol 5-phosphatase

SIVagm — Simian immunodeficiency virus der afrikanischen grünen Meerkatze: Lentivirus, mit dem bis zu 40% der wildlebenden Tiere infiziert sind. Dieses Virus ist für seinen natürlichen Wirt apathogen, während es beim Wirtswechsel in seltenen Fällen pathogen sein kann

SIVmac — Simian immunodeficiency virus des Rhesusaffen: ein aus symptomatischen, in Gefangenschaft gehaltenen Rhesusaffen isoliertes Lentivirus, das einerseits eng verwandt ist mit dem Simianimmundefizienzvirus der Mangaben (SIVmn) und andererseits mit dem humanen Immundefizienzvirus Typ II (HIV-2). Der natürliche Wirt für diese Immundefizienzvirusgruppe sind Mangaben, für die dieses Virus apathogen ist

SOS-Protein — Son-of-sevenless-Protein

Sprue — Einheimische Sprue/Zöliakie: Dünndarmerkrankung, deren Ursache in einer Reaktion des Immunsystems gegen bestimmte Getreidebestandteile (Gluten) liegt und die zu einer Zottenatrophie mit Malabsorption führt

SRS-A — Slow-reacting substance of anaphylaxis: Alte Bezeichnung für Lipidmediatoren (primär LTC4, LTD4), die im Gegensatz zu präformierten Mediatoren erst nach Aktivierung der Effektorzellen produziert werden

STAT	Signal transducer and activator of transcription, Signaltransduktor und Aktivator der Transkription: Intrazelluläres Signalmolekül, das nach Dimerisierung in den Zellkern wandert und die Transkription von Genen aktiviert, die für die Differenzierung und Proliferation einer Zelle nötig sind
SU	Surface, Oberfläche: Äußere Hüllproteine von Retroviren. Im Fall von HIV-1 ein hochglykosiliertes Protein mit einem Molekulargewicht von 120 000. Durch die äußeren Hüllproteine werden die phänotypischen Eigenschaften von Viren, wie z. B. Wirtszelltropismen, determiniert. Die Hüllproteine werden als Vorläuferprotein translatiert und durch eine Wirtszellprotease bereits im Endoplasmatischen Retikulum in äußeres Hüllprotein (SU) und Transmembranprotein (TM) gespalten
TAP	Transporter associated with antigen processing: Transportproteine, die mit der Antigenprozessierung verknüpft sind. TAP1 und TAP2 bilden zusammen einen ATP-abhängigen Transporter
TAPA	Target of antiproliferative antibody
TCR	T-cell receptor: Antigenrezeptoren auf T-Zellen, die entweder aus je 2 $\alpha\beta$-Ketten oder je 2 $\gamma\delta$-Ketten bestehen. TCR erkennen Peptidantigene, die von HLA-Molekülen präsentiert werden
tg	Transgen
TGF-α	Transforming growth factor α
TH	TEC-Homologie-Domäne: Proteindomäne unterschiedlicher signalvermittelnder Moleküle mit Homologie zur Familie der TEC-Kinasen
TH1	T-Helferzellen vom Typ 1: Sie sind durch die Produktion eines spezifischen Zytokinmusters charakterisiert (IL-2, INFγ und TNFα) und werden u. a. vermehrt bei Autoimmunerkrankungen gefunden
TH2	T-Helferzellen vom Typ 2: Sie sind durch die Produktion eines spezifischen Zytokinmusters charakterisiert (IL-4, IL-5 und IL-10) und werden
	vermehrt bei allergischen Entzündungen gefunden
TM	Transmembranprotein: Im Fall von HIV-1 ein hochglykosiliertes Protein mit einem Molekulargewicht von 41 000. Die Transmembranproteine sind für die Membranfusion und damit für die Penetration des Virus im Verlauf der Infektion verantwortlich. Die Hüllproteine werden als Vorläuferprotein translatiert und durch eine Wirtszellprotease bereits im Endoplasmatischen Retikulum in äußeres Hüllprotein (SU) und Transmembranprotein (TM) gespalten
TNF	Tumornekrosefaktor: Gruppe von immunregulatorischen Zytokinen
Transduktion	Übertragung von DNA mittels Bakteriophagen
Transferfaktor	Plasmidgene, die für die Konjugation und den Transfer eines Plasmids in eine andere Bakterienzelle notwendig sind
Transformation	Transfer von Genen ohne Beteiligung eines Vektors in Form von sog. nackter DNA, z. B. Aufnahme von DNA, die bei Lyse der Zelle freigesetzt wird; erstmals 1944 von Avery bei *Streptococcus pneumoniae* beobachtet
Transpeptidase	Enzym, welches bei der Synthese der bakteriellen Zellwand die Polysaccharidketten durch Peptidbrücken quervernetzt
Transposon	Mobile genetische Elemente, die innerhalb des Genoms translozieren können (Transposition); strukturell handelt es sich um Gene, die von identischen Nukleotidsequenzen in gegensätzlicher Orientierung flankiert sind, sog. inverted repeats
TZR	T-Zell-Rezeptor
V	Variables Element: 5′-ständiges Genelement der variablen Anteile der Immunglobulingene sowie der T-Zell-Rezeptor-Gene
VCAM-1	Vascular cell adhesion molecule-1: Adhärenzrezeptor für mononukleäre Leukozyten auf aktivierten Endothel- und einigen anderen Zellen; dient auf Endothelien als Rezeptor für Erythro-

	zyten, die von *Plasmodium falciparum* befallen sind
VEGF	Vascular endothelial growth factor
Vertikale Transmission	Weitergabe genetischer Information an die Nachkommen einer Zelle
vif	Virion infectivity factor
VLA-4	Very late Antigen
vp	Virales Protein
VZV	Varizella-Zoster-Virus: DNA-Virus, das zu den Herpesviren gehört und Erreger der Windpocken und Gürtelrose ist
WAS	Wiskott-Aldrich-Syndrom: X-chromosomal vererbter Immundefekt mit Thrombopenie und Ekzem
WASP	Wiskott-Aldrich-Syndrom-Protein: WASP ist ein Protein unbekannter Funktion. Ein Defekt des WASP-Gens resultiert im Wiskott-Aldrich-Syndrom (WAS) bzw. in der X-gekoppelten Thrombozytopenie (XLT)
WH	WASP-Homologie-Domäne: Proteindomäne intrazellulärer Moleküle mit Homologie zu Abschnitten des WASP
WRN	Werner-Syndrom: Autosomal-rezessive Erkrankung mit Progeriezeichen wie sklerodermieähnlichen Hautveränderungen, Katarakt, subkutanen Verletzungen, Arteriosklerose, Diabetes mellitus und vorgealterten Gesichtszügen
XLA	X-linked agammaglobulinemia: Immundefekt ohne B-Zellen im peripheren Blut und ohne Antikörperbildung
XLT	X-linked thrombocytopenia: Allelische Variante des WAS, bei der die Thrombozytopenie im Vordergrund steht
XSCID	X-linked SCID: SCID-Erkrankung ohne T-Zellen, jedoch mit funktionsuntüchtigen B-Zellen im peripheren Blut. Die XSCID wird durch einen Defekt des γc-Gens verursacht, dessen Proteinprodukt (γc-Kette) eine Kette der IL-Rezeptoren 2, 4, 7, 9 und 15 ist
ZAP70	Zeta chain associated protein 70: Tyrosinkinase, die mit den intrazellulären Domänen des T-Zell-Rezeptorkomplexes interagiert, u. a. mit der CD3-ζ-Kette. Ein Defekt des ZAP70-Gens führt zu einem autosomal-rezessiven Immundefekt
Zephalosporinasen	s. Betalaktamasen
Zidovudin	Strukturanalogon des Thymidins, bei dem eine Hydroxylgruppe durch eine Azidogruppe ersetzt ist; wird als Hemmstoff der Reversen Transkriptase von Retroviren (HIV) eingesetzt
Zovirax	Acyclovir (s. dort)
Zytokine	Eiweißmoleküle, die Funktionen als Botenstoffe im Immunsystem übernehmen können

1 Erkrankungen des Immunsystems

1.1 HIV-Infektion als Beispiel einer erworbenen Immunmangelerkrankung

Albrecht Werner und Reinhard Kurth

Inhaltsverzeichnis

1.1.1 Einführung und kurzer historischer Abriß

In diesem Kapitel werden erworbene Immunmangelerkrankungen beschrieben. Diese Erkrankungen müssen von den an anderer Stelle beschriebenen angeborenen (primären) Immundefekten abgegrenzt werden. Den primären Immundefekten werden in der Literatur oftmals die sekundären Immunmangelerkrankungen gegenübergestellt. In diesem Sinn sind alle sekundären Immunmangelerkrankungen erworben. Da aber bei den verschiedensten Erkrankungen erworbene Immunmangelsyndrome auftreten können (Tabelle 1.1.1), soll an dieser Stelle von dem im angelsächsischen Sprachgebrauch üblichen Verständnis von „acquired immunodeficiency" als einer von dem humanen Immundefizienzvirus (HIV) primär und ursächlich ausgelösten Erkrankung des Immunsystems beispielhaft die Rede sein. Dieses Vorgehen rechtfertigt sich daraus, daß die HIV-Infektion modellhaft für „erworbene Immundefizienzen" mit der gesamten Palette der bei solchen Grunderkrankungen auftretenden klinischen Symptomatik angesehen werden kann. Die überwiegende Anzahl der anderen „erworbenen Immundefizienzen" ist in ihrer pathologischen Konsequenz oftmals, von Ausnahmen abgesehen, nicht von der extremen Radikalität der HIV-Infektion, die unbehandelt in der Regel innerhalb eines Jahrzehnts zum Tod führt.

Das erworbene Immundefizienzsyndrom (acquired immunodeficiency syndrome, Aids) trat erstmals im Jahr 1981 mit einer Publikation der Centers for Disease Control and Prevention (CDC) über das gehäufte Auftreten von *Pneumocystitis-carinii*-Pneumonien bei jungen homosexuellen Pa-

Handbuch der Molekularen Medizin, Band 4
Immunsystem und Infektiologie
D. Ganten/K. Ruckpaul (Hrsg.)
© Springer-Verlag Berlin Heidelberg 1999

Tabelle 1.1.1. Beispiele für sekundäre Immundefizienzerkrankungen

Grunderkrankung	Betroffenes Kompartiment
1. Infektionen	
Röteln	Verminderte T-Zell-Zahl, Hypogammaglobulinämie
Masern	Transiente Suppression der verzögerten Immunantwort
Lepra	Verminderte T-Zell-Zahl, erhöhte oder erniedrigte B-Zellen
Tuberkulose	Verminderte T-Zell-Zahl
Staphylokokkenenterotoxin	Zellulare Immunität, Suppression der Immunantwort durch Superantigenwirkung
Akute virale Infektionen	Lymphopenie, verminderte T-Zell-Zahl, erhöhte $CD8^+$-Zellen, verminderte $CD4^+$-Zellen
CMV	Spezifische Suppression der Immunantwort gegen CMV durch intrazellulare MHC-I-Degradation durch Interaktion mit einem viralen Protein; Expression eines CC-Chemokinrezeptors, kodiert durch CMV
HIV	Spezifische Suppression der Immunantwort durch MHC-I-down-Regulation, direkte Zerstörung der $CD4^+$-T-Helferzellen, Stimulation der $CD8^+$-Suppressorzellen, Hypergammaglobulinamie
2. Neoplasien	
Morbus Hodgkin	Suppression der T- und B-Zell-Antwort
Akute Leukämie	Suppression der T- und B-Zell-Antwort
Chronische Leukämie	Suppression der T- und B-Zell-Antwort
Myelom	Hypogammaglobulinämie
3. Autoimmunerkrankungen	
Lupus erythematosus	Verminderte T-Zell-Zahl, verminderte $CD8^+$-Suppressorzellzahl, Hypergammaglobulinämie
Rheumatoide Arthritis	Suppression der T-Zell-Antwort
4. Verschiedene Erkrankungen	
Diabetes	Gestörte Phagozytose?
Verbrennungen	Lymphopenie, verminderte T-Zell-Zahl bei supprimierter T-Zell-Antwort
Splenektomie	Verminderte Immunantwort gegen Bakterien bei normaler Antwort gegen gereinigte Antigene
Alter	Verminderte T-Zell-Antwort, Hypergammaglobulinämie (IgG, manchmal IgA), erhöhte B-Zell-Zahlen, verminderte IgG-Antwort
5. Iatrogen	
Kortikoidtherapie	Transiente T- und B-Zell-Suppression, Hypogammaglobulinämie, verminderte Phagozytose
Phenytoin	Hypogammaglobulinämie, speziell IgA-Defizienz
Zytostatische Behandlung	Verminderung der T- und B-Zellen, der Neutrophilien und Makrophagen
Bestrahlung	Anhaltend verminderte T- und B-Zell-Zahlen bei gestörter Funktion
Immunsuppressive Behandlung nach Organtransplantationen	Suppression der T-Zellen

tienten in den Blickpunkt der Öffentlichkeit [CDC 1981]. Als mögliche Ursache für diese Erkrankung wurde schon relativ früh ein übertragbares Agens diskutiert. Tatsächlich gelang es den Arbeitsgruppen von L. Montagnier am Pasteur-Institut in Paris und R. C. Gallo am National Institute of Health (NIH) in den USA 1983/84, ein Virus aus Aids-Patienten zu isolieren [Barré-Sinoussi et al. 1983, Gallo et al. 1984]. Morphologisch und genetisch muß das inzwischen als HIV-1 (Human-immunodeficiency-Virus Type 1) bezeichnete Virus den Retroviren, Subfamilie *Lentivirinae*, zugeordnet werden. HIV-1 war nach Isolation des Human-T-cell-lymphotropic-Virus Type 1 (HTLV I) durch Poiesz et al. [1980] die 2. beim Menschen identifizierte pathogene Retrovirusgruppe.

Zwischenzeitlich konnte ein weiteres humanes Immundefizienzvirus, ebenfalls aus einem Aids-Patienten, isoliert werden [Clavel et al. 1986]. Zur Unterscheidung werden die beiden verwandten, aber genetisch unterscheidbaren Immundefizienzviren HIV-1 bzw. HIV-2 genannt. Im Rahmen der Erforschung dieser Virustypen war es im Verlauf der letzten Jahre möglich, verwandte Lentiviren auch bei nicht-menschlichen Primaten nachzuweisen und zu isolieren (Simian-Immundefizienzviren (SIV)) [Daniel et al. 1985, Fultz et al. 1986, Homma et al. 1984, Kraus et al. 1989, Ohta et al. 1988]. Einige dieser Primaten bleiben, im Gegensatz zum Menschen, trotz lebenslanger Infektion gesund.

1.1.2 Klinik und Stadieneinteilung der HIV-Infektion

Die Darstellung der Klinik der HIV-Infektion an dieser Stelle ist bewußt kurz und unvollständig. Sie soll zum besseren Verständnis der im folgenden ausführlich beschriebenen und diskutierten molekularbiologischen und virologischen Erkenntnisse der durch HIV ausgelösten Immundefizienz dienen und kann auf keinen Fall ein internistisches Lehrbuch ersetzen.

Der natürliche Verlauf der HIV-Infektion ist chronisch-progredient. Schon wenige Tage nach der Infektion wird im Serum des Patienten Virus nachweisbar [Daar et al. 1991]. In dieser Zeit treten bei etwa 50–70% der Patienten klinische Symptome auf. Sie sind unspezifisch, nämlich Grippeähnlich, wobei im einzelnen über Fieber, Nausea, Diarrhöen, Hautausschläge, Myalgien, Lymphadenopathie und selten Meningitis berichtet wird. Die Symptome sind in der Regel selbstlimitierend, eine klinische Behandlung ist selten notwendig. In den ersten 4–6 Wochen nach der Infektion sind im Serum keine HIV-spezifischen IgG-Antikörper nachweisbar, während der Virusnachweis über die Anzucht, den p24-Antigennachweis und auch mit Hilfe der Polymerasekettenreaktion (PCR) oder äquivalenter Methoden gelingt. Nach dieser Zeit werden die klassischen Antikörpernachweistests wie ELISA und indirekte Immunfluoreszenz positiv, in seltenen Fällen können bis zum sicheren Antikörpernachweis allerdings mehr als 3 Monate vergehen.

Die bereits zu diesem Zeitpunkt auftretende Lymphopenie bei Erniedrigung der CD4$^+$-Zellen und gleichzeitiger Erhöhung der CD8$^+$-Zellen normalisiert sich im weiteren Verlauf nicht vollständig. Die CD8$^+$-Zellen bleiben dauerhaft hoch und fallen oftmals erst mit Beginn der Aids-Erkrankung ab.

Der weitere Verlauf der Infektion kann in 3 Stadien eingeteilt werden, die sich aus der unten detailliert dargestellten CDC-Klassifikation (Kapitel 1.1.2.1 „CDC-Klassifikation der HIV-Infektion") ergeben [Kamps et al. 1994].

1. Das 1. Stadium ist durch weitgehende Symptomfreiheit bei normalen CD4$^+$-Zellzahlen (>500 Zellen/µl), erniedrigten CD4$^+$-Zellzahlen zwischen 200 Zellen/µl und 499 Zellen/µl bei Symptomfreiheit oder generalisierter Lymphadenopathie definiert. In diesem Stadium muß man, bei starken individuellen Unterschieden, von einer Abnahme der CD4$^+$-Zellen im peripheren Blut von 50–70 Zellen/µl und Jahr ausgehen. Inwieweit bereits zu diesem frühen Zeitpunkt der Infektion eine spezifische antiretrovirale Therapie durchgeführt werden sollte, ist derzeit Gegenstand kontroverser Diskussion und wird zukünftig von der Verfügbarkeit von Medikamenten mit geringen Nebenwirkungen abhängen.

2. Das 2. Stadium der Erkrankung ist zum einen durch das Fehlen von Aids-definierenden Erkrankungen bei CD4$^+$-Zellzahlen < 200/µl und zum anderen durch CD4$^+$-Zellzahlen zwischen 200 und 499 Zellen/µl und dem Vorliegen einer Erkrankung der Kategorie B (s. Kapitel 1.1.2.1 „CDC-Klassifikation der HIV-Infektion", Tabelle 1.1.2) definiert. Aufgrund der nun bereits relativ weit fortgeschrittenen Immundefizienz ist dieses Stadium durch die Notwendigkeit gekennzeichnet, therapeutische Interventionen einzuleiten. Dazu gehört die Therapie neu auftretender oder endogen reaktivierter Infektionen wie Pilzerkrankungen oder Varicella Zoster, und u. U. eine Prophylaxe der Pneumocystispneumonie und der Toxoplasmose. Eine antiretrovirale Therapie ist in diesem Stadium obligat.

3. Das 3. Stadium der HIV-Infektion entspricht dem Vollbild Aids und ist durch das Auftreten einer Aids-definierenden Erkrankung gekennzeichnet (Tabelle 1.1.2). In diesem Stadium auftretende Erkrankungen sind lebensbedrohend und müssen konsequent behandelt werden. Die CD4$^+$-Zellzahlen können in diesem Stadium unter 50 Zellen/µl liegen. Eine antiretrovirale Therapie ist in jedem Fall angebracht.

Die Dauer der einzelnen Stadien ist individuell sehr unterschiedlich. Es wird geschätzt, daß im typischen Fall durchschnittlich 10–14 Jahre bis zur Diagnose Aids vergehen [Buchbinder et al. 1994]. Ungefähr 20% der Patienten haben einen deutlich beschleunigten Verlauf und erkranken bereits nach ungefähr 5 Jahren. Eine 3. Gruppe von Patienten ist auch nach mehr als 10 Jahren symptomfrei und hat CD4$^+$-Zellzahlen >500 Zellen/µl. Diese Patienten werden als Langzeitüberlebende bezeichnet. Die virologischen und immunologischen Charakteristika der 3 voneinander unterscheidbaren Verläufe werden im Rah-

Tabelle 1.1.2. CDC-Klassifikation der HIV-Erkrankung und definierende klinische Erkrankungen

Klinische Kategorie A			Klinische Kategorie B			Klinische Kategorie C		
CD4$^+$-Zellen ≥500/µl A1	CD4$^+$-Zellen 200–499/µl A2	CD4$^+$-Zellen <200/µl A3	CD4$^+$-Zellen ≥500/µl B1	CD4$^+$-Zellen 200–499/µl B2	CD4$^+$-Zellen <200/µl B3	CD4$^+$-Zellen ≥500/µl C1	CD4$^+$-Zellen 200–499/µl C2	CD4$^+$-Zellen <200/µl C4
Symptomatische HIV-Infektion			Symptome oder Erkrankungen die nicht unter C fallen			Aids-definierende Erkrankungen[a]		
Persistierende generalisierte Lymphadenopathie			Symptome, die durch HIV verursacht sind oder auf einen zellularen Immundefekt hinweisen			Candidiasis (Mund, Rachen, Trachea, Bronchien, Lunge)		
Akute, primäre HIV-Erkrankung (auch anamnestisch)			Bazilläre Angiomatose			CMV-Infektion (generalisiert, nicht Leber und Milz, Retinitis)		
			Candidainfektion (vulvovaginal, chronisch, schlecht therapierbar; oropharyngeal)			Kokzidiomykose		
			Entzündungen des kleinen Beckens mit tuboovarialem Abszeß			Histoplasmose (disseminiert oder extrapulmonal)		
			Herpes Zoster (mehrere Dermatome oder rezidivierend)			HIV-Enzephalopathie		
			Idiopathische thrombozytopenische Purpura			HSV-Infektion (chronisch-ulzerativ, bronchial, pneumonal, ösophageal)		
			Konstitutive Symptome (Fieber >38,5 °C), Diarrhöen			*Isospora-belli*-Infektion (chronisch intestinal)		
			Leukoplakie (oral)			Kaposi-Sarkom		
			Listeriose			Kryptokokkeninfektion (extrapulmonal)		
			Neuropathie (periphere)			Kryptosporidieninfektion (chronisch intestinal)		
						Lymphome (Burkitt, primär zerebral, immunoblastisch)		
						Mycobacterium avium oder *Mycobacterium kansasii* (disseminiert oder pulmonal)		
						Pneumocystis-carinii-Pneumonie		
						Pneumonien (rekurrierend)		
						Progressive multifokale Leukenzephalopathie		
						Salmonellenseptikämie		
						Toxoplasmose		
						Wasting-Syndrom		
						Zervixkarzinom		

[a] Wenn bei einem Patienten eine Aids-definierende Erkrankung diagnostiziert wurde, bleibt die Diagnose Aids auch bei klinisch erfolgreicher Therapie bestehen.

men der Darstellung der Pathogenese der HIV-Infektion vorgestellt und diskutiert.

1.1.2.1 CDC-Klassifikation der HIV-Infektion

Die CDC-Klassifikation der HIV-Infektion wurde 1993 einer Revision unterzogen. Danach werden bei der HIV-Erkrankung 3 klinische Kategorien, A, B und C, in jeweils 3 Untergruppen, die durch CD4$^+$-Zellzahlen definiert sind, eingeteilt. Die für die jeweilige Kategorie definierenden Konstellationen und Erkrankungen sind in Tabelle 1.1.2 dargestellt.

1.1.3 Molekularbiologische Grundlagen

1.1.3.1 Retroviren

1.1.3.1.1 Zur Geschichte der Entdeckung der Retroviren

Zu Beginn unseres Jahrhunderts war die Ätiologie von Malignomen sowohl beim Menschen als auch bei Tieren völlig unklar. Da zu diesem Zeitpunkt eine ganze Reihe von Erkrankungen auf übertragbare bakterielle Erreger zurückgeführt werden konnte, war es naheliegend, die Ursache von Malignomen ebenfalls in der Übertragung von bis dahin unbekannten Mikroorganismen zu suchen. Erste erfolgreiche Versuche, Leukämien und Sarkome zellfrei bei Hühnern zu übertragen, gelangen erstmals Ellermann u. Bang 1908 sowie Rous 1911 [Ellermann u. Bang 1908, Rous 1911]. Die übertragenen Erreger wurden durch Gaylord Mitte der 50er Jahre elektronenmikroskopisch identifiziert [Gaylord 1955]. Erst 1961 zeigten Crawford u. Crawford, daß das genetische Material der Retroviren aus einzelsträngiger RNA besteht [Crawford u. Crawford 1961].

Bis zum Jahr 1970 galt das zentrale Dogma der Biologie, daß der Informationsfluß ausschließlich von der DNA über die mRNA zum Protein führt. Mit der Entdeckung der Reversen Transkriptase (RNA-abhängige DNA-Polymerase) als Schlüsselenzym der Retroviren durch Baltimore und Temin u. Mizutani wurde dieses Dogma durchbrochen [Baltimore 1970, Temin u. Mizutani 1970]. Obwohl im Verlauf dieses Jahrhunderts bei fast allen Spezies Retroviren gefunden wurden, gelang trotz intensiver Bemühungen erst 1980 die Isolation des ersten humanen Retrovirus, des HTLV-I, aus einem an akuter T-Zell-Leukämie (ATL) erkrankten Patienten durch Poiesz et al. [1980].

1.1.3.1.2 Klassifikation der Retroviren

Ende der 50er Jahre konnte Bernhard zeigen [1958], daß bei Retroviren elektronenmikroskopisch Unterschiede in den Details der Morphogenese und der Feinstruktur beobachtet werden können. Dies führte zur Aufstellung von morphologischen Kriterien, die eine elektronenmikroskopische Einteilung der Retroviren wie folgt erlaubte:

1. A-Typ-Partikel sind ausschließlich intrazisternal bzw. intraplasmatisch lokalisierte, etwa 70 nm große Partikel, deren pathogenetische Bedeutung nicht bekannt ist. Des öfteren werden die intraplasmatischen Partikel als Vorläufer von B-Typ-Viren angesehen, deren bekanntester Vertreter das MMTV (mouse mammary tumor virus) ist.

2. Morphologisch kennzeichnend für B-Typ-Viren sind lange stachelartig geformte Oberflächenproteine und präformierte Kernstrukturen, die nach der Reifung des Virus exzentrisch im Partikel zu liegen kommen.

3. Am weitesten fortgeschritten ist die Charakterisierung der C-Typ-Viren. Die humanen Retroviren HTLV-I und HTLV–II [Kalyanaraman et al. 1982] werden allgemein den C-Typ-Viren zugeordnet. Die auffälligsten morphologischen Merkmale derselben sind der bei reifen Formen zentral liegende Kern und das Fehlen von intraplasmatischen Vorläuferformen.

4. Die D-Typ-Viren können morphologisch nur schwer den B- oder C-Typ-Viren zugeordnet werden und wurden deshalb in einer neuen Gruppe subsumiert. Die Kerne der D-Typ-Viren sind exzentrisch angeordnet und die Oberflächenproteine sind kürzer als die der B-Typ-Viren.

5. Spumaviren, auch Foamyviren genannt, gelten als apathogen und sind aus verschiedenen Primatenspezies isoliert worden [Gelderblom et al. 1988], bisher jedoch noch nicht zweifelsfrei aus dem Menschen. Elektronenmikroskopisch werden 35–50 nm große intrazellulare Partikel gefunden, die von einem Kern und einer umgebenden Hülle gebildet werden. Extrazellulare Partikel haben einen Durchmesser von etwa 120 nm und zeigen deutliche radiäre 5–15 nm lange Oberflächenproteine [Clarke u. Attridge 1968].

6. Lentiviren wurden erstmals aus Schafen isoliert [Gudnadottir u. Palsson 1967], wo sie chronische Panenzephalitiden und Lungenentzündungen verursachen können. Morphologisch kennzeichnend für reife Lentiviren ist ein keilförmiger elektronendichter Kern (Abb. 1.1.1). Die reifen Partikel haben einen Durchmesser von etwa 100 nm. Lentiviren konnten aus einer Reihe von Säugetieren isoliert werden und gelten als Erreger verschiedenartigster Krankheitsbilder [Kurth et al. 1988]. Der Erreger des erworbenen Immundefektsyndroms (HIV) wurde durch vergleichende Nukleotidsequenzbestimmungen und aufgrund morphologischer Kriterien der Gruppe der Lentiviren zugeordnet [Sonigo et al. 1985].

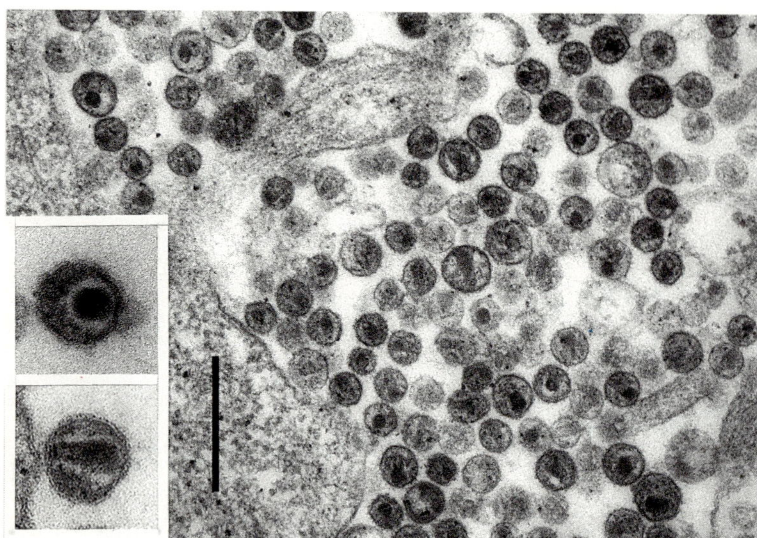

Abb. 1.1.1.   Elektronenmikroskopische Aufnahme von HIV-Partikeln (zur Verfügung gestellt von Dr. Klaus Boller, Paul-Ehrlich-Institut, Langen). *Balken* 500 nm, Bildausschnitte: quer- und längsgeschnittene Viruspartikel

Neben der morphologischen Einteilung der Retroviren existiert auch eine Einteilung nach ähnlichen biologischen Eigenschaften in 3 Subfamilien:
1. Oncovirinae
2. Spumavirinae
3. Lentivirinae.

1.1.3 1.3 Genetische Struktur der Retroviren

Alle bisher untersuchten replikationskompetenten Retroviren haben ein gemeinsames genetisches Grundmuster: Sie kodieren für die 2 Strukturproteine gag (gruppenspezifisches Antigen) und env (envelope) sowie für eine Reverse Transkriptase (RT) mit zusätzlicher Integrase- und Proteaseaktivität. Mit Hilfe der Integrase ist es den Retroviren möglich, in die Wirtszell-DNA zu integrieren. Ein präferentieller Integrationsort ist dabei nicht zu identifizieren. Im Verlauf der Evolution gelang es einigen Retroviren, Keimbahnzellen zu infizieren, wodurch sie zu endogenen Retroviren wurden. Endogene Retroviren werden wie autosomale Gene vererbt, zeigen jedoch eine erhebliche Instabilität, die sich in Mutationen, Deletionen und in einer Variabilität der Anzahl der Proviruskopien im Wirtsgenom äußert [Coffin 1984]. Die Expression endogener Retroviren konnte auch beim Menschen nachgewiesen werden [Kalter et al. 1973, Löwer et al. 1984, Ono et al. 1986]. Im Gegensatz dazu werden exogene Retroviren durch Infektionsketten übertragen. Bis auf die A-Typ-Viren, die ausschließlich endogen auftreten, kommen alle Onkoviren exogen und endogen, die Spumaviren und Lentiviren jedoch nur exogen vor.

Das Genom der Retroviren besteht aus einzelsträngiger RNA und wird über einen DNA-Doppelstrang und Integration in das Wirtszellgenom als Zwischenstufe (Provirus) repliziert (Abb. 1.1.2).

Das einzelsträngige RNA-Genom liegt im Virion diploid vor und weist mit der CAP-Struktur am 5'-Ende und dem polyadenylierten 3'-Ende alle Charakteristika einer typischen eukaryotischen mRNA auf. Jedes der beiden identischen RNA-Moleküle hat je nach Virusstamm eine Länge von 8.000–12.000 Nukleotiden. Die Enden der RNA-Moleküle bestehen aus regulatorischen Elementen, den sog. long terminal repeats, die u. a. für die Initiation, Termination und für die Prozessierung der viralen mRNA verantwortlich sind.

Das gag-Gen (group specific antigen) kodiert für die inneren Strukturproteine des Virus. Diese entstehen aus einem gemeinsamen Vorläuferprotein, das durch die virale Protease in bis zu 5 kleinere Proteine gespalten wird. Die antigene Verwandtschaft innerhalb einer Virusgruppe ist in der Regel auf die gag-Proteine und die Reverse Transkriptase beschränkt.

Das pol-Gen kodiert für die Reverse Transkriptase, die Integrase (IN) und für eine virale Protease. Die aktive Form der RT ist im Fall von HIV ein heterodimeres Protein [Chandra et al. 1986], wobei sich die beiden Polypeptidketten lediglich durch die RNAse-H-Domäne unterscheiden. Die RT wird in das Virion verpackt, um im nächsten Infektionszyklus zur reversen Transkription zur Verfügung zu stehen.

Das env-Gen (envelope) kodiert für die Glykoproteine der Virushülle. Die Aufgabe des Hüllpro-

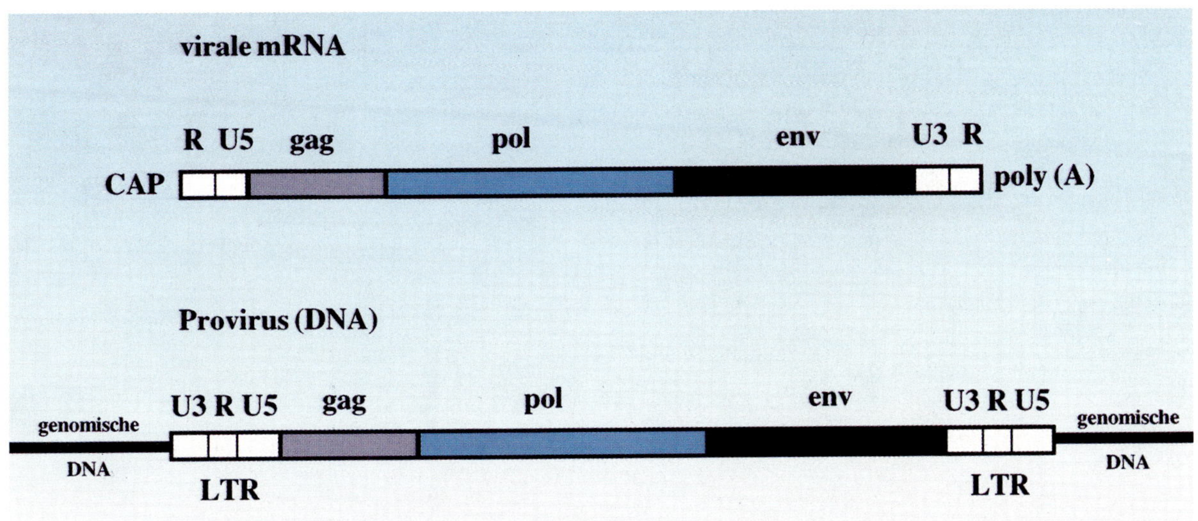

Abb. 1.1.2. RNA-Form und die in das Wirtszellgenom integrierte Provirusform eines einfachen retroviralen Genoms (Prototyp)

teins ist es, durch Bindung an spezifische zellulare Proteine die Infektion der Zelle einzuleiten.

Ein reifes Retrovirus hat einen Durchmesser von etwa 100 nm [Frank et al. 1978]. Jedes Virus wird von einer Membranhülle umschlossen, die von der Wirtszelle beim Knospungsvorgang (budding) abgeschnürt wird. In dieser ist das oftmals glykosylierte Transmembranprotein (TM) über hydrophobe Wechselwirkungen verankert. An der extrazellularen Domäne des TM ist das glykosylierte äußere Hüllprotein (SU, surface protein) entweder kovalent über Disulfidbrücken oder durch physikalische Wechselwirkungen gebunden. TM und SU werden aus einem gemeinsamen Vorläuferprotein durch eine Trypsin-ähnliche Wirtszellprotease im Endoplasmatischen Retikulum (ER) gespalten.

Unterhalb der Membranhülle liegt der inner coat, der auch ein Bestandteil der Kernmatrix ist und deshalb als Matrixprotein (MA) bezeichnet wird. Der eigentliche Viruskern wird von gag-Proteinen gebildet, die wiederum einen Ribonukleoproteinkomplex einschließen. Der Komplex enthält die beiden ssRNA-Moleküle, die RT, die Integrase und ein mit der RNA assoziiertes Nukleokapsidprotein (NC).

1.1.3.1.4 Lebenszyklus der exogenen Retroviren

Der Lebenszyklus eines Retrovirus (Abb. 1.1.3) beginnt mit der Infektion einer Zielzelle. Dazu ist eine spezifische Interaktion zwischen dem äußeren Hüllprotein des Virus und einem in der Regel unbekannten Zelloberflächenprotein notwendig, das in diesem Fall als Rezeptor benutzt wird. Die Interaktion zwischen Rezeptor und Virus initiiert auf bisher unbekanntem Weg die Aufnahme des Virus in die Zelle. Hier wird die virale RNA freigesetzt und mit Hilfe der im Virion vorhandenen RT-Moleküle zuerst in ein RNA-DNA-Hybrid rückgeschrieben, wobei ein an die virale RNA assoziiertes tRNA-Molekül als Primer fungiert. Die RNA des RNA-DNA-Strangs wird nun durch die RNAse-H-Aktivität der RT entfernt und gleichzeitig zum DNA-Doppelstrang komplementiert. Nach Transport der viralen dsDNA in den Zellkern kommt es zur Integration in das Wirtszellgenom. Die Integrationsstelle ist dabei rein zufällig und kann auch in kodierenden Anteilen des Wirtszellgenoms stattfinden, so daß Genfunktionen zerstört werden (Insertionsmutagenese). Durch die Integration entstehen in der zellularen DNA unmittelbar an den Enden des Provirus direkte Sequenzwiederholungen (direct repeats) von 4–6 bp. Das 5′-Ende der U3-Region und das 3′-Ende von U5 bilden ihrerseits einen charakteristischen Inverted repeat, ihnen gehen während der Integration je 2 bp verloren [Varmus 1982]. Die genetische Struktur der Proviren ist damit den aus Hefen, Bakterien, Mais und *Drosophila melanogaster* bekannten transponierbaren Elementen ähnlich [Shimotohno et al. 1980].

1.1.3.2 Humane Immundefizienzviren (HIV)

1.1.3.2.1 Genomstruktur von HIV

Die Genomstruktur der humanen Lentiviren ist außerordentlich komplex [Ratner et al. 1985]. Ne-

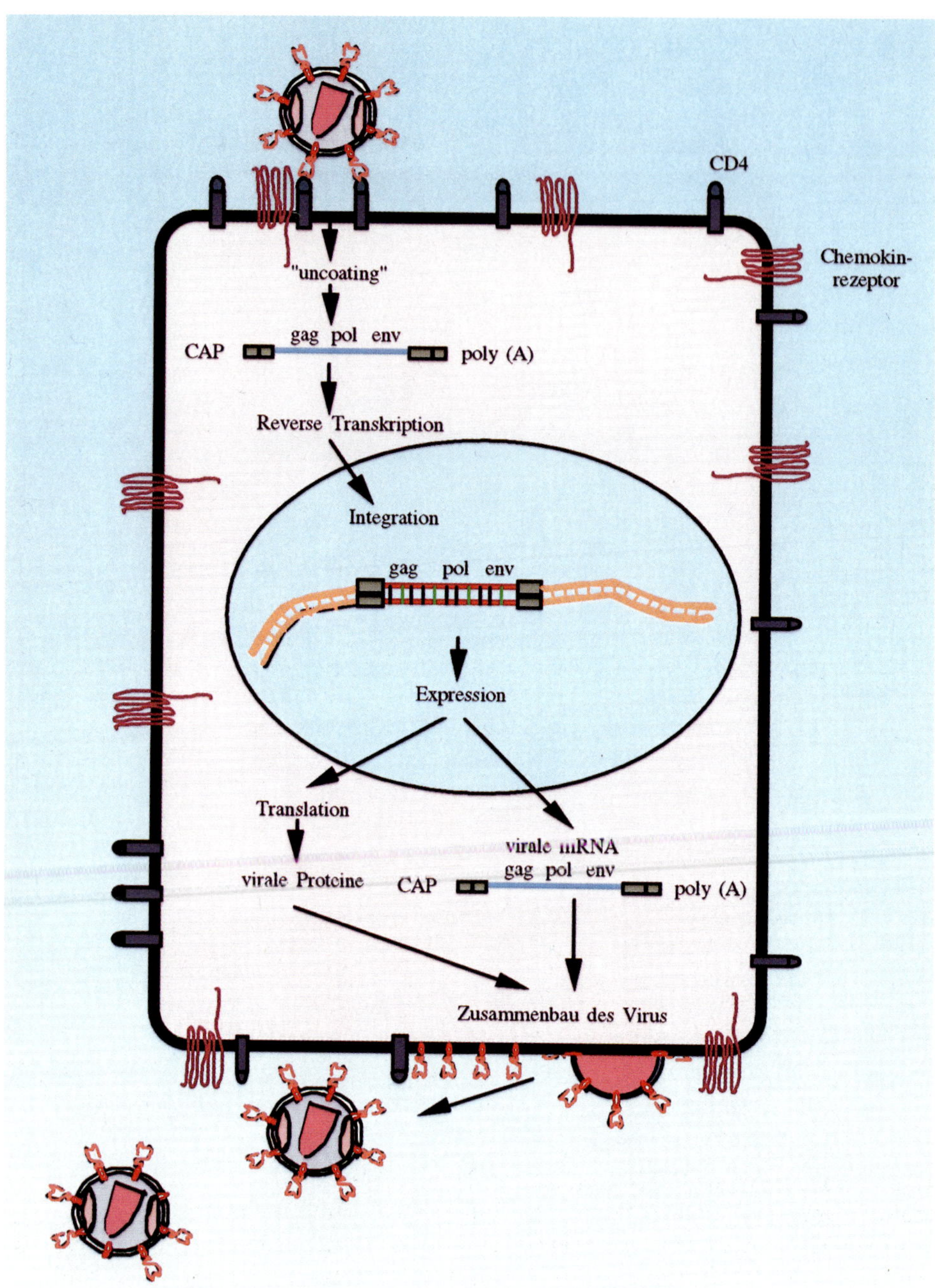

Abb. 1.1.3. Lebenszyklus eines exogenen Retrovirus am Beispiel des HIV

ben den 3 in allen replikationskompetenten Retroviren vorhandenen Genen gag, pol und env konnten 7 zusätzliche Gene identifiziert und ihre Funktion teilweise aufgeklärt werden (Abb. 1.1.4).

Die Strukturgene von HIV

Hüllprotein von HIV. Das Hüllprotein von HIV-1 ist ein hoch glykosyliertes Protein mit einem Molekulargewicht (MG) von etwa 120.000 (gp140 bei HIV-2 und SIV). Es ist für die Bindung des Virus an den zellularen CD4-Rezeptor und damit für die Einleitung der Viruspenetration in die Wirtszelle

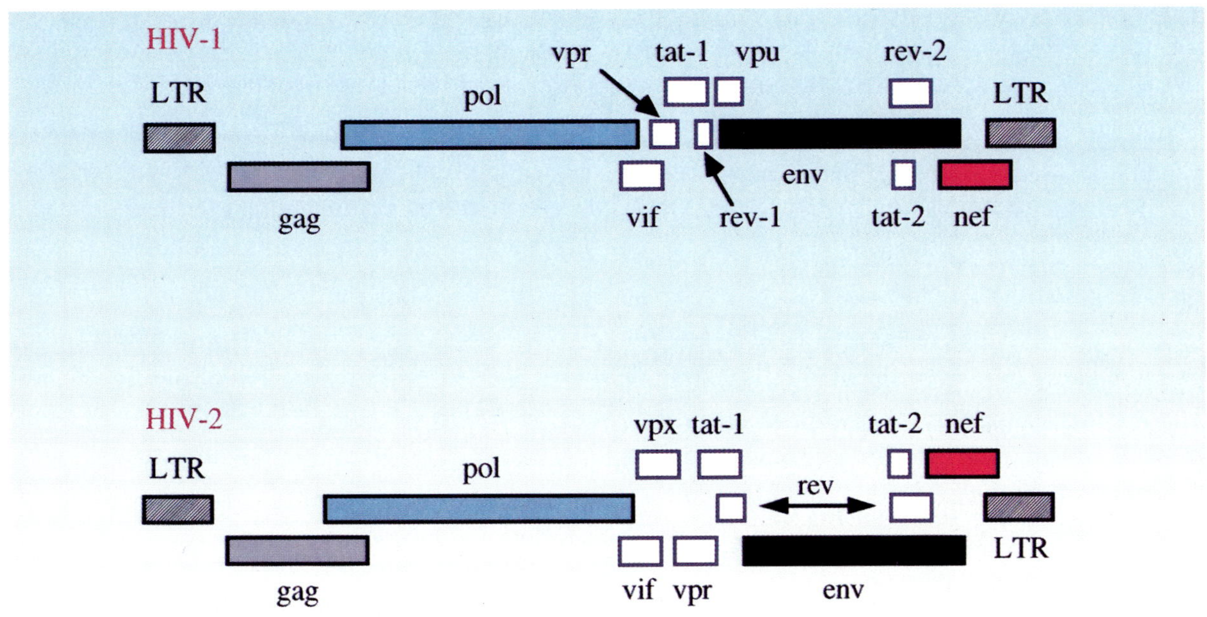

Abb. 1.1.4. Komplexe genomische Struktur von HIV-1 und HIV-2 mit schematischer Darstellung der offenen Leserahmen

verantwortlich. Es entsteht aus einem Vorläuferprotein gp160, das im Endoplasmatischen Retikulum durch eine unbekannte zellulare Protease in gp120 und gp41 gespalten und als gp120-gp41-herooligomerer Proteinkomplex an die Zelloberfläche transportiert wird [Willey et al. 1988]. Welche genaue oligomere Organisation der gp120-gp41-Komplex aufweist, ist bisher nicht sicher bekannt. So sind in der Literatur sowohl Indizien für eine trimäre als auch eine tetramere Organisation des gp120-gp41 zu finden [Gelderblom et al. 1988, Grief et al. 1989, Weiss et al. 1990].

Das Transmembranprotein (TM) gp41 von HIV-1 ist durch 2 hydrophobe Domänen charakterisiert. Eine dient der Verankerung in die virale Membran, die andere am aminoterminalen Ende (extraviral) zeigt Sequenzhomologien zum Paramyxovirusfusionsprotein [Gallaher 1987, Gonzalez-Scarano et al. 1987]. Mutationen in diesem Bereich beeinflussen die Infektiosität und Synzytienbildungsfähigkeit des Virus [Kowalski et al. 1987]. Offensichtlich spielt der extravirale Anteil des TM eine entscheidene Rolle bei der Infektion, allerdings sind die Vorgänge, die zur Aktivierung der Fusionsdomäne führen, bisher nicht gänzlich verstanden.

Die Funktion des intrazellularen bzw. intraviralen Anteils des Transmembranproteins ist ebenfalls unbekannt. Auffällig ist, daß HIV-2- und SIV-Isolate, die auf T-Zell-Linien vermehrt werden, oftmals verkürzte Transmembranproteine mit Molekulargewichten zwischen 32.000 und 45.000 exprimieren [Chakrabarti et al. 1989]. Bei diesen Viren sind in der Regel vorzeitige Stopkodons im 3′-Bereich der env-Gene nachzuweisen. Diese können bei einer Vermehrung der Viren in peripheren Blutlymphozyten zu Kodons revertieren, so daß Volllängen-TM exprimiert werden [Barnett et al. 1993]. Allerdings scheinen auch Zellkulturbedingungen unbekannter Natur eine Rolle zu spielen, da eine Langzeitkultivierung von HIV-2 oder SIV in T-Zell-Linien nicht zwangsläufig zur Expression verkürzter Proteine führt [Werner et al. 1990]. Replikationskompetente HIV-1-Stämme exprimieren, mit wenigen Ausnahmen, keine verkürzten TM [Shimizu et al. 1992].

Die äußeren Hüllproteine der HIV/SIV sind auf dem Virion nicht kovalent an das Transmembranprotein gebunden, was zur Folge hat, daß das gp120 relativ leicht vom gp41 abdissoziieren kann (shedding) [McKeating et al. 1991]. Durch Inkubation von HIV mit löslichen CD4 (sCD4) wird die Dissoziation des gp120 bei einigen HIV-Stämmen wesentlich gesteigert, was zur CD4-induzierten Inaktivierung der Viren führen kann [Smith et al. 1987]. Allerdings werden nicht alle HIV- bzw. SIV-Stämme durch sCD4 inaktiviert, sondern es zeigen sich erhebliche Unterschiede, nicht nur zwischen HIV-1 und HIV-2, sondern auch innerhalb der HIV-SIV-Stämme [Ivey-Hoyle et al. 1991]. Primäre HIV-1-Isolate, die ausschließlich auf peripheren mononukleären Zellen (PBMC) von gesunden

Blutspendern vermehrt wurden, sind nicht oder aber nur mit sehr viel höheren Konzentrationen von sCD4 in ihrer Infektiosität zu hemmen [Daar et al. 1990].

Die HIV-Hüllproteine sind durch eine hohe Variabilität gekennzeichnet. Allerdings ist diese nicht über das gesamte gp120 gleichmäßig verteilt, sondern konservierte Bereiche werden von variablen und hypervariablen Regionen unterbrochen. Dies hat zur Einteilung des Hüllproteins von HIV in konstante und variable Regionen geführt [Alizon et al. 1986]. Es wurde vermutet, daß die konstanten Regionen funktionelle, die variablen Regionen dagegen nicht-funktionelle Domänen sind. Tatsächlich sind die CD4-Bindungsstellen des gp120 und gp140 hoch konservierte Regionen [Lasky et al. 1987], wobei die CD4-Bindung auch von entfernt liegenden (konstanten und variablen) Domänen beeinflußt wird [Linsley et al. 1988].

gag-Protein von HIV. Das gag-Protein wird als als ein Vorläuferprotein mit einem MG von 55 000 synthetisiert. Die virale Protease (s. unten) prozessiert das gag-Vorläuferprotein während bzw. kurz nach der Freisetzung des Virus an der Zelloberfläche in 4 Proteine mit den Molekülgrößen 24 000, 17 000, 7 000 und 6 000. Diese Proteine bilden den Kern des Virus. Das Kapsidprotein (CA) p24 bildet dabei das Innere des Kerns, das Matrixprotein (MA) p17 kommt dicht im Virusinnern unter die Lipidmembran zu liegen und interagiert dabei mit dem intraviralen Teil des Transmembranproteins gp41. Das MA ist darüber hinaus am Transport des Präintegrationskomplexes vom Zytoplasma in den Nukleus beteiligt. Das Nukleokapsidprotein (NC) p7 bildet mit der viralen RNA einen Nukleoproteinkomplex und sorgt während des Zusammenbaus für die Verpackung der viralen RNA in das Virion. NC p6 scheint für die Inkorporation des viralen Proteins R (vpr) (s. unten) in die Viren verantwortlich zu sein [Kondo et al. 1995].

Nicht-Strukturgene von HIV

pol-Gen. Das pol-Gen ist namensgebend für die gesamte Gruppe der Retroviren und kodiert für eine Reverse Transkriptase, die Integrase und die Protease. Das pol-Genprodukt wird als gag-pol-Fusionsprotein synthetisiert und erst durch die Proteaseaktivität am aminoterminalen Ende des Polyproteins in einem Self cleavage vom gag-Protein separiert. Die Regulation der pol-Expression findet dadurch statt, daß nur dann ein gag-pol-Polyprotein entstehen kann, wenn das für die Termination des gag-Proteins verantwortliche Stopkodon durch einen Leserahmenwechsel der Ribosomen umgangen wird, was letztendlich zu einem Verhältnis von gag-Protein:pol-Protein von ungefähr 50:1 führt.

Das pol-Genprodukt ist durch 5 verschiedene enzymatische Aktivitäten gekennzeichnet:
1. Proteaseaktivität
2. RNA-abhängige DNA-Polymeraseaktivität
3. RNAse-H-Aktivität
4. DNA-abhängige DNA-Polymeraseaktivität
5. Integraseaktivität.

Die Protease ist neben dem bereits oben erwähnten Self cleavage für die Prozessierung der gag-Proteine sowie für die Abspaltung des RNAse-H-Anteils von der Hälfte der Reversen Transkriptasemoleküle verantwortlich, die nur als heterodimere Moleküle nennenswerte Enzymaktivität aufweisen. Die RNA-abhängige DNA-Polymeraseaktivität sorgt für die reverse Transkription der viralen RNA in ein RNA-DNA-Hybridmolekül. Dabei verläuft diese Reaktion nicht mit der sonst bei eukaryotischen Polymerasen gewohnten Genauigkeit, sondern es finden relativ häufig Fehler bei der Basenpaarung statt. Dies ist möglicherweise die molekulare Grundlage für die große Variabilität von HIV, die besonders im äußeren Hüllprotein ausgeprägt und in mehrfacher Hinsicht von pathogenetischer Bedeutung ist (s. unten).

Die RNAse-H-Aktivität sorgt während der Polymerisation des DNA-Doppelstrangmoleküls durch die DNA-abhängige DNA-Aktivität für die Entfernung des RNA-Strangs.

Die Integraseaktivität ist für die Integration des viralen DNA-Doppelstrangmoleküls in das Wirtszellgenom verantwortlich.

Regulatorische Proteine. Das tat-Gen (transaktivierendes Gen) und das rev-Gen sind regulatorische, für die HIV-Replikation essentielle Gene [Dayton et al. 1986, Sodroski et al. 1986]. Das tat-Gen besteht sowohl bei HIV-1 als auch bei HIV-2 aus 2 Exons und kodiert für ein Protein mit einem MG von 16.000. Das tat-Protein akkumuliert im Nukleus und ist für die Initiation der Transkription und die effiziente Elongation der HIV-Transkripte verantwortlich [Dayton et al. 1986]. Darüber hinaus scheint es bei der Determinierung des Wirtszellbereichs und der zytopathischen Eigenschaften von HIV-1 involviert zu sein [Cheng-Mayer et al. 1991].

Das rev-Genprodukt (regulator of expression of virion proteins), wie das tat-Protein auch im Zellkern nachweisbar, unterdrückt das vollständige Spleißen der viralen RNA und sorgt für den effizienten Transport der viralen mRNA aus dem Zellkern in das Zytoplasma [Pfeifer et al. 1991]. Das Protein bindet an eine im env-Gen lokalisierte mRNA-Domäne, die RRE (rev responsible element) genannt wird. Erst dadurch wird die Synthese der viralen Strukturproteine gag und env sowie des pol-Genprodukts möglich [Malim et al. 1989].

Für die effiziente zellfreie Übertragung von HIV wird das vif-Genprodukt (virion infectivity factor) benötigt [Fisher et al. 1987]. Das Protein wird in das Virion verpackt und könnte eine Rolle beim Reifungsvorgang des Virus, aber auch beim ordnungsgemäßen Ablauf der reversen Transkription nach erfolgreicher Penetration einer Zelle spielen [Hogland et al. 1994, von Schwedler et al. 1993].

Das offene Leseraster für das vpu-Gen (virales Protein U) wird nur bei HIV-1 gefunden. Das Protein hat mehrere Funktionen: Zum einen greift es, wahrscheinlich durch seine Fähigkeit, einen kationenspezifischen Ionenkanal auszubilden [Schubert et al. 1996], in die Reifung und Freisetzung der Viruspartikel ein [Cohen et al. 1988, Strebel et al. 1988], zum anderen ist es bei der Down-Regulation des CD4-Rezeptors beteiligt, indem es bereits im Endoplasmatischen Retikulum mit dem CD4-Molekül komplexiert, was zu einer Degradation führt [Willey et al. 1992].

Das vpr-Protein (virales Protein R) ist Virionassoziiert und übt mehrere Funktionen aus. Es sorgt für den Transport des sog. Präintegrationskomplexes (der viralen DNA nach der reversen Transkription, komplexiert mit Proteinen) in den Kern [Heinzinger et al. 1994] und unter bestimmten Bedingungen für eine Arretierung der Zellen in der G_2-M-Phase des Zellzyklus [Re et al. 1995, Rogel et al. 1995]. Des weiteren ist das Protein in der Lage, eine ganze Reihe verschiedener zellularer Gene zu transaktivieren [Refaeli et al. 1995]. Außerdem ist es für eine produktive Infektion von Makrophagen essentiell [Balliet et al. 1994, Hattori et al. 1990]. Allerdings scheinen diese in vitro ermittelten Funktionen für die pathogenetische Potenz des Virus entbehrlich zu sein, da vpr-Deletionsmutanten im Tiermodell pathogen sind [Gibbs et al. 1995].

Das mit dem vpr-Gen nahe verwandte vpx-Gen (virales Protein x) wird nur bei HIV-2 und SIV gefunden. Es ist wahrscheinlich durch eine Genduplikation des vpr-Gens entstanden. Es hat eine von vpr unterscheidbare Funktion, da es für die effiziente Replikation von SIV in peripheren Blutlymphozyten (PBMC) verantwortlich zu sein scheint [Park u. Sodroski 1995]. Allerdings gilt auch für dieses Gen, daß es im Rahmen der Pathogenese, wie vpr, keine entscheidende Rolle zu spielen scheint [Gibbs et al. 1995].

Das nef-Gen ist am 3′-Ende des Virus lokalisiert und wurde ursprünglich als ein negativer Faktor der Virusreplikation angesehen [Ahmad u. Venkatesan 1988]. Diese In-vitro-Funktion konnte mit nef-Deletionsmutanten in vivo nicht bestätigt werden, sondern im Gegenteil: Das nef-Genprodukt ist für die Aufrechterhaltung einer hohen Virusreplikation im Versuchstier verantwortlich [Kestler et al. 1991]. Ein formaler Beweis für eine ähnliche Aktivität des HIV-1-nef-Gens wurde erbracht, als eine Kohorte von HIV-infizierten Hämophiliepatienten entdeckt wurde, die seit mehr als 10 Jahren symptomfrei mit einer nef-Deletionsmutante infiziert ist [Deacon et al. 1995]. Auf welchem Weg das nef-Protein für eine hohe Virusreplikation in der infizierten Zelle sorgt, ist erst in Ansätzen verstanden. Mindestens 2 beschriebene nef-Wirkungen könnten dabei involviert sein. Zum einen kann nef in den Aktivierungsstatus einer Zelle durch Assoziation mit Serinkinasen eingreifen [Sawai et al. 1995], was zu einer erhöhten Virusreplikation führen kann. Zum anderen ist nef durch direkte Interaktion mit dem intraplasmatischen Anteil des CD4-Rezeptors an dessen Down-Regulation kurz nach erfolgreicher Infektion einer Zelle beteiligt [Aiken et al. 1994]. Der Vorteil für das Virus könnte in der Verhinderung einer Superinfektion liegen, wahrscheinlicher ist aber, daß der CD4-Rezeptor auf der Zelloberfläche die Virusreplikation negativ beeinflussen kann. So wurde von Cruikshank et al. [1996] Interleukin 16 als ein natürlicher CD4-Ligand beschrieben, der durch Signaltransduktion in den zellularen Aktivierungstatus und die Proliferation von T-Zellen eingreift. Folgerichtig kann durch IL-16 die HIV-Replikation in akut infizierten $CD4^+$-PBMC in vitro gehemmt werden [Baier et al. 1995]. Über einen identischen Mechanismus können anti-CD4-monoklonale Antikörper wirken, die an die CDR3-like-Region des Moleküls binden. Sie behindern zwar nicht die HIV-Infektion, aber die Virusvermehrung wird durch Hemmung der proviralen Transkription unterbunden [Benkirane et al. 1993].

1.1.3.2.2 Wirt-Virus-Interaktion

Übertragungswege
Die natürliche Infektion mit HIV hat den Austausch von Körperflüssigkeiten, v. a. während des

Sexualverkehrs, zur Voraussetzung. In der Samenflüssigkeit sind hohe Konzentrationen von HIV vorhanden, während in anderen Körperflüssigkeiten sehr niedrige oder keine Viren nachweisbar sind. Es ist möglich, beim 1maligen Geschlechtsverkehr mit einer HIV-positiven Person infiziert zu werden. Die Größe der Gefahr hängt u. a. von der Viruskonzentration im Blut und damit vom Krankheitsstadium der infizierenden Person ab. Begünstigend auf eine Infektion wirken sich defekte Schleimhautbarrieren, z. B. bei ulzerativen Geschlechtskrankheiten, aus.

Die Übertragung von HIV während der Schwangerschaft ist diaplazentar möglich, die entscheidendere Rolle mit ungefähr 70% der Infektionen [Rouzioux et al. 1993] scheint aber die peripartale Infektion von Neugeborenen zu spielen. Die Transmissionsraten liegen, je nach Studie und Kontinent, zwischen 14% (Europa) und 35% (Afrika). Ein weiterer Risikofaktor ist Stillen, da in der Muttermilch bei bis zu 70% der positiven Mütter HIV-positive Lymphozyten und p24-Antigen nachweisbar sind [Ruff et al. 1994].

Im Vergleich zur natürlichen Übertragung von HIV führt die direkte Inokulation von replikationskompetenten Viren in Gewebe oder die Blutbahn immer zur Infektion, da keine anatomischen Barrieren überwunden werden müssen. Die gemeinsame Benutzung von Spritzenbestecken bei Drogenabhängigen hat bei diesem Kollektiv zu relativ hohen Durchseuchungsraten, die regional unterschiedlich sind, geführt.

In diesem Rahmen ist die Übertragung von HIV durch Blut oder Blutprodukte (v. a. durch Gerinnungsfaktoren für Hämophiliepatienten) zu sehen, die zu Beginn der 80er Jahre stattgefunden hat. Zu dieser Zeit gab es keine Möglichkeit, die HIV-Infektion bei Blutspendern zu diagnostizieren, so daß infizierte Spenden transfundiert und Plasmen zur Herstellung von HIV-kontaminierten Blutprodukten verwendet wurden. Zusätzlich zur Aussonderung von HIV-positiven Blutspenden müssen inzwischen alle aus Plasma gewonnenen Blutprodukte einer virusinaktivierenden Prozedur unterworfen werden.

Die akzidentelle perkutane Verletzung von medizinischem Personal mit HIV-kontamierten Werkzeugen, wie Spritzennadeln und Skalpellen, führt nach Studien der CDC in den USA bei 0,34% der Personen zu einer Serokonversion [Tokars et al. 1993]. Keine Serokonversionen wurden im Rahmen dieser Studie bei Hautkontakt mit Blut von HIV-Infizierten gesehen, vorausgesetzt, die Haut ist weder verletzt noch erkrankt. Das Infektionsrisiko

hängt von der Menge des inokulierten Materials (Frischblut, Zellkulturmaterial) und der Art der Verletzung ab.

Primärer HIV-Rezeptor, das CD4-Molekül

Nahezu alle bisher isolierten und charakterisierten humanen und simianen Immundefizienzviren benutzen das auf T-Helferzellen, Makrophagen, dendritischen Zellen und anderen, bisher nicht näher definierten Zellen exprimierte CD4-Oberflächenprotein als primären zellularen Rezeptor [Dalgleish et al. 1984]. Allerdings ist HIV auch in der Lage, CD4-negative Zellen zu infizieren. In diesen Fällen kann es Galaktosylzeramid (Gal C), ein in Hirngewebe von Säugern ubiquitär exprimiertes Molekül, als alternativen Rezeptor benutzen [Harouse et al. 1989].

Das CD4-Molekül hat ein MG von 55.000 und ist bei der MHC-II-restringierten Antigenerkennung involviert [Biddison et al. 1982, Engleman et al. 1981]. Hierbei ist allerdings eine direkte physikalische Assoziation mit dem T-Zell-Rezeptor bisher nicht nachgewiesen worden [Robey u. Axel 1990]. Das CD4-Molekül fungiert nach anderen Berichten auch als Rezeptor für Interleukin 16, einem chemotaktisch wirksamen und HIV-inhibierenden Lymphokin [Baier et al. 1995, 1997, Cruikshank et al. 1991].

Der extrazellulare Anteil des CD4-Moleküls kann in 4 immunglobulinartige Domänen unterteilt werden. Das aminoterminale Ende weist Homologien mit dem variablen Teil von Antikörpern auf, während 2 Domänen verkürzten konstanten Regionen entsprechen [Williams u. Barclay 1988]. Die HIV-Bindungsstelle liegt auf der ersten Domäne, die an dieser Stelle Analogien zur 2. CDR (complementarity-determining region) eines Antikörpers hat [Clayton et al. 1988].

Korezeptoren der HIV-Infektion, die CXC- und CC-Chemokinrezeptoren

Chemokinrezeptoren gehören zu einer Familie von Zelloberflächenrezeptoren, die dadurch gekennzeichnet sind, daß sie 7 Transmembrandomänen besitzen und intrazellular an G-Proteine gekoppelt sind [Horuk 1994]. Mitglieder dieser Familie sind ubiquitär exprimiert. Deren physiologische Liganden, die Chemokine, sind in der Lage, eine ganze Reihe von Effekten in ihren Zielzellen zu induzieren. So wirken einige Chemokine immunregulatorisch und chemotaktisch auf Lymphozyten, Monozyten, neutrophile, eosinophile und basophile Zellen sowie auf dendritische Zellen des peripheren Bluts.

Die Chemokine bilden eine Superfamilie von löslichen Proteinen, die aus 2 Untergruppen besteht:

1. CXC-Chemokine [z.B. Interleukin 8, Melanozytenwachstum-stimulierende Aktivität (MGSA), Neutrophilen-aktivierendes Peptid 2 und Neutrophilen-aktivierendes Protein isoliert von epithelialen Zellen (ENA78), Stromal-cell-derived-Faktor 1α (SDF-1)], die v.a. auf neutrophile Zellen chemotaktisch wirken;
2. CC-Chemokine [z.B. humanes Monozyten-chemotaktisches Protein (MCP-1), Rantes, Makrophagen-inflammatorisches Protein 1α und 1β (MIP-1α und -1β)], die in erster Linie auf monozytäre Zellen chemotaktisch wirken.

Allerdings sind andere Wirkungen, wie die Aktivierung von Zellen oder die Induktion der Freisetzung von Mediatoren (z.B. Histamin) nicht ausschließlich auf eine Zellpopulation beschränkt, sondern es existieren zahlreiche und vielfältige Interaktionen, die durch die differentielle Expression verschiedener Rezeptoren auf den Zellen erklärbar sind. Insgesamt spielen die Chemokine bei Entzündungsreaktionen eine wichtige Rolle, wobei auch z.T. inhibitorische Wirkungen auf bestimmte Zellpopulationen beschrieben sind [Graham et al. 1990].

Diese Rezeptoren und ihre physiologischen Liganden zogen viel Aufmerksamkeit auf sich, als Cocchi et al. 1996 publizierten, daß die Chemokine Rantes, MIP-1α und -1β die HIV-Replikation in vitro inhibieren [Cocci et al. 1996]. Als kurz nach dieser Veröffentlichung einige der Chemokinrezeptoren als Korezeptoren der HIV-Infektion erkannt wurden [Alkhatib et al. 1996, Dragic et al. 1996, Feng et al. 1996], erklärte sich der Wirkmechanismus von Rantes, MIP-1α und -1β als kompetitive Blockade der Korezeptorbindungsstellen.

Determinanten der Wirtszellspezifität und Neutralisierbarkeit von HIV

Die HIV-Infektion wird in der Regel durch Bindung der Hüllproteine an das auf Zelloberflächen exprimierte CD4-Molekül eingeleitet, was durch intramolekulare Umlagerungen im gp120-gp41-Komplex zur Exposition von kryptischen Epitopen führt, die ihrerseits mit den Chemokinrezeptoren CXCR4 (Fusin) oder mit einem Korezeptor aus der CC-Familie interagieren [Choe et al. 1996]. Dieser kaskadenartige Ablauf führt letzlich zur Aktivierung der Fusionsdomäne des gp41 und damit zur Penetration des Virus in die Zelle.

Mit Hilfe von infektiösen rekombinanten Viren konnte bereits 1990 gezeigt werden, daß der Makrophagen- und T-Zell-Tropismus bei bestimmten Virusstämmen ausschließlich von einer variablen Region, dem sog. V3-Loop des äußeren Hüllproteins, determiniert werden kann. Bei diesen Experimenten wurden immer kleinere Teile des äußeren Hüllproteins eines makrophagotropen Virusstamms in den genetischen Hintergrund eines T-Zell-tropen HIV inseriert. Es zeigte sich, daß der Austausch einer Aminosäure im V3-Loop ausreichen kann, um einen makrophagotropen Virusstamm in einen T-Zell-tropen zu verwandeln [Shioda et al. 1991]. Neuerdings konnte gezeigt werden, daß der Korezeptorgebrauch durch den Austauch von nur 1 Aminosäure im V3-Loop wechseln kann [Choe et al. 1996]. Somit wird der Wirtszellbereich von HIV einerseits durch die differentielle Expression der CXC- bzw. der CC-Chemokinrezeptoren auf den Zelloberflächen und andererseits durch die Aminosäuresequenzen im Hüllprotein des Virus determiniert. Dabei benutzen T-Zell-trope HIV-Stämme die Chemokinrezeptoren CXCR4 zur Infektion, während makrophagotrope HIV-Stämme CCR5, CCR3, selten CCR2b

Tabelle 1.1.3. Korezeptoren der HIV-Infektion und ihre physiologischen Liganden, *PBSF* Prä-B-Zell-Wachstums-stimulierender Faktor

Rezeptor	Ligand	HIV-1	HIV-2	Referenz
CXCR4 (Fusin)	SDF-1 (PBSF)	T-Zell-Linientrope Stämme, T-Zell-trope Primärisolate	Primärisolate	[Bleul et al. 1996, Choe et al. 1996, Endres et al. 1996, Feng et al. 1996]
CCR2b	Unbekannt	Makrophagotrope Primärisolate	Primärisolate	[Doranz et al. 1996]
CCR3	Eotaxin	Makrophagotrope Primärisolate	Primärisolate	[Choe et al. 1996, Ponath et al. 1996]
CCR5	Rantes, MIP-1α, MIP-1β	Makrophagotrope Primärisolate, makrophagotrope Stämme	Primärisolate passagierte Primärisolate	[Choe et al. 1996, Dragic et al. 1996]

oder auch andere, bisher nicht näher definierte Rezeptoren aus dieser Familie als Korezeptoren verwenden (Tabelle 1.1.3).

Ob weitere, bisher unbekannte Wirtszellproteine zur erfolgreichen HIV-Infektion benötigt werden, muß vorerst offen bleiben. So sind HIV-Stämme bekannt, die Zellen infizieren können, die die Chemokinrezeptoren CCR5 und/oder CCR3 exprimieren. Dennoch sind diese Virusstämme nicht in der Lage, Makrophagen, die die beiden Chemokinrezeptoren stark exprimieren, produktiv zu infizieren [Dittmar et al. 1997]. Somit scheinen noch weitere, den Infektionsvorgang modulierende Komponenten viraler oder wirtszellspezifischer Natur notwendig zu sein, um eine Penetration des Virus in die Zelle zu garantieren. Eine zentrale Rolle im Infektionsvorgang spielt der variable V3-Loop des HIV-1gp120, der lediglich 35 Aminosäuren umfaßt und über eine Disulfidbrücke an seiner Basis stabilisiert ist. Er wurde zuerst als prinzipielle Neutralisationsdomäne von HIV beschrieben [Javaherian et al. 1989], da anti-V3-Loop-Antikörper in der Lage sind, HIV-1 typspezifisch zu neutralisieren [Looney et al. 1988]. Die Immunantwort eines frisch mit HIV-infizierten Patienten ist primär gegen den V3-Loop gerichtet, was zur Induktion von neutralisierenden Antikörpern führt. Dadurch werden solche V3-Loop-Mutanten selektiert, die von den aktuell vorhandenen Antikörpern nicht neutralisiert werden (sog. Escape-Mutanten) [Nara et al. 1990]. Als Nebeneffekt können diese Mutanten ein erweitertes Wirtszellspektrum und eine erhöhte Zytopathogenität aufweisen [Tersmette et al. 1989].

Die Aminosäuresequenz des V3-Loops variiert bei verschiedenen HIV-1-Stämmen. Trotzdem können an der Spitze des Loops gemeinsame Aminosäuremotive (Gly-Pro-Gly-Arg) identifiziert werden [LaRosa et al. 1990], die als Proteaseschnittstelle interpretierbar sind [Hattori et al. 1989]. Die zum V3-Loop korrespondierenden Regionen bei HIV-2 und SIV weisen nicht die hohe Variabilität des HIV-1-Loops auf, scheinen aber auch ein virusneutralisierendes Epitop darzustellen [Bjoerling et al. 1991]. Auch bei diesen Viren sind die Aminosäuresequenzen mit einer Proteaseschnittstelle vereinbar [Clements et al. 1991].

So ist es möglich, zu zeigen, daß HIV-1gp120 in vitro durch Zugabe von Thrombin in 2 Fragmente von 70.000 und 50.000 gespalten wird [Stephens et al. 1990]. Die Kinetik der Proteolysereaktion wird durch Zugabe von löslichem CD4 (sCD4) beschleunigt [Sattentau u. Moore 1991]. Diese Experimente zeigen, daß die Bindung von sCD4 und mit großer Wahrscheinlichkeit auch die Bindung der Viren an den CD4-Rezeptor auf der Zelloberfläche bei der Initiation des Infektionvorgangs im gp120 eine Konformationsänderung auslösen, die den V3-Loop an die Moleküloberfläche des gp120 exponiert. Nach der Entdeckung der oben beschriebenen Chemokinkorezeptoren muß davon ausgegangen werden, daß der V3-Loop nach seiner Exposition mit diesen Rezeptoren interagiert. Auf welche Weise diese Interaktion im weiteren Verlauf der Infektion zur Fusion und damit zur Penetration des Virus in die Zelle führt, ist bisher nicht bekannt. Aufgrund der oben beschriebenen Befunde läßt sich die Beteiligung einer zellularen Protease an dieser Stelle des Infektionsvorgangs nicht ausschließen, zudem das gp120 von hochgereinigten viablen Viruspräparationen ohne Zugabe von exogenen Proteasen, aber von löslichem CD4 im V3-Loop in vitro proteolytisch gespalten wird [Werner u. Levy 1993].

Wirtszellbereich von HIV

Der Wirtszellbereich von HIV wird, von wenigen Ausnahmen abgesehen, von der Expression des CD4-Rezeptors und der Expression des für den jeweiligen HIV-Stamm richtigen Korezeptors determiniert. Dabei sind die relevanten, in vivo infizierten Zellen aktivierte $CD4^+$-T-Helferzellen, Makrophagen und andere antigenpräsentierende Zellen wie dendritische Zellen des peripheren Bluts oder Langerhans-Zellen der Haut. Ob die CD4-positiven follikular-dendritischen Zellen (FDC) des Lymphknotens produktiv mit HIV infizierbar sind oder aber lediglich freie Viren an ihrer Zelloberfläche binden, ohne daß es zur Penetration kommt, ist umstritten [Fox et al. 1991, Spiegel et al. 1992]. Die Beantwortung dieser Frage wäre deshalb besonders wichtig, weil die Lymphknotenarchitektur im Verlauf der HIV-Infektion beim Menschen komplett zerstört wird, während bei Primaten, die keine pathologische Konsequenz einer Immundefizienzvirusinfektion zeigen, die Funktion und Struktur der Lymphknoten nicht beeinträchtigt wird [Norley u. Kurth 1997].

Im Verlauf der letzten Jahre wurde über eine ganze Anzahl verschiedener Zellen und Zellinien berichtet, die in vitro mit HIV infizierbar sind, ohne daß in jedem Fall eine In-vivo-Relevanz erkennbar oder wahrscheinlich gemacht worden wäre. Dazu gehören enterochromaffine Zellen, Kolonkarzinomzellen, Lungenfibroblasten, Osteosarkomzellen und eine ganze Anzahl weiterer somatischer Zellen. Eine Ausnahme bildet die CD4-unabhängige Infektion von Gliomazellen, die den alternativen

Rezeptor für Galaktosylzeramid (Gal C), ein im ZNS ubiquitär nachweisbares Molekül, zur Infektion benutzen [Harouse et al. 1989]. Allerdings muß auch hier offen bleiben, ob die oftmals im Verlauf der HIV-Infektion auftretende Enzephalopathie ursächlich durch die CD4-unabhängige Infektion von Gliomazellen mit ausgelöst wird oder ob in erster Linie infizierte Makrophagen verantwortlich gemacht werden müssen.

Genotypische Einteilung von HIV-Isolaten

Seit der Entdeckung von HIV wurden zahlreiche Isolate molekularbiologisch kloniert und sequenziert. Es wurde schnell klar, daß sowohl die Immundefizienzviren des Menschen als auch die von anderen Primaten als wesentliches Charakteristikum eine hohe Variabilität, v.a. in den äußeren Hüllproteinen, aufweisen. Diese Variabilität ist nicht nur bei Isolaten verschiedener geographischer Herkunft nachweisbar, sondern auch, schwächer ausgeprägt, bei sequenziellen Isolaten aus 1 Patienten. Die Diversität zwischen einzelnen HIV-1-Isolaten kann im Hüllprotein bis zu 30% Variation erreichen [Myers et al. 1992]. Um auch zukünftig die hohe Sensitivität der staatlich zugelassenen HIV-Antikörpertests zu gewährleisten, müssen daher neu auftretende Serotypen erkannt und katalogisiert werden. Darüber hinaus wird ein HIV-Impfstoff nur dann wirksam sein, wenn die Infektion von allen Subtypen verhindert werden kann.

Inzwischen werden HIV-1-Isolate aufgrund phylogenetischer Merkmale in eine Hauptgruppe M und eine genetisch weiter entfernte Gruppe O eingeteilt. Die Hauptgruppe M wird auf Basis ihrer gag- und env-Nukleotidsequenzen weiter in die Subtypen A–H unterteilt. In der Regel können dabei die gag- und env-Sequenzen jeweils einem Subtyp zugeordnet werden. Eine Ausnahme stellt der env-Subtyp E dar, dessen gag-Sequenzen oftmals dem Subtyp A entsprechen [Myers et al. 1994]. Über eine Diskordanz der gag- und env-Subtypklassen innerhalb eines Virusisolats wird zunehmend berichtet [Artenstein et al. 1995, Diaz et al. 1995]. Man muß davon ausgehen, daß solche Viren aufgrund von In-vivo-Rekombinationen in doppelinfizierten Patienten entstanden sind [Robertson et al. 1995 a, b]. Rekombinationen zwischen Viren der Gruppe M und O wurden bisher nicht festgestellt, obwohl eine Doppelinfektion mit beiden Typen beschrieben ist [Heyndrickx et al. 1996]. Die weltweite Verteilung der Subtypen ist in Abb. 1.1.5 dargestellt. Wie die geographischen Unterschiede in der Subtypenverteilung zustandekommen, ist nicht bekannt und Gegenstand kontroverser Diskussion. Die anfänglich vermuteten biologischen Unterschiede der Übertragbarkeit der Subtypen durch einen unterschiedlichen Tropismus konnten bisher experimentell nicht bestätigt werden. Auch spricht die Ausbreitung der HIV-Infektion in Thailand gegen einen solchen Unter-

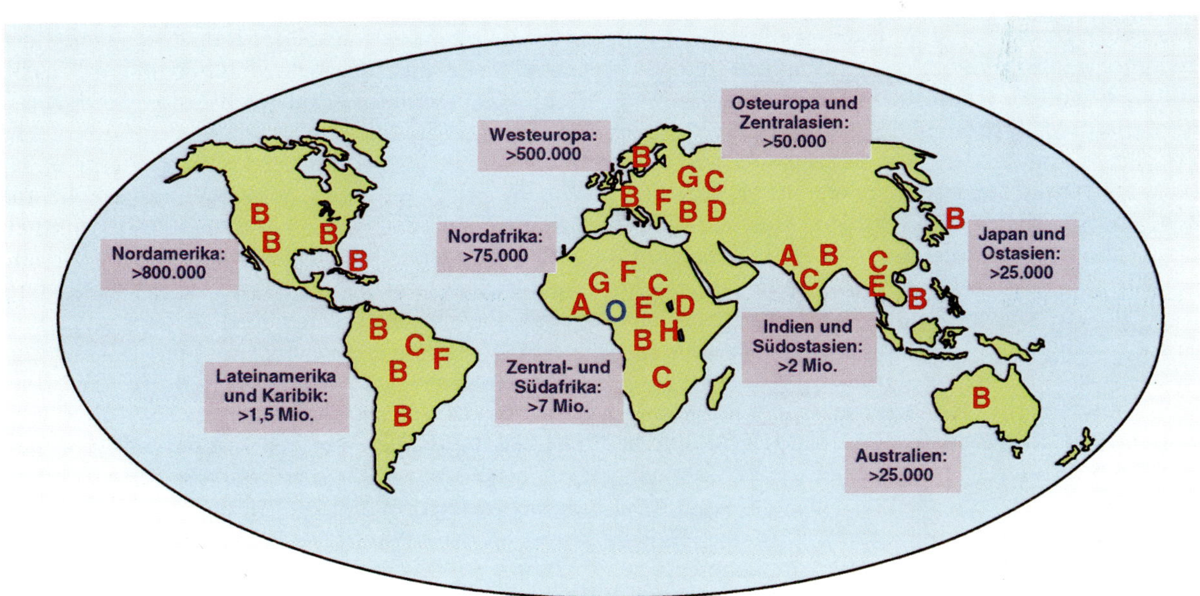

Abb. 1.1.5. Geographische Verteilung der HIV-1-M genomischen und serologischen Subtypen und Schätzung der Anzahl infizierter Menschen in der jeweiligen Region, nach Subbarao u. Schochetman [1996]

schied. Dort begann die Epidemie 1988 mit der Ausbreitung von Subtyp-B-Stämmen fast ausschließlich bei i.v.-Drogen-abhängigen. Es folgte eine 2. Welle der Epidemie mit der Ausbreitung des Subtyps E bei Prostitutierten und deren Kunden in den Jahren 1989 und 1990. Da aufgrund der HIV-Mutationsraten eine Entstehung des Typs E aus Typ B in solch kurzer Zeit ausgeschlossen ist, muß man von 2 unabhängigen Infektionsketten mit 2 verschiedenen Virustypen ausgehen, wobei zu Beginn der Epidemie der Zufall entschieden hat, welcher HIV-Subtyp bei der Erstübertragung präsent war [Subbarao u. Schochetman 1996].

Die Einteilung der HIV-2-Isolate in die Gruppen A–E erfolgt nach ähnlichen Kriterien und reflektiert die Herkunft der einzelnen Isolate aus verschiedenen geographischen Gebieten Afrikas. Die Situation bei HIV-2 unterscheidet sich insofern von der bei HIV-1, da inzwischen allgemein akzeptiert ist, daß die HIV-2-Infektion eine zoonotische Infektion mit dem simianen Immundefizienzvirus des Mangaben (SIVsm) ist. In diesen Primaten ist das endemische Virus apathogen, so daß man davon ausgeht, daß sie der natürliche Wirt sind [Gao et al. 1992, Marx et al. 1991]. Wie und in welcher Zeit der Wirtswechsel auf den Menschen stattgefunden hat, ist derzeit ungelöst.

Phänotypische Eigenschaften von HIV-Isolaten

Die Virusisolation aus HIV-positiven Patienten erfolgt in der Regel aus peripheren Blutlymphozyten. Dabei werden die mononukleären Zellen des Bluts über einen Ficollgradienten gereinigt und die Lymphozyten mit Phythämagglutinin und Interleukin 2 stimuliert. Diese Zellkulturen produzieren im Verlauf von 8–12 Tagen ausreichend Virus, um mit Standardmethoden, wie $p24_{gag}$-Nachweis oder Reverse-Transkriptase-Test, nachweisbar zu werden. Die virushaltigen Überstände dieser Zellkulturen können zur Infektion von frischen PBMC uninfizierter Spender herangezogen werden, wobei die Replikationskinetik dieser Isolate durchaus unterschiedlich ist. Auch ist nicht immer gewährleistet, daß eine Anzucht aus Lymphozyten infizierter Spender erfolgreich verläuft. Der Grund kann zum einen darin liegen, daß die Virusbelastung der Lymphozyten dieses Patienten relativ gering ist, oder aber darin, daß die in solchen Zellkulturen vorhandenen $CD8^+$-Lymphozyten Zytokine sezernieren, die die Virusreplikation hemmen. Diesen ISL (Immundefizienzvirus-supprimierendes Lymphokin) wird eine unten zu besprechende Rolle bei der Viruskontrolle in vivo zugesprochen. Die Entfernung der $CD8^+$-Lymphozyten aus den Zell-

kulturen und damit die alleinige Kultivierung der $CD4^+$-Lymphozyten führen oftmals zur erfolgreichen Anzucht von HIV. Die bei solchen Anzuchtversuchen gewonnen HIV-Isolate lassen sich nach verschiedenen Kriterien einteilen.

Ausschließlich auf PBMC vermehrte Isolate werden als primäre Virusisolate bezeichnet. Eine Einschränkung hierbei ist, daß möglichst wenige Passagen (Infektionszyklen) zu Gewinnung der Viren durchgeführt werden dürfen, um eine In-vitro-Selektion auf schnell replizierende Subtypen zu vermeiden. Die Eigenschaften solcher Primärisolate sind unterschiedlich hinsichtlich ihrer Replikationskinetik, Zytopathogenität und ihres Zelltropismus.

Oftmals replizieren Primärisolate, v. a. wenn sie aus asymptomatischen Patienten gewonnen wurden, gut auf Makrophagen und werden deshalb als makrophagotrope (Primär-)Isolate bezeichnet. Diesen stehen Isolate gegenüber, die nicht auf Makrophagen, aber gut auf stimulierten PBMC replizieren. Sie werden als primäre T-Zell-trope Isolate bezeichnet und können oftmals nur aus symptomatischen Patienten in späteren Stadien der HIV-Erkrankung gewonnen werden. Sowohl makrophagotrope als auch T-Zell-trope Primärisolate können zytopathogen und/oder synzytieninduzierend sein, was eine Funktion der Replikationskinetik zu sein scheint.

Primärisolate replizieren in der Regel nicht oder nur schlecht auf T-Zell-Lymphom-Linien wie Hut78, H9 oder MT-2. Die Fähigkeit, sich auf solchen Zellinien zu vermehren und dort zytopathogene Effekte auszulösen, hat zur Einteilung nach nicht synzytieninduzierend (NSI) und synzytieninduzierend (SI) auf Lymphomlinien geführt [Tersmette et al. 1988]. Dies geht oftmals mit einer schnellen Replikation zu hohen (rapid/high Virusstämme) bzw. mit einem langsamen Wachstum zu niedrigen Titern (slow/low Virusstämme) Hand in Hand [Fenyö et al. 1988].

Den Primärisolaten stehen solche Isolate gegenüber, die seit langer Zeit im Labor auf PBMC oder auf humanen T-Zell-Linien passagiert werden. Diese sog. Laborstämme müssen als eine selektierte Subpopulation des ursprünglich aus dem Patienten gewonnen Schwarms verschiedenster Viren angesehen werden und sind in der Regel nicht makrophago-, sondern T-Zell-trop.

Eine Zwischenstellung nehmen molekularbiologisch klonierte, biologisch aktive Virusstämme ein. Sie stellen die höchstmögliche In-vitro-Selektion dar, da sie einen einheitlichen Genotyp und damit auch Phänotyp darstellen. Es sind molekularbiologisch klonierte Virustämme bekannt, die aufgrund nur weniger Aminosäurenaustausche im äußeren Hüllprotein makrophago- bzw. T-Zell-trop sind.

1.1.4 Mechanismen zur Kontrolle der HIV-Replikation

1.1.4.1 Immunantwort gegen HIV

Die Induktion einer Immunantwort ist dadurch gekennzeichnet, daß eine ganze Reihe von verschieden Zellpopulationen in Form eines Netzwerks, sowohl vermittelt durch Lympho- und Zytokine als auch durch direkten Zell-Zell-Kontakt, interagieren. Dabei tragen die CD4$^+$-Lymphozyten (Helferzellen) als zentrale Koordinator- und Regulatorzellen und Antigen-präsentierende Zellen wie Makrophagen und dendritische Zellen wesentlich zum geordneten Ablauf der Immunabwehr bei. Da diese Zellen gleichzeitig die wichtigsten Zielzellen für HIV sind, ist es nicht verwunderlich, wenn im Verlauf der chronischen Virusinfektion sowohl dysregulative Effekte als auch eine Immundefizienz nachweisbar werden. Die primäre Immunantwort im Verlauf der akuten HIV-Infektion zeigt dagegen alle Charakteristika einer normalen humoralen und zellularen Immunantwort und trägt nach kurzer Zeit zur Limitierung der anfänglich hohen Virusreplikation und der damit einhergehenden Virämie bei.

1.1.4.1.1 Humorale Immunantwort

Der Nachweis von antiviralen IgG-Antikörpern gelingt in der Regel bereits wenige Wochen nach der Infektion. Es können bindende Antikörper gegen alle viralen Strukturproteine und fast alle Nichtstrukturproteine nachgewiesen werden. Möglicherweise mitentscheidend für eine frühe Kontrolle der Virusreplikation ist die Induktion von virusneutralisierenden Antikörpern, die in erster Linie gegen die Hüllproteine des Virus gerichtet sind. Antikörper, die an den bereits oben erwähnten V3-Loop des Hüllproteins binden, der ursprünglich als principal neutralizing determinant (PND) beschrieben wurde, sind in der Lage, Viruspartikel zu neutralisieren. Aufgrund der hohen Variabilität des V3-Loops sind diese Antikörper nur typspezifisch wirksam und damit außerstande, andere HIV-Stämme oder V3-Loop-Varianten zu neutralisieren.

Ein weiteres Neutralisationsepitop bildet die diskontinuierliche CD4-Bindungstelle auf dem äußeren Hüllprotein. Gegen dieses Epitop reaktive Antikörper sind in der Lage, ein breiteres Spektrum an HIV-Stämmen zu neutralisieren [Haigwood et al. 1992]. Anti-gag-Antikörper werden beim Menschen, im Gegensatz zu SIV-infizierten Grünen Meerkatzen, bereits zu Beginn der HIV-Infektion in großer Menge gebildet. Virusneutralisierend scheinen aber nur anti-p17-Antikörper zu sein [Boucher et al. 1990], weshalb davon ausgegangen werden muß, daß p17, zumindest partiell, auf der Virusoberfläche exponiert ist.

Neben der primären Virusneutralisation kann, sowohl bei HIV-1- als auch bei HIV-2-infizierten Patienten, eine Antikörper-abhängige zellulare Zytotoxizität (ADCC) nachgewiesen werden. Dabei sorgen Fc-Rezeptor-exprimierende CD16$^+$-Lymphozyten für die Elimination von infizierten Zellen oder von freien Virionen, indem sie über eine Antikörperbrücke aktiviert werden und durch Sekretion von Perforinen die zellulare oder virale Membran lysieren. Dieser Mechanismus hat eine breitere Reaktivität als neutralisierende Antikörper und zeigt, zumindest in vitro, Kreuzreaktivität zwischen HIV-1 und HIV-2 [Norley et al. 1990].

Ebenfalls Antikörper-abhängig ist die Komplement-aktivierte Lyse von infizierten Zellen oder Virionen. Die In-vivo-Relevanz dieses Immunmechanismus im Rahmen der HIV-Infektion muß offen bleiben, da der Nachweis einer antiviralen Aktivität inkonstant und vom verwendeten Testsystem abhängig ist [Fultz et al. 1990].

Die durch eine Virusinfektion induzierte antivirale Immunantwort soll zur Kontrolle der Virusvermehrung im Körper beitragen. Dieses Ziel wird in manchen Fällen zum Gegenteil verkehrt, in dem antivirale Antikörper die Infektion verstärken und nicht unterbinden. Hierbei spielen im wesentlichen 2 Mechanismen eine Rolle:
1. Antikörper, die an freie Viren gebunden sind, können durch Bindung an Fc-Rezeptor-exprimierende Zellen (z.B. Makrophagen) zur Infektion dieser Zellen beitragen.
2. Opsonierte Virionen werden durch Komplementbindung über Komplementrezeptoren in Zellen eingeschleust.

Beide Mechanismen wurden bei der HIV-Infektion beschrieben, ohne daß die In-vivo-Relevanz gezeigt werden konnte [Homsy et al. 1988, Robinson et al. 1990].

1.1.4.1.2 Zellulare Immunantwort

Die zellulare Immunabwehr wird bei vielen viralen Infektionen als der wichtigste und effektivste Immunmechanismus zur Elimination von infizierten Zellen angesehen. Eine zentrale Rolle bei der Induktion der zellularen Abwehr spielen antigenpräsentierende Zellen (APC), die im Kontext mit MHC-Klasse-II-Molekülen (major histiocompatibility complex, MHC II) Fremdproteine in Form von kurzen Peptiden auf ihrer Zelloberfläche den T-Helferzellen präsentieren. Diese binden an den MHC-II-Antigenkomplex mit Hilfe des T-Zell-Rezeptors, was zusammen mit einer zusätzlichen Interleukin-1-Ausschüttung der APC zu einer IL-2-Expression und damit Proliferation der T-Helferzellen führt.

Die zytotoxischen T-Zellen (CTL) benötigen zur Induktion ihrer Reifung v.a. die Antigenerkennung über den T-Zell-Rezeptor im Kontext mit dem auf jeder kernhaltigen Zelle exprimierten MHC-I-Molekül und, um zu proliferieren, einen IL-2-Trigger der $CD4^+$-T-Helferzellen. CTL gehören in der Regel zu den $CD8^+$-Zellen und sind nach ihrer Reifung in der Lage, bei einer erneuten Antigenerkennung im Kontext mit einem MHC-I-Molekül die Antigen-exprimierende Zelle zu lysieren.

HIV-spezifische CTL, die sowohl gegen gag-, pol- und env-Epitope als auch gegen regulatorische Proteine wie tat, nef und rev gerichtet sind, werden bereits kurz nach der primären HIV-Infektion nachweisbar [Pantaleo et al. 1994 a]. Dabei kann die $CD8^+$-Zellzahl im peripheren Blut drastisch ansteigen, der Nachweis großer Mengen HIV-spezifischer CTL gelingt in vitro ohne erneute antigenspezifische Stimulation der Zellen [Koup et al. 1994]. Die Kontrolle und drastische Reduktion der initialen Virämie bei der primären HIV-Infektion werden in erster Linie den CTL zugesprochen. Es muß allerdings offen bleiben, warum die zellulare Abwehr nicht in der Lage ist, trotz zu Beginn adäquater und erfolgreicher Stimulation die HIV-Infektion zu eliminieren. Ein Grund hierfür könnte sein, daß relativ kurze Zeit nach der Infektion bereits HIV-Mutanten selektiert werden, die die Immunabwehr unterlaufen (sog. Escape-Mutanten).

Einen anderen Mechanismus, um der zellularen Immunantwort auszuweichen, haben Herpesviren gewählt. Sie regulieren die Expression der Klasse-I-Moleküle herab, indem ein virales Protein mit diesen interagiert und eine Retention und Degradation im Endoplasmatischen Retikulum veranlaßt [Banks u. Rouse 1992]. Auch für HIV-1 wurde eine Herabregulation von MHC I durch das tat- und vpr-Protein demonstriert, ohne daß der genaue Mechanismus und die Relevanz im Rahmen der viralen Persitenz bekannt wären [Howcroft et al. 1993, Jowett et al. 1995].

Ein weiterer Grund für die Unfähigkeit der Immunabwehr, die Virusreplikation suffizient zu kontrollieren, könnte an der Elimination der $CD4^+$-T-Helferzellen und der antigenpräsentierenden Zellen, entweder durch Infektion und programmierten Zelltod (Apoptose) oder durch Bindung von Viruspartikeln oder viralen Hüllproteinen an den Zelloberflächen und konsekutiver funktioneller Inaktivierung liegen. So kann bei CD4-defizienten Mäusen zwar eine primäre CTL-Antwort gegen virale Infektionen induziert werden, aber die Aufrechterhaltung der CTL-Antwort in der chronischen Phase der Infektion ist ohne $CD4^+$-Zellen nicht möglich [Matloubian et al. 1994]. Tatsächlich sind in der chronischen Phase der HIV-Infektion nur wenige HIV-spezifische $CD4^+$-Helferzellen nachweisbar [Schwartz et al. 1994].

1.1.4.2 Zytokine und HIV-Replikation

Im Verlauf der letzten Jahre konnte die Funktion zahlreicher Zytokine im Rahmen des immunregulatorischen Netzwerks, zumindest teilweise, definiert werden. Die HIV-Infektion ist primär durch eine chronische Immunstimulation mit erhöhten Serum- und Liquorspiegeln von normalerweise bei Entzündungsreaktionen involvierten Zytokinen wie Interleukin 1 (IL-1) Interleukin 6 (IL-6), Granulozyten-Makrophagen-stimulierender Faktor (GMCSF) und Tumornekrosefaktor α und β (TNF) im Serum und Liquor gekennzeichnet [Emilie et al. 1994]. Es ist daher naheliegend, den Einfluß von bekannten Zytokinen auf die HIV-Replikation in verschiedenen Zellsystemen zu untersuchen. Dabei konnte gezeigt werden, daß IL-1β, IL-2, IL-3, IL-6, IL-7, IL-12, TNFα und β, M-CSF und GMCSF die HIV-Replikation verstärken, während IL-16, IFNα und IFNβ inhibierend auf die HIV-Replikation wirken. Bei den Zytokinen TGF-β, IL-4, IL-10, IL-13 und IFNγ hängt das Ergebnis, Verstärkung oder Inhibition der Replikation, von dem verwendeten Zellkultursystem ab [Fauci 1996].

Mit IL-10, einem potenten Inhibitor der HIV-Replikation auf Monozyten [Chang et al. 1996], wurden 1. Versuche am Menschen durchgeführt. Sie zeigten, daß auf Gabe eines einmaligen IL-10-Bolus die periphere Virusbelastung für mehrere Stunden drastisch abnimmt und die PBMC in dieser Zeit nicht in der Lage sind, ex vivo TNFα oder IL-1β zu sezernieren [Fauci 1996]. So muß in den meisten Fällen noch offen bleiben, ob und in welchem Ausmaß Zytokine zur Virusinhibition oder auch zur Verstärkung der Virusreplikation im natürlichen Verlauf der HIV-Infektion beitragen. Dies ist auch für die in Kapitel 1.1.4.2.1 „Immundefizienzvirus-supprimierendes Lymphokin" besprochenen, von CD8$^+$-Lymphozyten sezernierten „immunodeficiency virus suppressing lymphokines" (ISL) nicht endgültig abzuschätzen, allerdings ist deren Aktivität mit dem klinischen Stadium der HIV-infizierten Patienten positiv korreliert.

1.1.4.2.1 Immundefizienzvirus-supprimierendes Lymphokin

Bereits kurze Zeit nach der Entdeckung des HIV wurde von Walker et al. [1986] gezeigt, daß die HIV-Replikation durch einen zum damaligen Zeitpunkt unbekannten, von CD8$^+$-Zellen nach In-vitro-Stimulation sezernierten Faktor (ISL, Immundefizienzvirus-supprimierendes Lymphokin; CAF zellulärer antiviraler Faktor) über einen weder lytischen noch HLA-restringierten Mechanismus in vitro fast vollständig gehemmt werden kann [Walker et al. 1986]. Im folgenden konnte diese mit CD8$^+$-Zellen assoziierte antivirale Aktivität auch bei Lentivirus-infizierten symptomatischen Rhesusaffen [Kannagi et al. 1988], asymptomatischen Schimpansen [Castro et al. 1991] und Afrikanischen Grünen Meerkatzen (AGM) [Ennen et al. 1993] nachgewiesen werden. Die Interspeziesreaktivität der Faktoren wurde mit ISL aus AGM gezeigt, der die HIV-1-Replikation auf humanen CD4$^+$-Zellen hemmt.

Das Ausmaß der ISL-Aktivität korreliert mit dem klinischen Stadium der HIV-Infektion [Mackewicz et al. 1991], wobei asymptomatische Patienten eine hohe, Patienten der Stadien II und III eine niedrige Aktivität zeigen. ISL wird nicht nur von CD8$^+$-Zellen HIV-infizierter Individuen in vitro sezerniert, eine vergleichbare Aktivität ist auch bei CD8$^+$-Zellen gesunder Blutspender nachweisbar, wenn auch weniger konstant und insgesamt mit geringerer Effektivität bzw. Konzentration. ISL wirkt, im Gegensatz zur Neutralisation durch Antikörper, nicht HIV-Stamm-spezifisch, sondern hemmt alle bisher getesteten HIV-Stämme, wenngleich die Hemmung bei schnell replizierenden Stämmen ausgeprägter ist [Mackewicz u. Levy 1992].

Im Rahmen der molekularen Identifizierung der für die ISL-Aktivität verantwortlichen Zytokine wurde von Cocci et al. [1996] die antivirale Aktivität von Rantes, MIP-1α und -1β publiziert. Zum damaligen Zeitpunkt war nicht bekannt, daß diese Chemokine aufgrund der Blockade der Korezeptoren der HIV-Infektion antiviral wirksam sind.

Als ein weiteres Lymphokin mit ISL-Wirkung wurde Interleukin 16 (IL-16) identifiziert [Baier et al. 1995]. IL-16 ist ein von Cruikshank et al. [1994] erstmals beschriebener natürlicher CD4-Ligand, der die HIV-Replikation, nicht aber die HIV-Penetration inhibiert. Seine antivirale Wirkung beruht, zumindest teilweise, auf einer über das CD4-Molekül vermittelten Signaltransduktion, die letztendlich zu einer Inhibition der transriptionalen Aktivität der HIV-LTR führt [Maciaszek et al. 1997]. Es muß davon ausgegangen werden, daß neben den bereits beschriebenen HIV-inhibierenden Lymphokinen noch andere unbekannte existieren.

1.1.5 Pathogenese der HIV-Infektion

Trotz der schnellen und großen Fortschritte in der Aufklärung der Genomstruktur von HIV wird die Pathogenese beim Menschen nicht vollständig verstanden. Mit der Entdeckung der Korezeptoren und ihres differentiellen und wechselnden Gebrauchs durch verschiedene HIV-Subtypen im Verlauf der Infektion wurden allerdings die Voraussetzungen dafür geschaffen, etliche noch offene Fragen experimentell zu beantworten. Auch konnte durch genaue Verlaufsbeobachtungen von HIV-infizierten Hämophiliepatienten die am Tiermodell untersuchte SIV-Attenuierung durch die Deletion des nef-Gens auch für HIV wahrscheinlich gemacht werden. Einen weiteren Durchbruch erbrachte die konsequente Untersuchung solcher Personen, die, ohne infiziert zu werden, einem hohen Risiko einer HIV-Infektion ausgesetzt waren. Es war möglich, die molekulare Basis der HIV-Resistenz dieser Personen auf eine partielle Deletion des CCR5-Korezeptors, die bei etwa 20% der kaukasischen Bevölkerung heterozygot, bei etwa 1% homozygot vorkommt, zurückzuführen [Liu et al. 1996]. Die Resistenz der homozygot CCR5-defekten Exponierten ist allerdings nicht absolut, in seltenen Fällen treten auch bei ihnen HIV-Infektionen auf [O'Brien et al. 1997, Theodorou et al. 1997].

Entscheidend für die Auslösung einer HIV-assoziierten Erkrankung sind demnach sowohl wirtsspezifische als auch virale Faktoren in einer wechselseitigen Abhängigkeit. Im folgenden wird versucht, die Pathogenese der HIV-Infektion auf der Basis meßbarer Parameter im Patienten im natürlichen Verlauf dieser chronischen Infektionserkrankung zu erklären.

1.1.5.1 Virologische und immunologische Charakteristika im natürlichen Verlauf der HIV-Infektion

Wie bereits bei der Stadieneinteilung der HIV-Infektion erwähnt wurde, können 3 unterschiedliche zeitliche Verläufe (Abb. 1.1.6) bei der HIV-Erkrankung unterschieden werden. Inzwischen sind einige Faktoren bekannt, die für die unterschiedlichen Verläufe mitverantwortlich sind.

Im typischen Fall fällt die anfänglich hohe Virusreplikation nach der Primärinfektion rasch ab, wobei die aus solchen Patienten gewonnenen Virusisolate makrophagotrop sind. Dies ist selbst dann der Fall, wenn die primäre Infektion mit einem T-Zell-tropen Virusstamm stattgefunden hat. Der Phänotyp der Isolate ändert sich im weiteren Verlauf erst mit der Progression zu Aids, wobei zu dieser Zeit oftmals eine Abnahme der lange Zeit erhöhten CD8$^+$-Zellen bzw. der ISL-Aktivität gesehen wird. In dieser Zeit steigt die Virusbelastung kontinuierlich an, während die CD4$^+$-Zellzahl kontinuierlich abnimmt. Ob die erhöhte Virusbelastung zu diesem Zeitpunkt eine Folge des phänotypischen Wechsels der (isolierbaren) Viruspopulation zu T-Zell-tropen Stämmen mit vermehrter Replikation in bis dahin nicht infizierbaren T-Zell-Subpopulationen ist, muß offen bleiben. Gegen diese These spricht die relativ konstante Abnahme der CD4$^+$-Zellen über die Jahre auch bereits in der Zeit, wenn ausschließlich makrophagotrope Stämme isoliert werden können.

Der rapide Verlauf ist durch eine hohe primäre Virusbelastung gekennzeichnet, wobei der selbstlimitierende Abfall der Virusreplikation langsamer verläuft als bei Patienten mit typischem Verlauf. Es wurde spekuliert, daß diese Patienten mit einem hoch pathogenen Virusstamm infiziert wurden, wobei die Definition solcher HIV-Stämme unklar bleibt. Eine primäre Infektion mit einem T-Zell-tropen HIV-Stamm – diese Stämme werden bei Patienten im Endstadium der Infektion isolierbar und gelten als hochpathogen – scheint nicht zu einem beschleunigten Verlauf zu führen. Möglicherweise werden diese Patienten mit Virusstämmen infiziert, die aufgrund ihrer genetischen Ausstattung besonders zum Genotyp des Wirts „passen". Hinweise auf solche Konstellationen ergeben sich aus In-vitro-Experimenten, in denen gezeigt werden konnte, daß Blutzellen gesunder Spender bei einer Infektion mit primären Virusisolaten unter-

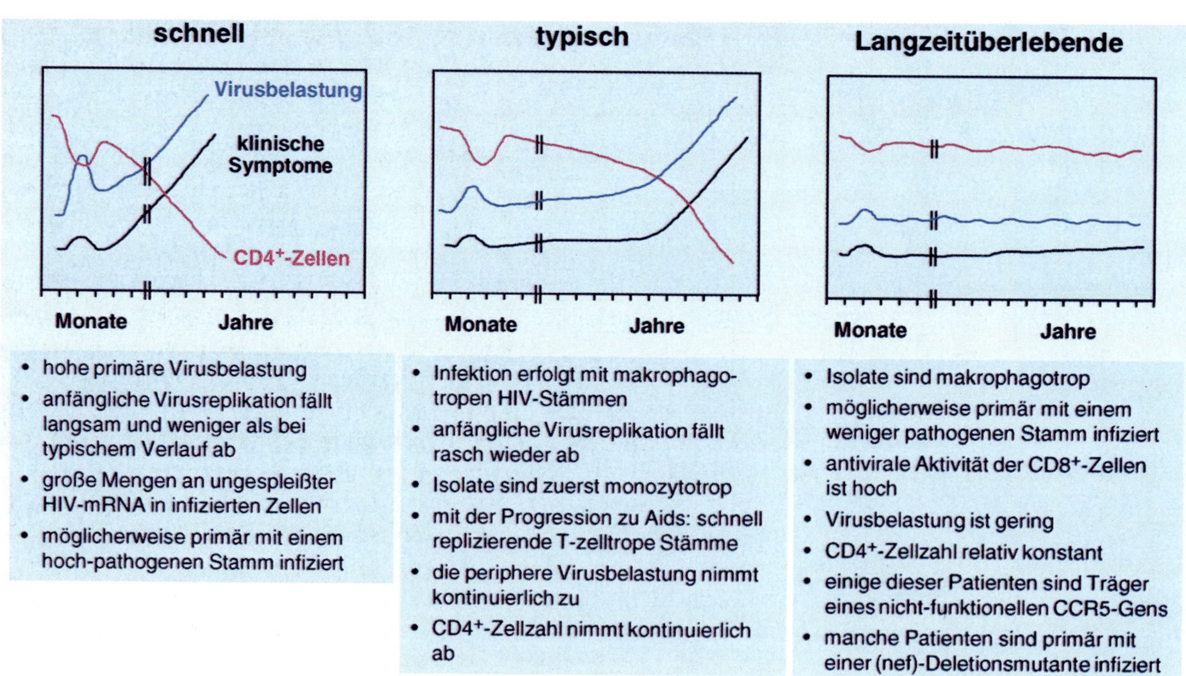

Abb. 1.1.6. Charakteristika im unterschiedlichen Verlauf der HIV-Infektion

schiedliche Empfindlichkeiten und Replikationskinetiken zeigen [Paxton et al. 1996]. Eine solche genetische Determinante, die bereits oben erwähnt ist, stellt die Deletion des CCR5-Korezeptors und damit seine fehlende Exposition auf der Zelloberfläche dar.

Die fehlende Progression bzw. der langsamere Verlauf bei Langzeitüberlebenden sind durch monozytotrope Virusisolate, eine hohe antivirale Aktivität der CD8$^+$-Zellen bei normgerechten, manchmal leicht erniedrigten, stabilen CD4$^+$-Zellzahlen und konstant niedrige Virusbelastung bei erhaltener Lymphknotenarchitektur gekennzeichnet. Eine solche Konstellation konnte bei einer Gruppe von 7 australischen HIV-positiven Patienten festgestellt werden. Sie sind seit 15 Jahren HIV-positiv, zeigen aber keine pathologische Konsequenz der Infektion. Ihre CD4$^+$-Zellzahl liegt im Normbereich, die periphere Provirusbelastung ist gering, die Virusisolate sind makrophagotrop. Alle Patienten erhielten in den Jahren von 1981–1984 Blut bzw. Blutprodukte, die aus einer Spende eines HIV-infizierten, langzeitüberlebenden Patienten hergestellt worden waren. Molekularbiologische Klonierung und Sequenzierung der Viren von Spender und Empfängern zeigten, daß alle Patienten mit HIV-Deletionsmutanten, die kein funktionelles nef-Gen exprimieren, infiziert sind [Deacon et al. 1995]. Somit war es möglich, erstmals und zweifelsfrei eine virale pathogenetische Determinante zu definieren. Zudem bestätigte dieser Befund bereits im erwachsenen Rhesusaffen erhobene Daten. Diese Tiere waren mit einer SIV-nef-Deletionsmutante infiziert worden, zeigten ebenfalls keine pathologischen Konsequenzen dieser Infektion und waren darüber hinaus vor der Infektion mit einem pathogenen SIV-Wildtyp-Virus geschützt.

1.1.5.1.1 Virusbelastung und -dynamik

Die Bestimmung der Virusbelastung im Plasma von HIV-Patienten wurde mit der Einführung der quantitativen Polymerasekettenreaktionen (PCR) wesentlich vereinfacht und v. a. sensitiver. Der kombinierte Einsatz von hochwirksamen Inhibitoren der Virusreplikation zusammen mit quantitativen PCR-Methoden machte es zusätzlich möglich, die Virusdynamik im Patienten zu erfassen.

Die anfängliche Virusreplikation nach der Primärinfektion führt innerhalb von Wochen zu einem Anstieg der im Plasma nachweisbaren HIV-RNA-Kopien auf über 10^7 virale RNA-Kopien/ml. Danach erfolgt eine Reduktion der Virämie, die bereits zu diesem Zeitpunkt in unterschiedlichen Patienten um bis zu 3 Zehnerpotenzen differieren kann.

Der primäre Ort der Virusvermehrung bei experimentell mit SIV-infizierten Rhesusaffen ist der Lymphknoten. Dort können bereits 5 Tage nach der Infektion zahlreiche SIV-RNA-exprimierende Zellen nachgewiesen werden, nach 7 Tagen ist der Gipfel erreicht. Es ist sehr wahrscheinlich, daß dies die Situation beim Menschen reflektiert, da die Anzahl HIV-exprimierender Zellen im Lymphknoten mit der Höhe der Virämie korreliert [Pantaleo et al. 1994b]. Im weiteren Verlauf wird die Anzahl HIV-RNA-exprimierender Zellen im Lymphknoten reduziert, während die follikular dendritischen Netzwerkzellen des Lymphknotens passiv mit Virus beladen werden [Fox et al. 1991, Pantaleo et al. 1993]. Das Virus auf den Zelloberflächen ist mit Antikörpern und Komplement komplexiert, ohne daß dadurch die Infektiosität beeinträchtigt wird [Health et al. 1995], und bildet damit einen jederzeit reaktivierbaren Viruspool. Für die Kontrolle der primären Virusreplikation werden die humorale und zellulare Immunantwort und die Induktion der Expression HIV-hemmmender Zytokine und Chemokine, auch in CD8$^+$-Zellen, (ISL; IL-16; MIP1-α, -β, Rantes) verantwortlich gemacht. Tatsächlich ist bereits wenige Tage nach der HIV-Infektion ein Anstieg der CD8$^+$-Zellen im peripheren Blut von Patienten nachweisbar [Pantaleo et al. 1994a], von denen ein Teil bereits HIV-spezifische zytotoxische (CTL) Aktivität zeigt. Für eine wichtige In-vivo-Funktion der CTL bei der anfänglichen Viruskontrolle spricht auch, daß der verspätete Nachweis von CTL beim Patienten zu einer Verlängerung der hohen initialen Virämie führt. Allerdings werden auch Patienten gefunden, deren Virämie limitiert wird, ohne daß eine CTL-Antwort nachweisbar wäre [Koup et al. 1994].

Die Rolle von HIV-spezifischen Antikörpern bei der Kontrolle der Virusvermehrung wird kontrovers diskutiert, da die im Verlauf der Primärinfektion nachweisbaren Antikörper höchstens virusstammspezifisch neutralisierend sind (s. oben). Kreuzneutralisierende Antikörper treten erst mit Beginn der chronischen Phase der Infektion auf [Koup et al. 1994]. Somit scheint eine Funktion der humoralen Immunantwort eher in späteren Stadien der Infektion wichtig zu sein.

Welchen Beitrag die HIV-spezifische Immunantwort zur Limitierung der akuten Virusvermehrung leistet, bleibt daher fraglich, zudem ein alternatives Modell die Abnahme der akuten Virusvermehrung unabhängig vom Immunsystem erklären kann. Dieser Hypothese zufolge treffen die Viren zu Beginn der Infektion auf eine nahezu unlimitierte Zahl aktivierter uninfizierter Zielzellen. Die Virusvermehrung steigt zu diesem Zeitpunkt an, weil jedes freigesetzte Virion im Durchschnitt mehr als einen Nachkommen produziert. Mit der Abnahme der potentiellen CD4$^+$-Zielzellen fällt die Fortpflanzungsrate auf <1, was eine Abnahme der Virämie zur Folge hat. Ab einem bestimmten Punkt kommt das System ins Gleichgewicht, d.h. in einem Zeitraum wird die gleiche Anzahl Viren produziert und eliminiert [Phillips 1996].

Der Übergang von der akuten HIV-Infektion zum symptomfreien Stadium I ist durch die drastische Reduktion der anfänglich hohen Virämie bei gut nachweisbarer Immunantwort charakterisiert. In diesem Stadium liegt die Anzahl der HIV-RNA-Kopien bei 75% der Patienten im Bereich von 4×10^3–32×10^3 Kopien/ml. Bei den restlichen 25% der Patienten liegt die Kopienzahl z.T. deutlich darunter oder darüber (Bereich: $0{,}5\times10^3$–512×10^3 HIV-RNA-Kopien/ml Plasma) [Mellors et al. 1996]. Die Schwankungen innerhalb eines Patienten sind relativ gering, so daß von einem individuellen Gleichgewicht zwischen Virusproduktion und -elimination auszugehen ist. Die Anzahl der HIV-RNA-Kopien ungefähr 6–12 Monate nach der Infektion erlaubt eine präzise Voraussage des weiteren Verlaufs der Erkrankung [Mellors et al. 1996]. Patienten mit einer zu diesem Zeitpunkt geringen peripheren Virusbelastung haben eine ungleich bessere Chance, lange Zeit ohne Aids-Symptome zu leben als solche mit einer hohen Virusbelastung. Es spielt dabei keine Rolle, ob bei den Patienten initial (6–12 Monate nach der Infektion) eine CD4$^+$-Zellzahl über oder unter 500 Zellen/µl vorhanden war. 50% der Patienten mit hohen CD4$^+$-Zellzahlen und einer Virusbelastung von mehr als 10.900 HIV-RNA-Kopien/ml Plasma versterben innerhalb von 6 Jahren, während nur 5% der Patentien mit weniger als 10.900 HIV-RNA-Kopien/ml Plasma im gleichen Zeitraum versterben. Somit ist die Anzahl der HIV-RNA-Kopien im peripheren Blut der z.Z. wichtigste prognostische Marker der HIV-Erkrankung.

Virusproduktion und -elimination sowie CD4$^+$-Zellproliferation und -Elimination stehen in dieser Zeit in einem (labilen) Gleichgewicht. Die Reduktionsrate der CD4-Zellen liegt bei ungefähr 50 Zellen/µl und Jahr. Es war lange Zeit nicht bekannt,

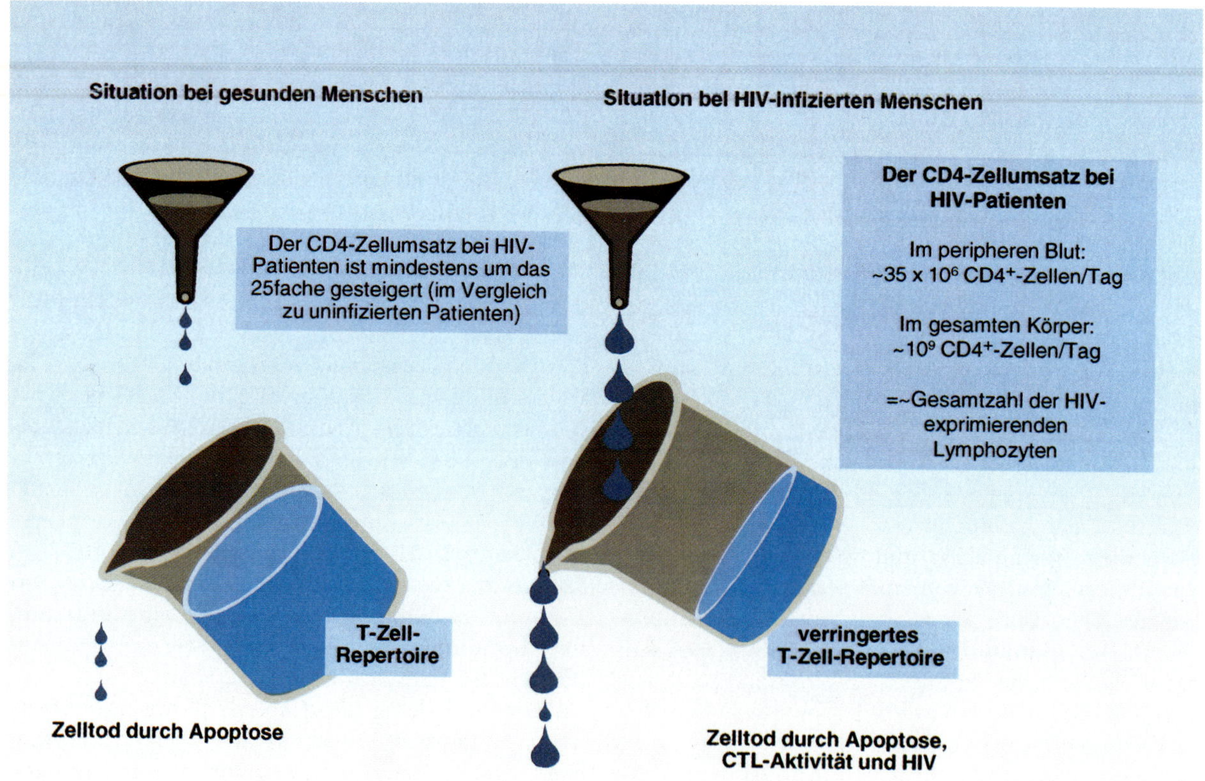

Abb. 1.1.7. Modell der CD4$^+$-Zelldynamik bei der HIV-Infektion, nach Ho et al. [1995]

mit welchen Raten die CD4$^+$-Zellen und Viren umgesetzt werden. Eine Abschätzung dieser Parameter wurde möglich, als antiviral wirksame Medikamente zur Verfügung standen, die als Monotherapie die Virusvermehrung vorübergehend nahezu komplett unterbinden. Es zeigte sich nach Gabe eines potenten Hemmers der viralen Protease (ABT 538), daß die Viruskonzentration im Plasma exponentiell um im Durchschnitt 98,5% abfällt [Ho et al. 1995]. Dabei beträgt die Halbwertszeit der Viren im Plasma 2 Tage. Der minimale tägliche Virusumsatz (Produktion und Elimination) liegt im Durchschnitt bei 0,68×10^9 HIV-Partikeln. Die viralen Eliminationsraten variieren bei verschiedenen Patienten nur um das 2fache und sind unabhängig von der Höhe der initialen Virämie und dem klinischen Stadium der Patienten. Parallel zu der drastischen Abnahme der Plasmavirämie steigen die CD4$^+$-Zellen (berechnete Verdopplungzeit: 15 Tage) an. Patienten mit initial niedrigen CD4$^+$-Zellzahlen wiesen einen schnelleren Anstieg auf, was den Schluß zuläßt, daß die CD4$^+$-Depletion eine Konsequenz der HIV-Infektion und nicht der fehlenden Neubildung ist. Der CD4$^+$-Zellumsatz läßt sich mit durchschnittlich 35×10^6 Zellen/Tag im peripheren Blut und ungefähr 2×10^9 Zellen/Tag im gesamten Körper berechnen. Diese Werte können bei nichtinfizierten Personen nicht direkt bestimmt werden. Allerdings ist davon auszugehen, daß die minimalste, bei einem HIV-positiven Patienten gemessene Umsatzrate von 0,2×10^9 CD4$^+$-Zellen/Tag mit Sicherheit höher liegt als bei gesunden Personen. Diese Rate ist etwa um das 50fache niedriger als der durchschnittliche Umsatz bei HIV-Patienten. Somit wird klar, daß ein CD4$^+$-Zellverlust von 50 Zellen/µl und Jahr, wie er bei HIV-Patienten gesehen wird, auf einem relativ geringen Nettoverlust, verglichen mit der Gesamtzahl an CD4$^+$-Zellen, beruht. Eine einfache Erklärung für diesen Nettoverlust könnte sein, daß das lymphozytäre System, trotz seiner Fähigkeit, die Zellbildungsrate enorm steigern zu können, nach Jahren einem Burning-out-Syndrom zum Opfer fällt, und die Nachlieferung von CD4$^+$-Zellen dann nicht mehr gelingt. Dieses Szenario wurde zuerst von Ho et al. [1995] formuliert, die von einem weit geöffneten Wasserhahn (Lymphozytenproliferation) bei gleichzeitig noch weiter geöffnetem Abfluß (Elimination der CD4$^+$-Zellen) sprachen (Abb. 1.1.7).

Die Mechanismen, die zur Elimination der CD4$^+$-Zellen beitragen, werden seit langem untersucht. Aufgrund der oben dargestellten Umsatzgrößen von Virus und CD4$^+$-Zellen ist es naheliegend, den CD4$^+$-Zelltod ausschließlich auf einen direkten Viruseffekt zurückzuführen, zudem HIV, abhängig vom verwendeten Stamm, in vitro zytopathogen für infizierte T-Lymphozyten und Makrophagen ist. Zwar sind im Lymphknoten und im peripheren Blut von HIV-Patienten in bis zu 1/3 der Zellen integrierte Proviren nachweisbar [Bagasra et al. 1992], aber lediglich 0,1–1% der Zellen exprimieren auch virale RNA [Embretson et al. 1993, Patterson et al. 1995]. Ob und unter welchen Bedingungen die Latenz der infizierten Zellen aufgehoben wird, ist ebenso unbekannt wie der Prozentsatz der Zellen, die defekte Proviren tragen. Die Virus-exprimierenden Zellen können durch die zytopathische Potenz von HIV direkt abgetötet werden oder durch zytotoxische T-Zellen, die in allen Stadien der HIV-Infektion nachweisbar sind. Allerdings scheinen zusätzliche Mechanismen für den CD4$^+$-Zellverlust verantwortlich zu sein. Zum einen kann bei HIV-Patienten in allen Stadien der Erkrankung ex vivo eine erhöhte Apoptoserate (programmierter Zelltod) der T-Zellen gemesssen werden (Groux et al. 1992], zum anderen sind sowohl T-Zell-Funktionen (z.B. reduzierte Proliferation von T-Zellen nach T-Zell-Rezeptorstimulation) als auch das Zytokinnetzwerk (z.B. reduzierte IL-2-Produktion) alteriert, so daß auch regulative Dysfunktionen mitverantwortlich gemacht werden können [Miedema et al. 1988). Aufgrund der vorliegenden Daten ist der CD4$^+$-Zellverlust im Verlauf der HIV-Infektion als ein multifaktorielles Geschehen anzusehen. Die permanent hohe Virusreplikation scheint aber das primär schädigende Ereignis zu sein.

Neben dem Rückgang der Virämie ist der Übergang von der akuten HIV-Infektion zum symptomfreien Intervall des Stadiums I oftmals durch das Auftreten einer in der Regel generalisierten Lymphadenopathie gekennzeichnet. Die Lymphknoten sind dabei weich und nicht schmerzhaft tastbar. Eine Abnahme der Zahl und Größe der Lymphknoten kann ein Zeichen der Progredienz sein, da im Verlauf der HIV-Infektion die Lymphknotenarchitektur beim Menschen komplett zerstört wird. Diese Tatsache wird als ein entscheidender pathogenetischer Faktor der HIV-Infektion angesehen. Interessanterweise liegt hier ein fundamentaler Unterschied zwischen der apathogen Infektion der Afrikanischen Grünen Meerkatze mit SIVagm und der pathogenen Infektion des Menschen oder des Rhesusaffen mit SIVmac. Bei den AGM werden die Lymphorgane durch die Infektion nicht geschädigt, obwohl bei diesen Tieren keine fundamentalen Unterschiede hinsichtlich der viralen Parameter gegenüber dem asymptomatischen HIV-infizierten Menschen gesehen werden [Norley u. Kurth 1997]. SIVagm ist in anderen Spezies als seinem natürlichen Wirt pathogen, so daß der apathogene Verlauf der SIVagm-Infektion in AGM eine bisher unbekannte Konsequenz der evolutionären Adaption des Wirts an sein Virus darstellt. Die SIVagm-spezifische Immunantwort in AGM ist relativ wenig ausgeprägt und daher nicht die Ursache des apathogen Infektionsverlaufs.

Die normalerweise im Lymphknoten ablaufende Infektion beginnt mit der Beladung einer unreifen, im peripheren Gewebe, z.B. subkutan, liegenden dendritischen Zelle, die zu einem Lymphknoten in den Parakortex migriert. Dort stimuliert sie naive T-Zellen, worauf diese in Follikel migrieren, um die B-Zell-Proliferation, Formation der Keimzentren und die Ausschüttung von Zytokinen zu induzieren. In den Keimzentren binden ortsständige follikular-dendritische Zellen Antigen-Antikörper-Komplexe und beeinflussen die Reifung der humoralen Immunantwort [Mondino et al. 1996].

Beim HIV-infizierten Menschen können im chronischen Stadium der Infektion eine hohe passive Virusbeladung der follikular-dendritischen Zellen in den Keimzentren und Virus-exprimierende T-Zellen im Parakortex nachgewiesen werden. Dabei ist die Viruskonzentration und die Replikation im Lymphknoten um ein vielfaches höher als im peripheren Blut [Pantaleo et al. 1993]. In diesem Stadium wird die zellulare Abwehr in Form HIV-spezifischer zytotoxischer T-Zellen für die Zerstörung einerseits der Virus-produzierenden T-Zellen, andererseits der wahrscheinlich nur passiv mit HIV-Antikörper-Komplexen beladenen FDC verantwortlich gemacht. Die FDC werden durch ständig neu gebildete HIV-Antikörper-Komplexe überladen, was zur Proliferation der Zellen führt und klinisch als follikulare Hyperplasie imponiert. Im weiteren Verlauf bricht das Netzwerk der Lymphknoten (FDC-Zerstörung durch CTL?) zusammen, eine Involution der Lymphknoten wird nachweisbar. Gleichzeitig mit der Änderung der Histopathologie ist auch eine Änderung der Virusverteilung (und des Phänotyps der Virusisolate) im Lymphknoten nachweisbar. Die Virusabsorption an den zunehmend weniger vorhandenen FDC nimmt ab, die Plasmavirämie bei sich beschleunigender, weniger kontrollierten Virusreplikation zu. Dabei spielt möglicherweise die Entwicklung von Virusmutanten eine entscheidende Rolle. Aufgrund der hohen Variabilität von HIV ist zu jedem denkbaren Zeitpunkt eine große Anzahl von Varianten (Quasispezies) vorhanden, die weder durch Antikörper neutralisierbar sind noch von CTL erkannt werden (s. oben, Escape-Mutanten). Auch ist die Gesamtviruspopulation hinsichtlich ihres Wirtszellbereichs sehr flexibel. So erwerben möglicherweise solche Virusstämme einen Wachstumsvorteil, die neue Wirtszellsubpopulationen, z.B. durch Korezeptorwechsel, infizieren können.

Mit der totalen Zerstörung der Lymphknoten ist der Körper nicht mehr in der Lage, eine adäquate Immunantwort gegen neue Antigene (und neue Virusstämme) zu induzieren, womit klinisch das Aids-Stadium erreicht ist [Cohen et al. 1997]. Nicht zu erklären ist zum jetzigen Zeitpunkt, warum die Immunabwehr nicht in der Lage ist, eine einmal etablierte HIV-Infektion auf Dauer zu kontrollieren oder zu eliminieren. Auch muß z.Z. noch offen bleiben, welche Rolle makrophagotrope HIV-Stämme bei der Etablierung der Infektion spielen, wenn man bedenkt, daß Menschen mit einer CCR5-Deletion nur selten mit HIV infizierbar sind, obwohl makrophagotrope HIV-Stämme alternative Korezeptoren in vitro benutzen können.

1.1.5.2 Zusammenfassung der HIV-Pathogenese
(Abb. 1.1.8)

Nach erfolgreicher Infektion findet eine primäre HIV-Vermehrung in Makrophagen oder anderen antigenpräsentierenden Zellen, wahrscheinlich v.a. in Langerhans-Zellen der Schleimhaut, statt. Anscheinend sind T-Zell-trope Virusstämme nicht in der Lage, eine primäre Infektion auf natürlichem Weg zu etablieren (s. Übertragungswege), möglicherweise aufgrund der Schleimhautbarriere und des damit fehlenden direkten Kontakts zu CD4$^+$-Zellen des peripheren Bluts.

Kurze Zeit nach der Infektion sind HIV-infizierte Zellen im peripheren Blut und in den Lymphorganen nachweisbar. Die Virusreplikation führt zur Stimulation sowohl des humoralen als auch des zellularen Immunsystems. Im Rahmen dieser Stimulation proliferieren die CD8$^+$-Zellen, die einerseits als CTL aktiv sind, zum anderen aber auch Immundefizienzvirus-supprimierende Lympho- und Chemokine sezernieren, und so, neben der spezifischen Immunabwehr, zur Kontrolle der primären Virusreplikation beitragen, ohne daß die Virusreplikation vollständig supprimiert wird. Unter dem Druck viruskontrollierender Mechanismen findet gleichzeitig eine Selektion von Escape-Mutanten statt. Die konstant hohe Virusvermehrung führt einerseits zur Absorption der Viruspartikel als Virus-Antikörper-Komplexe an follikular-den-

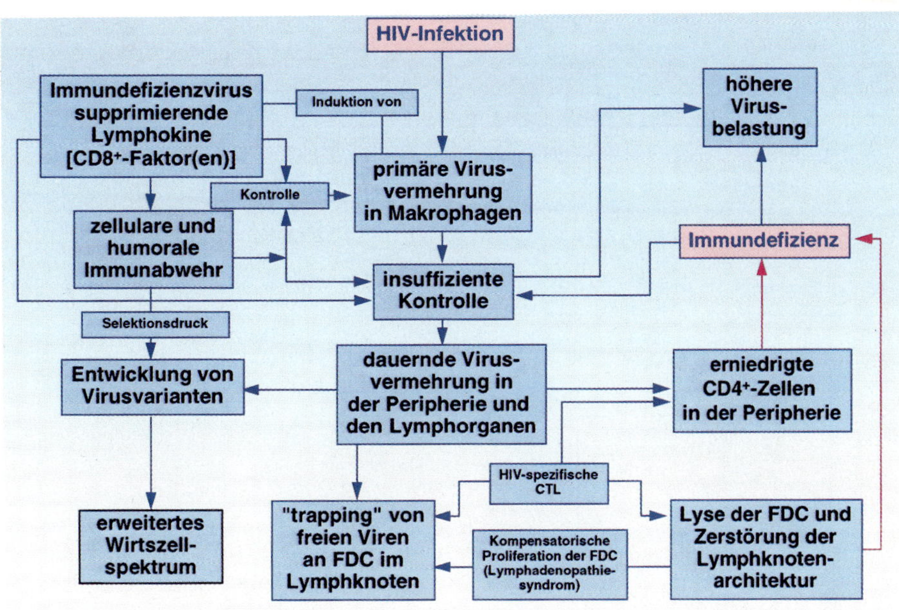

Abb. 1.1.8. Flußschema zur Pathogenese der HIV-Infektion

dritische Zellen im Lymphknoten, andererseits zur Proliferation der FDC, was klinisch als Lymphadenopathiesyndrom imponiert. Viruspezifische CTL wiederum attackieren die mit Virus beladenen FDC, so daß auf Dauer die Lymphknotenarchitektur irreversibel zerstört wird. Die das Immunsystem induzierende und regulierende Funktion der Lymphorgane wird dadurch ebenfalls zerstört, so daß eine adäquate Reaktion des Immunsystems auf neue oder opportunistische Erreger nicht mehr möglich ist, womit das Stadium der Immundefizienz erreicht ist. Diese führt im Sinn eines Circulus vitiosus wiederum zur vermehrten Virusreplikation bei weniger Kontrolle durch das Immunsystem. Aufgrund der hohen Virusreplikation in diesem Stadium bei potentiell immer weniger zur Verfügung stehenden Wirtszellen werden Virusvarianten mit erweitertem Wirtszellspektrum selektiert, weshalb die aus solchen Patienten gewonnenen Virusisolate stark zytopathogen und T-Zell-trop mit Wachstumspotenz auf humanen T-Zell-Lymphom-Linien sind. Das Endstadium der HIV-Infektion ist somit durch eine globale, alle Abwehrmechanismen betreffende Immundefizienz gekennzeichnet, die mit dem Leben nicht vereinbar ist.

1.1.6 Klassische Diagnostik und Therapie der HIV-Infektion

1.1.6.1 Diagnostik der HIV-Infektion

Die Indikation zur Durchführung einer HIV-Diagnostik ergibt sich in der Regel aus der klinischen Symptomatik des Patienten. Die überwiegende Anzahl der durchgeführten HIV-Tests wird allerdings im Rahmen von Screening-Untersuchungen von gesunden Blutspendern durchgeführt. Selbstverständlich ist eine Untersuchung auf HIV dann indiziert, wenn anamnestische Hinweise auf eine HIV-Gefährdung vorliegen oder der Patient eine subjektive Gefährdung sieht. Bei Beschäftigten im Gesundheitswesen muß nach beruflicher HIV-Exposition eine HIV-Diagnostik, möglichst mit Serumrückstellung am Tage der Exposition, durchgeführt werden (die Frage der medikamentösen Postexpositionsprophylaxe wird in Kapitel 1.1.6.2.3 „Medikamentöse Postexpositionsprophylaxe nach beruflicher HIV-Exposition" behandelt).

Die in der Bundesrepublik zur HIV-Diagnostik vom Paul-Ehrlich-Institut zugelassenen Screening-Tests beruhen überwiegend auf dem ELISA-Prinzip, wobei oftmals ein kombinierter Nachweis von HIV-1- und HIV-2-Antikörpern möglich ist. Bei erstmalig positivem Ausfall eines HIV-Tests sollte eine Bestätigung des positiven Ergebnisses mit einem anderen zugelassenen Test durchgeführt wer-

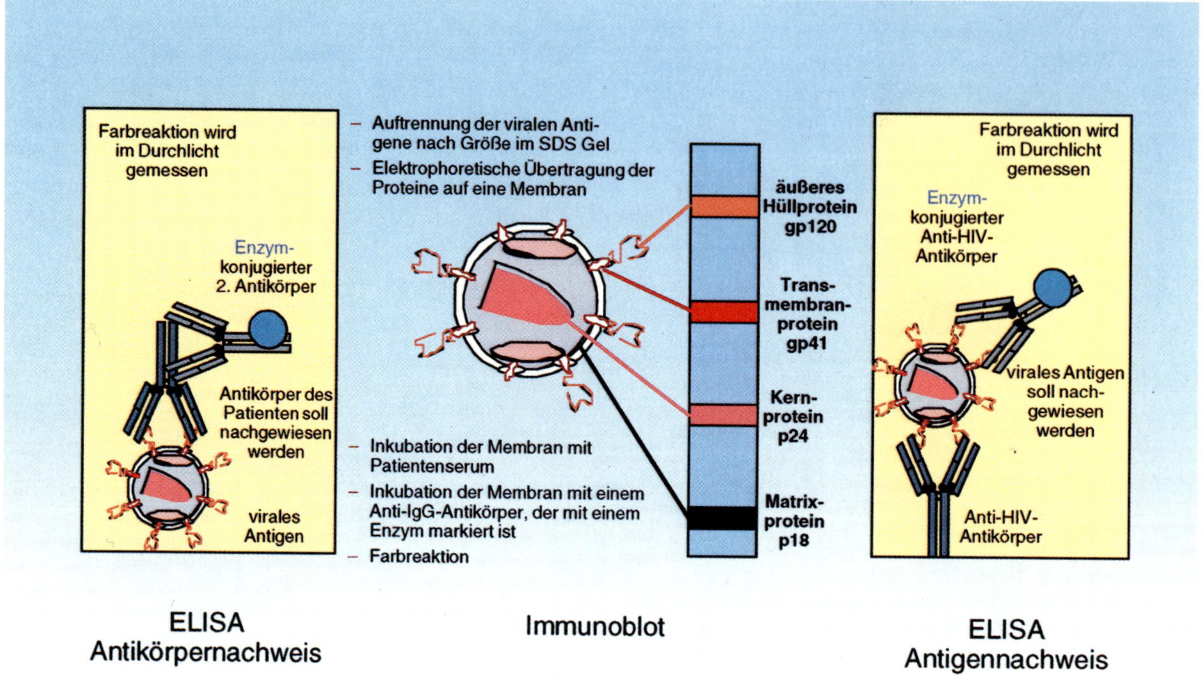

Abb. 1.1.9. Diagnostische Prinzipien zum Antikörper- und Antigennachweis

den. Hier bietet sich v. a. der Immunoblot an (Abb. 1.1.9).

Der Nachweis von HIV-1p24gag-Antigen im Plasma oder Serum dient zum einen der Verlaufskontrolle von HIV-Patienten, zum anderen kann ein p24-Antigen-Nachweis im diagnostischen Fenster während der Inkubationsphase bereits eine HIV-Infektion sichern. Der p24-Antigen-Nachweis wird zunehmend durch den sensitiveren direkten Nachweis von viraler RNA oder proviraler DNA mit Hilfe der PCR abgelöst (s. Kapitel 1.1.7 „Molekulare Diagnostik und Therapie").

1.1.6.2 Therapie der HIV-Infektion

Die Therapie der HIV-Erkrankung erfolgt einerseits durch die Behandlung von sekundären, im Verlauf der HIV-Infektion durch die fortschreitende Immundefizienz bedingte Erkrankungen (opportunistische Infektionen), andererseits durch antiviral wirksame Medikamente. Opportunistische Infektionen sind solche Infektionen, die bei immunkompetenten Personen keine oder nur transiente Erkrankungen auslösen. Die häufigste opportunistische Infektion im Verlauf der HIV-Infektion ist die *Pneumocystis-carinnii*-Pneumonie. Auch reaktivierte latente Infektionen, wie z. B. Herpes simplex in Form von ausgedehnten Schleimhautulzera oder Herpes Zoster, treten aufgrund der zellularen Immundefizienz bei HIV-Patienten auf, und können bei fehlender spontaner Abheilung als opportunistische Infektion gedeutet werden. Daneben kommt eine ganze Reihe anderer Infektionen vor, die als Aids-definierende Erkrankungen gelten (s. Tabelle 1.1.2). Die überwiegende Zahl der opportunistischen Infektionen ist zwar einer medikamentösen Therapie zugänglich, aber ohne wirkungsvolle Behandlung des zugrundeliegenden Immundefekts nur als symptomatisch anzusehen. Daher wird an dieser Stelle in erster Linie auf solche Therapiekonzepte eingegangen, die in der Verminderung der HIV-Virus-Belastung im Patienten eine kausale Behandlung der durch die Infektion ausgelösten Immundefizienz sehen. Ob die ebenfalls im Rahmen der HIV-Immundefizienz auftretenden praktisch therapieresistenten Lymphome und das Kaposi-Sarkom im Rahmen einer kausalen antiviralen Behandlung therapierbar werden oder spontan abheilen, ist z. Z. nicht bekannt.

Eine wirksame antivirale Chemotherapie war vor der HIV-Ära nur bei Herpesvirusinfektionen mit dem Purinnukleosidanalogon Acyclovir (Handelsname: Zovirax) bekannt. Dieses Medikament verhindert die Synthese von viraler DNA, indem es durch die virale DNA-Polymerase anstatt eines normalen Purins in die DNA eingebaut wird, was die Verlängerung der Virus-DNA-Kette unterbindet. Das zugrundeliegende Prinzip ist also die Hemmung eines virusspezifischen Enzyms, in diesem Fall der DNA-Polymerase. Möglich wird dies dadurch, daß Acyclovir, wie alle natürlichen Nukleoside auch, phosphoryliert werden muß, bevor es als Polymerasesubstrat wirken kann. Die Phosphorylierung des Medikaments wird in einer Herpesvirus-infizierten Zelle von der viralen Thymidinkinase übernommen, die eine etwa 1000fach höhere Affinität gegenüber diesem Substrat aufweist als die Wirtszellkinasen.

HIV benötigt im Verlauf seines Infektionszyklus eine ganze Reihe von Enzymaktivitäten, zu denen u.a. die Reverse Transkriptase und die gag-prozessierende Protease gehören. Es war daher naheliegend, diese virusspezifischen Enzyme zum Angriffspunkt für antiviral wirksame Medikamente zu nutzen.

1.1.6.2.1 Hemmung der Reversen Transkriptase

Das erste antiviral wirksame Medikament, das bei HIV-Patienten eingesetzt wurde, war das Nukleosidanalogon Azidothymidin (AZT) (Handelsname: Retrovir). Es wirkt als kompetitiver Hemmer der Reversen Transkiptase, indem es, ähnlich wie Acyclovir bei Herpesviren, nach Einbau in die wachsende DNA-Kette zu einem Kettenabbruch führt. Obwohl die AZT-Therapie von schweren Nebenwirkungen v.a. auf das hämatopoetische System begleitet wird, wirkt sie im Spätstadium der Erkrankung lebensverlängernd (etwa 6–12 Monate) bei reduzierter Häufigkeit opportunistischer Infektionen. Bei behandelten Patienten induziert AZT eine drastische Verringerung der Virämie bei gering steigenden CD4$^+$-Zellzahlen. Allerdings ist die Wirkung oftmals nur transient, da bereits Wochen nach Therapiebeginn resistente Virusstämme auftreten. Inzwischen sind eine Reihe weiterer RT-Hemmer, sowohl Nukleosidanaloga als auch Nicht-Nukleosidanaloga, bekannt, deren klinische Wirksamkeit bei Monotherapie z.T. aber ebenfalls auf wenige Wochen beschränkt ist, da nach dieser Zeit resistente Virusstämme vergleichbar hoch replizieren wie vor der antiviralen Therapie.

1.1.6.2.2 Hemmung der viralen Protease

Die Prozessierung des gag-Vorläuferproteins durch die virale Protease ist für HIV essentiell, um zu reifen. Die Hemmung der Protease führt daher zu nichtinfektiösen Viruspartikeln. Inzwischen sind, neben den RT-Hemmern, auch Inhibitoren der Protease als zugelassene Medikamente auf dem Markt. Auch sie sind in der Lage, eine drastische Reduktion der Virämie und einen Anstieg der CD4$^+$-Zellen auszulösen. Resistente Virusstämme treten bei einer Monotherapie mit solchen Substanzen ebenfalls auf. Inzwischen werden Kombinationstherapien mit mindestens 3 verschiedenen Medikamenten durchgeführt, wodurch sich der Zeitraum der Wirksamkeit (klinisch und virologisch) verlängert. Es muß aber abgewartet werden, ob nicht auch Virusstämme selektiert werden, die gegen mehrere Substanzen resistent sind.

Resistenzmutationen
Täglich werden ungefähr 10^{10} Viruspartikel im Körper gebildet. Bei einer geschätzten Mutationsrate von 10^{-4}–10^{-5} pro Nukleosid und Replikationszyklus taucht jede mögliche Punktmutation 10^4- bis 10^5mal pro Tag in jedem HIV-Patienten auf [Coffin 1995]. Selbstverständlich ist nicht jede zufällige Mutation überlebensfähig, aber es existiert doch zu jedem gegebenen Zeitpunkt eine Anzahl von Genotypen (Quasispezies), die unter normalen Umständen weniger fit sind, aber dann einen Wachstumsvorteil erlangen, wenn durch Selektionsdruck, z.B. durch Chemotherapie, die dominante Viruspopulation unterdrückt wird. Die bereits vorhandenen resistenten Virusstämme können dann bei jetzt größerem Wirtszellangebot besser replizieren (Abb. 1.1.10).

Die therapeutische Hoffnung liegt gegenwärtig darin, daß sich gegenseitig ausschließende Mutationskombinationen existieren. In einem solchen Fall würde eine Virusmutante durch ein Medikament selektiert werden, und dadurch sensitiv gegenüber einem anderen Medikament werden, ohne daß eine Möglichkeit des Ausweichens gegeben wäre. Es konnte gezeigt werden, daß unter der Behandlung von 3TC, einem Nukleosidanalogon, innerhalb von 7 Tagen eine HIV-Population mit einer Mutation im Kodon 184 Met:Ile selektiert wurde. Diese Population wiederum wird danach durch eine Mutation Met:Val im Kodon 184 ersetzt, die nun eine Virämie erzeugt, die so hoch ist wie vor der Behandlung. Bei einer Kombinationstherapie mit 3TC und AZT taucht die Mutation Met:Val im Kodon 184 auch auf, aber die Virussuppression bleibt bestehen [Larder et al. 1995].

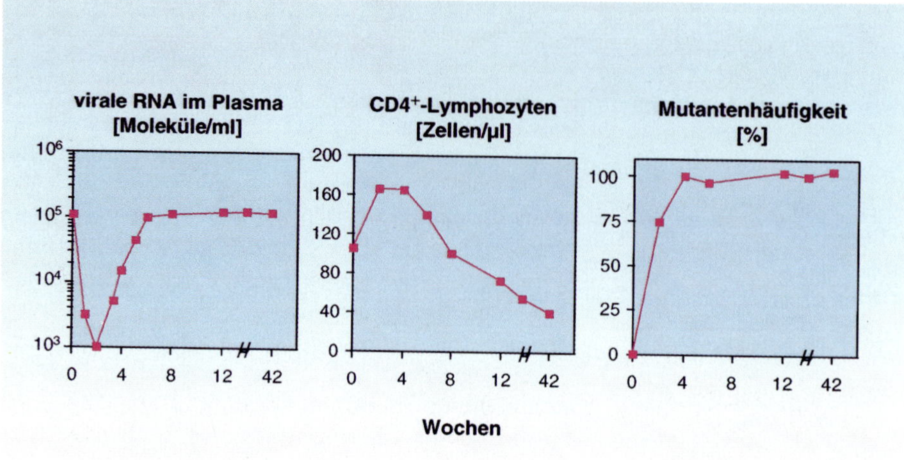

Abb. 1.1.10. Entwicklung von resistenten Virusmutanten im Verlauf einer antiviralen Monotherapie, zum Zeitpunkt 0 beginnt die Behandlung des Patienten mit einem Proteaseinhibitor, nach Wei et al. [1995]

1.1.6.2.3 Medikamentöse Postexpositionsprophylaxe nach beruflicher HIV-Exposition

Für Personen, die in medizinischen Einrichtungen sowie Diagnostik- und Forschungslaboratorien tätig sind, besteht ein begrenztes Risiko der Exposition gegenüber blutübertragbaren Erregern. Im wesentlichen sind dies verschiedene Hepatitiserreger und HIV. Eine Prophylaxe ist dabei nur gegen Hepatitis B in Form einer Schutzimpfung möglich. Daher ist es selbstverständlich, daß der Vorbeugung oberste Priorität eingeräumt werden muß. Allerdings lassen sich bei aller Sorgfalt im täglichen Umgang mit infektiösen Agenzien nicht alle Risiken ausschalten. Unter diesem Eindruck wurde 1995 eine in den USA durchgeführte Fall-Kontroll-Studie veröffentlicht, aus der hervorgeht, daß eine Postexpositionsprophylaxe mit AZT eine Infektion in ungefähr 80% (Vertrauensbereich 40–90%) der Fälle verhindern kann [CDC 1995]. Da inzwischen weitere Substanzen zur Verfügung stehen, ist zu hoffen, daß diese Rate noch verbessert werden kann. Zusammenfassend soll betont werden, daß eine Postexpositionsprophylaxe bei der HIV-Infektion sinnvoll ist, allerdings sollte angesichts des Nebenwirkungspotentials der einsetzbaren Medikamente und des nur 0,3–0,4% betragenden Übertragungsrisikos bei perkutanen Verletzungen die Indikation streng geprüft werden. Um ein optimales Vorgehen zu gewährleisten, sei auf das Epidemiologische Bulletin 43/96 des Robert-Koch-Instituts [Robert-Koch-Institut 1996] verwiesen, in dem diese Problematik ausführlich behandelt wird.

1.1.7 Molekulare Diagnostik und Therapie

Die Möglichkeit, HIV direkt im Plasma, Lymphknoten oder in Zellen nachzuweisen, hat sich mit der Einführung der PCR (Abb. 1.1.11) stark vereinfacht. Zwischenzeitlich sind die Verlaufsdiagnostik im Rahmen von Therapiestudien, aber auch die Bestimmung des Interventionszeitpunkts zum Beginn einer antiviralen Therapie ohne den Einsatz der quantitativen RT-PCR zur Bestimmung der Plasmavirämie nicht mehr denkbar. Es sei nochmals betont, daß das Ausmaß der Virusreplikation für den Krankheitsverlauf entscheidend ist.

1.1.7.1 Virus-RNA-Nachweis

Der virale RNA-Nachweis, entweder direkt aus Viruspartikeln oder in Virus-exprimierenden Zellen, erfolgt über die sog. RT-PCR. Bei einem solchen Test, der auch quantitativ durchgeführt werden kann, wird die im ersten Schritt präparierte RNA mit Hilfe von Random Primern in einer reversen-Transkriptasereaktion in DNA umgeschrieben, um dann mit virusspezifischen Primern eine PCR-Re-

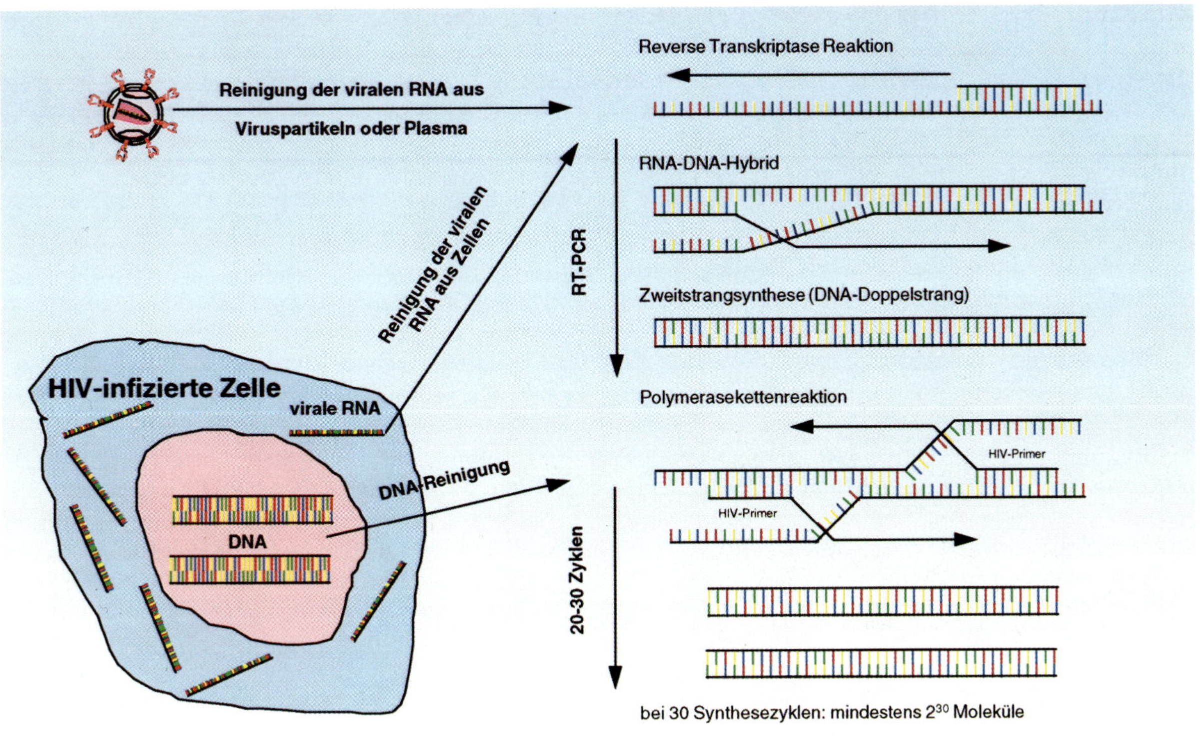

Abb. 1.1.11. Schematische Darstellung der Polymerasekettenreaktion zum Nachweis viraler RNA oder DNA

aktion anzuschließen. Der Nachweis der amplifizierten DNA erfolgt im Agarosegel durch Ethidiumbromidfärbung, wobei die Spezifität der Amplifikate u. U. durch eine Southern-Blot-Hybridisierung nachgewiesen wird. Der Nachweis integrierter Proviren erfolgt ebenfalls durch die PCR, wobei eine initiale RT-Reaktion nicht notwendig ist.

1.1.7.2 Gentherapie der HIV-Infektion

Die HIV-Infektion führt zu einer chromosomalen Integration des Virus in die Wirtszelle. Ab diesem Zeitpunkt verhält sich das Provirus wie ein somatisches Gen, das auch die Nachkommen infizierter Zellen tragen. Daher scheint eine vollständige Elimination einer einmal etablierten Infektion mit konventionellen Therapieansätzen kaum realisierbar zu sein. Es wurde daher schon früh über die Möglichkeit einer somatischen Gentherapie der HIV-Infektion nachgedacht. Allen diesen Ansätzen ist gemeinsam, daß mit ihrer Hilfe versucht werden soll, die Virusreplikation im infizierten Patienten zu unterdrücken oder bereits infizierte Zellen zu eliminieren. Dies soll v. a. durch die Überex-

pression von mutierten viralen Genen (transdominante Proteine), die Expression cis-aktiver viraler RNA, die virusinduzierte Expression zelltoxischer Proteine oder die Expression von komplementären RNA-Sequenzen (Antisense-RNA) versucht werden [Pomerants u. Trono 1995, Yu et al. 1994]. Das Hauptproblem der somatischen Gentherapie liegt allerdings weniger in der In-vitro-Klonierung antiviral wirksamer Genkonstrukte als vielmehr in dem bisher ungelösten Problem der Bioverfügbarkeit der Konstrukte im Patienten. Es stehen z. Z. keine sicheren Gentransfermethoden zur Verfügung, um eine selektive Ansteuerung der gewünschten Zellen, im Fall der HIV-Infektion sind dies lymphozytäre und monozytäre CD4⁺-Zellen, zu gewährleisten. Aus diesem Grund werden z. Z. Ex-vivo-Ansätze favorisiert, bei denen dem Patienten entnommene Zellen gentherapiert und in den Körper zurückgegeben werden. Die therapierten Zellen sind in der Regel nicht mehr in der Lage, infektiöse Viren zu produzieren und sollen im weiteren Infektionsverlauf die nicht-resistenten Zellen ersetzen. Allerdings ist z. Z. nicht bekannt, ob die transdominanten viralen Proteine nicht als Fremdantigen erkannt werden und so für die Elimination der Zellen durch zytotoxische T-Zellen gesorgt wird. Unter diesem Gesichtspunkt scheint die Expression von Antisense- oder cis-aktiver viraler RNA erfolgversprechender zu sein.

Zur Zeit werden in den USA klinische Phase-I-Studien mit ex vivo transduzierten peripheren Blutlymphozyten von HIV-positiven Patienten durchgeführt. Diese Genkonstrukte sollen für eine durch die HIV-Infektion induzierte Expression von trans-dominant-negativem rev-Protein in diesen Zellen sorgen.

Weitergehende Ansätze zielen auf die gentherapeutische Behandlung von CD34$^+$-Vorläuferzellen mit hämatopoetischem Potential ab. Dieses Vorgehen hat den theoretischen Vorteil, daß diese dann HIV-resistenten Zellen in der Lage sind, das depletierte T-Zell- und Makrophagenreservoir wieder aufzufüllen.

Zusammenfassend muß allerdings festgestellt werden, daß alle gentherapeutischen Ansätze der HIV-Infektion bisher nur in vitro wirksam sind, während die konventionelle Chemotherapie bereits jetzt einen großen Nutzen für die Patienten hat.

1.1.8 Immunprophylaxe der HIV-Infektion

Bereits kurze Zeit nach der Entdeckung des HIV wurde als ein wichtiges und wünschenswertes Ziel der Forschung die Entwicklung eines Impfstoffs proklamiert. Kurze Zeit später wurden Immundefizienviren aus symptomatischen Rhesusaffen und aus asymptomatischen Afrikanischen Grünen Meerkatzen isoliert, womit ein Tiermodell der Immundefizienzvirusinfektion zur Verfügung stand. Als erstes wurden von verschieden Laboratorien inaktivierte Gesamtviruspräparationen zur Immunisierung von Rhesusaffen eingesetzt. Die Tiere reagieren in der Regel mit der Produktion von bindenden Antikörpern gegen nahezu alle viralen Proteine. Tatsächlich sind derart immunisierte Primaten gegen eine Infektion mit niedrigen Dosen an Wildtypvirus geschützt. Im Rahmen der Untersuchungen der zugrundeliegenden protektiven Mechanismen mußte aber festgestellt werden, daß nicht die spezifische antivirale Immunantwort für den Schutz verantwortlich ist, sondern antizellulare Antikörper, die gegen Proteinverunreinigungen der Viruspräparationen gerichtet sind [Stott 1992]. Dieselben Proteine waren während des Budding-Vorgangs in die Wildtypvirusmembran eingebaut worden, so daß eine Neutralisation solcher Wild-

typviren stattfand, die auf der gleichen Zellsorte vermehrt worden waren, wie die Viruspräparationen zur Impfstoffherstellung. Der Schutz war also ein Artefakt der In-vitro-Virusvermehrung.

Die im folgenden durchgeführten Versuche mit Spaltvakzinen, bei denen in der Regel die äußeren Hüllproteine von SIV eingesetzt wurden, führten im Tiermodell zu keinem Schutz vor der Infektion mit Wildtypviren [Giavedoni et al. 1993]. Die zeitgleich am Menschen durchgeführten Studien mit rekombinant produzierten Hüllproteinen zeigten, daß zwar eine neutralisierende, aber lediglich typspezifische Immunantwort induziert wird, so daß primäre Virusisolate von den Antikörpern dieser Versuchspersonen nicht neutralisiert werden. Im Rahmen von am Menschen durchgeführten Phase-I- und -II-Studien mit verschiedenen Spaltimpfstoffen konnte darüber hinaus gezeigt werden, daß ein Schutz der Probanden vor einer HIV-Infektion offensichtlich nicht stattgefunden hatte, da von 1.361 freiwilligen Teilnehmern 16 mit HIV infiziert wurden [Esparza et al. 1996], die offenbar durch ihren Lebensstil ein persönliches Risiko hatten. Letztendlich führten diese Ergebnisse zum Abbruch der Studien am Menschen, zudem inzwischen Einigkeit darüber besteht, daß die alleinige Induktion der humoralen Abwehr nicht ausreicht, um eine Wildtypinfektion sicher zu verhindern.

Mit der Entdeckung, daß im Gegensatz zum Wildtypvirus SIVmac-nef-Deletionsmutanten im Rhesusaffen keine Erkrankung auslösen und darüber hinaus die mit diesen Mutanten infizierten Affen vor einer Wildtypinfektion schützen, wurde auch für HIV der Einsatz eines Lebendimpfstoffs diskutiert [Du et al. 1995]. Die Entdeckung eines offensichtlich attenuierten, ebenfalls im nef-Gen deletierten HIV-1 bei Empfängern von infizierten Transfusionen in Australien [Deacon et al. 1995] wurde als weiteres Argument für einen Lebendimpfstoff herangezogen [Desrosiers 1992]. Allerdings stehen dem Einsatz eines solchen Impfstoffs erhebliche, nicht nur theoretische Sicherheitserwägungen entgegen. So wurde experimentell gezeigt, daß perinatal mit nef-Deletionsmutanten infizierte Rhesusaffen erkranken [Baba et al. 1995], solche Virusstämme demzufolge nicht als per se apathogen anzusehen sind, sondern aufgrund unbekannter Mechanismen im Erwachsenen in ihrer Replikation soweit kontrolliert werden, daß sie keine Erkrankung auslösen. Auch bleibt offen, warum die mit nef-Deletionsmutanten infizierten Rhesusaffen nicht mit Wildtypvirus infizierbar sind, denn klassische Immunmechanismen kommen kaum in Frage, wenn man bedenkt, daß der Schutz der Tiere erst etwa 40 Wochen nach der Infektion mit nef-Deletionsmutanten eintritt, die Induktion der zellularen und humoralen Immunabwehr aber nur wenige Wochen in Anspruch nimmt.

Ein weiterer gewichtiger Einwand gegen den Einsatz von Lebendimpfstoffen bei Retroviren ist ihre Integration, auch attenuierter Impfstämme, in das Wirtszellgenom. Zum einen werden damit lebenslange Infektionen verursacht, zum anderen ist damit die Gefahr der zellularen Insertionsmutagenese verbunden.

In der Vergangenheit wurden zuweilen die im Rhesusaffen-SIV-Modell erhobenen Daten als irrelevant hinsichtlich der HIV-Infektion bezeichnet. Inzwischen werden Hybridviren, sog. SHIV (Simian-human-immunodeficiency-Virus), bei Impfstoffstudien in Rhesusaffen eingesetzt. Bei solchen Viren wurde das orginäre SIVmac-Hüllprotein gegen das HIV-Hüllprotein ausgetauscht, so daß nunmehr auf dem Hüllprotein von HIV-basierende Impfstoffe im Tiermodell testbar sind.

Die Induktion einer humoralen Immunantwort ist mit Totimpfstoffen oder Toxoiden (z. B. Polio oder Tetanus) relativ einfach zu erreichen. Die zellulare Immunantwort dagegen kann kaum mit Totimpfstoffen stimuliert werden, effektiv ist dies bisher fast nur durch in vivo Protein-exprimierende Systeme möglich. Ein häufig eingesetztes System sind dabei rekombinante Vacciniaviren, die verschiedene HIV-Proteine im Verlauf ihrer Replikation zusätzlich zu den eigenen Proteinen exprimieren. Der Nachteil dieser Methode liegt darin, daß eine 2. Infektion mit einem solchen rekombinanten Virus kaum effektiv ist, da in der Regel die zellulare Immunabwehr primär induziert wird und eine erneute Replikation der Hybridviren verhindert. Auffrischimpfungen werden derzeit bei diesen Versuchen mit konventionellen Proteinen oder Peptiden durchgeführt.

Eine der wichtigsten Entdeckungen der Impfstofforschung der letzten Jahre gelang mit dem Nachweis, daß gereinigte DNA, intramuskulär oder subkutan appliziert, von Zellen aufgenommen wird und in diesen funktionell ist. Auf diese Art ist es möglich, beliebige Proteine in vivo zu exprimieren, so daß eine zellulare und humorale Immunantwort induziert wird. Am weitesten fortgeschritten ist die Entwicklung einer DNA-Influenzavakzine, mit der es bei Mäusen möglich ist, einen Schutz gegen ansonsten tödliche Wildtypinfektionen zu induzieren. Der große Vorteil einer auf dieser Basis hergestellten und verabreichten Impfung ist es, daß keine Proteine und damit auch keine Verunreinigungen, die oftmals zu unerwünschten Nebenwirkungen beitragen, appliziert werden, sondern ausschließlich gereinigte DNA. Erste Versuche, diese Technologie im Rhesusaffen-SIV-Modell anzuwenden, waren allerdings enttäuschend, offenbar weil die Promotoraktivität der verwendeten HIV-Plasmide zu gering war [Esparza et al. 1996, Schultz 1996].

Eine Immunprophylaxe der HIV-Infektion ist trotz weltweiter Forschungsanstrengungen bisher nicht möglich. Alle klassischen Impfstoffansätze wie inaktivierte Gesamtviruspräparationen, Spaltvakzinen mit verschiedensten Proteinen oder Peptidvakzinen haben sich entweder im Tiermodell oder aber in Studien am Menschen als nicht wirksam erwiesen. Mit der konsequenten Anwendung neuer Technologien, wie z. B. DNA-Vakzinierung oder dem Einsatz von hybriden Erregern (Viren oder Bakterien), scheint aber das Ziel, bald einen wirksamen Impfstoff zur Verfügung zu haben, nicht aussichtslos [Ellis 1996].

1.1.9 Ausblick

Mit der Entwicklung von antiviral-wirksamen Medikamenten in den letzten Jahren ist eine deutliche Verlängerung der Überlebenszeit bei besserer Lebensqualität von HIV-Infizierten und Aids-Patienten erreicht worden. Es sollte dabei nicht vergessen werden, daß die zur Verfügung stehenden Medikamente oftmals so starke Nebenwirkungen zeigen, daß eine Weiterbehandlung der Patienten nicht möglich ist. In Zukunft müssen daher Medikamente entwickelt werden, die besser verträglich sind und gleichzeitig keine Resistenzen bei HIV zulassen. Ansonsten ist ein Wettlauf, wie wir ihn bei der Chemotherapie bakterieller Infektionen mit der Notwendigkeit der Entwicklung immer neuer Antibiotika sehen, auch für die Behandlung der HIV-Infektion absehbar.

Nur die Entwicklung einer primären Immunprophylaxe wird zur Eindämmung der weltweiten HIV-Pandemie führen. Die Rückschläge auf diesem Gebiet der Forschung haben mit dazu geführt, daß das immunologische Wissen enorm gewachsen ist, was in der Zukunft zur Entwicklung eines wirksamen Impfstoffs genutzt werden muß.

Kurzfristig werden gentherapeutische Ansätze bei der routinemäßigen Behandlung der HIV-Infektion keine wesentliche Rolle spielen, wobei nicht ausgeschlossen werden soll, daß erfolgreiche Methoden entwickelt werden. Allerdings sollte bedacht werden, daß bereits jetzt nur diejenigen der geschätzten 22,6 Mio. infizierten Menschen des Jahres 1996 [WHO 1997] von den Erkenntnissen der Forschung und den Erfolgen bei der HIV-Therapie profitieren, die das Glück hatten, in einem entwickelten und reichen Land geboren zu werden. Die überwiegende Anzahl HIV-infizierter Patienten lebt in Ländern, in denen weder eine adäquate medizinische Infrastruktur noch die notwendigen Geldmittel für eine antivirale Therapie vorhanden sind. Die Verbesserung der Lebensverhältnisse dieser Menschen ist daher unverzichtbare Zukunftsaufgabe.

In der Infektionsmedizin wird die Ausrottung der Pocken häufig als größter medizinischer Erfolg des ausgehenden Jahrhunderts bezeichnet (neben der Entdeckung der Antibiotika). Demgegenüber ist das Auftreten der HIV-Aids-Pandemie sicher die größte neue medizinische Katastrophe in diesem Zeitraum, deren Bekämpfung eine der größten wissenschaftlichen und gesundheitspolitischen Herausforderungen des nächsten Jahrhunderts darstellt.

1.1.10 Literatur

Ahmad N, Venkatesan S (1988) Nef protein of HIV-1 is a transcriptional repressor of HIV-1 LTR. Science 241:1481–1485

Aiken C, Konner J, Landau NR, Lenburg ME, Trono D (1994) Nef induces CD4 endocytosis: requirement for a critical dileucine motif in the membrane-proximal CD4 cytoplasmic domain. Cell 76:853–864

Alizon M, Wain-Hobson S, Montagnier L, Sonigo P (1986) Genetic variability of the AIDS virus: nucleotide sequence analysis of two isolates from african patients. Cell 46:63–74

Alkhatib G, Combadiere C, Broder CC, Feng Y, Kennedy PE, Murphy PM, Berger EA (1996) CC CKR5: a RANTES, MIP-1a, MIP-1β receptor as a fusion cofactor for macrophage-tropic HIV-1. Science 272:1955–1958

Artenstein A, Van Cott T, Mascola J, Carr J, Hegerich P, Gaywee J, Sanders-Buell E, Robb M, Dayhoff D, Thitivichianlert S, Nitayaphan S, McNeil J, Birx D, Michael R, Burke D, McCutchan F (1995) Dual infection with human immunodeficiency virus type 1 of distinct envelope subtypes in humans. J Infect Dis 171:805–810

Baba T, Jeong Y, Penninck D, Bronson R, Green M, Ruprecht R (1995) Pathogenicity of live, attenuated SIV after mucosal infection of neonatal macaques. Science 267:1820–1825

Bagasra O, Hauptman SP, Lischner HW, Sachs M, Pomerantz RJ (1992) Detection of human immunodeficiency virus type 1 provirus in mononuclear cells by in situ polymerase chain reaction. N Engl J Med 326:1385–1391

Baier M, Werner A, Bannert N, Metzner K, Kurth R (1995) HIV suppression by interleukin-16. Nature 378:563

Baier M, Bannert N, Werner A, Lang K, Kurth R (1997) Molecular cloning, sequence, expression and processing of the interleukin-16 precursor. Proc Natl Acad Sci USA 94:5273–5277

Balliet J, Kolson D, Eiger G, Kim F, McGann K, Srinivasan A, Collman R (1994) Distinct effects in primary macrophages and lymphocytes of the human immunodeficiency virus type 1 accessory genes vpr, vpu, and nef; mutational analysis of primary HIV isolate. Virology 200:623–631

Baltimore D (1970) Viral RNA-dependent DNA polymerase. Nature 226:1209–1211

Banks T, Rouse B (1992) Herpes viruses – immune escape artists. Clin Infect Dis 14:933–945

Barnett SW, Quiroga M, Werner A, Dina D, Levy JA (1993) Distinguishing features of an infectious molecular clone of the highly divergent and noncytopathic human immunodeficiency virus type 2 UC 1 strain. J Virol 67:1006–1014

Barré-Sinoussi F, Chermann J-C, Rey F, Nugeyre MT, Chamaret S, Gruest J, Dauguet C, Axler-Blin C, Vezinet-Brun F, Rouzioux C, Rozenbaum W, Montagnier L (1983) Isolation of a T-lymphotropic retrovirus from a patient at risk for acquired immune deficiency syndrome (AIDS). Science 220:868–871

Benkirane M, Corbeau P, Housset V, Devaux C (1993) An antibody that binds the immunoglobulin CDR3-like region of the CD4 molecule inhibits provirus transcription in HIV-infected T cells. EMBO J 12:4909–4921

Bernhard W (1958) Electron microscopy of tumor cell and tumor viruses. A review. Cancer Res 18:491–509

Biddison WE, Rao PE, Talle MA, Goldstein G, Shaw S (1982) Possible involvement of OKT4 molecule in T cell recognition of class II HLA antigens. J Exp Med 156:1065–1076

Bjoerling E, Broliden K, Bernardi D, Utter G, Thorstensson R, Chiodi F, Norrby E (1991) Hyperimmune antisera against synthetic peptides representing the glycoprotein of human immunodeficiency virus type 2 can mediate neutralization and antibody-dependent cytotoxic activity. Proc Natl Acad Sci USA 88:6082–6086

Bleul C, Farzan M, Choe H, Parolin C, Clark-Lewis I, Sodroski J, Springer T (1996) The lymphocyte chemoattractant SDF-1 is a ligand for LESTR/fusin and blocks HIV entry. Nature 382:829–832

Boucher C, Krone J, Goudsmit J, Meloen R, Nayler P, Goldstein A, Sun D, Sarin P (1990) Immune response and epitope mapping of a candidate HIV-1 p17 vaccine HGP30. J Clin Lab Anal 4:43–48

Buchbinder S, Katz M, Hessol N, O'Malley P, Holmberg S (1994) Long-term HIV-1 infection without immunologic progression. AIDS 8:1123–1128

Castro BA, Walker CM, Eichberg JW, Levy JA (1991) Suppression of human immunodeficiency virus replication by CD8[+] cells from infected and uninfected chimpanzees. Cell Immunol 132:246–255

CDC (1981) Pneumocystis pneumonia Los Angeles. MMWR Morb Mortal Wkly Rep 30:250–252

CDC (1995) Case-control study of HIV seroconversion in health-care workers after percutaneous exposure to HIV-infected blood. MMWR Morb Mortal Wkly Rep 44:929–933

Chakrabarti L, Emerman M, Tiollais P, Sonigo P (1989) The cytoplasmic domain of simian immunodeficiency virus transmembrane protein modulates infectivity. J Virol 63:4395–4403

Chandra A, Gerber T, Chandra P (1986) Biochemical heterogeneity of reverse transcriptase purified from the AIDS virus, HTLV-III. FEBS Lett 197:84–88

Chang J, Naif HM, Li S, Jozwiak R, Ho-Shon M, Cunningham AL (1996) The inhibition of HIV replication in monocytes by interleukin 10 is linked to inhibition of cell differentiation. AIDS Res Hum Retroviruses 12:1227–1235

Cheng-Mayer C, Shioda T, Levy JA (1991) Host range, replicative, and cytopathic properties of human immunodeficiency virus type 1 are determined by very few amino acid changes in tat and gp120. J Virol 65:6931–6941

Choe H, Farzan M, Sub Y, Sullivan N, Rollins B, Ponath P, Wu L, Mackay C, LaRosa G, Newman W, Gerard N, Gerard C, Sodroski J (1996) The β-chemokine receptors CCR3 and CCR5 facilitate infection by primary HIV-1 isolates. Cell 85:1135–1148

Clarke JK, Attridge JT (1968) The morphology of simian foamy agents. J Gen Virol 3:185–190

Clavel F, Guetard D, Brun-Vezinet F, Chamaret S, Rey M-A, Santos-Ferreira MO, Laurent AG, Dauguet C, Katlama C, Rouzioux C, Klatzmann D, Champalimaud JL, Montagnier L (1986) Isolation of a new human retrovirus from West African patients with AIDS. Science 233:343–346

Clayton LK, Hussey RE, Steinbrich R, Ramachandran H, Husain Y, Reinherz EL (1988) Substitution of murine for human CD4 residues identifies amino acids critical for HIV-gp120 binding. Nature 335:363–366

Clements GJ, Price-Jones MJ, Stephens PE, Sutton C, Schultz TF, Clapham PR, McKeating JA, McClure MO, Thomson S, Marsh M, Kay J, Weiss RA, Moore JP (1991) The V3 loops of the HIV-1 and HIV-2 surface glycoproteins contain proteolytic cleavage sites: a possible function in viral fusion? AIDS Res Hum Retroviruses 7:3–16

Cocci F, DeVico A, Garzino-Demo A, Arya S, Gallo R, Lusso P (1996) Identification of Rantes, MIP-1α, and MIP-1β as the major HIV-suppressive factors produced by CD8+ cells. Science 720:1811–1815

Coffin J (1984) Endogenous viruses. In: Weiss R, Teich N, Varmus H, Coffin J (eds) RNA tumor viruses. Cold Spring Harbor Laboratory, Cold Spring Harbor, NY, pp 1109–1203

Coffin J (1995) HIV population dynamics in vivo: implications for genetic variation, pathogenesis, and therapy. Science 267:483–489

Cohen EA, Terwilliger EF, Sodroski JG, Haseltine WA (1988) Identification of a protein encoded by the vpu gene of HIV-1. Nature 334:532–534

Cohen O, Pantelao G, Lam G, Fauci A (1997) Studies on lymphoid tissue from HIV-infected individuals: implications for the design of therapeutic strategies. Springer Semin Immunopathol 18:305–322

Crawford LV, Crawford EM (1961) The properties of Rous Sarcoma virus by density gradient centrifugation. Virology 13:227–233

Cruikshank WW, Greenstein JL, Theodore AC, Center DM (1991) Lymphocyte chemoattractant factor induces CD4-dependent intracytoplasmic signaling in lymphocytes. J Immunol 146:2928–2934

Cruikshank WW, Center DM, Nisar N, Wu M, Natke B, Theodore AC, Kornfeld H (1994) Molecular and functional analysis of a lymphocyte chemoattractant factor: association of biologic function with CD4 expression. Proc Natl Acad Sci USA 91:5109–5113

Cruikshank WW, Lim K, Theodore AC, Cook J, Fine G, Weller P, Center DM (1996) IL-16 inhibition of CD3-dependent lymphocyte activation and proliferation. J Immunol 157:5240–5248

Daar ES, Li XL, Moudgil T, Ho DD (1990) High concentrations of recombinant soluble CD4 are required to neutralize primary human immunodeficiency virus type 1 isolates. Proc Natl Acad Sci USA 87:6574–6578

Daar ES, Moudgil T, Meyer RD, Ho DD (1991) Transient high levels of viremia in patients with primary human immunodeficiency virus type 1 infection. N Engl J Med 324:961–964

Dalgleish AG, Beverley PC, Clapham PR, Crawford DH, Greaves MF, Weiss RA (1984) The CD4 (T4) antigen is an essential component of the receptor for the AIDS retrovirus. Nature 312:763–767

Daniel MD, Letvin NL, King NW, Kannagi M, Sehgal PK, Hunt RD, Kanki PJ, Essex M, Desrosiers RC (1985) Isolation of T-cell tropic HTLV-III-like retrovirus from macaques. Science 228:1201–1204

Dayton AJ, Sodroski JG, Rosen CA, Goh W, Haseltine W (1986) The trans-activator gene of the human T-cell lymphotropic virus type III is required for replication. Cell 44:941–947

Deacon N, Tsykin A, Solomon A, Smith K, Ludford-Menting M, Hooker D, McPhee D, Greenway A, Ellett A, Chatfield C, Lawson V, Crowe S, Maerz A, Sonza S, Learmont J, Sullivan J, Cunnungham A, Dwyer D, Dowton D, Mills J (1995) Genomic structure of an attenuated quasi species of HIV-1 from a blood transfusion donor and recipients. Science 270:988–991

Desrosiers R (1992) HIV with multiple gene deletions as a live attenuated vaccine for AIDS. AIDS Res Hum Retroviruses 8:411–421

Diaz R, Sabino E, Mayer A, Mosley J, Busch M, Group TTS (1995) Dual human immunodeficiency virus type 1 infection and recombination in a dually exposed transfusion recepient. J Virol 69:3273–3281

Dittmar M, McKnight A, Simmons G, Clapham P, Weiss R (1997) HIV-1 tropism and co-receptor use. Nature 385:495–496

Doranz BJ, Rucker J, Yi Y, Smyth RJ, Samson M, Peiper SC, Parmentier M, Collman RG, Doms RW (1996) A dual-tropic primary HIV-1 isolate that uses fusin and the β-chemokine receptors CKR-5: CKR-3:and CKR-2b as fusion cofactors. Cell 85:1149–1158

Dragic T, Litwin V, Allaway G, Martin S, Huang Y, Nagashima K, Cayanan C, Maddon P, Koup R, Moore J, Paxton W (1996) HIV-1 entry into CD4$^+$ cells is mediated by the chemokine receptor CC-CKR-5. Nature 381:667–673

Du Z, Lang SM, Sasseville VG, Lackner AA, Ilyinskii PO, Daniel MD, Jung JU, Desrosiers RC (1995) Identification of a nef allele that causes lymphocyte activation and acute disease in macaque monkeys. Cell 82:665–674

Ellermann V, Bang O (1908) Experimentelle Leukämie bei Hühnern. Zentralbl Bakteriol 46:595–609

Ellis RW (1996) The new generation of recombinant viral subunit vaccines. Curr Opin Biotechnol 7:646–652

Embretson J, Zupancic M, Ribas J, Burke A, Racz P, Tenner-Racz K, Haase A (1993) Massive covert infection of helper T lymphocytes and macrophages by HIV during the incubation period of AIDS. Nature 362:359–362

Emilie D, Fior R, Jarrousse B, Marfaing K, Merrien D, Vevergne D, Crevon M, Malliot M, Galanaud P (1994) Cytokines in HIV infection. Int J Immunopharmacol 16:391–396

Endres MJ, Clapham PR, Marsh M, Ahuja M, Turner JD, McKnight A, Thomas JF, Stoebenau-Haggarty B, Choe S,

Vance PJ, Wells TN, Power CA, Sutterwala SS, Doms RW, Landau NR, Hoxie JA (1996) CD4-independent infection by HIV-2 is mediated by fusin/CXCR4. Cell 87:745–756

Engleman EG, Benike CJ, Grumet C, Evans RL (1981) Activation of human T lymphocyte subsets: helper and suppressor/cytotoxic T cells recognize and respond to distinct histocompatibility antigens. J Immunol 127:2124–2129

Ennen J, Findeklee H, Dittmar MT, Norley SG, Ernst M, Kurth R (1993) CD8$^+$ T-lymphocytes of African green monkeys secrete an immunodeficiency-virus suppressing lymphokine. Proc Natl Acad Sci USA 91:7207–7211

Esparza J, Heyward WL, Osmanov S (1996) HIV vaccine development: from basic research to human trials. AIDS 10:S123–S132

Fauci AS (1996) Host factors and the pathogenesis of HIV-induced disease. Nature 384:529–534

Feng Y, Broder C, Kennedy P, Berger E (1996) HIV-1 entry cofactor: functional cDNA cloning of a seven-transmembrane, G protein-coupled receptor. Science 272:872–877

Fenyö EM, Morfeldt-Manson L, Chiodi F, Lind B, Gegerfelt A von, Albert J, Olausson E, Asjo B (1988) Distinct replicative and cytopathic characteristics of human immunodeficiency virus isolates. J Virol 62:4414–4419

Fisher AG, Ensoli B, Ivanoff L, Chamberlain M, Petteway S, Ratner L, Gallo RC, Wong-Staal F (1987) The sor gene of HIV-1 is required for efficient virus transmission in vitro. Science 237:888–893

Fox CH, Tenner-Racz K, Racz P, Firpo A, Pizzo PA, Fauci AS (1991) Lymphoid germinal centers are reservoirs of human immunodeficiency virus type 1 RNA. J Infect Dis 164:1051–1057

Frank H, Schwarz H, Graf T, Schäfer W (1978) Properties of mouse leukemia viruses 15. Electron microscopic studies on the organization of Friend leukemia viruses and other mammalian C-type viruses. Z Naturforsch [C] 33c:124–138

Fultz PN, McClure HM, Anderson DC, Swenson RB, Anand R, Srinivasan A (1986) Isolation of a T-lymphotropic retrovirus from naturally infected sooty mangabey monkeys (*Cercocebus atys*). Proc Natl Acad Sci USA 83:5286–5290

Fultz PN, Stricker RB, McClure HM, Anderson DC, Switzer WM, Horaist C (1990) Humoral response to SIV/SMM infection in macaque and mangabey monkeys. J Aquir Immune Defic Syndr 3:319–329

Gallaher WR (1987) Detection of a fusion peptide sequence in the transmembrane protein of human immunodeficiency virus. Cell 50:327–328

Gallo RC, Salahuddin SZ, Popovic M, Shearer GM, Kaplan M, Haynes BF, Palker TJ, Redfield R, Oleske J, Safai B (1984) Frequent detection and isolation of cytopathic retroviruses (HTLV-III) from patients with AIDS and at risk for AIDS. Science 224:500–503

Gao F, Yue L, White AT, Pappas PG, Barchue J, Hanson AP, Greene BM, Sharp PM, Shaw GM, Hahn BH (1992) Human infection by genetically diverse SIV$_{SM}$-related HIV-2 in West Africa. Nature 358:495–499

Gaylord WH (1955) Virus-like particles associated with the rous sarcoma as seen in sections of the tumor. Cancer Res 15:80–83

Gelderblom HR, Ozel M, Hausmann EHS, Winkel T, Pauli G, Koch MA (1988) Fine structure of human immunodeficiency virus (HIV), immunolocalization of structural proteins and virus-cell relation. Micron Microsc Acta 19:41–60

Giavedoni LD, Planelles V, Haigwood NL, Ahmad S, Kluge JD, Marthas ML, Gardner MB, Luciw PA, Yilma TD (1993) Immune response of rhesus macaques to recombinant simian immunodeficiency virus gp130 does not protect from challenge infection. J Virol 67:577–583

Gibbs JS, Lackner AA, Lang SM, Simon MA, Sehgal PK, Daniel MD, Desrosiers RC (1995) Progression to AIDS in the absence of a gene for vpr or vpx. J Virol 69:2378–2383

Gonzalez-Scarano F, Waxham MN, Ross AM, Hoxie JA (1987) Sequence similarities between human immunodeficiency virus gp41 and paramyxovirus fusion proteins. AIDS Res Hum Retroviruses 3:245–252

Graham G, Wright E, Hewick R, Wolpe S, Wilkie N, Donaldson D, Lorimore S, Pragnell I (1990) Identification and characterization of an inhibitor of haematopoietic stem cell proliferation. Nature 344:442–444

Grief C, Hockley DJ, Fromholc CE, Kitchin PA (1989) The morphology of simian immunodeficiency virus as shown by negative staining electron microscopy. J Gen Virol 70:2215–2219

Groux H, Torpier G, Monte D, Mouton Y, Capron A, Ameisen JC (1992) Activation-induced death by apoptosis in CD4$^+$ T cells from human immunodeficiency virus-infected asymptomatic individuals. J Exp Med 175:331–340

Gudnadottir M, Palsson PA (1967) Transmission of maedi by inoculation of a virus grown in tissue culture from maedi-affected lungs. J Infect Dis 117:1–6

Haigwood NL, Nara PL, Brooks E, Van Nest GA, Ott G, Higgins KW, Dunlop N, Scandella CJ, Eichberg JW, Steimer KS (1992) Native but not denatured recombinant human immunodeficiency virus type 1 gp120 generates broad-spectrum neutralizing antibodies in baboons. J Virol 66:172–182

Harouse JM, Kunsch C, Hartle HT, Laughlin MA, Hoxie JA, Wigdahl B, Gonzalez-Scarano F (1989) CD4-independent infection of human neural cells by human immunodeficiency virus type 1. J Virol 63:2527–2533

Hattori T, Koito A, Takatsuki K, Kido H, Katunuma N (1989) Involvement of tryptase-related cellular protease(s) in human immunodeficiency virus type 1 infection. FEBS Lett 248:48–52

Hattori N, Michaels F, Fargnoli K, Marcon L, Gallo RC, Franchini G (1990) The human immunodeficiency virus type 2 vpr gene is essential for productive infection of human macrophages. Proc Natl Acad Sci USA 87:8080–8084

Health S, Tew J, Szakal A, Burton G (1995) Follicular dendritic cells and human immunodeficiency virus. Nature 377:740–744

Heinzinger N, Bukrinsky M, Haggerty S, Ragland A, Kewalramani V, Lee M, Gendelman H, Ratner L, Stevensen M, Emerman M (1994) The vpr protein of human immunodeficiency virus type 1 influences nuclear localization of viral nucleic acids in nondividing host cells. Proc Natl Acad Sci USA 91:7311–7315

Heyndrickx L, Alary M, Janssens W, Davo N, Groen G van der (1996) HIV-1 group O and group M dual infection in Benin. Lancet 347:902–903

Ho DD, Neumann AU, Perelson AS, Chen W, Leonard JM, Markowitz M (1995) Rapid turnover of plasma virions and CD4 lymphocytes in HIV-1 infection. Nature 373:123–126

Hogland S, Ohagen A, Lawrence K, Gabuzda D (1994) Role of vif during packing of the core of HIV-1. Virology 201:349–355

Homma T, Kanki PJ, King NW, Hunt RD, O'Connell MJ, Letvin NL, Daniel MD, Desrosiers RC, Yang CS, Essex M (1984) Lymphoma in macaques: association with virus of human t-lymphotropic family. Science 225:716–718

Homsy J, Tateno M, Levy JA (1988) Antibody-dependent enhancement of HIV infection. Lancet I:1285–1286

Horuk R (1994) Molecular properties of the chemokine receptor family Trends Pharmacol Sci 15:159–165

Howcroft T, Strebel K, Martin M, Singer D (1993) Repression of MHC class I gene promoter activity by two exon tat of HIV. Science 260:1320–1322

Ivey-Hoyle M, Culp JS, Chaikin MA, Hellmig BD, Matthews TJ, Sweet RW, Rosenberg M (1991) Envelope glycoproteins from biologically diverse isolates of immunodeficiency viruses have widely different affinities for CD4. Proc Natl Acad Sci USA 88:512–516

Javaherian K, Langlois AJ, McDanal C, Ross KL, Eckler LI, Jellis CL, Profy AT, Rusche JR, Bolognesi DP, Putney SD, Matthews TJ (1989) Principal neutralizing domain of the human immunodeficiency virus type 1 envelope protein. Proc Natl Acad Sci USA 86:6768–6772

Jowett JB, Planelles V, Poon B, Shah NP, Chen ML, Chen IS (1995) The human immunodeficiency virus type 1 vpr gene arrests infected T cells in the G2/M phase of the cell cycle. J Virol 69:6304–6313

Kalter SS, Helmke RJ, Heberling RL, Panigel M, Fowler AK, Strickland JE, Hellmann A (1973) C-type particles in normal human placentas. J Natl Cancer Inst 50:1081–1084

Kalyanaraman VS, Sarngadharan MG, Robert-Guroff M, Miyoshi I, Blayney D, Golde D, Gallo RC (1982) A new subtype of human t-cell leukemia virus (HTLV-II) associated with a T-cell variant of hairy cell leukemia. Science 218:571–573

Kamps B, Brodt H, Staszewski S, Bergmann L, Helm E (1994) The new CDC classification (1993) for HIV disease and AIDS. Clin Invest 72:287–292

Kannagi M, Chalifoux LV, Lord CI, Letvin NL (1988) Suppression of simian immunodeficiency virus replication in vitro by CD8[+] lymphocytes. J Immunol 140:2237–2242

Kestler HW, III, Ringler DJ, Mori K, Panicali DL, Sehgal PK, Daniel MD, Desrosiers RC (1991) Importance of the nef gene for maintenance of high virus loads and for development of AIDS. Cell 65:651–662

Kondo E, Mammano F, Cohen EA, Gottlinger HG (1995) The p6gag domain of human immunodeficiency virus type 1 is sufficient for the incorporation of Vpr into heterologous viral particles. J Virol 69:2759–2764

Koup RA, Safrit J, Cao Y, Andrews C, McLeod G, Ho D (1994) Temporal association of cellular immune response with the initial control of viremia in primary human immunodeficiency virus type 1 syndrome. J Virol 68:4650–4655

Kowalski M, Potz J, Basiripour L, Dorfman T, Goh WC, Terwilliger E, Dayton A, Rosen C, Haseltine W, Sodroski J (1987) Functional regions of the envelope glycoprotein of human immunodeficiency virus type 1. Science 237:1351–1355

Kraus G, Werner A, Baier M, Binniger D, Ferdinand FJ, Norley S, Kurth R (1989) Isolation of human immunodeficiency virus-related simian immunodeficiency viruses from African green monkeys. Proc Natl Acad Sci USA 86:2892–2896

Kurth R, Kraus G, Werner A, Hartung S, Centner P, Baier M, Norley S, Löwer J (1988) AIDS: animal retrovirus models and vaccines. J Aids 1:284–294

Larder B, Kemp S, Harrigan P (1995) Potential mechanism for sustained antiretroviral efficacy of AZT-3TC combination therapy. Science 269:696–699

LaRosa GJ, Davide JP, Weinhold K, Waterbury JA, Profy AT, Lewis JA, Langlois AJ, Dreesman GR, Boswell RN, Shadduck P, Holley LH, Karplus M, Bolognesi DP, Matthews TJ, Emini EA, Putney SD (1990) Conserved sequence and structural elements in the HIV-1 principal neutralizing determinant. Science 249:932–935

Lasky LA, Nakamura G, Smith DH, Fennie C, Shimasaki C, Patzer E, Berman P, Gregory T, Capon DJ (1987) Delineation of a region of the human immunodeficiency virus type 1 gp120 glycoprotein critical for interaction with the CD4 receptor. Cell 50:975–985

Linsley PS, Ledbetter JA, Kinney TE, Hu SL (1988) Effects of anti-gp120 monoclonal antibodies on CD4 receptor binding by the env protein of human immunodeficiency virus type 1. J Virol 62:3695–3702

Liu R, Paxton WA, Choe S, Ceradini D, Martin SR, Horuk R, MacDonald ME, Stuhlmann H, Koup RA, Landau NR (1996) Homozygous defect in HIV-1 coreceptor accounts for resistance of some multiply-exposed individuals to HIV-1 infection. Cell 86:367–377

Looney DJ, Fisher AG, Putney SD, Rusche JR, Redfield RR, Burke DS, Gallo RC, Wong-Staal F (1988) Type-restricted neutralization of molecular clones of human immunodeficiency virus. Science 241:357–359

Löwer R, Löwer J, Frank H, Harzmann R, Kurth R (1984) Human teratocarcinomas cultured in vitro produce unique retrovirus-like particles. J Gen Virol 65:887–898

Maciaszek J, Parada N, Cruikshank W, Center D, Kornfeld H, Viglianti G (1997) IL-16 represses HIV-1 promoter activity. J Immunol 158:5–8

Mackewicz C, Levy JA (1992) CD8[+] cell anti-HIV activity: non-lytic suppression of virus replication. AIDS Res Hum Retroviruses 8:1039–1050

Mackewicz CE, Ortega HW, Levy JA (1991) CD8[+] cell anti-HIV activity correlates with the clinical state of the infected individual. J Clin Invest 87:1462–1466

Malim MH, Böhnlein S, Hauber J, Cullen BR (1989) Functional dissection of the HIV-1 rev trans-activator – derivation of a trans-dominant repressor of rev function. Cell 58:205–214

Marx PA, Li Y, Lerche NW, Sutjipto S, Gettie A, Yee JA, Brotman BH, Prince AM, Hanson A, Webster RG, Desrosiers RC (1991) Isolation of a simian immunodeficiency virus related to human immunodeficiency virus type 2 from a West African pet sooty mangabey. J Virol 65:4480–4485

Matloubian M, Conception R, Ahmed R (1994) CD4[+] T cells are required to sustain CD8[+] cytotoxic T-cell responses during chronic viral infection. J Virol 68:8056–8063

McKeating J, McKnight A, Moore JP (1991) Differential loss of envelope glycoprotein gp120 from virions of human immunodeficiency virus type 1 isolates: effects on infectivity and neutralization. J Virol 65:852–860

Mellors J, Rinaldo C Jr, Gupta P, White R, Todd J, Kingsley L (1996) Prognosis in HIV-1 infection predicted by the quantity of virus in plasma. Science 272:1167–1170

Miedema F, Petit AJC, Terpstra FG, Eeftinck-Schattenkerk JKM, Wolf F de, Al BJM, Roos M, Lange JMA, Danner SA, Goudsmit J, Schellenkens PTA (1988) Immunological abnormalities in human immunodeficiency virus (HIV)-infected asymptomatic homosexual men. J Clin Invest 82:1908–1914

Mondino A, A Khoruts, Jenkins M (1996) The anatomy of T-cell activation and tolerance. Proc Natl Acad Sci USA 93:2245–2252

Myers G, Korber B, Smith R, Berzofsky J, Pavlakis G (1992) Human retroviruses and AIDS 1992. Los Alamos National Laboratory; Los Alamos, NM

Myers G, Korber B, Wain-Hobson S, Jeang K, Henderson L, Pavlakis G (1994) Human retroviruses and AIDS 1994. Los Alamos National Laboratory; Los Alamos, NM

Nara PL, Smit L, Dunlop N, Hatch W, Merges M, Waters D, Kelliher J, Gallo RC, Fischinger PG, Goudsmit J (1990) Emergence of viruses resistant to neutralization by V3-specific antibodies in experimental human immunodeficiency virus type 1 IIIB infection of chimpanzees. J Virol 64:3779–3791

Norley S, Kurth R (1997) Simian immunodeficiency virus as a model of HIV pathogenesis. Springer Semin Immunopathol 18:391–405

Norley SG, Mikschy U, Werner A, Staszewski S, Helm EB, Kurth R (1990) Demonstration of cross-reactive antibodies able to elicit lysis of both HIV-1- and HIV-2-infected cells. J Immunol 145:1700–1705

Oberlin E, Amara A, Bachelerie F, Bessia C, Virelizier J, Arenzana-Seidedos F, Schwartz O, Heard J, Clark-Lewis I, Legler D, Loetscher M, Baggiolini M, Moser B (1996) The CXC chemokine SDF-1 is the ligand for LESTR/fusin and prevents infection by T-cell line-adapted HIV-1. Nature 382:833–835

O'Brien T, C Winkler, Dean M, Nelson J, Carrington M, Michael N, White G II (1997) HIV-1 infection in a man homozygous for CCR5m32. Lancet 349:1219

Ohta Y, Masuda T, Tsujimoto H, Ishikawa K, Kodama T, Morikawa S, Nakai M, Honjo S, Hayami M (1988) Isolation of simian immunodeficiency virus from African green monkeys and seroepidemiologic survey of the virus in various non-human primates. Int J Cancer 41:115–122

Ono M, Yasunaga T, Miyata T, Ushikubo H (1986) Nucleotide sequence of human endogenous retrovirus genome related to the mouse mammary tumor virus genome. J Virol 60:589–598

Pantaleo G, Graziosi C, Demarest JF, Butini L, Montroni M, Fox CH, Orenstein JM, Kotler DP, Fauci AS (1993) HIV infection is active and progressive in lymphoid tissue during the clinically latent stage of disease. Nature 362:355–358

Pantaleo G, Demarest JF, Soudeyns H, Graziosi C, Denis F, Saag M, Shaw G, Sekaly R, Fauci AS (1994a) Major expansion of $CD8^+$ T cells with a predominant V_b usage during the primary immune response of HIV. Nature 370:463–467

Pantaleo G, Graziosi C, Demarest JF, Cohen OJ, Vaccarezza M, Gantt K, Muro-Cacho C, Fauci AS (1994b) Role of lymphoid organs in the pathogenesis of human immunodeficiency virus (HIV) infection. Immunol Rev 140:105–130

Park IW, Sodroski J (1995) Functional analysis of the vpx, vpr, and nef genes of simian immunodeficiency virus. J Aquir Immune Defic Syndr 8:335–344

Patterson BK, Goolsby C, Hodara V, Lohman KL, Wolinsky SM (1995) Detection of $CD4^+$ T cells harboring human immunodeficiency virus type 1 DNA by flow cytometry using simultaneous immunophenotyping and PCR-driven in situ hybridization: evidence of epitope masking of the CD4 cell surface molecule in vivo. J Virol 69:4316–4322

Paxton W, Martin S, Tse D, O'Brien T, Skurnick J, VanDevanter N, Padian N, Braun J, Kotler D, Wolinsky S, Koup R (1996) Relative resistance of HIV-1 infection of CD4 lymphocytes from persons who remain uninfected despite multiple high-risk sexual exposure. Nat Med 2:412–417

Pfeifer K, Weiler BE, Ugarkovic D, Bachmann M, Schroder HC, Muller WE (1991) Evidence for a direct interaction of Rev protein with nuclear envelop mRNA-translocation system. Eur J Biochem 199:53–64

Phillips A (1996) Reduction of HIV concentration during acute infection: independence from a specific immune response. Science 271:497–499

Poiesz B J, Ruscetti FW, Gazdar AF, Bunn PA, Minna JD, Gallo RC (1980) Detection and isolation of type C retrovirus from fresh and cultured lymphocytes of a patient with continuous T-cell lymphoma. Proc Natl Acad Sci USA 77:7415–7419

Pomerants R, Trono D (1995) Genetic therapies for HIV infections: promise for the future. AIDS 9:985–993

Ponath P, Quin S, Post T, Wang J, Wu L, Gerard N, Newman W, Gerard C, Mackay C (1996) Molecular cloning and characterization of a human eotaxin receptor expressed selectively on eosinophils. J Exp Med 183:1–12

Ratner L, Haseltine W, Patarca R, Livak KJ, Starcich B, Josephs SF, Doran ER, Rafalski A, Whitehorn EA, Baumeister K, Ivanoff L, Petteway SR Jr, Pearson ML, Lautenberger JA, Papas TS, Ghrayeb J, Chang NT, Gallo RC, Wong-Staal F (1985) Complete nucleotide sequence of the AIDS virus, HTLV-III Nature 313:277–284

Re F, Braaten D, Franke EK, Luban J (1995) Human immunodeficiency virus type 1 vpr arrests the cell cycle in G2 by inhibiting the activation of p34cdc2-cyclin B. J Virol 69:6859–6864

Refaeli Y, Levy DN, Weiner DB (1995) The glucocorticoid receptor type II complex is a target of the HIV 1 vpr gene product. Proc Natl Acad Sci USA 92:3621–3625

Robert-Koch-Institut (1996) Überlegungen zur medikamentösen Postexpositionsprophylaxe nach beruflicher HIV-Exposition. Epidemiol Bull 43/96:2–8

Robertson D, Hahn B, Sharp P (1995a) Recombination in AIDS viruses. J Mol Evol 40:249–259

Robertson D, Sharp P, McCutchan F, Hahn B (1995b) Recombination in HIV-1. Nature 374:124–125

Robey E, Axel R (1990) CD: collaborator in immune recognition and HIV infection. Cell 60:697–700

Robinson WE Jr, Montefiori DC, Mitchell WM (1990) Complement-mediated antibody-dependent enhancement of HIV-1 infection requires CD4 and complement receptors. Virology 175:600–604

Rogel ME, Wu LI, Emerman M (1995) The human immunodeficiency virus type 1 vpr gene prevents cell proliferation during chronic infection. J Virol 69:882–888

Rous P (1911) A sarcoma of the fowl transmissible by an agent separable from the tumor cells. J Exp Med 13:397–411

Rouzioux C, Costagliola D, Burgard M, Blanche S, Mayaux M, Griscelli C, Valleron A (1993) Timing of mother to child HIV-1 transmission depends on maternal status. AIDS [Suppl 2] 7:S49–S52

Ruff A, Coberly J, Halsey N, Boulos R, Desormeaux J, Burnley A, Joseph D, McBrien M, Quinn T, Losikoff P, O'Brien K, Louis M, Forzadegan H (1994) Prevalence of HIV DNA and p24 antigen in breast milk and correlation with maternal factors. J Aquir Immune Defic Syndr 7:68–73

Sattentau QJ, Moore JP (1991) Effects of changes in gp120-CD4 binding affinity on human immunodeficiency virus type 1 envelope glycoprotein function and soluble CD4 sensitivity. J Virol 65:5007–5012

Sawai ET, Baur AS, Peterlin BM, Levy JA, Cheng-Mayer C (1995) A conserved domain and membrane targeting of nef from HIV and SIV are required for association with a cellular serine kinase activity. J Biol Chem 270:15307–15314

Schubert U, Ferrer-Montiel AV, Oblatt-Montal M, Henklein P, Strebel K, Montal M (1996) Identification of an ion channel activity of the vpu transmembrane domain and its involvement in the regulation of virus release from HIV-1-infected cells. FEBS Lett 398:12–18

Schultz AM (1996) Changing paradigms for an HIV vaccine. Adv Exp Med Biol 397:79–90

Schwartz D, Sharma U, Busch M, Weinhold K, Matthews T, Liebermann J, Birx D, Farzedagen H, Margolick J, Quinn T, Davis B, Bagasra O, Pomerantz R, Viscidi R (1994) Absence of discoverable infectious virus and unique immune responses in an asymptomatic HIV$^+$ long term survivor. AIDS Res Hum Retroviruses 10:1703–1706

Schwedler U von, Song J, Aiken C, Trono D (1993) Vif is crucial for human immunodeficiency virus type 1 proviral DNA synthesis in infected cells. J Virol 67:4945–4955

Shimizu H, Hasebe F, Tsuchie H, Morikawa S, Ushijima H, Kitamura T (1992) Analysis of a human immunodeficiency virus type 1 isolate carrying a truncated transmembrane glycoprotein. Virology 189:534–546

Shimotohno K, Mizutani S, Temin HM (1980) Sequence of retrovirus provirus resembles that of bacterial transposable elements. Nature 285:550–554

Shioda T, Levy JA, Cheng-Mayer C (1991) Macrophage and T-cell line tropisms of HIV-1 are determined by specific regions of the envelope gp120 gene. Nature 349:167–169

Smith DH, Byrn RA, Marsters SA, Gregory T, Groopman JE, Capon DJ (1987) Blocking of HIV-1 infectivity by a soluble, secreted form of the CD4 antigen. Science 238:1704–1707

Sodroski JG, Goh WC, Rosen C, Dayton A, Terwilliger E, Haseltine WA (1986) A second posttranscriptional transactivator gene required for HTLV-III replication. Nature 321:412–417

Sonigo P, Alizon M, Staskus K (1985) Nucleotide sequence of the visna lentivirus: relationship to the AIDS virus. Cell 42:369–382

Spiegel H, H Berbst, Niedobitek G, Foss HD, Stein H (1992) Follicular dendritic cells are a major reservoir for human immunodeficiency virus type 1 in lymphoid tissues facilitating infection of CD4$^+$ T-helper cells. Am J Pathol 140:15–22

Stephens PE, Clements G, Yarranton GT, Moore JP (1990) A chink in HIV's armour? Nature 343:219

Stott E (1992) Anti-cell antibody in macaques. Nature 353:393

Strebel K, Klimkait T, Martin MA (1988) A novel gene of HIV-1: vpu, and its 16-kilodalton product. Science 241:1221–1223

Subbarao S, Schochetman G (1996) Genetic variability of HIV-1. AIDS 10:S13–S23

Temin HM, Mizutani S (1970) RNA-dependent DNA polymerase in virions of Rous sarcoma virus. Nature 226:1211–1213

Tersmette M, Goede REY de, Bert JM, Al IN, Winkel RA, Gruters HTC, Huisman HG, Miedema F (1988) Differential syncytium-inducing capacity of human immunodeficiency virus isolates: frequent detection of syncytium-inducing isolates in patients with acquired immunodeficiency syndrome (AIDS) and AIDS-related complex. J Virol 62:2026–2032

Tersmette M, Gruters RA, Wolf F de, Goede REY de, Lange JMA, Schellekens PTA, Goudsmit J, Huisman HG, Miedema F (1989) Evidence for a role of virulent human immunodeficiency virus (HIV) variants in the pathogenesis of acquired immunodeficiency syndrome. J Virol 63:2118–2125

Theodorou I, Meyer L, Magierowska M, Katlama C, Rouzioux C, Seroco Study Group (1997) HIV-1 infection in an individual homozygous for CCR5m32. Lancet 349:1219–1220

Tokars JI, Marcus R, Culver DH, Schable CA, McKibben PS, Bandea CI, Bell DM (1993) Surveillance of HIV infection and zidovudine use among health care workers after occupational exposure to HIV-infected blood. The CDC Cooperative Needlestick Surveillance Group. Ann Intern Med 118:913–919

Varmus H (1982) Form and function of retroviral proviruses. Science 216:812–819

Walker CM, Moody DJ, Stites DP, Levy JA (1986) CD8+ lymphocytes can control HIV infection in vitro by suppressing virus replication. Science 234:1563–1566

Wei X, Gosh S, Tayler M, Johnson V, Emini E, Deutsch P, Lifson J, Bonhoeffer S, Nowak M, Hahn B, Saag M, Shaw G (1995) Viral dynamics in human immunodeficiency virus type 1 infection. Nature 373:117–122

Weiss CD, Levy JA, White JM (1990) Oligomeric organization of gp120 on infectious human immunodeficiency virus type 1 particles. J Virol 64:5674–5677

Werner A, Levy JA (1993) Human immunodeficiency virus type I envelope gp120 is cleaved after incubation with recombinant soluble CD4. J Virol 67:2566–2574

Werner A, Baier M, Cichutek K, Kurth R (1990) SIV grows unchanged in human cells. Nature 344:113

WHO (1997) HIV/AIDS: the global epidemic. Wkly Epidemiol Rec 4:17–21

Willey RL, Bonifacino JS, Potts MA, Martin MA, Klausner RD (1988) Biosynthesis, cleavage, and degradation of the human immunodeficiency virus 1 envelope glycoprotein gp160. Proc Natl Acad Sci USA 85:9580–9584

Willey RL, Maldarelli F, Martin MA, Strebel K (1992) Human immunodeficiency virus type 1 vpu protein regulates the formation of intracellular gp160-CD4 complexes. J Virol 66:226–234

Williams AF, Barclay AN (1988) The immunoglobulin superfamily-domains for cell surface recognition. Annu Rev Immunol 6:381–405

Yu M, Poeschla E, Wong-Staal F (1994) Progress toward gene therapy for HIV infection. Gene Ther 1:13–26

1.2 Angeborene Immundefekte

Klaus Schwarz, Sebastian D. Fugmann, Ulrich Pannicke und Claus R. Bartram

Inhaltsverzeichnis

1.2.1 Einleitung

Das körpereigene Abwehrsystem setzt sich aus mehreren Komponenten zusammen. Die ersten Barrieren gegenüber einer Infektion sind die Haut und Schleimhäute sowie deren Sekrete. Sollten Keime diese Hürden überwinden, treffen sie auf die unspezifische Abwehr, bestehend aus dem Granulozyten-, Monozyten- und Makrophagensystem sowie den Zytokinen und den Komplementfaktoren. Genetische Defekte des unspezifischen Abwehrsystems führen zu umschriebenen Krankheitsbildern, z.B. der Leukozytenadhäsionsdefizienz, der septischen Granulomatose, der angeborenen Agranulozytose oder dem Chediak-Higashi-Syndrom sowie Komplementdefekten.

Handbuch der Molekularen Medizin, Band 4
Immunsystem und Infektiologie
D. Ganten/K. Ruckpaul (Hrsg.)
© Springer-Verlag Berlin Heidelberg 1999

Tabelle 1.2.1. Primäre Immundefektgene

Mutierte Gene	Chromosomale Lokalisation	Immundefekt
Hypo- und Agammaglobulinämien		
Bruton-Tyrosinkinase (BTK)	Xq22	X-chromosomale Agammaglobulinämie (XLA)
Schwere Kette von IgM	14q32	Agammaglobulinämie
CD40-Ligand (CD40L)	Xq26	Hyper-IgM-Syndrom (HIGM1)
Kombinierte Defekte		
Lymphozytendifferenzierung:		
Rekombinase-aktivierende Gene 1 und 2 (RAG1/2)	11p13	Autosomal-rezessive SCID
Purinstoffwechsel:		
Purinnukleosidphosphorylase (PNP)	14q13.1	PNP-Defekt
Adenosindeaminase (ADA)	20q13.4	ADA-Defizienz; autosomal-rezessive SCID
Antigenpräsentation:		
Transporter-assoziiertes Protein 2 (TAP2)	6p21.3	HLA-Klasse-I-Defekt (BLS I)
Klasse-II-Transaktivator (C-II-TA)	16	HLA-Klasse-II-Defekt (BLS II) (Komplementationsgruppe A)
Regulatorischer Faktor X5 (RFX 5)	1	HLA-Klasse-II-Defekt (BLS II) (Komplementationsgruppe C)
RFX-assoziiertes Protein (RFX-AP)		HLA-Klasse-II-Defekt (BLS II) (Komplementationsgruppe D)
Signaltransduktionsdefekte:		
Cluster of differentiation γ (CD3γ)	11q23	Vornehmlich T-Zell-Defekt
Cluster of differentiation ε (CD3ε)	11q23	Vornehmlich T-Zell-Defekt
ζ-Ketten-assoziiertes Protein (ZAP70)	2q12	Autosomal-rezessive SCID
?	?	Interleukin-2-Defizienz, autosomal-rezessive SCID
Common-γ-chain (γc)	Xq13.1	X-chromosomale SCID (XSCID)
Janus-Kinase 3 (JAK3)	19p13.1	Autosomal-rezessive SCID
FAS	10q24.1	Autoimmun, lymphoproliferatives Syndrom (ALPS, Canale-Smith-Syndrom)
Interferon-γ-Rezeptor 1 (IFNGR1)	6q23–24	Mykobakterielle Infektionen
Immundefektsyndrome		
?	22q11	DiGeorge-Syndrom (CATCH 22)
Ataxia teleangiectatica mutiert (ATM)	11q22–23	Ataxia teleangiectatica
Bloom-Syndrom mutiert (BLM)	15q26.1	Bloom-Syndrom
Wiskott-Aldrich-Syndrom-Protein (WASP)	Xp11.23	Wiskott-Aldrich-Syndrom

Die 3. Stufe des Abwehrsystems bildet das Immunsystem mit seinen Protagonisten, den Lymphozyten. Es zeichnet sich dadurch aus, daß es Antigenabhängig reagiert und ein spezifisches Gedächtnis ausbildet. Primäre Immundefekte (ID) sind genetische Erkrankungen dieses lymphatischen Immunsystems. Als Folge eines primären ID kommt es in variablem Ausmaß zu rekurrierenden viralen, bakteriellen, Pilz- und Protozoenerkrankungen.

In den vergangenen Jahren wurde eine Vielzahl von Erkrankungen des spezifischen Immunsystems aufgeklärt (Tabelle 1.2.1). Das Studium dieses primären ID verhalf zu einem erweiterten Verständnis des Immunsystems, da die ID die Lymphozytenentwicklung ebenso beeinflussen wie deren Aktivierungs-, Signaltransduktions- und Interaktionswege (Abb. 1.2.1).

1.2.2 Hypo-/Agammaglobulinämien

1.2.2.1 X-chromosomale Agammaglobulinämie (XLA, Agammaglobulinämie Bruton)

Die X-chromosomale Agammaglobulinämie wurde im Jahr 1952 als erste genetische Immundefizienz identifiziert und beschrieben [Bruton 1952]. Das Knochenmark der betroffenen Patienten ist nicht in der Lage, reife B-Lymphozyten zur Vermittlung der humoralen Immunabwehr zur Verfügung zu stellen. Der molekulare Defekt der Erkrankung beruht auf einem funktionellen Ausfall der Bruton-Tyrosinkinase (BTK), einer zytoplasmatischen Kinase, die ein Schlüsselmolekül für die B-Zell-Entwicklung darstellt [Tsukada et al. 1993, Vetrie et al. 1994].

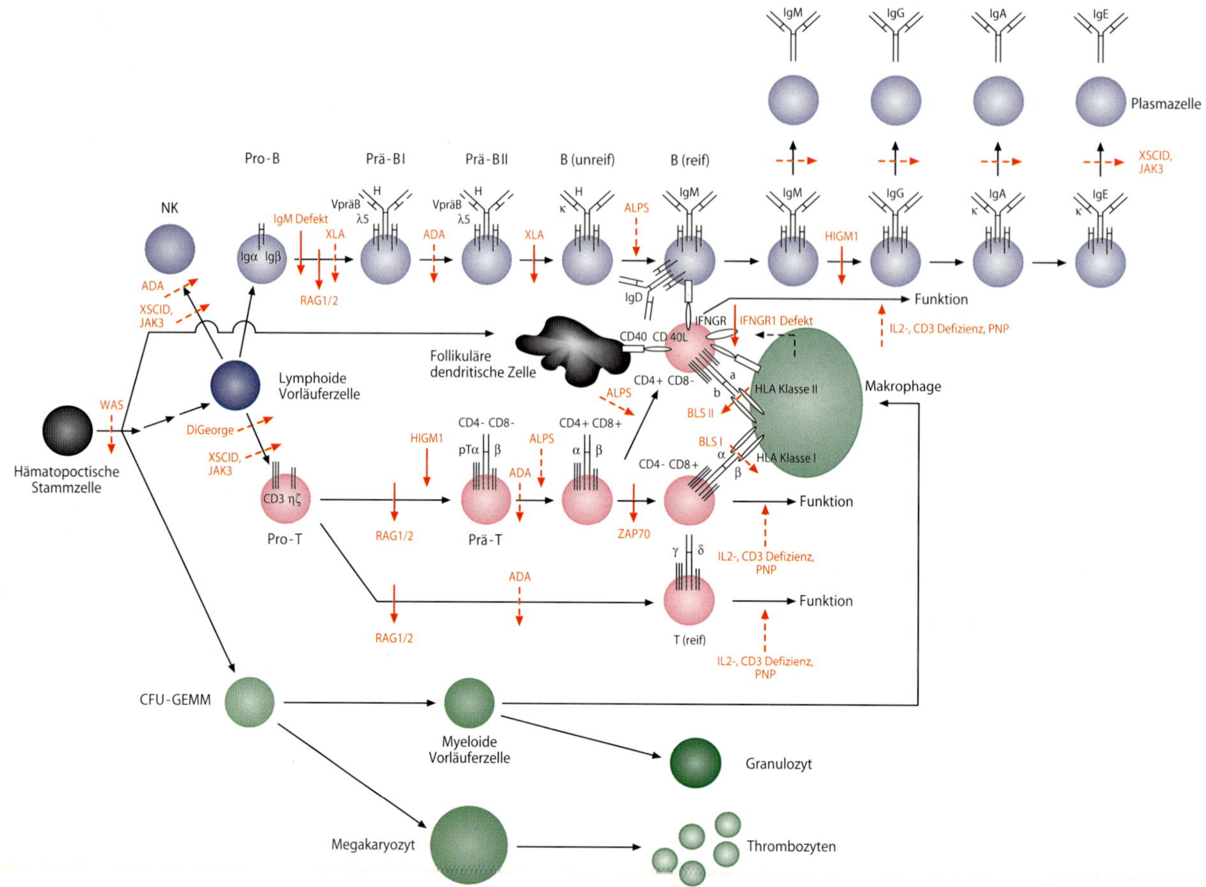

Abb. 1.2.1. Schema der Lymphozytenentwicklung. *Rot* eingezeichnet sind in diesem Kapitel beschriebene Defekte. *Nicht kreuzende Pfeile* zeigen zellulare Differenzierungsstufen an, die durch einen funktionellen Ausfall des entsprechenden Gens charakterisiert sind. Dies geht mit (*kreuzende Pfeile*) oder ohne einen Differenzierungsblock einher; *ausgefüllter Pfeil* kompletter Block, *punktierter Pfeil* partieller Block

1.2.2.1.1 Krankheitsbild

Bei Patienten, die an einer X-chromosomal-rezessiven Agammaglobulinämie leiden, finden sich im peripheren Blut keine oder sehr wenige (bis 1%) reife B-Lymphozyten oder Plasmazellen. Die Anzahl aller anderen Zellen hämatopoetischen Ursprungs ist jedoch normal. Die Serumspiegel der 3 Hauptimmunglobulinklassen IgA, IgG und IgM sind dementsprechend sehr niedrig oder nicht nachweisbar. Daher sind die Patienten anfällig genüber bakteriellen Erregern. Häufig finden sich *Streptococcus pneumoniae, Haemophilus influenzae, Staphylococcus aureus* und Pseudomonaden als Ursache von Infekten. Zudem wurden Infektionen durch andere bakterielle Spezies wie Salmonella und Campylobacter sowie durch Mykoplasmen beschrieben [Ochs u. Smith 1996]. Meist betreffen die Erkrankungen den Respirationstrakt und führen zu einer Sinusitis, Bronchitis, Otitis oder Pneumonie. Darüber hinaus werden oft septische Arthritiden, pyogene Meningitiden oder eine Sepsis diagnostiziert. Nicht selten leiden die Betroffenen an einer Diarrhö verbunden mit einer Malabsorption. Bei 1/3 aller XLA-Patienten zeigen sich Hautinfektionen, beispielsweise eine Impetigo. Da die T-Zell-vermittelte Immunabwehr der Patienten intakt ist, verfügen sie über ein normales Reaktionsvermögen auf virale Infekte. Ausnahmen sind Infektionen mit Enteroviren, wie Echo- und Coxsackieviren, die Meningoenzephalitiden, oft einhergehend mit einer Dermatomyositis-ähnlichen Symptomatik, hervorrufen. XLA-Patienten scheinen auch einem erhöhtem Risiko zu unterliegen, ein kolorektales Karzinom zu entwickeln [Van der Meer 1993]. Histologisch auffällig sind die Mandeln und die Lymphknoten. Beide Gewebe sind gewöhnlich reich an B-Lymphozyten. Sie erscheinen jedoch hier hypoplastisch oder können fast vollständig fehlen [Ochs u. Smith 1996].

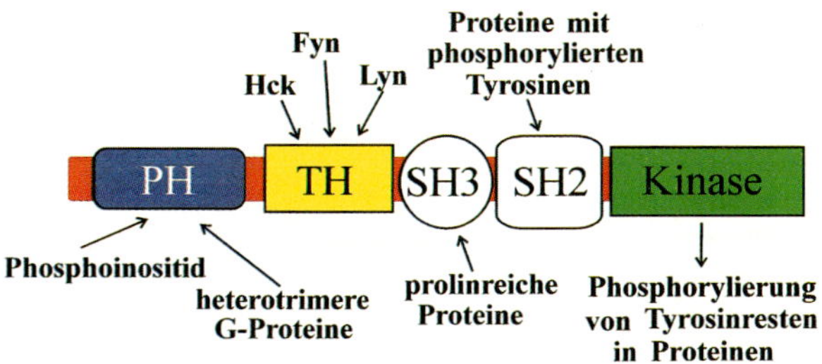

Abb. 1.2.2. Schematische Darstellung des BTK-Proteins, seiner 5 Domänen sowie deren mögliche Interaktionen mit anderen zellularen Komponenten, *PH* Pleckstrin-Homologiedomäne, *TH* Tec-Homologiedomäne, *SH2, SH3* SRC-Homologiedomänen. Mutationen in allen Domänen führen zu einer XLA

1.2.2.1.2 Molekularbiologie

Reife B-Lymphozyten, die die humorale Immunabwehr vermitteln, entwickeln sich im Knochenmark aus den Vorläuferstadien der Pro-B- und Prä-B-Zelle. Bei XLA-Patienten finden sich im Knochenmark in verminderter Zahl noch Prä-B-Zellen, der Reifungsprozeß zu B-Zellen kann aber nicht vollzogen werden. Die molekulare Ursache für diese Entwicklungsblockade des B-Lymphozyten-Systems liegt in Mutationen des Gens, das die Bruton-Tyrosinkinase kodiert. Das Gen ist auf dem langen Arm des X-Chromosoms (Xq21.3–22) lokalisiert, in 19 Exons unterteilt und erstreckt sich über 37,5 kb. Das Gen wird in allen hämatopoetischen Zellinien außer T-Zellen und Plasmazellen exprimiert. Die mRNA umfaßt 2.560 Nukleotide und kodiert ein Protein von 659 Aminosäuren Länge [Vetrie et al. 1993]. Das BTK-Protein liegt in der Zelle im Zytoplasma vor. Es weist 5 funktionelle Domänen auf (Abb. 1.2.2). Die N-terminale Pleckstrin-Homologie-Domäne (PH-Domäne) kann Phosphoinositid, heterotrimere G-Proteine sowie Proteinkinase C binden, die allesamt an der intrazellularen Signalvermittlung beteiligt sind. Die Tec-Homologie-Domäne (TH-Domäne) ist in der Lage, mit zytoplasmatischen Proteinen wie Fyn, Hck und Lyn, die ebenfalls in verschiedenen Signalketten mitwirken, zu interagieren [Cheng et al. 1994]. Die Src-Homologie-3-Domäne (SH3-Domäne) ermöglicht Interaktionen von BTK mit Proteinen, die prolinreiche Segmente enthalten. Die Src-Homologie-2-Domäne (SH2-Domäne) bindet an Proteine, die phosphorylierte Tyrosine enthalten. Zudem weist das BTK-Protein eine Kinasedomäne auf, die ihrerseits Tyrosine von Zielproteinen phosphorylieren kann. Die Bruton-Tyrosinkinase verfügt somit über zahlreiche, komplexe Interaktionsmöglichkeiten mit anderen zellularen Proteinen und kann durch ihre Kinaseaktivität als Mediator in diversen Signalkaskaden agieren. Die genaue Rolle des Proteins in der B-Lymphozyten-Entwicklung ist noch ungeklärt [Rawlings u. Witte 1994]. Bislang wurden bei XLA-Patienten 175 verschiedene Mutationen in 236 Familien beschrieben (Übersicht bei Vihinen et al. [1996]). Mutationen in allen 5 Domänen führen zum Phänotyp der X-chromosomalen Agammaglobulinämie, d. h. jedes einzelne dieser Motive leistet einen wichtigen Beitrag zur Funktion des Proteins.

1.2.2.1.3 Diagnose und Therapie

Bei älteren Kindern weisen niedrige Serumspiegel an IgG und abwesende IgA- und IgM-Immunglobuline auf eine Störung der B-Zell-Entwicklung hin. Immunglobulinkonzentrationen im fetalen Nabelschnurblut oder im Serum von Kindern, die jünger als 6 Monate sind, sind dagegen nicht informativ, da bis zu diesem Zeitpunkt plazentagängiges mütterliches Immunglobulin G im Blut der Patienten zirkuliert. Einen eindeutigen Aufschluß über das Vorliegen einer X-gekoppelten Agammaglobulinämie gibt die Sequenzanalyse des *BTK*-Gens. Durch die Ermittlung von Mutationen bei Müttern ist es möglich, einen Überträgerstatus zu definieren. Als ein Diagnosekriterium kann auch der X-Inaktivierungsstatus dienen, der mittels polymorpher DNA-Marker ermittelt wird; bei Überträgerinnen dieser Erkrankung ist in B-Lymphozyten jeweils das betroffene X-Chromosom inaktiviert. Zur Pränataldiagnose bei männlichen Feten mit Verdacht auf XLA wird die B-Lymphozyten-Zahl im fetalen Nabelschnurblut bestimmt. Sie ist im Fall einer Erkrankung drastisch erniedrigt.

Die i.v. Verabreichung von Serumimmunglobulin G zur Rekonstitution der humoralen Immunabwehr stellt derzeit die Therapie der Wahl bei XLA-Patienten dar. Die Behandlung hat eine günstige Prognose, wenn sie eingeleitet wird, bevor die Patienten chronische Symptome einer Agammaglobulinämie entwickeln.

1.2.2.2 Defekt der schweren Kette des Immunglobulins M

Diese autosomal-rezessive Erkrankung wurde 1996 als eigenständige Agammaglobulinämie erkannt [Yel et al. 1996]. Dieser ID ist eine Phänokopie der XLA. Den Patienten mangelt es an Immunglobulinen und B-Zellen im peripheren Blut. Die Pro-B-

Zell-Zahl im Knochenmark ist unauffällig, die Prä-B-Zellen sind jedoch erheblich reduziert. Der klinische Verlauf dieser Patienten unterscheidet sich nicht von der XLA (s. Kapitel 1.2.2.1 „X-chromosomale Agammaglobulinämie (XLA, Agammaglobulinämie Bruton)").

1.2.2.2.1 Molekularbiologie

5–10% der Patienten mit einem frühen Beginn der Agammaglobulinämie sind Mädchen. Dies legte bereits die Vermutung nahe, daß neben *BTK*-Mutationen autosomale Gendefekte diesen Phänotyp verursachen können. Bei der Suche nach Kandidatengenen für autosomal-rezessiv vererbte Agammaglobulinämien wurden in 3 Familien Veränderungen der schweren Kette des Immunglobulins M (IgM) gefunden. Das Gen für die schwere Kette des IgM liegt, wie alle anderen Schwere-Ketten-Immunglobulingene, auf Chromosom 14q32 und umfaßt mindestens 2 Megabasen. Das Exon, das den variablen Anteil kodiert, wird durch V(D)J-Rekombination erzeugt. Der konstante Anteil des Schwere-Ketten-*IgM*-Gens umfaßt 6 Exons. Die beiden letzten Exons werden durch alternatives Spleißen der mRNA angefügt, wenn ein Anker das IgM-Molekül in der Membran der B-Zelle zurückhalten soll. Die prozessierte RNA ist etwa 2,7 kb (Membranform) oder 2,4 kb (sezernierte Form) lang und kodiert ein Protein mit einem MG von 55 000–59 000.

Die erwähnten Familien wurden zur Analyse ausgewählt, weil entweder weibliche Patienten mit Agammaglobulinämie im Stammbaum auftraten oder weil bei Betroffenen keine *BTK*-Mutationen nachgewiesen werden konnten [Yel et al. 1996]. In einer konsanguinen Familie war auf beiden *IgM*-Allelen eine Deletion nachweisbar, die sich von den D-Elementen über die J-Module bis in die konstante Region inklusive Membrananker der IgM-schweren-Kette erstreckte, so daß keine IgM-schwere-Kette gebildet werden konnte. Bei einer 2. Familie fand sich im Exon 4 des konstanten Anteils eine Substitutionsmutation in der alternativen Spleißdonorsequenz für den Membrananker. Diese Substitution hat 3 Konsequenzen. Zum einen wird in der sezernierten, zum anderen in der membranverankerten IgM-Kette jeweils eine andere Aminosäure spezifisch verändert, zudem ist die Möglichkeit zu einem korrekten Spleißvorgang deutlich eingeschränkt.

Ein weiterer Patient wies auf einem Allel eine IgH-Locus-Deletion von mindestens 260 kb auf, sein 2. Allel zeigte eine Mutation des C-terminalen Cysteins, das an Disulfidbrücken innerhalb der IgM-Ketten beteiligt ist. Hieraus ergibt sich eine Instabilität der IgM-schweren-Kette.

Allen Mutationen gemeinsam ist, daß keine IgM-schwere-Kette gebildet werden kann. In Prä-B-Zellen wird die IgM-schwere-Kette gemeinsam mit einem Surrogat der leichten Kette als Prä-B-Zell-Rezeptor an die Membranoberfläche exportiert. Über diesen Rezeptor erhalten die Prä-B-Zellen des Knochenmarks ein Überlebenssignal. Bei Ausfall dieses Signals sterben die B-Progenitoren, wie in mehreren Modellen gezeigt wurde, ab [Kitamura et al. 1991].

1.2.2.2.2 Diagnose und Therapie

Die phänotypische Diagnose orientiert sich am für XLA-Patienten beschriebenen Vorgehen (s. Kapitel 1.2.2.1.3 „Diagnose und Therapie"). Nach Ausschluß eines *BTK*-Gen-Defekts ist bei männlichen Agammaglobulinämiepatienten eine Analyse des *IgM*-schwere-Ketten-Locus angezeigt; weibliche Patienten sollten bereits primär auf einen IgM-Defekt untersucht werden. Allerdings verbleiben auch dann noch Patienten mit Agammalobulinämie, deren genetischer Defekt derzeit nicht molekular abklärbar ist. In jedem Fall richtet sich die Therapie nach den für die XLA beschriebenen Konzepten.

1.2.2.3 Hyper-IgM-Syndrom (HIGM1)

Das Hyper-IgM-Syndrom (X-linked immunodeficiency with hyper IgM; HIGM1) ist ein seltener, X-chromosomal vererbter T-Zell-Defekt, der nur in 0,3–2,0% aller primären Immundefizienzen diagnostiziert wird. Die betroffenen Patienten weisen eine normale Zahl an zirkulierenden B-Zellen im Blut auf, die jedoch nur die Immunglobuline M und/oder D, nicht aber IgG, IgA und IgE auf ihrer Oberfläche exprimieren. HIGM1 beruht auf Mutationen im Gen des CD40-Liganden (CD40L), das auf dem X-Chromosom lokalisiert ist. Das Syndrom wurde erstmals im Jahr 1961 von Rosen et al. [1961] und Burtin [1961] beschrieben. Seither sind weltweit gut 100 Fälle publiziert worden.

1.2.2.3.1 Krankheitsbild

Bei Knaben, die unter dem Hyper-IgM-Syndrom leiden, treten im 1. Lebensjahr, parallel zum abnehmenden Titer mütterlicher Antikörper im Serum des Kinds, hartnäckige bakterielle Infekte auf. Charakteristischerweise leiden die Patienten gehäuft an opportunistischen Infektionen ausgelöst durch *Pneumocystis carinii* und Kryptosporidien [Kroczek et al. 1994]. Im hämatologischen System der Patienten finden sich häufig Symptome, die auf autoimmunologische Reaktionen zurückzuführen sind. Vor allem hämolytische Anämien, Thrombozytopenien sowie Neutropenien sind anzutreffen. Auch ein erhöhtes Risiko zur Entwicklung von Non-Hodgkin- und Hodgkin-Lymphomen wurde bei Hyper-IgM-Patienten beschrieben [Notarangelo et al. 1992 a]. Immunhistologisch sind in den Lymphorganen keine Keimzentren nachweisbar. Im Serum findet sich nur IgM, jedoch kein anderer Ig-Isotyp.

1.2.2.3.2 Molekularbiologie

B-Zellen sind gewöhnlich in der Lage, 5 Klassen von Immunglobulinen (IgM, IgD, IgG, IgA, IgE), die unterschiedliche konstante Regionen aufweisen, zu generieren. Die antikörperbildende Zelle stellt zunächst IgM bzw. IgD her, um zu einem späteren Entwicklungszeitpunkt auf die Produktion von IgG, IgA oder IgE umzuschalten. Bei diesem Vorgang, der Isotypenklassenwechsel (class switching) genannt wird, bleiben die leichte Ig-Kette sowie die variable Region der schweren Ig-Kette der Antikörper unverändert, nur die konstante Region der schweren Ig-Kette wird ausgetauscht. Mittels homologer Rekombination zwischen sog. DNA-switch-Elementen werden auf genomischer Ebene in B-Zellen die variablen antigenspezifischen schweren Ig-Ketten-Anteile von den konstanten Anteilen Cμ und Cδ, welche die Isotypenklassen IgM und IgD definieren, abgekoppelt und mit Cγ, Cα oder Cε verknüpft. Diese B-Zellen produzieren dann Immunglobuline, die den Klassen IgG, IgA oder IgE angehören. Die B-Zellen von Patienten mit dem Hyper-IgM-Syndrom sind nicht in der Lage, diesen Umschaltvorgang zwischen den einzelnen Immunglobulinklassen durchzuführen. Dementsprechend präsentieren die betroffenen B-Zellen ausschließlich Immunglobuline der Klassen IgM und/oder IgD auf ihrer Oberfläche und kein IgG, IgA oder IgE [Hollenbaugh et al. 1994].

Das Signal zum Klassenwechsel im Sinn einer Erweiterung des funktionellen Antikörperrepertoires erhalten die B-Zellen über den CD40-Rezeptor (Abb. 1.2.3). Den zugehörigen CD40-Liganden (CD40L) exprimieren aktivierte CD4$^+$-T-Zellen auf der Oberfläche. Darüber hinaus findet man eine CD40L-Expression auf aktivierten basophilen Granulozyten, Mastzellen, Monozyten und NK-Zellen

[Ramesh et al. 1994]. Das *CD40L*-Gen ist auf dem X-Chromosom im Bereich Xq26 lokalisiert, besteht aus 5 Exons und umspannt auf genomischer Ebene 13,3 kb DNA. Die cDNA weist eine Länge von 1.816 Nukleotiden auf und kodiert ein glykosyliertes Transmembranprotein von 261 Aminosäuren Länge. Die extrazellulare Domäne erstreckt sich über 215 Aminosäuren, die Transmembrandomäne setzt sich aus 24 Aminosäuren zusammen und die N-terminale intrazellulare Domäne umfaßt 22 Aminosäuren [Hollenbaugh et al. 1994]. Bei der molekulargenetischen Analyse des *CD40L*-Gens bei mehr als 50 HIGM1-Patienten wurden Punktmutationen, die zum Austausch der kodierten Aminosäure oder zu Stopkodons führen, Deletionen und Insertionen sowie Mutationen innerhalb von Spleißsequenzen, die zu einer fehlerhaften RNA–Prozessierung führen, nachgewiesen [Katz et al. 1996, Kroczek et al. 1994, Lin et al. 1996, Macchi et al. 1995 a, Ramesh et al. 1994, Thomas et al. 1995]. Alle Mutationen betreffen die extrazellulare oder die Transmembrandomäne des CD40L-Proteins. Bei 2 Brüdern mit Hyper-IgM-Syndrom konnte keine Mutation in der genomischen DNA und cDNA im *CD40L*-Gen gefunden werden. Auch waren normale Mengen an *CD40L*-mRNA in aktivierten T-Zellen vorhanden. Jedoch konnte auf der T-Zell-Oberfläche kein CD40L-Protein nachgewiesen werden, so daß in diesen Fällen ein Defekt als Ursache der Erkrankung vermutet wird, der die Proteintranslation oder -stabilität beeinflußt [Ramesh et al. 1994].

Patienten, bei denen der CD40L nicht betroffen, jedoch eine Störung im CD40-Signaltransduktionsweg vorhanden ist, zeigen ebenfalls den Phänotyp eines Hyper-IgM-Syndroms [Durandy et al. 1997]. Es steht zu erwarten, daß Defekte unterschiedlichster Gene einen Hyper-IgM-Phänotyp hervorrufen können, da zu einem vollständigen Klassenwechsel nicht nur das CD40-CD40L-Signal isoliert verarbeitet wird, sondern weitere interzellulare Signale integriert werden müssen. So verstärkt eine CD40L-Aktivierung der T-Zellen die kostimulatorische B7-CD28-Interaktion [Yang u. Wilson 1996], ohne die ein Klassenwechsel nicht möglich ist. Zum anderen steuern die durch Interleukine ausgelösten Veränderungen den spezifischen Klassenwechsel (IL-10 zu IgG$_1$ und IgG$_3$, TGF-β zu IgA und IL-4 zu IgE).

1.2.2.3.3 Diagnose und Therapie

Bei männlichen immundefizienten Patienten, die innerhalb des 1. Lebensjahrs bei normaler Zahl an

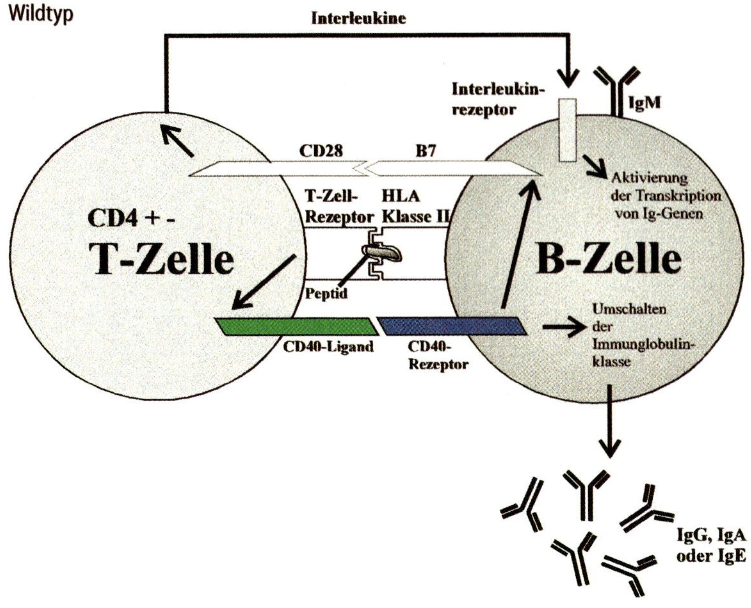

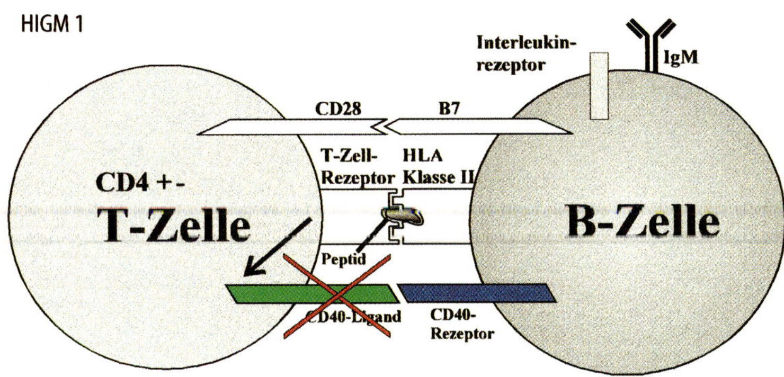

Abb. 1.2.3. Modell der Wechselwirkung zwischen B- und T-Zellen während der Umschaltung der Immunglobulinklassen. Die Erkennung des Komplexes aus einem HLA-Klasse-II-Molekül und dem zugehörigen Peptid durch den T-Zell-Rezeptor führt zu einer erhöhten Expression des CD40-Liganden auf der T-Zell-Oberfläche. Die Interaktion des CD40-Liganden mit CD40 ermöglicht dann das Umschalten der Immunglobulinklasse von IgM zu IgG, IgA oder IgE. Zudem wird verstärkt B7 auf der Oberfläche der B-Zellen exprimiert, was über eine CD28-Stimulation zu einer Sekretion von Interleukinen aus den CD4⁺-T-Zellen führt. Die Interleukine bewirken eine gesteigerte Transkription der Immunglobulingene. Der untere Teil der Darstellung zeigt die Auswirkungen eines Ausfalls des CD40-Liganden beim HIGM1-Syndrom

zirkulierenden B-Zellen auffällig niedrige IgG- und IgA-Spiegel im Serum aufweisen, sollte die Expression eines funktionellen CD40-Liganden auf aktivierten T-Zellen überprüft werden. Dies kann mit Hilfe monoklonaler Antikörper gegen die extrazelluläre Domäne des CD40L-Proteins oder mit CD40-Ig-chimären, löslichen Proteinen geschehen. Da die cDNA-Sequenz und die Genstruktur bekannt sind, können Mutationen im *CD40L*-Gen mit Hilfe molekularer Methoden ermittelt werden [Kroczek et al. 1994]. Eine Pränataldiagnostik ist dadurch möglich. Unklar ist bislang, ob in *CD40L*-exprimierenden hämatopoetischen Zellen von Überträgerinnen spezifisch das mutierte X-Chromosom inaktiviert wird [Hollenbaugh et al. 1994, Notarangelo et al. 1992a]. Daher scheiden derzeit Untersuchungen zur X-Inaktivierung bei Müttern als diagnostisches Kriterium aus.

Eine therapeutische Beeinflussung durch i.v. Verabreichung von Immunglobulinen kann versucht werden [Notarangelo et al. 1992a]. Die Knochenmarktransplantation, wenn möglich von einem HLA-identischen Spender, stellt derzeit jedoch das einzige kurative Therapieverfahren dar.

Gegenwärtig wird die Möglichkeit einer somatischen Gentherapie zur Behandlung von Patienten mit Hyper-IgM-Syndrom erwogen. In T-Zellen der Patienten könnte das Gen als Wildtyp eingebracht werden, um so die ungestörte Aktivierung der Antikörper-produzierenden B-Zellen zu rekonstituieren. Allerdings muß dabei beachtet werden, daß die Expression des *CD40L*-Gens streng reguliert und das Gen nicht konstitutiv exprimiert wird. Eine Überexpression des Gens könnte Hypergammaglobulinämien oder Autoimmunphänomene zur Folge haben. Dementsprechend muß für diese Gentherapie ein Gentransfersystem entwickelt werden, welches das einzubringende *CD40L*-Gen unter die Kontrolle eines geeigneten Promotors stellt.

1.2.3 Kombinierte Immundefekte

1.2.3.1 Allgemeine Einführung zu den Krankheitsbildern

Als kombinierte Immundefekte (combined immunodeficiencies, CID) faßt man eine Gruppe von genetischen Erkrankungen zusammen, bei denen die Entwicklung und/oder die Funktion der T-Zellen gestört sind. Die B-Zell-Funktion kann direkt oder indirekt über den Ausfall der T-Zell-vermittelten Aktivierung betroffen sein (Übersicht bei Le Deist u. Fischer [1996]). Die einzelnen Entitäten sind sehr selten. Die Inzidenz aller dieser Erkrankungen beträgt insgesamt 1:50.000–1:100.000 Lebendgeburten [Stephan et al. 1993]. Der schwere kombinierte Immundefekt (severe combined immunodeficiency, SCID) stellt die Extremvariante der CID dar, bei der die Immunfunktionen praktisch vollständig fehlen. Der X-chromosomale schwere kombinierte Immundefekt (XSCID) macht mit etwa 30–40% den Großteil der SCID-Erkrankungen aus, gefolgt von jeweils etwa 10–15% Adenosindeaminasemangel und den Defekten der Rekombinase-aktivierenden Gene. Die klassische Einteilung, die immunphänotypischen Kriterien folgt, macht zunehmend einer Einteilung Platz, die sich an pathogenetischen Gesichtspunkten orientiert und auch von uns aufgegriffen wird (Tabelle 1.2.1). Ohne eine Immunrekonstitution durch eine Knochenmark- oder Stammzelltransplantation ist die Prognose der Kinder mit wenigen Ausnahmen (s. Kapitel 1.2.3.3.2.3 „Diagnose und Therapie") als infaust anzusehen.

1.2.3.1.1 Klinik

Die klinische Präsentation ist relativ einheitlich. Während der Schwangerschaft, unter der Geburt und in den ersten Lebenswochen bestehen in der Regel keine Krankheitssymptome. Die Mehrzahl der Säuglinge entwickelt ab dem 2. bis 3. Lebensmonat Symptome, wobei Infektionskomplikationen das auffälligste Merkmal der (S)CID-Erkrankungen darstellen. Eine hohe Neigung zu opportunistischen Infektionen (*Pneumocystis carinii*) ist vorhanden. Die verschiedenen (S)CID-Formen unterscheiden sich nicht in Art und Häufigkeit der Infektionen, auch wenn sie bei einer ADA-Defizienz früher in Erscheinung treten können [Stephan et al. 1993]. Das Krankheitsbild ist beinahe stereotyp, geprägt durch chronisch persistierende Symptome im Bereich der Atemwege, akute Pneumonien, therapieresistente mukokutane Candidiasis, ekzematöse Hautveränderungen, Pruritus, häufig Alopezie und lokale oder systemische bakterielle Infekte (Otitis media, Mastoiditis, eitrige Rhinitis und Konjunktivitis, Hautabszesse, Sepsis, Meningitis und Arthritis). Die rekurrierenden Infektionen führen in zunehmendem Maß zu klinisch nicht beherrschbaren Gedeihstörungen bei chronischen Enteritiden. Intrazellulare Organismen wie Listerien und Legionellen können ebenso wie Viren, v.a. der Herpesgruppe (EBV, CMV), zu letalen Komplikationen führen.

Lebendimpfungen können von gravierenden Nebenwirkungen begleitet werden. Eine generalisierte Impftuberkulose bei routinemäßiger BCG-Impfung kann tödlich verlaufen [Stephan et al. 1993], die orale Poliovakzination kann zur persistierenden Virusausscheidung im Stuhl führen.

Nicht infektiöse klinische Manifestationen werden oft durch eine „graft-versus-host-disease" (GVHD) verursacht. Die Patienten sind nicht in der Lage, allogene Zellen abzustoßen. Allogene Zellen bei diesen Kindern lassen sich entweder auf materne Lymphozyten oder Transfusionsprodukte zurückführen. Mit molekularen Nachweisverfahren können bei über 50% der (S)CID-Patienten (Ausnahme: ADA) mütterliche Zellen identifiziert werden [Fromenberg et al. 1983, Knobloch et al. 1991]. Die maternen Lymphozyten zeigen einen normalen, teilweise aktivierten Phänotyp. Sie rufen eine relativ milde GVHD mit Hauterscheinungen, Eosinophilie, selten Enteritis und erhöhten Leberenzymen hervor. Fatale Verläufe sind nicht bekannt. Im Gegensatz dazu können durch Applikation nicht bestrahlter Transfusionsprodukte häufig tödlich verlaufende GVHD ausgelöst werden.

Die GVHD zeigt sich dabei 2–4 Wochen nach der Applikation der Produkte und manifestiert sich in einer diffus nekrotisierenden Erythrodermie, Ablösungen der Mukosa, einer Zerstörung des Gallenwegendothels und selten im Untergang des Knochenmarkstromas.

Nach einer Konsanguinität der Eltern muß gezielt gefragt werden. Eine bezüglich dieser Krankheitsgruppe leere Familienanamnese besitzt insofern keine Aussagekraft, als die (S)CID-Erkrankungen häufig sporadisch auftreten. Die körperliche Untersuchung zeigt neben den ungewöhnlichen, infektbedingten Krankheitszeichen charakteristische Befunde v.a. der lymphatischen Organe auf. In den allermeisten Fällen fehlen die zervikalen Lymphknoten ebenso wie die Tonsillen. Sehr selten kommt es zu einer Lympadenopathie, der eine pathologische Proliferation nicht lymphozytärer Zellen zugrundeliegen kann.

1.2.3.1.2 Diagnostik

Die Laborbefunde spiegeln die hochgradige Störung des lymphatischen Systems bei diesen Erkrankungen wider. Eine Übersicht häufiger und charakteristischer Basis- und Speziallaborbefunde ist in Tabelle 1.2.2 wiedergegeben. Tabelle 1.2.3 faßt den Immunphänotyp bei SCID-Patienten zusammen. Die Besonderheiten der Diagnostik der genetischen Defekte werden bei den einzelnen Krankheitsentitäten abgehandelt.

1.2.3.1.3 Therapie

Bei der Behandlung lassen sich symptomatische, im wesentlichen supportive, von kurativen Maßnahmen abgrenzen. Die präventiven und supportiven Maßnahmen bei (S)CID sind:
1. *Pneumocystis-carinii*-Prophylaxe
   – Trimethoprim/Sulfamethoxazol (Cotrim®)

Tabelle 1.2.2. Laboruntersuchungen und Befunde bei (schweren) kombinierten Immundefekten

Untersuchung	Befund
Basislabor	
Blutbild	Meist Lymphopenie, häufig Eosinophilie und Thrombozytose bei SCID
Röntgenthorax (a.-p./seitlich)	Retrosternalraum meist leer, schmales oberes Mediastinum (Thymushypoplasie)
Sonographie	Thymushypoplasie
Serumimmunglobuline	IgG niedrig/abfallend, IgA und IgM meist fehlend, selten normale Werte
Oberflächenmarkeranalyse der Lymphozyten	T-Zellen meist niedrig/fehlend, falls vorhanden, abnorme Subpopulationsverteilung, B-Zellen variabel, fehlende HLA-Antigen-Expression bei BLS
Hauttestung	Anergie, nur verwertbar bei gesicherter Antigenexposition nach Impfung (DT) oder nach Infektion (z.B. Candidiasis, BCGitis)
Zellulare Funktion durch Mitogene oder Antigenstimulation	Obligat pathologisch, besonders antigeninduzierte Reaktionen immer abnorm
Spezielle Untersuchungen	
Erweiterte Oberflächenmarkeranalyse der Lymphozyten	Störungen der Expression z.B. der Aktivierungsmarker, des T-Zell-Rezeptorkomplexes, der common-γ-chain (γc)
Erweiterte Funktionsanalyse der Lymphozyten	NK-Zell-Funktion, lymphozytotoxische T-Zell-Funktion, Lymphokinsynthese
Spezifische Antikörperantwort	
Natürliche Antikörper	Isoagglutinine niedrig/fehlend (bei Gesunden erst ab dem 6. Lebensmonat ansteigend)
Impf- und Infektionsantikörper	Fehlend bzw. kein Anstieg (cave: mütterliche Antikörper, Antikörper nach i.v.-Immunglobulinsubstitution)
HLA-Typisierung	Nachweis fremder (z.B. mütterlicher Zellen), Lymphozyten (T- und B-Zellen) analysieren
Histologie	*Lymphknoten*: Lymphopenie, Lymphfollikel; *Darm*: kein lymphatisches Gewebe, Zeichen der GVHD; *Haut*: Zeichen der GVHD; *Knochenmark*: keine Plasmazellen
Enzymbestimmungen: ADA/PNP in Erythrozyten	Fehlende Aktivität bei SCID mit ADA/PNP-Mangel (falsch-positive Werte nach Transfusion)
Genetische und molekularbiologische Untersuchungen: (evtl. primäre Fibroblastenlinie bzw. EBV-transformierte B-Zell-Linie anlegen)	s. Befunde bei den einzelnen Krankheitsbildern

2. Pilzprophylaxe
   - Nystatin, Amphotericin
3. Frühzeitige hochdosierte i.v.-Immunglobulingabe
   - Serum-IgG-Spiegel über 5 g/l halten
4. Strenge hygienische Vorsichtsmaßnahmen
   - Einzelpflege in Umkehrisolation
   - Begrenzter Personenkontakt
   - Händedesinfektion, Handschuhe, Kittelpflege, Mundschutz
5. Bei Infektionsverdacht
   - Unverzügliche umfassende Diagnostik (Bakteriologische Kulturen, Viruskultur und DNA-Nachweis, u.U. bronchoalveoläre Lavage, invasive Gewinnung von Gewebe)
   - Nach Diagnostik sofortige i.v., breite antibiotische Behandlung bereits bei Infektionsverdacht
6. Keine Lebendimpfung
   - Bei BCG-geimpften Patienten tuberkulostatische Behandlung auch beim Fehlen von BCGitis-Zeichen
7. CMV- freie Blutprodukte vor Transfusion immer bestrahlen
8. Zügige Überweisung an ein Transplantationszentrum

Diese Maßnahmen dienen dazu, den klinischen Zustand des Patienten so zu stabilisieren, daß eine Knochenmark- (KMT) oder periphere Stammzelltransplantation (PBSCT) durchgeführt werden können. Auf spezifische Komponenten der Therapie weisen wir im Kontext der jeweiligen Krankheitsbilder hin. Bei der Transplantation von hämatopoetischen Stammzellen zur Rekonstitution einer intakten Immunfunktion ist die Verfügbarkeit eines HLA-identischen Spenders inzwischen nicht mehr unbedingt notwendig. Durch geeignete Aufbereitung des Transplantats (Entfernung reifer T-Zellen) läßt sich trotz Verwendung eines HLA-haploidentischen Spenders das Risiko einer GVHD mindern oder gar vermeiden. Daher können Eltern oder haploidente Geschwister Stammzellen spenden. Aufgrund des bestehenden Immundefekts der Patienten besteht eine verminderte oder sogar fehlende Fähigkeit, das Transplantat abzustoßen, so daß bei einem Teil der Patienten eine Transplantation ohne vorausgehende Konditionierung möglich ist. Die Einzelheiten, die Durchführung und der Erfolg der Transplantation sind von zahlreichen Faktoren abhängig, etwa von der Besonderheit der jeweiligen Erkrankung, der Ausprägung der Immunschwäche, den klinischen Komplikationen zum Zeitpunkt der Transplantation sowie dem jeweils verfügbaren Spender. Die möglichst frühzeitige Durchführung der Transplantation spielt prognostisch die wichtigste Rolle. Die Behandlung erfolgt in speziellen Zentren und kann sich über Monate erstrecken. Die Überlebenschance liegt bei rechtzeitiger Durchführung der KMT/PBSCT für alle Defekte gemittelt bei über 50%.

1.2.3.2 Lymphozytendifferenzierung

1.2.3.2.1 Defekt der Rekombinase-aktivierenden Gene 1 und 2 (*RAG1* und *RAG2*)

Eine Erkrankung mit Agammaglobulinämie und Alymphozytose wurde von Hitzig et al. [1958] beschrieben. Eine Ursache dieser SCID-Form mit komplettem Fehlen aller Lymphozyten ist der Funktionsausfall der Rekombinase-aktivierenden Gene 1 und 2 [Schwarz et al. 1996 a, b].

Krankheitsbild

Die Kinder mit dieser autosomal-rezessiv vererbten Form der ID zeigen die klassischen Zeichen der SCID-Erkrankung (s. Kapitel 1.2.3.1.1 „Klinik"). Nicht beherrschbare Infektionen, Diarrhöen und Hautveränderungen stehen im Mittelpunkt des klinischen Bildes. Lymphknoten und Tonsillen können nicht nachgewiesen werden. Im peripheren Blut fehlen B-Zellen (B⁻SCID) und kindliche T-Zellen. In über 50% der Fälle kommt es zum Einwandern mütterlicher T-Zellen. Funktionstüchtige NK-Zellen sind vorhanden. Aufgrund des Fehlens aller Lymphozyten kommt es im Verlauf der Erkrankung nach Verlust der mütterlichen Immunglobuline zur Agammaglobulinämie.

Tabelle 1.2.3. Immunstatus bei SCID-Patienten, bei allen Entitäten müssen vor Erhebung des Lymphozytenstatus kontaminierende mütterliche Zellen im Blut der Patienten ausgeschlossen werden

Defektes Gen	Lymphozytenstatus	Abweichungen
RAG1/2	B^-, T^-, NK^+	Oligoklonale T-Zellen
ADA	B^{low}, T^{low}, NK^{+low}	
TAP2	B^+, T^+, (CD8 $\downarrow$), NK^+	
CT-II-A	B^+, T^+, (CD4 $\downarrow$), NK^+	
RFX5	B^+, T^+, (CD4 $\downarrow$), NK^+	
RFXAP	B^+, T^+, (CD4 $\downarrow$), NK^+	
ZAP70	B^+, T^+, (CD8 fehlend), NK^+	
IL-2-Defizienz	B^+, T^+, NK^+	
γc-Kette	B^+, T^-, NK^-	T^+-und NK^+-Varianten
JAK3	B^+, T^-, NK^-	

Der Funktionsausfall der *RAG*-Gene kann in seltenen Fällen inkomplett sein, so daß sich einige wenige Lymphozyten entwickeln. Das klinische Bild unterscheidet sich praktisch aber nicht vom klassischen, alymphozytären SCID. Im Gegensatz zu diesem sind jedoch Lymphknoten und Tonsillen nachweisbar. Im peripheren Blut findet sich dann sowohl in der T-Helferzell-Population als auch in der zytotoxischen T-Zell-Fraktion (charakterisiert durch die Oberflächenantigene CD4 bzw. CD8) eine oligoklonale T-Zell-Population, die durch spezifische Antigene (z. B. Tetanustoxoid) nicht stimuliert werden kann.

In-vivo- und In-vitro-Lymphozytenstimulationstests fallen negativ aus oder sind, wenn keine T-Zellen isoliert werden können, auch nicht indiziert.

Molekularbiologie

Das spezifische Immunsystem erkennt und antwortet auf eine nahezu unbegrenzte Zahl von Antigenen durch die Interaktion mit Immunglobulinen (Ig) oder T-Zell-Rezeptor-Molekülen (TCR-Molekülen), die an der Oberfläche von B- und T-Zellen exprimiert werden.

Jede einzelne Ig- und TCR-Kette besteht jeweils aus 2 funktionellen Domänen: dem konstanten Anteil, der die Funktion des Moleküls vermittelt, und der variablen Domäne, die zur Antigenbindung

beiträgt. Die variablen Domänen der Antigenrezeptoren werden während der Lymphozytenentwicklung aus den genetischen Elementen V (variable), D (diversity) und J (joining) in einem Prozeß, der V(D)J-Rekombination genannt wird, zusammengesetzt [Lewis 1994] (Abb. 1.2.4). Konservierte Rekombinationssignalsequenzen (RSS), die die V-, D- und J-Elemente flankieren, vermitteln die V(D)J-Rekombination. Die RSS bestehen aus einem palindromischen Nukleotidheptamer und einem A-T-reichen Nonamer. Diese beiden Sequenzabschnitte sind durch Platzhalter (Spacer) von 12 oder 23 Nukleotiden getrennt. Die Länge des 12- bzw. 23-Nukleotid-Abstandhalters ist insofern wichtig, als nur ein RSS vom 12-Nukleotid-Typ mit einem RSS von 23 bp rekombinieren kann, eine Restriktion, die als sog. „12-23"-Regel bekannt ist [Ramsden et al. 1994]. Die V(D)J-Rekombination wird durch die kombinierte Wirkung der RAG1- und RAG2-Proteine, die als Endonuklease zusammenwirken, initiiert [Oettinger et al. 1990, Schatz et al. 1989, Van Gent et al. 1995]. RAG1 genügt, um die RSS zu erkennen, wobei das Nonamer das kritische Element für die RSS-spezifische DNA-Bindung von RAG1 ist [Difilippantonio et al. 1996, Spanopoulou et al. 1996]. RAG2 wird in der Folge in den DNA-RAG1-Komplex rekrutiert. Der RAG1-RAG2-Komplex zeigt dann Endonukleaseaktivität [Hiom u. Gellert 1997]. Der 1.

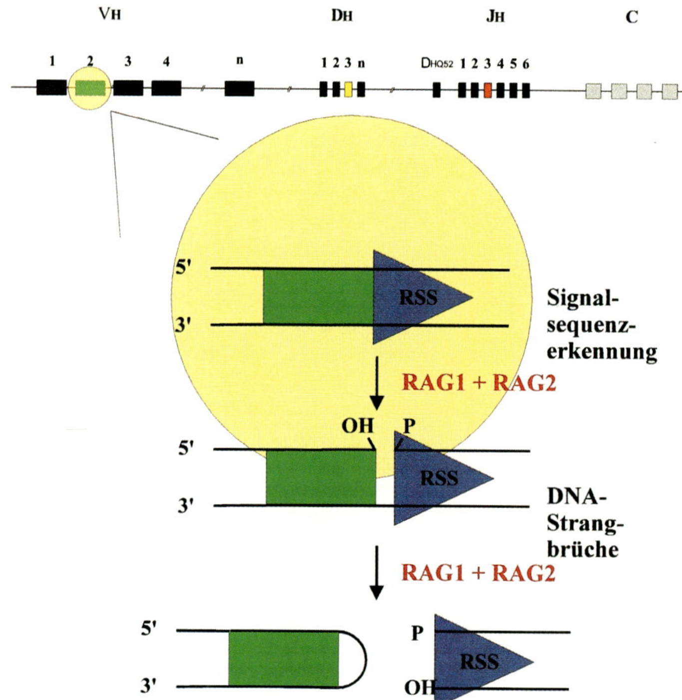

Abb. 1.2.4. Modell der RAG-Funktion. Das Rekombinase-aktivierende Gen 1 (*RAG1*) erkennt auf der DNA spezifisch Rekombinationssignalsequenzen (RSS), die kodierende Elemente flankieren. Nach Rekrutierung von RAG2 arbeiten beide Proteine als Endonuklease zusammen und schneiden den kodierenden Strang der DNA. Durch Transesterifizierung wird der DNA-Strang vollends durchtrennt. Zurück bleiben ein zur Haarnadel ligiertes kodierendes Antigenrezeptorgenelement und ein offenes RSS-Ende. Bei SCID-Patienten mit RAG-Defekten kann demnach die V(D)J-Rekombination nicht initiiert werden

Schnitt der DNA erfolgt auf dem kodierenden Strang exakt an der Grenze des RSS-Heptamers zum kodierenden V-, D- oder J-Element. Die bei diesem Schnitt entstehende freie 3′-Hydroxyl-Gruppe attackiert dann den 2. DNA-Strang [McBlane et al. 1996]. Die entstehenden Reaktionsprodukte sind ein kovalent verschlossenes Ende des V-, D- oder J-Elements (Haarnadel, engl. hairpin) und ein 5′-phosphoryliertes Ende der RSS. Die RAG-Proteine fallen anschließend von den V-, D- oder J-Elementen ab, halten aber die RSS-Enden in einem Komplex zusammen [Agrawal u. Schatz 1997]. Enzyme, die ubiquitär im Genom entstehende DNA-Doppelstrangbrüche ligieren, werden rekrutiert, um die bei der V(D)J-Rekombination entstandenen freien DNA-Enden zu reparieren (Übersicht bei Weaver [1995] und Lieber et al. [1997]).

In der Entwicklung eines jeden Lymphozyten kommt es zu Überlebenssignalen, die über einen Prä-B- bzw. Prä-T-Zell-Rezeptor vermittelt werden. Ohne diese Signale überleben B- bzw. T-Vorläuferzellen nicht. Die schwere Kette des IgM-Moleküls und die β-Kette des TCR bilden einen notwendigen Bestandteil des Prä-B- oder Prä-T-Zell-Rezeptors. Bei einem Defekt der *RAG*-Gene kann die V(D)J-Rekombination nicht initiiert werden, folglich können keine IgM-schwere-Ketten und keine TCR-β-Ketten gebildet werden. Die Vorläuferlymphozyten empfangen kein Signal über ihre Prä-B- bzw. Prä-T-Rezeptoren und sterben ab. Daraus resultiert die Alymphozytose bei Patienten mit der RAG-Defizienz.

Die humanen *RAG1*- und *RAG2*-Gene sind beide auf Chromosom 11p13 lokalisiert [Oettinger et al. 1992, Schwarz et al. 1994]. Ihre 3′-Enden sind in einem Abstand von etwa 18 kb zueinander orientiert. Beide Gene werden folglich in entgegengesetzter Richtung transkribiert. Ihr kodierender Anteil besteht jeweils aus nur einem Exon. Die 6,6-kb-mRNA von RAG1 und die 2,2-kb-mRNA von RAG2 werden in Zellen oder Geweben nachgewiesen, in denen V(D)J-Rekombinations-Aktivität vorhanden ist. Die mRNA kodiert für ein 119-kd-(1.043 Aminosäuren) RAG1 und für ein RAG2-Protein mit einem MG von 55.000 (523 Aminosäuren) [Oettinger et al. 1990, Schatz et al. 1989]. Sequenzvergleiche zeigen, daß RAG1 ein nukleäres Lokalisationssignal, eine Region, die Homologie mit bakteriellen Invertasen und Homöodomäneproteinen aufweist und eine Dimerisierungsdomäne besitzt (Diffilipantonio et al. 1996, Rodgers et al. 1996, Spanopoulou et al. 1996]. Das Mutationsspektrum bei RAG-defizienten SCID-Patienten erfaßt Nonsense-, Missense- und Deletionsmutationen [Schwarz u. Bartram 1996, Schwarz et al. 1996a].

In einem In-vitro-V(D)J-Rekombinations-Versuch, bei dem künstliche Rekombinationssubstrate und die entsprechenden *RAG*-Gene in eine Vertebratenzellinie transient kotransfiziert wurden, zeigten alle mutierten RAG-Proteine weniger als 1% Restaktivität [Schwarz et al. 1996a]. Die untersuchten RAG-Mutationen waren alle vererbt, Neumutationen wurden bisher nicht beschrieben.

Diagnose und Therapie

Eine SCID-Erkrankung ohne B-Zellen im peripheren Blut gibt einen ersten Hinweis auf diese Erkrankung. Leider steht derzeit kein einfacher funktioneller Test als Alternative zum aufwendigen molekulargenetischen Mutationsnachweis zur Verfügung.

Die initiale Therapie orientiert sich wie bei allen SCID-Erkrankungen an den präventiven Maßnahmen (Tabelle 1.2.3).

1.2.3.3 Purinstoffwechsel

1.2.3.3.1 Purinnukleosidphosphorylasedefizienz (PNP-Defizienz)

Bei 4% der Patienten, die an einer schweren kombinierten Immundefizienz leiden, beruht die Erkrankung auf einem funktionellem Ausfall der Purinnukleosidphosphorylase. Das Enzym spielt eine entscheidende Rolle im Purinstoffwechsel und sein Fehlen hat v. a. eine progressive T-Zell-Defizienz sowie B-Zell-Dysfunktionen zur Folge [Markert 1991].

Krankheitsbild

Der PNP-Mangel manifestiert sich in der Regel zwischen dem 4. Lebensmonat und dem 2. Lebensjahr und ist charakterisiert durch eine abnehmende Immunreaktivität der Patienten. Es wurden jedoch auch Fälle beschrieben, in denen PNP-Patienten mehrere Jahre (bis zum 6. Lebensjahr) unauffällig geblieben sind. Die PNP-Defizienz äußert sich klinisch in rezidivierenden Infektionen, die durch ein weites Erregerspektrum ausgelöst werden können. Die Infektionen sind denen anderer SCID-Erkrankungen sehr ähnlich und können u. a. Sinusitiden, Pneumonien, Harnweginfektionen, Pharyngitiden, Otitiden, Mastoiditiden und Diarrhöen umfassen. Auslöser können Bakterien, Viren und Pilze sein (insbesondere *Bordetella pertussis*, Pseudomonaden, Legionellen, *Haemophilus in-*

fluenzae, Streptococcus pneumoniae, CMV, EBV, VZV, Adenoviren, Parainfluenzaviren Typ 2, 3, 4, *Pneumocystis carinii,* Candida). Bei 2/3 aller PNP-defizienten Patienten treten neurologische Störungen auf. Diese sind in ihrem Erscheinungsbild äußerst heterogen und können sowohl spastische Tetraparese, Tetraplegie, Hemiparese, Ataxie, Hyper- und Hypotonie, Hyperaktivität als auch Verzögerungen der körperlichen und intellektuellen Entwicklung umfassen. Zudem treten bei den Patienten gehäuft Autoimmunerkrankungen auf. Vor allem hämolytische Anämien werden des öfteren in Fällen von PNP-Mangel beobachtet. Die PNP-Defizienz ist also eine Erkrankung, die sich durch ein weites Spektrum an klinischen Symptomen auszeichnet, deren wichtigste die wiederkehrenden Infektionen, neurologischen Auffälligkeiten sowie hämolytische Anämien sind. Die humoralen Immunfunktionen sind in der Regel erhalten. Die Antikörperspiegel sind normal. Mit zunehmendem Alter des Patienten häufen sich jedoch die infektiösen Probleme bei gleichzeitig abnehmender T-Zell-Funktion [Markert 1991].

Molekularbiologie

Die Purinnukleosidphosphorylase ist – wie die Adenosindeaminase (ADA) – ein Enzym des Purinstoffwechsels und katalysiert die phosphorolytische Spaltung der Purinnukleoside Inosin und Desoxyinosin zu Hypoxanthin und Ribose-1-phosphat sowie Guanosin und Desoxyguanosin zu Guanin und Ribose-1-phosphat [Parks u. Agarwal 1972] (Abb. 1.2.5). Ein Mangel an PNP führt zu einer Akkumulation von Desoxyguanosintriphosphat (dGTP), welches die Ribonukleotidreduktase hemmt. Die Ribonukleotidreduktase kann daher dCTP und dTTP, beides Bausteine für die DNA-Synthese, nicht mehr in ausreichender Menge produzieren. Die Folge ist eine Hemmung der DNA-Synthese und damit eine Blockierung der Replikation und der Zellproliferation [Mitchell et al. 1978, Ullman et al. 1979]. Des weiteren bewirkt ein Mangel an PNP eine Verringerung des intrazellularen Guaninspiegels. Guanin ist ein Substrat der Hypoxanthin-Guanin-Phosphoribosyltransferase, die aus Guanin und Phosphoribosylpyrophosphat Guanosinmonophosphat (GMP) synthetisiert, einen Vorläufer des GTP. Bei einer PNP-Defizienz ist dementsprechend auch der intrazellulare GTP-Spiegel erniedrigt. Die Zelle benötigt GTP aber u.a. zur Aktivierung von G-Proteinen, die für die Signaltransduktion von der Zelloberfläche zum Kern wichtig sind. Ferner dient GTP als Ausgangssubstrat für die Synthese des intrazellularen Botenstoffs zyklo-GMP (cGMP). Ein Mangel an GTP kann über diesen Weg zur Inhibition von Lymphozytenaktivierung und -differenzierung führen. Auch die neurologischen Störungen bei Patienten

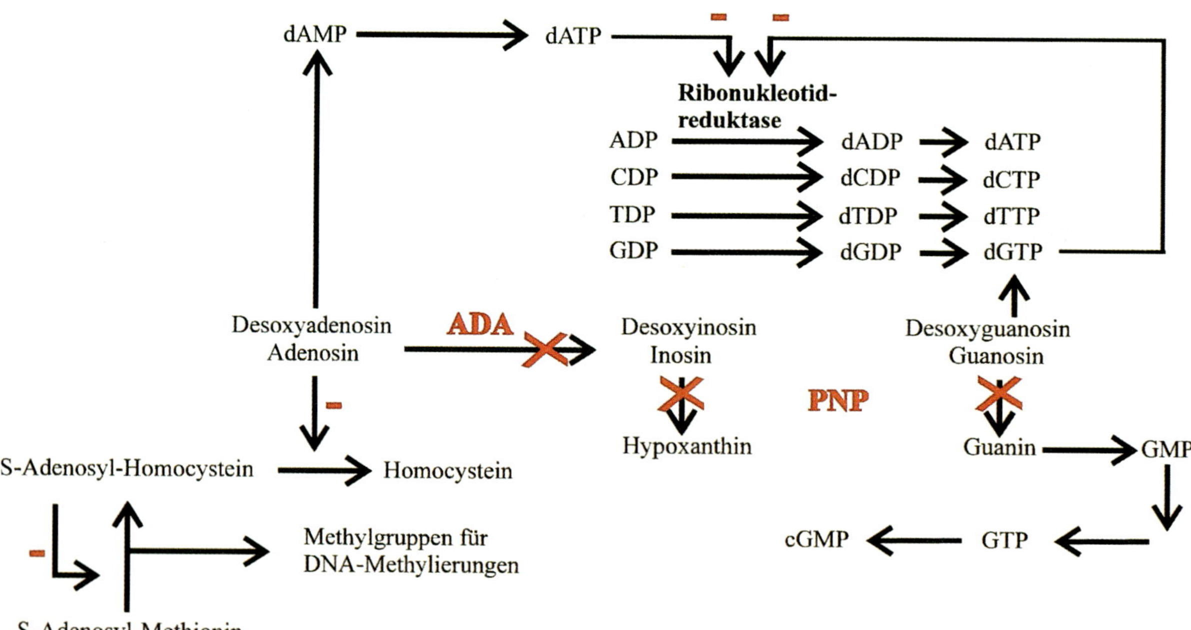

Abb. 1.2.5. Schematische Darstellung des Purinstoffwechsels in Lymphozyten, *rot* dargestellt sind inhibierende Einflüsse auf Stoffwechselwege bei einer ADA- oder PNP-Defizienz

mit PNP-Mangel lassen sich möglicherweise durch einen erniedrigten GTP-Spiegel erklären. Unklar ist derzeit jedoch noch, ob diese Mechanismen die einzigen biochemischen Ursachen für den kombinierten B- und T-Zell-Defekt sowie die komplexe und heterogene klinische Symptomatik darstellen.

Die PNP-Defizienz wird autosomal-rezessiv vererbt. Das Gen, das für das PNP-Enzym kodiert, ist auf Chromosom 14q13 lokalisiert, umfaßt 6 Exons und erstreckt sich über 9 kb. Die Expression erfolgt ubiquitär und führt zu einer mRNA von 1.418 Nukleotiden Länge [Ricciuti u. Ruddle 1973]. Das Protein besteht aus 289 Aminosäuren. In seiner aktiven Form bildet das Enzym ein Homotrimer, wobei jede Untereinheit eine Substratbindungsstelle aufweist [Williams et al. 1984]. Bislang konnte bei 4 Patienten die molekulargenetische Ursache für den Ausfall des PNP-Enzyms charakterisiert werden. Es fanden sich Punktmutationen [Andrews u. Markert 1992, Aust et al. 1992, Pannicke et al. 1996, Williams et al. 1987], eine Leserasterverschiebung innerhalb der mRNA aufgrund eines Fehlers bei der RNA-Prozessierung [Andrews u. Markert 1992] sowie eine Deletion, die zu einer Leserasterverschiebung innerhalb der mRNA führt.

Diagnose und Therapie

Die sicherste Diagnose einer PNP-Defizienz ermöglicht die Untersuchung der PNP-Enzymaktivität in Erythrozytenlysaten [Dwenger u. Trautschold 1983]. Patienten mit einer PNP-Defizienz weisen einen totalen Verlust dieser Enzymaktivität auf. Einen guten Hinweis auf einen Ausfall der Purinnukleosidphosphorylase geben auch eine erniedrigte Konzentration an Harnsäure in Plasma und Urin sowie eine erhöhte Konzentration an Purinen im Harn.

Eine Substitutionstherapie mit Polyethylenglykol-PNP (PEG-PNP), analog der Therapie beim ADA-Mangel, kann versucht werden. Bis heute stellt jedoch die Knochenmarktransplantation die einzige Langzeittherapie einer PNP-Defizienz dar. Für die Zukunft kann man sich eine Behandlung der PNP-Defizienz mit Hilfe der Gentherapie vorstellen. Die humane cDNA-Sequenz ist bekannt, und das Knochenmark ist für einen Therapieansatz zugänglich. Es ist daher denkbar, die normale cDNA in einem Expressionsvektor in die hämatopoetischen Stammzellen von Patienten einzubringen. Erste Bemühungen in dieser Richtung werden bereits unternommen [Nelson et al. 1995]. Ob durch eine Stammzelltherapie auch langfristig die neurologischen Symptome beeinflußbar sind, müssen klinische Studien zeigen.

1.2.3.3.2 Adenosindeaminasedefizienz (ADA-Defizienz)

Die molekulare Ursache für annähernd 10–15% aller autosomal-rezessiv vererbten Fälle von SCID liegt in einem genetischen Defekt der Adenosindeaminase. Dieses Enzym ist, ebenso wie die Purinnukleosidphosphorylase, am Purinstoffwechsel der Zelle beteiligt.

Krankheitsbild

Ein Mangel an Adenosindeaminase führt zu einer klinischen Symptomatik, die deutlich komplexer ist als bei anderen SCID-Formen. Erste klinische Manifestationen, die mit einem Rückgang der Immunglobulinkonzentrationen einhergehen, ergeben sich meist im 1. Lebensjahr. Bei milderen Formen der ADA-Defizienz zeigen sich 1. Symptome oft aber erst im Jugend- oder gar Erwachsenenalter. Dabei korreliert die Restaktivität der ADA gut mit der sich entwickelnden Lymphopenie. Bei allen Patienten trifft man charakteristischerweise auf eine Lymphopenie, Autoimmunerkrankungen sowie Diarrhöen mit Gedeihstörungen (Übersicht in: Hirschhorn [1990], Notarangelo et al. [1992 b]). Morphologisch auffällig ist bei allen Patienten eine Thymusaplasie, die im direkten Zusammenhang mit der mangelnden Immunreaktivität der Patienten steht. Des weiteren ist in der Hälfte der Fälle eine Chondrodysplasia metaphysaria zu beobachten. Paddelförmig aufgeweitete Rippenenden gelten als typisch für die ADA-Defizienz. Zudem wurde bei mehreren Patienten eine herabgesetzte Nierenfunktion beschrieben [Ratech et al. 1985]. Auch Störungen in der Blutgerinnung durch eine Thrombozytopenie können auftreten [Schwartz et al. 1978]. Ein ADA-Defekt kann darüber hinaus zu neurologischen Anomalien führen, die denen bei einer Purinnukleosidphosphorylasedefizienz (s. Kapitel 1.2.3.3.1) vergleichbar sind.

Molekularbiologie

Das Enzym Adenosindeaminase wird in allen Geweben exprimiert und katalysiert irreversibel die Desaminierung von Adenosin und Desoxyadenosin zu Inosin bzw. Desoxyinosin. Eine reduzierte Enzymaktivität führt zu einer Akkumulation der Substrate Adenosin und Desoxyadenosin in der Zelle (Abb. 1.2.5). Desoxyadenosin kann zu Desoxy-ATP (dATP) metabolisiert werden, welches in einem Feedback-Mechanismus die Ribonukleotidreduktase inhibiert. Dieses Enzym ist an der Synthese von Desoxynukleotiden beteiligt. Seine Blokkierung führt daher zu einer Hemmung der DNA-

Synthese, was wiederum einen inhibitorischen Einfluß auf die Lymphozytenproliferation und -differenzierung ausübt. Zudem kann dATP Chromosomenbrüche verursachen und die mRNA-Synthese beeinflussen. Auch das Enzym S-Adenosyl-Homocysteinhydrolase (SAH-Hydrolase) wird durch einen erhöhten intrazellularen Spiegel an Nukleosiden inaktiviert. Die Blockade dieses Enzyms führt zu einer Anhäufung des Substrats SAH, welches in einem Feedback-Mechanismus die Metabolisierung von S-Adenosylmethionin in SAH hemmt. Bei der letztgenannten Umwandlung werden Methylgruppen freigesetzt. Diese stehen in Zellen von ADA-defizienten Patienten dementsprechend nicht in ausreichenden Mengen für essentielle DNA-Methylierungen zur Verfügung. Ein lymphozytenspezifischer Effekt läßt sich jedoch aus der Hemmung der SAH-Hydrolase nicht ableiten. Die Akkumulation von Adenosin in den betroffenen Zellen führt auch zu einer vermehrten Bildung von zyklischem AMP (cAMP). Zyklo-AMP ist ein intrazellularer Botenstoff, der die Lymphozytenfunktion mitbestimmt [Hirschhorn 1995]. Die enzymatisch aktive Adenosindeaminase liegt im Zytoplasma der Zelle vor. Eine geringe Menge des Proteins ist aber auch auf der Zelloberfläche von T-Lymphozyten, Fibroblasten und anderen Zellen lokalisiert. Es bildet dort ein Dimer in einem Komplex mit 2 Molekülen des T-Zell-Aktivierungsantigens CD26 [Kameoka et al. 1993]. Somit könnte die Adenosindeaminase auch direkt in die Aktivierung von T-Zellen involviert sein. Ob jedoch neben den hier beschriebenen Mechanismen noch weitere molekulare Vorgänge für die komplexe Symptomatik einer ADA-Defizienz verantwortlich gemacht werden müssen, bleibt zu klären.

Das Gen, das die Adenosindeaminase kodiert, ist auf Chromosom 20 lokalisiert, besteht aus 12 Exons die sich über 32 kb erstrecken und wird ubiquitär exprimiert. Die mRNA umfaßt 1.478 Nukleotide. Das enzymatisch aktive Protein setzt sich aus 363 Aminosäuren zusammen und trägt ein Zinkatom als Kofaktor. Die höchste Enzymaktivität findet man in lymphoiden Geweben, im Gehirn sowie im Gastrointestinaltrakt. Bei der molekulargenetischen Analyse von 60 unabhängigen Chromosomen bei ADA-defizienten Patienten konnten über 30 unterschiedliche Mutationen ermittelt werden [Hirschhorn 1990]. Sowohl Missense-Mutationen, Nonsense-Mutationen, Deletionen als auch Mutationen, die zu Fehlern beim RNA-Spleißen führen, wurden erfaßt. Die Punktmutationen führen zu Aminosäurenaustauschen in der Nähe des aktiven Zentrums des Proteins. Konformationsän-

derungen, die entweder die Substratbindung selbst oder aber die Bindung des Kofaktors beeinflussen, führen zu einem Aktivitätsverlust des Enzyms [Wilson et al. 1991]. Die Mehrheit der Patienten weist auf beiden Allelen unterschiedliche Mutationen auf (Compound-Heterozygotie). Dabei kann man Mutationen, die zum Totalverlust der Enzymaktivität führen, von solchen unterscheiden, bei denen eine Restaktivität erhalten bleibt. Letztere führen meist zu einem milderen Krankheitsverlauf. Man findet sie gehäuft bei Patienten, bei denen die ADA-Defizienz erst in der späten Jugend oder im Erwachsenenalter klinisch auffällig wird. Schon eine Restaktivität der Adenosindeaminase von 10% scheint eine normale Entwicklung und Funktion der T-Zellen zu ermöglichen [Hirschhorn 1990]. Interessanterweise wurde bei 2 Fällen hinsichtlich des *ADA*-Genlocus ein genetisches Mosaikmuster festgestellt [Hirschhorn et al. 1994, Kurlandsky et al. 1993]. Das Auftreten eines solchen somatischen Mosaiks läßt sich entweder durch eine Reversion der Mutation während der frühen Embryogenese oder durch eine während der Hämato- bzw. Lymphopoese entstandene De-novo-Mutation erklären.

Diagnose und Therapie

Die Diagnose einer ADA-Defizienz kann mittels eines Enzymtests aus Lysaten zahlreicher Zelltypen wie Erythrozyten, Lymphozyten oder Fibroblasten durchgeführt werden. Auch eine pränatale Diagnose durch eine Untersuchung von Amnionzellen oder fetalem Nabelschnurblut ist möglich [Hirschhorn 1992].

Behandlungen durch exogene Enzymsubstitution mit boviner, polyethylengekoppelter Adenosindeaminase werden mit Erfolg durchgeführt. [Hershfield et al. 1987]. Jedoch können ADA-defiziente Patienten derzeit nur durch eine Knochenmarktransplantation kurativ therapiert werden. In jüngster Zeit wurden erstmals gentherapeutische Versuche zur Behandlung humaner ADA-SCID-Fälle unternommen. Dabei wurden 2 unterschiedliche Ansätze zur Rekonstitution des Immunsystems verfolgt:
1. wiederholte Infusion peripherer Lymphozyten, die mit einem Expressionsvektor transfiziert wurden, der eine nicht mutierte *ADA*-cDNA enthält [Blaese et al. 1995];
2. Transplantation von hämatopoetischen Stammzellen, die mit einen ADA-Expressionsvektor transfiziert wurden [Bordignon et al. 1995].

Die letztgenannte Behandlung sollte eine kontinuierliche Expression des *ADA*-Gens in allen abgeleiteten Zellen ermöglichen. Die ersten positiven Ergebnisse aus diesen initialen Studien wurden publiziert und geben durchaus Anlaß, in gentherapeutischen Verfahren eine effektive Option zur Behandlung dieser Patientengruppe zu sehen.

1.2.3.4 Antigenpräsentation

Die Defekte dieser Gruppe von kombinierten ID lassen sich in 3 Untergruppen einteilen:
1. HLA-Klasse-I-Defekte (Bare lymphocyte syndrome I: BLS I),
2. HLA-Klasse-II-Defekte (BLS II) und
3. Erkrankungen mit HLA-Klasse-I- und -II-Mangel (BLS III).

Für BLS III ist bisher keine genetische Ursache aufgeklärt.

1.2.3.4.1 HLA-Klasse-I-Mangel (bare lymphocyte syndrome I, BLS I) durch Peptidtransporterdefekt (TAP2-Defekt)

Der HLA-Klasse-I-Mangel ist eine autosomal-rezessive Erkrankung, die molekulargenetisch erstmals 1994 in einer konsanguinen marokkanischen Familie beschrieben wurde [De la Salle et al. 1994]. Die HLA-Klasse-I-Genprodukte selbst sind nicht betroffen, ihr Transport zur und ihre Stabilität an der Zelloberfläche sind aber beeinträchtigt.

Krankheitsbild

Die klinischen Auswirkungen dieser Mutation sind bisher nur kursorisch bei einer Familie beschrieben worden. Eine 15jährige Patientin mit chronischen, sinobronchialen bakteriellen Infektionen war der Auslöser, in dieser Familie an einen Immundefekt zu denken. Bei serologischen Untersuchungen wurde eine unauffällige HLA-Klasse-II-Expression bei deutlich reduzierter HLA-Klasse-I-Expression (1–3%) nachgewiesen. HLA-Klasse-Ib-Moleküle (CD1a) wurden in Hautbiopsien normal exprimiert. Die Anzahl der $CD4^+$-Zellen im peripheren Blut war unauffällig, die Anzahl der $CD8^+$-Zellen reduziert, die der $CD4^+CD8^+$-Zellen erhöht. Die $\gamma\delta$-T-Zell-Population zeigte eine relative Expansion. Eine zytotoxische $CD8^+$-T-Zell-Aktivität war nachweisbar. Obwohl $CD3^-CD16^+CD56^+$- und $CD8^+$-NK-Zell-Zahl normal waren, war die NK-Zell-Aktivität deutlich erniedrigt. Spezifische Antikörper gegen Viren wurden produziert.

Molekularbiologie

Zusammen mit TAP1 bildet TAP2 einen Transporter, der Peptide (Länge: 6–15 Aminosäuren) aus dem Zytosol ins endoplasmatische Retikulum (ER) pumpt. Dieser Weg wird von den meisten zytoplasmatischen Peptiden, die an Klasse-I-Moleküle im ER binden, genutzt [Momburg et al. 1994]. Die TAP-Untereinheiten bilden einen Transmembrankanal mit einer ATP-bindenden Domäne auf der zytosolischen Seite der ER-Membran. Der Peptidtransport ist ATP-abhängig. Im ER binden die Peptide an HLA-Klasse-I-Moleküle, oder sie werden degradiert bzw. ins Zytosol zurückgepumpt [Schumacher et al. 1994]. Unbesetzte Klasse-I-Moleküle werden bei der Bindung bevorzugt [Ortmann et al. 1994]. Erst dieser Komplex aus HLA-Klasse-I-Molekül und Peptid wird stabil auf der Oberfläche einer Zelle präsentiert, während „leere" HLA-Klasse-I-Moleküle schnell internalisiert und degradiert werden.

Die *TAP1*- und *TAP2*-Gene liegen auf Chromosom 6p21.3 in der Klasse-II-Region des humanen *HLA*-Locus [Monaco 1993]. *TAP2* umfaßt mit 11 Exons 9,4 kb DNA. Die Länge der mRNA ist 2,5 kb und kodiert ein Protein mit einem MG von 70.000 mit 604 Aminosäuren.

Die bisher einzig bekannte Mutation des humanen *TAP2*-Gens führt zu einem prämaturen verkürzten Protein [De la Salle et al. 1994], TAP2 war dabei im Immunoblot nicht nachweisbar. Eine isoelektrische Fokussierung von immunpräzipitierten Klasse-I-Molekülen zeigte, daß diese nicht sialysiert waren. Dies weist darauf hin, daß die Klasse-I-Moleküle sehr schlecht in das Trans-Golgi-Kompartiment zur weiteren Sialysierung transportiert werden und ein Sialysierungsmangel ihre Instabilität mitbedingt.

Diagnose und Therapie

Die Diagnose erfolgt mit serologischen Methoden. HLA-Klasse-I-Moleküle sind auf peripheren Zellen deutlich reduziert exprimiert (Cave: Eine rein molekulardiagnostische Klasse-I-Analyse hätte diesen Defekt nicht erfaßt). Eine molekulare Diagnose des *TAP2*-Gens ist bei isoliertem HLA-Klasse-I-Verlust angezeigt.

Die supportive Therapie richtet sich nach dem Schweregrad der Infektionen. Aufgrund der geringen Fallzahl dieser Erkrankung ist bisher keine prognostische Aussage möglich, die Indikation für eine hämatopoetische Stammzelltransplantation ist nicht geklärt.

1.2.3.4.2 HLA-Klasse-II-Mangel (BLS II)

Der HLA-Klasse-II-Mangel, oft auch „bare lymphocyte syndrome II" genannt, ist eine seltene, primäre Immundefizienz. Die Erkrankung wird autosomal-rezessiv vererbt. Sie wurde von Griscelli et al. 1979 erstmals beschrieben und ist durch das vollständige Fehlen der HLA-Klasse-II-Moleküle (HLA-DR, -DP, -DQ) auf der Oberfläche aller Zellarten, die die Klasse-II-Moleküle normalerweise exprimieren, charakterisiert.

Krankheitsbild

Bisher wurden ungefähr 50 Fälle von BLS II beobachtet. Eine Übersichtsarbeit mit 30 Patienten stellte die klinischen und immunologischen Eigenschaften des BLS II zusammen (Übersicht in: Klein et al. [1993]). Der Klasse-II-Mangel führt zu einer SCID-Erkrankung, in der sowohl die zelluläre als auch die humorale Immunantwort gegenüber Fremdantigenen ausfallen. Die Krankheit manifestiert sich im 1. Lebensjahr mit rekurrierenden, bronchopulmonalen Infektionen und chronischer Diarrhö, die durch Viren, Bakterien, Pilze und Protozoen verursacht werden kann. Der klinische Verlauf ist oft durch protrahierte Diarrhöen, häufig durch Hepatitis und Cholangitis, virale Meningoenzephalitis und verschiedene Autoimmunphänomene gekennzeichnet. Die mittlere Lebenserwartung beträgt 4 Jahre, der Tod wird oft durch persistierende, nicht beherrschte Enterovirus-, Adenovirus- oder Herpesvirusinfektionen verursacht. Das gesamte Krankheitsbild kann durch den Mangel der antigenspezifischen T-Zell-Aktivierung aufgrund des Klasse-II-Defekts auf Zellen, die diese Moleküle exprimieren sollen, erklärt werden. Die Krankheit kann verschiedene Schweregrade aufweisen. Die T-Zell-Zahl ist normal, die $CD4^+$-T-Zellen sind in variablem Ausmaß vermindert. Es überrascht, daß T-Zellen überhaupt vorhanden sind, da den gängigen Modellen der positiven Selektion zufolge keine normale $CD4^+$-Population in der Peripherie auftauchen sollte, wenn keine Klasse-II-Moleküle im Thymus exprimiert sind. Diese Diskrepanz läßt sich evtl. dadurch erklären, daß eine sehr niedrige HLA-Klasse-II-Expression im Thymus ausreicht, die T-Zell-Entwicklung voranzutreiben. Andererseits könnten auch andere Restriktionselemente, z.B. HLA-Klasse-I-Moleküle, die positive Selektion unterstützen (Übersicht in: Davis u. Littman [1994]. Eine Vβ-Analyse der TCR der residuellen $CD4^+$-T-Zellen mit monoklonalen Antikörpern oder PCR-Strategien zeigt eine Polyklonalität [Lambert et al. 1992, Rieux-Laucat et al.

1995]. Dies ist ein Hinweis darauf, daß eine residuelle HLA-Klasse-II-Expression im Thymus ausreicht, ein normales Repertoire zu gestalten oder daß der Vβ-Gebrauch häufig doch von Selektionsereignissen unabhängig ist.

Antigenspezifische T-Zell-Antworten fehlen in vivo und in vitro, eine allogene Stimulierbarkeit ist vorhanden. Die Hypogammaglobulinämie ist variabel ausgeprägt und betrifft vornehmlich IgA und IgG_2. Die spezifische Immunglobulinbildung ist gestört.

Molekularbiologie

HLA-Klasse-II-Moleküle sind heterodimere (α- und β-Kette) membranverankerte Glykoproteine, denen eine Schlüsselstellung in der Immunantwort zukommt (Übersicht in: Trowsdale [1993]). Sie präsentieren den $CD4^+$-T-Zellen Peptide von exogenen Antigenen [Creswell 1994] und sind somit notwendiger Bestandteil in der T-Zell-Aktivierung. Die konstitutive Expression der HLA-Klasse-II-Moleküle ist auf epitheliale Zellen des Thymus und auf professionelle antigenpräsentierende Zellen, wie B-Lymphozyten und dendritische Zellen, beschränkt. In vielen, sonst Klasse-II-negativen Zellen kann die Expression der HLA-Klasse-II-Gene durch Interferon-γ-Stimulation (IFNγ-Stimulation) induziert werden.

Die HLA-Klasse-II-Genexpression ist transkriptionell reguliert. Eine 150-bp-Promotor-Region 5' von der Transkriptionsinitiationsstelle ist ausreichend für die konstitutive und IFNγ-induzierbare

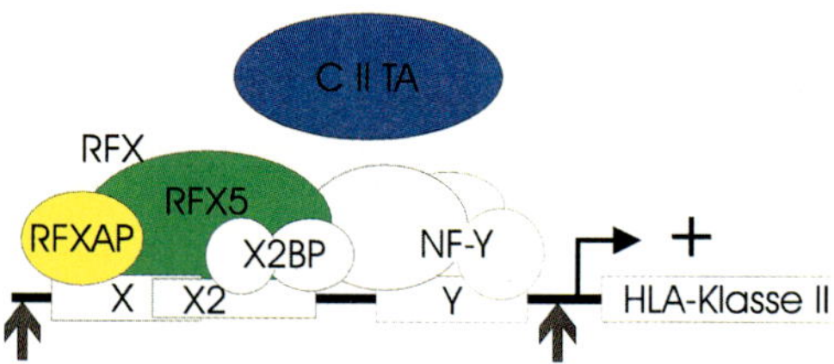

Abb. 1.2.6. Regulation der HLA-Klasse-II-Transkription, Die *X*-, *X2*- und *Y*-Boxen sind mit den Komplexen *RFX* (bestehend aus *RFXAP* und *RFX5*), *X2BP* und *NF-Y* besetzt. DNAse-I-hypersensitive Stellen (*Pfeile*) sind vorhanden. Bei Patienten der Komplementationsgruppe A ist der Promotor mit Transkriptionsfaktoren belegt. Es kommt zu keiner HLA-Klasse-II-Transkription, da aufgrund der Mutationen im C-II-TA-Molekül keine Transaktivation der RNA-Polymerase stattfindet. Patienten der Gruppen C und D sind durch einen Ausfall der DNA-Bindung der RFX-Faktoren RFX5 (Gruppe C) und RFXAP (Gruppe D) charakterisiert. Dies führt zu einem leeren Promotor, da die Kooperation zwischen RFX, XBP2 und NF-Y ausfällt

Transkription [Glimcher u. Kara 1992]. Eine systematische Funktionsuntersuchung hat zur Identifizierung von 3 Promotorregionen, den X-, X2- und Y-Boxen, geführt (Abb. 1.2.6). Diese DNA-Bereiche sind cis-wirkende Elemente, die in allen Klasse-II-Genen vorhanden sind. Alle 3 Sequenzen agieren gemeinsam und werden für eine optimale konstitutive und induzierbare HLA-Klasse-II-Expression benötigt. Aus nukleären Extrakten wurde eine große Zahl von Proteinkomplexen isoliert, die mit den X-, X2- und Y-Boxen des HLA-Klasse-II-Promotors interagieren, so u. a. der X-Box-bindende Faktor RFX, der X2-Box-bindende Komplex X2bp und der Faktor NF-Y, der an die Y-Box bindet (Übersicht in Mach et al. [1996], Steimle et al. [1996]). In vivo erfolgt die DNA-Bindung der Proteine an die X-, X2- und Y-Box koordiniert. Alle 3 Boxen sind in HLA-Klasse-II-exprimierenden B- und IFNγ-induzierten Zellen besetzt, nicht jedoch in Klasse-II-negativen Zellen [Kara u. Glimcher 1991].

Der HLA-Klasse-II-Mangel ist ein Defekt der Genregulation und wird durch Störungen in transaktivierenden Faktoren ausgelöst. Zellbiologische und biochemische Studien zeigen, daß bei BLS-II-Patienten keine Klasse-II-RNA exprimiert bzw. keine Transkription initiiert wird [Lisowska-Grospierre et al. 1985, Reith et al. 1988] und folglich Klasse-II-Moleküle weder auf der Oberfläche noch intrazellular nachzuweisen sind. In primären Fibroblastenkulturen von BLS-II-Patienten kann die HLA-Klasse-II-Expression durch IFNγ nicht stimuliert werden [De Préval et al. 1988]. Die Expression aller HLA-DR-, -DQ- und -DP-α und -β-Ketten ist reduziert [Lisowska-Grospierre et al. 1985], eine Beobachtung, die eher gegen einen Defekt eines *HLA*-Locus-Gens spricht. In Familienstudien segregiert der Defekt unabhängig vom *HLA*-Locus [De Préval et al. 1985]. Fusionsexperimente mit Zellinien von BLS-Patienten und *in vitro* erstellten regulatorischen Varianten von HLA Klasse II zeigten, daß mehrere Komplementationsgruppen existieren (A–E) (Tabelle 1.2.4) (Übersicht in: Mach et al. [1996]). Die meisten der Patienten fallen in die Gruppen A–C, wobei Gruppe B 50% aller Fälle umfaßt. Die Mehrzahl der Gruppe-B-Patienten kommt aus Nordafrika und der Türkei, während die Patienten der Gruppe A aus Spanien stammen [Lisowska-Grospierre et al. 1994]. Einzelbeschreibungen von Varianten des HLA-Klasse-II-Mangels, die sich nicht in das bisherige Schema einordnen lassen, weisen darauf hin, daß noch zusätzliche regulatorisch wirkende Proteine betroffen sein könnten [Mach et al. 1996].

Bei der Untersuchung von BLS-II-Patienten können 2 verschiedene biochemische Phänotypen unterschieden werden (Tabelle 1.2.4). Der Mehrzahl der Patienten ist die Fähigkeit verlorengegangen, mit dem regulatorischen Faktor X (RFX) die X-Box des Promotors zu binden [Mach et al. 1996, Steimle et al. 1996]. Bei den restlichen Patienten ist die Bindung des RFX an den Klasse-II-Promotor normal. Diese Beobachtung wird durch die Ergebnisse von Footprint-Analysen und durch die Kartierung DNAse-hypersensitiver Sequenzen in Klasse-II-Promotoren unterstützt (Tabelle 1.2.4, Abb. 1.2.6). Die biochemische Einteilung des Defekts korreliert mit den verschiedenen BLS-II-Komplementationsgruppen. BLS-II-Zellinien der Gruppe B, C und D zeigen einen Verlust der RFX-Bindung an DNA, während die Zellen der Gruppe A eine normale RFX-bindende Aktivität aufweisen.

Klasse-II-Transaktivator (C-II-TA). Der HLA-Klasse-II-Transaktivator (C-II-TA) wurde durch genetische Komplementation identifiziert [Steimle et al. 1993]. Mutationen in diesem Gen wurden in allen untersuchten Zellen der Gruppe A entdeckt und umfassen Deletionen, Punktmutationen und Spleißdefekte [Bontrou et al. 1997, Steimle et al. 1993]. Keines der mutierten Proteine konnte in einem Expressionsmodell die Präsentation von Klasse-II-Molekülen auf der Zelloberfläche induzieren. Das *C-II-TA*-Gen ist auf Chromosom 16 lokalisiert, es kodiert eine 4,5 kb lange RNA, die in 1.130 Aminosäuren übersetzt wird. Das Protein enthält

Tabelle 1.2.4. Phänotypische, biochemische und molekulare Defekte der HLA-Klasse-II-Mutanten, *n. u.* nicht untersucht

BLS-II-Komplementationsgruppe	Wildtyp	A	B	C	D	E
HLA-Klasse-II-Expression	+	–	–	–	–	–
HLA-Klasse-II-Promotoraktivität	+	–	–	–	–	n. u.
RFX-Bindung	+	+	–	–	–	n. u.
DNAse Hypersensitivität	+	+	–	–	n. u.	n. u.
Promotor mit Protein belegt	+	+	–	–	–	n. u.
Gendefekt		C-II-TA	?	RFX5	RFXAP	?

Motive einer ATP-GTP-bindenden Kassette, es fehlen Ähnlichkeiten mit DNA-bindenden Domänen. Der N-terminale Anteil enthält Sequenzen, die reich an sauren Aminosäuren oder Pro, Ser und Thr sind und die transkriptionsaktivierende Domänen charakterisieren. Die saure Domäne des C-II-TA weist transaktivierende Eigenschaften auf [Zonk u. Glimcher 1995]. C-II-TA scheint ein nicht DNA-bindender Transkriptionsfaktor oder Koaktivator zu sein, der an den Klasse-II-Promotor über Protein-Protein-Wechselwirkungen mit DNA-bindenden Proteinen rekrutiert wird. C-II-TA fungiert als „master regulator" der HLA-Klasse-II-Expression in allen untersuchten Geweben und Zellen und wirkt als obligater Mediator der HLA-Klasse-II-Expression nach IFNγ-Stimulation [Chang u. Flavell 1995, Mach et al. 1996, Steimle et al. 1994].

Regulatorischer Faktor X5 (RFX5). Über den Ansatz der funktionellen Komplementation wurde auch das *RFX5*-Gen identifiziert, das in allen Zellinien der BLS-II-Komplementationsgruppe C die HLA-Klasse-II-Expression restaurieren konnte [Steimle et al. 1995].

Mutationen im *RFX5*-Gen wurden bei allen Patienten der Gruppe C gefunden; sie umfassen Punktmutationen, die zu einem vorzeitigen Stopkodon führen, und Spleißsequenzmutationen, die zum Gebrauch kryptischer Spleißstellen führen bzw. zu Deletionen in der *RFX5*-mRNA.

Das *RFX5*-Gen liegt auf Chromosom 1 und kodiert eine 3,4-kb-mRNA, die in 616 Aminosäuren bzw. ein Protein mit einem Molekulargewicht (MG) von 75.000 übersetzt wird. Das RFX5-Protein enthält ein DNA-Bindungsmotiv mit hoher Homologie zu anderen RFX-Proteinen. RFX5 ist ein Faktor des RFX-Komplexes, welcher an die X-Box der HLA-Klasse-II-Promotoren bindet. In RFX-defizienten BLS-Zellen sind sowohl die X- als auch die X2- und Y-Box nicht besetzt. RFX bindet in vitro an X2-bp und NF-Y, die Faktoren, die die X2- und Y-Box besetzen [Reith et al. 1994 a,b]. Ein Defekt im *RFX5*-Gen und somit ein funktioneller Ausfall von RFX in BLS-Zellen ist folglich für diesen unbesetzten Promotor verantwortlich (Abb. 1.2.6). In vivo fungiert RFX somit als zentraler Faktor, der NF-Y und X2-bp an ihre jeweiligen Boxen über eine kooperative Protein-Protein-Wechselwirkung bindet.

RFX-assoziiertes Protein (RFXAP). RFXAP wurde biochemisch isoliert und anschließend kloniert [Durand et al. 1997]. Der Faktor stellt die 36.000-Untereinheit von RFX dar, interagiert in vivo

schwach mit RFX5 und restauriert die HLA-Klasse-II-Expression in Zellinien der Komplementationsgruppe D. Eine Deletion, die zu einer Leserasterveränderung mit prämaturem Stopkodon führt, definiert die einzige bisher gefundene homozygote Mutation in Zellen eines BLS-Patienten. Das Gen kodiert eine cDNA von 2,7 kb Länge. RFXAP5 enthält keine RFX-Domäne, jedoch 3 auffällige Regionen; ein Bereich saurer Aminosäuren und eine Glutaminregion erinnern an transaktivierende Domänen, eine basische Domäne repräsentiert eine nukleäre Lokalisationssequenz.

RFXAP und RFX5 können nach In-vitro-Translation als Komplex nicht an die X-Box eines Klasse-II-Promotors binden [Durand et al. 1997], so daß ein oder mehrere weitere Faktoren notwendig zu sein scheinen, die diese Bindung unterstützen.

Diagnose und Therapie
Die Diagnose wird durch die Analyse der HLA-DR-, -DQ- und -DP-Moleküle auf der Zelloberfläche von B-Zellen und Monozyten und nach IFNγ-Aktivierung auf T-Zellen und Fibroblasten gestellt. Die HLA-Klasse-II-Genexpression fehlt bei BLS-II-Patienten. Mit einer molekularen Analyse der HLA-Klasse-II-Gene kann dieser ID jedoch nicht diagnostiziert werden, da transaktivierende Faktoren ausfallen. Zellfusionsexperimente erlauben die Eingruppierung in eine der Komplementationsgruppen und grenzen das jeweilige mutierte Gen, das molekular charakterisiert werden muß, ein.

Die Therapie der Wahl stellt die Transplantation von Knochenmark oder peripheren Stammzellen dar.

1.2.3.5 Signaltransduktionsdefekte

1.2.3.5.1 CD3-Defizienzen

Eine weitere Untergruppe der B$^+$T$^+$-SCID-Erkrankungen bilden die CD3-Defizienzen. Sie sind durch ein Fehlen des für T-Zellen charakteristischen TCR-CD3-Komplexes auf ihrer Oberfläche gekennzeichnet. Die Erkrankung wurde zuerst von Regueiro et al. [1986] beschrieben, inzwischen wurden in je einer Familie Mutationen im *CD3γ*- und *CD3ε*-Gen charakterisiert [Arnaiz-Villena et al. 1992, Soudais et al. 1993].

Krankheitsbild
Der einzige beschriebene Patient mit CD3ε-Defizienz zeigte, wie alle SCID-Patienten, einen Defekt der zellularen und humoralen Immunität, der je-

doch relativ schwach ausgeprägt war [Le Deist et al. 1991]. Er wies im Alter von 2 Jahren chronische Infektionen auf. Die Gesamtzahl der Lymphozyten im peripheren Blut war normal, die Anzahl der CD4$^+$-T-Zellen war reduziert. Auf allen T-Zellen war die Expression des TCR-CD3-Komplexes stark reduziert (auf etwa 10%). Ihre Funktionsstörung stellte sich durch ein Fehlen der zytotoxischen T-Zell-Aktivität und der proliferativen Antwort nach Stimulation mit anti-CD3- und anti-CD2-Antikörpern dar. Die B-Zell-Funktion war prinzipiell erhalten, der Immunglobulinspiegel normal, jedoch konnte der Patient gegen einige Proteinantigene keine Antikörper bilden. Die Immunantwort gegen Polysaccharide war eingeschränkt. In der einzigen beschriebenen Familie mit CD3γ-Defizienz zeigten die beiden betroffenen Brüder stark unterschiedliche Phänotypen [Alarcon et al. 1988, Arnaiz-Villena et al. 1991, 1992]. Ein Junge wies einen klassischen SCID-Phänotyp mit chronischen Infektionen und Gedeihstörungen auf und verstarb im Alter von 31 Monaten, während der andere mit 11 Jahren noch gesund war und lediglich eine erhöhte Anfälligkeit gegen Atemweginfektionen zeigte. Die Anzahl der Lymphozyten im peripheren Blut war normal, lediglich die CD8$^+$-T-Zell-Subpopulation war erniedrigt. Weiterhin repräsentierten die meisten T-Zellen im peripheren Blut CD45RO$^+$-Gedächtnis-T-Zellen, die Anzahl der naiven CD45RA$^+$-T-Zellen war sehr gering [Timon et al. 1993]. Analog der CD3ε-Defizienz war auch bei der CD3γ-Defizienz eine geringere Anzahl von TCR-CD3-Komplexen auf der Oberfläche der T-Zellen nachweisbar (etwa 50%). Die B-Zell-Funktion war gewährleistet, der Immunglobulinspiegel normal, der IgG$_2$-Spiegel jedoch stark reduziert. Die Impfantwort auf Proteinantigene war unauffällig, die gegenüber Polysacchariden jedoch eingeschränkt. Auffällig war, daß die beiden betroffenen Brüder trotz der gleichen genotypischen Charakteristika eine so unterschiedlich schwere Ausprägung der Immundefizienz zeigten. Eine ähnliche intrafamiliäre Heterogenität des klinischen Phänotyps ist auch von anderen monogenen Erbkrankheiten bekannt. Als Erklärung wird hier der Einfluß zusätzlicher Defekte in anderen Genen diskutiert oder auch die Relevanz endogener oder exogener Modifikatoren.

Molekularbiologie

Die Ursache des Immundefekts ist ein Funktionsdefekt der T-Zellen, der durch ein Fehlen des TCR-CD3-Komplexes auf ihrer Oberfläche entsteht. Dieser Proteinkomplex ist für die Erkennung von

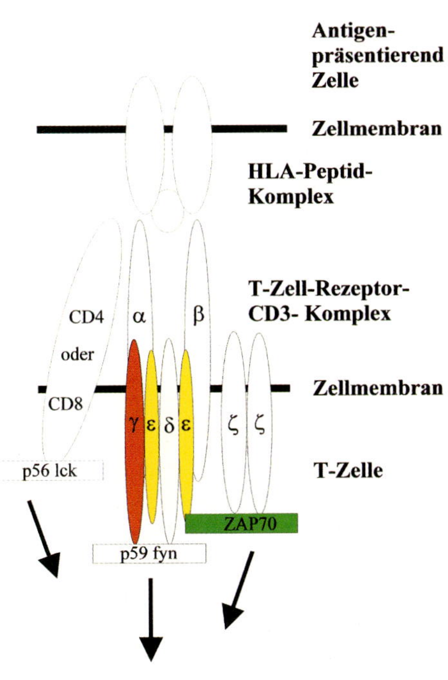

Abb. 1.2.7. Schema des T-Zell-Rezeptor-CD3-Komplexes. HLA-Moleküle präsentieren dem T-Zell-Rezeptor ein Antigenpeptid. Der T-Zell-Rezeptor besteht aus α- und β-Kette sowie Komponenten des CD3-Komplexes. Diese koppeln über zytoplasmatische Proteinkinasen (z. B. *ZAP70*) das externe Signal an die intrazytoplasmatischen Signalwege. Bei den bekannten CD3-Defizienzen wird der T-Zell-Rezeptor-CD3-Komplex nicht an der T-Zell-Oberfläche exprimiert, da entweder CD3γ (*rot*) oder CD3ε (*gelb*) nicht hergestellt werden kann. Der ZAP70-Defekt ist durch den Wegfall des ZAP70-Signals (*grün*) innerhalb der Signalkaskade charakterisiert

HLA präsentierten Antigenpeptiden zuständig. Er ist aus einem $\alpha\beta$- bzw. $\gamma\delta$-Heterodimer, dem TCR (T-Zell-Rezeptor), einem $\zeta\zeta$- bzw. $\zeta\eta$-Dimer und dem CD3-Komplex, der von den CD3γ-, CD3δ- und CD3ε-Untereinheiten gebildet wird, zusammengesetzt [Chan et al. 1994a] (Abb. 1.2.7). Alle beteiligten Proteine sind in der Membran verankert, die extrazelluläre Domäne der $\alpha\beta$- bzw. $\gamma\delta$-Dimere ist für die Antigenerkennung zuständig. Die intrazellulären Domänen von CD3γ, CD3δ, CD3ε, ζ und η sind für das Anschalten intrazellulärer Signalwege verantwortlich. Nach Erkennung eines präsentierten Antigens werden die mit dem T-Zell-Rezeptor-Komplex assoziierten Kinasen Lck, Fyn, ZAP70 (und Syk) von diesen intrazellularen Domänen aktiviert. Nach weiteren Schritten der Signalkaskade wird die Transkription von IL-2 und weiteren Genen angeschaltet, was schließlich zur Aktivierung, Differenzierung und Proliferation der

T-Zelle führt. Bei den betroffenen Patienten fehlt ein funktioneller TCR-CD3-Komplex auf der Oberfläche der T-Zellen, so daß diese nicht in der Lage sind, von HLA-Molekülen anderer Zellen präsentierte Antigene zu erkennen und eine nachfolgende Immunantwort auszulösen. Bei Stimulation dieser defekten T-Zellen mit Mitogenen werden die intrazellularen Signalkaskaden über alternative Wege ausgelöst. Die von Arnaiz-Villena et al. [1992] beschriebenen Mutationen des *CD3γ*-Gens betreffen auf einem Allel eine Spleißakzeptorsequenz und auf dem 2. Allel das ATG-Startkodon. Die von Soudais et al. [1993] charakterisierten Mutationen des *CD3ε*-Gens führen zu einer sehr stark reduzierten Transkriptionsrate auf etwa 5% und basieren auf einem vorzeitigen Stopkodon in Exon 6 sowie einer Mutation der Spleißdonorsequenz am Anfang von Intron 7. Dies bedeutet, daß kaum CD3γ- bzw. CD3ε-Proteine synthetisiert werden und dementsprechend kein funktioneller TCR-CD3-Komplex auf der Zelloberfläche reifer T-Zellen erscheinen kann. Das Vorhandensein unterschiedlicher T-Zell-Subpopulationen im peripheren Blut weist darauf hin, daß in der T-Zell-Entwicklung für die Differenzierungsschritte von $CD4^+CD8^+$-zu $CD4^+$- bzw. $CD8^+$-Zellen CD3-Komplexe eine Rolle spielen, in denen auf CD3γ bzw. CD3ε verzichtet werden kann [Kappes et al. 1995]. Abschließend muß erwähnt werden, daß aufgrund der Redundanz von Funktionen und Signalwegen des Immunsystems die beschriebenen T-Zell-Defekte z. T. kompensiert werden können und deswegen unter günstigen Bedingungen nur zu einem milden Phänotyp führen.

Die Vererbung der CD3-Defizienzen erfolgt autosomal-rezessiv. Die genomische Organisation des *CD3γ*-Gens mit 7 Exons, die auf 9 kb verteilt liegen, wurde von Tunnacliffe et al. [1987] ermittelt. RNA-Transkripte von 0,8 kb bzw. 3,5 kb werden in ein Protein mit einem MG von 25.000 translatiert. Das *CD3ε*-Gen wurde von Gold et al. [1986] isoliert. Der genomische Locus besteht aus 9 Exons und umspannt etwa 12 kb [Clevers et al. 1988], er wird zu einer 1,4-kb-mRNA transkribiert, welche ein Protein mit einem MG von 20.000 kodiert. Die Gene CD3γ, CD3δ und CD3ε liegen in einem gemeinsamen Cluster auf Chromosom 11q23 innerhalb von 60 kb, wobei CD3γ und CD3δ lediglich 1,4 kb voneinander entfernt liegen und in entgegengesetzter Richtung transkribiert werden [Evans et al. 1988, Tunnacliffe et al. 1988]. Diese Anordnung läßt eine gemeinsame transkriptionelle Regulation während der T-Zell-Ontogenese und -Aktivierung vermuten.

Diagnose und Therapie

Erste Indizien für die Immundefekte liefern chronische Infektionen der betroffenen Patienten. Die Analyse der Expression von TCR/CD3 auf der T-Zell-Oberfläche gibt einen wegweisenden Hinweis auf CD3-Defizienzen. Aufgrund der reduzierten Anzahl an $CD4^+$- oder $CD8^+$-T-Zellen kann zwischen der CD3ε- und CD3γ-Defizienz unterschieden werden. Die Funktionalität der T-Zellen wird durch Stimulationsexperimente mit Antikörpern, Mitogenen und spezifischen Antigenen nachgewiesen.

Auch bei den CD3-Defizienzen ist neben den supportiven Maßnahmen die derzeit einzige Therapie die Knochenmarktransplantation. Da die Gene bzw. Proteine, deren Defekte zu den CD3-Defizienzen führen können, bekannt sind, sind die molekulare Detaildiagnostik und auch die Analyse des Überträgerstatus von Familienmitgliedern möglich.

1.2.3.5.2 Defekt des ζ-Ketten assoziierten Proteins (ZAP70-Defekt)

In unmittelbarem Zusammenhang mit den CD3-Defizienzen stehen die ZAP70-Defekte, ebenfalls eine Untergruppe der B^+T^+-SCID-Erkrankungen. ZAP70 ist eine Tyrosinkinase, die direkt mit den intrazellularen Domänen des T-Zell-Rezeptorkomplexes interagiert. Roifman et al. [1989] beschreiben als erste einen Patienten, dessen T-Zellen zwar den TCR-CD3-Komplex auf der Oberfläche trugen, der aber nur $CD8^+$-T-Zellen im peripheren Blut aufwies. Von Arpaia et al. [1994] wurden Mutationen im *ZAP70*-Gen als genetische Ursache dieses T-Zell-Defekts identifiziert.

Krankheitsbild

Das Krankheitsbild ist durch Gedeihstörungen und chronische Infektionen gekennzeichnet. Die Anzahl der Lymphozyten im peripheren Blut der Patienten ist normal bis erhöht. Die T-Zellen sind alle der $CD4^+$-Subpopulation zuzuordnen, während $CD8^+$-T-Lymphozyten vollständig fehlen. Die $CD4^+$-T-Zellen weisen ferner einen funktionellen Defekt auf, der sich im Ausbleiben der Proliferation nach Stimulation über den TCR-CD3-Komplex zeigt. Eine Mitogenstimulation, die die Membran umgeht (etwa Phorbolester mit Kalziumionophoren), ist hingegen normal. Die B-Zell-Zahl sowie die Immunglobulinspiegel liegen im Normbereich. Die T-Helferzell-abhängige B-Zell-Antwort ist aufgrund einer fehlenden Aktivierbarkeit von $CD4^+$-T-Zellen beeinträchtigt.

Molekularbiologie

Ebenso wie bei den CD3-Defizienzen liegt die Ursache der Erkrankung in einem T-Zell-Funktionsdefekt, der die Signaltransduktion über den TCR-CD3-Komplex betrifft. Der Aufbau des T-Zell-Rezeptorkomplexes und die Funktion seiner Untereinheiten wurden schon im Kapitel 1.2.3.5.1 „CD3-Defizienzen" beschrieben (Abb. 1.2.7). Nach der Erkennung eines präsentierten Antigens wird in der T-Zell-Aktivation initial die Lck-Kinase aktiviert, die mit der intrazellularen Domäne des CD4- bzw. CD8-Korezeptors assoziiert ist. Als Folge werden die Tyrosine in den ITAM (immunoreceptor tyrosine-based associated motifs) der $CD3\varepsilon$- und ζ-Membranproteine phosphoryliert. In der phosphorylierten Form stellen diese Aminosäuremotive Bindungsstellen für die SH2-Domänen der Syk- und ZAP70-Kinase dar (Abb. 1.2.7). Die an ζ und $CD3\varepsilon$ gebundenen ZAP70-Proteine werden dann zum einen phosphoryliert (wahrscheinlich ebenfalls durch Lck), zum anderen phosphorylieren sie mit ihrer Kinasedomäne nachgeschaltete intrazellulare Signalmoleküle und aktivieren so Vav, Phosphatidylinositol-3-Kinase und Phospholipase $C_{\gamma 1}$ [Elder 1996, Hivroz u. Fischer 1994]. Die bisher in 3 Familien identifizierten Mutationen im *ZAP70*-Gen betreffen alle die Kinasedomäne und resultieren in einer Instabilität des Proteins [Arpaia et al. 1994, Chan et al. 1994b, Elder 1996, Elder et al. 1994]. Die Abwesenheit der ZAP70-Kinase führt in den T-Zellen der Patienten zu einer Unterbrechung des Signalwegs unmittelbar nach der Bindung des präsentierten Antigenpeptids an den T-Zell-Rezeptor-Komplex, d.h. die Peptide werden zwar korrekt erkannt, das vermittelte Signal wird jedoch intrazellular nur partiell weitergeleitet. Damit erfolgt die Aktivierung der T-Zelle nur unvollständig. Dieser Effekt wirkt sich nicht nur in der Immunantwort reifer T-Zellen, sondern ebenso wie bei den CD3-Defizienzen auch in der Ontogenese der T-Zellen aus. Es können offensichtlich keine zytotoxischen T-Zellen gebildet werden, die positive Selektion der CD8-Thymozyten ist gestört, während die $CD4^+$-T-Zellen zwar positiv selektioniert, jedoch nicht aktiviert werden können.

Die Vererbung der ZAP70-Defekte erfolgt autosomal-rezessiv. Die *ZAP70*-cDNA wurde von Chan et al. [1992] kloniert und das Gen auf dem Chromosom 2q12 lokalisiert [Chan et al. 1994b]. Die genomische Struktur des Gens wurde noch nicht veröffentlicht. *ZAP70* kodiert für eine 2,6-kb-RNA, die in ein Protein mit einem MG von 70.000 übersetzt wird.

Diagnose und Therapie

Aufgrund der Anfälligkeit gegenüber chronischen Infektionen sowie den Gedeihstörungen kann die Erkrankung bei Kindern als Immundefekt erkannt werden. Die Analyse der Lymphozyten zeigt eine weitgehend normale Anzahl im peripheren Blut. Die Anwesenheit von TCR-CD3-Komplexen auf der Oberfläche der $CD4^+$-T-Zellen in Kombination mit dem Fehlen der $CD8^+$-T-Zell-Subpopulation weist auf einen Defekt der ZAP70-Kinase in differentialdiagnostischer Abgrenzung zur $CD3\gamma$-Defizienz hin. Der funktionelle T-Zell-Defekt läßt sich durch das Fehlen der Proliferation nach Stimulation von Anti-CD3-Antikörpern nachweisen. Auf molekularer Ebene kann das Fehlen von *ZAP70*-mRNA-Transkripten bzw. ZAP70-Proteinen in T-Zellen durch Northern- bzw. Western-Blots nachgewiesen werden. Die ursächlich verantwortlichen Mutationen werden durch Sequenzanalyse der cDNA bestimmt.

Als Therapie bietet sich wie bei allen klassischen SCID-Erkrankungen nur die Knochenmarktransplantation an. Ein erster Ansatz auf dem Weg zu einer gentherapeutischen Behandlung der Erkrankung wurde von Taylor et al. [1996a] beschrieben. Ihnen gelang es, in T-Zell-Linien betroffener Kinder mit Hilfe eines retroviralen Transfervektors ein intaktes *ZAP70*-Gen (unter der Kontrolle eines viralen Promotors) einzuführen und damit in vitro den Signaltransduktionsdefekt aufzuheben.

1.2.3.5.3 Interleukin-2-Defizienz (IL-2-Defizienz)

Zu den autosomal-rezessiven SCID-Erkrankungen mit B^+T^+-Phänotyp gehört die IL-2-Defizienz. Bisher wurden 3 Fälle beschrieben, wobei der molekulare Defekt in keinem der Fälle charakterisiert wurde [DiSanto et al. 1990, Pahwa et al. 1989, Weinberg u. Parkman 1990].

Krankheitsbild

Wie alle SCID-Erkrankungen zeichnet sich auch die IL-2-Defizienz durch einen kombinierten Defekt der zellularen und humoralen Immunität aus. Die betroffenen Kinder zeigen nach dem Rückgang des Schutzes durch materne Antikörper eine starke Anfälligkeit gegenüber chronischen Infektionen sowie Gedeihstörungen, chronischen Diarrhöen und Erythrodermien. Die Anzahl der Lymphozyten im peripheren Blut sowie das Verhältnis der $CD4^+$-und $CD8^+$-T-Zell-Subpopulationen sind normal. Alle T-Zellen zeigen jedoch einen Funktionsdefekt, der durch eine reduzierte Proliferationsfähigkeit der T-Zellen charakterisiert ist, wie sich in vitro durch Stimulation mit PHA nachweisen läßt. Die T-Zell-Proliferation kann durch Zugabe von IL-2 wiederhergestellt werden. Die Immunglobulinspiegel sind sehr niedrig, was vermutlich eine Folge des Funktionsausfalls von $CD4^+$-T-Helferzellen ist.

Molekularbiologie

IL-2 ist ein essentieller T-Zell-Wachstumsfaktor, der von T-Zellen produziert wird und die Progression ruhender T-Zellen in den Zellzyklus bewirkt. In T-Zellen der betroffenen Patienten war nach Stimulation mit Mitogenen keine Transkription des *IL-2*-Gens nachweisbar, während die Produktion der nicht T-Zell-spezifischen Zytokine GMCSF und IL-6 wie bei intakten T-Zellen induziert wurde [Chatila et al. 1990, DiSanto et al. 1990]. Die Störung der IL-2-Produktion führt dazu, daß aktivierte T-Zellen weder sich selbst noch andere T-Zellen über IL-2 zur Proliferation anregen. Durch Zugabe von rekombinantem IL-2 konnte der Proliferationsdefekt korrigiert werden. Diese Resultate zeigen, daß der molekulare Defekt nicht in der Aktivierung durch Mitogene oder, wie bei XSCID, in der Verarbeitung der IL-2-vermittelten Signale, sondern in einer gestörten Transkription des *IL-2*-Gens zu suchen ist. Im Promotor des *IL-2*-Gens liegen Bindungsmotive für die Transkriptionsfaktoren NFAT, OCT1, AP1 und NFkB. Von diesen ist lediglich NFAT ein T-Zell-spezifischer Faktor, der anhand eben dieses Bindungsmotivs im IL-2-Promotor charakterisiert wurde. Bei der von Pahwa et al. [1989] und Chatila et al. [1990] beschriebenen Patientin war neben der Transkription von IL-2 die Transkription von IL-3, IL-4 und IL-5 nicht induzierbar (bei den beiden anderen Patienten nicht untersucht). In Kernextrakten aktivierter T-Zellen dieser Patientin waren keine Proteine enthalten, die an die NFAT-Motive binden und somit die Transkription des *IL-2*-Gens aktivieren können [Castigli et al. 1993]. Der Defekt muß somit im Transkriptionsfaktor NFAT oder seiner Regulation liegen.

Kandidatengene für die multiple Interleukindefizienz, *NFATP* (oder *NTATC2*) und *NFATC* (oder *NFATC1*) wurden von Northorp et al. [1994] kloniert und sind auf Chromosom 18 (*NFATC*) und 20q13 (*NFATP*) lokalisiert [Li et al. 1995].

Diagnose und Therapie

Den 1. Hinweis auf einen Immundefekt ergab bei den wenigen Patienten die Anfälligkeit für chronische Infektionen. Untersuchungen der Anzahl der Lymphozyten und deren Subpopulationen liefern bei IL-2-Defizienzen normale Werte. Der niedrige Immunglobulinspiegel sowie die fehlende Proliferationsfähigkeit der T-Zellen nach Stimulation mit PHA sind die entscheidenden diagnostischen Merkmale. Auf molekularer Ebene kann der Immundefekt durch das Fehlen von *IL-2*-mRNA-Transkripten in stimulierten T-Zellen mittels Northern-Blot nachgewiesen werden.

Als einzige kurative Therapie bietet sich z.Z. die Knochenmarktransplantation an. Zur kurzzeitigen Unterstützung der Immunantworten kann rekombinantes IL-2 gegeben werden [Pahwa et al. 1989].

1.2.3.5.4 X-chromosomaler schwerer kombinierter Immundefekt (γc-Defekt)

Die größte Untergruppe der SCID-Erkrankungen bildet die X-chromosomal vererbte Form XSCID, die durch einen B^+-T^--Phänotyp gekennzeichnet ist und etwa 30–40% aller SCID-Fälle ausmacht. Durch Kopplungsanalyse wurde der Gendefekt auf dem SCIDX1-Bereich Xq13.1 lokalisiert [De Saint Basile et al. 1987, Puck et al. 1993]. Nahezu gleichzeitig identifizierten Noguchi et al. [1993] und Puck et al. [1993] Mutationen im γc-Gen (damals IL-2Rγ) als genetische Ursache der Erkrankung. Inzwischen sind Mutationen in 135 betroffenen Familien analysiert worden, die phänotypischen und genetischen Charakteristika jedes Patienten werden weltweit in einer Datenbank erfaßt [Puck et al. 1996].

Krankheitsbild

Die XSCID-Patienten sind, wie bei allen klassischen SCID-Erkrankungen, durch einen Defekt der zellularen und humoralen Immunität gekennzeichnet. Die betroffenen Jungen erscheinen initial gesund aufgrund des Schutzes durch materne Antikörper. Sie erkranken jedoch innerhalb der ersten 6 Monate schwer mit den Symptomen, die in Kapitel 1.2.3.1.1 „Klinik" für alle (S)CID Erkrankungen dargestellt sind. Im peripheren Blut fehlen reife T-Zellen aufgrund einer Blockierung der T-Zell-Entwicklung fast vollständig. Die Thymi der Betroffenen sind hypoplastisch und enthalten kaum Lymphozyten. Die Funktion des Epithelialgewebes des Thymus ist intakt, denn dieser wird nach einer erfolgreichen Knochenmarktransplantation wiederbesiedelt. Die Anzahl der B-Zellen im peripheren Blut ist normal oder relativ sogar leicht erhöht, der Immunglobulinspiegel aufgrund fehlender T-Helferzell-Funktion niedrig. Die B-Zellen sind

ebenfalls primär in den Krankheitsprozeß invol-
viert. Dies zeigt sich in einem nicht zufälligen In-
aktivierungsmuster der X-Chromosomen in reifen
B-Zellen von Überträgerinnen sowie der fehlenden
Aktivierbarkeit der kindlichen B-Zellen durch die
T-Zellen des Spenders nach erfolgreicher Kno-
chenmarktransplantation [Leonard et al. 1994].
NK-Zellen sind bei der klassischen Form des
XSCID nicht nachweisbar. Mitigierte Verläufe des
XSCID wurden beschrieben.

Molekularbiologie

Der XSCID-Phänotyp wird durch die Abwesenheit
reifer T-Zellen und den Ausfall der von ihnen aus-
geübten Funktionen verursacht. In der Lymphopoese spielen Zytokine als Botenstoffe, die den
lymphoiden Vorläuferzellen Differenzierungs- und
Proliferationssignale vermitteln, eine entscheidende Rolle. Die Proteinkomplexe, die den Kontakt
zwischen den Zytokinen und den Vorgängen im
Zellinnern vermitteln, sind die Zytokinrezeptor-
komplexe. Diese sind meist aus mehreren Untereinheiten zusammengesetzt. Ihre extrazellulare Domäne ist für die Bindung der Zytokine, ihre intrazellulare Domäne für die Weiterleitung der Signale
verantwortlich. Die genetische Ursache des XSCID
sind Mutationen im γc-Gen. Das von diesem kodierte γc-Molekül ist ein membranständiges Glykoprotein, das als Untereinheit an den Rezeptoren
für IL-2, IL-4, IL-7, IL-9 und IL-15 beteiligt ist
(Übersicht in: Sugamura et al. [1996]) (Abb. 1.2.8).
Diese Zytokine wirken in der Hämatopoese und
dort speziell auf Lymphozyten und deren Vorläuferzellen als Wachstums- und Differenzierungsfak-
toren, insbesondere IL-7 und der IL-7-Rezeptor
scheinen in der T-Zell-Entwicklung eine zentrale
Rolle zu spielen. Die Mutationen im γc-Gen bei
XSCID-Patienten können bewirken, daß entweder
die Bindungsfähigkeit der Zytokine an die Rezeptoren gestört oder die intrazellulare Domäne nicht
mehr in der Lage ist, Signale weiterzuvermitteln.
Beides führt dazu, daß die normalerweise von den
Zytokinen ausgelösten Reaktionen der Zelle nicht
mehr stattfinden können. Auf die über die JAK3-
Kinase vermittelte intrazellulare Signalweiterleitung wird im Kapitel 1.2.3.5.5 „Janus-Kinase-3-De-
fizienz (JAK3-Defizienz)" näher eingegangen.

Die Vererbung erfolgt X-chromosomal-rezessiv.
Das γc-Gen wurde von Takeshita et al. [1992] kloniert, seine genomische Organisation umfaßt 8
Exons auf 4,2 kb [Noguchi et al. 1993]. Der Genlocus befindet sich im Bereich Xq13.1 [Noguchi et
al. 1993]. Im Northern-Blot werden 2 Transkripte
von 1,8 und 3,6 kb sichtbar, das Protein ist 64.000

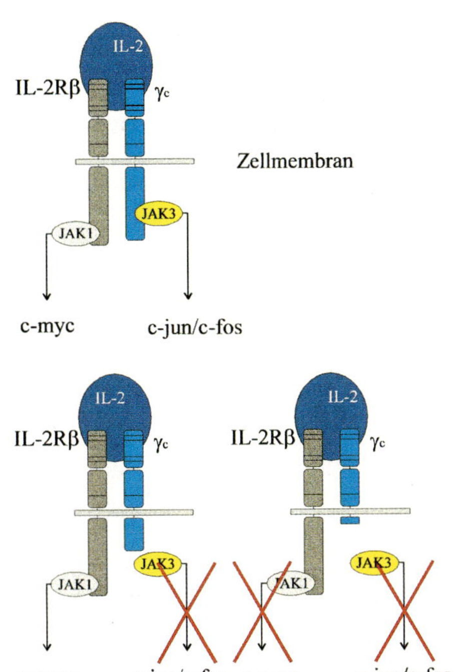

Abb. 1.2.8. Modell der Signaltransduktion über den Interleu-
kin-2-Rezeptor-Komplex (*IL-2R*). Die γc-Kette ist an den IL-
2-, IL-4-, IL-7-, IL-9- und IL-15-Rezeptoren beteiligt. Beispielhaft sind der IL-2R-Komplex und die ihm nachgeschaltete Signaltransduktionskaskade gezeigt (auf die Darstellung
der IL-2R-α-Kette wurde bewußt verzichtet; diese trägt zur
IL-2-Bindung, nicht jedoch zur Signalweiterleitung bei). Die
Janus-assoziierten Proteinkinasen, *JAK1* und *JAK3*, sind mit
der IL-2R-β-Kette bzw. γc-Kette assoziiert. Nach der Bindung von IL-2 kommt es zur Phosphorylierung und Aktivierung der JAK-Proteine, die Signale werden dann in den
Kern weitergeleitet. Bei XSCID tritt je nach Mutation in der
γc-Kette entweder ein Ausfall der kompletten Signaltransduktion oder ein partieller Ausfall der JAK3-vermittelten
Funktion auf. Bei der JAK3-Defizienz entsteht wie bei einem
Teil der XSCID-Fälle ein Signaltransduktionsdefekt. Ob der
Ausfall der kompletten JAK3-Funktion auch die JAK1-Kaska-
de betrifft, ist noch nicht endgültig abgeklärt

groß. Die bisher identifizierten Mutationen umfassen Punktmutationen, Deletionen und Insertionen
und treten über das ganze Gen verteilt auf; es wurden aber 5 sog. Hot spots im Mutationsmuster identifiziert, die folgende Aminosäurenveränderungen
bedingen: Arg224Trp, Arg226Cys oder Arg226His,
Glu235Stop, Arg285Glu und Arg289Stop [Puck et
al. 1996].

Diagnostik und Therapie

Die initialen diagnostischen Merkmale sind die
hohe Anfälligkeit gegenüber Infektionen und Gedeihstörungen. Die Analyse der Lymphozyten des
peripheren Bluts zeigt die Abwesenheit kindlicher
T-Zellen, eine normale B-Zell-Zahl und ein Fehlen

der NK-Zellen. Bei dieser Analyse muß jedoch darauf geachtet werden, daß evtl. vorhandene T-Zellen auch noch von der Mutter stammen können bzw. daß variante Formen der XSCID mit T-Zellen auftreten. Lymphozyten der Mütter betroffener Jungen weisen ein nicht zufälliges Muster der X-Inaktivierung auf. Da die genetische Grundlage der Erkrankung bekannt ist, können inzwischen durch Sequenzieren des γc-Gens auf molekularer Ebene die XSCID-Erkrankung sowie der Überträgerstatus eindeutig nachgewiesen werden, ebenso ist eine molekulare Pränataldiagnose möglich.

Die derzeit einzige zur Verfügung stehende Therapie ist die Knochenmarktransplantation. Erste Experimente zur gentherapeutischen Behandlung der Erkrankung wurden bereits durchgeführt [Candotti u. Blaese 1996, Candotti et al. 1996a, Hacien-Bey et al. 1996, Taylor et al. 1996b]. Dabei gelang es, mittels eines retroviralen Vektors ein Wildtyp-γc-Gen in B-Zell-Linien der Patienten einzubringen und deren Funktionsdefekt zu korrigieren.

1.2.3.5.5 Janus-Kinase-3-Defizienz (JAK3-Defizienz)

Neben den X-chromosomal vererbten XSCID-Erkrankungen, die von Mutationen im γc-Gen versursacht werden, wurden auch SCID-Fälle mit autosomal-rezessivem Vererbungsmuster beschrieben, deren Phänotyp nicht vom B^+-T^--XSCID-Phänotyp unterscheidbar ist. Inzwischen wurde von 2 unabhängigen Gruppen nahezu gleichzeitig gefunden, daß Mutationen im *JAK3*-Gen eine autosomal-rezessiv vererbte SCID-Entität charakterisieren [Macchi et al. 1995b, Russell et al. 1995].

Krankheitsbild

Das Krankheitsbild der betroffenen Patienten entspricht dem an XSCID erkrankter Jungen. Aufgrund der autosomalen Lokalisation des *JAK3*-Gens kann die Erkrankung jedoch auch bei Mädchen auftreten.

Molekularbiologie

Äquivalent zur XSCID ist auch bei den JAK3-Defizienzen die Entwicklung der T-Zellen in einem frühen Stadium blockiert. Die molekulare Ursache für diese Störung der Lymphopoese sind Mutationen im *JAK3*-Gen. Bisher wurden Defekte dieses Gens erst in 2 Familien charakterisiert [Macchi et al. 1995b, Russell et al. 1995]. Die beschriebenen Mutationen führen zu einer Instabilität der mRNA-Moleküle, d.h. das Protein wird nicht synthetisiert. Das *JAK3*-Gen kodiert eine zytoplasmatische Tyro-sinkinase, die gemeinsam mit JAK1, JAK2 und TYK2 die Familie der Janus-Tyrosinkinasen bildet. Sie besitzen als charakteristisches strukturelles Merkmal sowohl eine katalytische Kinasedomäne als auch eine Kinase-ähnliche Domäne. Alle 4 Proteine sind an der durch Zytokine, Interferone und Wachstumsfaktoren initiierten intrazellularen Signaltransduktion beteiligt (Übersicht in: Ihle [1995], Taniguchi [1995]).

Das *JAK3*-Gen wird im Gegensatz zu den anderen Janus-Tyrosinkinasen nicht ubiquitär, sondern ausschließlich in lymphoiden und myeloiden Geweben und Zellen exprimiert [Kawamura et al. 1994, Rane u. Reddy 1994]. Seine besondere Bedeutung in der Lymphopoese ergibt sich aus der spezifischen Interaktion mit der intrazellularen Domäne der γc-Rezeptor-Untereinheit, die an den Rezeptoren für IL-2, IL-4, IL-7, IL-9 und IL-15 beteiligt ist (Abb. 1.2.8) (Übersicht in: Sugamura et al. [1996]). Nach der Bindung des Liganden an γc-enthaltende Rezeptoren wird die JAK3-Kinase über die Bindung an die γc-Kette aktiviert und phosphoryliert [Johnston et al. 1994, Witthuhn et al. 1994]. Paralell dazu werden über die intrazellularen Domänen der anderen Rezeptorbestandteile diverse weitere Proteine, u.a. JAK1 und STAT (signal transducers and activators of transcription), aktiviert und phosphoryliert. Am Ende der so gestarteten Signalkaskade wird die Transkription von Genen angeschaltet, deren Produkte für die Differenzierung und Proliferation der Zelle nötig sind. Der durch die Interaktion von γc und JAK3 angeschaltete Signalweg scheint ein generelles Signal für die Aktivierung der Transkription zu sein, während die durch die anderen Rezeptoruntereinheiten mediierten Signale die Spezifität der Gentranskription bewirken [Lai et al. 1996]. Der Defekt des *JAK3*-Gens in den lymphoiden Progenitorzellen führt zu einer Unterbrechung der durch die Zytokine IL-2, IL-4, IL-7, IL-9 und IL-15 normalerweise aktivierten Signalwege und somit zu einer fehlerhaften und reduzierten Reaktion der Zelle auf die Bindung dieser Zytokine. Die direkte Interaktion von JAK3 mit der intrazellularen Domäne der γc-Untereinheit erklärt die Einheitlichkeit der Krankheitsbilder, die durch die Fehlfunktion jeweils eines der beiden Gene verursacht wird.

Die Vererbung der JAK3-Defizienz erfolgt autosomal-rezessiv. Das Gen wurde von Kawamura et al. [1994] kloniert, es ist auf Chromsosom 19p13.1–2 lokalisiert und besteht aus 19 Exons [Riedy et al. 1996]. Die 4,3-kb-mRNA wird in ein Protein mit einem MG von 125.000 übersetzt.

Diagnose und Therapie

Die klinischen und immunologischen Charakteristika bei JAK3-SCID entsprechen aufgrund der korrespondierenden molekularen Ursachen denen bei XSCID. Für die molekulare Diagnostik bietet sich an, zunächst mit Antikörpern die Produktion des JAK3-Proteins zu überprüfen. Weiter erlaubt die Kenntnis der genomischen Organisation des Gens, die Nukleotidsequenz zu überprüfen. Dies ermöglicht auch eine Pränataldiagnostik und eine Bestimmung des Überträgerstatus.

Als kurative Behandlungsmaßnahme existiert derzeit nur die Knochenmarktransplantation. Es gibt jedoch analog zu XSCID erste Ansätze zu einer gentherapeutischen Behandlung der Erkrankung (s. auch Kapitel 1.2.3.5.4.3 „Diagnostik und Therapie"). So wurde von Candotti et al. [1996 b] mittels eines retroviralen Vektors ein intaktes *JAK3*-Gen in B-Zell-Linien eines Patienten transferiert. Die B-Zellen zeigten danach eine normale JAK3-Expression sowie normale Reaktionen der Zellen auf Stimulation mit IL-2 und IL-4.

1.2.3.5.6 Autoimmun-lymphoproliferatives Syndrom (ALPS, FAS-Defekt)

Eine Erkrankung, die durch Lymphproliferation, variable Autoimmunphänomene, B-Lymphozytose, Hypergammaglobulinämie und die Expansion einer ungewöhnlichen Population von $CD4^--CD8^-$-T-Zellen charakterisiert ist, wurde 1992 von Sneller et al. beschrieben. Den meisten dieser Fälle konnte inzwischen eine FAS/APO–1(CD95)-Mutation zugeordnet werden [Bettinardi et al. 1997, Drappa et al. 1966, Fisher et al. 1995, Rieux-Laucat et al. 1995, Sneller et al. 1997]. Einige Fälle zeigen jedoch keine Auffälligkeiten im FAS-FAS-Ligandensystem, so daß wohl weitere, bisher nicht identifizierte Gene ein ALPS auslösen können.

Krankheitsbild

Das ALPS ist die erste Erkrankung, bei der die Ursache für lymphoproliferative Autoimmunphänomene geklärt ist. Die Inzidenz der Erkrankung läßt sich aus den wenigen publizierten Fällen bisher nicht berechnen. Die Erkrankung kann bei homozygotem Gendefekt von Geburt an auftreten, je nach Mutation kann sie sich im heterozygoten Erkrankungsfall auch erst im 2. Lebensjahrzehnt manifestieren. Im Gegensatz zu allen anderen ID kann es beim FAS-Defekt zu einer klinischen Manifestation des Krankheitsbilds bei nur einem defekten Allel kommen (Molekularbiologie). Die Lymphoproliferation steht deutlich im Mittelpunkt

des initialen Geschehens; sie kann jegliche Lymphknotenstation betreffen und führt auch zu einer massiven Splenomegalie. Die Erkrankung wird oft als Malignom mißdeutet, insbesondere wenn es zu Raumforderungen kommt. Der Defekt führt zu einer B-Lymphozytose mit massiver Hyperimmunglobulinämie und Autoantikörperproduktion, vornehmlich gegen hämatopoetische Zellen, aber auch gegen andere Gewebe. In der Folge kommt es v. a. zu hämolytischen Anämien, Thrombopenien und Neutropenien. Vereinzelt wurden eine Glomerulonephritis, ein Guillain-Barré-Syndrom und antinukleäre Antikörper beschrieben, ohne daß ein Lupus erythematodes in den Patienten diagnostizierbar war. Der Beitrag der einzelnen Immunglobulinklassen zu der Hyperimmunglobulinämie ist variabel. In der Peripherie sind $CD4^--CD8^-$-T-Zellen relativ und absolut deutlich erhöht. Sie zeigen ein abnormes Aktivierungsmuster mit HLA-DR-Expression bei fehlendem CD25 und sind nach mitogener Stimulation CD69-positiv, ohne CD40L zu induzieren. In keinem Patienten läßt sich ein aktivierungsinduzierter, programmierter Zelltod mit Antikörpern oder löslichem FAS-Ligand auslösen. Der Nachweis der FAS-Expression auf der Zelloberfläche ist abhängig von der spezifischen Mutation und variiert zwischen geringer Reduktion bis zu vollständigem Fehlen. Heterozygote Anlageträger sind klinisch gesund, zeigen in einigen Funktionstests oftmals aber Werte, die zwischen dem Normalbefund und den Werten von Patienten liegen.

Molekularbiologie

Der programmierte Zelltod spielt eine Schlüsselrolle in der zellulären Homöostase des Immunsystems. Über diesen Mechanismus werden nicht nur während der T-Zell-Ontogenese im Thymus autoreaktive Thymozyten entfernt, sondern auch in der Peripherie autoreaktive T- und B-Zell-Klone eliminiert. Eine beginnende T-Zell-Antwort gegen Antigene wird über einen Apoptosemechanismus gegenreguliert, so daß die Dauer und die Geschwindigkeit einer Immunantwort kontrolliert verlaufen [Mountz et al. 1995, Russel 1995, Strasser 1995]. FAS (CD95) und FAS-Ligand sind auf der Oberfläche aktivierter Lymphozyten exprimiert; ihre Interaktion löst physiologischerweise über FAS einen vorprogrammierten molekularen Mechanismus aus, der im Zelltod endet [Krammer et al. 1994, Nagata u. Golstein 1995]. Das FAS-induzierte apoptotische Signal erfordert eine Trimerisierung von FAS. Die FAS-FAS-Ligand-Interaktion löst sodann eine proteolytische Kaskade aus, in

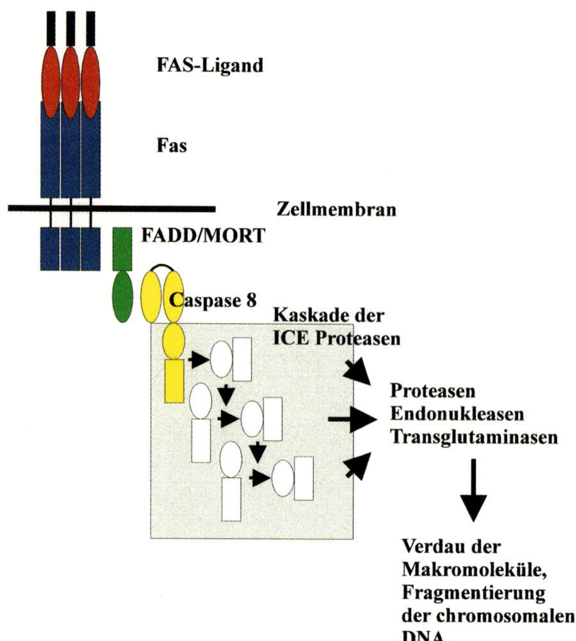

Abb. 1.2.9. Schema der Apoptoseinduktion über FAS (CD95), die Bindung von FAS-Ligand an FAS induziert die Trimerisierung des FAS-Rezeptors. In der Folge wird Caspase-8 (FLICE/MACH) über einen Adaptor (*FADD/MORT1*) an FAS rekrutiert. Caspase-8 wird durch Oligomerisierung autoaktiviert und kann dann die ICE-Protease-Kaskade auslösen. Die aktivierten ICE-Proteasen attackieren mehrere Substrate, u. a. Poly-(ADP)-Ribose-Polymerase (PARP), Lamin und Aktin. Dies führt in die terminale, irreversible Phase der Apoptose, die durch einen Verdau der Makromoleküle und zellulare Fragmentation charakterisiert ist

deren Folge Enzyme aktiviert werden, was zur Proteolyse weiterer Proteine führt, die an der DNA-Reparatur beteiligt sind oder zur Zellintegrität beitragen. Außerdem werden Endonukleasen aktiviert, die die DNA fragmentieren (Abb. 1.2.9).

FAS, ein Typ-1-Transmembranprotein, ist ein Mitglied der Tumornekrosefaktor-Rezeptor-Superfamilie mit 3 extrazellulären Cystein–reichen Domänen und einer konservierten zytoplasmatischen „death domain", die die Signale für den Zelltod überträgt.

Inazawa et al. lokalisierten 1992 das humane *FAS*-Gen auf den Chromosomenabschnitt 10q24.1. Das Gen umfaßt 25 kb, besteht aus 9 Exons und wird in eine 2,7- bzw. 1,9-kb-mRNA transkribiert, die ein Protein mit einem MG von 48.000 mit 319 Aminosäuren kodiert [Behrmann et al. 1994, Itoh et al. 1991]. Veränderungen des *FAS*-Gens umfassen homozygote Deletionen [Rieux-Laucat et al. 1995], heteroallelische Missense-Mutationen [Bettinardi et al. 1997] sowie heterozygote Deletionen, Missense- und Spleißsequenzmutanten [Drappa et

al. 1996, Fisher et al. 1995, Sneller et al. 1997]. In In-vitro-Rekonstitutionsexperimenten zeigten einige dieser mutierten FAS-Proteine einen dominant-negativen Effekt. In krassem Gegensatz zu diesem Befund zeigten interessanterweise Eltern oder Geschwister von einigen Patienten, die ebenfalls das in vitro dominant-negativ wirkende Allel geerbt haben, keinen klinischen Phänotyp. Auch wurden bei ihnen keine auffälligen Lymphozytenpopulationen gefunden. Dies führte zur bisher nicht bewiesenen Hypothese, daß in den kranken Kindern ein 2. defektes Gen zusammen mit dem auf einem Allel mutierten FAS die Krankheit auslöst (digenische Krankheitsursache). Es wird spekuliert, daß Defekte von rezeptornahen Signalmolekülen diesen Phänotyp sowie, in Kombination mit defektem FAS, die Entstehung eines ALPS bedingen.

Diagnose und Therapie

Die Lymphoproliferation in Milz und Lymphknoten, zusammen mit Autoimmunzeichen wie Hämolyse, Thrombopenie und Neutropenie, ist ein erster Hinweis auf ein ALPS. Der Nachweis einer stark erhöhten CD3$^+$-CD4$^-$-CD8$^-$-T-Zell-Population im peripheren Blut mit ungewöhnlichem Aktivierungsmuster unterstützt, insbesondere bei bestehender Hyperimmunglobulinämie und B-Zell-Lymphozytose, die Diagnose. Diese kann in manchen Fällen dadurch gesichert werden, daß FAS weder mit Antikörpern noch mit löslichem FAS-Ligand auf der Zelloberfläche von stimulierten T-Zellen nachweisbar ist. Weiterhin läßt sich bei aktivierten T-Zellen der Patienten kein FAS-induzierter programmierter Zelltod auslösen. Die genetische Analyse des FAS-Defekts ist möglich. Schwierigkeiten sind jedoch in der heterozygoten Situation zu erwarten. Die dominant-negative Wirkung einer heterozygoten Mutation sollte in Transfektionsexperimenten nachgewiesen werden. Beim Verdacht auf eine digenische Ursache des Apoptosedefekts ist eine Familienanalyse hilfreich. In dem Elternteil, der die heterozygote FAS-Mutation nicht vererbt, kann aufgrund eines unabhängig betroffenen Gens oft eine eingeschränkte Apoptosefähigkeit nachgewiesen werden.

Eine standardisierte Therapie des ALPS existiert derzeit nicht. Kortikosteroide haben vorübergehend einen Effekt auf die Lymphozytenmasse. Nach Absetzen der Medikation kommt es jedoch zu einer erneuten Lymphoproliferation. IFNα und Cyclosporin A zeigen keinen antilymphoproliferativen Effekt. Eine i.v. Immunglobulingabe kann ebenso wie die Splenektomie bei ITP indiziert sein. Letztere ist insbesondere bei Hypersplenismus in Betracht zu ziehen. In einem Fall wurde bisher eine allogene KMT mit Erfolg durchgeführt.

1.2.3.5.7 Interferon γ Rezeptor-Defekt (IFNGR1-Defekt)

Eine Infektionserkrankung, bei der diverse Mykobakterienspezies trotz spezifischer antibiotischer Therapie und IFNγ-Substitution nicht eliminiert werden konnten, wurde 1995 in 4 erkrankten Kindern beschrieben [Levin et al. 1995]. Der Defekt wurde dem *IFNG1R*-Gen zugeordnet. Eine Mutation dieses Gens wurde in der Folge auch mit einer fatal verlaufenden, disseminierten BCGitis assoziiert [Jouanguy et al. 1996].

Krankheitsbild

Die idiopathische disseminierte BCGitis läßt sich in zwei Subtypen aufteilen: solche Erkrankungen, die tuberkuloid mit Granulombildung verlaufen und sehr wenig säurefeste Stäbchen zeigen, und solche, die schlecht differenzierte Granulome mit wenigen Riesenzellen und Lymphozyten, aber eine große Zahl Stäbchen-beladener Makrophagen aufweisen [Emile et al. 1997]. Ein Mädchen, das am letztgenannten Krankheitsbild verstarb, wurde nach unauffälligem intrauterinen und postnatalen Verlauf mit 1 Monat BCG-geimpft [Jouanguy et al. 1996]. 10 Wochen nach der Impfung entwickelte sich ein kontinuierliches Fieber mit regionaler Lymphadenitis. Schnell folgten eine Kachexie, granulomatöse Dermatitis, Hepatosplenomegalie, Lymphknotenvergrößerung, Pneumonitis und multiple Osteolysen. Die Akutphaseproteine waren erhöht. Eine Histologie zeigte schlecht charakterisierte Granulome mit massenhaft säurefesten Stäbchen des Impfstamms. Trotz massiver antimykobakterieller Behandlung und IFNγ-Substitution war der Verlauf fatal.

In einer anderen Familie wiesen alle betroffenen Mitglieder Zeichen einer Entzündung mit Fieber und hohen Akutphaseproteinen, Gewichtsverlust, Hepatosplenomegalie und Osteolysen auf. Die betroffenen Kinder verstarben trotz adäquater Antibiotikatherapie und IFNγ-Substitution an mykobakteriellen Infektionen. Die immunlogische Labordiagnostik war in allen Fällen weitestgehend unauffällig mit normaler Lymphozytenpopulation. Die Immunglobulintiter waren im Normbereich. Die konstitutive Expression von HLA-Klasse-I- und -II-Antigen war unauffällig. Mitogen- und Tuberkulinstimulation sowie der verzögerte Hauttest mit PPD (purified protein derivative) waren positiv, ebenso wie die spezifische Antikörperbildung.

Der Nachweis der IFNγ-Bindung an die Zellen der Patienten gelang nicht, ebenso konnte mit Antikörpern gegen IFNGR1 auch nach Dexamethasonstimulation keine Oberflächenmarkierung der Zelle erzielt werden. Die Produktion von Tumornekrosefaktor α (TNFα) nach Lipopolysaccharid- bzw. IFNγ-Stimulation war drastisch reduziert.

Molekularbiologie

Nach Stimulation, z.B. durch Mykobakterien, sezernieren Makrophagen TNFα, IL-12 sowie weitere Faktoren. Dadurch werden die IFNγ-Produktion von NK-Zellen und die Antigen-abhängige Differenzierung von CD4$^+$-T-Zellen in IFNγ-produzierende T-Helfer-1-Zellen induziert. IFNγ reguliert dann eine erhöhte TNFα-Ausschüttung der Makrophagen und eine Aktivierung von mykobakteroiziden Mechanismen, wie z.B. die NO-Produktion (Übersicht in: Farrar u. Schreiber [1993]).

IFNγ induziert die Aktivierung durch Bindung an einen Rezeptorkomplex, der aus mindestens 2 Untereinheiten besteht: IFNGR1 und IFNGR2 (Abb. 1.2.10). Beide Komponenten werden für eine normale Signaltransduktion benötigt. Die IFNγ-Bindung induziert ihrerseits eine IFNGR1-Dimerisation, in deren Folge IFNGR2 assoziiert wird, wobei IFNγ dann mit den beiden verschiedenen Rezeptorketten interagiert. Die JAK1- und JAK2-Ki-

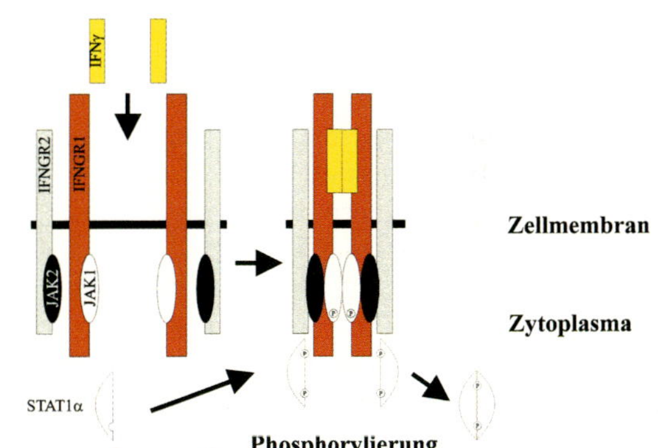

Abb. 1.2.10. Modell der Signaltransduktion über den Interferon-γ-Rezeptor-Komplex, Die beiden Ketten des Interferon-γ-Rezeptors (*IFNGR1* Interferon-γ-Rezeptor 1; *IFNGR2* Interferon-γ-Rezeptor 2) ragen durch die Membran. Die beiden Janus-assoziierten Proteinkinasen *JAK1* und *JAK2* sind mit den beiden IFNGR-Ketten eng vergesellschaftet. Nach der Bindung von Interferon γ (*IFNγ*) kommt es zur Heterodimerisierung der IFNGR-Ketten, anschließend zu einer Phosphorylierung der JAK1-Proteinkinase, gefolgt von einer Phosphorylierung und Dimerisierung des STAT1α-Proteins (signal transducer and activator of transcription 1α protein). Daraus resultiert dann eine IFNγ-abhängige Genaktivierung

nasen sind intrazellular mit IFNGR1 bzw. IFNGR2 assoziiert und werden nach IFNγ-Bindung in räumliche Nähe zueinander gebracht und phosphoryliert. Anschließend erfolgt eine Autophosphorylierung des IFNGR1-Rezeptors, gefolgt von einer STAT1-Aktivierung, wobei es nach der Translokation von STAT1 in den Zellkern und Bindung an IFNγ-induzierbare Promotoren zur Transkription dieser mykobakteroiziden Antwort kommt.

Das *IFNGR1*-Gen liegt auf Chromosom 6q23 [Le Coniat et al. 1989] und umfaßt auf 25 kb 7 Exons. Die extrazellulare Domäne wird von Exon 1–5 und Teilen von Exon 6 gebildet. Der Rest von Exon 6 kodiert für die Transmembranregion, während Exon 7 den intrazellularen Anteil umfaßt [Merlin et al. 1997]. Vom Gen wird eine 2,3 kb lange mRNA transkribiert; ein Glykoprotein mit einem MG von 85.000–95.000 wird an der Zelloberfläche exprimiert [Aguet et al. 1988].

Durch Nonsense-Mutation bzw. Deletion eines Nukleotids wurde in jeweils einer Familie ein prämatures Stopkodon im extrazellularen Anteil von IFNGR1 eingeführt [Jouanguy et al. 1996, Newport et al. 1996]. Das translatierte IFNGR1-Produkt wird in keinem der Fälle stabil auf der Zelloberfläche exprimiert. Die Signaltransduktionskette ist somit unterbrochen, eine wirksame antimykobakterielle Makrophagenreaktion unterbleibt.

Diagnose und Therapie

Die Klinik einer mykobakteriellen Infektion, die trotz spezifischer Antibiotikatherapie und Interferonsubstitution keine Besserung bringt und nicht durch einen anderen primären oder sekundären Immundefekt erklärt werden kann, weist auf einen IFNGR1-Defekt hin. Histologisch zeigt sich bei den Patienten im befallenen Gewebe keine Granulombildung. Die Analyse der IFNGR1-Expression auf peripheren Blutzellen sowie auf EBV-transformierten B-Zell-Linien kann negativ ausfallen. Die IFNγ-Bindung an Blutzellen ist deutlich reduziert, die Produktion von TNFα im peripheren Blut nach Lipopolysaccharid- oder IFNγ-Stimulation reduziert, jedoch nicht aufgehoben. Heterozygote Anlageträger zeigen in den aufgeführten funktionellen Tests intermediäre Resultate. Auf RNA- und genomischer DNA-Ebene ist eine direkte Analyse des *IFNGR1*-Gens möglich, Anlageträger können molekularbiologisch diagnostiziert werden.

Erfolgreiche Therapieschemata stehen für diese Erkrankung noch nicht zur Verfügung. Spezifische antimykobakterielle Antibiotika sowie eine IFNγ-Gabe wurden erfolglos angewandt. Eine Knochenmarktransplantation ist bisher nicht beschrieben.

1.2.4 Immundefektsyndrome

1.2.4.1 DiGeorge-Syndrom (CATCH22)

Das DiGeorge-Syndrom (DGS, DiGeorge-Sequenz) ist eine wahrscheinlich heterogene Erkrankung, die durch eine Vielzahl von Defekten in unterschiedlichen Organen, u. a. der Parathyreoidea und im Ausflußtrakt des Herzens, charakterisiert ist. Ein Bestandteil der Erkrankung ist ein T-Zell-Defizit. Die Originalbeschreibung des Syndroms entstammt einer Diskussion auf einem Immunologiekongreß [Cooper et al. 1965]. DiGeorge [1968] publizierte 3 Jahre später einen formalen Bericht und wurde somit zum Namensgeber der Erkrankung. Aufgrund der Überlappung sowohl phänotypischer als auch genetischer Aspekte mit dem velokardiofazialen Syndrom (VCFS, auch Shprintzen-Syndrom) und weiteren Syndromen wurde von Wilson et al. [1993] das Akronym CATCH22 (**c**ardiac abnormality, **a**bnormal facies, **T** cell defect due to tymic hypoplasia, **c**left palate, **h**ypocalcemia due to hypoparathyroidism resulting from **22**q11 deletion) als einheitliche Nomenklatur vorgeschlagen, die die Gemeinsamkeiten im Phänotyp fast aller betroffenen Patienten beschreibt.

1.2.4.1.1 Krankheitsbild

Der Phänotyp des DiGeorge-Syndroms ist durch Fehlentwicklungen in einer Vielzahl von Geweben, Organen und Körperteilen charakterisiert, die auf einer Hemmungsfehlbildung der 3. und 4. Schlundtasche im Embryo basieren. Die Ausprägung der einzelnen Defekte ist jedoch von Fall zu Fall sehr heterogen. Häufig besteht als erste Auffälligkeit eine neonatale Krampfanfälligkeit bei Hypokalzämie aufgrund des Hypoparathyreoidismus. Die Anzahl der C-Zellen (Calcitonin-produzierende Zellen) in der Nebenschilddrüse ist stark reduziert [Palacios et al. 1993]. Ferner zeigt sich eine erhöhte Anfälligkeit gegenüber Infektionen aufgrund einer T-Zell-Defizienz. Das klinische Spektrum reicht dabei von einer Thymusaplasie mit Fehlen jeglicher T-Zellen bis zu einer normalen Zahl von T-Zellen. Ein weiteres charakteristisches Merkmal des Syndroms sind angeborene Herzdefekte, die im wesentlichen den Ausflußtrakt des Herzens betreffen. Weiterhin sind auch Gesichtsdysmorphien ein wichtiger Bestandteil des DiGeorge-Syndroms. Die Ohren sind typischerweise klein und niedrig angesetzt. Das Philtrum ist kurz, der Mund klein, eine Retrogenie und Gaumenspalte können vorliegen; es bestehen ein Hypertelorismus, kurze und enge Lidspalten, eine prominente Nasenwurzel mit manchmal gekerbter Nasenspitze und hypoplastischen Nasenflügeln sowie antevertierten Nasenlöchern. Weitere Merkmale können Minderwuchs sowie leichte bis mittlere Lernschwierigkeiten sein.

1.2.4.1.2 Molekularbiologie

Der genetische Defekt, der dem DiGeorge- (DGS) und dem velokardiofazialen Syndrom (VCFS) zugrundeliegt, ist noch nicht identifiziert. Daher sind die molekularen Funktionsdefekte, die zu dieser Erkrankung führen noch nicht aufgeklärt.

Bereits konventionelle zytogenetische Studien ergaben, daß 20% aller Patienten einen Defekt in der Region 22q11 aufweisen, molekularzytogenetische Techniken zeigten dann Aberrationen dieses Bereichs sogar in mehr als 90% aller Patienten [De la Chapelle et al. 1981, Greenberg et al. 1988], ganz überwiegend in Form größerer Deletionen, seltener als submikroskopische Deletionen oder unbalancierte Translokationen. In wenigen Fällen wurden auch chromosomale Aberrationen anderer Loci (z.B. 10p13) beschrieben [Daw et al. 1996]. Die minimale DGS-VCFS-kritische Region konnte kürzlich auf einen Bereich von 250 kb auf Chromosom 22q11.2 eingegrenzt werden [Gong et al. 1997]. In diesem Bereich wurden mehrere Kandidatengene identifiziert, die jedoch jedes für sich nicht die alleinige Ursache der Erkrankung sein können [Dallapiccola et al. 1996]. Man diskutiert, daß entweder eine Haploinsuffizienz mehrerer Gene (im Sinn eines continuous gene syndrome) für die phänotypische Ausprägung des DGS bzw. VCFS verantwortlich ist oder aber Defekte eines Gens die unterschiedlichen Manifestationen bedingen. Die Inzidenz der Mikrodeletion 22q11 wird auf 1:5 000 geschätzt und kommt bei etwa 5% aller kongenitalen Herzfehler vor. Das DiGeorge-Syndrom tritt ganz überwiegend sporadisch auf, aber auch familiäre Fälle wurden beschrieben.

1.2.4.1.3 Diagnose und Therapie

Den ersten Anhaltspunkt für das DiGeorge-Syndrom liefert eine Kombination von fazialen Dysmorphien und angeborenen Defekten des Ausflußtrakts des Herzens. Unmittelbar nach der Geburt ist die Hypokalzämie ein wichtiges diagnostisches Kriterium. Weiterhin werden die Hypoplasie von Thymus und Nebenschilddrüse als Indizien verwendet. Seit Einführung molekularzytogenetischer Techniken gehört eine Analyse der Chromosomenregion 22q11 zur Abklärung der Verdachtsdiagnose.

Aus den unterschiedlichen Anomalien ergibt sich eine Reihe von therapeutischen Überlegungen. Hierzu gehört die Transplantation von fetalem Thymus. Der Immundefekt kann erstaunlicherweise auch durch eine Knochenmarktransplantation therapiert werden. Adulte T-Zellen im Transplantat könnten dabei trotz Fehlens eines Thymus in der Peripherie (u.a. im lymphatischen Gewebe des Darms) expandiert werden. Die Hypokalzämie wird durch Gabe von Kalzium und 1,25-OH-Cholacalciferol behandelt. Beim Heranwachsen der Kinder muß auf eine Sprachtherapie und im Bedarfsfall auf zusätzliche Lernhilfen geachtet werden. Herzfehler und andere Fehlbildungen werden abhängig vom Schweregrad operativ behandelt.

1.2.4.2 Ataxia teleangiectatica (Louis-Bar-Syndrom, AT)

Die Ataxia teleangiectatica (AT) ist eine autosomal-rezessive Erkrankung, die mit einer Inzidenz von etwa 1:100 000 auftritt [Swift et al. 1986]. Das Syndrom ist charakterisiert durch eine progressive zerebelläre Ataxie, okulokutane Teleangiektasien, Prädisposition zur Malignität, erhöhte Sensibilität gegenüber ionisierender Strahlung und durch Defekte sowohl der humoralen als auch der zellularen Immunität. Zellulare Defekte der AT umfassen eine Chromosomeninstabilität, Beschleunigung von Alterungsprozessen, eine Radiosensitivität und Defekte in der Aktivierung von intrazellularen Signalen und Zellzykluskontrollpunkten nach Einwirkung ionisierender Strahlung.

1.2.4.2.1 Krankheitsbild

Die AT bietet ein eindrückliches Beispiel dafür, wie ein einzelner Gendefekt verschiedene Organsysteme beeinflussen kann (Übersichten in Harnden [1994], Sedwick u. Boder [1991], Shiloh [1995]). Die progrediente zerebelläre Ataxie manifestiert sich meist im 2. Lebensjahr, beginnt am Stamm und weitet sich in eine generalisierte Motoneurondysfunktion aus, die die Extremitäten, Okulomotorik und die Sprache, die zunehmend dysarthrisch wird, erfaßt. Eine mentale Retardierung tritt nicht bei allen Patienten ein [Boder u. Sedwick 1962]. Die Symptome erklären sich neuropathologisch durch eine fortschreitende kortikale Degeneration des Kleinhirns, die hauptsächlich die Purkinje-Zellen betrifft. Weitere neuronale degenerative Veränderungen treten im Rückenmark, im Hirnstamm und an peripheren Nerven auf. Teleangiektasien helfen, die AT von anderen Ataxien zu unterscheiden. Zwischen dem 2. und 8. Lebensjahr erscheinen sie zunächst an den Konjunktiven, später im Ohr und im Gesicht. Dazu können die Depigmentierung der Haare, Vitiligo, Café-au-lait-Flecken und Sklerodermie-ähnliche Hautveränderungen auftreten. Variabel auftretende, endokrinologische Störungen umfassen eine Wachstumsretardierung, einen Hypogonadismus sowie in über 50% der Fälle einen Insulin-resistenten Diabetes mellitus. Erhöhte Serumspiegel von α-Fetoprotein und karzinoembryonalem Antigen weisen auf eine gestörte Leberfunktion hin.

Bei AT-Patienten besteht ein 100fach erhöhtes Malignitätsrisiko gegenüber der übrigen Bevölkerung. 10% der Patienten erkranken in der Kindheit an einem Malignom, wobei Lymphome und akute lymphatische Leukämien mit 85% den Hauptteil der Erkrankungen bedingen. Epitheliale maligne Erkrankungen akkumulieren mit dem Lebensalter (Übersicht in: Linet [1985], Swift et al. [1991]).

Rekurrierende sinobronchopulmonale Erkrankungen durch Bakterien und Viren bis hin zur Entwicklung von bronchiektatischen Lungenveränderungen sind Ausdruck des humoralen und zellulären Immundefekts bei AT (Übersicht in: Lavin u. Shiloh [1997]). Der Serum-IgM-Spiegel ist meist erhöht, während eine Reduktion verschiedener Kombinationen von IgA-, IgE- und IgG-Subklassen die Hypogammaglobulinämie erklären. Sehr häufig werden atypisch monomere IgM-Fragmente gefunden. Autoantikörper gegen Thymus- und Hirngewebe sowie antierythrozytäre Antikörper sind oft erhöht. Die absolute B-Zell-Zahl im Blut ist normal, die Zahl der CD4$^+$- und CD8$^+$-T-Zellen ist reduziert, wobei die CD4$^+$-Zellen am stärksten betroffen sind, so daß das CD4$^+$-CD8$^+$-Verhältnis invertiert ist. Der relative Anteil an γ- bzw. δ-Rezeptor tragenden T-Zellen ist erhöht. Der Thymus läßt sich entweder nicht oder nur rudimentär nachweisen. Als Folge einer Entwicklungsstörung ergibt eine Thymusbiopsie fast immer ein aplastisches Thymusgewebe mit embryonalen Strukturelementen. Variable oder erniedrigte T-Zell-Antworten werden bei verschiedenen In-vivo- und In-vitro-Tests erhalten: so eine fehlende Hautreaktion vom verzögerten Typ, eine verminderte Lymphozytenproliferation nach Mitogen- oder Antigenstimulation und eine verminderte zytotoxische Aktivität. Die NK-Zell-Funktion ist in der Regel normal.

Heterozygote Anlageträger weisen nach epidemiologischen Untersuchungen eine erhöhte Malignomprädisposition auf; insbesondere wird eine 5- bis 8fach erhöhte Mammakarzinomrate bei Frauen diskutiert [Fitzgerald et al. 1997, Swift et al. 1991].

Die klinische Variabilität der AT läßt keine gesicherte Prognose zu. Frühen Todesfällen durch Infektion und Malignom stehen Verläufe bis in die 4. Dekade gegenüber. Diese Patienten sind oft physisch und mental stark behindert.

1.2.4.2.2 Zytogenetik

Bei der Chromosomenuntersuchung findet man eine erhöhte Chromosomenbruchrate infolge verminderter Reparatur spontan oder induziert (Bestrahlung, Radiomimetika) auftretender Chromosomenbrüche und Translokationen. Diese Zellklone können in peripheren Lymphozyten auftreten und weisen bevorzugt Bruchpunkte in den Genen für T-Zell-Rezeptoren und Immunglobuline auf. Sie sind oftmals die Vorboten einer lymphozytären Neoplasie [Kojir et al. 1991].

1.2.4.2.3 Zellbiologie

Zellinien von AT-Patienten zeigen eine erhöhte Radiosensitivität [Taylor et al. 1975], deren Ursache auf ein Versagen der Zellen zurückgeht, nach Bestrahlung die Inkorporation von Nukleotiden zu stoppen (radioresistente DNA-Synthese) [Houlsworth u. Lavin 1980]. Weitere zellbiologische Auffälligkeiten sind die Sensitivität gegenüber Radiomimetika, vorzeitige Zellalterung, abnormale Aktinbestandteile des Zytoskeletts und Defekte in den Zellzykluskontrollpunkten nach Bestrahlung [Jorgensen u. Shiloh 1996, Rotman u. Shiloh 1996, Taylor et al. 1994].

1.2.4.2.4 Molekularbiologie

Zellulare Studien erbrachten mehrere Komplementationsgruppen für AT, so daß Phänokopien mehrerer verschiedener defekter Gene erwartet wurden [Jaspers et al. 1988]. Das *AT*-Gen wurde auf Chromosom 11q22–33 [Gatti et al. 1988] lokalisiert, durch Savitsky et al. [1995a,b] kloniert und ATM benannt. Das *ATM*-Gen erstreckt sich mit 66 Exons über eine Länge von 150 kb genomischer DNA und wird in eine etwa 13 kb lange mRNA transkribiert [Savitsky et al. 1995b, Uziel et al. 1996]. Die meisten der bisher in AT-Patienten charakterisierten Mutationen, wie größere Deletionen oder prämature Stopsignale, führen zu einem inaktiven ATM-Protein [Byrd et al. 1996, Gilad et al. 1996, Savitsky et al. 1995 a]. Mutationen im *ATM*-Gen wurden überraschenderweise für alle Zellkomplementationsgruppen beschrieben; dies könnte durch eine intragenische Komplementation erklärt werden. Der offene Leseraster des ATM-Transkripts kodiert für ein konstitutiv exprimiertes Protein mit einem MG von 350.000. Das Protein läßt sich in Fibroblasten und Lymphozyten im Kern sowie in Lymphozyten in der mikrosomalen Fraktion nachweisen. Die Expression eines C-terminalen Anteils, welche die PI-3-Kinase-Domäne umfaßt, komplementiert den Phänotyp der Radiosensitivität und der bestrahlungsresistenten DNA-Synthese in AT-Zellen [Morgan et al. 1997].

Das ATM-Protein gehört zu einer Familie großer Proteine, die an der Zellzyklusprogression und an der Kontrolle der zellularen Antwort auf DNA-Schäden beteiligt sind. Alle Mitglieder dieser Familie sind im C-Terminus hochkonserviert und zeigen Ähnlichkeit mit der katalytischen Domäne der Phosphatidylinositol-3-Kinase (PI-3-Kinase) (Übersicht in: Zakian [1995]). Das ATM-Protein besitzt keine PI-3-phosphorylierenden Eigenschaften. Wie andere Mitglieder der PI-3-Kinase-Familie auch kann es in vitro Proteine phosphorylieren, u.a. IκBα, den Inhibitor des NFκB und p53, den „Wächter des Genoms" [Jung et al. 1997]. Es konnte gezeigt werden, daß die Kinasedomäne von ATM mit der Tyrosinkinasedomäne von c-ABL interagiert, und zwar als spezifische Reaktion auf einen strahleninduzierten DNA-Schaden [Baskara et al. 1997, Shafman et al. 1997]. Ein Ausfall dieser Regulationsebene in AT-Zellen könnte einen Defekt im Zellzyklus-G_1/S- und S-Kontrollpunkt, evtl. auch über einen Verlust der Akkumulation von p53, erklären [Kastan et al. 1992]. Dieser Ausfall könnte aber auch mit einer defekten Signaltransduktion sowie einer Erniedrigung des Schwellenwerts für apoptotische Prozesse bzw. einer gestörten Antwort auf reaktive Sauerstoffintermediärprodukte in Verbindung gebracht werden (Übersicht in: Jorgensen u. Shiloh [1996], Rotman u. Shiloh [1996]). Eine genauere Analyse der pleiotropen Funktion des ATM-Proteins steht aber noch aus.

1.2.4.2.5 Diagnose und Therapie

Beim Auftreten einer Ataxie und/oder weiterer klinischen Symptomen sind erhöhte α-Fetoprotein- und karzinoembryonale Antigenspiegel für AT relativ typisch. Die immunologischen Veränderungen bei AT wurden in Kapitel 1.2.4.2.1 „Krankheitsbild" beschrieben. Zytogenetische Analysen ergaben eine erhöhte Chromosomenbrüchigkeit, insbesondere nach Belastung durch Radiomimetika (Bleomycin), sowie klonale T-Zell-Aberrationen in Form von Translokationen oder Inversionen der Chromosomen 7 und 14. Auf Proteinebene ist in über 90% der Fälle das ATM-Protein im Immunoblot oder in der Immunfluoreszenz nicht nachweisbar. Mutationen können durch genetische Untersuchungen auf RNA- und genomischer Ebene identifiziert werden. Eine pränatale Diagnostik ist möglich, aber ohne vorausgegangene Charakterisierung eines Indexpatienten aufgrund der Länge des *ATM*-Gens erschwert.

Bisher steht keine kurative Therapie zur Verfügung. Eine Knochenmarktransplantation wurde nicht durchgeführt und erscheint auch angesichts des Fortschreitens der neurologischen Symptomatik, die hierdurch nicht verhindert werden kann, im Regelfall nicht indiziert. Bakterielle Infektionen können durch intensive antibiotische Therapie kontrolliert werden. Eine prophylaktische antiinfektiöse Therapie vermindert die Infektionsfrequenz. Bei Hypogammagobulinämie ist eine Substitutionstherapie angezeigt. Lebendimpfungen sind kontraindiziert, Blutprodukte sollten bestrahlt und CMV-frei sein. Bei AT-Patienten mit Malignomen ist eine Reduktion der Bestrahlungsdosis sowie der Radiomimetika aufgrund der gesteigerten Strahlenempfindlichkeit erforderlich [Harris u. Seeler 1973].

1.2.4.3 Bloom-Syndrom (BS)

1.2.4.3.1 Krankheitsbild

Das Bloom-Syndrom, BS (Übersicht in: German [1995]), ist eine seltene autosomal-rezessive Erkrankung. Die hauptsächliche und konstanteste klinische Erscheinung ist ein schwerer proportionierter prä- und postnataler Minderwuchs. Die Patienten haben ein schmales Gesicht und eine Mikrozephalie. Die Stimmlage ist relativ hoch. Meistens entwickelt sich ein Sonnenlicht-induziertes Erythem im Bereich von Wangen, Augenlider, Mund und Ohren. Männliche Patienten bilden keine Spermatozoen, so daß die Hoden disproportional klein sind. Weibliche Patienten können fruchtbar sein, jedoch tritt die Menopause ungewöhnlich früh auf.

Der wesentliche Grund für eine verkürzte Lebenserwartung von BS-Patienten ist die hohe Krebsrate. Von 168 im BS-Register aufgeführten Patienten haben innerhalb von 17 Jahren 71 Patienten 100 Malignome entwickelt [German 1997]. Beim BS treten maligne Tumoren in ähnlicher Verteilung, aber in wesentlich jüngerem Alter im Vergleich zur übrigen Bevölkerung auf. Besonders hoch ist der Anteil an Lymphomen, Leukämien und Adenokarzinomen.

Die Immundefizienz der BS-Patienten ist äußerst variabel. Einige der Patienten (etwa 50%) leiden unter rekurrierenden Infektionen, v. a. der Lunge und des Mittelohrs, andere hingegen sind unbeeinträchtigt. In den meisten Fällen lassen sich abnormale Immunfunktionen erheben. So sind bei BS-Patienten oft, aber nicht immer zu niedrige Konzentrationen einer oder mehrerer Immunglobulinklassen gefunden worden [German 1998]. Dieser Defekt korreliert aber nicht mit der Häufigkeit und dem Schweregrad der Infektionen. Die prozentuale Verteilung der B- und T-Zellen im peripheren Blut ist normal, die In-vitro-Stimulierbarkeit mit Phytohämagglutinin unauffällig. Die proliferative Antwort auf PWM und ConA ist erniedrigt, ebenso die In-vitro-Immunglobulinproduktion auf PWM. BS-Zellen zeigen eine niedrige Expansionsrate im gemischten lymphozytären Stimulationstest. Gewöhnlicherweise zeigen BS-Patienten nachweisbare, aber relativ niedrigere Impftiter.

Die NK-Aktivität der mononukleären Zellen kann vermindert sein, ein Defekt, der durch IL 2 Zugabe normalisiert wird. Die Hautreaktion vom verzögerten Typ fällt in der Regel bei BS-Patienten aus.

1.2.4.3.2 Zytogenetik

Eines der Charakteristika des BS ist die hohe Rate an genomischer Instabilität, so akkumulieren in BS-Zellen mehr Mutationen als bei jeder anderen humanen Erkrankung [German 1993]. Die genomische Instabilität zeigt sich in Chromosomenbrüchen, Translokationen, hoher Spontanmutationsrate in kodierenden Genen und Regionen repetitiver, nicht kodierender DNA [Kaneko et al. 1996]. Am deutlichsten wird der Charakter des BS als Mutatorerkrankung in einer etwa 10fach erhöhten Frequenz von intrachromosomalen Schwesterchromatidaustauschen (SCE) und interchromosomalen Reunionsfiguren (insbesondere Quadriradialfiguren) homologer Chromosomenabschnitte [German et al. 1977].

1.2.4.3.3 Molekularbiologie

Das Bloom-Syndrom-Gen, *BLM*, liegt auf Chromosom 15q26.1 [German et al. 1994]. 1995 wurde das Gen durch die elegante Methode des „somatic crossover mappings" kloniert [Ellis u. German 1996, Ellis et al. 1995] (Übersicht in: Korn u. Ramlisson [1995]). Das Gen kodiert eine mRNA von etwa 4,5 kb, das Protein besteht aus 1.417 Aminosäuren.

Das Mutationsspektrum bei BS-Patienten umfaßt Missense- und Nonsense-Mutationen sowie Deletionen und Insertionen. Die Mehrzahl der Mutationen ergibt einen prämaturen Kettenabbruch, der zu einem instabilen Protein führt. Bei Ashkenazi-Juden gibt es eine „Gründer"(founder)-Mutation, bei der homozygot Erkrankte eine 6-bp-Deletion und 7-bp-Insertion des *BLM* aufweisen.

Immunfluoreszenzanalysen lokalisieren das BLM-Protein im Kern. Abhängig vom Zellzyklusstadium kommt es dort zu einer räumlichen Umorganisation. Durch Computeranalysen wurden im *BLM*-Gen Homologien zu den sieben Helikasedomänen des recQ-Proteins von *Escherichia coli* gefunden [Ellis et al. 1995]. Die RecQ-Familie gliedert sich in zwei Gruppen. Eine Gruppe wird durch RecQ selbst repräsentiert, ein Protein, das an der Postreplikationsrekombinationsreparatur beteiligt ist, und durch das humane RecQL (steht für RecQ-like) mit noch unbekannter Funktion. Die andere Gruppe umfaßt das *BLM*-Gen, das *WRN*-Gen (Werner-Syndrom-Gen) sowie *SGS1*, ein Hefe-RecQ-Homologes. Mutationen in jedem dieser Gene verursachen einen Mutatortyp mit gesteigerter Rekombinationsrate und Chromosomeninstabilität (Übersicht in: Ellis [1996]). Chromosomale Aberrationen sowie ein Defekt in der Initiation der DNA-Synthese (WRN) und Kettenverlängerung (BLM) lassen vermuten, daß diese Gene an der DNA-Replikation bzw. -Rekombination beteiligt sind, obwohl bisher kein DNA-Reparaturdefekt auf der Basis von Mutationen dieser Gene beschrieben wurde. BML könnten auch im Prozeß der somatischen Rekombination und Modifikation der Ig- und TCR-Loci beteiligt sein, was die Genese der Immundefekte bei BS-Patienten verständlich machen würde.

1.2.4.3.4 Diagnose und Therapie

Der klinische Phänotyp sowie die zytogenetischen Aberrationen gelten als pathognomonisch. Eine Genanalyse bei betroffenen Patienten sowie Überträgern ist auf Protein- und DNA-Ebene möglich.

Die Therapie des BS ist symptomatisch und orientiert sich zum einen an einer frühzeitigen Diagnose maligner Erkrankungen, zum anderen an einer effektiven Antibiotikatherapie bei pulmonaler Erkrankung. Gezielte Vorsorgemöglichkeiten hinsichtlich der Tumordisposition ergeben sich nicht. Bisher wurde beim BS keine Knochenmarktransplantation durchgeführt [German 1992].

1.2.4.4 Wiskott-Aldrich-Syndrom (WAS), X-chromosomale Thrombozytopenie (XLT)

Im Jahr 1937 wurde dieses Krankheitsbild erstmals von dem Münchner Pädiater Wiskott beschrieben [Wiskott 1937]. Aldrich et al. erkannten 1954, daß diese seltene Immunerkrankung einem geschlechtsgebundenen Erbgang folgt [Aldrich et al. 1954]. Die molekularen Ursachen des WAS liegen in Mutationen des *WASP*-Gens auf dem X-Chromosom [Derry et al. 1994]. Die X-chromosomale Thrombozytopenie (XLT) wird ebenfalls durch Mutationen im *WASP*-Gen charakterisiert und kann als eine mildere Variante des WAS angesehen werden.

1.2.4.4.1 Krankheitsbild

Eine Studie in Nordamerika ermittelte für WAS eine Häufigkeit von 4 Fällen auf 1 Mio. männlicher Geburten [Perry et al. 1980]. Die Erkrankung ist klinisch charakterisiert durch eine Thrombozytopenie bei geringem Volumen der Blutplättchen, durch Ekzeme sowie wiederkehrende Infektionen von Atemwegen und Haut infolge einer Immundefizienz. Des weiteren sind die Patienten einem erhöhten Risiko ausgesetzt, an einem malignen Tumor zu erkranken. Bei 10–15% der WAS-Kinder treten Tumoren im lymphoretikulären System auf. Weitere häufig festgestellte Symptome sind Autoimmunphänomene wie nichtseptische Arthritis, Glomerulonephritis, Asthma sowie andere allergische Manifestationen. Die meisten der betroffenen Kinder haben initial normale Lymphozytenzahlen in der Peripherie. Mit 6–8 Jahren entwickeln sie eine Lymphopenie aufgrund eines Verlusts an T-Zellen. Im Serum sind erhöhte Spiegel an IgA, IgD und IgE und mäßig erniedrigte IgM-Konzentrationen bei normalem IgG-Spiegel festzustellen [Remold-O'Donnell et al. 1996]. Die absoluten Zahlen an B-Zellen bleiben im Normbereich. Das Immunsystem von WAS-Patienten kann aufgrund einer reduzierten B- und T-Lymphozyten-Funktion nicht auf Immunisierungen mit Polysacchariden und nur schwach auf Immunisierungen mit bestimmten T-Zell-abhängigen Proteinantigenen (ϕX174) reagieren. Reduzierte, jedoch stets nachweisbare Antworten auf Mitogene weisen auf die beeinträchtigte T-Zell-Funktion hin. Die T-Zellen reagieren oft schwach gegenüber allogenen Zellen. Eine anomale Proliferation nach Stimulation durch immobilisierte anti-CD3 monoklonale Antikörper und Reaktionslosigkeit gegenüber Perjodat kennzeichnen zusätzliche T-Zell-Funktionsdefekte bei WAS [Siminovitch et al. 1995]. Das erste klinische Symptom bei WAS-Patienten ist häufig eine blutige Diarrhö, bedingt durch die Thrombozytopenie [Standen 1991]. Der klinische und immunologische Verlauf der Erkrankung variiert von Patient zu Patient. Kinder mit einem voll ausgeprägten Wiskott-Aldrich-Syndrom sterben in der Regel vor dem Erreichen des 10. Lebensjahrs.

Neben dem „klassischen" Bild des WAS sind auch phänotypisch mildere Verlaufsformen der Erkrankung beschrieben worden, deren Spektrum bis hin zur X-chromosomalen Thrombozytopenie (XLT) reicht. Beim XLT-Patienten tritt zwar die auch vom WAS bekannte Thrombozytopenie auf, Ekzeme sind jedoch nur in abgemilderter Form zu finden, und eine Dysfunktion des Immunsystems ist klinisch selten und zeigt dann allenfalls einen milden Verlauf [Donner et al. 1988].

1.2.4.4.2 Molekularbiologie

Das WAS-Protein-Gen (*WASP*-Gen) befindet sich auf dem kurzen Arm des X-Chromosoms in Region Xp11.23 [Derry et al. 1994]. Es setzt sich aus 12 Exons zusammen, die sich über 9 kb erstrecken. Das *WASP*-Gen wird ausschließlich in Zellen hämatopoetischen Ursprungs exprimiert [Stewart et al. 1996]. Die zugehörige mRNA umfaßt 1.806 Nukleotide und kodiert ein Protein von 502 Aminosäuren mit einem MG von annähernd 66.000. Bislang konnten fünf Domänen im WASP entschlüsselt werden: zwei sog. WASP-Homologie-Domänen, WH1 und WH2, eine zentrale GTPase-bindende Domäne, eine prolinreiche Domäne sowie eine durch saure Aminosäuren gekennzeichnete Domäne am C-Terminus (Abb. 1.2.11). Zudem trägt das Protein eine potentielle Kernlokalisationssequenz.

Die Funktion des Proteins konnte im Detail noch nicht geklärt werden. Die Kernlokalisationssequenz, die prolinreiche Sequenz sowie der saure C-Terminus deuten auf eine mögliche Rolle als Transkriptionsfaktor hin. Jedoch liegt das WAS-Protein zum größten Teil im Zytoplasma der Zelle

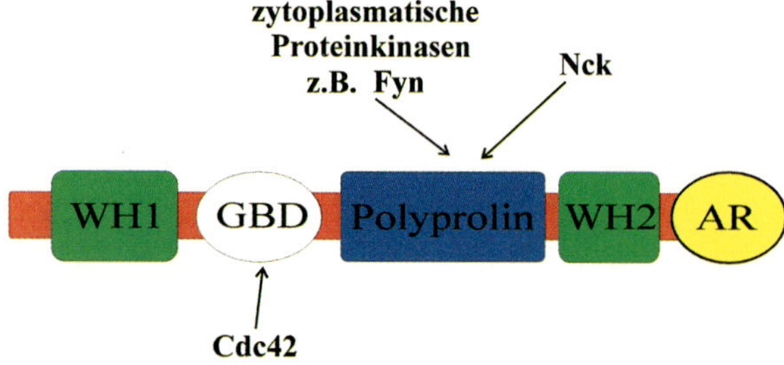

Abb. 1.2.11. Schematische Darstellung der möglichen Interaktionen des WAS-Proteins mit zytoplasmatischen Proteinen, *WH1*, *WH2* WASP-Homologiedomänen, *GBD* GTPase-bindende Domäne, *AR* azide Region. Bei WAS-Patienten wurden Mutationen in allen Domänen des *WASP*-Gens beschrieben

vor, während nur geringe Mengen in Kern- und Membranfraktionen nachgewiesen wurden [Rivero-Lezcano et al. 1995]. In verschiedenen Experimenten konnte eine Interaktion des WAS-Proteins mit der GTPase Cdc42Hs in deren aktivierter GTP-Form nachgewiesen werden [Aspenström et al. 1996, Kolluri et al. 1996, Symons et al. 1996]. Dieses Protein spielt in der Regulation der Zytoskelettorganisation sowie der Aktinpolymerisation einer Zelle eine entscheidende Rolle. Unter anderem ist Cdc42Hs für die Polarisation der T-Zelle während des Kontakts mit antigenpräsentierenden Zellen notwendig. Eine Beeinträchtigung dieses Prozesses durch funktionell gestörtes WASP könnte die geringe Antwort von WAS-Patienten auf T-Zell-abhängige Antigene erklären. Nach Bindung von Cdc42Hs konnte eine Akkumulation von WASP im Aktinskelett nachgewiesen werden, was auf eine Bedeutung dieses Proteins für die Struktur des Zytoskeletts hindeutet. Diese These wird auch durch elektronenmikroskopische Untersuchungen gestützt, mit deren Hilfe signifikante Differenzen im Aufbau des Zytoskeletts sowie der daraus resultierenden Morphologie beim Vergleich von normalen und WAS-T-Zellen ermittelt wurden [Molina et al. 1992].

Mit dem Adapterprotein Nck konnte ein weiterer WASP-Interaktionspartner identifiziert werden [Rivero-Lezcano et al. 1995]. Nck trägt sog. Src-Homologie-3-Domänen (SH3-Domänen), die mit der prolinreichen Sequenz des WAS-Proteins wechselwirken können. Das Nck-Protein besitzt selbst keinerlei enzymatische Aktivität, sondern dient in diversen Signaltransduktionswegen der Zelle als Adapterprotein. Es vermittelt die Interaktion zwischen Proteinen mit SH3-bindenden Domänen und Kinasen, die mit der SH2-Domäne des Nck-Proteins wechselwirken können. Möglicherweise

bewirkt eine gestörte Interaktion zwischen Nck und WASP bei WAS-Patienten eine Unterbrechung von Signalketten in hämatopoetischen Zellen. Dies könnte der Grund dafür sein, daß WAS-B-Zellen nicht mit einer erhöhten Proliferation auf eine Stimulation mit Antiimmunglobulinen reagieren [Simon et al. 1992]. Kürzlich wurde mit der zytoplasmatischen Proteintyrosinkinase Fyn ein weiterer Interaktionspartner von WASP beschrieben [Banin et al. 1996]. Fyn ist ebenfalls ein wichtiger Mediator in diversen Signaltransduktionswegen und tritt, ähnlich wie Nck, über eine SH3-Domäne mit WASP in Kontakt. Weiterhin hat ein funktioneller Defekt in diesem Protein auch Auswirkungen auf die Expression und posttranslationale Modifikation diverser Glykoproteine der Zelloberfläche [Remold-O'Donnell et al. 1984]. Die Ursache für diese ungewöhnlichen Oberflächenantigenmuster sowie deren Effekt auf die Funktion der betroffenen Blutzellen bleibt noch zu klären.

Bislang wurden 167 Mutationen, davon 110 verschiedene, für das *WAS*-Gen beschrieben (Übersicht in: Schwarz et al. [1996 b]. 60% der Mutationen sind Punktmutationen, die zu einem vorzeitigen Stopkodon oder zum Austausch einer Aminosäure auf Proteinebene führen, 13% der Mutationen sind Deletionen und Insertionen, die Verschiebungen des Leserasters bei der Translation verursachen. Die restlichen Mutationen betreffen Intronsequenzen, die für einen korrekten Ablauf der mRNA-Prozessierung benötigt werden. Bei der Verteilung der WASP-Mutationen im Protein ist auffällig, daß v.a. Veränderungen im N-terminalen Bereich des Proteins zu einem Funktionsverlust führen. Die ersten beiden Exons kodieren zwar nur 18% der Aminosäuresequenz, enthalten aber annähernd 50% der Mutationen. Eine Genotyp-Phänotyp-Korrelation fällt schwer. So finden sich auch bei XLT-Patienten, ähnlich wie bei klassischen WAS-Fällen, Mutationen, die Stopkodons schon im N-terminalen Bereich des Proteins zur Folge haben. Des weiteren kann die gleiche Mutation in verschiedenen Patienten sowohl mit einem typischen WAS, milden WAS-Verlaufsformen oder auch einer X-Thrombozytopenie verbunden sein.

Inzwischen wurde auch eine autosomal-dominant vererbte Form des Wiskott-Aldrich-Syndroms beschrieben, so daß möglicherweise Defekte in anderen Genen in ein Krankheitsbild münden können, das dem X-chromosomalen WAS gleicht [Rocca et al. 1996].

1.2.4.4.3 Diagnose und Therapie

Die klinische Diagnose des Wiskott-Aldrich-Syndroms bzw. der X-chromosomalen Thrombozytopenie wird durch die weitgefächerte und in ihrer Ausprägung stark variierende Symptomatik erschwert. Einen guten Hinweis auf einen WASP-Defekt bietet jedoch eine Thrombozytopenie bei gleichzeitig vermindertem Volumen der Thrombozyten. Auch eine relative Verschiebung der Immunglobulinklassentiter tritt charakteristischerweise bei den Patienten auf: Niedriges IgM, erhöhte Mengen an IgA, IgD und IgE bei normalem IgG [Remold-O'Donnell et al. 1996]. Diagnostisch verwertbar könnte auch die Beobachtung werden, daß periphere T-Lymphozyten von WAS-Patienten mit einer verminderten proliferativen Antwort auf eine Stimulation durch das Mitogen Perjodat reagieren [Siminovitch et al. 1995]. Die Einordnung des restlichen Immunstatus ergibt sich aus dem oben angeführten Immunphänotyp. Mehrere molekularbiologische Ansätze stehen für die Diagnostik des Wiskott-Aldrich-Syndroms zur Verfügung. Bei Überträgerinnen ist in allen hämatopoetischen Zellen jeweils das betroffene X-Chromosom inaktiviert [Wengler et al. 1995]. Durch Isolation und Charakterisierung des *WASP*-Gens bzw. -Proteins ist es möglich, auf DNA- oder Proteinebene eine Mutation bei einem Kind bzw. einer Überträgerin zu identifizieren.

Eine symptomatische Behandlung von WAS-Patienten zeigt nur in wenigen Fällen, und dann auch nur vorübergehend, Erfolg. Splenektomien können zumindest partiell die Thrombozytopenie günstig beeinflussen. Die Therapie der Wahl ist derzeit die Knochenmarktransplantation, wenn möglich von einem HLA-identischen Spender. Langfristig gesehen ist eine Therapie von WAS bzw. XLT mittels gentherapeutischer Methoden denkbar. Verschiedene Aspekte lassen für diese Erkrankungen einen molekularen Therapieansatz erfolgversprechend erscheinen: Bei WAS/XLT beruht die Symptomatik auf dem Defekt nur eines Gens, zudem ist ausschließlich das hämatopoetische System vom Gendefekt betroffen. Sollte es möglich sein, in den hämatopoetischen Stammzellen die Mutation zu korrigieren, so könnte dies zu einer vollständigen Wiederherstellung der Blutzellfunktionen des Patienten führen.

1.2.5 Ausblick

Eine Vielzahl primärer lymphozytärer Immundefekte konnte in jüngster Zeit über molekulare Techniken pathogenetisch charakterisiert werden. Die Untersuchung und molekulare Definition von Varianten dieser Krankheitsmanifestationen werden zudem einen immer feineren Einblick in das verzweigte immunologische Netzwerk gewähren. Hinweise auf molekulare Defekte ergeben sich auch aus der großen Zahl von Störungen des Immunsystems, die gezielt im murinen System durch Knockout-Modelle geschaffen wurden. Weitere Gene, die in der lymphozytären Entwicklung eine entscheidende Rolle spielen, können durch Vergleiche mit Mutanten des Zebrafischmutageneseprojekts erschlossen werden [Hafter et al. 1996].

Zudem gehen zahlreiche Dysmorphiesyndrome mit mehr oder weniger schweren Immundefekten einher [Ming et al. 1996, Rosen 1995], so daß die Identifizierung der diesen Krankheitsbildern zugrundeliegenden Gendefekte Zusammenhänge zwischen entwicklungsbiologischen Prozessen und der Differenzierung des Immunsystems aufdecken wird.

Die detaillierte Kenntnis der Struktur und der Regulation von Genen, die Immundefekte definieren, wird weitere Bemühungen um eine Ex-vivo-Gentherapie der hämatopoetischen Stammzellen nach sich ziehen (Übersicht in: Candotti u. Blaese [1996]). In vitro wird bereits für die Mehrzahl der *ID*-Gene eine Gensubstitutionstherapie mit retroviralen Vektoren erprobt. Viele dieser Gene unterliegen aber einer engen räumlichen und zeitlichen Regulation. Es ist derzeit noch weitgehend unklar, inwieweit diese Regulationsprozesse für eine korrekte Immunfunktion imitiert werden müssen und wie dieses Ziel erreicht werden kann. Eine Genersatztherapie kann als ein Fernziel angesehen werden. Die hierfür benötigten molekularen Strategien, etwa in Form einer homologen Rekombination, müssen aber zunächst noch für die klinische Anwendung weiterentwickelt werden.

Nach Drucklegung des Kapitels wurden folgende weitere human angeborene Immundefekte berichtet: Agammaglobulinimie durch einen Defekt der Surrogat-leichten-Ig Kette, IL2-Rezeptor-β-Ketten-Defekt, X-Chromosom-gekoppelte Lymphoproliferation (XLP), partieller RAG 1/2 Defekt (Omeun Syndrom) und IL12 sowie IL12 Rezeptor Defekte.

1.2.6 Literatur

Agrawal A, Schatz DG (1997) RAG1 and RAG 2 form a stable postcleavage synaptic complex with DNA containing signal ends in V(D)J recombination. Cell 84:43–53

Aguet M, Dembic Z, Merlin G (1988) Molecular cloning and expression of the human interferon-γ receptor. Cell 55:273–280

Alarcon B, Regueiro JR, Arnaiz-Villena A, Terhorst C (1988) Familial defect in the surface expression of the T-cell receptor-CD3 complex. N Engl J Med 319:1203–1208

Aldrich RA, Steinberg AG, Campbell DC (1954) Pedigree demonstrating a sex-linked recessive condition characterized by draining ears, eczematoid dermatitis and blood diarrhea. Pediatrics 13:133–139

Andrews LG, Markert ML (1992) Exon skipping in purine nucleoside phosphorylase mRNA processing leading to severe immunodeficiency. J Biol Chem 262:7834–7838

Arnaiz-Villena A, Perez-Aciego P, Ballestin C, Sotelo T, Perez-Seoane C, Matrin-Villa JM, Regueiro JR (1991) Biochemical basis of a novel T lymphocyte receptor immunodeficiency by immunohistochemistry. Lab Invest 64:675–681

Arnaiz-Villena A, Timon M, Corell A, Perez-Aciego P, Martin-Villa JM, Regueiro JR (1992) Primary immunodeficiency caused by mutations in the gene encoding the CD3-γ subunit of the T-lymphocyte receptor. N Engl J Med 327:529–533

Arpaia E, Shahar M, Dadi H, Chen A, Roifman CM (1994) Defective T cell receptor signalling and CD8+ thymic selection in humans lacking Zap-70 kinase. Cell 76:947–958

Aspenstroem P, Lindberg U, Hall A (1996) Two GTPases, Cdc42 and Rac, bind directly to a protein implicated in the immunodeficiency disorder Wiskott-Aldrich syndrome. Curr Biol 6:70–75

Aust MR, Andrews LG, Barrett MJ, Norby-Slycord CJ, Markert ML (1992) Molecular analysis of mutations in a patient with purine nucleoside phosphorylase deficiency. Am J Hum Genet 51:763–772

Banin S, Truong O, Katz DR, Waterfield MD, Brickell PM, Gout I (1996) Wiskott-Aldrich syndrome protein (WASp) is a binding partner for c-Src protein-tyrosine kinases. Curr Biol 6:981–988

Baskaran R, Wood LD, Whitaker LL, Canman CE, Morgan SE, Xu Y, Barlow C, Baltimore D, Wynshaw-Boris A, Kastan MB, Wang JY (1997) Ataxia teleangiectasia mutant protein activates c-Abl tyrosine kinase in response to ionizing radiation. Nature 387:516–519

Behrmann I, Walczak H, Krammer PH (1994) Structure of the human APO-1 gene. Eur J Immunol 24:3057–3062

Bettinardi A, Brugnoni D, Quiros-Roldan E, Malagoli A, La Grutta S, Correra A, Notarangelo LD (1997) Missense mutations in the Fas gene resulting in autoimmune lymphoproliferative syndrome: a molecular and immunological analysis. Blood 89:902–909

Blaese RM, Culver KW, Miller AD, Carter CS, Fleisher T, Clerici M, Shearer G, Chang L, Chiang Y, Tolstoshev P, Greenblatt JJ, Rosenberg SA, Klein H, Berger M, Mullen CA, Ramsey WJ, Muul L, Morgan RA, Anderson WF (1995) T lymphocyte-directed genetherapy for ADA-SCID: initial trial results after 4 years. Science 270:475–480

Boder E, Sedgwick RP (1962) Ataxia-teleangiectasia: a review of 101 cases. In: Walsh G (ed) Clinics in developmental medicine, ser 8. Cerebellum, posture and cerebral palsy. The National Spastics Society and Hermann Medical Books, London, pp 110–118

Bontrou S, Steimle V, Ucla C, Eibl MM, Mach B (1997) Two novel mutations in the MHC class II transactivates C II TA in a second patient from MHC class II deficiency complementations group A. Hum Genet 99:541–546

Bordignon C, Notarangelo LD, Nobili N, Ferrari G, Casorati G, Panina P, Mazzolari E, Maggioni D, Rossi C, Servida P, Ugazio AG, Mavilio F (1995) Gene therapy in peripheral blood lymphocytes and bone marrow for ADA-immunodeficient patients. Science 270:470–474

Bruton OC (1952) Agammaglobulinemia. Pediatrics 9:722–727

Burtin P (1961) Un exemple d'agammaglobulinemie atypique (un cas de grande hypogamma-globulinemie avec augmentation de la b2-macroglobline). Rev Fr Etud Clin Biol 6:286–289

Byrd PJ, McConville CM, Cooper P, Parkhill J, Stankovic T, McGuire GM, Thick JA, Taylor AMR (1996) Mutations revealed by sequencing the 5-prime half of the gene for ataxia teleangiectasia. Hum Mol Genet 5:145–149

Candotti F, Blaese RM (1996) The use of gene therapy for immunodeficiency disease. Immunol Allergy Clin North Am 16:683–726

Candotti F, Johnston JA, Puck JM, Sugamura K, O'Shea JJ, Blaese RM (1996a) Retroviral-mediated gene correction for X-linked severe combined immunodeficiency. Blood 87:3097–3102

Candotti F, Oakes SA, Johnston JA, Notarangelo LD, O'Shea JJ, Blaese RM (1996b) In vitro correction of JAK3-deficient severe combined immunodeficiency by retroviral-mediated gene transduction. J Exp Med 183:2687–2692

Castigli E, Pahwa R, Good RA, Geha RS, Chatila TA (1993) Molecular basis of a multiple lymphokine deficiency in a patient with severe combined immunodeficiency. Proc Natl Acad Sci USA 90:4728–4732

Chan AC, Iwashima M, Turck CW, Weiss A (1992) ZAP-70: a 70kd protein-tyrosine kinase that associates with the TCR ζ chain. Cell 71:649–662

Chan AC, Desai DM, Weiss A (1994a) The role of protein kinases and protein tyrosine phosphatases in T cell antigen receptor signal transduction. Annu Rev Immunol 12:555–592

Chan AC, Kadlecek TA, Elder ME, Filipovich AH, Kuo W-L, Iwashima M, Parslow TG, Weiss A (1994b) ZAP-70 deficiency in an autosomal recessive form of severe combined immunodeficiency. Science 264:1599–1601

Chang CH, Flavell RA (1995) Class II transactivator regulates the expression of multiple genes involved in antigen presentation. J Exp Med 181:765–767

Chatila T, Castigli E, Pahwa R, Pahwa S, Cirmule N, Oyaizu N, Good RA, Geha RS (1990) Primary combined immunodeficiency resulting from defective transcription of multiple T-cell lymphokine genes. Proc Natl Acad Sci USA 87:10033–10037

Cheng G, Ye ZS, Baltimore D (1994) Binding of Burton's tyrosine kinase to Fyn, Lyn or Hck through a Src homology 3 domain-mediated interaction. Proc Natl Acad Sci USA 91:8152–8155

Clevers HC, Dunlap S, Wileman TE, Terhorst C (1988) Human CD3-epsilon gene contains three miniexons and is transcribed from a non-TATA promoter. Proc Natl Acad Sci USA 85:8156–8160

Cooper MD, Peterson RDA, Good RA (1965) A new concept of the cellular basis of immunology. J Pediatr 67:907–908

Cresswell P (1994) Antigen presentation. Getting peptides into MHC class II molecules. Curr Biol 4:541–543

Dallapiccola B, Pizutti A, Novelli G (1996) How many breaks do we need to CATCH on 22q11?. Am J Hum Genet 59:7–11

Davis CB, Littmann DR (1994) Thymocyte lineage commitment: Is it instructed or stochastic? Curr Opin Immunol 6:266–272

Daw SC, Taylor C, Kraman M, Call K, Mao J, Schuffenhauser S, Meitinger T, Lipson T, Goodship J, Scambler P (1996) A common region of 10p deleted in DiGeorge and velo-cardiofacial syndromes. Nat Genet 12:458–460

De la Chapelle AR, Herva R, Koivisto M, Aula P (1981) A deletion in chromosome 22 can cause DiGeorge syndrome. Hum Genet 57:253–256

De la Salle H, Hanau D, Fricker D, Urlacher A, Kelly A, Salamero J, Powis SH, Donato L, Bausinger H, Laforet, Jeras M, Spehner D, Bieber T, Falkenrodt A, Cazenave J-P, Trowsdale J, Tongio M-M (1994) Homozygous human TAP peptide transporter mutation in HLA class I deficiency. Science 265:237–241

De Préval C, Lisowska-Grospierre B, Coche M, Griscelli C, Mach B (1985) A transaction class II regulatory gene unlinked to the MHC controls expression of HLA class II genes. Nature 318:291–293

De Préval C, Hadam MR, Mach B (1988) Regulation of genes for HLA class II antigens in cell lines from patients with severe combined immunodeficiency. N Engl J Med 318:1295–1300

De Saint Basile GD, Arveiler B, Oberle I, Malcom S, Levinsky RJ, Lau YL, Hofker M, Debre M, Griscelli C, Mandel JL (1987) Close linkage of the locus for X chromosome-linked severe combined immunodeficiency to polymorphic DNA markers in Xq11–Xq13. Proc Natl Acad Sci USA 84:7576

Derry JM, Ochs HD, Francke U (1994) Isolation of a novel gene mutated in Wiskott-Aldrich syndrome. Cell 78:635–644

Difilippantonio MJ, McMahen CJ, Eastman QM, Spanopoulou E, Schatz D (1996) RAG 1 mediates signal sequence recognition and recruitment of RAG 2 in V(D)J recombination. Cell 87:253–262

DiGeorge AM (1986) Congenital absence of the thymus and its immunologic consequences: concurrence with congenital hypothyroidism. Birth Defects 4:116–121

DiSanto JP, Keever CA, Small TN, Nichols GL, O'Reilly RJ, Flomenberg N (1990) Absence of interleukin 2 production in a severe combined immunodeficiency disease syndrome with T cells. J Exp Med 171:1697–1704

Donner M, Schwartz M, Carlsson KU, Holmberg L (1988) Hereditary X-linked thrombocytopenia maps to the same chromosomal region as the Wiskott-Aldrich syndrome. Blood 72:1849–1853

Drappa J, Vaishnaw AK, Sullivan KE, Chu J-L, Elkon K (1996) Fas gene mutations in the Canale-Smith syndrome, an inherited lymphoproliferative disorder associated with autoimmunity. N Engl J Med 335:1643–1649

Durand B, Seperiseu P, Emery P, Barras E, Zufferey M, Mach B, Reith W (1997) RFXAP, a novel subunit of the RFX DNA binding complex is mutated in MHC class II deficiency. EMBO J 16:1045–1055

Durandy A, Hivroz C, Mazevolles F, Schiff C, Bernard F, Jouanguy E, Revy P, DiSanto JP, Gauchat JF, Bonnefoy JY, Casanova JL, Fischer A (1997) Abnormal CD40-mediated activation pathway in B lymphocytes from patients with Hyper-IgM syndrome and normal CD40 ligand expression. J Immunol 158:2576–2584

Dwenger A, Trautschold I (1983) Purine-nucleoside phosphorylase. In: Bergmeyer H (ed) Methods of enzymatic analysis, vol III. VCH, Weinheim, pp 382–392

Elder M. (1996) Severe combined immunodeficiency due to a defect in the tyrosine kinase ZAP-70. Pediatr Res 39:743–748

Elder ME, Lin D, Clever J, Chan AC, Hope TJ, Weiss A, Parslow TG (1994) Human severe combined immunodeficiency due to a defect in ZAP-70, a T cell tyrosine kinase. Science 264:1596–1599

Ellis NA (1996) Mutation-causing mutations. Nature 381:110–111

Ellis NA, German J (1996) Molecular genetics of Bloom's syndrome. Hum Mol Genet 5:1457–1463

Ellis NA, Groden J, Ye T-Z, Straughen J, Lennon DJ, Ciocci S, Proytcheva M, German J (1995) The Bloom's syndrome gene product is homologous to Rec Q helicases. Cell 83:655–666

Emile JF, Patey N, Altare F, Lamhamedi S, Jouanguy E, Boman F, Quillard J, Lecomte-Houcke M, Verola O, Mousnier JF, Dijoud F, Blanche S, Fischer A, Brousse N, Casanova JL (1997) Correlation of granuloma structure with clinical outcome defines two types of idiopathic disseminated BCG infection. J Pathol 181:25–30

Evans GA, Lewis KA, Lawless GM (1988) Molecular organization of the human CD3 gene family on chromosome 11q23. Immunogenetics 28:365–373

Farrar MA, Schreiber RD (1993) The molecular cell biology of interferon-γ and its receptor. Ann Rev Immunol 11:571–611

Fisher GH, Rosenberg FJ, Straus SE, Dale JK, Middelton LA, Lin AY, Strober W, Lenardo MJ, Puck JM (1995) Dominant interfering Fas gene mutations impair apoptosis in a human autoimmune lymphoproliferative syndrome. Cell 81:935–946

Fitzgerald MG, Beau JM, Hedge SR, Unsial H, MacDonald DJ, Haskin DP, Finkelstein DM, Isselbacher KJ, Haber DA (1997) Heterozygous ATM mutations do not contribute to early onset of breat cancer. Nat Genet 15:307–310

Fromenberg N, Dupont B, O'Reilly RJ, Hayward A, Pollack MS (1983) The use of T cell culture techniques to establish the presence of an intra-uterine derived maternal T cell graft in a patient with SCID. Transplantation 5:327–332

Gatti RA, Berkel I, Boder E, Braedt G, Charmley P, Concannon P, Ersoy F, Foroud T, Jaspers NGJ, Lange K et al. (1988) Localization of an ataxia teleangiectasia gene to chromosome 11q22–23. Nature 336:577–580

German J (1992) Blooms syndrome: incidence, age of onset and types of leukemia in the Bloom's syndrome registry. In: Bartsocas CS, Lonkepoulos D (eds) Genetics of hematologic disorders. Hemisphere Publishers, Waschington, DC, pp 241–258

German J (1993) Bloom-syndrome: A mendelian prototype of somatic mutational disease. Medicine 72:393–406

German J [1995] Bloom's syndrome. Dermatol Clin 13:7–18

German J (1997) Bloom's syndrome. XX. The first 100 cancers. Cancer Genet Cytogenet 93:100–106

German J (1998) Disturbed immune function in Bloom's syndrome. In: Smith CIE, Ochs HD (eds) Primary immunodeficiency diseases, a molecular and genetic approach. Oxford University Press, Oxford

German J, Passarge E (1989) Bloom's syndrome. XII. Report from the registry for 1987. Clin Genet 35:57–69

German J, Schonberg S, Lowie E, Chaganti RSK (1977) Bloom's syndrome IV. Sister chromatide exchance in lymphocytes. Am J Hum Genet 29:248–255

German J, Roe AM, Leppert M, Ellis NA (1994) Bloom syndrome: an analysis of consanguineous families assigns the locus mutated to chromosome band 15q26.1. Proc Natl Acad Sci USA 91:6669–6673

Gilad S, Khosravi R, Shkedy D, Uziel T, Ziv Y, Savitsky K, Rotman G, Smith S, Chessa L, Jorgensen TJ, Harnik R, Frydman M, Sanal O, Portnoi S, Goldwicz Z, Jaspers NGJ, Gatti RA, Lenoir G, Lavin MF, Tatsumi K, Wegner RD, Shiloh Y, Bar-Shira A (1996) Predominance of null mutations in ataxia teleangiectasia. Hum Mol Genet 5:433–439

Glimcher LH, Kara CJ (1992) Sequences and factors: a guide to MHC class II transcription. Ann Rev Immunol 10:13–44

Gold DP, Puck JM, Petty CL, Cho M, Coligan J, Woody JN, Terhorst C (1986) Isolation of cDNA clones encoding the 20K non-glycosylated polypeptide chain of the human T-cell receptor/T3 complex. Nature 321:431–434

Gong W, Emanuel BS, Galili N, Kim DH, Roe B, Driscoll DA, Budarf ML (1997) Structural and mutational analysis of a conserved gene (DGSI) from the minimal DiGeorge syndrome critical region. Hum Mol Genet 6:267–276

Greenberg E, Elder FFB, Haffner P, Northrup H, Ledbetter DH (1988) Cytogenetic findings in a prospective series of patients with DiGeorge anomaly. Am J Hum Genet 43:605–611

Griscelli C, Lisowska-Grospierre B, Mach B (1979) Combined immunodeficiency with defective expression in MHC class II genes. Immunodef Rev 1:135–153

Hacien-Bey S, Cavazzana-Calvo M, Le Deist F, Cautry-Varsat A, Hivroz C, Riviere I, Danos O, Heard JM, Sugamura K, Fischer A, De Saint Basile G (1996) γc gene transfer into SCID X1 patients' B cell lines restores normal high-affinity interleukin-2 receptor expression and function. Blood 87:3108–3116

Hafter P, Granato M, Brand M, Mullins MC, Hammerschmidt M, Kane DA, Odenthal J, Eeden FJM van, Jiang Y-J, Heisenberg C-P, Kelsh RN, Farutani-Seiki M, Vogelsang E, Beuchle D, Schack U, Fabian C, Nüsslein-Volhard C (1996) The identification of genes with unique and essential functions in the development of the zebrafish, *Danio rerio*. Development 123:1–36

Harnden DG (1994) The nature of ataxia-teleangiectasia: problems and perspectives. Int J Radiat Biol [Suppl 6] 66:13–19

Harris VJ, Seeler RA (1973) Ataxia-teleangiectasia and Hodgkin's disease. Cancer 32:1415–1420

Hershfield MS, Buckley RH, Greenberg ML (1987) Treatment of adenosine deaminase deficiency with PEG modified ADA. N Engl J Med 316:589–596

Hiom K, Gellert M (1997) A stable RAG 1-RAG 2-DNA complex that is active in V(D)J cleavage. Cell 88:65–72

Hirschhorn R (1990) Adenosin deaminase deficiency. Immunodef Rev 2:175–198

Hirschhorn R (1992) Prenatal diagnosis of adenosin deaminase deficiency and selected other immunodeficiencies. In: Milunski A (ed) Genetic disorders and the fetus: diagnosis, prevention and treatment, 3rd edn. Plenum Press, New York, pp 453–464

Hirschhorn R (1995) Adenosine deaminase deficiency: molecular basis and recent developments. Clin Immunol Immunopathol 76:219–227

Hirschorn R, Israni A, Yang DR, Ownby D (1994) Somatic mosaicism for a newly identified splice site mutation in a patient with adenosine deaminase deficient immunodeficiency (ADA-CID) and spontaneous recovery. Am J Hum Genet 55:59–68

Hirschhorn R, Yang DR, Puck JM, Huie ML, Jiang CK, Kurlandsky LE (1996) Spontaneous in vivo reversion to normal of an inherited mutation in a patient with adenosine deaminase deficiency. Nat Genet13:290–295

Hitzig WH, Biro Z, Bosch H, Huser HJ (1958) Agammaglobulinämie und P lymphozytose mit Schwund des lymphatischen Gewebes. Helv Paediatr Acta 13:551–585

Hivroz C, Fischer A (1994) Multiple roles for ZAP-70. Curr Biol 4:731–733

Hollenbaugh D, Wu LH, Ochs HD, Nonoyama S, Grosmaire LS, Ledbetter JA, Noelle RJ, Hill H, Aruffo A (1994) The random inactivation of the X chromosome carrying the defective gene responsible for X-linked hyper IgM syndrome (X-HIGM) in female carriers of HIGM1. J Clin Invest 94:616–622

Houlsworth J, Lavin MF (1980) Effect of ionizing radiation on DNA synthesis in ataxia teleangiectasia. Nucleic Acids Res 8:3704–3720

Ihle JN (1995) Cytokine receptor signalling. Nature 377:591–594

Inazawa J, Itoh N, Abe T, Nagata S (1992) Assignment of the human Fas antigen gene (FAS) to 10q24.1. Genomics 14:821–822

Itoh N, Yonehara S, Ishii A, Yonehara M, Mizushima S, Sameshima M, Hase A, Seto Y, Nagata S (1991) The polypeptide encoded by the cDNA for human cell surface antigen Fas can mediate apoptosis. Cell 66:233–243

Jaspers NGJ, Gatti RA, Baan C, Linssen PCMC, Bootsma D (1988) Genetic complementation analysis of ataxia teleangiectasia and Nijmegen breakage syndrome: a survey of 50 patients. Cytogenet Cell Genet 49:259–263

Johnston JA, Kawamura M, Kirken RA, Chen Y-Q, Blake TB, Shibuya K, Ortaldo JR, McVicar DW, O'Shea JJ (1994) Phosphorylation and activation of the Jak-3 Janus kinase in response to interleukin-2. Nature 370:151–153

Jorgensen TJ, Shiloh Y (1996) The ATM gene and the radiobiology of ataxia teleangiectasia. Int J Radiat Biol 69:527–537

Jouanguy E, Altare F, Lamhamedi S, Revy P, Emile J-F, Newport M, Levin M, Blanche S, Seboun E, Fischer A, Casanova J-L (1996) Interferon-gamma-receptor deficiency in an infant with fatal bacille Calmette-Guerin infection. N Engl J Med 335:1956–1961

Jung M, Kondratyev A, Lee SA, Dimitech A, Dritschilo A (1997) ATM gene product phosphorylates I kappa B-alpha. Cancer Res 57:24–27

Kameoka J, Tanaka T, Nojiama I, Schlossman SF, Morimoto C (1993) Direct association of adenosine deaminase with a T cell activation antigen CD26. Science 261:466–469

Kaneko H, Inoue R, Yamada Y, Sukegawa K, Fukao T, Tashita H, Teramoto T, Kusakara K, Takami T, Kondo N (1996) Microsatellite instability in B-cell lymphoma originating from Bloom syndrome. Int J Cancer 69:480–483

Kappes DJ, Alarcon B, Regueiro JR (1995) T lymphocyte receptor deficiencies. Curr Opin Immunol 7:441–447

Kara CJ, Glimcher LH (1991) In vivo footprinting of MHC class II genes: bare promoters in the bare lymphocyte syndrome. Science 252:709–712

Kastan MB, Zhan Q, El-Deiry WS, Carrier F, Jacks T, Walsh WV, Plunkett BS, Vogelstein B, Fronace AJ Jr (1992) A mammalian cell cycle check-point pathway utilizing p53 and GADP 45 is defective in ataxia teleangiectasia. Cell 71:587–597

Katz F, Hinselwood S, Rutland P, Jones A, Kinnon C, Morgan G (1996) Mutation analysis in CD40 ligand deficiency leading to X-linked hypogammaglobulinemia with hyper IgM syndrome. Hum Mutat 8:223–228

Kawamura M, McVicar DW, Johnston JA, Blake TB, Chen YQ, Lal BK, Lloyd AR, Kelvin DJ, Staples JE, Ortaldo JR, O'Shea JJ (1994) Molecular cloning of L-JAK, a Janus family protein-tyrosine kinase expressed in natural killer cells and activated leukocytes. Proc Natl Acad Sci USA 91:6374–6378

Kitamura D, Roes J, Kühn R, Rajewski K (1991) A B-cell deficient mouse by targeted disruption of the membrane exon of the immunoglobulin mu chain gene. Nature 350:423–426

Klein C, Lisowska-Grospierre B, Le Deist T, Fischer A, Griscelli C (1993) Major histocompatibility complex class II deficiency: clinical manifestations, immunologic features, and outcome. J Pediatr 123:921–928

Knobloch C, Goldmann SF, Friedrich W (1991) Limited T cell receptor diversity of transplacentary acquired maternal T cells in severe combined immunodeficiency. J Immunol 146:4157–4162

Kojir TL, Gatti RA, Sparkers RS (1991) The cytogenetics of ataxia teleangiectasia. Cancer Genet Cytogenet 56:143–156

Kolluri R, Tolias KF, Carpenter CL, Rosen FS, Kirchhausen T (1996) Direct interaction of the Wiskott-Aldrich protein with the GTPase Cdc42. Proc Natl Acad Sci USA 93:5615–5618

Korn R, Ramiksson Y (1995) Mapping to the point. Nature 378:557

Krammer PH, Dhein J, Walczak H, Behrmann I, Mariani S, Matiba B, Fath M, Daniel PT, Knipping E, Westendorp MO, Stricker K, Bäumler C, Hellbardt S, Germer M, Peter ME, Debatin K-M (1994) The role of APO-1-mediated apoptosis in the immune system. Immunol Rev 142:175–191

Kroczek RA, Graf D, Brugnoni D, Giliani S, Korthauer U, Ugazio A, Senger G, Mages HW, Villa A, Notarangelo LD (1994) Defective expression of CD40 ligand on T cell causes X-linked immunodeficiency with hyper IgM (HIGM1). Immunol Rev 138:39–59

Kurlandsy LE, Webb P, Hirschhorn R (1993) Partial adenosine deaminase in an immunodeficient child. Pediatr Allergy Immunol 7:51–55

Lai SY, Xu W, Gaffen SL, Liu KD, Longmore GD, Greene WC, Goldsmith MA (1996) The molecular role of the common γc subunit in signal transduction reveals functional asymmetry within multimeric receptor complexes. Proc Natl Acad Sci USA 93:231–235

Lambert M, Van Eggermond M, Mascart F, Dupont E, Elsen P van der (1992) TCR V_α- and V_β-gene segment use in T-cell subcultures derived from a type-III bare lymphocyte syndrome deficient in MHC class II expression. Dev Immunol 2:227–236

Lavin MF, Shiloh Y (1997) The genetic defect in ataxia teleantiektasia. Annu Rev Immunol 15:177–202

Le Coniat M, Alcaide-Loridan C, Fellous M, Berger R (1989) Human interferon gamma receptor 1 (IFNGR1) gene maps to chromosome region 6q23–6q24. Hum Genet 84:92–94

Le Deist F, Fischer A (1996) Primary T cell immunodeficiencies. In: Rich RR, Fleischer TA, Schwartz BD, Shearer WT, Strober W (eds) Clinical immunology, principles and practice. Mosby, St Louis, pp 637–661

Le Deist F, Thoenes G, Corado J, Lisowska-Gropierre B, Fischer A (1991) Immunodeficiency with low expression of the T cell receptor/CD3 complex. Effect on T lymphocyte activation. Eur J Immunol 21:1641–1647

Leonard WJ, Noguchi M, Russell SM, McBride OW (1994) The molecular basis of X-linked severe combined immunodeficiency: the role of the interleukin-2 receptor γ chain as a common γ chain, γc. Immunol Rev 138:61–86

Levin M, Newport MJ, D'Souza S, Kalabalikis P, Brown IN, Lenicker HM, Agius PV, Davies EG, Thrasher A, Klein N, Blackwell JM (1995) Familial disseminated atypical mycobacterial infection in childhood: a human mycobacterial susceptibility gene? Lancet 345:79–83

Lewis SM (1994) The mechanism of V(D)J joining: lessons from molecular, immunological, and comparative analyses. Adv Immunol 56:27–150

Li X, Ho SN, Luna J, Giacalone J, Thomas DJ, Timmermann LA, Crabtree GR, Francke U (1995) Cloning and chromosomal localization of the human and murine genes for the T-cell transcription factors NFATc and NFATp. Cytogenet Cell Genet 68:185–191

Lieber MR, Grawunder U, Wu X, Yaneva M (1997) Tying loose ends: roles of KU and DNA-dependent protein kinase in the repair of double-strand breaks. Curr Opin Genet Dev 7:99–104

Lin Q, Rohrer J, Allen RC, Larche M, Greene JM, Shigeoka AO, Gatti RA, Derauf DC, Belmont JW, Conley ME (1996) A single strand conformation polymorphism study of CD40 ligand: efficient mutation analysis and carrier detection of X-linked hyper IgM syndrome. J Clin Invest 97:196–201

Linet MS (1985) The leukemias, epidemiologic aspects. Oxford University Press, Oxford

Lisowska-Grospierre B, Charron DJ, Préval C de, Durandy A, Griscelli C, Mach B (1985) A defect in the regulation of major histocompatibility complex class II gene expression in human HLA-DR negativ lymphocytes from patients with combined immunodeficiency syndrome. J Clin Invest 76:381–385

Lisowska-Grospierre B, Fondaneche MC, Rols MP, Griscelli C, Fischer A (1994) Two complementation groups account for most cases of inherited class II deficiency. Hum Mol Genet 3:953–958

Macchi P, Villa A, Strina D, Sacco MG, Morali F, Brugnoni D, Giliani S, Mantuano E, Fasth A, Andersson B, Zegers BJM, Cavagni G, Reznick I, Levy J, Zan-Bar I, Porat Y, Airo P, Plebani A, Vezzoni P, Notarangelo LD (1995a) Characterization of nine novel mutations in the CD40 ligand gene in patients with X-linked hyper IgM syndrome of various ancestry. Am J Hum Genet 56:898–906

Macchi P, Villa A, Giliani S, Sacco MG, Frattini A, Porta F, Ugazio AG, Johnston JA, Candotti F, O'Shea JJ, Vezzoni P, Notarangelo LD (1995b) Mutations of Jak-3 gene in patients with autosomal severe combined immune deficiency (SCID). Nature 377:65–68

Mach B, Steimle V, Martinez-Soria E, Reith W (1996) Regulation of MHC class II genes: lessons from a disease. Annu Rev Immunol 14:301–331

Markert ML (1991) Purine nucleoside phosphorylase deficiency. Immunodef Rev 3:45–81

McBlane JF, Gent DC van, Ramsden DA, Romeo C, Cuomo CA, Gellert M, Oettinger MA (1996) Cleavage at a V(D)J recombination signal requires only RAG 1 and RAG 2 proteins and occurs in two steps. Cell 83:387–395

Merlin G, Van der Leede BJM, McKune K, Knezevic N, Bannwarth W, Romquin N, Viegas-Pequignot E, Kiefer H, Aguet M, Dembic Z (1997) The gene for the ligand binding chain of the human interferon gamma receptor. Immunogenetics 45:413–421

Ming JE, Stiehm ER, Graham JM Jr (1996) Immunodeficiency as a component of recognizable syndromes. Am J Med Genet 66:378–398

Mitchell BS, Mejias E, Daddona PE, Kelley WN (1978) Purinogenic immunodeficiency diseases: selective toxity of deoxyribonucleosides for T-cells. Proc Natl Acad Sci USA 75:5011–5014

Molina IJ, Kenney DM, Rosen FS, Remold-O'Donnell E (1992) T-cell lines characterize events in the pathogenesis of the Wiskott-Aldrich syndrome. J Exp Med 176:867–874

Momburg F, Neefjes JJ, Hämmerling GJ (1994) Peptide selection by MHC-encoded TAP transporters. Curr Opin Immunol 6:32–37

Monaco JJ (1993) Structure and function of genes in the MHC class II region. Curr Opin Immunol 5:17–20

Morgan SE, Louly C, Pandita TK, Shiloh Y, Kasten MB (1997) Fragments of ATM which have dominant-negative or complementing activity. Mol Cell Biol 17:2020–2024

Mountz JD, Zhou T, Wu J, Wang W, Su X, Cheng J (1995) Regulation of apoptosis in immune cells. J Clin Immunol 15:1–16

Nagata S, Golstein P (1995) The Fas death factor. Science 267:1449–1456

Nelson DM, Butters KA, Markert ML, Reinsmoen NL, McIvor RS (1995) Correction of proliferative responses in purine nucleoside phosphorylase (PNP)-deficient T lymphocytes by retroviral-mediated PNP gene transfer and expression. J Immunol 54:3006–3014

Newport MJ, Huxley CM, Huston S, Hawrylowicz CM, Oostra BA, Williamson R, Levin M (1996) A mutation in the interferon-gamma-receptor gene and susceptibility to mycobacterial infection. N Engl J Med 335:1941–1949

Noguchi M, Yi H, Rosenblatt HM, Filipovich AH, Adelstein S, Modi WS, McBride OW, Leonard WJ (1993) Interleukin receptor γ chain mutation results in X-linked severe combined immunodeficiency in humas. Cell 73:147–157

Northorp JP, Ho SN, Chen L, Thomas DJ, Timmermann LA, Nolan GP, Admon A, Crabtree GR (1994) NF-AT components define a family of transcription factors targeted in T-cell activation. Nature 369:497–502

Notarangelo LD, Duse M, Ugazio AG (1992a) Immunodeficiency with hyper-IgM (HIM). Immunodef Rev 3:101–122

Notarangelo LD, Stoppoloni G, Toraldo R, Mazzolari E, Coletta A, Airo P, Bordignon C, Ugazio AG (1992b) Insulin dependent diabetes mellitus and severe atopic dermatitis in a child with adenosin deaminase deficiency. Eur J Pediatr 151:811–814

Ochs HD, Smith CIE (1996) X-linked agammaglobulinemia: a clinical and molecular analysis. Medicine (Baltimore) 75:287–299

Oettinger MA, Schatz DG, Gorka C, Baltimore D (1990) RAG-1 and RAG-2, adjacent genes that synergistically activate V(D)J recombination. Science 248:1517–1523

Oettinger MA, Stanger B, Schatz DG, Glaser T, Call K, Housman D, Baltimore D (1992) The recombination activating genes, RAG 1 and RAG 2, are on chromosome 11p in humans and chromosome 2p in mice. Immunogenetics 35:97–101

Ortmann B, Androlewicz MJ, Cresswell P (1994) MHC class I/β2-microglobulin complexes associate with TAP transporters before peptide binding. Nature 368:864–867

Pahwa R, Chatila T, Pahwa S, Paradise C, Day NK, Geha R, Schwartz SA, Slade H, Oyaizu N, Good RA (1989) Recombinant interleukin 2 therapy in severe combined immunodeficiency disease. Proc Natl Acad Sci USA 86:5069–5073

Palacios J, Gamallo C, Garcia M, Rodriguez JI (1993) Decrease in thyrocalvitonin-containing cells and analysis of other congenital anomalies in 11 patients with DiGeorge anomaly. Am J Med Genet 46:641–646

Pannicke U, Tuchschmid P, Friedrich W, Bartram CR, Schwarz K (1996) Two novel missense and frameshift mutations in exon 5 and 6 of the purine nucleoside phosphorylase (PNP) gene in a severe combined immunodeficiency (SCID) patient. Hum Genet 32:927–933

Parks RE Jr, Agarwal RP (1972) Purine nucleoside phosphorylase. In: Boyer PD (ed) The enzymes, vol VII, 3rd edn. Academic Press, New York, p 483–514

Perry GS III, Spector BD, Schuman LM, Mandel JS, Anderson VE, McHugh RB, Hanson MR, Fahlstrom SM, Krivit W, Kersey JH (1980) The Wiskott-Aldrich syndrome in the United States and Canada (1892–1979). J Pediatr 97:72–78

Puck JM, Deschenes SM, Porter JC, Dutra AS, Brown CJ, Willard HF, Henthorn PS (1993) The interleukin 2 receptor γ chain maps to Xq13.1 and is mutated in X-linked severe combined immunodeficiency, SCIDX1. Hum Mol Genet 2:1099–1104

Puck JM, De Saint Basile G, Schwarz K, Fugmann S, Fischer RE (1996) ILRGbase: a database of γc-chain defects causing human X-SCID. Immunol Today 17:507–511

Ramesh N, Fuleihan R, Geha R (1994) Molecular pathology of X-linked immunoglobulin deficiency with normal or elevated IgM (HIGMX-1). Immunol Rev 138:87–104

Ramsden DA, Baetz K, Wu GE (1994) Conservation of sequence in recombination signal sequence spacers. Nucleic Acids Res 22:1785–1796

Rane SG, Reddy EP (1994) JAK3: a novel JAK kinase associated with terminal differentiation of hematopoietic cells. Oncogene 9:2415–2423

Ratech H, Greco MA, Gallo G, Rimoin DL, Kamino H, Hirschhorn R (1985) Pathologic findings in adenosine-deaminase-deficient severe combined immunodeficiency. I. Kidney, adrenal and chondro-osseus tissue alterations. Am J Pathol 120:157–169

Rawlings DJ, Witte ON (1994) Bruton's tyrosine kinase is a key regulator in B-cell development. Immunol Rev 138:105–119

Regueiro JR, Arnaiz-Villena A, De Landazuri MO, Martin-Villa JM, Vicario JL, Pascual-Ruiz V, Guerra-Garcia F, Alcami J, Lopez-Botet M, Manzanares J (1986) Familial defect of CD3 (T3) expression by T cells associated with rare gut epithelial cell autoantibodies. Lancet 1:1274–1275

Reith W, Satola S, Herrero Sachez C, Amaldi I, Lisowska-Grospierre B, Griscelli C, Hadam MR, Mach B (1988) Congenital immunodeficiency with a regulatory defect in MHC class II gene expression lacks a specific HLA-DR promotor binding protein RF-X. Cell 53:897–906

Reith W, Siegrist CA, Durand B, Barras E, Mach B (1994a) Function of major histocompatibility complex class II promotors requires cooperation binding between factors RFX and NF-Y. Proc Natl Acad Sci USA 91:554–558

Reith W, Kobr M, Emery P, Durand B, Siegrist CA, Mach B (1994b) Cooperative binding between factors RFX and X2 bp to the X and X2 boxes of MHC class II promotors. J Biol Chem 269:20 020–20 025

Remold-O'Donnell E, Kenney DM, Parkman R, Cairns L, Savage B, Rosen FS (1984) Characterization of a human lymphocyte surface sialoglycoprotein that is defective in Wiskott-Aldrich syndrome. J Exp Med 159:1705–1723

Remold-O'Donnell E, Rosen FS, Kenney DM (1996) Defects in Wiskott-Aldrich syndrome blood cells. Blood 87:2621–2631

Ricciuti F, Ruddle FH (1973) Assignment of nucleoside phosphorylase to D-14 and localization of X-linked loci in man by somatic cell genetics. Nature New Biol 241:180–182

Riedy MC, Dutra AS, Blake TB, Modi W, Lal BK, Davis J, Bosse A, O'Shea JJ, Johnston JA (1996) Genomic structure, organization, and chromosomal localization of human JAK3. Genomics 37:57–61

Rieux-Laucat F, Le Deist F, Hivroz C, Roberts IAG, Debatin KM, Fischer A, De Villartay JP (1995) Mutations in Fas associated with human lymphoproliferative syndrome and autoimmunity. Science 268:1347–1349

Rivero-Lezcano OM, Marcilla A, Sameshima JH, Robbins KC (1995) Wiskott-Aldrich syndrome protein physically associates with Nck through Src homologie domains. Mol Cell Biol 15:5725–5731

Rocca B, Bellacosa A, De Cristofaro R, Neri G, Della Ventura M, Maggiano N, Rumi C, Landolfi R (1996) Wiskott-Aldrich syndrome: report of an autosomal dominant variant. Blood 87:4538–4543

Rodgers KK, Bu Z, Fleming KH, Schatz DG, Engelman DM, Coleman JE (1996) A unique zinc-binding dimerization motif domaine in RAG-1 includes the C_3HC_4 motif. J Mol Biol 260:70–84

Roifman CM, Hummel D, Martinez-Valdez H, Thorner P, Doherty PJ, Pan S, Cohen F, Cohen A (1989) Depletion of CD8+ cells in human thymic medulla results in selective immune deficiency. J Exp Med 170:2177–2182

Rosen FS (1995) für die WHO Scientific Group on Primary Immunodeficiency Diseases. Primary immunodeficiency diseases. Clin Exp Immunol [Suppl 1] 99:1–24

Rosen FS, Kevy SV, Merler E, Janeway CA, Gitlin G (1961) Recurrent bacterial infections and dysgammaglobulinemia: deficiency of 7S gammaglobulins in the presence of elevated 19S gammaglobulins. Pediatrics 28:182–195

Rotman G, Shiloh Y (1996) Ataxia teleanciectasia: linking immunodeficiency, neurodegeneration and cancer to defects in signal transduction and cell cycle checkpoints. In: Fasth A, Björkander J (eds) Progress in immunodeficiency. Excerpta Medica International Congress, Series 1.121, Elsevier, Amsterdam New York, pp 41–52

Russell JH (1995) Activation-induced death of mature T cells in the regulation of immune responses. Curr Opin Immunol 7:382–388

Russell SM, Tayebi N, Nakajima H, Riedy MC, Roberts JL, Aman MJ, Migone TS, Noguchi M, Markert ML, Buckley RH (1995) Mutation of Jak3 in a patient with SCID: essential role of Jak3 in lymphoid devlopment. Science 270:797–800

Savitsky K, Bar-Shira A, Gilad S, Rotman G, Ziv Y, Vanagaite L, Tagle DA, Smith S, Uziel T, Sfez S, Ashkenazi M, Pecker I, Frydman M, Harnik R, Patanjali SR, Simmons A, Clines GA, Sartiel A, Gatti RA, Chessa L, Sanal O, Lavin MF, Jaspers NGJ, Taylor AMR, Arlett CF, Miki T, Weissman SM, Lovett M, Collins FS, Shiloh Y (1995a) A single ataxia teleangiectasia gene with a product similar to PI-3 kinase. Science 268:1749–1753

Savitsky K, Sfez S, Tagle DA, Ziv Y, Sartiel A, Collins FS, Shiloh Y, Rotman G (1995b) The complete sequence of the coding region of the ATM gene reveals similarity to cell cycle regulators in different species. Hum Mol Genet 4:2025–2032

Schatz DG, Oettinger MA, Baltimore D (1989) The V(D)J recombination activating gene, RAG-1. Cell 59:1035–1048

Schuhmacher TN, Kantsaria DV, Heemels MT, Ashton Rickardt PG, Sheperd JC, Fruh K, Yang Y, Peterson PA, Tonegawa S, Ploegh HL (1994) Peptide length and sequence specificity of the mouse TAP 1/TAP 2 translocater. J Exp Med 179:533–540

Schwartz AL, Polmar SH, Stern RC, Cowan DH (1978) Abnormal platelet aggregation in severe combined immunodeficiency disease with adenosine deaminase deficiency. Br J Haematol 39:189

Schwarz K, Bartram CR (1996) V(D)J recombination pathology. Adv Immunol 61:285–326

Schwarz K, Hameister H, Gessler M, Grzeschik K-H, Hansen-Hagge TE, Bartram CR (1994) Confirmation of the localization of the human recombination activating gene 1 (RAG 1) to chromosome 11p13. Hum Genet 93:215–217

Schwarz K, Gauss GH, Ludwig L, Pannicke U, Li Z, Lindner D, Friedrich W, Seger RA, Hansen-Hagge TE, Desiderio S, Lieber MR, Bartram CR (1996a) RAG mutations in human B cell-negative SCID. Science 274:97–99

Schwarz K, Nonoyama S, Peitsch MC, Saint Basile G de, Espanol T, Fasth A, Fischer A, Freitag K, Friedrich W, Fugmann S, Hossle HP, Jones A, Kinnon C, Meindl A, Notarangelo LD, Wechsler A, Weiss M, Ochs HD (1996b) WASPbase: a database of WAS- and XLT-causing mutations. Immunol Today 17:496–502

Sedwick RP, Boder E (1991) Ataxia-teleangiectasia. In: Vinken PJ, Bruyn GW, Klawans HL (eds) Handbook of clinical neurology. Elsevier, Amsterdam New York, pp 347–423

Shafmam T, Khanna KK, Kedar P, Spring K, Kozlov S, Yen T, Hobson K, Gatei M, Zhang N, Watters D, Egerton M, Shiloh Y, Kharbanda S, Kufe D, Lavin MF (1997) Interaction between ATM protein and c-Abl in respose to DNA damage. Nature 387:520–523

Shiloh Y (1995) Ataxia-teleangiectasia: closer to unraveling the mystery. Eur J Hum Genet 3:116–138

Siminovitch KA, Greer WL, Novogrodsky A, Axelsson B, Somani AK, Peacocke M (1995) A diagnostic assay for the Wiskott-Aldrich syndrome and its variant forms. J Invest Med 43:159–169

Simon HU, Mills GB, Hashimoto S, Siminovitch KA (1992) Evidence for defective transmembrane signaling in B cells from patients with Wiskott-Aldrich syndrome. J Clin Invest 90:1396–1405

Sneller MC, Straus SE, Jaffe ES, Jaffe JS, Fleisher TA, Stettler-Stevenson M, Strober W (1992) A novel lymphoproliferative/autoimmune syndrome resembling murine lpr/gld disease. J Clin Invest 90:334–341

Sneller MC, Wang J, Dale JK, Strober W, Middelton CA, Choi Y, Fleisher TA, Lim MS, Jaffe ES, Puck JM, Lenardo MJ, Straus SE (1997) Clinical, immunologic, and genetic features of an autoimmune lymphoproliferative syndrome associated with abnormal lymphocyte apoptosis. Blood 89:1341–1348

Soudais C, De Villarta J-P, Le Deist F, Fischer A, Lisowska-Grospierre (1993) Independent mutations of the human CD3-ε gene resulting in a T cell receptor/CD3 complex immunodeficiency. Nat Genet 3:77–81

Spanopoulou E, Zaitseva F, Wang F-H, Santagata S, Baltimore D, Panayotou G (1996) The homeodomain region of RAG-1 reveals the parallel mechanisms of bacterial and V(D)J recombination. Cell 87:263–276

Standen GR (1991) Wiskott-Aldrich syndrome: a multidisciplinary disease. J Clin Pathol 44:979–982

Steimle V, Otten LA, Zufferey M, Mach B (1993) Complementation cloning of an MHC II class II transactivator mutated in hereditary MHC class II deficiency (or bare lymphocyte syndrome). Cell 75:135–146

Steimle V, Siegrist C, Mottet A, Lisowska-Grospierre B, Mach B (1994) Regulation of MHC class II expression by interferon-gamma mediated by the transactivator gene C II TA. Science 265:106–109

Steimle V, Durand B, Barras E, Zufferey M, Hadam MR, Mach B, Reith W (1995) A novel DNA binding regulatory factor is mutated in primary MHC class II deficiency (bare lymphocyte syndrome). Genes Dev 9:1021–1032

Steimle V, Reith W, Mach B (1996) Major histocompatibility complex class II deficiency: a disease of gene regulation. Adv Immunol 61:327–340

Stephan JL, Vlekova V, Le Deist F, Blanche S, Donadieu J, De Saint Basile G, Durandy A, Griscelli C, Fischer A (1993) Severe combined immunodeficiency: a retrospective single-center study of clinical presentation and outcome in 117 cases. J Pediatr 123:5047–5072

Stewart DM, Treiber-Held S, Kurman CC, Facchetti F, Notarangelo LD, Nelson DL (1996) Studies of the expression of the Wiskott-Aldrich syndrome protein. J Clin Invest 97:2627–2634

Strasser A (1995) Life and death during lymphocyte development and function: evidence for two distinct killing mechanisms. Curr Opin Immunol 7:228–234

Sugamura K, Asao H, Kondo M, Tanaka N, Ishii N, Ohbo K, Nakamura M, Takeshita T (1996) The interleukin-2 receptor γ chain: its role in the multiple cytokine receptor complexes and T cell development in XSCID. Annu Rev Immunol 14:179–205

Swift M, Morell D, Comartie E, Chamberlin AR, Skolnick MH, Bishop DT (1986) The incidence and gene frequency of ataxia-telangiektasia in the United States. Am J Hum Genet 39:573–585

Swift M, Reitnauer PJ, Morell D, Chase CL (1989) Breast and other cancers in families with ataxia-telangiectasia. N Engl J Med 316:1289–1294

Swift M, Morell D, Massey RB, Chase CL (1991) Incidence of cancer in 161 families affected by ataxia telangiectasia. N Engl J Med 325:1831–1836

Symons M, Derry JM, Karlak B, Jiangs S, Lemahieu V, McCormick F, Francke U, Abo A (1996) Wiskott-Aldrich syndrome protein, a novel effector for the GTPase Cdc42Hs, is implicated in actin polymerization. Cell 84:723–734

Takeshita T, Asao H, Ohtani K, Ischii N, Kumaki S, Tanaka N, Munakata H, Nakamura M, Sugamura K (1992) Cloning of the gamma chain of the human IL-2-receptor. Science 257:379–382

Taniguchi T (1995) Cytokine signalling through nonreceptor protein tyrosine kinases. Science 268:251–255

Taylor AMR, Harnden DG, Arlett CF, Harcourt SA, Lehmann AR, Stevens S, Bridges BA (1975) Ataxia teleangiectasia: a mutation with abnormal radiation sensitivity. Nature 258:427–424

Taylor AMR, Byrd PJ, McConville CM, Thacker S (1994) Genetics and cellular feature of ataxia teleangiectasia. Int J Radiat Biol 68:65–70

Taylor N, Bacon KB, Smith S, Jahn T, Kadlecek TA, Uribe L, Kohn DB, Gelfand EW, Weiss A, Weinberg K (1996a) Reconstitution of T cell receptor signalling in ZAP-70-deficient cells by retroviral transduction of the ZAP-70 gene. J Exp Med 184:2031–2036

Taylor N, Uribe L, Smith S, Jahn T, Kohn DB, Weinberg K (1996b) Correction of interleukin-2 receptor function in X-SCID lymphoblastoid cells by retrovirally mediated transfer of the γc gene. Blood 87:3103–3107

Thomas C, Saint Basile G de, Le Deist F, Theophile D, Benkerrou M, Haddad E, Blanche S, Fischer A (1995) Brief report: correction of X-linked hyper-IgM syndrome by allogenic bone marrow transplantation. N Engl J Med 333:426–429

Timon M, Arnaiz-Villena A, Rodriguez-Gallego C, Perez-Aciego P, Paccheo A, Regueiro JR (1993) Selective disbalances of peripheral blood T lymphocyte subsets in human CD3γ deficiency. Eur J Immunol 23:1440–1444

Trowsdale J (1993) Genomic structure and function in the MHC. Trends Genet 9:117–122

Tsukada S, Saffran DC, Rawlings DJ, Parolini O, Allen RC, Klisak I, Sparkes RS, Kubagawa H, Mohandas T, Quan S, Belmont JW, Cooper MD, Conley ME, Witte ON (1993) Deficient expression of a B cell cytoplasmic tyrosine kinase in human X-linked agammaglobulinemia. Cell 72:279–290

Tunnacliffe A, Olsson C, Buluwela L, Rabbits TH (1988) Organization of the human CD3 locus on chromosome 11. Eur J Immunol 18:1639–1642

Ullmann B, Gudas LJ, Clift SM, Martin DW Jr (1979) Isolation and Characterisation of purine-nucleoside phosphorylase-deficient T-lymphoma cells and secondary mutants with altered ribonucleotide reductase: genetic model for immunodeficiency disease. Proc Natl Acad Sci USA 76:1074–1078

Uziel T, Savitsky K, Platzer M, Ziv Y, Helbitz T, Nehls M, Boehm T, Rosenthal A, Shiloh Y, Rotman G (1996) Genomic organization of the ATM gene. Genomics 33:317–320

Van der Meer JWM, Weening RS, Schellekens PTA, Munster IP van, Nagengast FM (1993) Colorectal cancer in patients with X-linked agammaglobulinemia. Lancet 341:1439–1440

Van Gent DC, McBlane JF, Ramsden DA, Sadofsky MJ, Hesse JE, Gellert M (1995) Initiation of V(D)J recombination in a cell-free system. Cell 81:925–934

Vetrie D, Vorechovsky I, Sideras P, Holland J, Davies A, Flinter F, Hammarstrom L, Kinnon C, Levinsky R, Bobrow M, Smith CIE, Bentley DR (1993) The gene involved in X-linked agammaglobulinemia is a member of the src family of protein-tyrosin kinases. Nature 361:226–233

Vihinen M, Iwata T, Kinnon C, Kwan SP, Ochs HD, Vorechovsky I, Smith CIE (1996) BTKbase, mutation database for X-linked agammaglobulinemia (XLA). Nucleic Acids Res 24:160–165

Weaver DT (1995) What to do at an end-DNA double-strand-break repair. Trends Genet 11:388–392

Weinberg K, Parkman R (1990) Severe combined immunodeficiency due to a specific defect in the production of interleukin-2. N Engl J Med 322:1718–1723

Wengler G, Gorlin JB, Williamson JM, Rosen FS, Bing DH (1995) Nonrandom inactivation of the X chromosome in early lineage hematopoietic cells in carriers of Wiskott-Aldrich syndrome. Blood 85:2471–2477

Williams SR, Goddard JM, Martin DW Jr (1984) Human purine nucleoside phosphorylase cDNA sequence and genomic clonic characterization. Nucleic Acids Res 12:5779–5787

Williams SR, Gerkeler V, McIvor RS, Martin DW Jr (1987) A human purine nucleoside phosphorylase deficiency caused by a single base change. J Biol Chem 262:2332–2338

Wilson DK, Rudolph FB, Quiocho FA (1991) Atomic structure of adenosine deaminase complexed with a transition state analog: understanding catalysis and immunodeficiency mutations. Science 252:1278–1284

Wilson DI, Burn J, Scambler P, Goodship J (1993) DiGeorge syndrome, part of CATCH22. J Med Genet 30:852–856

Wiskott A (1937) Familiarer, angeborener Morbus Werlhofii? Monatsschr Kinderheilkd 68:212–216

Witthuhn BA, Silvenoinen O, Miura O, Lai KS, Cwik C, Liu ET, Ihle JN (1994) Involvement of the Jak-3 Janus kinase in signalling by interleukins 2 and 4 in lymphoid and myeloid cells. Nature 370:153–157

Yang Y, Wilson JM (1996) CD40 ligand-dependent T cell activation: requirement of B7-CD28 signaling through CD40. Science 273:1862–1864

Yel L, Minegishi Y, Coustau-Smith E, Buckley RH, Trübel H, Pachmann LM, Kitchingman GR, Campana D, Rohrer J, Conley ME (1996) Mutations in the mu heavy-chain gene in patients with agammaglobulinemia. N Engl J Med 335:1486–1493

Zakian VA (1995) ATM-related genes: what do they tell us about functions of the human gene? Cell 82:685–687

Zonk H, Glimcher LH (1995) Human MHC class II gene transcription directed by the carboxyl terminus of C II TA, one of the defective genes in type II MHC combined immunodeficiency. Immunity 2:545–553

2 Spezifische Aspekte der Immunologie

2.1 Immunsystem Haut

Marcus Schmitt-Egenolf und Wolfram Sterry

Inhaltsverzeichnis

2.1.1 Einführung

Bei der immunologischen Auseinandersetzung des Organismus mit der Umwelt kommt der inneren bzw. äußeren Körperoberfläche eine besondere Rolle zu. In Analogie zum MALT (mucosa-associated lymphoid tissue) entwickelte Streilein [1983] das Konzept des SALT (skin-associated lymphoid tissue oder Haut-assoziiertes lymphoides Gewebe). Diese SALT bestehen u. a. aus antigenpräsentierenden Langerhans-Zellen, Zytokin-produzierenden Keratinozyten, epidermotropen T-Zellen und drainierenden peripheren Lymphknoten (Abb. 2.1.1).

2.1.2 Langerhans-Zellen

2.1.2.1 Definition

Im Jahr 1868 entdeckte der Medizinstudent Paul Langerhans durch Anfärbung menschlicher Haut mittels Goldsalzen eine Population dendritischer Zellen in den suprabasalen Regionen der Epidermis [Langerhans 1868]. Die nach ihm benannten Langerhans-Zellen finden sich in der Epidermis (Abb. 2.1.1, 2.1.2) und stellen die am besten charakterisierte dendritische Zellpopulation dar [Schuler et al. 1997]. Sie sind in regelmäßigen Abständen innerhalb der Epidermis angeordnet und formen ein Netzwerk [Streilein 1978]. Langerhans-Zellen können Antigene in der Peripherie prozessieren und sie zu den drainierenden Lymphknoten transportieren, wo sie mit antigenspezifischen naiven T-Zellen assoziieren und diese aktivieren können. Es wird angenommen, daß eine Störung der epidermalen Mikroumgebung, z.B. durch Applikation von Kontakt-

Handbuch der Molekularen Medizin, Band 4
Immunsystem und Infektiologie
D. Ganten/K. Ruckpaul (Hrsg.)
© Springer-Verlag Berlin Heidelberg 1999

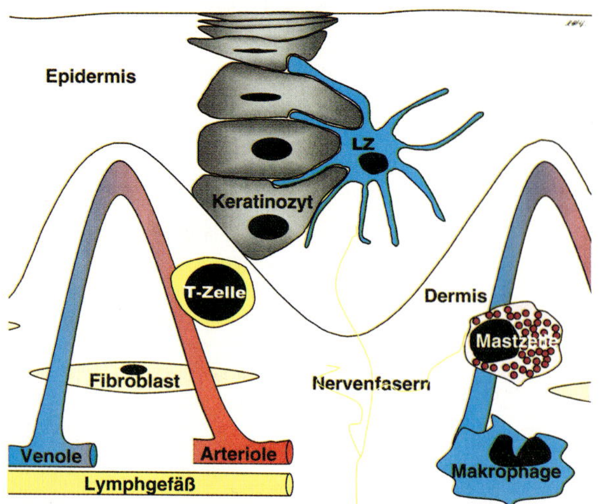

Abb. 2.1.1. Schnitt durch Epidermis und angrenzende Dermis, Keratinozyten sowie andere seltene Zellpopulationen wie Langerhans-Zellen (*LZ*) bilden die gefäßfreie Epidermis. Die Dermis wird durch Fibroblasten und die von ihnen synthetisierte Interzellularsubstanz aufgebaut. Dort eingebettet finden sich an der Dermis-Subkutis-Grenze sowie im Grenzbereich von Stratum papillare und reticulare Lymph- und Blutgefäße; im hier dargestellten oberen Gefäßplexus verbindet ein Kapillargefäß eine Arteriole mit einer kapillaren Venole. In der Umgebung des Gefäßplexus akkumulieren T-Zellen, Makrophagen (gewebsständige Monozyten) und Mastzellen. Feine, unmyelinisierte Nervenfasern haben Kontakt zu Mastzellen und Langerhans-Zellen

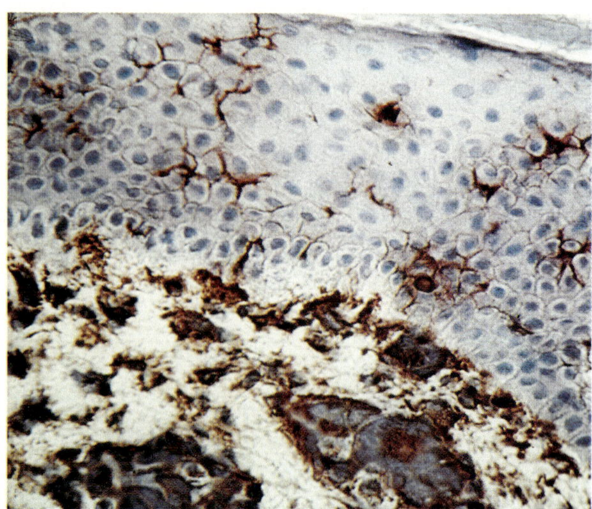

Abb. 2.1.2. Immunhistologische Darstellung der Langerhans-Zellen mittels eines Anti-HLA-Klasse-II-Antikörpers bei einem Patienten mit Kontaktekzem; einige Langerhans-Zellen sind bereits in die Dermis eingewandert (mit freundlicher Genehmigung von Prof. G. Kolde, Hautklinik der Charité, Berlin)

sensibilisatoren, die Langerhans-Zellen dazu bringt, die Epidermis zu verlassen und über die afferenten Lymphbahnen zu den drainierenden Lymphknoten zu emigrieren und dort schließlich einen Phänotyp zu exprimieren, der dem entspricht, welchen Langerhans-Zellen nach In-vitro-Stimulation durch Zytokine annehmen. Es erscheint daher gerechtfertigt, Langerhans-Zellen in die Familie der immunstimulatorischen dendritischen Zellen einzuordnen und sie als potentiell mobile dendritische epidermale Leukozyten zu betrachten, deren Phänotyp durch Signale aus der Mikroumgebung gesteuert wird.

Langerhans-Zell-haltige haptenbeladene epidermale Zellsuspensionen können eine antigenspezifische In-vitro-T-Zell-Antwort bei sensibilisierten Versuchstieren oder Menschen auslösen [Stingl et al. 1978, 1981]. Weiterhin induzierten unbehandelte Langerhans-Zell-haltige Zellsuspensionen in naiven Lymphozyten eine stark proliferative Reaktion (primäre allogene gemischte Lymphozytenreaktion) [Braathen u. Thorsby 1980]. In all diesen Studien konnte keine T-Zell-proliferative Antwort mehr nachgewiesen werden, wenn die HLA-Klasse-II-exprimierenden Zellen, d.h. Langerhans-Zellen, depletiert worden waren oder die Experimente

in Anwesenheit von Antikörpern gegen HLA-Klasse-II-Antigene ausgeführt wurden. Diese Experimente zeigen, daß epidermale Zellen potente antigenpräsentierende Zellen für HLA-Klasse-II restriktierte T-Zellen darstellen und daß diese Funktion letztendlich auf der Präsenz von Langerhans-Zellen beruht.

2.1.2.2 Nachweis von Langerhans-Zellen im Gewebe

Langerhans-Zellen können in routinemäßig bearbeiteten histologischen Schnitten menschlicher Haut nicht erkannt werden. Neben der Möglichkeit des Nachweises der charakteristischen Birbeck-Granula mittels der Elektronenmikroskopie [Birbeck et al. 1961] können sie lichtmikroskopisch entweder mittels histochemischer Methoden oder durch Immunfärbung selektiv dargestellt werden. Unter den histochemischen Methoden ist der Nachweis der zellmembranständigen Formalin-resistenten Adenosintriphosphatase (ATPase) eine exzellente Methode für die Identifizierung humaner Langerhans-Zellen [Aberer et al. 1981]. Bei Mäusen hingegen hat sich die Darstellung mittels Adenosindiphosphatase (ADPase) bewährt [Chaker et al. 1984].

In den letzten Jahren konnten viele Oberflächenantigene bzw. zytoplasmatische Antigendeterminanten mittels Immunfluoreszenz oder Immun-

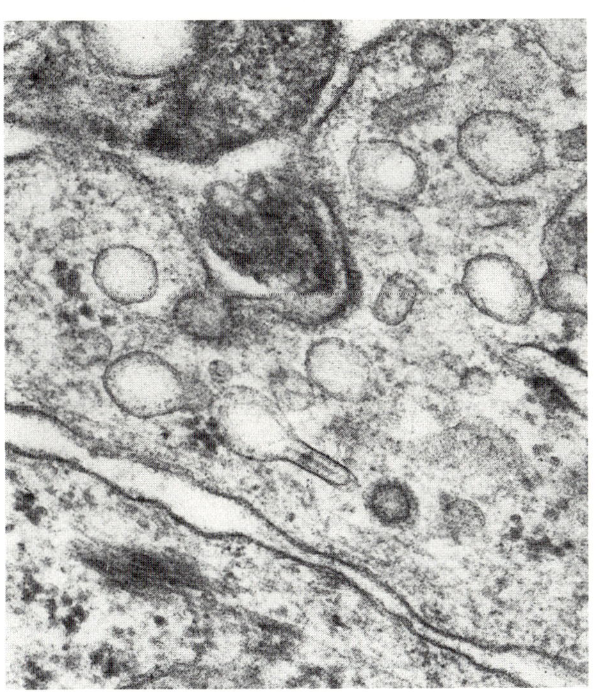

Abb. 2.1.3. Elektronenmikroskopische Aufnahme des Zytoplasmas einer Langerhans-Zelle; zentral sind mehrere Birbeck-Granula zu sehen (mit freundlicher Genehmigung von Prof. G. Kolde, Hautklinik der Charité, Berlin)

peroxidasetechniken unter Verwendung von monoklonalen Antikörpern auf Langerhans-Zellen nachgewiesen werden. Zur Identifizierung von Langerhans-Zellen innerhalb der Epidermis können aber nur solche Antigene herangezogen werden, die selektiv auf Langerhans-Zellen, und somit nicht auf anderen Zellen innerhalb der Epidermis, exprimiert werden. Der Nachweis intraepidermaler Langerhans-Zellen mittels anti-CD1a-Immunfärbung ist hierbei als die verläßlichste Methode anzusehen, da beispielsweise HLA-Klasse-II-Antigene auch von Keratinozyten bei inflammatorischen Hauterkrankungen exprimiert werden können [Aubock et al. 1986].

Birbeck et al. [1961] entwickelten elektronenmikroskopische Kriterien, die es erlauben, Langerhans-Zellen in jeglicher Lokalisation sicher nachzuweisen. Diese Kriterien sind ein klares Zytoplasma, welches frei von Tonofilamenten, Desmosomen und Melanosomen ist, ein gelappter, häufig gewundener Zellkern sowie die Anwesenheit von charakteristischen zytoplasmatischen Organellen, den sog. Langerhans-Zell- oder Birbeck-Granula (Abb. 2.1.3). Diese Granula erscheinen normalerweise stäbchenförmig, die begrenzende Membran kann jedoch an einem Ende aufgetrieben sein und

den Granula eine „tennisschlägerartige" Erscheinung verleihen. Die Herkunft und Funktion der Birbeck-Granula ist immer noch nicht geklärt. Die Sekretionstheorie besagt, daß Birbeck-Granula im Golgi-Apparat entstehen, in Richtung Zellperipherie migrieren, um dort mit der Zellmembran zu verschmelzen und ihren Inhalt in den extrazellularen Raum abzugeben. Im Gegensatz hierzu besagt die heute weitgehend akzeptierte Endozytosetheorie [Takahashi u. Hashimoto 1985], daß Birbeck-Granula aus der Zellmembran entstehen und durch die Bewegung ins Innere der Zelle die Langerhans-Zellen befähigen, Substanzen aus dem Extrazellularraum aufzunehmen. Diese Theorie wird durch die Beobachtung von Liganden von Zellmembranrezeptoren innerhalb von Birbeck-Granula nach Kurzinkubation bei 37 °C gestützt [Hanau et al. 1987].

2.1.2.3 Gewebsverteilung der Langerhans-Zellen

Neben ihrem gelegentlichen Erscheinen außerhalb von Epithelien (Dermis, dermale Lymphgefäße, Lymphknoten, Thymus) werden Langerhans-Zellen, definiert durch den Nachweis von Birbeck-Granula, in geschichteten Plattenepithelien gefunden [Rowden 1981]. Beim Menschen existiert eine regionale Variation der Anzahl der Langerhans-Zellen pro Flächeneinheit. Die Langerhans-Zell-Dichte der Kopf-, Gesichts-, Oberkörper- und Extremitätenhaut liegt zwischen 400 und 1.000/mm^2, während an Handtellern, Fußsohlen und Genitalien weitaus weniger Langerhans-Zellen gefunden werden [Berman et al. 1983, Rowden 1981]. Die Dichte der Langerhans-Zellen nimmt im Lauf des Alters ab, und chronisch lichtgeschädigte Haut weist signifikant weniger Langerhans-Zellen als nicht-lichtexponierte Haut auf [Thiers et al. 1984]. Störungen der epidermalen Barriere hingegen können die Langerhans-Zell-Dichte verdoppeln [Proksch et al. 1996].

2.1.2.4 Antigenprozessierung durch Langerhans-Zellen

Die Antigenprozessierung stellt den 1. Schritt der kutanen Immunantwort dar. Prozessierung bedeutet Aufnahme und Degradierung von Antigenen in immunogene Peptidfragmente. Diese können dann mittels HLA-Molekülen T-Zellen präsentiert werden (Abb. 2.1.4). Die Aufname des Antigens durch Langerhans-Zellen kann durch Makropinozytose

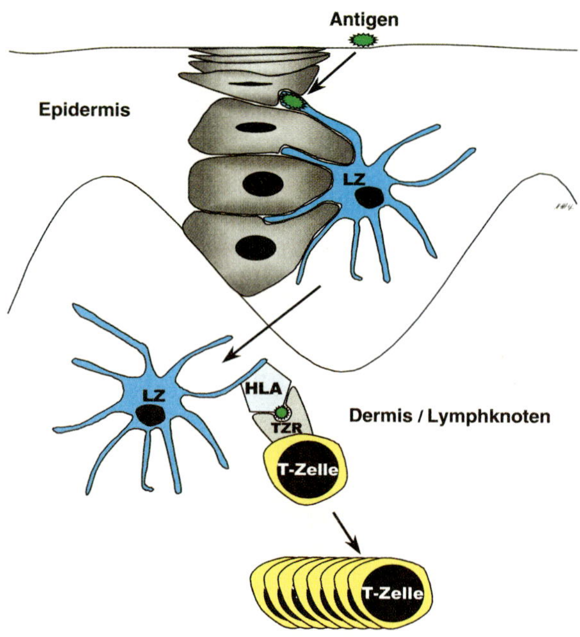

Abb. 2.1.4. Schema zu den Abläufen bei einem Kontaktekzem; die von Keratinozyten umgebene Langerhans-Zelle (*LZ*) nimmt ein Antigen auf und degradiert es zu immunogenen Peptidfragmenten. Diese können dann mittels HLA-Molekülen den T-Zell-Rezeptoren (*TZR*) von Memory-T-Zellen präsentiert werden. Im Fall des korrekten Antigens kommt es so zur Proliferation der entsprechenden T-Zellen

[Sallusto et al. 1995] oder Rezeptoren für Immunglobuline wie beispielsweise den hochaffinen IgE-Rezeptor FceRI erfolgen [Maurer et al. 1995].

Die Fähigkeit von Langerhans-Zellen, Antigene zu prozessieren und die entstandenen Peptidfragmente zu präsentieren, konnte mittels In-vitro-Versuchen unter Verwendung von *Leishmania major* als Antigen demonstriert werden [Moll 1993]. Andererseits können Haptene wie Nickel direkt an HLA-Klasse-II-Moleküle binden [Sinigaglia 1994]. Dies deutet darauf hin, daß Internalisierung und Prozessierung nicht für alle Formen der Kontaktsensibilisierung unabdingbar sind.

Kontaktsensibilisierungsmodelle bei Mäusen zeigten erhöhte Spiegel von IL-1β, welches 15 min nach Haptenapplikation induziert wird [Enk u. Katz 1992]. Diese Zytokinaktivität scheint auf Langerhans-Zellen beschränkt zu sein. Da Antikörper gegen IL-1β die Kontaktsensibilisierung blockieren können [Enk et al. 1993], scheint IL-1β eine wichtige Rolle innerhalb der Induktionsphase zuzukommen. Hinweise für die Migration von epidermalen Langerhans-Zellen zu den lokalen drainierenden Lymphknoten nach Antigenapplikation entstammen einem Mausmodell, in dem Haut von C3H-Mäusen auf nu/nu-BALB/c-Mäuse transplan-

tiert wurde [Kripke et al. 1990]. Nach Kontaktsensibilisierung der BALB/c-Mäuse mit FITC durch das Spendergewebe konnten FITC-markierte Zellen des C3H-Spenders in den Lymphknoten nachgewiesen werden. Weiterhin konnten FITC-bindende Zellen der Lymphknoten der BALB/c-Mäuse eine Kontaktsensibilisierung in C3H-Mäusen, aber nicht in BALB/c-Mäusen induzieren. Andererseits war ein Teil des Haptens mit HLA-Klasse-II-positiven Zellen des Empfängers assoziiert, was darauf hindeutet, daß es die Lymphknoten ohne Bindung an die antigenpräsentierenden Zellen der Epidermis des Spenders erreichte.

Erfolgt keine Störung des lokalen Milieus der Epidermis, scheinen Langerhans-Zellen jedoch sehr lange in der Epidermis verweilen zu können. Langerhans-Zellen in menschlicher Spalthaut, welche Mäusen mit einem schweren kombinierten Defekt des Immunsystems transplantiert wurden, waren noch nach 1 Jahr in der Epidermis nachweisbar [Kaufmann et al. 1993].

2.1.2.5 Reifung der Langerhans-Zellen

Langerhans-Zellen vollbringen in epidermalen Zellkulturen eine spezifische Änderung ihres Phänotyps, der von einer Zunahme ihrer immunstimulatorischen Potenz begleitet wird. Frische murine epidermale Zellsuspensionen, welche auf HLA-Klasse-II-exprimierenden Zellen angereichert wurden, können Antigen an T-Zellen präsentieren, sind aber nur schwache Stimulatoren der primären allogenen gemischten Lymphozytenreaktion. Im Gegensatz dazu sind angereicherte Langerhans-Zellen, welche für 72 h entweder zusammen mit Zytokin-produzierenden Keratinozyten oder mit GMCSF (granulocyte-macrophage-colony-stimulating factor) und IL-1 kultiviert wurden, sehr gute Stimulatoren der primären T-Zell-proliferativen Immunantwort auf Alloantigene [Witmer Pack et al. 1987]. Zytokin-aktivierte Langerhans-Zellen können sowohl bei CD4[+] als auch in CD8[+] ruhenden T-Zellen eine antigenspezifische Proliferation induzieren [Hauser u. Katz 1988]. Das starke immunstimulatorische Potential von Zytokin-aktivierten Langerhans-Zellen auf ruhende T-Zellen bedeutet nicht, daß Zytokin-aktivierte Langerhans-Zellen in allen funktionellen Aspekten frisch isolierten Langerhans-Zellen überlegen sind. Vielmehr überragen frisch isolierte Langerhans-Zellen Zytokin-aktivierte in der Kapazität, natives Proteinantigen zu prozessieren [Romani et al. 1989]. Zytokin-aktivierte Langerhans-Zellen können kein natives Protein mehr präsentieren, aber Peptidfragmente [Romani et al. 1989].

Zusammenfassend demonstrieren die oben genannten Daten, daß Langerhans-Zellen in 2 differenten Konfigurationen erscheinen: Zum einen als frischisolierte Langerhans-Zellen, welche ähnlich zu HLA-Klasse-II-exprimierenden Monozyten effektiv große Proteinantigene prozessieren können, und zum anderen als Zytokin-aktivierte Langerhans-Zellen, die sowohl hinsichtlich der Morphologie, ihres Phänotyps als auch in der einzigartigen Kapazität, primäre T-Zell-abhängige Immunantworten zu stimulieren, stark an lymphoide dendritische Zellen erinnern [Steinman 1991]. Die vergleichsweise stärkere immunstimulatorische Kapazität von Zytokin-aktivierten Langerhans-Zellen kann nur teilweise durch ihre erhöhte HLA-Klasse-II-Expression erklärt werden [Shimada et al. 1987]. Zytokin-aktivierte Langerhans-Zellen sind nicht aktivierten auch in nicht HLA-Klasse-II-abhängigen akzessorischen Zellfunktionen überlegen. Dies zeigt, daß auch andere akzessorische Moleküle für die besondere immunstimulatorische Kapazität der Zytokin-aktivierten Langerhans-Zellen verantwortlich sind.

2.1.2.6 Langerhans-Zell-Migration

Adhäsionsmoleküle spielen in der Langerhans-Zell-Migration eine wichtige Rolle. Langerhans-Zellen binden sich mittels E-Cadherin an Keratinozyten, welches von in vitro kultivierten Langerhans-Zellen herunterreguliert wird [Tang et al. 1993]. Es kann daher vermutet werden, daß E-Cadherin Langerhans-Zellen in der Epidermis fixiert und so ihre dendritische Morphologie in dieser Mikroumgebung ermöglicht [Schwarzenberger u. Udey 1996]. Zytokine wie Tumornekrosefaktor a (TNFa) oder GMCSF vermögen die Expression von E-Cadherin herunterzuregulieren. Da auch Antikörper gegen intercellular adhesion molecule-1 (ICAM-1) und lymphocyte function-associated antigen-1 (LFA-1) die Langerhans-Zell-Migration zu den lokalen Lymphknoten inhibieren, scheinen auch diese Adhäsionsmoleküle an der Langerhans-Zell-Migration beteiligt zu sein [Ma et al. 1994]. Schließlich wurde auch die Beteiligung anderer Oberflächenmoleküle wie CD44 und a4-Integrin bei der Steuerung der Langerhans-Zell-Migration diskutiert [Springer 1990]. Nach den entsprechenden Signalen wandern die Langerhans-Zellen zu den afferenten Lymphgefäßen. Hier werden sie als „veiled cells" beschrieben [Lappin et al. 1996]. Die „veiled cells" werden

schließlich in die parakortikalen Bereiche der Lymphknoten drainiert und hier als interdigitierende dendritische Zellen bezeichnet. Während ihrer Migration von der Haut, ihrer weiteren Differenzierung und dem Eintritt in die Lymphknoten verändern die Langerhans-Zellen Phänotyp und funktionelle Kapazität. HLA-Klasse-II- [Cumberbatch et al. 1991, Shimada et al. 1987] und kostimulatorische Moleküle der B7-Familie (CD80, CD86) werden hochreguliert [Rattis et al. 1996]. Auch ICAM-1 wird stärker exprimiert [Cumberbatch et al. 1992]. Zudem verändert sich die Morphologie der Langerhans-Zellen, so verliert die Mehrheit ihre Birbeck-Granula [Streilein et al. 1990].

2.1.2.7 Antigenpräsentation durch Langerhans-Zellen

Die Antigenpräsentation erfordert zum einen die Bildung des trimolekularen Komplexes, bestehend aus dem T-Zell-Rezeptor und dem Antigenpeptid-HLA-Komplex der antigenpräsentierenden Zelle (Abb. 2.1.5). Darüber hinaus bedarf es der Interaktion zwischen T-Zelle und antigenpräsentierender Zelle durch Adhäsionsmoleküle wie CD2 mit LFA-3 oder LFA-1 mit ICAM-1,2,3 [Inaba u. Steinman 1987]. Es wurde vermutet, daß die antigenunabhängige Adhäsion, mediiert durch ICAM-1-LFA-1, den ersten Schritt für die Erkennung des Antigenpeptid-HLA-Komplexes durch T-Zellen darstellt

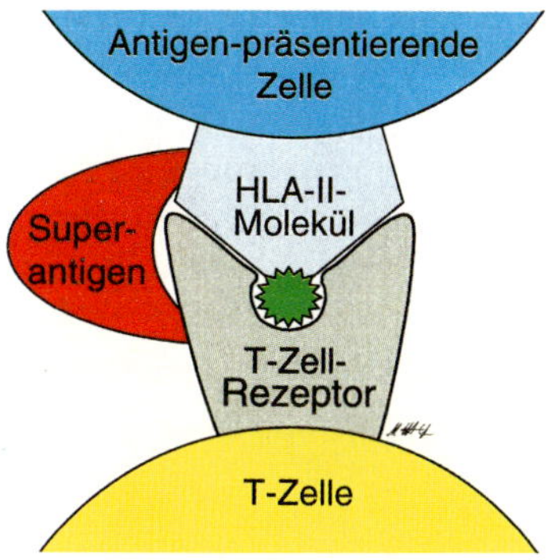

Abb. 2.1.5. Trimolekularer Komplex aus T-Zell-Rezeptor, Antigenpeptid und HLA-Klasse-II-Molekül sowie in *rot* ein Superantigen; Superantigene ermöglichen eine Aktivierung von T-Zellen trotz der Abwesenheit des spezifischen Antigens. Diese erfolgt abweichend vom klassischen Weg, bei dem Peptide in der Bindungsgrube des HLA-Moleküls vom T-Zell-Rezeptor erkannt werden. Das Superantigen kontaktiert das HLA-Klasse-II-Molekül und die V_β-Region des T-Zell-Rezeptors. So können alle T-Zell-Klone, welche den entsprechenden V_β-T-Zell-Rezeptor-Typ besitzen, durch ein entsprechendes Superantigen gleichzeitig aktiviert werden

[Makgoba et al. 1989]. Da nicht-kultivierte Langerhans-Zellen nur vergleichsweise geringe Mengen an ICAM-1, hingegen große Mengen an ICAM-3 exprimieren, scheint ICAM-3 das funktionell dominierende ICAM zu sein. Blockierungsexperimente mittels anti-ICAM-3 Antikörpern konnten seine dominierende Rolle für die Antigenpräsentationsfähigkeit von Langerhans-Zellen bestätigen [Griffiths et al. 1995].

Mitglieder der B7-Familie haben zumindest kostimulatorische Funktion. B7-1 (CD80) und B7-2 (CD86) werden normalerweise nicht (B7-1) bzw. nur schwach (B7-2) von frisch isolierten Langerhans-Zellen exprimiert, können aber durch In-vitro-Kultivierung induziert werden [Inaba et al. 1994, Rattis et al. 1996]. Beide, B7-1 und B7-2, werden von dendritischen Zellen in lymphoidem Gewebe exprimiert. Diese transformierten Langerhans-Zellen sind als interdigitierende dendritische Zellen schließlich potente Präsentatoren von Antigenen an T-Zellen. Was geschieht jedoch mit den dendritischen Zellen nach der Antigenpräsentation in den Lymphknoten? Dendritische Zellen werden nicht in den efferenten Lymphgefäßen gefunden [Knight 1984]. Man geht davon aus, daß sie in der Abwesenheit von durch Keratinozyten gebildeten Zytokinen nicht überleben können und in den Lymphknoten durch Apoptose ihren Lebenszyklus beenden.

Aus den In-vitro-Untersuchungen kann man schließen, daß die Hauptaufgabe der Langerhans-Zellen darin besteht, ein sensibilisierendes Signal in von der Haut ausgehenden Immunantworten zu liefern. Dieser Standpunkt ist durch viele In-vivo-Studien weiter gesichert und soll kurz am Beispiel des Kontaktekzems erläutert werden. Die epidermale Langerhans-Zell-Dichte bestimmt nämlich die Immunantwort bei Kontaktsensibilisatoren. Das Auftragen des Allergens auf Stellen mit normaler Langerhans-Zell-Dichte führte zur Induktion einer Kontaktallergie, während die Auftragung auf Hautstellen, die natürlicherweise, wie etwa die Schwanzhaut bei Mäusen, oder experimentell, durch UV-Licht oder Steroidapplikation, wenig Langerhans-Zellen enthalten, kein Kontaktekzem auslöste [Toews et al. 1980].

2.1.3 Kutane Lymphozyten und Adhäsionsmoleküle

Kutane Lymphozyten gehören fast ausschließlich zur T-Zell-Linie, definiert durch die Expression von CD3-assoziierten T-Zell-Rezeptoren auf der Oberflächenmembran. Die Mehrzahl kutaner T-Lymphozyten wird in der Dermis gefunden, und zwar präferentiell um die postkapillaren Venolen und die Hautanhangsgebilde. Intraepidermale T-Zellen stellen maximal 10% der T-Zellen der menschlichen Haut dar [Bos et al. 1987]. Die meisten der epidermalen T-Zellen exprimieren CD2, CD3 und CD5 [Dupuy et al. 1990, Foster et al. 1990]. Innerhalb der T-Zell-Rezeptor-α/β-positiven T-Zellen überwiegt der Phänotyp der CD4$^+$-CD8$^-$-T-Zellen den der CD4$^-$-CD8$^+$-T-Zellen. Nur eine Minderheit der Zellen ist CD4$^-$ und CD8$^-$ und exprimiert den T-Zell-Rezeptor γ/δ [Bos et al. 1990]. 80% der intraepidermalen T-Zellen lassen sich mit dem anti-CD45RO-monoklonalen Antikörper UCHL-1 anfärben, womit diese Zellen dem Memory-Phänotyp zugeordnet werden können [Dupuy et al. 1990].

Grundsätzlich kann die Anwesenheit von Memory-T-Zellen innerhalb der Epidermis durch Einwanderung von Memory-T-Zellen oder durch antigene Stimulation von naiven T-Zellen innerhalb der Epidermis erklärt werden. Tatsächlich exprimieren nach Allergenapplikation eingewanderte T-Zellen kein CD45RA, jedoch CD45RO und CD29, was dem Memory-T-Zell-Phänotyp entspricht [Sterry et al. 1990]. Der monoklonale Antikörper HECA-452 bindet lediglich an 10–20% der peripheren T-Zellen, jedoch an mehr als 85% der T-Zellen innerhalb inflammatorischer Hautveränderungen [Picker et al. 1990]. Die Majorität der HECA$^+$-T-Zellen exprimiert den Memory-T-Zell-Phänotyp. HECA-452 bindet an ein zellmembranständiges Glykoprotein mit einem MG von ca. 200.000, welches cutaneous lymphocyte-associated antigen (CLA) genannt wird. Zwei Zuckerreste, Sialyl Le(a) und Sialyl Le(x), scheinen hierbei die für die Erkennung verantwortlichen Epitope darzustellen [Bos et al. 1993]. CLA kann als das hautspezifische Äquivalent anderer Homing-Rezeptoren verstanden werden. Die HECA-452$^+$-Subpopulation stellt die dominierende E-Selektin(CD62E)-bindende T-Zell-Population dar [Picker et al. 1991]. Das Adhäsionsmolekül E-Selektin wird vornehmlich durch Endothelzellen postkapillärer Venolen innerhalb inflammatorischer Hautläsionen exprimiert [Rohde et al. 1992]. Um diese Zellen findet sich ein präferentiell aus HECA-452$^+$-T-Zellen bestehendes Infiltrat [Picker et al. 1991]. Das Paar, Homing-Rezeptor–endothelialer Ligand (CLA und E-Selektin), ist so in der zielgerichteten Aussendung einer spezifischen Haut-assoziierten Subpopulation von Memory-T-Zellen in die Orte chronischer kutaner Entzündung involviert.

Für die Migration von Haut-assoziierten T-Zellen durch Zytokin-aktivierte Endothelzellen gibt es verschiedene Wege [Brasch u. Sterry 1992, Santamaria Babi et al. 1995]. CLA^+-T-Zellen nutzen LFA-1 und ICAM-1 für diese Transmigration. Andererseits ist die CLA-Expression nicht für die LFA-1- bzw. ICAM-1-abhängige Transmigration erforderlich, da gegen LFA-1 oder ICAM-1 gerichtete monoklonale Antikörper die T-Zell-Migration unabhängig vom Aktivierungsgrad endothelialer Zellen oder der CLA-Expression der T-Zellen blockieren können.

Die In-vivo-Induktion von CLA geschieht erstmals während der Umwandlung von der naiven zur Memory-T-Zelle und ist hochgradig vom umgebenden Gewebe abhängig. Die Frequenz der CLA-Expression auf $CD45RA^+$-RO^+-transitionalen T-Zellen innerhalb Haut-assoziierter peripherer Lymphknoten war mehr als 5fach höher als die innerhalb der Mukosa des Appendix [Picker et al. 1993]. Dies unterstreicht die Relevanz des lokalen Milieus bei der Regulation der CLA-Expression. Durch die wiederholte Aktivierung in der Haut oder der Haut-assoziierten peripheren Lymphknoten kommt es zu einer weiteren Verstärkung der CLA-Expression der T-Zellen. Hieraus resultiert eine Verstärkung der funktionellen Effizienz dieser Zellen durch die präferentielle Fokussierung ihrer Rezirkulation in die Haut. Nach In-vitro-Stimulation mit bakteriellen Superantigenen konnte eine signifikante Zunahme der Zahl von CLA^+-T-Zell-Blasten beobachtet werden, nicht jedoch von den Mukosa-assoziierten Adhäsionsmolekül-$\alpha E \beta 7$-Integrin-exprimierenden Blasten [Leung et al. 1995 a]. Dies impliziert, daß auch Superantigene die Fähigkeit haben könnten, die Expansion von CLA^+-T-Zellen zu induzieren. Superantigene ermöglichen eine Aktivierung von T-Zellen trotz der Absenz des spezifischen Antigens (Abb. 2.1.5). Sie können so unabhängig vom klassischen Weg, wobei Peptide in der Bindungsgrube des HLA-Moleküls vom T-Zell-Rezeptor erkannt werden, T-Zellen aktivieren [Herman et al. 1991]. Alle T-Zell-Klone, welche den entsprechenden V_β-T-Zell-Rezeptor-Phänotyp besitzen, können damit durch spezifische Superantigene aktiviert werden. So kann eine hinsichtlich ihrer Spezifität heterogene, jedoch im V_β-Phänotyp homogene Population von T-Zellen aktiviert werden. Eine Beteiligung von Superantigenen wird bei verschiedenen Erkrankungen wie der Psoriasis [Boehncke et al. 1996, Leung et al. 1995 b, Valdimarsson et al. 1997] oder dem atopischen Ekzem [Lester et al. 1995, Michie et al. 1996] diskutiert.

Es gibt klinische Hinweise für die Rolle von CLA in der Befähigung zur Hautmigration von spezifischen, in der Peripherie sensibilisierten T-Lymphozyten. Im Fall von milchinduzierten Ekzemen waren die antigenspezifischen T-Zell-Klone, welche in vitro stimuliert wurden, stark CLA^+ [Abernathy Carver et al. 1995]. Eine funktionelle Verbindung zwischen der CLA-Expression und der Krankheits-assoziierten T-Zell-Effektor-Funktion konnte bei Patienten mit atopischer Dermatitis demonstriert werden. Allergenspezifische T-Zell-Klone, welche in der Peripherie zirkulierten, waren CLA^+ [Santamaria Babi et al. 1995].

In der primären Immunantwort auf haptenbeladene Zytokin-aktivierte Langerhans-Zellen produzieren T-Helferzellen hauptsächlich IL-2, aber kein IL-4. Nach verlängerter Restimulation, d. h. andauernder T-Zell-Rezeptor-Besetzung, ändert sich ihr Zytokinsekretionsmuster in Richtung des TH2-Typs [Hauser et al. 1989]. Es scheint, daß die Art der T-Zell-Rezeptor-Liganden-Interaktion einen der kritischen Faktoren für die Ausrichtung der $CD4^+$-T-Zellen hinsichtlich des TH1- oder TH2-Reaktionsmusters darstellt [Röcken et al. 1992].

Nachdem T-Zellen spezifisch induziert wurden, verlassen diese den Lymphknoten, um schließlich durch den Ductus thoracicus in den Blutstrom zu gelangen. Es ergibt sich somit der für kutane Immunantworten existentielle Antigenpräsentationsweg: Langerhans-Zellen prozessieren Antigen in der Peripherie und präsentieren Antigenpeptide an spezifische T-Zellen in den drainierenden Lymphknoten. In einigen Fällen der sekundären Immunantwort kann dieser Mechanismus jedoch durch alternative Antigenpräsentationswege modifiziert sein, wenn immer noch eine ausreichende Anzahl für das betreffende Antigen spezifischer, voraktivierter T-Zellen vorhanden ist. In der Sekundärantwort können dann Antigene, welche von „fakultativ antigenpräsentierenden Zellen" wie Keratinozyten, B-Zellen, Endothelzellen und Makrophagen in der Peripherie präsentiert werden, von T-Zellen erkannt werden. Memory-T-Zellen, welche CD45RO exprimieren, können durch fakultativ antigenpräsentierende Zellen aktiviert werden, während die Aktivierung naiver T-Zellen die Präsenz professioneller antigenpräsentierender Zellen erfordert [Bradley et al. 1993]. Es wird angenommen, daß „skin-homing"-Populationen von T-Zellen nach der Reaktivierung durch Antigen in der Peripherie inflammatorische Faktoren abgeben, welche es Effektorzellen ermöglichen, durch das Endothel in die Haut einzuwandern. Endothelzellen können Antigen an zirkulierende T-Zellen im Blutstrom präsentieren und so die antigenspezifische Migration von T-Zellen in entzündetes Gewebe ermöglichen. Interessanterweise exprimieren Endothelzellen HLA-Klasse-II-Moleküle nicht konstitutiv, sondern unter dem Einfluß von Interferon-γ und IL-1 [Pober et al. 1986] und bei Infektionen [Beilke 1989]. Weiterhin können Proteoglykane auf Endothelzellen lösliche Zytokine binden und an zirkulierende Leukozyten präsentieren [Tanaka et al. 1993].

Die T-Zellen migrieren aus den dermalen Gefäßen durch das dermale Gewebe und durch die epidermale Basalmembran, um schließlich beispielsweise an einen ICAM-1-positiven Keratinozyten zu binden. Vereinfacht gesagt: Zellen, die zwischen verschiedenen Gewebskompartimenten migrieren, müssen auf ein exogenes molekulares Signal reagieren, aus welchem nicht nur ihre Lokalisation hervorgeht, sondern auch, wohin sie sich bewegen sollen und wann sie schließlich ihr Ziel erreicht haben. Die erforderlichen Signale kommen dabei von folgenden 3 Quellen:

1. Zytokine,
2. Adhäsionsmoleküle der Zelloberfläche und
3. unlösliche Matrixproteine.

Einer der ersten Schritte der epidermotropen Migration von dermalen T-Lymphozyten wird durch von Keratinozyten sezernierte Zytokine unterstützt und durch aktivierte T-Zellen selbst stimuliert, wobei schließlich der Eintritt und die Verankerung innerhalb der Epidermis durch Adhäsionsmoleküle wie die Interaktion von LFA-1 und ICAM-1,2,3 ermöglicht wird. Somit ergibt sich ein enges Zusammenspiel von Zytokinen und Adhäsionsmolekülen. Schließlich kann die Matrixproteinumgebung, in der sich eine Zelle aufhält oder durch die sie migriert, durch den Kontakt zu membranständigen Integrinen, einer Superfamilie von heterodimeren Molekülen, welche mit spezifischen Peptidsequenzen von Matrixproteinen interagiert, eine 3. Art von Signalen an die Zellen senden [Hemler 1990, Hynes 1992, Springer u. Lasky 1991]. Als Resultat der Bindung von Integrinen an Matrixproteine können neue Gene exprimiert werden [Nathan u. Sporn 1991, Werb et al. 1989]. Dies impliziert, daß Segmente von Matrixproteinen als unlösliche Äquivalente von Zytokinen betrachtet werden können.

2.1.3.1 Antigenerkennung durch T-Lymphozyten

Die Antigenerkennung durch T-Lymphozyten wird durch MHC-Moleküle kontrolliert. Diese sind auf Chromosom 6 im MHC (major histocompatibility complex: Haupthistokompatibilitätskomplex), beim Menschen auch als HLA-Komplex (HLA: human leukozyte antigen, humanes Leukozytenantigen) bezeichnet, kodiert [Barber u. Parham 1993]. Im Gegensatz zu Antikörpern erkennt der T-Zell-Rezeptor ein Antigen nur nach Prozessierung in einer antigenpräsentierenden Zelle und Präsentation im Kontext mit einem eigenen HLA-Molekül (Abb. 2.1.4, 2.1.5). Dieses Phänomen wird als HLA-Restriktion bezeichnet. T-Zell-Rezeptor, Antigen und HLA-Molekül bilden dabei einen trimolekularen Komplex. Je nach Art der T-Lymphozyten sind unterschiedliche HLA-Molekül-Klassen involviert. An der Antigenerkennung durch CD4-exprimierende T-Lymphozyten (in der Regel Helfer-T-Zellen) sind HLA-Klasse-II-Moleküle und an der durch CD8-exprimierende T-Lymphozyten (in der Regel zytotoxische T-Lymphozyten) HLA-Klasse-I-Moleküle beteiligt. Dieser HLA-restringierten Form der Antigenerkennung liegen 2 spezifische Bindungsereignisse zugrunde. Auf einer 1. Stufe werden Fragmente von Proteinantigenen (Peptide, die durch proteolytischen Abbau der Proteine entstehen) an die HLA-Moleküle gebunden und auf den Oberflächen der Zellen präsentiert. Auf der 2. Stufe werden die so entstandenen HLA-Peptid-Komplexe von den klonotypischen Antigenrezeptoren der T-Lymphozyten erkannt und lösen zelluläre Reaktionen aus.

2.1.3.2 Dendritische epidermale T-Zellen

Dendritische epidermale T-Zellen sind eine Population intraepidermaler $\gamma\delta$+-T-Zellen in der Epidermis von Mäusen, welche alle einen identischen T-Zell-Rezeptor ($V_{\gamma1}$-Kette und $V_{\delta5}$-Kette) exprimieren. Beim Menschen ist keine homologe Population bekannt.

2.1.4 Keratinozyten und Zytokine

Keratinozyten kommen wichtige Funktionen bei der Immunantwort zu. Neben ihrer Funktion als fakultative antigenpräsentierende Zellen steht hierbei ihre Fähigkeit zur Produktion eines großen Repertoirs von Zytokinen im Vordergrund. Während bereits ruhende Keratinozyten eine Basissekretion einiger Zytokine leisten, kommt es nach der Aktivierung von Keratinozyten zu einer deutlichen Steigerung der Zytokinproduktion. Grundsätzlich kann die Zytokinproduktion zu einer Beeinflussung des funktionellen Status der sezernierenden Zellen selbst (autokrin) oder benachbarter Zellen (parakrin) oder aber im Fall der Abgabe großer Zytokinmengen zur Beeinflussung von entfernten Zellen (endokrin) führen. Keratinozyten besitzen die Fähigkeit, auf das Eintreten verschiedener Noxen durch die Sekretion spezifischer Zytokine zu reagieren. Im Fall einer massiven Schädigung großer Hautareale kann es so zu einer endokrinen Sekretion kommen. Aber auch leichte Störungen der Homöostase, wie eine Zerstörung der Lipidbarriere, können die Produktion von Zytokinen zur Folge haben [Wood et al. 1992]. Anderseits können Keratinozyten mittels ihrer Zytokinrezeptoren aber auch durch proinflammatorische Zytokine, welche von Nichtkeratinozyten sezerniert wurden, aktiviert werden.

2.1.4.1 Primäre Zytokine

Innerhalb des großen Arsenals der von Keratinozyten gebildeten Zytokine vermögen lediglich die Zytokine IL-1α, IL-1β und Tumornekrosefaktor α (TNFα) eine ausreichende Anzahl von Effektormechanismen zu aktivieren, die allein eine kutane Inflammation auslösen können. Aufgrund dieser Eigenschaft werden diese Zytokine nach Kupper auch als primäre Zytokine bezeichnet [Kupper 1990, Kupper u. Groves 1995]. So vermögen primäre Zytokine, die Expression von Leukozytenadhäsionsmolekülen auf Endothelzellen zu induzieren und können, wie Mitglieder der Chemokinfamilie, die Abgabe chemotaktischer Faktoren auslösen.

Infolge der Verletzung von Keratinozyten kann es zur Entleerung der großen intrazellularen Speicher von IL-1α kommen. Diese potentiell große Gefahr der Speicherung großer Mengen von IL-1α innerhalb der Epidermis wird durch gegenregulatorische Mechanismen begrenzt. Diese Mechanismen beinhalten eine intrazellulare Form eines Rezeptorantagonistenmoleküls (IL-1ra) sowie einen Pseudomembranrezeptor (Typ-II-Rezeptor), der mit dem Signal-weiterleitenden Typ-I-Rezeptor um das IL-1α konkurriert [Kupper u. Groves 1995]. Keratinozyten sezernieren nach Aktivierung eine 31.000-Form von IL-1α, welche jedoch biologisch inaktiv ist, bis sie durch eine Protease zur biologisch aktiven 17.000-Form abgebaut wird. Transgene Mäuse, welche die 17.000-Form von IL-1α überexprimieren, entwickelten spontan eine Entzündung der Haut [Groves et al. 1995]. Dies bestätigt, daß es sich bei IL-1α um ein primäres Zytokin handelt. Verschiedene Stimuli wie UV-Bestrah-

lung [Kock et al. 1990] oder Kontaktsensibilisatoren [Piguet et al. 1991] induzieren die Sekretion von TNFα durch Keratinozyten.

2.1.4.2 Chemokine

Chemokine bilden eine Familie verwandter 92–99 Aminosäuren großer Moleküle, die primär für die Induktion von Chemotaxis auf verschiedenen Leukozytenpopulationen verantwortlich sind. Funktionell gehören sie damit zu den proinflammatorischen Zytokinen. Strukturell werden sie in 2 Klassen eingeteilt (C-X-C- und C-C-Chemokine), welche auch nach ihren Prototypen als IL-8-Familie bzw. Rantes-Familie bezeichnet werden. Keratinozyten produzieren IL-8, MCP-1 und IP-10 [Kaplan et al. 1987], Gro-α, Gro-β und Gro-γ [Kojima et al. 1993] sowie wahrscheinlich auch RANTES und ENA-78 [Schroder 1995]. Da heute bereits etwa 50 verschiedene, größtenteils nicht-charakterisierte Chemokine bekannt sind [Schall u. Bacon 1994], ist hier in nächster Zeit mit einem großen Erkenntniszuwachs zu rechnen. Interessanterweise besitzen Chemokine zusätzlich zu ihrer chemotaktischen weitere Funktionen. So hat IL-8 eine angiogene Wirkung [Schroder 1995], während IP-10 eine angiostatische Wirkung zugeordnet wird [Luster et al. 1995].

2.1.4.3 Wachstumsfaktoren

2.1.4.3.1 Keratinozytenproliferation

Die Steuerung der Keratinozytenproliferation ist eine komplexe Aufgabe, an der sowohl proliferationsstimulierende als auch proliferationsinhibierende Zytokine, welche z.T. von den Keratinozyten selbst sezerniert werden (autokrine Sekretion), beteiligt sind. Mutierte Mausstämme, die hinsichtlich der Bildung einzelner Keratinozytenwachstumsfaktoren defizient sind, haben sich in der Analyse der Relevanz einzelner Zytokine zur Erhaltung der epidermalen Homöostase besonders bewährt. Keratinozyten produzieren kein EGF (epidermaler Wachstumsfaktor), aber sie exprimieren einen funktionellen EGF-Rezeptor. Dieser Rezeptor wiederum kann von einer Reihe von Keratinozyten abstammenden, EGF-ähnlichen Molekülen, wie TGF-α (transforming growth factor α) [Coffey et al. 1987], heparin-binding-EGF (HB-EGF) [Barnard et al. 1994] und Amphiregulin [Coffey et al. 1987], besetzt werden.

Die Abwesenheit eines funktionellen EGF-Rezeptors hatte in Knockout-Mäusen einen schweren Defekt in der Entwicklung epithelialer Gewebe zur Folge [Sibilia u. Wagner 1995, Threadgill et al. 1995]. Die Epidermis dieser Mäuse war dünn und nur minimal keratinisiert [Sibilia u. Wagner 1995]. Im Gegensatz dazu führte die Abwesenheit von TGF-α in Knockout-Mäusen oder in der Spontanmutante waved-1 (wa-1) zu einem weit weniger gestörten Phänotyp, welcher durch gewelltes Haar charakterisiert ist [Luetteke et al. 1993, Mann et al. 1993]. Dies könnte durch den kompensatorischen Einsatz anderer EGF-Rezeptor-Liganden erklärt werden. Keratinozyten können weiterhin verschiedene Isoformen des NDF (neu differentiation factor) [Marikovsky et al. 1995], einem Wachstumsfaktor, der an spezielle Rezeptortyrosinkinasen (ErbB-2, -3, -4) bindet, synthetisieren. Keratinozyten exprimieren ErbB-2 und ErbB-3, wobei ein Heterodimer dieser Rezeptoren für die durch NDF ausgelöste Keratinozytenproliferation verantwortlich sein könnte [Marikovsky et al. 1995]. Ein potenter Keratinozytenwachstumsfaktor, der von diesen nicht selbst gebildet werden kann, ist Fibroblastenwachstumsfaktor-7 (FGF-7), der auch als Keratinozytenwachstumsfaktor (keratinocyte growth factor, KGF) bezeichnet wird. Die Hauptquelle von KGF in der Haut stellen dermale Fibroblasten [Werner et al. 1992] und aktivierte dendritische epidermale T-Zellen im Maussystem dar [Boismenu u. Havran 1994]. KGF bindet an einen hochaffinen Rezeptor, der ein alternatives Spleißprodukt (IIIb-Isoform) des Fibroblastenwachstumsfaktorrezeptor-2-Gens (FGFR2-Gens) darstellt [Miki et al. 1992]. In der Expression des KGF-Rezeptors defiziente transgene Mäuse wiesen eine epidermale Atrophie und eine verzögerte Reepithelisierung nach Wunden auf [Werner et al. 1992]. Neben den oben genannten Faktoren weisen auch IL-6 [Grossman et al. 1989], IGF-1 (insulin-like growth factor-1) [Ristow u. Messmer 1988] und basischer FGF (FGF-2) [O'Keefe et al. 1988] eine die Keratinozytenproliferation unterstützende Wirkung auf.

Diesen die Keratinozytenproliferation stimulierenden Einflüssen stehen von Keratinozyten (TGF-β, TNFα) und T-Zellen (IFNγ, TNFβ) gebildete Zytokine gegenüber, welche die Keratinozytenproliferation inhibieren [Hancock et al. 1988, Symington 1989]. Die Überexpression von TGF-β in der Epidermis transgener Mäuse führt zu einer deutlichen epidermalen Hypoplasie und zum perinatalen Tod [Sellheyer et al. 1993]. TGF-β-defiziente Mäuse weisen hingegen eine gesteigerte Keratinozytenproliferation auf [Glick et al. 1993].

2.1.4.3.2 Koloniestimulierende Faktoren

Einige der von Keratinozyten produzierten Zytokine wurden ursprünglich aufgrund ihrer Fähigkeit, Wachstum und Differenzierung von hämatopoetischen Stammzellen und Präkursoren zu unterstützen, identifiziert. Der am besten untersuchte Mechanismus der Wirkung dieser Faktoren in der Haut ist sicherlich die Wirkung von GMCSF auf die Überlebensfähigkeit von Langerhans-Zellen und deren Transformation zu potenten antigenpräsentierenden Zellen [Witmer Pack et al. 1987]. Unter den verschiedenen Wirkungen von Interleukin-6 finden sich die Unterstützung der T-Zell-Differenzierung und der Immunglobulinsekretion, die Stimulation von hämatopoetischen Stammzellen sowie die Induktion der Synthese von Akutphaseproteinen durch Hepatozyten [Kishimoto et al. 1992]. Unter bestimmten Bedingungen kann IL-6 als Keratinozytenwachstumsfaktor fungieren [Grossman et al. 1989]. M-CSF (macrophage-colony-stimulating factor bzw. Makrophagenkoloniestimulierender Faktor, CSF-1), welcher nicht nur von Keratinozyten, sondern auch von dermalen Fibroblasten synthetisiert wird, vermag das Wachstum von dermalen dendritischen Zellen und Langerhans-Zellen zu unterstützen [Takashima et al. 1995].

2.1.4.3.3 Wachstumsfaktoren für Nichtleukozyten

Eine weitere Gruppe Keratinozyten-sezernierter Zytokine stellen Wachstumsfaktoren für Nichtleukozyten dar. So wird das Fibroblastenwachstum sowohl durch PDGF (platelet-derived growth factor) [Antoniades et al. 1991] als auch durch FGF-2 (basic fibroblast growth factor) [Halaban et al. 1988] unterstützt. Die Produktion von VEGF (vascular endothelial growth factor, vaskulärem endothelialem Wachstumsfaktor) [Brown et al. 1992, 1995] durch Keratinozyten wird während DTH-Reaktionen (delayed type hypersensitivity-Reaktionen) der Haut [Brown et al. 1995] und bei Psoriasis [Detmar et al. 1994] hochreguliert. Weiterhin produzieren Keratinozyten nicht nur NGF (nerve growth factor bzw. Nervenwachstumsfaktor) [Pincelli et al. 1994, Tron et al. 1990], sondern auch seinen hochaffinen Rezeptor [Pincelli et al. 1994].

2.1.4.4 T-Zellen-stimulierende Zytokine

Mit IL-7, IL-15 und GMCSF sind bereits 3 von Keratinozyten produzierte Zytokine bekannt, die als

Wachstumsfaktoren für Lymphozyten fungieren können. IL-7, welches in geringen Mengen konstitutiv sezerniert wird [Heufler et al. 1993], stimuliert sowohl das Wachstum von unreifen B- und T-Lymphozyten als auch von reifen T-Lymphozyten [Morrissey et al. 1989, Namen et al. 1988]. IL-7 scheint an der Schaffung eines Milieus beteiligt zu sein, welches das Verweilen dendritischer epidermaler T-Zellen innerhalb der Epidermis fördert sowie die Anhäufung von abnormen Lymphozyten im Rahmen von lymphoproliferativen Erkrankungen unterstützt. Bei der Schaffung eines intraepidermalen Milieus, das die Anhäufung von T-Lymphozyten fördert, wird IL-7 durch IL-15, welches z.B. unter dem Einfluß von UV-Strahlung von Keratinozyten sezerniert wird [Mohamadzadeh et al. 1995], unterstützt. Die chemotaktischen Eigenschaften von IL-15 für humane T-Zellen [Wilkinson u. Liew 1995] sind sehr stark und auf molarer Basis mit denen von IL-2 zu vergleichen. Sie übersteigen dabei die Aktivität von IL-8 bei weitem. Neben seiner Funktion als T-Zell-Wachstumsfaktor steht bei GMCSF die Unterstützung der Langerhans-Zell-Funktionen im Vordergrund.

2.1.4.5 Keratinozyten und die TH1- bzw. TH2-Antwort

Zu den von Keratinozyten gebildeten Zytokinen gehören IL-10 und IL-12. Interleukin-12 vermag durch Unterstützung der Interferon-γ-Produktion die Bildung von TH1-Zellen zu unterstützen (Hsieh et al. 1993], während die Produktion von Interleukin 10 die Entwicklung von TH1-Antworten inhibiert [Howard u. O'Garra 1992]. Somit besitzen Keratinozyten die Fähigkeit, durch die Produktion von IL-10 bzw. IL-12 die Entwicklung von TH2- oder TH1-Zellen zu favorisieren. IL-10 wurde ursprünglich als ein Zytokinprodukt von TH2-Zellen charakterisiert, welches die Zytokinproduktion von TH1-Zellen inhibiert [Howard u. O'Garra 1992]. IL-10 bewirkt bei akzessorischen Zellen eine Herunterregulation der Produktion von Zytokinen wie IL-1, IL-6 und IL-12 und von kostimulatorischen Molekülen wie B7-1 (CD80) [Ding et al. 1993]. Keratinozyten produzieren konstitutiv geringe Mengen von IL-10 [Enk et al. 1995]. Die Produktion kann jedoch durch Applikation von Kontaktallergenen [Ferguson et al. 1994] oder UV-Licht [Rivas u. Ullrich 1992] gesteigert werden. Es ist bemerkenswert, daß von Keratinozyten stammendes IL-10 die Immunantwort nicht nur lokal, sondern auch systemisch unterdrücken kann [Rivas u. Ullrich 1992, Schwarz et al. 1994]. Interleukin-10-defiziente Mäuse zeigen überschießende kutane Reaktionen auf Irritanzien und Kontaktallergene [Berg et al. 1995]. Dies bestätigt die wichtige Rolle von Interleukin-10 als von Keratinozyten gebildetes Zytokin zur Verhinderung überschießender Inflammation.

IL-12 stellt ein Heterodimer aus einem p35-Molekül mit einem p40-Molekül dar. Die IL-12-Expression wird durch die p40-Synthese reguliert, da p35 konstitutiv synthetisiert wird, p40 jedoch nur nach Aktivierung [Muller et al. 1994]. Die p40-Produktion von Keratinozyten kann in vivo durch Kontaktallergene und in vitro durch Phorbolester stimuliert werden [Muller et al. 1994]. Werden T- oder NK-Zellen in Gegenwart von IL-12 stimuliert, sezernieren sie selbst größere Mengen von Interferon-γ [Kubin et al. 1994, Perussia et al. 1992]. Interferon-γ wiederum bewirkt eine Ausrichtung der Immunantwort in Richtung des TH1-Typs.

2.1.5 Dermale Zellen des Immunsystems Haut

2.1.5.1 Endothelzellen

Endothelzellen, speziell der kapillaren Venolen, kommt eine wichtige Rolle in der Regulation der Extravasion von Leukozyten zu (Abb. 2.1.1). Der hierfür notwendige Kontakt wird durch eine spezifische Interaktion von Adhäsionsmolekülen der Endothelzellen einerseits und der Leukozyten andererseits gesteuert. Einige Adhäsionsmoleküle auf Endothelzellen, wie z.B. ICAM-2, werden konstitutiv, die Majorität jedoch erst nach Zytokinstimulation exprimiert. Die Extravasation der Leukozyten erfolgt dabei in einem mehrstufigen Prozeß bestehend aus

1. „Abbremsung" der Leukozyten,
2. „Entlangrollen" an den von der Gefäßwand exprimierten endothelialen Selektinen,
3. Aktivierung mit folgender
4. fester Anheftung und schließlich
5. Diapedese

[Springer 1994]. Beide endothelialen Selektine (E-Selektin und P-Selektin) können das „Rollen" von Neutrophilen, Monozyten und T-Zellen induzieren.

Regionale Differenzen in der Expression endothelialer Adhäsionsmoleküle scheinen es spezifischen Subpopulationen von Leukozyten innerhalb ihrer jeweiligen Zielgewebe einfacher zu machen, das Gefäß zu verlassen. Die Interaktionen zwischen dem durch den monoklonalen Antikörper HECA-452 definierten CLA (cutaneus lymphocyte antigen) und dem präferentiell von Endothelzellen der Haut exprimierten E-Selektin steuern die Bindung von Haut-assoziierten T-Zellen an die Gefäßwand. Diese Vorgänge, welche die Bedingung für das sog. „homing" spezifischer Leukozytensubpopulationen darstellen, werden in Kapitel 2.1.3 „Kutane Lymphozyten und Adhäsionsmoleküle" beschrieben. Haut-assoziierte Endothelzellen exponieren weiterhin eine 140.000-Isoform des NCAM (neural cell adhesions-molecule; CD56) [Mizutani et al. 1994] sowie den Thrombospondinrezeptor CD36 [Swerlick et al. 1992], beides Moleküle, welche von anderen Endothelzellen nicht exprimiert werden.

Endothelzellen können auch als fakultativ antigenpräsentierende Zellen fungieren. Wie auch Keratinozyten exprimieren Endothelzellen nach Stimulation durch Interferon-γ HLA-Klasse-II-Moleküle [Pober et al. 1986]. Weiterhin konnte gezeigt werden, daß dermale mikrovaskuläre Endothelzellen konstitutiv das kostimulatorische Molekül B7-2 (CD86) exprimieren [Seino et al. 1995].

2.1.5.2 Fibroblasten

Die Bedeutung von Fibroblasten (Abb. 2.1.1) für das Immunsystem Haut wurde sicherlich lange Zeit unterschätzt. Tatsächlich können Fibroblasten nach Stimulation durch primäre Zytokine, wie von Keratinozyten produziertem IL-1α, sekundäre Zytokine sezernieren. Darüber hinaus produzieren Fibroblasten jedoch wesentlich größere Mengen an sekundären Zytokinen, wie IL-6 [Boxman et al. 1993, Waelti et al. 1992]. Dermale Fibroblasten scheinen auch ein Hauptproduzent von KGF zu sein, wobei dessen Produktion signifikant bei der Wundheilung [Werner et al. 1992] und nach Stimulation durch IL-1 [Chedid et al. 1994] hochreguliert wird. Die Majorität des nach UV-B-Bestrahlung in der Haut produzierten Tumornekrosefaktor α (TNFα) stammt von dermalen Fibroblasten [De Kossodo et al. 1995]. Zusammengefaßt implizieren diese Daten eine Verstärkerfunktion der Fibroblasten für von Keratinozyten produzierte Zytokine.

2.1.5.3 Dermale dendritische Zellen

Zellen der dendritischen Zellinie finden sich in fast allen parenchymatösen Geweben, so auch in der Dermis [Cerio et al. 1989, Lenz et al. 1993, Meunier et al. 1993, Nestle et al. 1993, Weber Matthiesen u. Sterry 1990]. Obgleich die dermalen dendritischen Zellen lange Zeit im Schatten der Langerhans-Zellen standen, scheinen doch beide Zellen ähnliche Funktionen auszuführen. Langerhans-Zellen weisen in der Epidermis eine 3fach höhere Dichte als dermale dendritische Zellen in der oberen Dermis auf, pro Flächeneinheit überwiegt jedoch die absolute Anzahl der dermalen dendritischen Zellen die der Langerhans-Zellen deutlich [Weber Matthiesen u. Sterry 1990]. Isolierte dermale dendritische Zellen sind in der Stimulation primärer T-Zell-Antworten ähnlich potent wie kultivierte Langerhans-Zellen oder dendritische Zellen aus lymphogenem Gewebe [Lenz et al. 1993, Nestle et al. 1993]. In menschlicher Haut wurden die dermalen dendritischen Zellen erstmals mittels Antikörpern gegen intrazellularen Transglutaminase-Faktor-XIIIa nachgewiesen [Cerio et al. 1989]. Durch Immunfärbungen von dermalen dendritischen Zellen konnte nachgewiesen werden, daß die Majorität ihrer Oberflächenmarker zu großen Teilen mit denen der Langerhans-Zellen übereinstimmt [Lenz et al. 1993], obwohl Langerhans-Zellen Faktor-XIIIa-negativ sind und größere Mengen CD1a exprimieren als CD1a-positive dermale dendritische Zellen. Unter den verschiedenen Subpopulationen der Faktor-XIIIa-positiven humanen dermalen dendritischen Zellen erwiesen sich die CD14^{+}-Subpopulationen als schwächere Stimulatoren allogener T-Zellen [Nestle et al. 1993]. Die dermalen dendritischen Zellen mit der höchsten stimulatorischen Aktivität waren CD1a-, CD1b- und CD1c-positiv und exprimierten hohe Mengen von CD11c [Meunier et al. 1993].

2.1.5.4 Mastzellen

Obwohl Mastzellen bereits in einer Vielzahl von Geweben nachgewiesen werden konnten, zeigt sich eine spezifische Häufung von Mastzellen innerhalb der Gewebe der äußeren und inneren Körperoberflächen wie Haut, Gastrointestinaltrakt und Respirationstrakt. Mastzellen exprimieren den hochaffinen IgE-Rezeptor (FceRI). Ein polyvalentes Allergen kann 2 IgE-Moleküle, und damit auch 2 hochaffine IgE-Rezeptoren vernetzen. Dies löst eine Kaskade intrazellularer Signale aus, welche zur Exozytose der zahlreichen intrazytoplasmatischen Granula führt (Abb. 2.1.1, 2.1.6). Damit werden Histamin sowie andere neutrale Proteasen aus den Granula freigesetzt und gelangen in das umgebende Gewebe. Es können 2 Mastzellpopulationen un-

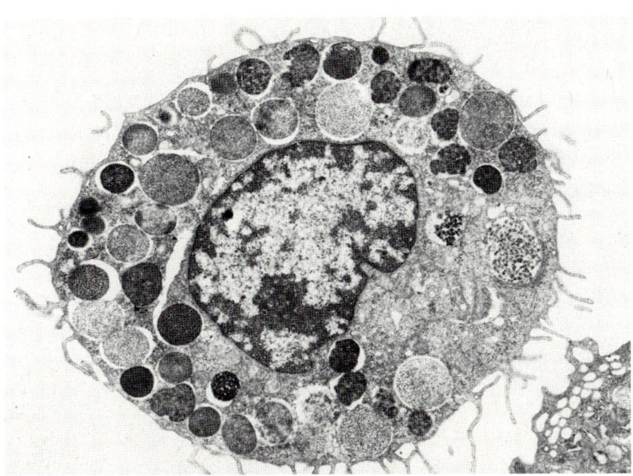

Abb. 2.1.6. Elektronenmikroskopische Aufnahme einer humanen Mastzelle mit zahlreichen intrazytoplasmatischen Granula (mit freundlicher Genehmigung von Prof. G. Kolde, Hautklinik der Charité, Berlin)

terschieden werden, Gewebs- und Mukosamastzellen, welche sich hinsichtlich ihrer Morphologie, ihrer histochemischen Charakteristika, ihrer Gewebsverteilung sowie ihrer Ansprechbarkeit auf degranulierende Agenzien unterscheiden. So kann Substanz P Gewebsmastzellen, nicht aber Mukosamastzellen degranulieren. Die Dermis beherbergt eine große Anzahl an Mastzellen vom Gewebstyp, welche um die Hautnerven, Hautanhangsgebilde und den oberflächlichen dermalen Gefäßplexus akkumulieren. In-situ-Hybridisierungen konnten zeigen, daß Mastzellen nach FceRI-Vernetzung RNA für Tumornekrosefaktor a (TNFa) und möglicherweise IL-4 aufweisen; dies könnte eine Immunantwort in Richtung TH2-Typ lenken [Gauchat et al. 1993].

Die Beobachtung der Innervation von Mastzellen (Abb. 2.1.1) [Heine u. Forster 1975] veranlaßte Bienenstock et al. [1987], den Mastzellen eine spezifische Funktion als Schaltstelle zwischen Nervensystem und inflammatorischen Prozessen zuzuordnen. Bei dieser Kommunikation scheinen Substanz P und VIP als möglichen Aktivatoren von Hautmastzellen eine wichtige Rolle zuzukommen [Benyon 1989, Lowman et al. 1988]. Aktivierte Mastzellen andererseits können Tryptase und Thymase abgeben, welche nervale Funktionen herunterregulieren können [Brain u. Williams 1988].

2.1.5.5 Kutane Nerven

In Epidermis und Dermis finden sich sensorische Nerven (Abb. 2.1.1) [Hilliges et al. 1995], die z. T.

zur Abgabe von sog. Neuropeptiden befähigt sind [Eedy 1993, Lotti et al. 1995]. Einige Neuropeptide können durch Beeinflussung von Endothelzellen, Leukozyten und Keratinozyten die Immunantwort der Haut beeinflussen. Hierbei stehen die Neuropeptide Substanz P und CGRP (calcitonin gene-related peptide) im Vordergrund. Substanz P vermag beispielsweise, durch seine Wirkung auf Endothelzellen die Gefäßpermeabilität zu steigern und zu einer Vasodilatation zu führen [Lotti et al. 1995]. Der direkte Kontakt von Nervenfasern zu Mastzellen konnte bereits wiederholt demonstriert werden [Heine u. Forster 1975, Naukkarinen et al. 1993, Wiesner Menzel et al. 1981]. Die Stimulation von Mastzellen durch Substanz P führt zur Degranulation und Produktion von TNFa [Ansel et al. 1993]. Substanz P kann weiterhin die DNA-Synthese in humanen Keratinozyten steigern [Tanaka et al. 1988]. Interessanterweise enden einige CGRP-sezernierende Nervenfasern in enger räumlicher Assoziation zu Langerhans-Zellen [Hosoi et al. 1993]. Dies eröffnet die Möglichkeit der Beeinflussung von Langerhans-Zellen durch CGRP und andere Neuropeptide, denn in vitro kann gereinigtes CGRP die Antigenpräsentationsfähigkeit kultivierter Langerhans-Zellen reduzieren. Neben kutanen Nerven können auch humane Keratinozyten Neuropeptide sezernieren. So kann Proopiomelanokortin (POMC) zu verschiedenen bioaktiven Neuropeptiden gespalten werden [Schauer et al. 1994]. Die von POMC abstammenden Peptide a-MSH (a-melanocyte stimulating hormone) und adrenokortikotropes Hormon (ACTH) konnten im Überstand von kultivierten humanen Keratinozyten nachgewiesen werden [Schauer et al. 1994].

2.1.6 Einfluß der UV-Strahlung

Unter den verschiedenen teils konträren biologischen Effekten der UV-Strahlung stehen klinisch die Induktion und Promotion von Hautkrebs im Vordergrund. Ursprünglich wurde angenommen, daß die Induktion kutaner Neoplasien durch UV-B auf der direkten genomschädigenden Wirkung beruhe. Später wurde erkannt, daß UV-B-Strahlung eine Immundefizienz bewirkt. So können UV-B-bestrahlte Mäuse keine Immunantwort gegen hochimmunogene UV-B-induzierte Tumoren aufbauen. Da das Immunsystem der Krebsinduktion und dem Krebswachstum entgegenwirkt, wird von einer Verbindung von UV-B-induzierter Immundysfunktion und Karzinogenese ausgegangen. In verschiedenen experimentellen Ansätzen wurde die Kontaktsensibilisierbarkeit als Parameter für die Funktionstüchtigkeit des Immunsystems gewählt. Toews et al. [1980] bestrahlten Mäuse mit 100 J/m^2 UV-B an 4 aufeinanderfolgenden Tagen und trugen anschließend das Hapten auf bestrahlte bzw. nicht bestrahlte Haut auf. Auf nicht bestrahlten Stellen konnte ein Kontaktekzem hervorgerufen werden, auf bestrahlten Stellen hingegen vermochte die Applikation des Haptens nicht die Ausbildung eines Kontaktekzems zu induzieren [Toews et al. 1980]. Dieses haptenspezifische Ausbleiben der Immunantwort des Immunsystems konnte auch durch wiederholte Sensibilisierung mit dem gleichen Hapten an anderen Körperstellen nicht durchbrochen, jedoch durch Transfer von Milz- und Lymphknotenzellen auf immunologisch naive Mäuse transferiert werden. Dieses Modell scheint auch deshalb biologisch relevant, da die verwendeten UV-B-Dosen (100–300 J/m^2) der minimalen Erythemdosis beim Menschen entsprechen. In letzter Zeit wird in Tierexperimenten zunehmend auch die Auslösung von Karzinomen durch UV-A-Strahlung untersucht [van Weelden et al. 1990].

2.1.7 Resümee

Im folgenden soll ein Szenario dargestellt werden, wie der immunologische Verteidigungsmechanismus durch das Haut-assoziierte lymphoide Gewebe (SALT) funktionieren könnte:

Nach Antigenkontakt kommt es zu einer Störung der Gewebshomöostase der Haut, welche funktionelle und phänotypische Veränderungen der zellularen Komponenten des SALT bewirkt. Hierbei ist die Modifikation des sekretorischen Musters der löslichen Mediatoren der Immunantwort von besonderem Interesse. Weiterhin kommt es zur Aufnahme und Prozessierung des Antigens durch Langerhans-Zellen (Abb. 2.1.2, 2.1.4). Die Langerhans-Zellen verlassen die Epidermis, treten in die dermalen Lymphgefäße ein und migrieren zu den parakortikalen Arealen der drainierenden Lymphknoten. Hier präsentieren die Langerhans-Zellen die Antigenfragmente durch HLA-Moleküle den naiven ruhenden T-Zellen, was wiederum zu einer antigenspezifischen T-Zell-Antwort führt. Nun müssen die aktivierten Zellen ihren Weg in die Haut finden und dort akkumulieren. Offensichtlich nutzen sie hierbei spezifische Homing-

Rezeptoren: Die Interaktionen zwischen dem durch den monoklonalen Antikörper HECA-452 definierten CLA und dem präferentiell von Endothelzellen der Haut exprimierten E-Selektin steuern die Bindung der Memory-T-Zellen an die Gefäßwand. Schließlich in der Haut angekommen, erfahren die antigenspezifischen Memory-T-Zellen eine weitere Antigenstimulation durch antigenpräsentierende Zellen, wie Langerhans-Zellen, was wiederum zu ihrer klonalen Expansion führt. Die hier dargestellten immunologischen Verteidigungsmechanismen bilden gleichsam die letzte Barriere der Verteidigung des Organismus gegen Mikroorganismen, wenn andere Faktoren, wie z.B. kürzlich in menschlicher Haut nachgewiesene endogene Peptidantibiotika [Harder et al. 1997], versagt haben.

2.1.8 Literatur

Aberer W, Schuler G, Stingl G, Honigsmann H, Wolff K (1981) Ultraviolet light depletes surface markers of Langerhans cells. J Invest Dermatol 76:202–210

Abernathy Carver KJ, Sampson HA, Picker LJ, Leung DY (1995) Milk-induced eczema is associated with the expansion of T cells expressing cutaneous lymphocyte antigen. J Clin Invest 95:913–918

Ansel JC, Brown JR, Payan DG, Brown MA (1993) Substance P selectively activates TNF-alpha gene expression in murine mast cells. J Immunol 150:4478–4485

Antoniades HN, Galanopoulos T, Neville Golden J, Kiritsy CP, Lynch SE (1991) Injury induces in vivo expression of platelet-derived growth factor (PDGF) and PDGF receptor mRNAs in skin epithelial cells and PDGF mRNA in connective tissue fibroblasts. Proc Natl Acad Sci USA 88:565–569

Aubock J, Romani N, Grubauer G, Fritsch P (1986) HLA-DR expression on keratinocytes is a common feature of diseased skin. Br J Dermatol 114:465–472

Barber LD, Parham P (1993) Peptide binding to major histocompatibility complex molecules. Annu Rev Cell Biol 9:163–206

Barnard JA, Graves Deal R, Pittelkow MR, DuBois R, Cook P, Ramsey GW, Bishop PR, Damstrup L, Coffey RJ (1994) Auto- and cross-induction within the mammalian epidermal growth factor-related peptide family. J Biol Chem 269, 22817–22822

Beilke MA (1989) Vascular endothelium in immunology and infectious disease. Rev Infect Dis 11:273–283

Benyon RC (1989) The human skin mast cell. Clin Exp Allergy 19:375–387

Berg DJ, Leach MW, Kuhn R, Rajewsky K, Muller W, Davidson NJ, Rennick D (1995) Interleukin 10 but not interleukin 4 is a natural suppressant of cutaneous inflammatory responses. J Exp Med 182:99–108

Berman B, Chen VL, France DS, Dotz WI, Petroni G (1983) Anatomical mapping of epidermal Langerhans cell densities in adults. Br J Dermatol 109:553–558

Bienenstock J, Tomioka M, Stead R, Ernst P, Jordana M, Gauldie J, Dolovich J, Denburg J (1987) Mast cell involvement in various inflammatory processes. Am Rev Respir Dis 135:S5–S8

Birbeck MS, Breathnach AS, Everall JD (1961) An electron microscope study of basal melanocytes and high-level clear cells (Langerhans cells) in vitiligo. J Invest Dermatol 37:51

Boehncke WH, Dressel D, Zollner TM, Kaufmann R (1996) Pulling the trigger on psoriasis [letter]. Nature 379:777

Boismenu R, Havran WL (1994) Modulation of epithelial cell growth by intraepithelial gamma delta T cells. Science 266:1253–1255

Bos JD, Zonneveld I, Das PK, Krieg SR, Loos CM van der, Kapsenberg ML (1987) The skin immune system (SIS): distribution and immunophenotype of lymphocyte subpopulations in normal human skin. J Invest Dermatol 88:569–573

Bos JD, Teunissen MB, Cairo I, Krieg SR, Kapsenberg ML, Das PK, Borst J (1990) T-cell receptor gamma delta bearing cells in normal human skin. J Invest Dermatol 94:37–42

Bos JD, Boer OJ de, Tibosch E, Das PK, Pals ST (1993) Skin-homing T lymphocytes: detection of cutaneous lymphocyte-associated antigen (CLA) by HECA-452 in normal human skin. Arch Dermatol Res 285:179–183

Boxman I, Lowik C, Aarden L, Ponec M (1993) Modulation of Il-6 production and Il-1 activity by keratinocyte-fibroblast interaction. J Invest Dermatol 101:316–324

Braathen LR, Thorsby E (1980) Studies on human epidermal Langerhans cells. I. Allo-activating and antigen-presenting capacity. Scand J Immunol 11:401–408

Bradley LM, Croft M, Swain SL (1993) T-cell memory: new perspectives. Immunol Today 14:197–199

Brain SD, Williams TJ (1988) Substance P regulates the vasodilator activity of calcitonin gene-related peptide. Nature 335:73–75

Brasch J, Sterry W (1992) Expression of adhesion molecules in early allergic patch test reactions. Dermatology 185:12–17

Brown LF, Yeo KT, Berse B, Yeo TK, Senger DR, Dvorak HF, Water L van de (1992) Expression of vascular permeability factor (vascular endothelial growth factor) by epidermal keratinocytes during wound healing. J Exp Med 176:1375–1379

Brown LF, Olbricht SM, Berse B, Jackman RW, Matsueda G, Tognazzi KA, Manseau EJ, Dvorak HF, Water L van de (1995) Overexpression of vascular permeability factor (VPF/VEGF) and its endothelial cell receptors in delayed hypersensitivity skin reactions. J Immunol 154:2801–2807

Cerio R, Griffiths CE, Cooper KD, Nickoloff BJ, Headington JT (1989) Characterization of factor XIIIa positive dermal dendritic cells in normal and inflamed skin. Br J Dermatol 121:421–431

Chaker MB, Tharp MD, Bergstresser PR (1984) Rodent epidermal Langerhans cells demonstrate greater histochemical specificity for ADP than for ATP and AMP. J Invest Dermatol 82:496–500

Chedid M, Rubin JS, Csaky KG, Aaronson SA (1994) Regulation of keratinocyte growth factor gene expression by interleukin 1. J Biol Chem 269:10753–10757

Coffey RJ Jr, Derynck R, Wilcox JN, Bringman TS, Goustin AS, Moses HL, Pittelkow MR (1987) Production and auto-induction of transforming growth factor-alpha in human keratinocytes. Nature 328:817–820

Cumberbatch M, Gould SJ, Peters SW, Kimber I, Cumberbatch M, Peters SW, Gould SJ, Kimber I (1991) MHC class II expression by Langerhans' cells and lymph node dendritic cells: possible evidence for maturation of Langerhans' cells following contact sensitization. Intercellular adhesion molecule-1 (ICAM-1) expression by lymph node dendritic cells: comparison with epidermal Langerhans cells. Immunology 74:414–419

Cumberbatch M, Peters SW, Gould SJ, Kimber I (1992) Intercellular adhesion molecule-1 (ICAM-1) expression by lymph node dendritic cells: comparison with epidermal Langerhans cells. Immunol Lett 32:105–110

De Kossodo S, Cruz PD Jr, Dougherty I, Thompson P, Silva Valdez M, Beutler B (1995) Expression of the tumor necrosis factor gene by dermal fibroblasts in response to ultraviolet irradiation or lipopolysaccharide. J Invest Dermatol 104:318–322

Detmar M, Brown LF, Claffey KP, Yeo KT, Kocher O, Jackman RW, Berse B, Dvorak HF (1994) Overexpression of vascular permeability factor/vascular endothelial growth factor and its receptors in psoriasis. J Exp Med 180:1141–1146

Ding L, Linsley PS, Huang LY, Germain RN, Shevach EM (1993) Il-10 inhibits macrophage costimulatory activity by selectively inhibiting the up-regulation of B7 expression. J Immunol 151:1224–1234

Dupuy P, Heslan M, Fraitag S, Hercend T, Dubertret L, Bagot M (1990) T-cell receptor-gamma/delta bearing lymphocytes in normal and inflammatory human skin. J Invest Dermatol 94:764–768

Eedy DJ (1993) Neuropeptides in skin. Br J Dermatol 128:597–605

Enk AH, Katz SI (1992) Early molecular events in the induction phase of contact sensitivity. Proc Natl Acad Sci USA 89:1398–13402

Enk AH, Angeloni VL, Udey MC, Katz SI (1993) An essential role for Langerhans cell-derived Il-1 beta in the initiation of primary immune responses in skin. J Immunol 150:3698–3704

Enk CD, Sredni D, Blauvelt A, Katz SI (1995) Induction of Il-10 gene expression in human keratinocytes by UVB exposure in vivo and in vitro. J Immunol 154:4851–4856

Ferguson TA, Dube P, Griffith TS (1994) Regulation of contact hypersensitivity by interleukin 10. J Exp Med 179:1597–1604

Foster CA, Yokozeki H, Rappersberger K, Koning F, Volc Platzer B, Rieger A, Coligan JE, Wolff K, Stingl G (1990) Human epidermal T cells predominantly belong to the lineage expressing alpha/beta T cell receptor. J Exp Med 171:997–1013

Gauchat JF, Henchoz S, Mazzei G, Aubry JP, Brunner T, Blasey H, Life P, Talabot D, Flores Romo L, Thompson J, et al. (1993) Induction of human IgE synthesis in B cells by mast cells and basophils. Nature 365:340–343

Glick AB, Kulkarni AB, Tennenbaum T, Hennings H, Flanders KC, O'Reilly M, Sporn MB, Karlsson S, Yuspa SH (1993) Loss of expression of transforming growth factor beta in skin and skin tumors is associated with hyperproliferation and a high risk for malignant conversion. Proc Natl Acad Sci USA 90:6076–6080

Griffiths CE, Railan D, Gallatin WM, Cooper KD (1995) The ICAM-3/LFA-1 interaction is critical for epidermal Langerhans cell alloantigen presentation to CD4[+]-T cells. Br J Dermatol 133:823–829

Grossman RM, Krueger J, Yourish D, Granelli Piperno A, Murphy DP, May LT, Kupper TS, Sehgal PB, Gottlieb AB (1989) Interleukin 6 is expressed in high levels in psoriatic skin and stimulates proliferation of cultured human keratinocytes. Proc Natl Acad Sci USA 86:6367–6371

Groves RW, Mizutani H, Kieffer JD, Kupper TS (1995) Inflammatory skin disease in transgenic mice that express high levels of interleukin 1 alpha in basal epidermis. Proc Natl Acad Sci USA 92:11874–11878

Halaban R, Langdon R, Birchall N, Cuono C, Baird A, Scott G, Moellmann G, McGuire J (1988) Basic fibroblast growth factor from human keratinocytes is a natural mitogen for melanocytes. J Cell Biol 107:1611–1619

Hanau D, Fabre M, Schmitt DA, Stampf JL, Garaud JC, Bieber T, Grosshans E, Benezra C, Cazenave JP (1987) Human epidermal Langerhans cells internalize by receptor-mediated endocytosis T6 (CD1 „NA1/34") surface antigen. Birbeck granules are involved in the intracellular traffic of the T6 antigen. J Invest Dermatol 89:172–177

Hancock GE, Kaplan G, Cohn ZA (1988) Keratinocyte growth regulation by the products of immune cells. J Exp Med 168:1395–1402

Harder J, Bartels J, Christophers E, Schröder J-M (1997) A peptide antibiotic from normal human skin. Nature 387:861

Hauser C, Katz SI (1988) Activation and expansion of hapten- and protein-specific T helper cells from nonsensitized mice. Proc Natl Acad Sci USA 85:5625–5628

Hauser C, Snapper CM, Ohara J, Paul WE, Katz SI (1989) T helper cells grown with hapten-modified cultured Langerhans' cells produce interleukin 4 and stimulate IgE production by B cells. Eur J Immunol 19:245–251

Heine H, Forster FJ (1975) Histophysiology of mast cells in skin and other organs. Arch Dermatol Res 253:225–228

Hemler ME (1990) VLA proteins in the integrin family: structures, functions, and their role on leukocytes. Annu Rev Immunol 8:365–400

Herman A, Kappler JW, Marrack P, Pullen AM (1991) Superantigens: mechanism of T-cell stimulation and role in immune responses. Annu Rev Immunol 9:745–772

Heufler C, Topar G, Grasseger A, Stanzl U, Koch F, Romani N, Namen AE, Schuler G (1993) Interleukin 7 is produced by murine and human keratinocytes. J Exp Med 178:1109–1114

Hilliges M, Wang L, Johansson O (1995) Ultrastructural evidence for nerve fibers within all vital layers of the human epidermis. J Invest Dermatol 104:134–137

Hosoi J, Murphy GF, Egan CL, Lerner EA, Grabbe S, Asahina A, Granstein RD (1993) Regulation of Langerhans cell function by nerves containing calcitonin gene-related peptide. Nature 363:159–163

Howard M, O'Garra A (1992) Biological properties of interleukin 10. Immunol Today 13:198–200

Hsieh CS, Macatonia SE, Tripp CS, Wolf SF, O'Garra A, Murphy KM (1993) Development of TH1 CD4$^+$-T cells through Il-12 produced by *Listeria*-induced macrophages [see comments]. Science 260:547–549

Hynes RO (1992) Integrins: versatility, modulation, and signaling in cell adhesion. Cell 69:11–25

Inaba K, Steinman RM (1987) Monoclonal antibodies to LFA-1 and to CD4 inhibit the mixed leukocyte reaction after the antigen-dependent clustering of dendritic cells and T lymphocytes. J Exp Med 165:1403–1417

Inaba K, Witmer Pack M, Inaba M, Hathcock KS, Sakuta H, Azuma M, Yagita H, Okumura K, Linsley PS, Ikehara S et al. (1994) The tissue distribution of the B7-2 costimulator in mice: abundant expression on dendritic cells in situ and during maturation in vitro. J Exp Med 180:1849–1860

Kaplan G, Luster AD, Hancock G, Cohn ZA (1987) The expression of a gamma interferon-induced protein (IP-10) in delayed immune responses in human skin. J Exp Med 166:1098–1108

Kaufmann R, Mielke V, Reimann J, Klein CE, Sterry W (1993) Cellular and molecular composition of human skin in long-term xenografts on SCID mice. Exp Dermatol 2:209–216

Kishimoto T, Akira S, Taga T (1992) Interleukin-6 and its receptor: a paradigm for cytokines. Science 258:593–597

Knight SC (1984) Veiled cells „dendritic cells" of the peripheral lymph. Immunobiology 168:349–361

Kock A, Schwarz T, Kirnbauer R, Urbanski A, Perry P, Ansel JC, Luger TA (1990) Human keratinocytes are a source for tumor necrosis factor alpha: evidence for synthesis and release upon stimulation with endotoxin or ultraviolet light. J Exp Med 172:1609–1614

Kojima T, Cromie MA, Fisher GJ, Voorhees JJ, Elder JT (1993) GRO-alpha mRNA is selectively overexpressed in psoriatic epidermis and is reduced by cyclosporin A in vivo, but not in cultured keratinocytes. J Invest Dermatol 101:767–772

Kripke ML, Munn CG, Jeevan A, Tang JM, Bucana C (1990) Evidence that cutaneous antigen-presenting cells migrate to regional lymph nodes during contact sensitization. J Immunol 145:2833–2838

Kubin M, Kamoun M, Trinchieri G (1994) Interleukin 12 synergizes with B7/CD28 interaction in inducing efficient proliferation and cytokine production of human T cells. J Exp Med 180:211–222

Kupper TS (1990) Immune and inflammatory processes in cutaneous tissues. Mechanisms and speculations. J Clin Invest 86:1703–1789

Kupper TS, Groves RW (1995) The interleukin-1 axis and cutaneous inflammation. J Invest Dermatol 105:62s–66s

Langerhans P (1868) Über die Nerven der menschlichen Haut. Virchows Arch 44:325

Lappin MB, Kimber I, Norval M (1996) The role of dendritic cells in cutaneous immunity. Arch Dermatol Res 288:109–121

Lenz A, Heine M, Schuler G, Romani N (1993) Human and murine dermis contain dendritic cells. Isolation by means of a novel method and phenotypical and functional characterization. J Clin Invest 92:2587–2596

Lester MR, Hofer MF, Gately M, Trumble A, Leung DY (1995) Down-regulating effects of Il-4 and Il-10 on the IFN-gamma response in atopic dermatitis. J Immunol 154:6174–6181

Leung DY, Travers JB, Giorno R, Norris DA, Skinner R, Aelion J, Kazemi LV, Kim MH, Trumble AE, Kotb M et al. (1995b) Evidence for a streptococcal superantigen-driven process in acute guttate psoriasis. J Clin Invest 96:2106–2112

Leung DY, Gately M, Trumble A, Ferguson Darnell B, Schlievert PM, Picker LJ (1995a) Bacterial superantigens induce T cell expression of the skin-selective homing receptor, the cutaneous lymphocyte-associated antigen, via stimulation of interleukin 12 production. J Exp Med 181:747–753

Leung DY, Travers JB, Giorno R, Norris DA, Skinner R, Aelion J, Kazemi LV, Kim MH, Trumble AE, Kotb M et al. (1995b) Evidence for a streptococcal superantigen-driven process in acute guttate psoriasis. J Clin Invest 96:2106–2112

Lotti T, Hautmann G, Panconesi E (1995) Neuropeptides in skin. J Am Acad Dermatol, 33:482–496

Lowman MA, Benyon RC, Church MK (1988) Characterization of neuropeptide-induced histamine release from human dispersed skin mast cells. Br J Pharmacol, 95:121–130

Luetteke NC, Qiu TH, Peiffer RL, Oliver P, Smithies O, Lee DC (1993) TGF alpha deficiency results in hair follicle and eye abnormalities in targeted and waved-1 mice. Cell, 73:263–278

Luster AD, Greenberg SM, Leder P (1995) The IP-10 chemokine binds to a specific cell surface heparan sulfate site shared with platelet factor 4 and inhibits endothelial cell proliferation. J Exp Med 182:219–231

Ma J, Wang JH, Guo YJ, Sy MS, Bigby M (1994) In vivo treatment with anti-ICAM-1 and anti-LFA-1 antibodies inhibits contact sensitization-induced migration of epidermal Langerhans cells to regional lymph nodes. Cell Immunol 158:389–399

Makgoba MW, Sanders ME, Shaw S (1989) The CD2-LFA-3 and LFA-1-ICAM pathways: relevance to T-cell recognition. Immunol Today 10:417–422

Mann GB, Fowler KJ, Gabriel A, Nice EC, Williams RL, Dunn AR (1993) Mice with a null mutation of the TGF alpha gene have abnormal skin architecture, wavy hair, and curly whiskers and often develop corneal inflammation. Cell 73:249–261

Marikovsky M, Lavi S, Pinkas Kramarski R, Karunagaran D, Liu N, Wen D, Yarden Y (1995) ErbB-3 mediates differential mitogenic effects of NDF/heregulin isoforms on mouse keratinocytes. Oncogene 10:1403–1411

Maurer D, Ebner C, Reininger B, Fiebiger E, Kraft D, Kinet JP, Stingl G (1995) The high affinity IgE receptor (Fc epsilon RI) mediates IgE-dependent allergen presentation. J Immunol 154:6285–6290

Meunier L, Gonzalez Ramos A, Cooper KD (1993) Heterogeneous populations of class II MHC$^+$ cells in human dermal cell suspensions. Identification of a small subset responsible for potent dermal antigen-presenting cell activity with features analogous to Langerhans cells. J Immunol 151:4067–4080

Michie CA, Davis T, Leung DY, Travers JB, Norris DA, Lester MR, Hofer MF, M Gately, Trumble A, Leung DY (1996) Atopic dermatitis and staphylococcal superantigens [letter]. The role of superantigens in skin disease Downregulating effects of Il-4 and Il-10 on the IFN-gamma response in atopic dermatitis. Lancet 347:324

Miki T, Bottaro DP, Fleming TP, Smith CL, Burgess WH, Chan AM, Aaronson SA (1992) Determination of ligandbinding specificity by alternative splicing: two distinct growth factor receptors encoded by a single gene. Proc Natl Acad Sci USA 89:246–250

Mizutani H, Roswit W, Hemperly J, Lawley T, Compton C, Swerlick R, Kupper TS (1994) Human dermal microvascular endothelial cells express the 140-kD isoform of neural cell adhesion molecule. Biochem Biophys Res Commun 203:686–693

Mohamadzadeh M, Takashima A, Dougherty I, Knop J, Bergstresser PR, Cruz PD Jr (1995) Ultraviolet B radiation up-regulates the expression of Il-15 in human skin. J Immunol 155:4492–4496

Moll H (1993) Epidermal Langerhans cells are critical for immunoregulation of cutaneous leishmaniasis. Immunol Today 14:383–387

Morrissey PJ, Goodwin RG, Nordan RP, Anderson D, Grabstein KH, Cosman D, Sims J, Lupton S, Acres B, Reed SG (1989) Recombinant interleukin 7, pre-B cell growth factor, has costimulatory activity on purified mature T cells. J Exp Med 169:707–716

Muller G, Saloga J, Germann T, Bellinghausen I, Mohamadzadeh M, Knop J, Enk AH (1994) Identification and induction of human keratinocyte-derived Il-12. J Clin Invest 94:1799–1805

Namen AE, Lupton S, Hjerrild K, Wignall J, Mochizuki DY, Schmierer A, Mosley B, March CJ, Urdal D, Gillis S (1988) Stimulation of B-cell progenitors by cloned murine interleukin-7. Nature, 333:571–573

Nathan C, Sporn M (1991) Cytokines in context. J Cell Biol 113:981–986

Naukkarinen A, Harvima I, Paukkonen K, Aalto ML, Horsmanheimo M (1993) Immunohistochemical analysis of sensory nerves and neuropeptides, and their contacts with mast cells in developing and mature psoriatic lesions. Arch Dermatol Res 285:341–346

Nestle FO, Zheng XG, Thompson CB, Turka LA, Nickoloff BJ (1993) Characterization of dermal dendritic cells obtained from normal human skin reveals phenotypic and functionally distinctive subsets. J Immunol 151:6535–6645

O'Keefe EJ, Chiu ML, Payne RE Jr. (1988) Stimulation of growth of keratinocytes by basic fibroblast growth factor. J Invest Dermatol 90:767–769

Perussia B, Chan SH, D'Andrea A, Tsuji K, Santoli D, Pospisil M, Young D, Wolf SF, Trinchieri G (1992) Natural killer (NK) cell stimulatory factor or Il-12 has differential effects on the proliferation of TCR-alpha beta+, TCR-gamma delta$^+$ T lymphocytes, and NK cells. J Immunol 149:3495–34502

Picker LJ, Treer JR, Ferguson Darnell B, Collins PA, Bergstresser PR, Terstappen LW (1993) Control of lymphocyte recirculation in man. II. Differential regulation of the cutaneous lymphocyte-associated antigen, a tissue-selective homing receptor for skin-homing T cells. J Immunol 150:1122–1136

Picker LJ, Michie SA, Rott LS, Butcher EC (1990) A unique phenotype of skin-associated lymphocytes in humans. Preferential expression of the HECA-452 epitope by benign and malignant T cells at cutaneous sites. Am J Pathol 136:1053–1068

Picker LJ, Kishimoto TK, Smith CW, Warnock RA, Butcher EC (1991) ELAM-1 is an adhesion molecule for skin-homing T cells [see comments]. Nature 349:796–799

Piguet PF, Grau GE, Hauser C, Vassalli P (1991) Tumor necrosis factor is a critical mediator in hapten induced irritant and contact hypersensitivity reactions. J Exp Med 173:673–679

Pincelli C, Sevignani C, Manfredini R, Grande A, Fantini F, Bracci Laudiero L, Aloe L, Ferrari S, Cossarizza A, Giannetti A (1994) Expression and function of nerve growth factor and nerve growth factor receptor on cultured keratinocytes. J Invest Dermatol 103:13–18

Pober JS, T Collins, Gimbrone MA Jr, Libby P, Reiss CS (1986) Inducible expression of class II major histocompatibility complex antigens and the immunogenicity of vascular endothelium. Transplantation 41:141–146

Proksch E, Brasch J, Sterry W (1996) Integrity of the permeability barrier regulates epidermal Langerhans cell density. Br J Dermatol 134:630–638

Rattis FM, Peguet Navarro J, Staquet MJ, Dezutter Dambuyant C, Courtellemont P, Redziniak G, Schmitt D (1996) Expression and function of B7-1 (CD80) and B7-2 (CD86) on human epidermal Langerhans cells. Eur J Immunol 26:449–453

Ristow HJ, Messmer TO (1988) Basic fibroblast growth factor and insulin-like growth factor I are strong mitogens for cultured mouse keratinocytes. J Cell Physiol 137:277–284

Rivas JM, Ullrich SE (1992) Systemic suppression of delayed-type hypersensitivity by supernatants from UV-irradiated keratinocytes. An essential role for keratinocyte-derived Il-10. J Immunol 149:3865–3871

Röcken M, Muller KM, Saurat JH, Muller I, Louis JA, Cerottini JC, Hauser C (1992) Central role for TCR/CD3 ligation in the differentiation of CD4[+]-T cells toward A Th1 or Th2 functional phenotype. J Immunol 148:47–54

Rohde D, Schluter Wigger W, Mielke V, Driesch P von den, Gaudecker B von, Sterry W (1992) Infiltration of both T cells and neutrophils in the skin is accompanied by the expression of endothelial leukocyte adhesion molecule-1 (ELAM-1): an immunohistochemical and ultrastructural study. J Invest Dermatol 98:794–799

Romani N, Koide S, Crowley M, Witmer Pack M, Livingstone AM, Fathman CG, Inaba K, Steinman RM (1989) Presentation of exogenous protein antigens by dendritic cells to T cell clones. Intact protein is presented best by immature, epidermal Langerhans cells. J Exp Med 169:1169–1178

Rowden G (1981) The Langerhans cell. Crit Rev Immunol 3:95–180

Sallusto F, Cella M, Danieli C, Lanzavecchia A (1995) Dendritic cells use macropinocytosis and the mannose receptor to concentrate macromolecules in the major histocompatibility complex class II compartment: downregulation by cytokines and bacterial products [see comments]. J Exp Med 182:389–400

Santamaria Babi LF, Moser R, Perez Soler MT, Picker LJ, Blaser K, Hauser C (1995) Migration of skin-homing T cells across cytokine-activated human endothelial cell layers involves interaction of the cutaneous lymphocyte-associated antigen (CLA), the very late antigen-4 (VLA-4), and the lymphocyte function-associated antigen-1 (LFA-1). J Immunol 154:1543–1550

Schall TJ, Bacon KB (1994) Chemokines, leukocyte trafficking, and inflammation. Curr Opin Immunol 6:865–873

Schauer E, Trautinger F, Kock A, Schwarz A, Bhardwaj R, Simon M, Ansel JC, Schwarz T, Luger TA (1994) Proopiomelanocortin-derived peptides are synthesized and released by human keratinocytes. J Clin Invest 93:2258–2262

Schroder JM (1995) Cytokine networks in the skin. J Invest Dermatol 105:20S–24S

Schuler G, Thurner B, Romani N (1997) Dendritic cells: from ignored cells to major players in t cell mediated immunity. Int Arch Allergy Immunol 112:317–322

Schwarz A, Grabbe S, Riemann H, Aragane Y, Simon M, Manon S, Andrade S, Luger TA, Zlotnik A, Schwarz T (1994) In vivo effects of interleukin-10 on contact hypersensitivity and delayed-type hypersensitivity reactions. J Invest Dermatol 103:211–216

Schwarzenberger K, Udey MC (1996) Contact allergens and epidermal proinflammatory cytokines modulate Langerhans cell E-cadherin expression in situ. J Invest Dermatol 106:553–558

Seino K, Azuma M, Bashuda H, Fukao K, Yagita H, Okumura K (1995) CD86 (B70/B7-2) on endothelial cells costimulates allogeneic CD4[+]-T cells. Int Immunol 7:1331–1337

Sellheyer K, Bickenbach JR, Rothnagel JA, Bundman D, Longley MA, Krieg T, Roche NS, Roberts AB, Roop DR (1993) Inhibition of skin development by overexpression of transforming growth factor beta 1 in the epidermis of transgenic mice. Proc Natl Acad Sci USA 90:5237–5241

Shimada S, Caughman SW, Sharrow SO, Stephany D, Katz SI (1987) Enhanced antigen-presenting capacity of cultured Langerhans' cells is associated with markedly increased expression of Ia antigen. J Immunol 139:2551–2555

Sibilia M, Wagner EF (1995) Strain-dependent epithelial defects in mice lacking the EGF receptor. Science 269:234–238

Sinigaglia F (1994) The molecular basis of metal recognition by T cells. J Invest Dermatol 102:398–401

Springer TA (1990) Adhesion receptors of the immune system. Nature 346:425–434

Springer TA (1994) Traffic signals for lymphocyte recirculation and leukocyte emigration: the multistep paradigm. Cell 76:301–314

Springer TA, Lasky LA (1991) Cell adhesion. Sticky sugars for selectins [news]. Nature 349:196–197

Steinman RM (1991) The dendritic cell system and its role in immunogenicity. Annu Rev Immunol 9:271–296

Sterry W, Bruhn S, Kunne N, Lichtenberg B, Weber Matthiesen K, Brasch J, Mielke V (1990) Dominance of memory over naive T cells in contact dermatitis is due to differential tissue immigration. Br J Dermatol 123:59–64

Stingl G, Gazze Stingl LA, Aberer W, Wolff K (1981) Antigen presentation by murine epidermal langerhans cells and its alteration by ultraviolet B light. J Immunol 127:1707–1713

Stingl G, Katz SI, Clement L, Green I, Shevach EM (1978) Immunologic functions of Ia-bearing epidermal Langerhans cells. J Immunol 121:2005–2013

Streilein JW (1978) Lymphocyte traffic, T-cell malignancies and the skin. J Invest Dermatol 71:167–171

Streilein JW (1983) Skin-associated lymphoid tissues (SALT): origins and functions. J Invest Dermatol 80:12s–16s

Streilein JW, Grammer SF, Yoshikawa T, Demidem A, Vermeer M (1990) Functional dichotomy between Langerhans cells that present antigen to naive and to memory/effector T lymphocytes. Immunol Rev 117:159–183

Swerlick RA, Lee KH, Wick TM, Lawley TJ (1992) Human dermal microvascular endothelial but not human umbilical vein endothelial cells express CD36 in vivo and in vitro. J Immunol 148:78–83

Symington FW (1989) Lymphotoxin, tumor necrosis factor, and gamma interferon are cytostatic for normal human keratinocytes. J Invest Dermatol 92:798–805

Takahashi S, Hashimoto K (1985) Derivation of Langerhans cell granules from cytomembrane. J Invest Dermatol 84:469–471

Takashima A, Edelbaum D, Kitajima T, Shadduck RK, Gilmore GL, Xu S, Taylor RS, Bergstresser PR, Ariizumi K (1995) Colony-stimulating factor-1 secreted by fibroblasts promotes the growth of dendritic cell lines (XS series) derived from murine epidermis. J Immunol 154:5128–5135

Tanaka T, Danno K, Ikai K, Imamura S (1988) Effects of substance P and substance K on the growth of cultured keratinocytes. J Invest Dermatol 90:399–401

Tanaka Y, Adams DH, Shaw S (1993) Proteoglycans on endothelial cells present adhesion-inducing cytokines to leukocytes. Immunol Today 14:111–115

Tang A, Amagai M, Granger LG, Stanley JR, Udey MC (1993) Adhesion of epidermal Langerhans cells to keratinocytes mediated by E-cadherin. Nature 361:82–85

Thiers BH, Maize JC, Spicer SS, Cantor AB (1984) The effect of aging and chronic sun exposure on human Langerhans cell populations. J Invest Dermatol 82:223–226

Threadgill DW, Dlugosz AA, Hansen LA, Tennenbaum T, Lichti U, Yee D, LaMantia C, Mourton T, Herrup K, Harris RC et al. (1995) Targeted disruption of mouse EGF receptor: effect of genetic background on mutant phenotype. Science 269:230–234

Toews GB, Bergstresser PR, Streilein JW (1980) Epidermal Langerhans cell density determines whether contact hypersensitivity or unresponsiveness follows skin painting with DNFB. J Immunol 124:445–453

Tron VA, Coughlin MD, Jang DE, Stanisz J, Sauder DN (1990) Expression and modulation of nerve growth factor in murine keratinocytes (PAM 212). J Clin Invest 85:1085–1089

Valdimarsson H, Sigmundsdottir H, Jonsdottir I (1997) Is psoriasis induced by streptococcal superantigens and maintained by M-protein-specific T cells that cross-react with keratin? Clin Exp Immunol 1:21–24

Waelti ER, Inaebnit SP, Rast HP, Hunziker T, Limat A, Braathen LR, Wiesmann U (1992) Co-culture of human keratinocytes on post-mitotic human dermal fibroblast feeder cells: production of large amounts of interleukin 6. J Invest Dermatol 98:805–808

Weber Matthiesen K, Sterry W (1990) Organization of the monocyte/macrophage system of normal human skin [see comments]. J Invest Dermatol 95:83–89

Weelden H van, Putte SC van der, Toonstra J, Leun JC van der (1990) UVA-induced tumours in pigmented hairless mice and the carcinogenic risks of tanning with UVA. Arch Dermatol Res 282:289–294

Werb Z, Tremble PM, Behrendtsen O, Crowley E, Damsky CH (1989) Signal transduction through the fibronectin receptor induces collagenase and stromelysin gene expression. J Cell Biol 109:877–889

Werner S, Peters KG, Longaker MT, Fuller Pace F, Banda MJ, Williams LT (1992) Large induction of keratinocyte growth factor expression in the dermis during wound healing. Proc Natl Acad Sci USA 89:6896–6900

Wiesner Menzel L, Schulz B, Vakilzadeh F, Czarnetzki BM (1981) Electron microscopical evidence for a direct contact between nerve fibres and mast cells. Acta Derm Venereol 61:465–469

Wilkinson PC, Liew FY (1995) Chemoattraction of human blood T lymphocytes by interleukin-15. J Exp Med 181:1255–1259

Witmer Pack MD, Olivier W, Valinsky J, Schuler G, Steinman RM (1987) Granulocyte/macrophage colony-stimulating factor is essential for the viability and function of cultured murine epidermal Langerhans cells. J Exp Med 166:1484–1498

Wood LC, Jackson SM, Elias PM, Grunfeld C, Feingold KR (1992) Cutaneous barrier perturbation stimulates cytokine production in the epidermis of mice. J Clin Invest 90:482–487

2.2 Mukosales, gastrointestinales Immunsystem (GIS)

Georg Köhne, Thomas Schneider und Martin Zeitz

Inhaltsverzeichnis

2.2.1 Einleitung

Die gastrointestinale Mukosa weist die enorme Oberfläche von etwa 100–400 m^2 auf. Aufgrund der Vielzahl von verschiedenenen Keimen und Antigenen im Darmlumen muß die intestinale Mukosa wesentliche Schrankenfunktionen erfüllen. Sie stellt somit eine der wichtigsten Körperoberflächen dar. Das gastrointestinale Immunsystem (GALT, gut associated lymphoid tissue) übt an dieser Nahtstelle zwischen Körperinnerem und Umgebung eine zentrale Funktion aus. Ganz verschiedene Reaktionen sind nach einem Antigenkontakt in diesem hochspezialisierten System möglich. Die Induktion einer lokalen oder systemischen Immunantwort, aber auch die Initiation einer systemischen Toleranz können die Folge eines Antigenkontakts mit dem Darm-assoziierten Immunsystem sein.

Das GALT kann funktionell in 2 Teile gegliedert werden, den afferenten und den efferenten Schenkel. Während der afferente Schenkel vorwiegend aus dem organisierten lymphatischen Gewebe, insbesondere aus den Peyer-Plaques des Dünndarms, besteht, setzt sich der efferente Teil im wesentlichen aus den diffus in der Lamina propria verteilten Lymphozyten (LPL, lamina propria lymphocytes) und den intraepithelialen Lymphozyten (IEL, intraepithelial lymphocytes), die zwischen den Epithelzellen oberhalb der Basalmembran lokalisiert sind, zusammen. Jede dieser Zellpopulationen erfüllt in dem Gleichgewicht zwischen Immunantwort und Toleranz wichtige Aufgaben.

Man nimmt an, daß Antigene über die M-Zellen (M-cells, microfolded cells) in die Mukosa gelangen. M-Zellen repräsentieren spezialisierte Zellen des Epithels, das oberhalb der Lymphfollikel des Darms liegt (FAE, follicle associated epithelium). In diesen Lymphfollikeln wird die Immunantwort initiiert. Dies geschieht durch Aufnahme und Prozessierung der Antigene durch Makrophagen und dendritische Zellen. Danach können die Antigene T- und B-Zellen präsentiert werden. Nach Auswan-

Handbuch der Molekularen Medizin, Band 4
Immunsystem und Infektiologie
D. Ganten/K. Ruckpaul (Hrsg.)
© Springer-Verlag Berlin Heidelberg 1999

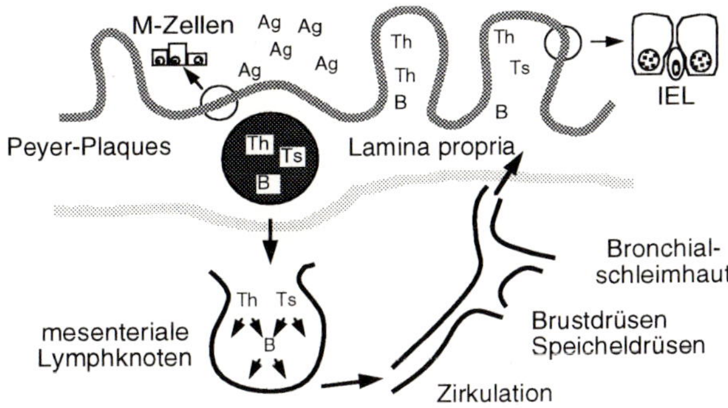

Abb. 2.2.1. Übersicht über das gastrointestinale Immunsystem (GIS) mit seinen wichtigsten Bestandteilen. Über den afferenten Schenkel des GIS mit den M-Zellen und Peyer-Plaques gelangen Lymphozyten vorwiegend als naive Zellen über die mesenterialen Lymphknoten in die Zirkulation und erreichen später verschiedene mukosale Oberflächen wie die Bronchialschleimhaut oder die intestinale Mukosa als Effektorzellen

In der Pathogenese der verschiedensten Erkrankungen ist das gastrointestinale Immunsystem von zentraler Bedeutung. Hier sind besonders die chronisch entzündlichen Darmerkrankungen, Morbus Crohn und Colitis ulcerosa, zu nennen, bei denen eine Störung in der Regulation des GALT vorzuliegen scheint. Bei der einheimischen Sprue liegt eine pathologische Reaktion mukosaler Lymphozyten gegenüber einem Nahrungsmittelbestandteil, dem Gliadin, vor. Andererseits führt eine Infektion mit dem humanen Immundefizienzvirus (HIV) zu einer ausgeprägten Immunsuppression im Darm mit Auswirkungen auf die Dünndarmfunktion. Bei anderen Erkrankungen wie z.B. dem Morbus Whipple scheint ein primärer Immundefekt für die Entwicklung der Symptome verantwortlich zu sein.

derung über efferente Lymphgefäße und Expansion in den mesenterialen Lymphknoten verlassen die Lymphozyten das GALT und erreichen über den Ductus thoracicus die Zirkulation. Schließlich wandern sie zurück in die intestinale Mukosa oder andere Teile des Körpers, wo sie ihre Effektorfunktionen erfüllen. Dieses Phänomen wird auch „Homing" genannt. Bevorzugt finden sich Lymphozyten mukosalen Ursprungs wieder in Mukosaoberflächen ein. So zeigen z.B. Lymphozyten aus der intestinalen Mukosa Homing in die Mukosa der Bronchien. Daher wird auch von einem gemeinsamen mukosalen Immunsystem (MALT, mucosa associated lymphoid tissue) gesprochen (Abb. 2.2.1).

2.2.2 Induktion der Immunantwort im GALT

2.2.2.1 M- Zellen und Peyer-Plaques

Neben den mesenterialen Lymphknoten stellen die Peyer-Plaques mit dem sie überlagernden Epithel (FAE) und den darin enthaltenen M-Zellen den wichtigsten Teil der induktiven Seite des gastrointestinalen Immunsystems dar (Abb. 2.2.2). M-Zellen finden sich als Bestandteil des FAE am häufigsten in den oberen Anteilen der Follikeldome. Neben den M-Zellen enthält das FAE vorwiegend Zylinderepithelzellen, Becherzellen und auch intraepitheliale Lymphozyten (IEL). M-Zellen zeigen einen charakteristischen, auf ihre Funktion bestens

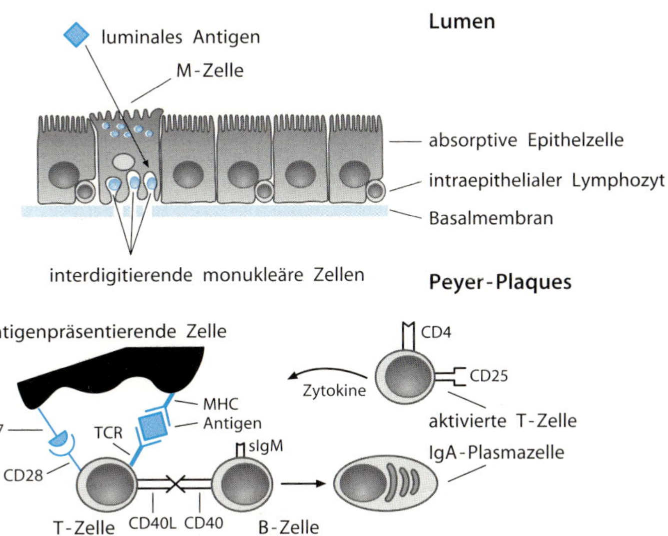

Abb. 2.2.2. Die Peyer-Plaques und das Follikel-assoziierte Epithel stellen die induktive Seite des gastrointestinalen Immunsystems dar. Nach dem Transport von luminalen Antigenen durch M-Zellen, die Teil des Follikel-assoziierten Epithels sind, werden diese von antigenpräsentierenden Zellen prozessiert und T-Zellen innerhalb der Peyer-Plaques präsentiert. Diese T-Zellen aktivieren dann unreife B-Zellen, die dann vorwiegend zu IgA-Plasmazellen differenzieren

abgestimmten Aufbau. Verglichen mit anderen Enterozyten weisen M-Zellen nur eine sehr dünne Glykokalyx und Mukusschicht auf. An ihrer Oberfläche finden sich weniger und auch kürzere Mikrovilli als auf anderen Enterozyten und diese sind teilweise auch verzweigt [Owen u. Jones 1974]. Die sehr dünnen (etwa 0,3 mm) M-Zellen zeigen apikal zahlreiche Vesikel, der Zellkern kommt in der Regel im basalen Anteil der Zelle zu liegen. Basal finden sich außerden multiple, taschenartige Invaginationen, in denen sich neben Lymphozyten (u. a. CD4-positive T-Zellen, CD8-positive T-Zellen und B-Lymphozyten) und dendritischen Zellen auch Makrophagen finden. Die B-Lymphozyten in diesen Taschen sind phänotypisch sehr heterogen, während die T-Zellen in diesen Taschen vorwiegend den CD4$^+$-CD45RO$^+$-Gedächniszell-Phänotyp aufweisen, was sie von den T-Zellen in den Peyer-Plaques unterscheidet, die eher den Phänotyp naiver T-Zellen aufweisen (CD45RA$^+$). T-Zellen der $\gamma\delta$-Subpopulation finden sich nicht innerhalb von M-Zellen [Farstad et al. 1993]. Es ist nicht eindeutig geklärt, ob sich M-Zellen direkt von Zellen der Krypten entwickeln oder ob sie von transformierten absorptiven Zellen abstammen [Bye et al. 1984].

M-Zellen sind darauf spezialisiert, luminale Antigene, dies können Bakterien, Viren und auch kleine Parasisten sein, aufzunehmen und sie zu den basalen Invaginationen zu transportieren [Owen u. Jones 1974, Owen u. Nemanic 1978, Owen et al. 1986]. Der Antigenaufnahme durch M-Zellen folgt in der Regel keine Prozesssierung. Vielmehr werden die Antigene unverändert den immunkompetenten Zellen unterhalb der M-Zellen präsentiert. So können luminale Antigene leicht in Kontakt mit den innerhalb der Taschen der M-Zellen oder darunter gelegenen Makrophagen und Lymphozyten kommen [Bye et al. 1984, Pappo et al. 1991]. Es konnte allerdings kürzlich gezeigt werden, daß M-Zellen auch endosomale, prolysosomale und lysosomale Bestandteile aufweisen und zudem auch MHC-II-Antigene in diesen Strukturen exprimieren [Allan et al. 1993]. Dies legt den Schluß nahe, daß M-Zellen zu einem gewissen Grad dazu in der Lage sind, Antigene nach Endozytose zu prozessieren und sie dann den immunkompetenten Zellen in ihren basalen Taschen zu präsentieren. Andere Autoren vermuten, daß M-Zellen anliegenden B-Zellen ermöglichen sollen, luminale Antigene benachbarten T-Zellen zu präsentieren [Farstad et al. 1994].

Luminale Antigene werden durch das Epithel, und hier besonders durch die bereits erwähnten M-Zellen, in die Peyer-Plaques aufgenommen. Im Gegensatz zu Lymphknoten besitzen Peyer-Plaques keine afferenten Lymphgefäße. Sie finden sich am häufigsten im terminalen Ileum und weisen eine verschiedene Anzahl von Lymphfollikeln auf. In den Mantelzonen finden sich vorwiegend B-Lymphozyten. Die hier vereinzelt vorkommenden T-Lymphozyten sind vorwiegend vom CD4-Helferzell-Subtyp. Zahlreich sind T-Lymphozyten dagegen in den interfollikularen Arealen und in den Folikeldomen. Insgesamt überwiegen die CD4-positiven die CD8-positiven T-Lymphozyten [Brandtzaeg u. Bjerke 1990]. Der $\gamma\delta$-T-Zell-Rezeptor kommt in humanen Peyer-Plaques nur sehr selten vor [Farstad et al. 1993].

Bevor Lymphoblasten das FAE erreichen und sich in die Taschen der M-Zellen begeben können, müssen sie den systemischen Kreislauf über postkapillare Venolen verlassen. Diese Wanderung wird durch Oberflächenmoleküle gesteuert. Hierzu zählen verschiedene Lymphozytenadhäsionsmoleküle wie z.B. LECAM-1 und CD44 (s. unten). In das FAE gelangen die Lymphoblasten dann über Lücken in der Basalmembran direkt unterhalb der M-Zellen. Die weitere Passage in das Darmlumen scheint nur über das Zytoplasma der M-Zellen und nicht auf parazellulärem Weg über die interzellulären Verbindungen des FAE möglich [Regoli et al. 1994]. Die efferenten Lymphgefäße der Peyer-Plaques drainieren in die mesenterialen Lymphknoten. Von hier können dann die nun nicht mehr naiven immunkompetenten Zellen über den Ductus thoracicus die systemische Zirkulation erreichen.

2.2.2.2 Intestinale Epithelzellen und ihre Rolle als antigenpräsentierende Zellen

Neben den gut bekannten resorptiven Eigenschaften (Elektrolyt-, Nahrungs- und Flüssigkeitsaufnahme) der intestinalen Epithelzellen (IEC, intestinal epithelial cells) weist diese Zellpopulation auch viele immunmodulierende Funktionen auf. Die Rolle der intestinalen Epithelzellen im Bereich der sekretorischen mukosalen Immunität ist schon länger bekannt. So wird dimeres IgA aus der Lamina propria nach Bindung an den poly-IgA-Rezeptor der Epithelzellen in das Darmlumen transportiert (s. unten).

Erst seit einiger Zeit weiß man, daß IEC auch eine Rolle bei der Regulation zellulärer Immunantworten haben können. Ein Hinweis hierfür ist die Expression von MHC-II-Molekülen auf IEC. Die

HLA-DR-Expression ist im Bereich des Dünndarms stärker ausgeprägt als im Kolon. HLA-DP wird von IEC nur sehr gering und HLA-DQ überhaupt nicht exprimiert [Mayer et al. 1991]. Da MHC-II-Moleküle an der T-Zell-Aktivierung beteiligt sind, liegt der Schluß nahe, daß intestinale Epithelzellen ebenfalls Antigene T-Zellen, und hier besonders den CD4-positiven Lymphozyten, präsentieren können. Überraschenderweise zeigte sich dann jedoch, daß durch IEC vorwiegend CD8-positive T-Zellen mit Suppressorfunktion stimuliert werden [Bland u. Warren 1986, Mayer u. Shlien 1987]. Dies steht in Konflikt mit dem Dogma, daß MHC-II-Moleküle mit CD4-positiven und MHC-I-Moleküle mit CD8-positiven Lymphozyten interagieren. Weitere Experimente erbrachten dann, daß weder monoklonale Antikörper gegen Klasse-I- noch gegen Klasse-II-Antigene diese Epithelzell-T-Zell-Interaktion unterbinden können [Panja et al. 1994]. Andere, sog. nichtklassische Restriktionselemente müssen also an den beschriebenen Interaktionen beteiligt sein [Blumberg et al. 1991, Mayer 1995]. CD1-Gene sind nicht-polymorphe MHC-I-ähnliche Moleküle. Für CD1d, ein Mitglied dieser Genfamilie, konnte eine Beteiligung an Epithelzell-T-Zell-Interaktionen unter Verwendung von IEC und peripheren Blutlymphozyten demonstriert werden. Allerdings ließen sich diese Ergebnisse unter Verwendung von Lamina-propria-T-Lymphozyten nicht reproduzieren [Panja et al. 1993]. Es müssen also noch andere Liganden beteiligt sein. Als ein Kandidat kann hier ein Glykoprotein mit einem Molekulargewicht (MG) von 180.000 gelten, das offenbar an CD8 binden kann [Mayer 1995]. Abgesehen von der Präsentation typischer Proteinantigene konnte für Epithelzellen die Fähigkeit zur Präsentation von exogenen bakteriellen Superantigenen an T-Zellen gezeigt werden [Aisenberg et al. 1993]. Superantigene benötigen keine Prozessierung durch antigenpräsentierende Zellen und binden an die externe Domäne des MHC-II-Moleküls.

Neben diesen direkt auf der Ebene der Zell-Zell-Kontakte ablaufenden Regulationsfunktionen sind Epithelzellen auch in der Lage, verschiedene Zytokine zu produzieren. Hierzu zählen TGF-β, TGF-α, IGF-II, IL-6, IL-7, IL-8 und IL-15 [Dignass u. Podolsky 1995]. Über diese Zytokine können Epithelzellen direkt intestinale Lymphozyten beeinflussen, so stimuliert beispielsweise das von Epithelzellen produzierte IL-7 die Proliferation humaner intestinaler Lymphozyten und nicht die von peripheren Blutlymphozyten [Watanabe et al. 1995].

2.2.3 Homing-Phänomene und Adhäsionsmoleküle, Rezirkulation

Lymphozyten sind nicht ständig an eine bestimmte Lokalisation im Körper gebunden, sondern haben die Eigenschaft, zwischen dem Blutstrom und verschiedenen Lymphgeweben zu zirkulieren. Es gilt als gesichert, daß das Homing peripherer Blutlymphozyten in verschiedene Lymphgewebe wie Lymphknoten oder Peyer-Plaques über Interaktionen der Lymphozyten mit spezialisierten postkapillaren Venolen, insbesondere den hohen endothelialen Venulen (HEV, high endothelial venules) erfolgt [Chin et al. 1991]. Diese Interaktionen weisen Gewebespezifität auf und sind offensichtlich durch einen Ablauf von Adhäsions- und Aktivierungsereignissen gekennzeichnet, die während der Zell-Zell- oder Zell-Extrazellulärmatrix-Interaktionen auftreten. Das Auswandern von peripheren Blutlymphozyten in die Lamina propria ist allerdings nicht ausreichend belegt, und die Moleküle, die hieran beteiligt sein könnten, müssen erst weiter charakterisiert werden.

Eine Vielzahl von Adhäsionsmolekülen ist an diesen Homing-Phänomenen beteiligt. Neben anderen kommt den Molekülen der großen Gruppe der Integrine Bedeutung zu. Die Familie der Integrine besteht mindestens aus 23 verschiedenen Heterodimeren, die sich jeweils aus einer α- und einer β-Kette zusammensetzen. Die β7-Integrin-Gruppe schließt 2 Mitglieder ein, die an Homing-Vorgängen in mukosalen Geweben beteiligt sein könnten: $\alpha4\beta7$ und $\alpha^E\beta7$. $\alpha^E\beta7$ wird auch HML-1 genannt (HML-1, human mucosal lymphocyte antigen) [Cerf-Bensussan et al. 1987, Postigo et al. 1993]. Monoklonale Antikörper gegen die α4- oder β7-Integrin-Untereinheit hemmen das Einwandern von Lymphozyten in die Mukosa, beeinflussen aber nicht das Homing in periphere Lymphknoten [Hamann et al. 1994]. An der Bindung von Lymphozyten an die HEV der Peyer-Plaques ist offenbar ein Molekül beteiligt, das als MAdCAM-1 (mucosal addressin cell adhesion molecule 1) bezeichnet wird. Es handelt sich dabei um einen Vertreter der Familie der IgG- und Muzin-ähnlichen Moleküle von Adhäsionsrezeptoren mit Strukturhomologien zum IgA$_1$, der selektiv von mukosalen Venolen exprimiert wird [Briskin et al. 1993]. MAdCAM-1 bindet bevorzugt an das $\alpha4\beta7$-Integrin auf Lymphozyten [Berlin et al. 1993], so daß bei mukosalen Homing-Vorgängen die MAdCAM-1-$\alpha4\beta7$-Interaktion eine große Rolle spielen dürfte. Die Adhäsivität der Venolen der Peyer-Plaques kann durch Zytokine beeinflußt werden. Sie wird durch TNFα, IFNγ und IL-4 verstärkt und durch TGF-β herabreguliert [Chin et al. 1992].

Das 2. Molekül mit Bedeutung für die Mukosa ist als HML-1 oder CD103 bekannt. Es wird nahezu ausschließlich im Bereich des mukosalen Immunsystems exprimiert. Etwa 40% der Laminapropria-Lymphozyten und fast alle intraepithelialen Lymphozyten sind HML-1-positiv [Cerf-Bensussan et al. 1987, Ullrich et al. 1990]. Spätere Untersuchungen konnten auch HML-1 als ein Mitglied der Integrinfamilie identifizieren. Es besteht aus einer α-Kette die mit der β7-Untereinheit assoziiert ist [Cerf-Bensussan et al. 1992, Parker et al. 1992]. In einem Mausmodell fand sich allerdings kein Hinweis darauf, daß die Expression der α-Kette von HML-1 (α^E) mit einem bestimmten Homing-Verhalten einhergeht [Austrup et al. 1995]. Die Bedeutung von HML-1 scheint also eine andere zu sein. Es mehren sich nun Hinweise, daß HML-1 an der Bindung von IEL an IEC beteiligt ist. Die Ahäsion von IEL an IEC wird dabei durch die Bindung von HML-1 an den Liganden E-Cadherin auf Epithelzellen vermittelt [Cepek et al. 1994]. Die große funktionelle Bedeutung von HML-1 wird auch dadurch unterstrichen, daß die CD3-induzierte Aktivierung von IEL durch Stimulation des β7 enthaltenen Integrins verstärkt wird [Sarnacki et al. 1992].

Die Familie der β2-Integrine umfaßt 3 Moleküle, LFA-1(CD11a/CD18), Mac-1(CD11b/CD18) und p150 (CD11c/CD18). Diese Moleküle setzten sich jeweils aus einer α-Kette (CD11a–c) und einer gemeinsamen β-Kette (CD18) zusammen und sind vorwiegend bei Bindungsvorgängen an zelluläre Strukturen beteiligt. CD11b-positive T-Lymphozyten konnten allerdings in LPL nur sehr selten gefunden werden, wohingegen sie bei peripheren T-Lymphozyten etwa 20% ausmachen [Hoshino et al. 1993]. CD11a/CD18-positive Zellen finden sich ebenfalls in der Lamina propria in verminderter Anzahl [Schieferdecker et al. 1992]. Dies läßt sich gut damit in Einklang bringen, daß LFA-1 offensichtlich nicht an Homing-Vorgängen in der Lamina propria beteiligt ist [Westermann et al. 1994]. Insgesamt scheint also die Bedeutung der β2-Familie der Integrine bei Homing-Vorgängen in der Lamina propria gering zu sein.

IEL weisen ebenfalls eine niedrigere CD11a- (LFA-1) [Ebert 1993, Sarnacki et al. 1991] und CD11b-Expression [Hoshino et al. 1993] auf als periphere Blutlymphozyten. Dagegen waren CD54- (ICAM-1) und CD58-positive (LFA-3) Zellen in IEL etwas häufiger als in PBL [Ebert 1993]. CD 29

(β1-Integrin) wird normalerweise deutlich von CD45RO-positiven Gedächniszellen im peripheren Blut exprimiert. Bei IEL findet sich dieses Integrin jedoch nur zu variablen Anteilen, und die Expression ist nur schwach [Sarnacki et al. 1991].

Trotz der offensichtlichen Unterschiede in der Verteilung der Adhäsionsmoleküle in den einzelnen Kompartimenten sollte die selektive Natur dieser Homing-Vorgänge nicht überbetont werden. Eine Vielzahl anderer Adhäsionsmoleküle und Addressine ist generell an Homing-Vorgängen beteiligt. Hier sind u.a. VLA-4, VLA-5, ICAM-1, VCAM, L-Selektin oder CD44 zu nennen [Thiele 1991]. Trotz ihrer generellen Bedeutung für Homing-Vorgänge gibt es keine überzeugenden Hinweise, daß sie selektiv im Darm wirken [Hamann et al. 1994, Pabst 1991, Westermann et al. 1994].

Die auswandernden Lymphozyten gelangen nach Verlassen der Peyer-Plaques über die mesenterialen Lymphknoten und den Ductus thoracicus in die Zirkulation. Die Lymphozytenpopulation in den die Peyer-Plaques drainierenden Lymphgefäßen besteht vorwiegend aus naiven, CD3$^+$-CD45RA$^+$α4β7^{low}-T-Zellen und etwas weniger naiven, sIgD$^+$CD20$^+$α4β7^{low}-B-Zellen. B- und T-Zellen vom Gedächniszelltyp verlassen ebenfalls die Peyer-Plaques, machen aber nur einen kleinen Teil dieser Population aus [Farstad et al. 1997]. Allerdings konnte in einem Tiermodell gezeigt werden, daß weitaus mehr B-Lymphozyten frisch in der Mukosa entstanden waren, während nur relativ wenige der auswandernden T-Zellen einer erst kürzlich zurückliegenden Proliferation in der Mukosa entstammten. So entstammten 55% der IgA- und 25% der IgM-positiven B-Zellen einer kurz vorangegangenen Proliferation, während dies nur etwa für 8,5% der T-Zellen zutraf. Es ist wahrscheinlicher, daß diese T-Zellen den Peyer-Plaques und den interfollikularen Zonen und nicht der Lamina propria oder dem Epithel entstammen [Rothkötter et al. 1995].

2.2.4 Effektorelemente der mukosalen Immunantwort

2.2.4.1 Lamina-propria-Lymphozyten (LPL)

Die mukosalen Lymphozyten, die diffus in der Lamina propria verteilt sind, werden als Lamina-propria-Lymphozyten (LPL) bezeichnet. Sie unterscheiden sich in ihren funktionellen und phänotypischen Eigenschaften von anderen Lymphozyten-populationen wie z. B. peripheren Blutlymphozyten (PBL, peripheral blood lymphocytes), IEL oder Lymphozyten in organisierten lymphatischen Geweben. Phänotypisch weisen LPL charakteristische Besonderheiten auf. So exprimieren z. B. über 95% der LPL den $\alpha\beta$-T-Zell-Rezeptor-Subtyp [Ullrich et al. 1990]. Der Anteil der $\gamma\delta$-positiven LPL entspricht in etwa dem der PBL [Deusch et al. 1991 a, Ullrich et al. 1990]. Unter den LPL dominiert der Vδ2-Subtyp des $\gamma\delta$-Rezeptors [Farstad et al. 1993]. Auch das Verhältnis von CD4- zu CD8-positiven T-Zellen ist in der Lamina propria ähnlich wie im peripheren Blut [James et al. 1986, Schieferdecker et al. 1990, Selby et al. 1983]. Betrachtet man also den Phänotyp der wesentlichen T-Zell-Subpopulationen, finden sich kaum Unterschiede zwischen LPL und PBL.

Nahezu alle CD8-positiven T-Zellen im Darm des erwachsenen Menschen exprimieren das CD8$\alpha\beta$-Heterodimer. Im fetalen Darm liegen die Verhältnisse aber deutlich anders. Hier zeigen nahezu die Hälfte aller LPL, aber nicht die Lymphozyten der Peyer-Plaques, das CD8$\alpha\alpha$-Homodimer. Da die Expression des CD8$\alpha\alpha$-Homodimers als ein Charakteristikum extrathymischer T-Zell-Reifung verstanden werden kann, wird vermutet daß die Lamina propria im fetalen Darm ebenfalls als Ort extrathymischer T-Zell-Reifung angesehen werden kann [Latthe et al. 1994].

Einer der ersten phänotypischen Unterschiede, der zwischen LPL und PBL entdeckt wurde, war die relativ niedrige Expression von L-Selektin (Leu-8, Mel-14-Antigen, LAM-1, LECAM-1) von Lamina-propria-T-Zellen [Cerf-Bensussan et al. 1985, Farstad et al. 1993, James et al. 1986, 1987, Kanof et al. 1988]. Bei L-Selektin handelt es sich um einen Lektin-ähnlichen Rezeptor, der die Bindung von peripheren Blutlymphozyten an die Venolen der peripheren Lymphknoten vermittelt. Seine endothelialen Liganden GlyCam-1 und CD34 konnten in peripheren Lymphknoten, aber nicht in Peyer-Plaques gefunden werden [Kikuta u. Rosen 1994]. Darüber hinaus exprimieren LPL im Gegensatz zu PBL fast ausschließlich das CD45RO-Antigen, welches charakteristisch für Gedächtniszellen ist [Schieferdecker et al. 1990]. Gedächtniszellen werden als Zellen definiert, die bereits Kontakt mit einem Antigen hatten. Im peripheren Blut exprimieren die typischen Gedächtniszellen neben CD45RO auch das CD29-Antigen. CD29, die β_1-Kette der Integrinfamilie, ist vorwiegend an der Erkennung von Komponeten der extrazellulären Matrix beteiligt [Sanders et al. 1988]. Obwohl LPL CD45RO als Gedächniszellmarker exprimieren, unterscheiden sie sich von peripheren Gedächniszellen durch eine verminderte CD29-Expression [Schieferdecker et al. 1992].

Das Gleichgewicht zwischen Gedächniszellen und naiven CD4-T-Zellen ist von großer Bedeutung für die Regulation der Immunantwort im Darm. Dies ist aus Tierexperimenten bekannt, bei denen CD45RB^{hi}-Gedächniszellen auf athymische Nacktmäuse übertragen wurden und so eine schwere intestinale Entzündung ausgelöst wurde. Die Erkrankung konnte verhindert werden, wenn gleichzeitig CD45RB^{lo}-Zellen, also naive Zellen, übertragen wurden [Morrissey u. Charrier 1995].

Beim Menschen exprimieren etwa 40% aller LPL das Oberfächenantigen, das durch den Antikörper HML-1 ($\alpha^{E}\beta7$) erkannt wird. Bei peripheren T-Zellen hingegen findet sich die Expression von HML-1 nur in einer sehr kleinen Fraktion von etwa 2% [Cerf-Bensussan et al. 1987, Schieferdecker et al. 1990, 1992]. Mittels der Durchflußzytometrie konnte gezeigt werden, daß HML-1 vorwiegend von CD8-positiven Zellen exprimiert wird, allerdings findet sich unter den CD4-positiven LPL ebenfalls eine bedeutende Anzahl von HML-1-positiven Zellen [Schieferdecker et al. 1990]. Die relativ niedrige Anzahl von CD45RA-positiven Zellen in der humanen Lamina propria ist nahezu vollständig HML-1-negativ. Daher wurde vermutet, daß es sich bei HML-1 um einen gewebsspezifischen Gedächniszellmarker von T-Zellen handeln könnte, der fast ausschließlich im Darm exprimiert wird [Schieferdecker et al. 1991]. Auf die mögliche Bedeutung von HML-1 als Homing- und Adhäsionsmolekül wurde bereits eingegangen. Da die HML-1-Expression auf peripheren T-Zellen durch Aktivierung induziert werden kann, wurde auch vorgeschlagen, HML-1 als Aktivierungsmarker zu betrachten [Schieferdecker et al. 1990].

Auf LPL wird eine vermehrte Expression verschiedener Aktivierungsmarker beobachtet. Die Expression des Interleukin-2-Rezeptors (IL-2-Rezeptors) und die Synthese von IL-2 stellen zentrale Ereignisse bei der Initiation und Regulation von antigen- oder mitogeninduzierten Immunantworten dar [Smith 1988]. Mittels Northern-Blot-Technik konnte in nicht humanen Primaten die Expression der α-Kette des IL-2-Rezeptors (CD25) in frisch isolierten LPL gezeigt werden, wohingegen auf Lymphozyten aus anderen Populationen, die etwa aus der Milz, den mesenterialen Lymphknoten oder dem peripheren Blut stammen, der IL-2-Rezeptor nur nach In-vitro-Stimulation exprimiert

Tabelle 2.2.1. Wesentliche funktionelle und phänotypische Eigenschaften von LPL (Lamina-propria-Lymphozyten) und IEL (intraepitheliale Lymphozyten) im Vergleich mit PBL (peripheren Blutlymphozyten)

	LPL	IEL
$\alpha\beta$-TCR	↔	↓
$\gamma\delta$-TCR	↔	↑
CD4	↔	↓↓
CD8	↔	↑↑
CD45RO	↑↑↑	↑↑↑
CD45RA	↓↓	↓↓
HML-1($\alpha^E\beta7$)	↑↑	↑↑↑
CD11a/CD18	↓	↓
CD11b/CD18	↓	↓
CD45RO$^+$/CD29	↓	↓
L-Selektin	↓↓	?
CD25	↑↑	↑↑
Proliferation nach CD3-Aktivierung	↓↓	↓?
Proliferation nach CD2-Aktivierung	↑↑↑	?
Zytokinproduktion nach CD3-Aktivierung	↑↑↑	?

wird [Zeitz et al. 1988a]. Entsprechend ist auch die Fraktion der intestinalen LPL, die CD25 exprimieren, im Vergleich mit PBL deutlich erhöht (Tabelle 2.2.1). Die vermehrte CD25-Expression von LPL geht auch mit einer hohen proliferativen Antwort auf niedrige Dosen von IL-2 einher, so daß diese Rezeptoren auch funktionell aktiv und in der Lage zur Signaltransduktion sind. Auch die Fähigkeit dieser Zellen zur IL-2-Produktion nach Aktivierung ist entsprechend ihres erhöhten Aktivierungszustands erhöht [Zeitz et al. 1988a].

Bei CD69 handelt es sich um ein durch eine Disulfidbrücke verbundenes Homodimer, das nach nach TCR/CD3-Cross-linking sehr schnell und kurzfristig auf T-Zellen exprimiert wird. Daher stellt es einen weiteren Marker für eine kürzlich stattgehabte T-Zell-Aktivierung dar. Von den LPL sind etwa 80–90% aller CD4- und etwa 90–100% aller CD8-positiven T-Zellen für diesen Marker positiv. Bei den $\gamma\delta$-T-Zellen waren hier sogar nahezu alle positiv für CD69. Dagegen findet man CD69-Expression nahezu auf keiner peripheren T-Zelle, so daß CD69 als ein weiterer T-Zell-Aktivierungsmarker angesehen werden kann, der bevorzugt in der intestinalen Mukosa exprimiert wird [DeMaria et al. 1993]. LPL exprimieren darüber hinaus Histokompatibilitätsantigene der Klasse II [major histocompatibility complex (MHC) class II antigens] [Zeitz et al. 1988a] und weitere T-Zell-Aktivierungsmarker [Peters et al. 1986].

Der dauerhafte Aktivierungsstatus von LPL zeigt sich nicht nur bei phänotypischen Untersuchungen. LPL weisen im Vergleich mit autologen PBL signifikant höhere intrazytoplasmatische Kalziumspiegel auf [DeMaria et al. 1993]. Diese Eigenschaft verliert sich nach 24 h Kultur in reinem Medium, was auf eine besondere Bedeutung der intestinalen Umgebung für den Aktivierungsstatus dieser Zellen hinweist. Dieser erhöhte Aktivierungsstatus ist möglicherweise die Folge der ständigen Exposition mit Antigenen und Mitogenen aus dem Lumen des Darms.

LPL, deren Phänotyp an Gedächniszellen erinnert, zeigen ein bestimmtes Verhalten sog. „Recall"-Antigenen gegenüber. Das sind Antigene, mit denen die Zellen bereits Kontakt hatten. Im Tiermodell zeigen PBL, Lymphozyten aus der Milz und den mesenterialen Lymphknoten nach Immunisierung durch rektale Injektion von *Chlamydia trachomatis* eine deutliche proliferative Antwort auf das Recall-Antigen *Chlamydia trachomatis*. LPL proliferieren dagegen nicht, wenn sie mit diesem Antigen erneut in Kontakt kommen [Zeitz et al. 1988b]. Dies ist nicht etwa auf die Abwesenheit antigenspezifischer T-Zellen zurückzuführen, da diese Zellen Helferzellfunktionen für die Immunglobulinsynthese von B-Lymphozyten aus der Milz ausüben können. Darüber hinaus konnte gezeigt werden, daß die von der Aktivierung des T-Zell-Rezeptors (TCR/CD3) abhängigen intrazytoplasmatischen Ereignisse bei LPL herabreguliert sind. In Gegensatz dazu scheint die Aktivierung dieser Zellen über die Oberfächenmoleküle CD2 und CD28 erhalten zu sein [Pirzer et al. 1990]. Nach Ligation von CD2 zeigten LPL sogar eine stärkere Stimulationsantwort in Form der Sekretion von Zytokinen als PBL. Diese Dominanz der CD2- gegenüber der CD3-Antwort in der Freisetzung von IFNγ, IL-2, IL-4 und TNFα konnte durch die Koligation von CD28 noch verstärkt werden [Targan et al. 1995]. Es wird diskutiert, ob die CD2-Postzeptorsignaltransduktion an diesen Phänomenen beteiligt ist. Kultiviert man periphere Blutlymphozyten mit Überständen von intestinaler Mukosa, so kann dies zu einem ähnlichen funktionellen Verhalten führen, wie es frisch isolierte LPL aufweisen. Kleine Moleküle, bei denen es sich nicht um Proteine oder Peptide handelt und die oxidative Eigenschaften aufweisen, wurden als Mediatoren dieser Herabregulierung der CD3-induzierten T-Zell-Proliferation vorgeschlagen [Qiao et al. 1993].

2.2.4.2 Intraepitheliale Lymphozyten (IEL)

Intraepitheliale Lymphozyten finden sich zwischen den intestinalen Epithelzellen nahe der Basalmembran und stellen eine große Population von Lymphozyten dar, die an der Schnittstelle zwischen Körper und intestinaler Mikroflora lokalisiert ist. Aufgrund dieser exponierten Lage an der vordersten Abwehrlinie des intestinalen Immunsystems ist anzunehmen, daß diese Zellen Schlüsselfunktionen im Rahmen der epithelialen Barriere ausüben.

Phänotypisch unterscheiden sich IEL von anderen Lymphozytenpopulationen. Intraepitheliale T-Lymphozyten sind im Gegensatz zu LPL vorwiegend CD8-positiv ($\sim 70\%$) und exprimieren vermehrt den $\gamma\delta$-T-Zell-Rezeptor (Tabelle 2.2.1) [Deusch et al. 1991a, Ullrich et al. 1990]. Beim Menschen nutzen die $\gamma\delta$-T-Zellen des Epithels vorwiegend das Vδ1-Gensegment, was wahrscheinlich durch ein präferentielles Homing oder eine lokale Expansion dieser Zellen bedingt ist [Deusch et al. 1991b, Farstad et al. 1993]. Dahingegen exprimieren $\gamma\delta$-T-Zellen der Lamina propria oder der Peyer-Plaques vorwiegend das Vδ2-Gensegment. Somit ist es unwahrscheinlich, daß $\gamma\delta$-T-Zellen des Epithels aus diesen Arealen stammen [Farstad et al. 1993]. Abgesehen von der begrenzten Nutzung von vδ-Gensegmenten wird die Oligoklonalität von IEL auch durch die eingeschränkte Nutzung des vβ-Gensegments des $\alpha\beta$-T-Zell-Rezeptors unterstrichen [Kerckhove et al. 1992, Plüschke et al. 1994].

Die bedeutenste phänotypische Eigenschaft der IEL ist aber, daß nahezu alle IEL HML-1-positiv ($\alpha^E\beta$7-positiv) sind (Tabelle 2.2.1) [Cerf-Bensussan et al. 1987, Ullrich et al. 1990]. Weiterhin exprimieren IEL ähnlich wie LPL Aktivierungs- und Gedächniszellmarker [Ebert 1993, Sarnacki et al. 1991, Ullrich et al. 1990].

Betrachtet man die Marker für NK-Zellen (natural killer cells) CD16/CD56, zeigt sich eine weitere spezifische Besonderheit der IEL, bei denen die Fraktion der doppelt positiven CD3$^+$/CD16$^+$/CD56$^+$-T-Zellen (etwa 40%) wesentlich höher als in LPL mit 9% oder in PBL mit 6% ist. Dieser Unterschied beruht auf einem bis zu 10fachen Anstieg des CD16-Moleküls [Deusch et al. 1991b]. Darüber hinaus wurde auch eine vermehrte spontane Zytotoxizität (oder NK-Zell-Aktivität) von humanen IEL beobachtet, die durch Zugabe von HML-1-Antikörpern ($\alpha^E\beta$7-Integrin-Antikörpern) gehemmt werden konnte [Cerf-Bensussan et al. 1985, Roberts et al. 1993, Taunk et al. 1992].

In experimentellen Modellen unter Verwendung von in Monolayern kultivierten Epithelzellen und einer mukosalen T-Lymphozyten-Linie konnte gezeigt werden, daß Lymphozyten die epithelialen Oberflächenfunktionen wie z.B. den elektrischen Widerstand oder die Chloridsekretion ganz erheblich beeinträchtigen können [Kaoutzani et al. 1994]. Dies weist auf eine enge Beziehung zwischen IEL und IEC im Hinblick auf die Funktion der epithelialen Barriere hin.

Die Ergebnisse zu den proliferativen Eigenschaften von IEL sind widersprüchlich. So wurde z.B. eine niedrige Proliferationsantwort von IEL auf T-Zell-Stimulanzien beobachtet [Ebert et al. 1989]. Andere Autoren berichteten dagegen von ähnlichen proliferativen Eigenschaften von IEL und PBL [Sarnacki et al. 1992].

Eine andere Funktion der IEL ist die Suppressorzellfunktion. So können IEL die Proliferationsantwort von allogenen mononukleären Zellen des peripheren Bluts herabregulieren. Diese Suppressorzellfunktion scheint eine große Bedeutung bei der Regulation der mukosalen Immunantwort zu haben [Dalton et al. 1993].

Aus Untersuchungen an Mäusen haben sich vermehrt Hinweise darauf ergeben, daß das intestinale Epithel ein Ort extrathymischer T-Zell-Reifung darstellt. So fanden sich z.B. eine gleichzeitige Expression von CD4 und CD8, die Expression des CD8$\alpha\alpha$-Homodimers und auch die Entdeckung von RAG1-RNA, die alle als Charakteristika einer extrathymischen T-Zell-Reifung gewertet werden (Übersicht in Lynch et al. [1995]). Kürzlich konnte die Expression von RAG1-mRNA (recombination activation gene) mittels der RT-PCR im humanen intestinalen Epithel nachgewiesen werden [Lynch et al. 1995]. Die Expression des RAG-Gens ist mit Umstrukturierungen des T-Zell-Rezeptor-Gens im Thymus assoziiert. Die Expression stoppt normalerweise, wenn diese Umstrukturierungen abgeschlossen sind. Darüber hinaus konnten CD8$\alpha\alpha$-Homodimer-exprimierende T-Zellen in der Lamina propria und im Epithel des humanen fetalen Darms gefunden werden [Latthe et al. 1994]. Der Anteil der CD5-positiven $\gamma\delta$-T-Zellen im humanen Epithel ist deutlich niedriger als bei PBL [Deusch et al. 1991b]. Da die Expression von CD5 auf peripheren T-Lymphozyten auf ihren Ursprung im Thymus hinweist, könnte dies ein weiterer Hinweis auf eine extrathymische T-Zell-Reifung im Darm sein. Zusammenfassend finden sich zunehmend Daten, die die Hypothese des humanen intestinalen Epithels als einen Ort extrathymischer T-Zell-Reifung stützen.

2.2.5 Zytokine und die Regulation der mukosalen Immunantwort

Zytokine haben als Botenstoffe für das Immunsystem generell eine große Bedeutung. Die verschiedensten Reifungs- oder Proliferationsvorgänge werden durch sie beeinflußt und gesteuert. Bei den T-Helferzellen unterscheidet man 2 verschiedene Typen von Zellpopulationen auf der Basis ihres Zytokinsekretionsprofils, Th1- und Th2-Zellen. Während Helferzellen vom Th1-Typ vorwiegend durch die Produktion von Interleukin 2 (IL-2) und Interferon-γ charakterisiert zu sein scheinen, sezerniert die Th2-Population IL-4, IL-5, IL-10, IL-13 und andere. Während Th1-Zytokine eher an der zellulären Immunantwort beteiligt sind, wirken Th2-Zytokine eher auf die humorale Immunantwort und haben z.B. Bedeutung beim „Switch" in der Antikörperproduktion. Das Gleichgewicht dieser verschiedenen Faktoren ist offenbar für das mukosale Immunsystem von großer Bedeutung. Untersucht man sog. Knockout-Mäuse, denen die Fähigkeit fehlt, einzelne Zytokine zu synthetisieren, so fällt auf, daß Mäuse, die nicht in der Lage sind, IL-10 zu synthetisieren, eine schwere intestinale Entzündung entwickeln, die an Morbus Crohn erinnert [Kühn et al. 1993]. Fehlt die Fähigkeit zur IL-2-Produktion, so entwickeln die Mäuse eine Kolitis, die an die Colitis ulcerosa erinnert [Sadlack et al. 1993]. Ein ausgeglichenes Zytokingleichgewicht im GALT hat also große Bedeutung in der Regulation der intestinalen Immunantwort und der Verhinderung einer destruktiven entzündlichen Immunantwort. Darüber hinaus haben Zytokine Bedeutung für die Immunglobulinsynthese im Darm. Die Zytokine TGF-β, IL-2, IL-5, IL-6 und IL-10, die vorwiegend von aktivierten T-Lymphozyten produziert werden, waren im Tiermodell wichtig für die klonale Expansion von aktivierten B-Zellen und die Umschaltung von der IgM- zur IgA-Produktion [Strober u. Ehrhardt 1994].

2.2.6 Humorale Immunantwort

Das IgA-System als Teil des mukosalen Immunsystems stellt den bekanntesten Schutzmechanismus im Darm dar. Die Synthese von Immunglobulinen und insbesondere auch die von IgA durch B- bzw. Plasmazellen ist in einem hohen Maß von aktivierten CD4-positiven T-Zellen abhängig. Bei der Interaktion zwischen aktivierten CD4-positiven T-Zellen und Plasmazellen kommt dem Paar akzessorischer Moleküle CD40L/CD40 eine Schlüsselrolle bei der Initialisierung von Schaltvorgängen im Bereich der Gene für die konstanten, schweren Ketten (CH) der Immunglobuline zu (Abb. 2.2.3). Bei dem sog. Antikörperklassenwechsel (Switch) wird die konstante Region der schweren Kette eines antigenspezifischen IgM-Antikörpers durch die die konstante Region der schweren Kette eines IgA-Antikörpers ersetzt, wobei die ursprüngliche Spezifität erhalten bleibt. Dieser Vorgang ist von einer Reihe von Stimuli abhängig, die von verschiedenen Zellen ausgehen können. So können in vitro kultivierte B-Zellen durch Stimulation mit Lipopolysacchariden (LPS) und in Gegenwart von TGF-β zum IgA-spezifischen Switch gebracht werden [Coffman et al. 1989]. Ob TGF-β für den initialen Switch verantwortlich ist oder nur eine vermehrte IgA-Produktion anregt, ist noch unklar. Für die Aktivierung und Proliferation von B-Zellen sowie ihre Differenzierung zu Antikörper-produzierenden Plasmazellen einschließlich des wesentlichen Switch zur IgA-Produktion ist aber auch der Einfluß von aktivierten CD4-T-Zellen von großer Bedeutung [McGhee et al. 1989]. Hierbei spielen die von diesen Zellen produzierten Zytokine IL-4 und IL-5 eine wichtige Rolle, die experimentell gut belegt ist [Harriman et al. 1988, Kiyono et al. 1984, Kunimoto et al. 1988, Loughnan u. Nossal 1989]. Daneben weisen jüngere Untersuchungen intraepithelialer $\gamma\delta$-T-Zellen in der Maus darauf hin, daß auch diese Zellen IL-5 produzieren [Taguchi et al. 1991] und somit einen Einfluß auf die IgA-Produktion haben könnten. Die Bereitstellung des Polyimmunglobulinrezeptors auf den Epithelzellen wird durch ein anderes, ebenfalls meist von aktivierten T-Zellen produziertes Zytokin, dem IFNγ reguliert [Sollid et al. 1987], was auf die Menge des zur Verfügung stehenden sekretorischen Immunglobulins einen entscheidenden Einfluß hat.

Im Gegensatz zu zirkulierenden B-Zellen, bzw. zu Plasmazellen, die vorwiegend IgG und IgM sezernieren, produzieren mukosale Plasmazellen vorwiegend IgA. Immunglobuline können über verschiedene Wege an die Oberfläche der Mukosa gelangen. Während di- und polymeres IgA und IgM aktiv Rezeptor-vermittelt sezerniert werden, gelangen IgG und monomeres IgA durch Transsudation an die Mukosaoberfläche (Abb. 2.2.3). IgA ist im Vergleich mit den anderen Immunglobulinisotypen auf der Mukosaoberfläche besonders stabil und gut an die enzymatisch feindliche Umgebung im Gastrointestinaltrakt angepaßt. Diese Stabilität be-

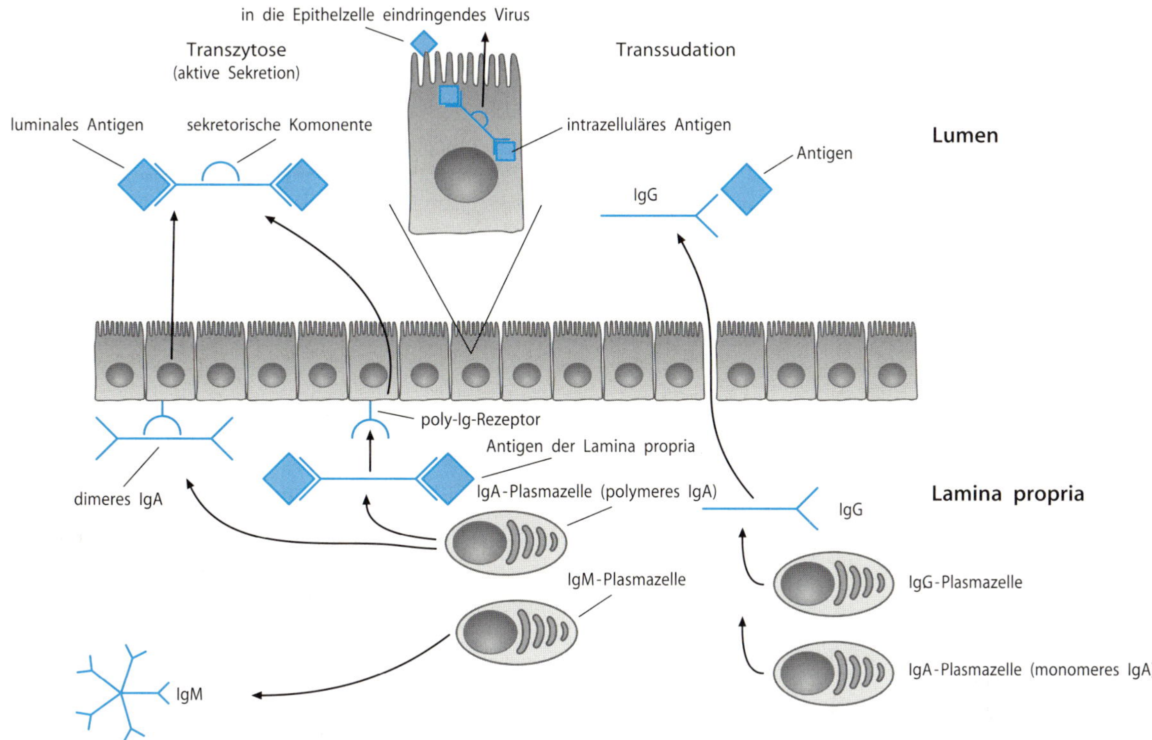

Abb. 2.2.3. Der Effektorteil der mukosalen humoralen Immunantwort wird vom IgA-System dominiert. IgA wird von Plasmazellen in der Lamina propria produziert und kann hier, aber auch innerhalb des Epithels oder im Darmlumen Antigene binden. Dimeres IgA und pentameres IgM werden nach Bindung an den Poly-Ig-Rezeptor und Transzytose durch Epithelzellen aktiv in das Darmlumen sezerniert. Die Hauptfunktion des mukosalen IgA ist die Neutralisierung von Antigenen. IgG und monomeres IgA werden ebenfalls in der Mukosa produziert und können das Lumen durch passive parazelluläre Diffusion erreichen

ruht größtenteils auf der sekretorischen Komponente, die sekretorisches IgA weniger empfindlich für den enzymatischen Verdau macht [Brandtzaeg 1981, Brown et al. 1970, Weiker u. Underdown 1975]. Im Gegensatz zu sekretorischem IgM wird der Komplex von polymerem IgA und der sekretorischen Komponente durch kovalente Bindungen stabilisiert, die wahrscheinlich die Widerstandsfähigkeit gegenüber Enzymen erhöhen. Weiterhin konnte gezeigt werden, daß sIgA (die sekretorische Komponente in Bindung mit IgA) offenbar Trypsin und Chymotrypsin in einer Antikörper-unabhängigen Weise binden kann, die diese Enzyme inaktiviert [Shim et al. 1969].

Die wichtigste Funktion von sekretorischen Antikörpern ist das Fernhalten verschiedenster Antigene vom Körperinneren (immune exclusion) [Stokes et al. 1975]. Hierunter fallen alle Mechanismen, die Mikroorganismen, bakterielle Toxine, Viren und andere potentiell schädliche Antigene außerhalb des Körperinneren halten (Abb. 2.23). In diesem Zusammenhang konnten kürzlich zu-

sätzliche Funktionen von IgA aufgedeckt werden [Mazanec et al. 1993]. Der größte Anteil des mukosalen IgA erreicht das intestinale Lumen über epitheliale Transzytose, die über den polymeren Ig-Rezeptor vermittelt wird (Abb. 2.2.3). Neben der Eigenschaft, Antigene an der Bindung an Epithelzellen zu hindern, vermag sekretorisches IgA auch intrazellulär die Virussynthese und Freisetzung zu blockieren [Mazanec et al. 1992]. Dies könnte z.B. dann auftreten, wenn ein transzytotisches Vesikel, das antivirales IgA enthält, mit einem Virusmaterial enthaltendem exozytotischen Vesikel des Golgi-Apparats fusioniert. Ein anderer Mechanismus könnte sein, daß sekretorisches IgA Antigene in der Lamina propria bindet und diese dann über Transzytose des Antigen-Antikörper-Komplexes durch die Epithelzelle in das Darmlumen eliminiert [Kaetzel et al. 1991]. Da IgA-Antikörper nur geringe Komplementbindungseigenschaften aufweisen, stellen diese Vorgänge prinzipiell antientzündliche Mechanismen dar [Russell u. Mansa 1989].

Die zelluläre Basis dieser ersten Abwehrlinie des Immunsystems findet sich v. a. in der Lamina propria der Mukosa, die den größten Anteil der aktivierten B-Zellen des Körpers enthält. Hier sind mindestens 80% aller Immunglobulin-produzierenden Zellen bzw. der B-Zell-Blasten und Plasmazellen, zu finden [Brandtzaeg et al. 1989]. Es wird täglich sogar mehr sekretorisches IgA in das Darmlumen sezerniert als insgesamt im peripheren Blut IgG produziert wird [Conley u. Delacroix 1987]. Die intestinale Mukosa stellt also einen wesentlichen Bestandteil der Effektorseite des spezifischen Immunsystems dar.

2.2.7 Phänomen der oralen Toleranz bzw. mukosale Anergie

Unter oraler Toleranz versteht man die antigenspezifische Unterdrückung einer Immunantwort nach oraler Antigenverabreichung. Dies kann über verschiedene immunregulatorische Mechanismen erreicht werden: Diese umfassen aktive Suppression [Movat 1987], Anergie [Whitacre et al. 1991] und Deletion.

Wie bereits erwähnt, weisen LPL besondere funktionelle Charakteristika auf. So proliferieren sie beispielsweise nicht auf verschiedene, zuvor mukosal applizierte Antigene [Zeitz et al. 1988b]. Weiterhin scheint die Signaltransduktion nach CD3-Aktivierung gestört zu sein [Pirzer et al. 1990]. Für diese Minderstimulierbarkeit mukosaler T-Zellen sind möglicherweise Substanzen mitverantwortlich, die von den übrigen in der Mukosa ansässigen Zellpopulationen freigesetzt werden [Qiao et al. 1993]. Eine wichtige Bedeutung scheint auch einer verminderten kostimulatorischen Aktivität von mukosalen Monozyten beizukommen. Auch die oben erwähnten Eigenschaften des humoralen Immunsystems und besonders die des IgA-Systems werden durch eine antiinflammatorische Elimination von Antigenen bestimmt. In der Summe bewirken diese Faktoren eine weitgehende mukosale Anergie gegenüber den verschiedenen luminalen Antigenen wie Bakterien, Pilzen und Nahrungsbestandteilen im Darm. Ohne diese mukosale Anergie müßten im Bereich der mukosalen enteralen Oberfläche ständig inflammatorische Vorgänge ablaufen, die letzlich zu einer Zerstörung der Integrität der Mukosa führen würden. Die mukosale Anergie gegen verschiedene Antigene stellt also einen ganz wichtigen physiologischen Schutzmechanismus dar.

Aktive Suppression, d. h. die zytokinvermittelte Unterdrückung von Immunreaktionen, wurde nach wiederholter Fütterung niedriger Proteindosen in Tiermodellen beobachtet. So konnte bei Ratten, die ein der Multiplen Sklerose ähnliches Krankheitsbild entwickeln, durch die orale Gabe des verursachenden Antigens das Krankheitsbild deutlich gebessert werden [Lider et al. 1989]. Ähnliches konnte auch in anderen Tiermodellen gezeigt werden. Die S-Ag-vermittelte Uveoretinitis läßt sich durch die orale Gabe des Antigens weitgehend supprimieren [Gregerson et al. 1993]

Die mit einer aktiven Suppression verbundene Immunantwort wird durch die Zytokine Interleukin-4 und -10 vermittelt, die vom Th2-Typ sezerniert werden. Weiterhin kommt TGF-β in diesem Zusammenhang eine große Bedeutung zu. Es konnte gezeigt werden, daß insbesondere TGF-β die immunsuppressiven und therapeutischen Effekte in experimentellen Krankheitsmodellen vermittelt [Chen et al. 1995]. Nach heutiger Vorstellung wandern die nach Antigenfütterung in der intestinalen Mukosa generierten, TGF-β-produzierenden Zellen in systemische Lymphgewebe und auch in Zielorgane, wie z.B. in das Zentralnervensystem bei der EAE [Weiner et al. 1994], ein. Dort supprimieren sie nach ihrer Reaktivierung die Immunantworten von spezifischen T-Zellen und von anderen T-Zellen in der Nachbarschaft. Diese sog. „bystander suppression" [Whitacre et al. 1991] nach oraler Gabe von Proteinen stellt das zentrale Therapieprinzip bei autoimmunen oder entzündlichen Erkrankungen dar, deren verursachendes Antigen nicht bekannt sein muß. Diese Beobachtungen haben Hoffnungen geweckt, Autoimmunerkrankungen des Menschen ebenfalls mit oraler Immunisierung behandeln zu können.

Die Rolle eines 3. immunologischen Mechanismus, der klonalen Deletion durch programmierten Zelltod (Apoptose) beim Zustandekommen oraler Toleranz, ist bislang noch wenig untersucht. An OVA-TCR-transgenen Mäusen konnte durch die orale Gabe hoher Proteindosen eine systemische Toleranz erzeugt werden, die über eine Steigerung der TGF-β-Sekretion und einer antigenspezifischen T-Zell-Apoptose [Marth et al. 1996] vermittelt wurde. Hierbei kommt Interleukin-12 offensichtlich eine besondere Bedeutung zu, da die Gabe von anti-IL-12 die Apoptoserate in diesem Tiermodell zu steigern vermag. Somit scheint IL-12 für eine Herabregulierung dieses Mechanismus der oralen Toleranz durch Induktion einer antigenspezifischen T-Zell-Apoptose verantwortlich zu sein.

2.2.8 Konsequenzen einer gestörten Immunregulation im Darm für die Krankheitsentstehung

Die Bedeutung lokaler immunologischer Reaktionen in der Darmmukosa für die Pathogenese verschiedener intestinaler Erkrankungen ist erst in den letzten Jahren zunehmend erkannt worden. Einige Erkrankungen sind vermutlich durch eine primäre immunologische Störung in der Mukosa bedingt, bei anderen Erkrankungen ist das Darm-assoziierte Immunsystem sekundär in den Krankheitsprozeß einbezogen, wodurch sich bestimmte klinische Manifestationen erklären. Im folgenden sind verschiedene relevante Krankheitsbilder entsprechend dieser Zuordnung zusammengefaßt.

2.2.8.1 Einteilung der Erkrankungen des Gastrointestinaltrakts mit Störungen des Darm-assoziierten Immunsystems nach primären und sekundären Störungen

Primäre Störungen
1. Lymphoproliferative Erkrankungen
   - Primäre gastrointestinale B-Zell-Lymphome (MALT-Lymphom)
   - Immunoproliferative Dünndarmerkrankung
   - Enteropathie-assoziiertes T-Zell-Lymphom (EATL)
2. Chronisch entzündliche Darmerkrankungen
3. Einheimische Sprue
4. Nahrungsmittelallergien
5. Purpura Schönlein-Henoch, IgA-Nephropathie (?)
6. Morbus Whipple (?)
7. (Selektiver IgA Mangel)

Sekundäre Störungen des Darm-assoziierten Immunsystems
1. Immundefektsyndrome
   - Primäre Immundefekte
   - Sekundäre Immundefekte (Arzneimittel, HIV-Infektion u. a.)
2. Manifestationen hämatologischer Systemerkrankungen am Gastrointestinaltrakt
3. Graft-versus-Host-Krankheit

2.2.8.1.1 Primäre Störungen des Darm-assoziierten Immunsystems

Zu den primären Störungen des Darm-assoziierten Immunsystems müssen die Mehrzahl der intestinalen Lymphome gerechnet werden. Der Phänotyp dieser Lymphome weist darauf hin, daß sich diese Neoplasien primär von den verschiedenen Kompartimenten des Darm-assoziierten Immunsystems ableiten. Wegen der engen Beziehung zum Mukosa-assoziierten Immunsystem wurde für die verschiedenen Formen der intestinalen Lymphome auch der Begriff „Maltome" von MALT (mucosa associated lymphoid tissue) geprägt [Isaacson u. Wright 1984].

Primär in der Mukosa lokalisierte Immunregulationsstörungen scheinen in der Pathogenese der chronisch entzündlichen Darmerkrankungen – Morbus Crohn und Colitis ulcerosa – sowie der Gluten-sensitiven Sprue von zentraler Bedeutung zu sein; diese Erkrankungen können daher auch zu den primären Störungen des Darm-assoziierten Immunsystems gerechnet werden. Auch verschiedene Formen der Nahrungsmittelallergien haben vermutlich ihre primäre Ursache in einer pathologischen Immunreaktion in der Mukosa. Mehrere Hinweise sprechen dafür, daß der Purpura Schönlein-Henoch bzw. der IgA-Nephropathie, Krankheitsbildern mit überwiegender extraintestinaler Manifestation, eine immunologische Störung in der intestinalen Mukosa zugrundeliegt [Emancipator et al. 1985].

2.2.8.1.2 Sekundäre Störungen des Darm-assoziierten Immunsystems

Die unterschiedlichen Formen der primären Immundefektsyndrome sind durch Störungen in der Entwicklung und Funktion der B- und T-Lymphozytenreihe bedingt. Diese Störungen wirken sich auch auf die lokalen immunologischen Reaktionen in den mukosalen Oberflächen aus. Da die Störungen bei den bisher identifizierten Immundefektsyndromen das gesamte lymphatische System betreffen, sind die gastrointestinalen Manifestationen als sekundäre Störungen des Darm-assoziierten Immunsystems anzusehen. Dies trifft in gleicher Weise für die erworbenen Immundefektsyndrome wie z. B. die HIV-Infektion zu. Mukosale Oberflächen sind jedoch bevorzugte Zielorgane für sekundäre Infektionen bei den verschiedensten Immundefekten, was die besondere Bedeutung des GALT in der immunologischen Abwehr unterstreicht. Hämatologische Systemerkrankungen können sich schließlich auch sekundär am Gastrointestinaltrakt manifestieren. Ein weiteres Beispiel einer sekundären Störung des Darm-assoziierten Immunsystems ist die Graft-versus-Host-Krankheit nach Knochenmarktransplantation.

Im folgenden soll an je 2 Beispielen einerseits der Effekt einer Immundefizienz im GALT (HIV-Infektion, Morbus Whipple), andererseits einer überschießenden Immunantwort im Darm (einheimische Sprue, chronisch entzündliche Darmerkrankungen) erläutert werden.

2.2.8.2 HIV-Infektion

Der schwere Immundefekt bei Aids-Patienten ist Folge der Depletion von CD4-positiven T-Lymphozyten, die auch die wichtigsten Zielzellen der HIV-Infektion darstellen. Zahlreiche gastrointestinale Erkrankungen sind Folge des Zusammenbruchs der lokalen Immunantwort durch das HIV. In der intestinalen Lamina propria sind die vermehrt aktivierten CD4-positiven Lymphozyten [Zeitz et al. 1988 a] sowie Makrophagen und dendritische Zellen potentielle Zielzellen für die HIV-Infektion [Becker et al. 1988, Gartner et al. 1986, Ho et al. 1986]. Infizierte Makrophagen und Monozyten könnten wegen ihrer relativen Resistenz für den zytopathischen Effekt als Reservoir für das HIV im Organismus dienen [Gendelman et al. 1989]. Neuere Untersuchungen zur Quantifizierung von HIV in Lymphknoten [Embretson et al. 1993, Pantaleo et al. 1991, 1993 a, b] und Darm [Kotler et al. 1987] weisen darauf hin, daß der HIV-Gehalt in diesen Organen wesentlich höher als im Blut ist, was auf eine Reservoirfunktion dieser Organe hindeutet.

Veränderungen des Darm-assoziierten Immunsystems bei der HIV-Infektion sind bisher überwiegend mittels immunhistologischer Techniken untersucht worden [Budhraja et al. 1987, Ellakany et al. 1987, Jarry et al. 1990, Rodgers et al. 1986, Ullrich et al. 1989 a]. Das Ausmaß der Abnahme von CD4-positiven Zellen in der Lamina propria ist in verschiedenen Studien unterschiedlich beschrieben worden. Ein direkter Vergleich immunologischer Veränderungen in der intestinalen Mukosa und im peripheren Blut bei HIV-infizierten Patienten mit identischen Methoden zeigte eine wesentlich drastischere CD4-Depletion im Duodenum als im peripheren Blut; außerdem war schon in frühen Stadien der HIV-Infektion mit noch annähernd normalen CD4-positiven T-Zellen im peripheren Blut ein starker Abfall von CD4-positiven T-Zellen in der Dünndarmmukosa beobachtet worden [Schneider et al. 1995].

Neben dem unmittelbaren Verlust immunregulatorischer CD4-positiver T-Lymphozyten in der Darmschleimhaut findet sich auch ein Anstieg von aktivierten zytotoxischen CD8-positiven Zellen in

der intestinalen Lamina propria bei Patienten mit HIV-Infektion als Hinweis für eine funktionelle Veränderung dieser Zellen [Schneider et al. 1994].

Quantitative und funktionelle Defekte insbesondere mukosaler CD4-T-Zellen lassen eine erhebliche Beeinträchtigung der lokalen sekretorischen Immunantwort erwarten, da die Aktivierung und die Proliferation von B-Zellen sowie ihre Differenzierung zu Antikörper-produzierenden Plasmazellen einschließlich des wesentlichen Switch zur IgA-Produktion abhängig von einer CD4-T-Zell-Hilfe sind [McGhee et al. 1989]. In einer kürzlich erschienenen Arbeit wurde an CD4-Knockout-Mäusen gezeigt, daß diese in der Lage sind, quantitativ normale Mengen an intestinalem IgA zu produzieren, aber eine deutliche Einschränkung in der Produktion von erregerspezifischem IgA aufweisen [Hörnquist et al. 1995]. Die bisher veröffentlichten Arbeiten zur humoralen Immunität im Gastrointestinaltrakt bei HIV-infizierten Patienten widersprechen sich z. T. Eine Arbeit beschreibt eine Abnahme der IgA-Plasmazellen in der rektalen Lamina propria von Aids-Patienten [Kotler et al. 1987], eine andere Untersuchung an Duodenalaspiraten beschreibt keinen signifikanten Unterschied zwischen der Menge an Gesamt-IgA zwischen Kontrollen und HIV-Patienten, während IgG und IgA_1 deutlich vermehrt und IgA_2 vermindert gefunden wurden [Janoff et al. 1994]. Eriksson et al. [1995] fanden mittels ELISPOT (enzyme-linked immunospot technique) an isolierten Lamina-propria-Lymphozyten eine Zunahme der Anzahl von IgA-, IgG- und IgM-produzierenden Plasmazellen bei HIV-Patienten.

Angesichts der vorherrschenden Übertragungswege der HIV-Infektion ist die sekretorische Immunantwort gegen HIV an mukosalen Oberflächen wahrscheinlich von entscheidender Bedeutung für den protektiven Erfolg einer Impfung, wie in ersten tierexperimentellen Untersuchungen gezeigt werden konnte [Cranage et al. 1992, Lehner et al. 1992].

Die Ausprägung des Immundefekts im Bereich des intestinalen Immunsystems bei der HIV-Infektion erklärt, warum der Gastrointestinaltrakt ein bevorzugter Manifestationsort sekundärer Infektionen und Malignome bei Aids-Patienten ist. Es scheint noch weitere Ursachen für die Entwicklung gastrointestinaler Symptome bei der HIV-Infektion zu geben. So wurde von einigen Autoren der Begriff HIV-Enteropathie eingeführt. Wenn auch bisher keine Einigkeit über die genaue Definition dieses Begriffs besteht, so werden unter diesem Begriff HIV-Patienten mit Diarrhö ohne Nachweis eines

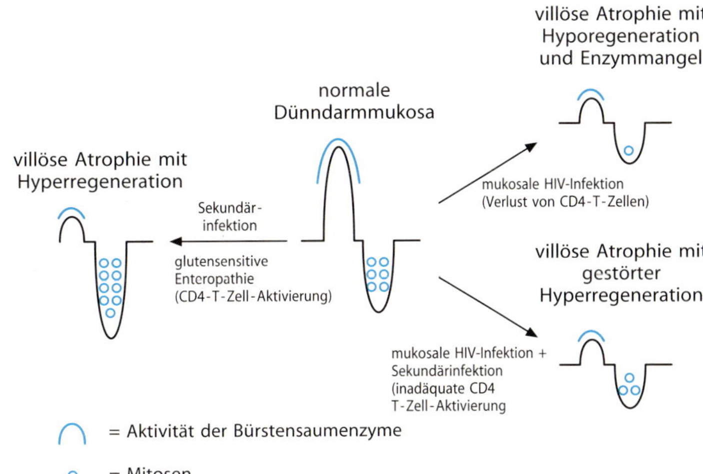

Abb. 2.2.4. Darstellung der Reaktionsmuster der Dünndarmmukosa bei verschiedenen Erkrankungen. Die prinzipiellen Möglichkeiten sind villöse Atrophie mit Hyperregeneration, villöse Atrophie mit Hyporegeneration und villöse Atrophie mit gestörter Hyperregeneration

sekundären intestinalen Pathogens zusammengefaßt. Hierbei könnte es durch die HIV-bedingte Abnahme der aktivierten T-Helferzellen zu einer hyporegenerativen Schleimhautatrophie im Dünndarm kommen [Ullrich et al. 1989a]. Bei diesen Patienten findet man eine mäßig ausgeprägte Zottenatrophie bei verminderter Mitoserate in den Krypten (Abb. 2.2.4). Für diese Theorie spricht auch die reduzierte Bürstensaumenzymaktivität in der duodenalen Schleimhaut von HIV-infizierten Patienten, die bei Patienten unter Zidovudintherapie deutlich geringer ausgeprägt ist [Ullrich et al. 1992]. Eine zusätzliche Infektion mit einem intestinalen Erreger führt bei diesen Patienten zu einer inadäquaten Aktivierung der wenigen verbliebenen CD4$^+$-T-Zellen, was sich in einer Zottenatrophie mit gestörter Hyperregeneration ausdrückt (Abb. 2.2.4).

2.2.8.3 Morbus Whipple

Der Morbus Whipple ist eine seltene chronisch-rezidivierende Multisystemerkrankung, die sich meist bei Männern mittleren Alters klinisch mit Gewichtsabnahme und Diarrhöen manifestiert. Schon bei der Erstbeschreibung dieser Erkrankung 1907 wurde eine infektiöse Genese vermutet, aber erst fast 90 Jahre später konnte mittels der Polymerasekettenreaktion eine bakterielle RNA aus dem Gewebe infizierter Patienten charakterisiert werden und eine systematische Einordnung des bisher immer noch nicht anzüchtbaren Erregers erfolgen. Aufgrund dieser genetischen Analysen wurde *Tropheryma whippelii* in die Familie der Aktinomyzeten eingeordnet [Relman et al. 1992]. Vor Einführung der Antibiotikatherapie verlief die Krankheit tödlich.

Herkunft und Übertragungsweg dieser Bakterien sind nicht bekannt. Eine Mensch-zu-Mensch-Übertragung des Erregers ist bisher nicht beschrieben worden. Man geht davon aus, daß ein bestimmter Immundefekt bei den Patienten mit Morbus Whipple zugrundeliegt. Die in der Lamina propria pathognomonischen PAS-positiven Monozyten bzw. Makrophagen lassen vermuten, daß diese Patienten einen Makrophagendefekt haben. Möglicherweise liegt auch eine verminderte Kapazität aktivierter Lymphozyten vor, IFNγ zu produzieren. Dieses Zytokin spielt bei der Elimination phagozytierter Keime durch Makrophagen eine entscheidende Rolle [Gallin et al. 1995]. Die gestörte Th1-Antwort bei diesen Patienten mit einer verminderten IFNγ-Produktion (Schneider et al., zur Publikation eingereicht) kann durch eine Störung der IL-12-Produktion durch Makrophagen [Marth et al. 1997a] bedingt sein. Diese Beobachtungen könnten bei Patienten mit rezidivierendem Verlauf trotz Antibiotikatherapie therapeutisch genutzt werden. In 1 Fall konnte durch eine Kombinationstherapie von IFNγ und antibiotischer Therapie ein Patient mit 10jährigem rezidivierendem Verlauf geheilt werden (Schneider et al., zur Publikation eingereicht). Da Patienten mit einem Morbus Whipple häufig reduzierte CD4$^+$-T-Lymphozytenzahlen aufweisen, könnte die Entstehung der Zottenatrophie ähnlich erklärt werden wie bei der HIV-Infektion.

2.2.8.4 Einheimische Sprue

Die einheimische Sprue ist ein Malabsorptionssyndrom, welches klinisch mit einer Gewichtsabnahme, meist wässrigen Durchfällen und in abortiven

Verlaufsformen mit isolierten Mangelzuständen (z. B. Eisen, Vitamin D) einhergeht. Bei der einheimischen Sprue resultiert die enterale Aufnahme von Gluten, welches in allen Getreidesorten vorkommt, in einer charakteristischen Schädigung der Mukosa mit einer Zottenatrophie, stark verlängerten Krypten und einer gesteigerten Mitoserate der Enterozyten in den Krypten. Wird die Erkrankung rechtzeitig diagnostiziert, kann sie durch eine glutenfreie Diät geheilt werden. Bleibt die Krankheit über Jahre unerkannt, kann es zur Ausbildung von T-Zell-Lymphomen im Dünndarm kommen. Der Phänotyp dieser T-Zell-Lymphome ähnelt dem intraepithelialer Lymphozyten, sie werden auch als Enteropathie-assoziierte T-Zell-Lymphome bezeichnet (EATL) [Stein et al. 1988]. Neben der tiefen Duodenalbiopsie, die in der Regel eine ausgeprägte Zottenatrophie und eine Zunahme der intraepithelialen Lymphozyten zeigt, ist der Nachweis von Antikörpern, besonders von IgA, gegen Endomysium pathognomonisch [Chozelski et al. 1984].

Bei dieser Erkrankung weisen klinische, morphologische und laborchemische Befunde auf eine pathologische Immunreaktion in der Mukosa hin [Strober 1985]. Entsprechend der vorliegenden Befunde läßt sich das folgende Bild einer Immunpathogenese der Gluten-sensitiven Sprue skizzieren: Durch eine Assoziation mit bestimmten HLA-Klasse-II-Antigenen (HLA DRw3) wird eine überschießende Immunantwort in der Mukosa mit der vermehrten Synthese von spezifischen IgA-Antigliadinantikörpern und Gliadin-reaktiven T-Zellen ausgelöst. Diese Annahme wird durch den Nachweis gliadinspezifischer Antikörper und eine vermehrte gliadininduzierte Zytokinsynthese gestützt. In der Effektorphase der Immunantwort kann es nun in Gegenwart von Gliadin über zelluläre oder auch Antikörper-vermittelte Prozesse zu einer Epithelzerstörung kommen, die dann zu dem Spruetypischen Schleimhautumbau führt. Die Glutensensitive Sprue kann daher als eine primäre Störung im afferenten Schenkel des Darm-assoziierten Immunsystems interpretiert werden.

Im Gegensatz zur HIV-Infektion kommt es bei der einheimischen Sprue zu einer Zunahme von aktivierten CD4$^+$-T-Zellen in der Lamina propria, was sich aber morphologisch im Dünndarm auch als Zottenatrophie ausdrückt (Abb. 2.2.4). In diesem Fall geht die Zottenatrophie mit einer ausgeprägten hyperregenerativen Kryptzellproliferation einher. Sprue-ähnliche Veränderungen mit einer Zottenatrophie und Kryptenhyperplasie lassen sich an fetalen Dünndarmexplantaten durch die In-vitro-Aktivierung von T-Zellen induzieren, was die These einer immunologische vermittelten Transformation der Schleimhaut unterstützt [MacDonald u. Spencer 1988].

2.2.8.5 Chronisch entzündliche Darmerkrankungen

Bei den chronisch entzündlichen Darmerkrankungen, Morbus Crohn und Colitis ulcerosa, liegt eine chronisch-rezidivierende Entzündung des Darms vor, dessen genaue Ätiologie bislang nicht geklärt ist. Klinisch äußern sie sich in der Regel mit einer chronischen Diarrhö begleitet von abdominalen Schmerzen. Komplizierend können extraintestinale Manifestationen wie Arthritis oder Iridozyklitis hinzutreten. Neben anderen Hypothesen zur Ätiologie der chronisch entzündlichen Darmerkrankungen, wie etwa der einer infektiösen Genese oder einer primären Permeabilitätsstörung der Mukosa, deuten zahlreiche Befunde darauf hin, daß immunologische Mechanismen in der Pathogenese der chronisch entzündlichen Darmerkrankungen von Bedeutung sind. Diese Befunde beziehen sich auf das histomorphologische Bild, die Assoziation mit charakteristischen extraintestinalen Manifestationen, den klinischen Verlauf und das gute Ansprechen auf eine immunsuppressive Therapie. Trotz umfangreicher Untersuchungen ist es jedoch bisher nicht gelungen, einen eindeutigen Beweis für die Annahme einer primär immunologischen Erkrankung zu erbringen. Man findet bei beiden Erkrankungen eine vermehrte Aktivierung von T- und B-Zellen des intestinalen Immunsystems. So zeigt sich bei chronisch entzündlichen Darmerkrankungen eine vermehrte Expression von CD25 oder anderen Aktivierungsmarkern [Schreiber et al. 1991, Ullrich et al. 1989 b, Zeitz et al. 1991]. Teilweise korrelieren diese immunologischen Parameter auch mit der Erkrankungsaktivität, z. B. korreliert der Serumspiegel des löslichen Interleukin-2-Rezeptors mit der Erkrankungsaktivität [Crabtree et al. 1990] Die Ursachen dieser Aktivierung des intestinalen Immunsystems sind nicht klar. Obwohl die Aktivierung intestinaler T-Zellen wahrscheinlich das Ergebnis von Störungen in der Immunregulation in der intestinalen Mukosa ist, kann die T-Zell-Aktivierung allein zu einer Schädigung von Epithelzellen beitragen. Aktivierte T-Zellen können lösliche Faktoren freisetzen, die sich negativ auf die Vitalität und die Proliferation von Epithelzellen auswirken [Deem et al. 1991]. Die Untersuchungen zur Immunpathogenese der chronisch entzündlichen Darmerkrankungen konzentrieren sich einerseits auf die Frage, ob es sich um eine primär durch Autoimmunprozesse vermittelte Erkrankung handelt, andererseits darauf, ob diesen Erkrankungen eine primäre Immunregulationsstörung zugrundeliegt. Aus Tiermodellen ist bekannt, daß die Balance zwischen den verschiedenen Zytokinen in der· Mukosa von Bedeutung sein kann (s. oben) [Kühn et al. 1993, Sadlack et al. 1993]. Fallen bestimmte Zytokine in dem komplexen Regelwerk aus, so kann die Folge einer solchen Regulationsstörung eine Aktivierung des Immunsystems mit einer Entzündungsreaktion sein. Andere Untersuchungen konnten zeigen, daß die physiologische Toleranz des intestinalen Immunsystems gegenüber der körpereigenen Flora im Darm bei chronisch entzündlichen Darmerkrankungen gestört ist und daß hieraus eine Aktivierung des Immunsystems resultieren kann [Duchmann et al. 1995]. Ein anderer Grund für die vermehrte T-Zell-Aktivierung bei chronisch entzündlichen Darmerkrankungen könnte eine besondere Epithelzellfunktion sein. So stimulieren normale intestinale Epithelzellen gewöhnlich die Proliferation von Suppressorzellen, während sie bei Morbus Crohn die Aktivierung von T-Helferzellen bewirken [Mayer u. Eisenhardt 1990].

Hinweise auf eine autoimmune Genese bei chronisch entzündlichen Darmerkrankungen stellen die verschieden nachgewiesenen Autoantikörper dar. So wurde bei Morbus Crohn eine Vielzahl von Autoantikörpern z.B. ANCA (anti Neutrophilen cytoplasmatische Antikörper), antierythrozytäre Antikörper, Pankreasantikörper und Antikörper gegen Epithelzellkomponenten gefunden [Seibold et al. 1995].

Vor dem Hintergrund der Besonderheiten der Immunregulation im intestinalen Immunsystem läßt sich das folgende hypothetische Modell einer Immunregulationsstörung in der Mukosa formulieren: Durch einen immunregulatorischen Defekt von T-Lymphozyten in der Mukosa, der vermutlich nicht antigenspezifisch ist, tritt ein Ungleichgewicht von Helfer- und Suppressormechanismen auf, wodurch eine überschießende Immunantwort auf Antigene aus dem Darmlumen bedingt wird. Durch diese überschießende Immunantwort kommt es zu einer starken zahlenmäßigen Vermehrung von immunkompetenten Zellen in der Mukosa, die unter normalen Bedingungen auf eine antigene Stimulation nicht mit einer Proliferation reagieren. Entweder durch eine überschießende Helferzellfunktion oder durch eine verminderte Suppression persistiert die entzündliche Reaktion

in der Mukosa. Eine solche regulatorische Störung könnte auch für die Verschiebungen in den Subpopulationen von Immunglobulin-produzierenden Zellen in der Schleimhaut verantwortlich sein [Kett et al. 1987, MacDermott et al. 1986]. Die in zahlreichen Untersuchungen nachgewiesenen Autoimmunphänomene bei chronisch entzündlichen Darmerkrankungen wären auch im Rahmen dieses Modells erklärbar: Autoantikörper könnten durch eine überschießende Immunantwort auf Antigene im Darmlumen, die eine Kreuzreaktivität mit epithelialen Oberflächenantigenen besitzen, entstehen. Entsprechend dieser Hypothese wäre der primäre immunologische Defekt bei den chronisch entzündlichen Darmerkrankungen am ehesten in der Lamina propria, dem Effektorkompartiment des intestinalen Immunsystems, anzunehmen.

2.2.9 Literatur

Aisenberg J, Ebert EC, Mayer L (1993) T cell activation in human intestinal mucosa: The role of superantigens. Gastroenterology 105:1421–1430

Allan H, Mendrick DL, Trier JS (1993) Rat intestinal M cells contain acidic endosomal-lysosomal compartments and express class II major histocompatibility complex determinants. Gastroenterology 104:698–708

Austrup F, Rebstock S, Kilshaw P, Hamann A (1995) Transforming growth factor-beta 1-induced expression of the mucosa-related integrin alpha E on lymphocytes is not associated with mucosa-specific homing. Eur J Immunol 25:1487–1491

Becker J, Ulrich P, Kunze R et al. (1988) Immunohistochemical detection of HIV structural proteins and distribution of T-lymphocytes and Langerhans cells in the oral mucosa of HIV infected patients. Virchows Arch 1412:413–419

Berlin C, Berg EL, Briskin MJ et al. (1993) $\alpha 4\beta 7$ Integrin mediates lymphocyte binding to mucosal vascular addressin MAdCAM-1. Cell 74:185–195

Bland PW, Warren LG (1986) Antigen presentation by epithelial cells of rat small intestine. I. Selective induction of suppressor T cells. Immunology 58:9

Blumberg RS, Terhorst C, Bleicher P et al. (1991) Expression of a nonpolymorphic MHC class I-like molecule, CD1d, by human intestinal epithelial cells. J Immunol 147:2518–2524

Brandtzaeg P (1981) Transport models for secretory IgA and secretory IgM. Clin Exp Immunol 44:221–232

Brandtzaeg P, Bjerke K (1990) Immunomorphological characteristics of human Peyer's patches. Digestion [Suppl 2] 46:262–273

Brandtzaeg P, Halstensen TS, Kett K et al. (1989) Immunobiology and immunopathology of human gut mucosa: Humoral immunity and intraepithelial lymphocytes. Gastroenterology 97:1562–1584

Briskin MJ, McEvoy LM, Butcher EC (1993) The mucosal vascular addressin, MAdCAM-1, displays homology to immunoglobin and mucin-like adhesion receptors and to IgA. Nature 363:461–464

Brown WR, Newcomb RW, Ishizaka K (1970) Proteolytic degradation of exocrine and serum immunoglobulin. J Clin Invest 49:1374–1380

Budhraja M, Levendoglu H, Kocka F et al. (1987) Duodenal mucosal T cell subpopulation and bacterial cultures in acquired immune deficiency syndrome. Am J Gastroenterol 82:427–431

Bye WA, Allan CH, Trier JS (1984) Structure, distribution and origin of M cells in Peyer's patches of mouse ileum. Gastroenterology 86:789–801

Cepek K, Shaw S, Parker C et al. (1994) Adhesion between epithelial cells and T lymphocytes mediated by E-cadherin and the alpha E beta 7 integrin. Nature 372:190–193

Cerf-Bensussan N, Guy-Grand D, Griscelli C (1985) Intraepithelial lymphocytes of human gut: Isolation, characterization and study of natural killer activity. Gut 26:81–88

Cerf-Bensussan N, Jarry A, Brousse N et al. (1987) A monoclonal antibody (HML-1) defining a novel membrane molecule present on human intestinal lymphocytes. Eur J Immunol 17:1279–1285

Cerf-Bensussan N, Begue B, Gagnon J, Meo T (1992) The human intraepithelial lymphocyte marker HML-1 is an integrin consisting of a beta 7 subunit associated with a distinctive alpha chain. Eur J Immunol 22:273–277

Chen Y, Inobe J-I, Weiner HL (1995) Induction of oral tolerance to myelin basic protein in CD8-depletes mice. J Immunol 155:910–916

Chin Y-H, Cai J-P, Hieselaar T (1991) Lymphocyte migration into mucosal tissues: Mechanism and Modulation. Immunol Res 10:271–278

Chin Y-H, Cai J-P, Xu X-M (1992) Transforming growth factor-$\beta 1$ and IL-4 regulate the adhesiveness of Peyer's patch high endothelial venule cells for lymphocytes. J Immunol 148:1106–1112

Chozelski TP, Beutner EH, Sulej J et al. (1984) IgA antiendomysium antibody. A new immunologic marker of dermatitis herpetiformis and coeliac disease. Br J Dermatol 111:395

Coffman RL, Lebman DA, Shrader B (1989) Transforming growth factor b specifically enhances IgA production by lipopolysacharide-stimulated murine B lymphocytes. J Exp Med 170:1039–1044

Conley ME, Delacroix DL (1987) Intravascular and mucosal immunoglobulin A: Two seperate but related systems of immune defense? Ann Intern Med 106:892–899

Crabtree JE, Juby LD, Heatley RV et al. (1990) Soluble interleukin-2 receptor in Crohn's disease: relation of serum concentrations to disease activity. Gut 31:1033–1036

Cranage MP, Baskerville A, Ashworth LA et al. (1992) Intrarectal challenge of macaques vaccinated with formalin-inactivated simian immunodeficiency virus. Lancet. 339:273–274

Dalton HR, Dipaolo MC, Sachdev GK et al. (1993) Human colonic intraepithelial lymphocytes from patients with inflammatory bowel disease fail to down-regulate proliferative responses of primed allogenic peripheral blood mononuclear cells after rechallenge with antigens. Clin Exp Immunol 93:97–102

Deem RL, Shanahan F, Targan SR (1991) Triggered human mucosal T cells release tumour necrosis factor-alpha and interferon-gamma which kill human colonic epithelial cells. Clin Exp Immunol 83:79–84

DeMaria R, Fais S, Silvestri M et al. (1993) Continious in vivo activation and transient hyporesponsiveness of Tcr/CD3 triggering of human lamina propria lymphocytes. Eur J Immunol 23:3104–3108

Deusch K, Lüling F, Reich K et al. (1991a) A major fraction of human intraepithelial lymphocytes simultaneously express the gamma/delta T cell receptor, the CD8 accessory molecule and preferentially use the V delta 1 gene segment. Eur J Immunol 21:1053–1059

Deusch K, Pfeffer K, Reich K et al. (1991b) Phenotypic and functional characterization of human Tcrγ/δ^+ intestinal intraepithelial lymphocytes. Curr Top Microbiol Immunol 173:279–283

Dignass AU, Podolsky DK (1995) Growth factors and cytokines in inflammatory bowel disease: injury and healing in the epithelium. In: Tytgat, Bartelsman, Deventer (eds) Falk Symposium 85, Inflammatory Bowel Diseases. Kluwer Academic Publishers, Dordrecht/Boston/London, pp 375–383

Duchmann R, Kaiser E, Hermann W et al. (1995) Tolerance exists towards resident intestinal flora but is broken in active inflammatory bowel disease (IBD). Clin Exp Immunol 102:448–455

Ebert EC (1993) Do the CD45RO$^+$CD8+ intestinal intraepithelial lymphocytes have the characteristics of memory cells? Cell Immunol 147:331–340

Ebert EC, Roberts AI, Brolin RE, Raska K (1989) Examination of the low proliferative capacity of human intraepithelial lymphocytes to various T cell stimuli. Gastroenterology 97:1372–1381

Ellakany S, Whiteside TL, Schade RR, Thiel DH van (1987) Analysis of intestinal lymphocyte subpopulations in patients with acquired immunodeficiency syndrome (AIDS) and AIDS-related complex. Am J Clin Pathol 87:356–364

Emancipator SN, Gallo GR, Lamm ME (1985) IgA nephropathy: perspectives on pathogenesis and classification. Clin Nephrol 24:161–179

Embretson J, Zupanic M, Ribas JL et al. (1993) Massive covert infection of helper T lymphocytes and macrophages by HIV during the incubation period of AIDS. Nature 362:359–362

Eriksson K, Kilander A, Hagberg L et al. (1995) Virus-specific antibody production and polyclonal B-cell activation in the intestinal mucosa of HIV-infected individuals. AIDS 9:695–700

Farstad IN, Halstensen TS, Fausa O, Brandtzaeg P (1993) Do human Peyer's patches contribute to the intestinal intraepithelial gamma/delta T-cell-population. Scand J Immunol 38:451–458

Farstad IN, Haltensen TS, Fausa O, Brandtzaeg P (1994) Heterogeneity of M-cell-associated B and T cells in human Peyer's patches. Immunology 83:457–464

Farstad IN, Norstein J, Brandtzaeg P (1997) Phenotypes of B and T cells in human intestinal and mesenteric lymph. Gastroenterology 112:163–173

Gallin JI, Farber JM, Holland SM, Nutman TB (1995) Interferon-γ in the mangement of infectious disease. Ann Intern Med 123:216–224

Gartner S, Markovits P, Markovitz DM et al. (1986) The role of mononuclear phagocytes in HTLV III/LAV infection. Science 233:215–219

Gendelman HE, Orenstein JM, Baca LM et al. (1989) The macrophage in the persistence and pathogenesis of HIV infection. AIDS 3:475–495

Gregerson DA, Obritsch WF, Donoso LA (1993) Oral tolerance in experimental autoimmune uveoretinitis. J Immunol 151:5751–5761

Hamann A, Andrew DP, Jablonski-Westrich D et al. (1994) Role of α4-integrins in lymphocyte homing to mucosal tissues in vivo. J Immunol 152:3282–3293

Harriman GR, Kunimoto DY, Elliot JF et al. (1988) Role of IL5 in IgA B cell differentiation. J Immunol 140:3033–3039

Ho DD, Rota TR, Hirsch MS (1986) Infection of monocyte/macrophage by human T lymphotropic virus type III. J Clin Invest 77:1712–1715

Hörnquist CE, Ekman L, Grdic KD et al. (1995) Paradoxical IgA immunity in CD4-deficient mice. Lack of cholera toxin-specific protective immunity despite normal gut mucosal IgA differentiation. J Immunol 155:2877–2887

Hoshino T, Yamada A, Honda J et al. (1993) Tissue-specific distribution and age dependent increase of human CD11b+ T cells. J Immunol 151:2237–2246

Isaacson PG, Wright DH (1984) Extranodal malignant lymphoma arising from mucosa associated lymphoid tissue. Cancer 53:2515–2524

James SP, Fiocchi C, Graeff AS, Strober W (1986) Phenotypic analysis of Lamina propria lymphocytes. Predominance of helper-inducer and cytolytic T-cell phenotypes in Crohn's disease and control patients. Gastroenterology 91:1483–1489

James SP, Graeff AS, Zeitz M (1987) Predominance of the helper-inducer T cells in mesenteric lymph nodes and intestinal lamina propria of normal nonhuman primates. Cell Immunol 107:372–383

Janoff EN, Jackson S, Wahl SM et al. (1994) Intestinal mucosa immunoglobulins during Human Immunodeficiency Virus Type 1 infection. J Infect Dis 170:299–307

Jarry A, Cortez A, René E et al. (1990) Infected cells and immune cells in the gastrointestinal tract of AIDS patients. An immunohistochemical study of 127 cases. Histopathology 16:133–140

Kaetzel CS, Robinson JK, Chintalacharuvu KR et al. (1991) The polymeric immunoglobulin receptor (secretory component) mediates transport of immune complexes across epithelial cells: A local defense function for IgA. Proc Natl Acad Sci USA 88:8796–8800

Kanof ME, Strober W, Fiocchi C et al. (1988) CD4 positive Leu-8 negative helper-inducer T cells predominate in the human lamina propria. J Immunol 141:3029–3036

Kaoutzani P, Colgan SP, Cepek KL et al. (1994) Reconstitution of cultured epithelial monolayers with a mucosal derived T lymphocyte cell line. J Clin Invest 94:788–796

Kerckhove CV, Russel GJ, Deusch K et al. (1992) Oligoclonality of human intestinal intraepithelial T cells. J Exp Med 175:57–63

Kett K, Rognum TO, Brandtzaeg P (1987) Mucosal subclass distribution of immunoglobulin G-producing cells is different in ulcerative colitis and Crohn's disease of the colon. Gastroenterology 93:919–924

Kikuta A, Rosen SD (1994) Localisation of ligands for L-selectin in mouse peripheral lymph node high endothelial cells by colloidal gold conjugates. Blood 84:3766–3775

Kiyono H, Cooper MD, Kearney JF et al. (1984) Isotype specifity of helper T cell clones: Peyer's patch Th cells preferentially collaborate with mature IgA B cells for IgA responses. J Exp Med 159:798–811

Kotler DP, Scholes JV, Tierney AR (1987) Intestinal plasma cell alterations in the acquired immunodeficiency syndrome. Am J Pathol 32:129–38

Kühn R, Löhler J, Rennik D, Rajewski K (1993) Interleukin-10-deficient mice develop enterocolitis. Cell 75:263–274

Kunimoto DY, Harriman GR, Strober W (1988) Regulation of IgA differentiation in CH12LX B cells by lymphokines: IL-4 induces membrane IgM-positive CH12LX cells to express membrane IgA and IL-5 induces membrane IgA-positive CH12LX cells to secrete IgA. J Immunol 141:713–720

Latthe M, Terry L, MacDonald TT (1994) High frequency of CD$\alpha\alpha$ homodimer-bearing T cells in human fetal intestine. Eur J Immunol 24:1703–1705

Lehner T, Bergmeier LA, Panagiotidi C et al. (1992) Induction of mucosal and systemic immunity to a recombinant simian immunodeficiency viral protein. Science 258:1365–1369

Lider O, Santos MB, Lee CSY et al. (1989) Suppression of experimental autoimmune encephalomyelitis by oral administration of of myelin basic protein. II. Suppression by of disease and in vitro immune responses is mediated by antigen specific CD8+ T lymphocytes. J Immunol 142:748

Loughnan MS, Nossal GJV (1989) Interleukins 4 and 5 control expression of IL-2 receptor on murine B cells through independent induction of its two chains. Nature 340:76–79

Lynch S, Kelleher D, Manus RM, O'Farrelly C (1995) RAG1 and RAG2 expression of human intestinal epithelium: evidence of extrathymic T cell differentiation. Eur J Immunol 25:1143–1147

MacDermott RP, Nash GS, Bertovich MJ et al. (1986) Altered patterns of secretion of monomeric IgA and IgA subclass 1 by intestinal mononuclear cells in inflammatory bowel disease. Gastroenterology 91:379–385

MacDonald TT, Spencer J (1988) Evidence that activated mucosal T cells play a role in the pathogenesis of enteropathy in human small intestine. J Exp Med 167:1341–1349

Marth T, Strober W, Kelsall BL (1996) High dose oral tolerance in ovalbumin TCR-transgenic mice: Systemic neutralization of interleukin-12 augments TGFβ secretion and T cell apoptosis. J Immunol 157:2348–2357

Marth T, Neurath MF, Cuccherini B, Strober W (1997) Defects of monocyte interleukin-12 production and humoral immunity in Whipple's disease. Gastroenterology 113:442–448

Mayer L (1995) Intestinal epithelium: a new immunological barrier. In: Tytgat, Bartelsman, Deventer (eds) Falk Symposium 85, Inflammatory Bowel Diseases. Kluwer Academic Publishers, Dordrecht/Boston/London, pp 384–387

Mayer L, Eisenhardt D (1990) Lack of induction of suppressor T cells by intestinal epithelial cells from patients with inflammatory bowel disease. J Clin Invest 86:1255–1260

Mayer L, Shlien R (1987) Evidence for function of Ia molecule on gut epithelial cells in man. J Exp Med 166:1471

Mayer L, Eisenhardt D, Salomon P et al. (1991) Expression of class II molecules on intestinal epithelial cells in humans. Gastroenterology 100:3–12

Mazanec MB, Kaetzel CS, Lamm ME et al. (1992) Intracellular neutralization of virus by immunoglobulin A antibodies. Proc Natl Acad Sci USA 89:6901–6905

Mazanec MB, Nedrud JG, Kaetzel CS, Lamm ME (1993) A three-tered view of the role of IgA in mucosal defense. Immunol Today 14:430–435

McGhee JR, Mestecky J, Elson CO, Kiyono H (1989) Regulation of IgA synthesis and immune response by T cells and interleukins. J Clin Immunol 9:175–199

Morrissey PJ, Charrier K (1995) Induction of colitis in SCID mice by the transfer of normal CD4$^+$/CD45RB^{hi} T cells. In: Tytgat, Bartelsman, Deventer (eds) Falk Symposium 85, Inflammatory Bowel Diseases. Kluwer Academic Publishers, Dordrecht/Boston/London, pp 418–423

Movat AM (1987) The regulation of immune responses to dietary protein antigen. Immunol Today 8:93

Owen RL, Jones AL (1974) Epithelial cell specialization within human Peyer's patch: An ultrastructural study of intestinal lymphoid follicles. Gastroenterology 66:189–203

Owen RL, Nemanic P (1978) Antigen processing structures of the mammalian intestinal tract: an SEM study of lymphoepithelial organs. Scanning Microsc 2:367–378

Owen RL, Pierce NF, Apple RT, Gray WC (1986) M cell transport of *Vibrio cholerae* from the intestinal lumen into Peyer's patches: A mechanism for antigen sampling and for microbial transepithelial migration. J Infect Dis 153:1108–1118

Pabst R (1991) Lymphocyte migration to the gut: Ovesimplification and controversial aspects. Immunol Res 10:279–281

Panja A, Blumberg RS, Balk SP, Mayer L (1993) Cd1d is involved in T cell-intestinal epithelial cell interaction. J Exp Med 178:1115–1119

Panja A, Barone A, Mayer L (1994) Stimulation of lamina propria lymphocytes by intestinal epithelial cells: evidence for recognition of nonclassical restriction elements. J Exp Med 179:943–950

Pantaleo G, Graziosi C, Butini L et al. (1991) Lymphoid organs function as major reservoirs for human immunodeficiency virus. Proc Natl Acad Sci USA 88:9838–9842

Pantaleo G, Graziosi C, Demarest JF et al. (1993a) HIV infection is active and progressive in lymphoid tissue during the clinically latent stage of disease. N Engl J Med 362:355–358

Pantaleo G, Graziosi C, Fauci A (1993b) The immunopathogenesis of human immunodeficiency virus infection. Nature 328:327–335

Pappo J, Ermark TH, Steger HJ (1991) Monoclonal antibody-directed of fluorescent polystyrene microspheres to Peyer's patch M cells. Immunology 73:277–280

Parker CM, Cepek KL, Russel GL et al. (1992) A family of beta 7 integrins on human mucosal lymphocytes. Proc Natl Acad Sci USA 89:1924–1928

Peters M, Secrist H, Anders KR et al. (1986) Increased expression of cell surface activation markers by intestinal monunuclear cells. Clin Res 1986:462

Pirzer UC, Schürmann G, Post S et al. (1990) Differential responsiveness to CD3-Ti vs CD2 -dependent activation in human intestinal T lymphocytes. Eur J Immunol 20:2339–2342

Plüschke G, Taube H, Krawinkel U et al. (1994) Oligoclonality and skewed T cell receptor V beta gene segment expression in in vivo activated human intestinal intraepithelial T lymphocytes. Immunobiology 192:77–93

Postigio AA, Snchez-Mateos P, Lazarovits AI et al. (1993) $\alpha 4 \beta 7$ Integrin mediates B cell binding to fibronectin and vascular cell adhesion molecule-1. J Immunol 151:2471–2483

Qiao L, Schürmann G, Autschbach F et al. (1993) Human intestinal mucosa alters T cell reactivities. Gastroenterology 105:814–819

Regoli M, Borghesi C, Bertelli E, Nicoletti C (1994) A morphological study of the lymphocyte traffic in Peyer's Patches after in vivo antigenic stimulation. Anat Rec 239:47–54

Relman DA, Schmidt TM, MacDermtt RP, Falkow S (1992) Identification of the uncultured bacillus of Whipple's disease. N Engl J Med 327:293–301

Roberts AI, O'Connel M, Biancone L et al. (1993) Spontaneous cytotoxicity of intestinal intraepithelial lymphocytes: clues to mechanism. Clin Exp Immunol 94:527–532

Rodgers VD, Fassett R, Kagnoff MF (1986) Abnormalities in intestinal mucosal T cells in homosexual populations including those with the lymphadenopathy syndrome and acquired immunodeficiency syndrome. Gastroenterology 90:552–558

Rothkötter HJ, Hriesik C, Pabst R (1995) More newly formed T than B lymphocytes leave the intestinal mucosa via lymphatics. Eur J Immunol 25:866–869

Russell MW, Mansa B (1989) Complement-fixing properties of human IgA antibodies: alternative pathway complement activation by plastic-bound, but not by specific antigen-bound IgA. Scand J Immunol 30:175–183

Sadlack B, Merz H, Schorle H et al. (1993) Ulcerative Colitis-like disease in mice with a disruptet Interleukin-2 gene. Cell 75:253–261

Sanders ME, Makgoba MW, Sharrow SO et al. (1988) Human memory T lymphocytes express increased levels of three cell adhesion molecules (LFA-3, CD2, and LFA-1) and three other molecules (UCHL-1, CDw29, and Pgp-1) and have enhanced IFN-γ production. J Immunol 140:1401–1407

Sarnacki S, Bègue B, Jarry A, Cerf-Bensussan N (1991) Human intestinal intraepithelial lymphocytes, a distinct population of activated T cells. Immunol Res 10:302–305

Sarnacki S, Bègue B, Buc H et al. (1992) Enhancement of CD3-induced activation of human intestinal intraepithelial lymphocytes by stimulation of the $\beta 7$-containing integrin defined by HML-1 monoclonal antibody. Eur J Immunol 22:2887–2892

Schieferdecker HL, Ullrich R, Hirseland H, Zeitz M (1992) T cell differentiation antigens on lymphocytes in the human intestinal lamina propria. J Immunol 149:2816–2822

Schieferdecker HL, Ullrich R, Weiß-Breckwoldt AN et al. (1990) The HML-1 antigen of intestinal lymphocytes is an activation antigen. J Immunol 144:2541–2549

Schieferdecker HL, Ullrich R, Zeitz M (1991) Phenotype of HML-1-positive T cells in the human intestinal lamina propria. Immunol Res 10:207–210

Schneider T, Ullrich R, Bergs C et al. (1994) Abnormalities in subset distribution, activation, and differentiation of T cells isolated from large intestine biopsies in HIV infection. Clin Exp Immunol 95:430–435

Schneider T, Jahn H-U, Schmidt W et al. (1995) Loss of CD4 T lymphocytes in patients infected with human immunodeficiency virus type 1 is more pronounced in the duodenal mucosa than in the peripheral blood. Gut 37:524–529

Schreiber S, MacDermott R, Raedler A et al. (1991) Increased activation of isolated intestinal lamina propria mononuclear cells in inflammatory bowel disease. Gastroenterology 101:1020–1030

Seibold F, Weber P, Scheurlen M (1995) Autoantibodies in IBD patients and their families. In: Tytgat GNJ; Bartelsman JFWM; van Deventer SJH (eds) Inflammatory Bowel Diseases. Kluwer 1995, pp 239–243

Selby WS, Janossy G, Bofill M, Jewell DP (1983) Lymphocyte subpopulations in the human small intestine. The findings in normal mucosa and in the mucosa of patients with adult coeliac disease. Clin Exp Immunol 52:219–228

Shim B, Kang YS, Kim WJ et al. (1969) Self-protective activity of colostral IgA against tryptic digestion. Nature 222:787–788

Smith KA (1988) Interleukin-2, inception, impact, and implications. Science 240:1169–1176

Sollid LM, Kvale D, Brandtzaeg P et al. (1987) Interferon gamma enhances the expression of secretory component, the epithelial receptor for polymeric immunoglobulin. J Immunol 138:4303–4306

Stein H, Dienemann D, Sperling M et al. (1988) Identification of a T cell lymphoma category derived from intestinal-mucosa-associated T cells. Lancet II:1053–1054

Stokes CR, Soothill JF, Turner MW (1975) Immune exclusion is a function of IgA. Nature 255:745–746

Strober W (1985) Gluten-sensitive enteropathy – an abnormal immunologic response of the gastrointestinal tract to dietary protein. In: Shorter G, Kirsner (ed) Gastrointestinal immunity for the clinician. Grune & Stratton, Orlando, pp 75–112

Strober W, Ehrhardt RO (1994) Regulation of IgA B cell development. In: Ogra, Mestecky, Lamm, Strober, McGhee, Bienenstock (eds) Handbook of mucosal immunology. Academic Press, Orlando, Florida, pp 159–176

Taguchi T, Aicher WK, Fujihashi K et al. (1991) Novel function for intestinal intraepithelial lymphocytes: Murine CD3[+], γ/δ TCR[+] T cells produce interferon gamma and interleukin 5. J Immunol 147:3736–3744

Targan SR, Deem RL, Liu M et al. (1995) Definition of lamina propria T cell responsive state, enhanced cytokine responsiveness of T cells stimulated through the CD2 pathway. J Immunol 154:664–675

Taunk J, Roberts AI, Ebert EC (1992) Spontaneous cytotoxicity of human intraepithelial lymphocytes against epithelial cell tumors. Gastroenterology 102:69–75

Thiele H-G (1991) Lymphocyte homing: An overview. Immunol Res 10:261–267

Ullrich R, Zeitz M, Heise W et al. (1989a) Small intestinal structure and function in patients infected with human immunodeficiency virus (HIV): Evidence for HIV-induced enteropathy. Ann Intern Med 111:15–21

Ullrich R, Zeitz M, Schieferdecker H et al. (1989b) Expression von aktivierungs- und prolifertionsabhängigen Antigenen in der intestinalen Lamina propria (LP) von Kontrollpersonen und Patienten mit chronisch entzündlichen Darmerkrankungen (CED). Klin Wochensch [Suppl XVI] 67:234

Ullrich R, Schieferdecker HL, Ziegler K et al. (1990) $\gamma\delta$ T cells in the human intestine express surface markers of activation and are preferentially located in the epithelium. Cell Immunol 128:619–627

Ullrich R, Heise W, Bergs C et al. (1992) Effects of zidovudine treatment on the small intestinal mucosa in patients infected with HIV. Gastroenterology 102:1483–1492

Watanabe M, Ueno Y, Yajima T et al. (1995) Interleukin 7 is produced by human intestinal epithelial cells and regulates the proliferation of intestinal mucosal lymphocytes. J Clin Invest 95:2945–2953

Weiker J, Underdown BJ (1975) Secretory component bonding to immunoglobulins A and M. J Immunol 114:1337–1344

Weiner HL, Friedman A, Miller A et al. (1994) Oral tolerance: Immunologic mechanisms and treatment of animal and human organ-specific autoimmune diseases by oral administration of autoantigens. Annu Rev Immunol 12:809–837

Westermann J, Nagahori Y, Walter S et al. (1994) B and T lymphocyte subsets enter peripheral lymph nodes and Peyer's patches without preference in vivo: no correlation occurs between their localization in different types of high endothelial venules and the expression of CD44, VLA-4, LFA-1, ICAM-1, CD2 or L-selectin. Eur J Immunol 24:2312–2316

Whitacre CC, Gienapp IE, Orosz CO, Bitar DM (1991) Oral tolerance in experimental autoimmune encephalomyelitis III. Evidence for clonal anergy. J Immunol 147:2155–2163

Zeitz M, Greene WC, Pfeffer NJ, James SP (1988a) Lymphocytes isolated from the intestinal Lamina propria of normal nonhuman primates have increased expression of genes associated with T-cell activation. Gastroenterology 94:647–655

Zeitz M, Quinn TC, Graeff AS (1988b) Mucosal T cells provide helper function but do not proliferate when stimulated by specific antigen in lymphogranuloma venerum proctitis in nonhuman primates. Gastroenterology 94:353–366

Zeitz M, Ullrich R, Schieferdecker HL et al. (1991) Characterization of T cell populations in the intestinal lamina propria in inflammatory bowel disease. In: Goebell, Ewe, Malchow, Koelbel (eds) Inflammatory bowel diseases: progress in basic research and clinical implications. Kluwer, Lancaster

2.3 Molekulargenetische Grundlagen der Allergie: Ansätze für eine molekulare Therapie

MARGITTA WORM und BEATE M. HENZ

Inhaltsverzeichnis

2.3.1 Einführung in geschichtliche Hintergründe

2.3.1.1 Von Reaginen zur Entdeckung des IgE

Prausnitz u. Küstner demonstrierten als Erste, daß es im Blut sensibilisierter Individuen einen Faktor gibt, der nach Übertragung auf nicht-allergische Spender zu einer Sensibilisierung führt [Prausnitz u. Küstner 1921]. Küstner war allergisch gegen Fisch, und eine Injektion seines Serums in die Haut von Prausnitz, der Pollenallergiker war, führte zu einer sofortigen Rötung und Schwellung der Haut, als anschließend Fischantigen in die sensibilisierte Stelle gespritzt wurde. Den möglicherweise verantwortlichen Faktor nannten die beiden Forscher Reagin.

Erst 1966 wurde von Ishizaka et al. der verantwortliche Faktor für diese reagine Aktivität von Seren allergischer Patienten identifiziert [Ishizaka et al. 1966]. Es handelte sich dabei um einen zytophilen Antikörper, der jedoch wegen zu geringer Serumkonzentrationen mit den zur damaligen Zeit zur Verfügung stehenden Meßmethoden nicht genauer bestimmt werden konnte. Er konnte den-

Handbuch der Molekularen Medizin, Band 4
Immunsystem und Infektiologie
D. Ganten/K. Ruckpaul (Hrsg.)
© Springer-Verlag Berlin Heidelberg 1999

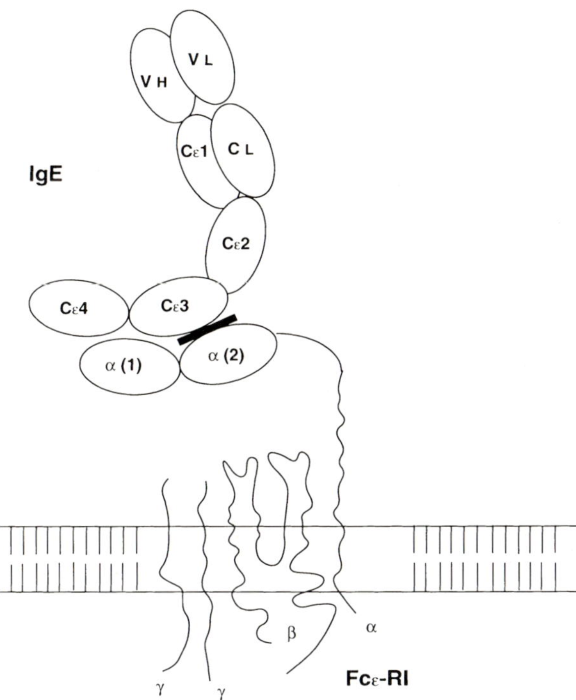

Abb. 2.3.1. IgE-Molekül: aus 4 konstanten Domänen der schweren Kette zusammengesetzt, bindet über Cε3 an seine Rezeptoren

noch von den anderen Immunglobulinen (IgA, IgD, IgG und IgM) getrennt werden und wurde IgE benannt, weil nach Lokalapplikation ein Erythem in der Haut provoziert wurde.

In den folgenden Jahren gelang es mit verbesserten analytischen Techniken und der Verfügbarkeit eines Patienten mit einem IgE-Myelom durch Johansson, das Protein detaillierter zu untersuchen. Sein Molekulargewicht beträgt 190.000, und der Aufbau des Moleküls unterscheidet sich von dem der anderen Immunglobuline wie IgA, IgD oder IgG durch eine zusätzliche konstante Domäne (Cε1-Cε4). IgE setzt sich aus 1 schweren und 1 leichten Kette zusammen und kann über seinen Fc-Anteil (Cε3) an spezifische Rezeptoren binden (Abb. 2.3.1). Zu den IgE-bindenden Rezeptoren gehören der hochaffine (Fcε-RI) sowie der niedrigaffine (Fcε-RII) IgE-Rezeptor.

2.3.1.2 Atopie

Der Begriff Atopie geht auf die alten Griechen zurück und bedeutet falscher Ort (a-topos). Er wurde 1923 von den amerikanischen Allergologen Coca u. Cooke [1923] in die medizinische Terminologie eingeführt. Sie verwendeten den Begriff zur Beschreibung einer Überreaktion auf Einflüsse aus der Umgebung, die nur beim Menschen beobachtet wurde und häufiger innerhalb von Familien auftrat. Die familiäre Komponente atopischer Erkrankungen wurde in der wissenschaftlichen Welt zuerst von Besnier [1892] beschrieben, der das atopische Ekzem als „prurigo diathesique" sowie Asthma bronchiale, Heuschnupfen und gastrointestinale Symptome innerhalb von Familien beschrieb. In späteren Untersuchungen bei Zwillingspaaren wurde diese Beobachtung bestätigt. So fand sich bei eineiigen Zwillingen eine Konkordanz von 60–79% und bei zweieiigen Zwillingen eine von 30% [Schultz-Larsen 1985]. Nachdem die genetische Komponente der Atopie zweifellos außer Frage steht, konzentrieren sich aktuelle Studien auf die Bestimmung der möglichen verantwortlichen Gene, die zur Ausbildung einer Atopie beitragen. Nach den Versuchen von Prausnitz u. Küstner [1921] mit dem Nachweis von Reaginen im Serum sensibilisierter Individuen wurde das Vorhandensein dieser Moleküle in die Definition der Atopie von Coca u. Cooke [1923] einbezogen. Da allergische Reaktionen nur beim Menschen, nicht jedoch im Tiermodell an eine genetische Disposition geknüpft zu sein schienen, glaubten Coca u. Cooke [1923], daß sich allergische Erkrankungen des Menschen grundsätzlich von der Anaphylaxie bei Tieren unterscheiden. Der Begriff Atopie ist bis heute beibehalten worden, um damit die Erkrankungen allergisches Asthma bronchiale, die allergische Rhinokonjunktivitis und das atopische Ekzem zusammenzufassen. Ihr gemeinsames Charakteristikum ist die Überempfindlichkeit der Haut und/oder der Schleimhaut.

2.3.2 Allergische Krankheitsbilder

Die Ausbildung allergischer Krankheitsbilder vom Soforttyp setzt die Bildung von IgE voraus, das gegen bestimmte Antigene (Allergene) gerichtet ist. Erst nach der Produktion von IgE kann es zur Ausbildung einer allergischen Typ-I-Reaktion kommen. Die IgE-Moleküle binden nach ihrer Produktion und Sekretion an Rezeptoren (hochaffiner und niedrigaffiner IgE-Rezeptor) auf selektierten Zellen, und erst nach erneutem Allergenkontakt kommt es durch die Verbindung (Überbrückung) der freien Enden von 2 allergenspezifischen IgE-Molekülen zu einer Aktivierung der Rezeptoren. Diese wiederum führt zu einer Freisetzung einer

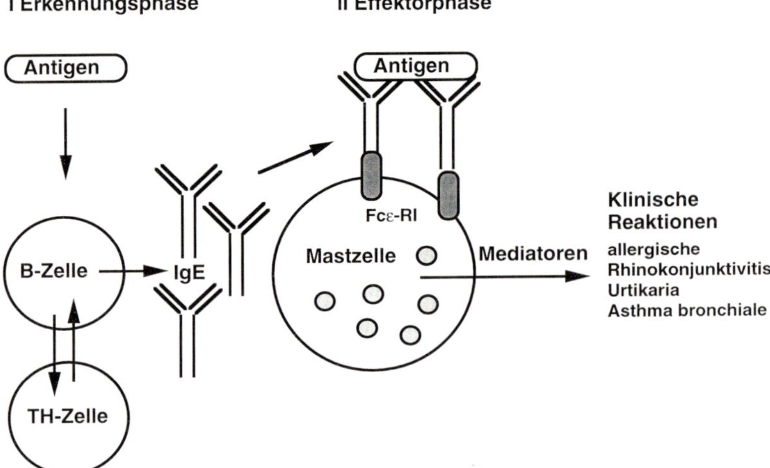

Abb. 2.3.2. Allergische Reaktion vom Soforttyp

Vielzahl von Faktoren, die die klinische Ausprägung der allergischen Reaktion zur Folge haben (Abb. 2.3.2).

2.3.2.1 Anaphylaxie

Der Ausdruck Anaphylaxie geht auf das Griechische (a-phylaxis) zurück und bedeuted mangelnder Schutz. Immunologisch liegt der Anaphylaxie eine Typ-I-Überempfindlichkeitsreaktion nach Coombs und Gell zugrunde. Sie zeichnet sich durch eine sofortige Reaktion unmittelbar nach Antigenkontakt (Allergenkontakt) aus. Es kommt zu einer IgE-abhängigen Stimulation gewebeständiger Mastzellen sowie der im Blut zirkulierenden basophilen Leukozyten. Durch die Bindung von Allergenen an IgE wird eine Vielfalt von Mediatoren wie Histamin, Leukotriene, Prostaglandine und Proteasen aus den Zellen freigesetzt, die wiederum für die akuten, oft drastischen Symptome der

Überempfindlichkeitsreaktionen vom Soforttyp verantwortlich sind [Abbas et al. 1994]. Darüber hinaus kommt es zu einer Freisetzung von Zytokinen (IL-1, IL-3, IL-4, IL-5, IL-6, IL-8, GMCSF, CSF, NGF, PDGF), die eine bedeutende Rolle bei der Entstehung und Unterhaltung der allergischen Entzündungsreaktion spielen. Die Maximalvariante einer anaphylaktischen Reaktion ist der anaphylaktische Schock, bei dem es durch die massive Freisetzung von insbesondere vasoaktiven Mediatoren wie Histamin, PAF und LTC4 klinisch zu einem Blutdruckabfall, einem Anstieg der Herzfrequenz und später zum Herzstillstand mit Bewußtlosigkeit kommt. Wird die betroffene Person nicht sofort medizinisch versorgt, kann der anaphylaktische Schock zum Tod führen. Von der anaphylaktischen ist die sog. anaphylaktoide Reaktion abzugrenzen. Das klinische Erscheinungsbild gleicht der anaphylaktischen Reaktion, jedoch ist der zugrundeliegende Pathomechanismus nicht IgE-vermittelt (Tabelle 2.3.1).

Tabelle 2.3.1. Schweregradeinteilung zur Klassifikation anaphylaktischer bzw. anaphylaktoider Reaktionen

Grad	Haut	Abdomen	Atemwege	Herz/Kreislauf
I	Juckreiz Flush Urtikaria Angioödem			
II		Nausea Übelkeit Tenesmen	Rhinorrhö Heiserkeit Dyspnoe	Tachykardie Hypotension Arrhythmie
III		Erbrechen Defäkation	Larynxödem Bronchospasmus Zyanose	Schock
IV			Atemstillstand	Kreislaufstillstand

2.3.2.2 Urtikaria

Die Urtikaria ist ein Krankheitsbild, das durch Degranulation gewebeständiger Mastzellen der Haut zustande kommt. Die Degranulation der Mastzellen kann IgE-vermittelt sein, aber auch durch unspezifische Histaminliberatoren (z. B. Nahrungsmittel wie Erdbeeren, Zitrusfrüchte, Käse oder Rotwein), durch physikalische Reize (z. B. Wärme, Kälte oder Druck) oder durch Intoleranzreaktionen (Medikamente oder Nahrungsmittel) ausgelöst werden. Unabhängig von dem der Mastzelldegranulation zugrundeliegenden Pathomechanismus ist das resultierende Erscheinungsbild der Urtikaria gleich, es kommt immer zu einer Quaddelbildung. Zu den wichtigsten klinischen Merkmalen der Quaddelreaktion gehören das schnelle Entstehen, der begleitende Juckreiz, das zentrale blasse Ödem aufgrund der Extravasion von Plasma, die durch den Axonreflex und Substanz P vermittelte umgebende Reflexrötung sowie die komplette Rückbildung innerhalb einer bis weniger Stunden. Der gesamte Ablauf wird durch die von Mastzellen freigesetzten Mediatoren bestimmt, wobei Histamin allein alle Symptome induzieren kann, die von ebenfalls innerhalb von Sekunden freigesetzten Lipidmediatoren (LTC4, PAF) potenziert werden. Zytokine dagegen müssen erst neu synthetisiert werden und spielen eher bei persistierenden Quaddelreaktionen eine Rolle.

Eine akute Urtikaria tritt am häufigsten bei ansonsten gesunden Individuen auf. Die Quaddeln sind typischerweise mehr oder weniger über den ganzen Körper verteilt (Abb. 2.3.3) und können mit Angioödemen, aber auch mit diversen Systemreaktionen, insbesondere mit gastrointestinalen und respiratorischen Symptomen, Arthralgien oder Kopfschmerzen, einhergehen. In mehr als

90% der Fälle kommt es nach 6 Wochen zur Spontanremission, wobei der Auslöser zumeist ungeklärt bleibt. Aus neuen Untersuchungen geht hervor, daß zu den häufigsten Auslösern der akuten Urtikaria bei Kindern Nahrungsmittelallergene und bei Erwachsenen Pseudoallergene gehören [Henz et al. 1995].

Bei Patienten, deren Urtikaria über mehr als 6 Wochen bestehen bleibt, spricht man von einer chronischen Urtikaria. Diese kann entweder chronisch kontinuierlich oder chronisch rezidivierend verlaufen. Bei ungefähr 50% der Patienten mit chronischer Urtikaria sind physikalische Reize die Auslöser. Klinisch sind die physikalischen Formen der Urtikaria einfach abzugrenzen, da die Quaddel häufig dem Kontaktbereich des auslösenden Reizes folgt. Aktuelle Untersuchungen zur nicht-physikalischen chronischen Urtikaria haben gezeigt, daß Pseudoallergene in Nahrungsmitteln zu den häufigsten Auslösern gehören. Ferner haben neuere Untersuchungen autoimmunologische Phänomene bei Patienten mit chronischer Urtikaria aufgedeckt. So werden in bis zu 50% der Patienten mit chronischer Urtikaria IgG-Antikörper mit Autoreaktivität gegenüber dem hochaffinen IgE-Rezeptor nachgewiesen [Fiebiger et al. 1995]. Vermehrte Autoantikörper gegen Thyroxin und IgE wurden schon früher mehrfach beschrieben. Ihre pathogenetische Bedeutung (Auslöser vs. Sekundärbefund) bleibt zu klären.

2.3.2.3 Angioödeme

Angioödeme können ebenfalls durch eine Degranulation gewebeständiger Mastzellen entstehen, wobei primär die subkutanen Mastzellen bei diesem klinischen Erscheinungsbild als Effektorzellen verantwortlich gemacht werden. Die Ursachen, warum manche Individuen im Rahmen einer IgE-vermittelten Reaktion Urtikaria und/oder Angioödeme entwickeln, ist bis heute nicht geklärt. Kennzeichen der Angioödeme ist die tief lokalisierte Schwellung des subepidermalen Gewebes. Die Läsionen entwickeln sich innerhalb von Minuten und persistieren in der Regel über Stunden und Tage. Die Ödeme in der Tiefe führen häufig zu geringen subjektiven klinischen Symptomen, können aber monströse Ausmaße mit starken Schmerzen annehmen und bei Beteiligung bestimmter Weichteilstrukturen zu lebensbedrohlichen Situationen führen. In der Literatur existieren mehrere Synonyme für Angioödeme, zu den wichtigsten gehören das angioneurotische und das Quinke-Ödem.

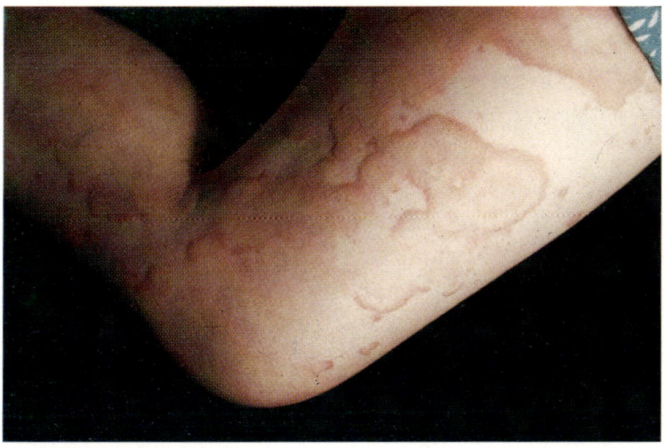

Abb. 2.3.3. Klinisches Erscheinungsbild einer akuten Urtikaria

Angioödeme werden in nicht-hereditäre und hereditäre Formen unterteilt. Letztere sind nicht Mastzell-abhängig, sondern durch einen erblichen C1-Esterase-Inhibitor-Mangel oder fehlende Aktivität des C1-Esterase-Inhibitors gekennzeichnet. Der C1-Inaktivator beeinflußt die Komplementaktivierung und greift in die C2-Kininbildung ein, die für die Angioödeme der Haut und innerer Organe (cave: akutes Abdomen!) verantwortlich ist. Der Erkrankungsbeginn liegt zumeist im Kindes- und Jugendalter, Frauen sind häufiger betroffen, und die Symptome treten praktisch nicht in Kombination mit einer Urtikaria auf. Häufig geht dem akuten Angioödem bei C1-Esterase-Mangel ein Trauma mit daraus folgender Komplementaktivierung voraus. Deshalb wird empfohlen, vor traumatisierenden Eingriffen, wie z. B. Zahnextraktion, gereinigten C1-Inaktivator zu verabreichen.

Die nicht-hereditären Formen der Angioödeme können mit den verschiedenen Formen der Urtikaria assoziiert sein, und ihr Ursachenspektrum gleicht dem der Urtikaria. Zu den häufigsten Auslösern gehören Medikamente, Nahrungsmittel und Zusatzstoffe. Zu den nicht-hereditären Formen der Angioödeme gehören auch die erworbenen C1-Esterase-Inhibitor-Defekte. Ihnen liegen häufig andere Erkrankungen wie z. B. Autoimmunkrankheiten oder Malignome zugrunde [Henz et al. 1995].

2.3.2.4 Atopisches Ekzem

Die atopische Dermatitis (AD) ist eine chronisch verlaufende, mit Juckreiz einhergehende Hauterkrankung. Der Ausdruck atopische Dermatitis wurde von Hill u. Sulzberger eingeführt, um die primär dermale Reaktion sowie die Assoziation dieser Erkrankung mit dem allergischen Asthma bronchiale und der allergischen Rhinokonjunktivitis deutlich hervorzuheben [Hill u. Sulzberger 1933]. In Europa wird aufgrund der klinischen Darstellung der Begriff atopisches Ekzem bevorzugt, zumal die Krankheit nach neueren Erkenntnissen auch transepidermal ausgelöst wird und die Epidermis involviert, im Gegensatz zur ausschließlich dermal ablaufenden Urtikaria. Bei atopischer Dermatitis werden die höchsten Serum-IgE-Spiegel der Erkrankungen des atopischen Formenkreises gefunden. Eine Erhöhung des Serum-IgE-Spiegels wird bei 80–85% der Patienten beobachtet [Hoffmann et al. 1975]. Ebenfalls bei 80–90% der Patienten mit AD ist die Familienanamnese positiv bezüglich Atopie und 85% der Patienten haben eine positive Pricktestreaktion gegenüber den häufigsten Inhalations- und/oder Nahrungsmittelallergenen [Leung et al. 1993]. Diese Daten legen nahe, daß Allergene in der Pathogenese der AD eine entscheidende Rolle spielen. Durch doppelblind-Plazebo-kontrollierte Untersuchungen konnte ein Zusammenhang zwischen Allergenen und der Exazerbation der atopischen Dermatitis für eine Subpopulation der Patienten dargestellt werden [Leung 1993]. Erst durch neuere Untersuchungen wurde die Pathogenese der AD besser verständlich. Wesentliche Beiträge sind neuerlich in Bezug auf folgende pathologische Aspekte erbracht worden:

1. Nachweis des hochaffinen IgE-Rezeptors auf Langerhans-Zellen, insbesondere in befallener Haut [Bruynzeel-Koomen 1986, Grabbe et al. 1993].
2. Identifizierung allergenspezifischer TH2-Helferzellen im entzündlichen Gewebe, die vermehrt die inflammatorischen Zytokine IL-4 und IL-5 produzieren [Romagnani 1991, Van der Heijden et al. 1991, Van Reijsen et al. 1995].
3. Verstärkte Infiltration von Eosinophilen in Hautläsionen von Patienten mit AD [Leung et al. 1993].
4. Wirkung bakterieller Superantigene bei der atopischen Dermatitis [Leung et al. 1993, 1995].

Das klinische Erscheinungsbild der atopischen Dermatitis ist sehr vielfältig (Abb. 2.3.4). Akut entstehen papulovesikulöse Hautveränderungen, die im Verlauf krustöse, noduläre oder lichenifizierte Formen annehmen können. Während im frühkindlichen Alter das exsudativ-exanthematische Bild im Vordergrund steht, finden sich im Schulkind- und Erwachsenalter Juckreiz, Papeln und Lichenifikation.

Um die Diagnose einer atopischen Dermatitis zu sichern, wurden von Hanifin u. Rajka [1980] diagnostische Kriterien festgelegt, die eine Reihe von gehäuft vorkommenden Merkmalen bei Atopikern berücksichtigen:

1. Hauptkriterien
   - Juckreiz und Exkoriationen
   - Typisches Verteilungsmuster
   - (Gesicht und Streckseiten im Kindesalter, Beugen im Erwachsenenalter)
   - Chronischer oder häufig rezidivierender Verlauf (>6 Wochen)
   - Positive Familienanamnese für eine atopische Erkrankung
2. Nebenkriterien
   - Vermehrte Infektionsanfälligkeit (besonders gegenüber *Staphylococcus aureus* und Herpesviren)

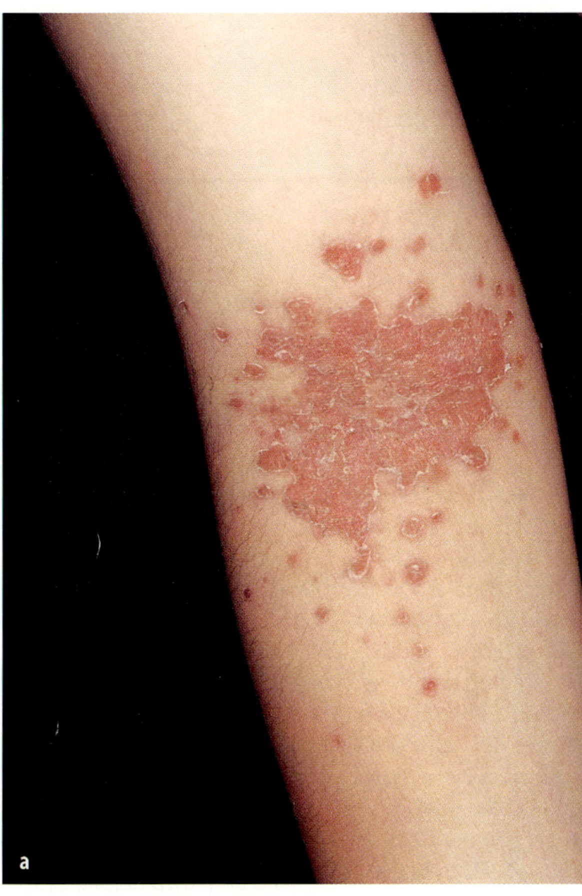
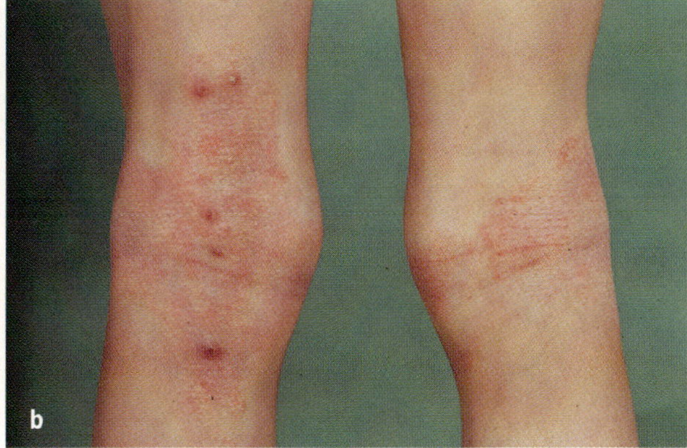

Abb. 2.3.4. Akute (**a**) und chronische (**b**) Manifestation eines atopischen Ekzems

- Trockene Haut
- Frühes Erkrankungsalter
- Multiple positive Hauttestergebnisse auf Typ-I-Allergene
- Assoziierte Ichthyosis, Keratosis pilaris, Hyperlinearität der Handflächen
- Unspezifisches Hand- und/oder Fußekzem
- Erhöhte Serum-IgE-Spiegel

Die Bedeutung IgE-vermittelter Reaktionen für die Pathogenese der atopischen Dermatitis war lange umstritten, da das Serum-IgE nicht bei allen Patienten mit atopischer Dermatitis erhöht ist und die Serum-IgE-Spiegel trotz der kurzen Halbwertszeit von 5–7 Tagen während akuter Schübe oder Remissionen kaum fluktuieren [Johannson et al. 1970]. Häufig positive Pricktestreaktionen sowie spezifische IgE-Antikörper im Serum gegenüber den häufigsten Inhalationsallergenen unterstreichen die Bedeutung der Typ-I-Sensibilisierung für die Auslösung der Symptome. Besondere Bedeutung scheint hier den Hausstaubmilben zuzukommen. Während die Sensibilisierungsrate gegen Mil-

benantigene bei Normalpersonen in Industrienationen auf 5% geschätzt wird, liegt sie bei Patienten mit atopischer Dermatitis oder allergischem Asthma bronchiale bei bis zu 90% [Sporik et al. 1990].

2.3.2.5 Allergische Rhinokonjunktivitis

Charles Blackley, der selbst an Heuschnupfen litt, hat in seinem Buch über Ursachen und Genese des „Catarrhus aestivus" 1893 Graspollen als die Ursache des Heuschnupfens identifiziert. Er war der Erste, der durch Experimente zeigen konnte, daß die Applikation von Pollen je nach Applikationsort eine Rhinitis bzw. eine Konjunktivitis zur Folge hat.

Die Prävalenz der allergischen Rhinokonjunktivitis liegt bei ungefähr 10% der Bevölkerung, verteilt sich gleich häufig auf beide Geschlechter, und der Erkrankungsgipfel liegt zwischen 15 und 25 Jahren [Wüthrich et al. 1996]. Klinisch zeichnet sich die allergische Rhinitis durch Niesen, Rhinorrhö und Juckreiz aus. Da die Rhinitis häufig von einer Konjunktivitis begleitet ist, hat sich der Terminus der allergischen Rhinokonjunktivitis etabliert. Das Spektrum der häufigsten Allergene in einer Bevölkerungsgruppe ist abhängig von der geographischen Lage und somit den klimatischen Gegebenheiten. Je nach Dauer der Symptome im Jahresverlauf spricht man von saisonaler oder perennialer Rhinitis. Zu den häufigsten Auslösern einer saisonalen Rhinokonjunktivitis gehören Gräser- und Baumpollen, während die perenniale Rhinitis am häufigsten durch Hausstaubmilben und Tierhaare ausgelöst wird. Von den Allergen-vermittelten Rhinitisformen sind nicht-allergische Formen der Rhinitis abzugrenzen, insbesondere die sehr häufige vasomotorische Rhinitis. Keine diagnostischen Schwierigkeiten macht dagegen die virusinduzierte Rhinitis [Bousquet et al. 1996].

Das pathophysiologische Korrelat der allergischen Rhinokonjunktivitis ist die Mastzelldegranulation in den Schleimhäuten nach Allergenkontakt. Histologische Untersuchungen aus nasalen Schleimhautbiopsien 24 h nach Allergenprovokation haben gezeigt, daß die Degranulation der Mastzellen nicht nur in der provozierten Nasalschleimhaut, sondern auch der kontralateralen Seite zu finden war. Diese Ergebnisse wurden als nasaler Reflexbogen interpretiert [Fokkens et al. 1992]. Zusätzlich finden sich in Biopsien von durch Allergene provozierten Nasenschleimhäuten Infiltrate von Eosinophilen und TH2-Zellen, die zusammen mit Mastzellen durch die Produktion von Mediatoren wie Interleukin 4, 5 und 6 zur Unterhaltung der allergischen Entzündung beitragen [Durham et al. 1992].

2.3.2.6 Allergisches Asthma

Obwohl das extrinsische allergische Asthma bronchiale vom nicht-allergischen intrinsischen Asthma bronchiale aufgrund der Auslöser strikt trennbar ist, wird ersteres zumeist bei längerem Bestehen durch das verselbständigte chronische intrinsische Krankheitsbild ersetzt. Beiden Formen liegt als gleichartiger pathogenetischer Faktor die sog. bronchiale Hyperreaktivität zugrunde [Wahn et al. 1994]. Sie ist mit einfachen Provokationsverfahren auch bei normaler Lungenfunktion durch Provokation mit Histamin oder Cholinergika (Metacholin, Carbachol oder Azetylcholin) in der Lungenfunktion regelmäßig nachweisbar. Es wird angenommen, daß für die allergische Konstitution und die Hyperreaktivität eine getrennte genetische Disposition besteht und erst deren Zusammentreffen die Entstehung eines allergischen Asthma bronchiale ermöglicht.

Klinisch ist das Asthma bronchiale durch die Herxheimer-Symptomtrias Dyskrinie, Schleimhautödem und Bronchospasmus gekennzeichnet. Das pathophysiologische Korrelat dieser klinischen Symptome ist die durch Mediatoren ausgelöste Entzündungsreaktion [Kay et al. 1984].

Beim allergischen Asthma bronchiale sind inhalative Allergene die wichtigsten auslösenden Faktoren. Das Spektrum dieser Allergene ist breit gefächert und umfaßt tierische, pflanzliche und chemische Proteine. Nahrungsmittelallergene, Parasiten und perkutan resorbierte Allergene können ein allergisches Asthma bronchiale auch hämatogen auslösen [Wahn et al. 1994]. Trotz der großen Anzahl potentieller Allergene sind nur eine kleine Anzahl von Inhalationsallergenen häufige Auslöser eines allergischen Asthmas. Als ubiquitär vorkommende Allergene gilt dies am häufigsten für Hausstaubmilben, Pollen und Pilzsporen, während das Spektrum individueller Allergene am häufigsten durch Haustiere und Berufsallergene bestimmt wird. Art und Intensität der Sensibilisierung werden durch die Expositionsbedingungen erheblich mitbestimmt. Raucher weisen höhere IgE-Serumkonzentrationen auf als Nichtraucher.

Neben dem IgE-vermittelten extrinsischen Asthma bronchiale, dem eine Typ-I-Sensibilisierung zugrundeliegt, gibt es seltener auch Antigene, die eine allergische Alveolitis verursachen. Dabei spielen IgG-Antikörper im Sinn einer Typ-III-Reaktion eine pathogenetische Rolle. Der klinische Verlauf der exogen ausgelösten allergischen Alveolitis unterscheidet sich völlig von dem des allergischen Asthmas.

2.3.2.7 Reaktionen auf Nahrungsmittel

Nahrungsmittelunverträglichkeiten sind in der Literatur seit Jahrzehnten beschrieben worden. Sie können sich in allen genannten klinischen Erscheinungsbildern, nämlich in Form von anaphylaktischen Reaktionen einschließlich der sog. gastrointestinalen Anaphylaxie manifestieren, die mit Übelkeit, Erbrechen und Durchfall einhergeht, aber auch in Form diverser Symtome an der Haut sowie den oberen und unteren Atemwegen [Sampson et al. 1992, Zuberbier et al. 1993]. Es gibt sowohl immunologisch vermittelte Reaktionen auf Nahrungsmittel, z.B. im Sinne einer IgE-vermittelten Typ-I-Reaktion, als auch sog. pseudoallergische Reaktionen, denen kein immunologisches Korrelat zugrundeliegt und die von Farb-, Konservierungs- und Aromastoffen dosisabhängig ausgelöst werden [Young et al. 1994]. Unter den IgE-vermittelten Nahrungsmittelallergenen sind besonders Proteine in Milch, Hühnerei, Fisch, Nüssen und Soja häufige Allergene. Nahrungsmittelallergien im Kindesalter entwickeln sich häufig innerhalb des 1. Lebensjahrs (>80%), insbesondere auf Milcheiweiß, und sind zu einem hohen Prozentsatz bis zu 87% bis zum 3. Lebensjahr in Remission. Dabei bleiben der Pricktest und das spezifische Serum-IgE häufig positiv [Sampson 1992, Sampson et al. 1984].

Aus aktuellen Untersuchungen geht hervor, daß eine Gruppe von ubiquitär vorkommenden Proteinen, die sog. Profiline, bei der Entstehung von Nahrungsmittelallergien eine besondere Bedeutung haben [Ree 1992]. Insbesondere Kreuzallergien zwischen Gräser-, Birken-, Beifußpollen sowie Gewürzen, Gemüse, Kern- und Steinobst werden auf die Profiline zurückgeführt.

2.3.2.8 Arzneimittelexantheme

Die Inzidenz unerwünschter Arzneimittelnebenwirkungen schwankt zwischen 10 und 40%, je nach Literaturangabe [de Weck 1986]. Bestimmte Patientengruppen unterliegen scheinbar einem erhöhten Risiko. Dies ist jedoch weniger auf die Erkrankung als auf die erhöhte Anzahl der eingenommenen Medikamente zurückzuführen. Die Inzidenz von Arzneimittelexanthemen wird mit ungefähr 2,2% angegeben [Bork 1995]. Pathogenetisch können einem Arzneimittelexanthem alle immunologischen Reaktionen nach Coombs u. Gell zugrundeliegen und entsprechend das klinische Erscheinungsbild bestimmen [Zürcher et al. 1992] (Tabelle 2.3.2). Allen immunologisch vermittelten Arzneimittelreaktionen geht eine Sensibilisierungsphase voraus, die in der Regel 8–12 Tage dauert. Während dieser Phase kommt es zur Antikörperproduktion (IgG oder IgE) oder der Bildung sensibilisierter T-Lymphozyten gegenüber dem Arzneimittel oder seinen Metaboliten. Häufig werden niedermolekulare Arzneimittel (Haptene) erst nach Kopplung an ein Träger-Protein zu einem sog. Vollantigen. Unter den immunologisch vermittelten Arzneimittelreaktionen finden sich am häufigsten Typ-I- und -III-Reaktionen; aber auch Reaktionen vom zytotoxischen und Zell-vermittelten Typ sind nicht selten [Kauppinen et al. 1984].

Tabelle 2.3.2. Einteilung der immunologischen Reaktionsformen nach Coombs u. Gell und Beispiele entsprechender allergischer Krankheitsbilder

Typ I	IgE-vermittelte Soforttypreaktion	Anaphylaxie, Urtikaria, allergische Rhinitis, allergisches Asthma
Typ II	Zytotoxische Immunreaktion	Arzneimittelreaktionen (Thrombozytopenien), Rhesusinkompatibilität
Typ III	Immunkomplex-vermittelte Reaktion	Serumkrankheit
Typ IV	T-Zell-vermittelte Immunreaktion	Allergisches Kontaktekzem

In Tabelle 2.3.3 sind die möglichen klinischen Formen von Arzneimittelexanthemen und ihre häufigsten Auslöser zusammengefaßt. Makulöse und makulopapulöse Arzneimittelexantheme sind häufige Hautreaktionen auf Medikamente (Abb. 2.3.5). Das klinische Bild ist variabel: Neben den generalisiert, meist am Stamm beginnenden, häufig symmetrischen Ausschlägen, die skarlatiniformbilli- oder rubeoliform aussehen können, sind gelegentlich Symptome wie mildes Fieber, Juckreiz und Eosinophilie zu finden. Ampicillin, Amoxicillin und Sulfonamide gehören zu häufigen Auslösern dieser Reaktionsform. Das Ampicillinexanthem, das sich bei ca. 10% aller Behandelten entwickelt, stellt jedoch eine Ausnahme dar, weil der zugrundeliegende Pathomechanismus eher auf eine unspezifische B-Zell-Stimulation als auf die Bildung spezifischer Antikörper zurückgeführt wird. Die Pathomechanismen der makulopapulösen Arzneimittelreaktionen werden immunologisch den Typ-III- oder Typ-IV-Reaktionen zugeordnet [Bork 1995].

Urtikaria und Angioödeme sind weitere Formen der Arzneimittelunverträglichkeitsreaktionen. Sie können eine Typ-I-Sensibilisierung gegenüber Medikamenten darstellen oder auch nicht-immunologisch vermittelt werden (s. unten). Bei einer hochgradigen Typ-I-Sensibilisierung kann es auch zur Ausbildung eines anaphylaktischen Schocks kommen. Klassisches Beispiel ist eine Sensibilisierung gegenüber Komponenten des Penizillins (Penicilloyl-G und V).

Die Inzidenz fixer Arzneimittelreaktionen liegt unter den Arzneimittelexanthemen mit etwa 30% relativ hoch [Zürcher et al. 1992]. Die akuten Läsionen sind scharf begrenzte, dunkel- bis lividrote, ödematöse Plaques, manchmal mit der Ausbildung von Blasen, die sich bevorzugt an den Akren befinden. Sie bilden sich gewöhnlich innerhalb von 24 h aus und können von Juckreiz oder Brennen

Tabelle 2.3.3. Klinische Formen von Arzneimittelreaktionen und ihre häufigsten Auslöser

Klinisches Bild	Häufige Auslöser
Makulöse- und makulopapulöse Exantheme	Ampicillin, Amoxicillin, Sulfonamide, Phenytoin, Carbamazepin
Urtikaria, Angioödeme	Penicilloyl-G-V, Azetylsalizylsäure[a], nichtsteroidale Antiphlogistika, ACE-Hemmer, Röntgenkontrastmittel[a], Opiate[a]
Vasculitis allergica	Pyrazolonderivate, Benzothiazine, Hydratoinderivate
Serumkrankheit	Penizillin, artfremde proteinhaltige Medikamente
Erythema exsudativum multiforme	Sulfonamide, Penizillin, Carbamazepin, Barbiturate, Pyrazolone
Lyell-Syndrom	Sulfonamide, Pyrazolone, Barbiturate, Hydantoinderivate

[a] Medikamente führen über nicht-IgE vermittelte Reaktionen zu einer Mastzelldegranulation.

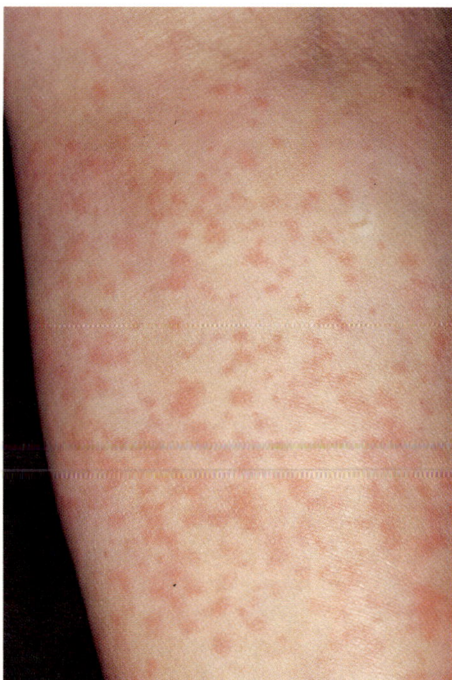

Abb. 2.3.5. Makulopapulöses Arzneimittelexanthem

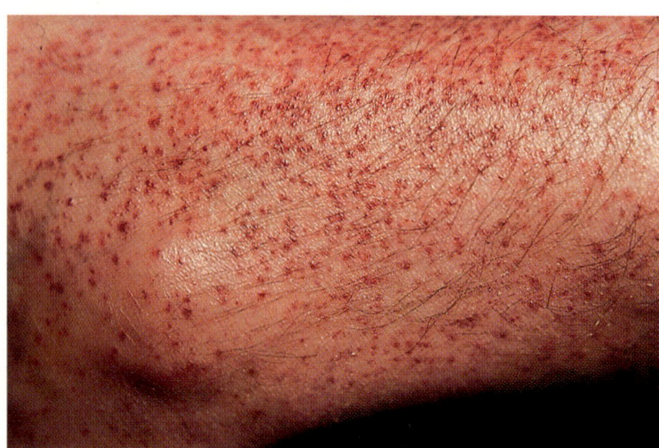

Abb. 2.3.6. Vasculitis allergica

begleitet sein. Charakteristischerweise tritt ein fixes Arzneimittelexanthem jedesmal an derselben Stelle auf. Allerdings kann mit jeder neuen Exposition die Zahl der betroffenen Stellen zunehmen. Bei der Entstehung scheinen die lokal gehäuften spezifisch sensibilisierten Lymphozyten eine Rolle zu spielen.

Der Vasculitis allergica liegt eine immunologische Reaktion vom Typ III zugrunde. Die zirkulierenden Immunkomplexe lagern sich in den kleinen Gefäßen ab, und es kommt zu einer Komplementaktivierung mit darauf folgender leukozytärer Entzündungsreaktion. In der Immunfluoreszenz lassen sich C3-, IgG- oder IgM-Ablagerungen nachweisen. Klinisches Kardinalsymptom ist die Purpura, d.h. eine Rötung, die sich mit dem Glasspatel nicht wegdrücken läßt (Abb. 2.3.6). Auslösende Antigene können Viren, Parasiten, Tumore, Nahrungsmittel oder Medikamente sein [Wolff et al. 1980].

Ein weiteres Krankheitsbild, das durch zirkulierende Immunkomplexe ausgelöst wird, ist die Serumkrankheit. Die klinischen Symptome umfassen neben einer möglichen Vaskulitis der Haut und anderer Organe, das Auftreten von Fieber, Gelenkbeschwerden, Endokarditis und Nephritis.

Das Exanthem des Erythema exsudativum multiforme (EEM) ist durch typische Kokarden gekennzeichnet und kann durch virale, bakterielle und medikamentöse Antigene ausgelöst werden (Abb. 2.3.7). Pathogenetisch werden Immunkomplexmechanismen, aber auch Typ-IV-Reaktionen diskutiert. Kommt es im Rahmen eines EEM zu einem ausgeprägtem Befall der Schleimhäute, so spricht man von einem Steven-Johnson-Syndrom.

Das Lyell-Syndrom (Syndrom der verbrühten Haut) ist die Maximalvariante einer Arzneimittelreaktion, bei der es zu einer generalisierten Epidermolyse kommt. Die Schleimhäute sind regelmäßig mitbefallen. Auslöser können praktisch alle

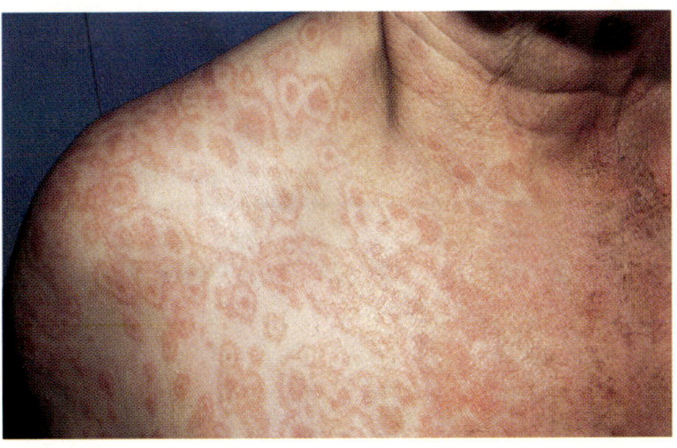

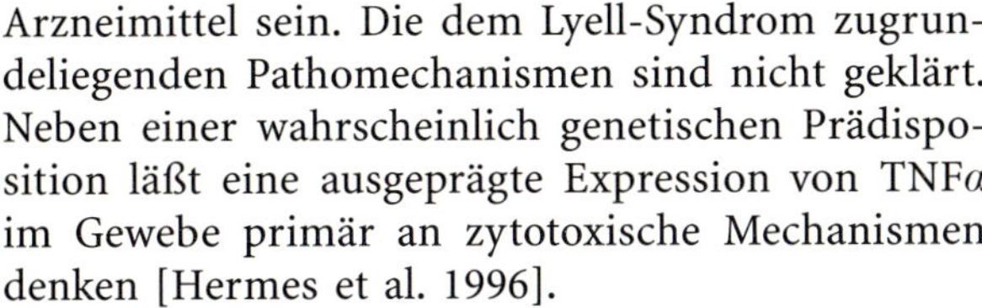

Abb. 2.3.7. Erythema exsudativum multiforme

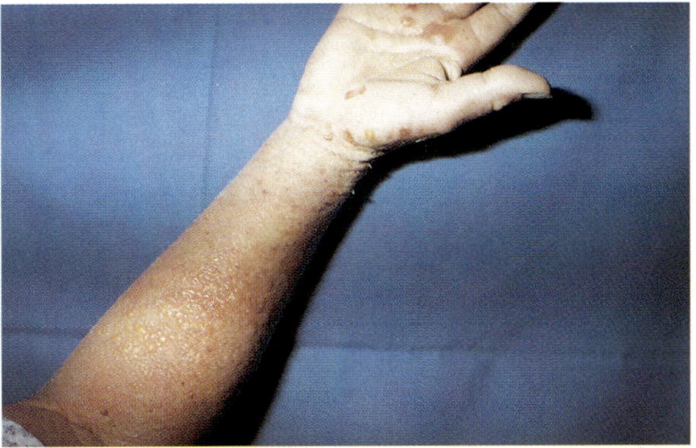

Abb. 2.3.8. Akutes allergisches Kontaktekzem

Arzneimittel sein. Die dem Lyell-Syndrom zugrundeliegenden Pathomechanismen sind nicht geklärt. Neben einer wahrscheinlich genetischen Prädisposition läßt eine ausgeprägte Expression von TNFα im Gewebe primär an zytotoxische Mechanismen denken [Hermes et al. 1996].

Unter den nicht-immunologisch vermittelten Arzneimittelreaktionen finden sich am häufigsten anaphylaktoide bzw. Intoleranzreaktionen. Ursache der anaphylaktoiden Reaktionen ist die Fähigkeit einiger Pharmaka, über zumeist noch unbekannte Mechanismen Histamin aus Mastzellen freizusetzen. Die wichtigsten Medikamentengruppen dieser Art sind Opiate und Röntgenkontrastmittel. Zu den häufigsten Auslösern von sog. Intoleranzreaktionen, deren zugrundeliegende Mechanismen noch ungeklärt sind, gehören Azetylsalizylsäure und andere Antiphlogistika sowie Lokalanästhetika. Die Ausprägung des klinischen Erscheinungsbildes ist dosisabhängig und bedarf keiner vorhergehenden immunologischen Sensibilisierung [Zürcher et al. 1992].

2.3.2.9 Allergisches Kontaktekzem

Der allergischen Kontaktdermatitis liegt immunologisch eine Typ-IV-Reaktion nach Coombs u. Gell zugrunde. Nach Sensibilisierung gegenüber einem in der Regel niedermolekularen Molekül (Hapten) entsteht nach Allergenkontakt eine juckende Dermatitis mit typischer Ekzemmorphe: Rötung, Papeln, seröse Exsudation, Erosionen und schließlich Abschuppung. Der immunologische Prozeß der Sensibilisierung erfolgt durch Langerhans-Zellen, die das Hapten aufnehmen und zum Vollantigen komplementieren. Die durch diesen Vorgang aktivierten Langerhans-Zellen wandern über lymphatische Gefäße der Dermis zu den regionalen Lymph-

knoten, um dort das Antigen zu präsentieren. Über einen Zeitraum von 8–21 Tagen kommt es zur Aktivierung und klonalen Expansion von Effektor- und Memory-T-Zellen, die dann über den Blutkreislauf in die Haut gelangen. Diese Induktionsphase verläuft in der Regel klinisch inapparent. Erst nach Zweitkontakt mit dem Allergen kommt es zur klinischen Manifestation einer Kontaktallergie (Auslösephase) durch die Proliferation und Differenzierung von T-Effektor-Zellen in der Haut. Durch die proinflammatorische Wirkung lymphozytärer Mediatoren kommt es zur chemotaktischen Einwanderung von Entzündungszellen und nach 48–72 h zur klinischen Ausbildung eines Ekzems (Abb. 2.3.8). Klinisch ist die allergische von der irritativen Kontaktdermatitis abzugrenzen. Letzterer liegt keine immunologische Reaktionsform zugrunde, sondern sie ist Resultat einer toxisch-irritativen Wirkung von chemischen oder physikalischen Noxen. Im Gegensatz zur allergischen Kontaktdermatitis ist sie dosisabhängig, und das klinische Erscheinungsbild ist streng auf den Ort der Einwirkung begrenzt (Beispiel: Dermatitis solaris).

Das Spektrum möglicher Kontaktallergene ist sehr groß und umfaßt ausgesprochen häufig metallische Ionen (Nickel, Dichromat und Kobalt), Duft-, Farb- und Konservierungsstoffe. Das Spektrum der Allergene ist regional unterschiedlich und von der Expositionsdauer, dem Alter und Geschlecht sowie individuellen Faktoren abhängig. Die Sensibilisierungshäufigkeit gegenüber Nickel beträgt in der Allgemeinbevölkerung 7%, bei jungen Frauen jedoch bis zu 20%. Bei Frauen findet sich das Ekzem häufiger im Gesicht, insbesondere im Bereich der Ohren und der Augenlider, was auf z.B. die schon frühe Exposition mit nickelhaltigen Ohrringen oder die breite Anwendung von Kosmetika zurückzuführen ist [Frosch et al. 1996, Wahn et al. 1994].

2.3.3 Molekularbiologische Grundlagen

Verbesserte Labortechniken haben es ermöglicht, die biologischen Grundlagen der Allergieentstehung besser herauszuarbeiten. Trotz intensiver wissenschaftlicher Forschung bleiben viele Mechanismen bis heute jedoch noch ungeklärt.

2.3.3.1 Genetische Merkmale

Seit Anfang des Jahrhunderts ist bekannt, daß die familiäre Belastung bei der Entstehung einer atopischen Erkrankung eine Rolle spielt; für andere allergische Erkrankungen bestehen diesbezüglich hingegen kaum bzw. keine Hinweise. Studien an ein- und zweieiigen Zwillingen haben gezeigt, daß Gesamt- und spezifisches IgE genetisch determiniert sind. So wurde in einer Studie von Hopp et al. [1984] gefunden, daß die Konkordanz für Serum-IgE-Spiegel bei monozygoten Zwillingen 82% und bei dizygoten Zwillingen 52% beträgt. Das Risiko für eine Erkrankung des atopischen Formenkreises nimmt bei Befall eines Elternteils von 5–15% auf 20–40% und bei Befall beider Elternteile auf 60–80% zu [Bousquet et al. 1983]. Mit der Entdeckung des IgE [Ishizaka et al. 1966] und der Erkenntnis, daß durch sog. Immunantwortgene (Ir), die an MHC gekoppelt sind, spezifische Immunantworten gegenüber einfachen Polypeptiden kontrolliert werden [Benacerraf et al. 1972], wurde ein Meilenstein für weitere immungenetische Untersuchungen gelegt. Aus zahlreichen Untersuchungen wurde deutlich, daß zumindest 2 Typen der genetischen Kontrolle der IgE-Antwort beim Menschen existieren, nämlich die nicht-MHC gebundene Gesamt-IgE-Produktion und die MHC-gebundene spezifische IgE-Produktion.

2.3.3.1.1 Genetik der Gesamt-IgE-Produktion

Bei allen Untersuchungen zur Genetik des Gesamt-IgE muß kritisch berücksichtigt werden, daß viele Faktoren (Alter, Geschlecht und Allergenexposition) den Gesamt-IgE-Spiegel beeinflußen. Es bestand lange die Schwierigkeit, eine Grenze zwischen hohem und niedrigem Gesamt-IgE festzulegen. Nach einer Untersuchung von Marsh et al. [1974] wurde ein Gesamt-IgE-Spiegel von 95 U/ml als Schnittpunkt vorgeschlagen, um allergische von nicht-allergischen Personen zu unterscheiden. Eine Untersuchung auf dieser Basis zur Verteilung von IgE bei 28 Familien hat Hinweise auf einen rezessiven Erbgang für die Ausprägung der Gesamt-

IgE-Spiegel ergeben. Diese Vermutung wurde in einer späteren Studie an 173 Familien bestätigt [Gerrad et al. 1978]. Das Ausmaß der Beteiligung eines einzelnen Gens an der basalen IgE-Produktion sowie der exakte genetische Vererbungsmodus sind umstritten. Studien bei verschiedenen Gruppen und Familien haben gezeigt, daß dominante und kodominante Arten der Vererbung existieren [Meyers et al. 1982]. Neben der Charakterisierung eines Hauptgens als dominant, kodominant oder rezessiv haben die meisten Arbeitsgruppen eine signifikante polygene Kontrolle des Gesamt-IgE beobachtet [Cockson et al. 1988, Sears et al. 1991]. Diese Untersuchungen legen nahe, daß eine große Anzahl von Minorgenen die IgE-Produktion beeinflussen. Weitere Untersuchungen mit Chromosomenmarkern haben eine Verknüpfung des Chromosoms 11q13 mit einem als Atopiegen postulierten Locus gefunden. In weiteren Untersuchungen wurde das Gen für die β-Kette des hochaffinen IgE-Rezeptors dieser Region auf Chromosom 11q als Kandidatengen identifiziert [Shirakawa et al. 1994]. Die Zuordnung des Chromosoms 11q als Träger eines Atopiegens ist jedoch sehr umstritten und konnte in weiteren Untersuchungen nicht verifiziert werden [Amelung et al. 1992, Hizawa et al. 1992].

Ein weiterer Schwerpunkt bei der Identifizierung von Genen, die für die Kontrolle der IgE-Produktion eine Rolle spielen, sind die von Marsh et al. [1994] durchgeführten Untersuchungen auf Chromosom 5q31–33. Dieser chromosomale Abschnitt umfaßt Gene, welche eine Reihe von Zytokinen kodieren, die wiederum eine wichtige Rolle bei der allergischen Immunantwort spielen. Die Studie wurde an einer homogenen Populationsgruppe in Pennsylvania durchgeführt (Amish-Volksgruppe), die einige Vorteile für genetische Untersuchungen bietet wie z.B. eine hohe Rate an Vetternheirat, große Familien und eine einheitliche Umgebung. Aus den Daten ging eine signifikante Assoziation des Gesamt-IgE-Spiegels und den Markern innerhalb der Region 5q31.1 hervor [Marsh et al. 1994]. Aus dieser und weiteren Studien wird deutlich, daß IL-4- oder weitere Gene, die innerhalb der Region 5q31.1 liegen, für die Regulation von IgE eine Rolle spielen. Bei einer weiteren Untersuchung wurde die genetisch determinierte Bedeutung von IL-4 durch den Nachweis eines Polymorphismus innerhalb des IL-4-Promotors bei asthmatischen Familien nachgewiesen [Rosenwasser et al. 1995]. Zufammenfassend zeigen diese Daten, daß die Gene der Region 5q31–33 zu einer erhöhten IgE-Produktion beitragen, wobei der Hauptkandidat das IL-4-Gen zu sein scheint.

Tabelle 2.3.4. Genetik der allergischen Immunantwort

Kandidatengen	Region	Phänotyp
IL-3, IL-4, IL-5, IL-13, CSF2	5q31.1	Gesamt-IgE
GRL, β-2 AD	5q32–q33	Gesamt-IgE, BHR, Asthma
FCεRI-β-Kette	11q13	Atopie, Gesamt- und spezifisches IgE
TNFα	6p21.3	Asthma
β-2 AD	5q33	Asthma
HLA-D	6p21.3	Spezifisches IgE
TCR (α/δ-Kette)	14q11.2	Spezifisches IgE

Kürzlich wurden 2 weitere Genloci als Marker für das Auftreten von allergischem Asthma bronchiale identifiziert. Dazu gehören die Gene des β_2-adrenergen Rezeptors und TNFα [Ohe et al. 1995] (Tabelle 2.3.4).

2.3.3.1.2 Genetik der spezifischen IgE-Antwort

Zur Untersuchung antigenspezifischer IgE-Antworten des Immunsystems wurde als erstes die HLA-D-Region auf Chromosom 6p21.3 ausgewählt, da sie die sog. Immunantwortgene enthält, die bei der Antigenpräsentation eine Rolle spielen.

Marsh et al. [1974] fanden signifikant höhere HLA-B8- und DW3-Sequenzen bei Probanden mit positiven Hautpricktests gegenüber Pollen als bei negativen Kontrollen. Zusätzlich fanden sie eine Assoziation zwischen Pollenallergenen von Gräsern mit HLA-DW2 und Roggen mit HLA-B8 und DW3. Aufgrund dieser und weiterer Studien wurde postuliert, daß bestimmte, definierte Allergene nur eine Immunantwort auslösen können, wenn definierte HLA-D-Subtypen vorhanden sind. Diese Annahme konnte bestätigt werden, da eine spezifische IgE-Antwort gegenüber einem definierten Gräserpollenallergen bei Trägern des HLA-DR2 und DW in fast 100% zu finden war. Dagegen war die Inzidenz des DR2.2-Subtyps mit 22% atopischer, nicht auf Gräserpollen allergischer Individuen normal [Huang et al. 1991]. In den letzten Jahren wurden diese Untersuchungsergebnisse der Assoziation bestimmter HLA-DR-Subtypen und spezifischer Allergene bestätigt und auf weitere Allergene wie Milcheiweiß oder Hausstaubmilbe ausgedehnt [O'Hehir et al. 1991].

In einer weiteren Studie wurde die mögliche Bedeutung des T-Zell-Rezeptors (α- und β-Kette) für die spezifische IgE-Antwort untersucht. [Moffatt et al. 1994]. Es wurde keine Assoziation zwischen dem Gen der β-Kette des T-Zell-Rezeptors auf Chromosom 7 und spezifischen IgE-Serotypen nachgewiesen. Für eine Reihe verschiedener IgE-Phänotypen (Hausstaub, Tierepithelien, Gräserpollen und Schimmelpilzsporen) wurde dagegen ein signifikantes Vorkommen der α-Ketten-Mikrosatellitenallele von betroffenen Geschwisterpaaren und deren Eltern bestimmt [Moffatt et al. 1994]. Die α-Kette des T-Zell-Rezeptors, die von Genen auf dem Chromosom 14 kodiert wird, scheint somit eine Rolle bei der Entwicklung einer spezifischen IgE-Antwort zu spielen (Übersicht s. Tabelle 2.3.4).

2.3.3.2 Immunologische Veränderungen

2.3.3.2.1 Antigen-Allergen-Präsentation

Der 1. Schritt zur Induktion einer Immunantwort ist die Aufnahme des Allergens von antigenpräsentierenden Zellen (APC), wie Makrophagen, B-Zellen und dendritischen Zellen. B-Zellen binden Allergene an membranständige, antigenspezifische Immunglobuline und internalisieren den Allergen-Rezeptor-Komplex, während Makrophagen oder dendritische Zellen die Allergene über z.B. Endozytose aufnehmen. Danach werden die Allergene bzw. im Fall der Typ-IV-Reaktion Hapten und Trägermolekül von APC prozessiert und T-Zellen in Form von Peptidfragmenten über den Major-Histokompatibilitätskomplex I oder II (MHC I/II) präsentiert [Lanzavecchia 1990]. Der mit Antigenfragmenten beladene MHC-Komplex wird vom T-Zell-Rezeptor erkannt und führt in Gegenwart von kostimulatorischen Molekülen zur Aktivierung der T-Zellen. Werden Antigene über MHC-Moleküle der Klasse I präsentiert, kommt es zu einer Aktivierung von CD8-positiven T-Zellen, bei der Antigenpräsentation über MHC-Moleküle der Klasse II werden CD4-positive T-Zellen aktiviert. Dieses Phänomen wird als MHC-Restriktion bezeichnet (Abb. 2.3.9) [Abbas et al. 1994].

2.3.3.2.2 TH1- und TH2-Helferzellen

Nach der antigenspezifischen Aktivierung produzieren T-Zellen eine Reihe von Zytokinen, die chemotaktische und aktivierende Wirkungen auf andere Leukozyten entfalten. Nach Untersuchungen im Mausmodell werden die CD4-positiven aktivierten T-Lymphozyten (TH, T-Helferzellen) ihrem Zytokinmuster entsprechend in 2 Subpopulationen unterteilt. Sog. TH1-Zellen produzieren primär IL-2 und INFγ, während die TH2-Zellen primär IL-4, IL-5 und IL-10 produzieren. Beide T-Zell-Popula-

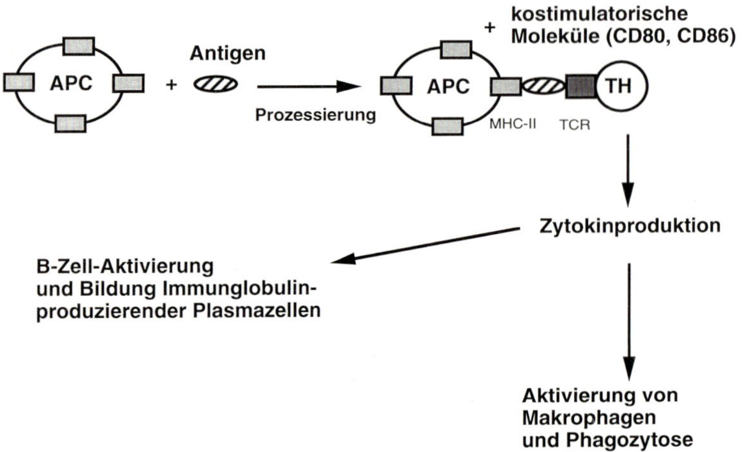

Abb. 2.3.9. MHC-II-restringierte Induktion der Immunantwort

tionen produzieren IL-3 und Granulozyten-Makro-phagen-Kolonie-stimulierenden-Faktor (GMCSF). Aus zahlreichen Studien bei Patienten mit Erkrankungen des atopischen Formenkreises wurde deutlich, daß es nach Stimulation mit Allergenen, die primär eine Typ-I-Reaktion hervorrufen, vornehmlich zu einer Aktivierung von TH2-Zell-Klonen kommt [Romagnani 1991, Wierenga et al. 1991]. Insbesondere die von TH2-Zellen produzierten Zytokine IL-4 und IL-5 spielen für die Entstehung einer allergischen Reaktion eine besondere Rolle. IL-4 ist als Umschalt-Faktor für die IgE-Produktion von B-Zellen wesentlich, während IL-5 eine besondere Rolle bei der Entwicklung, Adhäsion und Aktivierung der eosinophilen Leukozyten spielt, die u.a. für die Auslösung der allergischen Spätreaktion beim allergischen Asthma bronchiale bedeutsam sind. INFγ, das von TH1-Zellen produziert wird, hemmt dagegen sowohl die IgE-Synthese als auch die Proliferation von TH2-Zell-Klonen [Xu et al. 1994] und spielt bei IgG-vermittelten und durch direkten Lymphozytenkontakt induzierten zytotoxischen und kontaktallergischen Reaktionen eine Rolle. Auf der Basis dieser Befunde wurde das Modell der Imbalance von TH1- und TH2-Zellen bei allergischen Erkrankungen entwickelt [Romagnani 1991, Wierenga et al. 1991, Snoek et al. 1991]. Neuere Untersuchungen deuten jedoch darauf hin, daß beide T-Zell-Populationen nur polare Formen eines breiten Spektrums der heterogenen Aktivierung von T-Helferzellen sind.

2.3.3.2.3 IgE-Rezeptoren

Die Rezeptoren für IgE spielen bei allergischen Erkrankungen in mehrfacher Hinsicht eine besonde-re Rolle. Durch die Bindung des IgE an seinen hochaffinen Rezeptor (Fcε-RI), der z.B. von Mastzellen exprimiert wird, entstehen nach Allergenkontakt die klinischen Merkmale der Typ-I-Reaktion nach Coombs u. Gell. In neueren Untersuchungen konnte jedoch gezeigt werden, daß der hochaffine IgE-Rezeptor auch von Langerhans-Zellen und Makrophagen in der Haut von Patienten mit atopischer Dermatitis exprimiert wird [Grabbe et al. 1993] und die Bindung zu einer allergenspezifischen Aktivierung von T-Zellen in der Haut führen kann [Mudde et al. 1992]. Diese Erkenntnisse haben zu einem neuen Modell der Pathogenese der atopischen Dermatitis beigetragen [Maurer et al. 1994, 1995].

Der niedrigaffine Rezeptor des IgE, CD23, wird von einer Vielzahl verschiedener Zellen exprimiert (Tabelle 2.3.5). Interleukin 4 ist ein wichtiger Stimulus für die Expression von CD23 auf Zellen, die CD23 exprimieren können. Dies mag die in der Literatur beschriebene verstärkte Expression von CD23 bei Atopikern erklären, da diese vermehrt IL-4 produzieren [Williams et al. 1992]. CD23 existiert nach proteolytischer Spaltung auch in löslicher Form und kann so biologische Wirkungen entfalten. Die Bedeutung von CD23 und seinen löslichen Fragmenten wurde durch Untersuchungen hervorgehoben, bei denen sowohl eine Hemmung der IL-4-vermittelten IgE-Produktion normaler humaner B-Zellen als auch der spontanen IgE-Produktion von B-Zellen atopischer Patienten durch spezifische anti-CD23-Antikörper gezeigt wurde [Bonnefoy et al. 1990, Sarfati et al. 1988]. Darüber hinaus wurde in vivo nachgewiesen, daß CD23 die antigenspezifische IgE-Antwort selektiv moduliert [Flores-Romo et al. 1993]. Neben der Bindung von IgE

Tabelle 2.3.5. IgE-bindende Rezeptoren und ihre Expression auf menschlichen Zellen

IgE-Rezeptoren	Rezeptorexpression
Hochaffiner IgE-Rezeptor (Fcε-RI)	Mastzellen, Basophile, Monozyten, Langerhans-Zellen
Niedrigaffiner IgE-Rezeptor (Fcε-RII, CD23)	Lymphozyten, Monozyten, dendritische Zellen, Eosinophile, Plättchen

kann lösliches CD23 auch diverse, nicht IgE-gebundene Funktionen übernehmen.

2.3.3.3 Effektorzellen

2.3.3.3.1 Mastzellen und basophile Leukozyten

Zu den wichtigsten Effektorzellen der allergischen Entzündungsreaktion vom Soforttyp gehören Mastzellen und basophile Leukozyten. Diese Zellen tragen den hochaffinen IgE-Rezeptor auf ihrer Zelloberfläche. IgE wird daran gebunden und bei Allergenkontakt kommt es nach Überbrückung von 2 IgE-Molekülen (bridging) zu einer Aktivierung des Rezeptors durch fokale Rezeptoraggregation (capping). Diese führt zur Freisetzung einer Vielzahl von Mediatoren und Zytokinen [Grabbe et al. 1994].

Menschliche Mastzellen und basophile Leukozyten können auch durch zahlreiche andere Substanzen Antigen-unabhängig und nicht-IgE-vermittelt stimuliert werden. Hierzu gehören z. B. Arzneimittel (Morphin, Polymyxin, Dextran, Curare), Enzyme (Chymotrypsin und Phospholipase A2), Hormone (ACTH, Parathormon, Somatostatin), und basische Peptide (Mellitin, Bradykinin, Substanz P). Zu Reaktionsformen, bei denen es zu einer antigenunabhängigen Aktivierung von Mastzellen oder Basophilen über noch unbekannte Mechanismen kommt, gehören die anaphylaktoiden oder pseudoallergischen Reaktionen [Czarnetzki et al. 1995].

Mastzellen setzen je nach Stimulus ein breites Spektrum präformierter und neu synthetisierter Mediatoren frei (Abb. 2.3.10). Dazu gehören eine Vielzahl von Lipidmediatoren wie Leukotriene, Prostaglandine und der plättchenaktivierende Faktor (PAF), Zytokine, Proteasen, Glykosaminoglykane wie Heparin und biogene Amine wie Histamin, wobei letzteres allein die wichtigsten biologischen Reaktionen der Typ-I-Allergie vermittelt. Das Muster freigesetzter Mediatoren aus basophilen Leukozyten ist dem der Mastzellen teilweise ähnlich. Basophile werden jedoch vom Knochenmark in schon ausdifferenzierter Form in die Zirkulation entlassen, von wo aus sie in entzündliches Gewebe unter dem Einfluß von chemotaktischen Reizen einwandern. Die ebenfalls aus dem Knochenmark stammenden Mastzellen zirkulieren als nicht identifizierbare Vorläufer im Blut und wandern von dort in das Gewebe, in dem sie unter dem Einfluß spezifischer Wachstumsfaktoren wie SCF ausreifen [Grabbe et al. 1994]. Mastzellen befinden sich ubiquitär in allen Geweben, bevorzugt

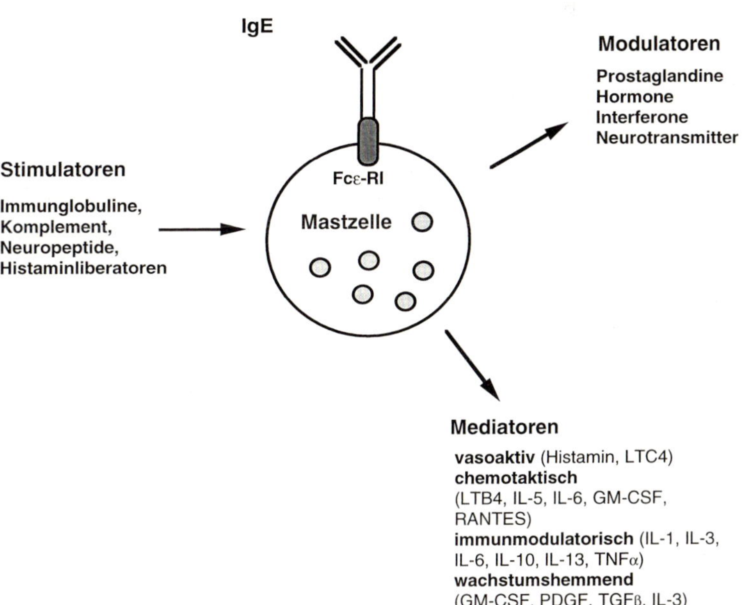

Abb. 2.3.10. Mastzellstimulatoren, -modulatoren und -mediatoren sowie deren Wirkungsspektrum

aber in der Haut sowie in den Schleimhäuten der Augen, der Nase, der Lunge und des Gastrointestinaltrakts. Durch eine Vielzahl von Untersuchungen konnte gezeigt werden, daß es bei allergischen Patienten nach Allergenprovokation in vivo zur Sekretion bzw. zu einer Degranulation der Mastzellen kommt. Histamin kann ohne Degranulation der Zellen sezerniert werden, nämlich durch Ionenaustausch und Diffusion. Mastzellmediatoren konnten z.B. in nasalen Sekreten, bronchoalveolären Lavagen oder Extrakten der Haut nachgewiesen werden [Grabbe et al. 1994].

Bei basophilen Leukozyten von allergischen Spendern konnte eine erhöhte Freisetzungsfähigkeit (Releasability) nachgewiesen werden. Dies gilt sowohl für die spontane als auch für die anti-IgE-stimulierte Histaminfreisetzung [May et al. 1982]. Die exakten molekularen Grundlagen dieser Vorgänge sind nach wie vor nicht geklärt, könnten aber auf einem Priming durch Zytokine wie IL-3 oder IL-4 oder auf die bei Atopikern nachgewiesenen erhöhten Mengen des Gangliosids GM3 beruhen.

2.3.3.3.2 Langerhans-Zellen und Makrophagen

Entgegen früheren Vorstellungen, daß der hochaffine IgE-Rezeptor ausschließlich von Mastzellen und basophilen Leukozyten exprimiert wird, haben neue Untersuchungen zeigen können, daß die α- und γ-Kette dieses Rezeptors auch von Langerhans- und monozytären Zellen exprimiert werden. Bei Patienten mit atopischer Dermatitis konnte eine verstärkte Expression des hochaffinen IgE-Rezeptors auf Langerhans-Zellen in läsionaler Haut sowie den Monozyten im peripheren Blut nachgewiesen werden. Da diese Zellen nach Aktivierung

des Rezeptors Mediatoren wie IL-1 oder TNFα freisetzen, können sie zur Unterhaltung der allergischen Entzündung einen Beitrag leisten und somit potentiell eine pathogenetische Bedeutung z.B. bei der atopischen Dermatitis haben [Maurer u. Stingl 1995, Maurer et al. 1994].

2.3.3.3.3 Lymphozytäre Zellen

Weitere wichtige Zellen im Rahmen der allergischen Entzündung sind die T- und B-Zellen. Zum einen spielt die Interaktion von T- und B-Lymphozyten bei der Entstehung IgE-produzierender Plasmazellen eine Rolle, zum anderen produzieren allergenspezifische T-Zell-Klone eine Reihe von Zytokinen, die zu der allergischen Entzündungsreaktion beitragen.

IgE-Produktion durch B-Zellen

Für die Induktion der IgE-Synthese in humanen B-Zellen wird das sog. 2-Signal-Modell angenommen [Vercelli et al. 1989] (Abb. 2.3.11). Das 1. Signal wird von den Zytokinen IL-4 oder IL-13 vermittelt, die vornehmlich von T-Zellen produziert werden. Das 2. Signal für die Induktion der IgE-Synthese erfordert die zelluläre Interaktion zwischen T- und B-Zellen. CD40L, der v.a. von T-Zellen exprimiert wird, bindet seinen Rezeptor, das B-Zell-Antigen CD40, und führt zur Umschaltung der Immunglobulinisotypen – z.B. von IgM zu IgE in der Gegenwart von IL-4 [Jabara et al. 1990]. Die Schlüsselrolle der CD40-CD40L-Wechselwirkung für die Isotypenumschaltung ist gesichert, während die Bedeutung anderer Zell-Zell-Interaktionen, z.B. durch Adhäsionsmoleküle, Gegenstand derzeitiger Forschung ist. Ein wichtiger Gegenspieler der IgE-Synthese ist IFNγ, das u.a. von TH1-

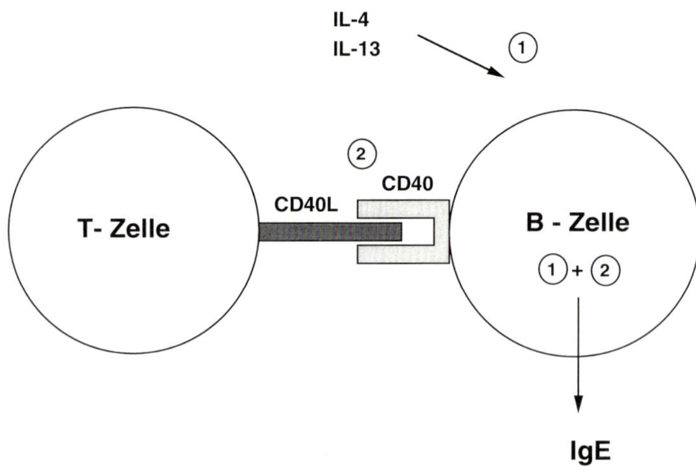

Abb. 2.3.11. 2-Signal-Hypothese der IgE-Produktion, Signal *1* IL-4- oder IL-13-Stimulation, Signal *2* CD40-CD40L-Interaktion

Tabelle. 2.3.6. Modulation der IgE-Produktion

	Kontaktmoleküle	Zytokine
Verstärkung der IgE-Synthese	CD23-CD21, CD28-B7, CD58-CD2	TNFα, LTα, IL-5, IL-6
Hemmung der IgE-Synthese	CD54-LFA3	IL-8, IL-10, IL-12, INFα, INFγ, TGF-β

Tabelle 2.3.7. TH1-TH2-Modell

T-Helferzell-Subtypen	TH1	TH2	TH1/TH2
Humane T-Zellen	INFγ TNFβ	IL-4, IL-5 IL-9	GMCSF, IL-2 IL-3, IL-10, IL-13
Murine T-Zellen	INFγ TNFβ IL-2	IL-4, IL-5 IL-6, IL-9 IL-10, IL-13	GMCSF, IL-3

Helferzellen und Makrophagen produziert wird [Xu et al. 1994]. Für mehrere Zellkontaktmoleküle wie CD30, CD28 oder LFA-3, Zytokine wie TNFα, IL-2, IL-6, IL-10 oder IL-12, und verschiedene Hormone konnte gezeigt werden, daß sie die IgE-Synthese beeinflussen [Aubry et al. 1992, Kimata et al. 1992, Kiniwa et al. 1992, Life et al. 1995, Punnonen et al. 1993, Rousset et al. 1991, Vercelli et al. 1989, Xu et al. 1994] (Tabelle 2.3.6). Daraus wird deutlich, daß die Produktion von IgE durch ein komplexes Netzwerk molekularer Ereignisse reguliert wird.

T-Zellen

Die peripher zirkulierenden T-Zellen werden in 2 Populationen unterteilt, CD4- oder CD8-positive Subtypen. Während CD8-positive T-Zellen ihre Funktionen über zytotoxische Wirkungen entfalten, sind die CD4-positiven T-Zellen als Helferzellen für die Entwicklung einer B-Zell-Antwort und der assoziierten Produktion von Immunglobulinen verantwortlich [Abbas et al. 1994]. T-Helferzellen (TH) ohne bisherigen Antigenkontakt werden als TH0-Zellen bezeichnet. Nach Antigen-Kontakt können sich antigenspezifische bzw. allergenspezifische T-Zell-Klone entwickeln. Die zunächst in der Maus etablierte und später auch beim Menschen bestätigte Unterteilung der TH-Zellen in 2 Subpopulationen aufgrund ihres spezifischen Zytokinmusters ist schon im Rahmen der Atopieentstehung erwähnt worden [Romagnani 1991]. TH1-Zell-Klone produzieren die Zytokine IL-2, TNFβ und INFγ, TH2-Zell-Klone die Zytokine IL-4, IL-5

und IL-10 (Tabelle 2.3.7). Beide T-Zell-Populationen produzieren IL-3 und GMCSF. Neuerdings wurden ähnliche Funktionszustände auch für CD8-positive T-Zellen beschrieben, ihre Bedeutung in vivo ist jedoch bisher nicht geklärt.

Eine TH1-Zell-Antwort entsteht primär bei Antigenkontakt mit intrazellularen Erregern, wie z. B. bei der Leishmaniose; sowie bei klassischen Kontaktallergenen. Patienten mit Erkrankungen aus dem atopischen Formenkreis oder parasitären Infektionen entwickeln dagegen anfänglich eine TH2-Antwort. In mehreren Untersuchungen konnte gezeigt werden, daß sich bei allergischen Probanden am Ort des Allergenkontakts, z. B. der Haut, allergenspezifische TH2-Zell-Klone mit ihrem Zytokinprofil nachweisen lassen [Kay et al. 1991].

Eosinophile Leukozyten

Den eosinophilen Leukozyten wurde bereits vor fast 100 Jahren durch ihren Entdecker, Paul Ehrlich, eine Rolle bei der allergischen Entzündung zugeschrieben. Eosinophile werden vermehrt beim allergischem Asthma bronchiale, der allergischen Rhinitis sowie in befallener Haut von Patienten mit AD und Arzeimittelexanthemen gefunden [Martin et al. 1996]. Aktivierte Eosinophile sezernieren eine Reihe potenter Entzündungsmediatoren einschließlich toxischer kationischer Proteine, Lipidmediatoren wie Leukotriene (LTC4, LTB4) und PAF, sowie Sauerstoffradikale, die zu einer Schädigung des Gewebes und der Unterhaltung einer Entzündungsreaktion beitragen (Abb. 2.3.12). Untersuchungen zur Degranulation von Eosinophilen haben gezeigt, daß Immunglobuline, v. a. IgA, möglicherweise auch IgE, dabei eine Rolle spielen. Ähnlich wie bei Mastzellen und Basophilen wird die Degranulation unter Einwirkung bestimmter Mediatoren (IL-5, GMCSF und IL-3) verstärkt (Priming) [Fujisawa et al. 1990].

Lösliche Faktoren können aber auch als solche eine Degranulation von Eosinophilen auslösen. Dies gilt auch für die von den Eosinophilen freigesetzten basischen Proteine, die somit eine autokrine Stimulation vermitteln, aber auch für andere Mediatoren wie IL-5, PAF, die Komplementfaktoren C5a und C3a, Substanz P und Mellitin [Martin et al. 1996].

Adhäsionsmoleküle, besonders das β2-Integrin Mac-1 oder CD11b, spielen zudem ebenfalls eine nicht zu unterschätzende Rolle bei der Degranulation von Eosinophilen. So verhinderte die Gabe von Anti-Mac-1-Antikörpern in einem tierexperimentellen Modell die Entwicklung einer bronchialen Hyperreaktivität nach mehrfacher Allergen-

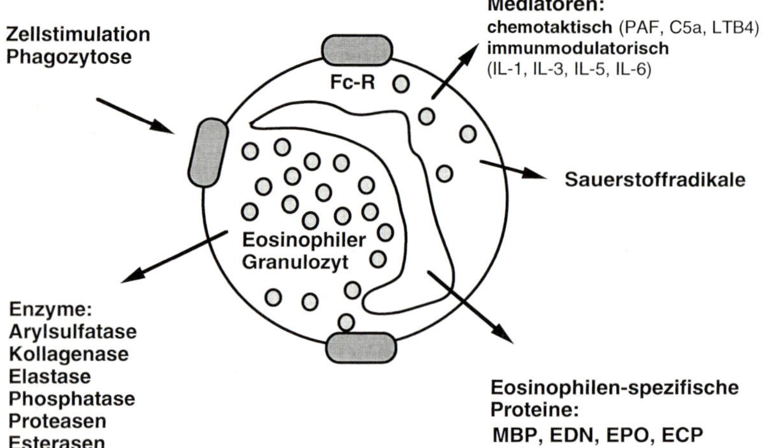

Abb. 2.3.12. Rolle des Eosinophilen bei der allergischen Entzündung; *MBP* zytotoxisch für Parasiten, Histaminfreisetzung, bakterizid, Verstärkung der bronchialen Hyperreaktivität, Bronchospasmus; *EDN* Neurotoxin, stimuliert die RNAse-Aktivität, schwach zytotoxisch für Parasiten; *EPO* zytotoxisch durch Produktion von Sauerstoffradikalen, Histaminfreisetzung, Leukotrienaktivierung, Bronchospasmus; *ECP* Neurotoxin, Histaminfreisetzung, bakterizid

provokation, und auch die Menge von ECP war in den bronchoalveolären Lavagen signifikant erniedrigt, die Bluteosinophilie blieb aber unbeeinflußt. Diese Untersuchung verdeutlicht, daß Mac-1 eine Rolle für die Aktivierung und Freisetzung von Mediatoren durch Eosinophile spielt, daß dieses Molekül aber nicht für die Migration der Eosinophilen verantwortlich ist. Neben diversen, nicht selektiven, chemotaktischen Faktoren für Eosinophile wie PAF, LTB4 und C5a sind IL-5, GMCSF, RANTES und das neuerdings entdeckte Eotaxin selektivere Stimuli für die Einwanderung von Eosinophilen ins Gewebe [Rothenberg et al. 1995].

Zusammenfassend werden die Degranulation und Chemotaxis der Eosinophilen durch mehrere Faktoren reguliert, nämlich direkt stimulierende Faktoren (Immunglobuline, Lipidmediatoren und bestimmte Zytokine), „primende" Moleküle (Zytokine) und Adhäsionsmoleküle (Mac-1). Darüber hinaus produzieren Eosinophile ebenfalls Zytokine, die zur Unterhaltung der Entzündungsreaktion beitragen können. Bislang konnte die Produktion von IL-3, IL-4, IL-5, IL-6, IL-8 und GMCSF in vitro nachgewiesen werden [Martin et al. 1996]. Aktuelle Untersuchungen haben gezeigt, daß isolierte Eosinophile aus befallener Haut von Patienten mit AD sowie aus Schleimhaut von Patienten mit allergischer Rhinitis oder Asthma bronchiale IL-5 produzieren [Martin et al. 1996]. Da IL-5 ein wichtiger Faktor für die Rekrutierung weiterer Eosinophiler ist, deuten diese Ergebnisse auf eine Funktion der Zellen bei der Pathogenese einer chronischen Entzündungsreaktion hin.

2.3.3.4 Mediatoren der allergischen Entzündung

Zu den Mediatoren der allergischen Entzündung gehören eine Vielzahl von Faktoren, die von verschiedenen Zellen produziert werden. Für die Auslösung einer Typ-I-Reaktion spielen die Mediatoren aus Mastzellen und Basophilen eine besondere Rolle. Sie können aufgrund ihrer wichtigsten Funktionen in 3 Gruppen eingeteilt werden.

1. Muskelkontrahierende und vasoaktive Substanzen wie Histamin, Serotonin, Prostaglandine, Kinine und LTC4. LTC4 ist ein potenter Bronchokonstriktor und erhöht die Schleimproduktion und die vaskuläre Permeabilität. LTC4 wurde vermehrt bei der allergeninduzierten Spätreaktion nachgewiesen.

2. Chemotaktische Mediatoren wie z.B. LTB4, PAF und IL-8 für Neutrophile, IL-5, GMCSF und Eotaxin für Eosinophile.

   TNFα bewirkt eine Ansammlung von Leukozyten in vivo, ist aber nicht direkt chemotaktisch wirksam, sondern erhöht wie IL-1 die Adhäsion der Zellen an das Endothel, z.B. durch die Hochregulation von ICAM-1, einem Adhäsionsmolekül. Die meisten chemotaktischen Faktoren aktivieren ebenfalls das Endothel sowie andere Funktionen diverser Zellen, d.h. sie sind funktionell sehr heterogen. So wirken LTB4 und PAF auch chemotaktisch auf Eosinophile und Makrophagen, IL-5 ist ein potenter eosinopoetischer Faktor, und IL-8 ist ebenfalls chemotaktisch für Basophile und Mastzellen. PAF löst zudem eine Degranulation von Eosinophilen aus

Tabelle 2.3.8. Mediatoren der allergischen Entzündung

Mediatoren der Sofortreaktion	Mediatoren der Spätreaktion
(Vornehmlich Mastzellen) Histamin Prostaglandine Leukotriene Kinine und PAF Zytokine Proteasen (Tryptase, Chymase) Proteoglykane	(Vornehmlich Eosinophile) Eosinophilenproteine (MBP, ECP, EPO, EDN) Prostaglandine und PAF Leukotriene Zytokine

und führt zu einer Aktivierung von Neutrophilen und Makrophagen.

3. Faktoren, welche die weitere Mediatorproduktion modulieren oder stimulieren, wie Heparin und andere Glykosaminglykane, bestimmte Zytokine sowie diverse Proteasen.

Die wichtigsten Substanzklassen der für allergische Reaktionen wichtigen Mediatoren sollen hier noch einmal getrennt aufgeführt werden (s. auch Tabelle 2.3.8).

2.3.3.4.1 Komplementfaktoren

Wie ihr Name besagt, wurden die Anaphylatoxine C3a, C4a und C5a schon früh als potentielle Auslöser anaphylaktischer Reaktionen v. a. in Tiermodellen erkannt. Das Komplementsystem wird primär durch bakterielle Antigene und Immunkomplexe aktiviert [Abbas et al. 1994]. Seine klinische Rolle ist unumstritten bei Immunkomplexerkrankungen sowie beim hereditären oder erworbenen C1-Inhibitormangel, der sich klinisch v. a. durch tiefe Angioödeme darstellt. Erst in jüngster Zeit ist auch eine Komplementreaktion im Serum bei anaphylaktischen Reaktionen von Wespengiftallergikern nachgewiesen worden.

In vitro bewirken die 3 klassischen Anaphylatoxine eine Mediatorsekretion aus Mastzellen und Basophilen und eine entsprechende Quaddelreaktion nach intrakutaner Injektion. Zudem werden Sekretionsvorgänge in diversen anderen Entzündungszellen aktiviert. C3a und C5a haben auch eine direkte kontrahierende Wirkung auf die glatte Muskulatur der Gefäße, und sie gehören zu den potentesten chemotaktischen Faktoren (C3a für Eosinophile und Mastzellen, C5a für Neutrophile, Eosinophile, Basophile, Makrophagen und Mastzellen).

2.3.3.4.2 Lipidmediatoren

Lipidmediatoren wurden in älteren Texten aufgrund ihrer biologischen Wirkung als slow-reacting-substance of anaphylaxis (SRS-A) und als eosinophil-chemotactic factor of anaphylaxis (ECF-A) bezeichnet. Sie werden von einer Reihe inflammatorischer Zellen einschließlich Mastzellen, Neutrophilen, Eosinophilen und Makrophagen nach zellspezifischer Stimulation freigesetzt und können somit die von Mastzellen initiierte Reaktion durch andere einströmende Entzündungszellen verstärken und protrahieren [Samuelson 1983]. Die aus Gewebe der allergischen Entzündung isolierten Faktoren sind mit der Entdeckung der von der Arachidonsäure abgeleiteten, durch Einwirkung der Lipoxygenasen entstandenen Leukotriene jeweils als die Peptidoleukotriene LTC4 und deren Metaboliten LTD4 und LTE4 bzw. als das potente Chemotaxin LTB4 und dessen Abbauprodukte identifiziert worden [Drazen 1995] (Abb. 2.3.13). LTB4 wirkt chemotaktisch auf Neutrophile, Eosinophile, Monozyten, Basophile und Fibroblasten. Es verstärkt die Adhärenz von Leukozyten am Endothel und wirkt immunmodulatorisch auf T- und B-Zellen. Die Cysteinylleukotriene erhöhen die Permeabilität der Mikrozirkulation und verstärken die Adhäsion leukozytärer Zellen an das Endothel. Sie stimulieren die Schleimsekretion und sind sehr potente kontrahierende Substanzen der Bronchialmuskulatur, wobei z. B. LTC4 und LTD4 ungefähr 1.000 mal stärker wirksam sind als Histamin.

Als weiterer wichtiger Lipidmediator gilt der plättchenaktivierende Faktor (PAF), der sowohl muskelkontrahierende Wirkungen als auch potente chemotaktische Eigenschaften für Neutrophile, Eosinophile und aktivierte Monozyten hat. Der Faktor wurde vor einigen Jahren als wichtiger Mediator des allergischen Asthmas angesehen, was sich jedoch in klinischen Studien mit spezifischen Inhibitoren nicht bestätigt hat.

Alle Lipidmediatoren werden, ähnlich wie Histamin, bei der Aktivierung von Mastzellen, aber auch diversen anderen Leukozyten sehr schnell in den Zellmembranen gebildet und in die Zellumgebung freigegeben. Ihre Bildung wird durch Steroide via Inhibition des Annexins (früher Lipocortin 1 genannt) unterbunden.

2.3.3.4.3 Zytokine

Zytokine sind Proteine, die von aktivierten Zellen produziert und sezerniert werden. Sie spielen sowohl bei der Induktion als auch der Ausprägung

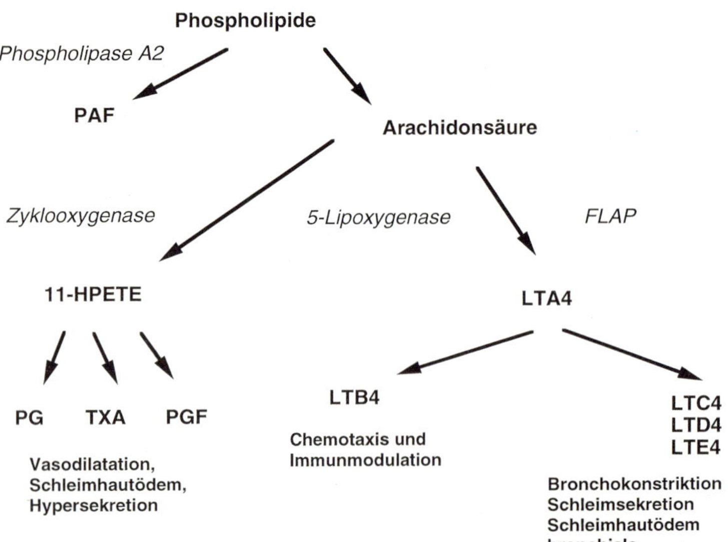

Abb. 2.3.13. Generation der Lipidmediatoren aus Arachidonsäure (Abkürzungen s. Text)

und Regulation einer Immunantwort eine bedeutsame Rolle. Zytokine modulieren die allergische Entzündungsreaktion insbesondere durch die Aktivierung von Eosinophilen und Lymphozyten, die Förderung der Mastzellentwicklung, die Regulation der Antikörperproduktion und die Induktion bzw. Modulation der Chemotaxis diverser Entzündungszellen [Borish et al. 1996] (Tabelle 2.3.9). Aus der Gruppe der Zytokine wurde kürzlich die der Chemokine herausgetrennt. Es handelt sich dabei um Peptide mit einem MG von 8.000–10.000, welche die allergische Entzündungsreaktion über eine Rekrutierung der Leukozyten (Granulozyten, Lymphozyten und Monozyten) durch das Endothel beeinflussen [Baggiolini et al. 1994]. Chemokine werden aufgrund ihrer Struktur in 2 Familien unterschieden:

1. C-C-Chemokine, welche durch die 2 ersten benachbarten Cysteine charakterisiert sind, die relativ selektiv lymphozytäre Zellen, aber auch Eosinophile anziehen, wie MIP-1a, RANTES und MCP-3. Kürzlich konnte gezeigt werden, daß eine enge Korrelation zwischen chronischen entzündlichen Zuständen und der Expression von C-C-Chemokinen besteht [Schall et al. 1994].

2. C-X-C-Chemokinen, bei welchen die beiden ersten Cysteine durch eine variable Aminosäure (X) voneinander getrennt sind. Der Hauptvertreter ist IL-8, mit C5a, LTB4 und PAF einer der potentesten chemotaktischen Faktoren für neutrophile Granulozyten. Sowohl in Nasal- als auch in Bronchiallavagen wurde vermehrt IL-8 nachgewiesen, so daß IL-8 eine wichtige Rolle bei der Rekrutierung des entzündlichen Infiltrats bei allergischen Erkrankungen zu spielen scheint.

2.3.3.4.4 Neuropeptide

Neuropeptide sind Überträgersubstanzen des Nervensystems und werden nicht nur von Nervenzellen, sondern auch von vielen anderen Zellen gebildet. Verschiedene Neuropeptide und Neurohormone können die Funktion von Entzündungszellen beeinflussen und immunmodulatorische Wirkungen entfalten. Dies spielt auch im Rahmen von allergischen Erkrankungen eine wichtige Rolle [Luger 1995].

Der wichtigste und klassische Vertreter der Neurotransmitter ist Substanz P. Aber auch andere Neuropeptide wie vasointestinales Peptid (VIP), ACTH und Neuropeptid Y entfalten eine Vielzahl immunmodulierender Wirkungen. Neuropeptide induzieren die Chemotaxis von immunkompetenten Zellen, die Sekretion von Histamin aus Mastzellen sowie die Expression von Zelloberflächenmolekülen und die Freisetzung von Zytokinen [Lotz et al. 1988, Nio et al. 1993, Numao et al. 1992].

Prolaktin, Wachstumshormon und Proopiomelanocortin (POMC), das in die aktiven Peptidhormone wie MSH, ACTH und β-Endorphin gespalten wird, gehören zu den Neurohormonen. Diese haben stimulatorische und immunmodulatorische Wirkungen bei einer Reihe von Zellen, einschließlich Mastzellen (Tabelle 2.3.10). So können sie einerseits die Produktion bestimmter Zytokine steigern (z. B. IL-10 in Monozyten), andererseits die

Tabelle 2.3.9. Produktion und Wirkmechanismen von Zytokinen mit funktioneller Bedeutung bei allergischen Erkrankungen

Zytokin	Ursprung	Wirkungen
GMCSF	Mastzellen, T-Lymphozyten	Leukozyten-Priming
IL-1	Mononukleäre Zellen, Endothelzellen, Keratinozyten, Mastzellen	T-und B-Zell-Aktivierung, Hochregulation von Adhäsionsmolekülen (ICAM-1, VCAM-1, E-Selektin)
TNFα	Mastzellen, mononukleäre Zellen, Keratinozyten, Endothelzellen, Lymphozyten	T-und B-Zell-Aktivierung, Zytolyse, Kachexie, Hochregulation von Adhäsionsmolekülen (ICAM-1, VCAM-1, CD18/CD11b)
IL-2	Lymphozyten	T-und B-Zell-Aktivierung, Hochregulation des IL-2-R (CD25), Ausbildung zytotoxischer T-Zellen, Makrophagenaktivierung
IL-3	Mastzellen	Priming von Mastzellen und Basophilen
IL-4	T-Lymphozyten, Basophile	IgE-Produktion, T-Zell-Differenzierung; Hochregulation von MHCII, CD23, VCAM-1
IL-5	TH2-Zellen, Mastzellen, Eosinophile	B-Zell-Aktivierung, Reifung und Aktivierung von Eosinophilen
IL-6	Mononukleäre und Mastzellen, Lymphozyten, Keratinozyten, Basophile	B-Zell-Reifung, T-Zell-Aktivierung, Akutphaseproteininduktion
IL-7	Lymphozyten	Förderung aktivierter T-Zellen, B-Zell-Reifung
IL-8	Mononukleäre und Mastzellen, T-Zellen, Keratinozyten, Basophile	Neutrophilenchemotaxis, Hochregulation von Adhäsionsmolekülen
IL-10	Lymphozyten, Mastzellen, mononukleäre Zellen	Hemmung von Zytokinproduktion, Toleranzinduktion, B-Zell-Aktivieung und Immunglobulinexpression
IL-12	Mononukleäre Zellen	NK-Zell-Aktivierung, TNFα- und INFγ-Produktion
IL-13	T-Zellen, Mastzellen, Basophile	IgE-Produktion, Hemmung der Makrophagenfunktion
IL-14	Lymphozyten	B-Zell-Aktivierung, Hemmung der Ig-Produktion
IL-15	Lymphozyten	T- und B-Zell-Aktivierung, Hochregulation des IL-2-R (CD25), Ausbildung zytotoxischer T-Zellen, Makrophagenaktivierung
IL-16	T-Lymphozyten, Mastzellen	TH-Zell-Aktivierung
IL-17	TH-Zellen	Zytokinproduktion (IL-6/IL-8), Hochregulation von ICAM-1
INFγ	T-Lymphozyten	Stimulation der Antigenpräsentation und Zytokinproduktion monozytärer Zellen, Stimulation zytotoxischer Zellfunktionen, Hemmung der IgE-Produktion
TGF-β	Thrombozyten	Hemmung der Mastzellproliferation, Hemmung der IgE-Produktion, Hemmung der T-Zell-Aktivierung, Wachstumshemmung verschiedener Zelltypen

Tabelle 2.3.10. Immunologische Wirkungen von Neuropeptiden

Neuropeptid	Immunologische Wirkungen
Substanz P	Mastzelldegranulation, Eosinophilenchemotaxis, T-Lymphozyten-Modulation, Zytokinproduktion
Vasointestinales Peptid	Mastzelldegranulation, Zytokinproduktion
α-MSH, ACTH	Zytokinproduktion (Induktion von IL-10 und TNFα, Hemmung von IL-1, Modulation der IgE-Produktion

Produktion der proinflammatorischen Zytokine IL-1 oder TNFα hemmen. Auch die Produktion von Immunglobulinen kann durch die POMC-Peptide beeinflußt werden. Sowohl ACTH als auch MSH können die IL-4 induzierte Produktion von IgE durch B-Lymphozyten dosisabhängig in signifikanter Weise modulieren [Aebischer et al. 1994, Kimata et al. 1993]. Somit können Neurohormone regulatorisch auf IgE-vermittelte Immunreaktionen und die entsprechenden allergischen Erkrankungen einwirken (Abb. 2.3.13).

2.3.3.4.5 Eosinophilen-basische Proteine

Eosinophile speichern 4 basische niedermolekulare Proteine in ihren zytoplasmatischen Granula:
1. Major Basic Protein (MBP),
2. Eosinophilen deriviertes Neurotoxin (EDN),

3. in Eosinophilen gespeichertes kationisches Protein (ECP) und
4. Peroxidase (EPO), die ebenfalls in Eosinophilen produziert wird.

MPB, EPO und ECP sind potente Toxine für Helminthen und Bakterien, und ihre Bedeutung bei der Entstehung der allergischen Entzündungsreaktion ist zweifelsfrei etabliert. MBP ist für menschliche Zellen in vitro toxisch und kann in erhöhten Konzentrationen in Körperflüssigkeiten von asthmatischen Patienten gefunden werden. Beide Proteine, MBP und ECP, entfalten ihre toxischen Wirkungen über eine Schädigung der Zellmembran. Neben der toxischen Wirkungen aktiviert MBP Plättchen, Neutrophile, Mastzellen und Basophile. MBP, EPO und ECP inhibieren das Komplementsystem über den alternativen Weg durch eine Bindung von C3b. Die basischen Proteine tragen somit wahrscheinlich zu der protrahierten, gewebsschädigenden Entzündung bei den sog. Spätphasereaktionen allergischer Erkrankungen bei [Weller 1994] (s. Abb. 2.3.12).

2.3.4 Diagnostik allergischer Reaktionen

2.3.4.1 Konventionelle Expositionstestungen

Zu den wichtigsten diagnostischen Methoden gehören In-vivo-Testungen (systemische oder lokale Provokationstestungen einschließlich Hauttestungen) und In-vitro-Untersuchungen (Gesamt-IgE, spezifisches IgE, und Histaminfreisetzung aus basophilen Leukozyten) (Tabelle 2.3.11). Je nach dem Grad der Sensibilisierung und der Art des Allergens werden unterschiedliche Hauttests durchgeführt, nämlich der Reibe-, Prick-, Scratch- oder Intrakutantest. Die Reaktion bei Hauttestungen stellt sich in Form einer urtikariellen Sofortreaktion dar, d.h. einer Quaddel mit oder ohne Pseudopodien und einem Reflexerythem, die ihr Maximum nach 10–20 min erreicht. Die Auswertung erfolgt gegen eine Negativ- (0,9% NaCl) und eine Positivkontrolle (Histamin 10 mg/ml). Bewertet werden der Durchmesser der Quaddel und des Reflexerythems. Falsch-positive Reaktionen werden bei Urtikaria factitia und falsch-negative bei der Behandlung mit Antihistaminika gefunden.

Beim Verdacht auf hochgradige Sensibilisierung wird das betreffende Allergen in die Haut eingerieben (Reibetest). Am häufigsten angewendet werden der Prick- und der Scratchtest. Dabei wird die

Tabelle 2.3.11. Diagnostische Möglichkeiten in der Allergologie

In-vivo-Testungen	In-vitro-Testungen
Hauttestungen (Reibe-, Prick-, Scratch-, Intrakutantest)	Gesamt-IgE Spezifisches IgE
Provokationstestungen	Entzündungsmediatoren im Serum und/oder Urin (ECP, Histamin, Tryptase)
Eliminationsdiät	Histaminfreisetzungstest, CAST-ELISA

Antigenlösung mit einer Lanzette durch einen oberflächlichen Einstich oder durch Skarifikation in die Haut eingebracht, nach 5 min entfernt, und 15 min später wird die Hautreaktion abgelesen. Beim Intrakutantest wird eine 1000fach geringere Antigenkonzentration als im Pricktest in das obere Korium injiziert. Da die dermalen Allergenkonzentrationen insgesamt höher als bei den übrigen Hauttests sind, ist die Gefahr anaphylaktischer Reaktionen wesentlich größer. Soll eine Antikörpervermittelte Sofortreaktion vom Immunkomplextyp bzw. eine Typ-I-Spätreaktion beurteilt werden, muß die Ablesung der Hautreaktion nach einigen Stunden wiederholt werden [Bernstein 1988].

Der epikutan aufgebrachte Patchtest dient gewöhnlich der Diagnostik von Kontaktallergien (Typ IV nach Coombs u. Gell), aber auch zur Aufdeckung einer Spätreaktion vom Ekzemtyp auf Inhalations- oder Nahrungsmittelallergene bei Patienten mit atopischer Dermatitis. In letzterem Fall wird der Test wie ein Epikutantest durchgeführt, wobei die Allergene jedoch in sehr hoher Konzentration in einem Vehikel gelöst auf die Haut gebracht werden, mit Auswertung nach 24 und 48 h. Der klinische Reaktionstyp ist die Ekzemreaktion.

2.3.4.1.1 Provokationstestungen

Nur durch Exposition mit Nachahmung der unter gewöhnlichen Umständen provozierten Symptome kann herausgefunden werden, ob ein Allergen klinisch auch von pathogenetischer Bedeutung ist. Hierzu gehört im strengsten Sinn der schon oben erwähnte Epikutantest; im gewöhnlichen Sprachgebrauch sind damit aber konjunktivale, nasale und bronchiale, aber auch orale Provokationen gemeint. Im letzteren wird das vermutete Allergen z.B. durch Kapseltestungen zugeführt. Bei den konjunktivalen, nasalen und bronchialen Provokationen werden die zu testenden Allergene in einer definierten Konzentration auf die Schleimhäute gebracht und anschließend Reaktionen der respektiven Organe klinisch bzw. durch objektivierbare Meßverfahren erfaßt. Neuerdings werden solche Verfahren auch endoskopisch an der Magen- oder Rektumschleimhaut durchgeführt. Eine positive Reaktion erstreckt sich von einer einfachen Rötung bis zum massiven Gewebeödem. Die Schwellung der Nasenschleimhaut wird durch ein Rhinomanometer und die bronchiale Konstriktion durch Lungenfunktionsparameter gemessen. Die orale Provokationstestung bei der Diagnostik von Nahrungsmittel- und Arzneimittelunverträglichkeiten ist bei der peroralen Zufuhr nur durch die subjektive Symptomatik der Patienten erfaßbar, so daß sie immer doppelblind und plazebokontrolliert durchgeführt werden sollte [Sampson u. Albergo 1984]. Alle Testungen erfolgen unter ärztlicher Kontrolle sowie in Notfallbereitschaft.

2.3.4.1.2 In-vitro-Diagnostik

Zu den wichtigsten In-vitro-Untersuchungen gehören die Bestimmung des Gesamt-IgE sowie der Nachweis spezifischer IgE-Antikörper. IgE ist im Vergleich zu anderen Immunglobulinen in nur geringer Konzentration im Serum vorhanden. Bis vor einigen Jahren wurde es daher mittels radioaktiver Meßverfahren bestimmt, die durch enzymatische Verfahren (ELISA-Technik) ersetzt worden sind [de Weck 1993]. Das Gesamt-IgE im Serum ist zwar eines der Kriterien für die Diagnose einer Atopie, sagt jedoch nichts über spezifische Sensibilisierungen aus. Zudem ist bei der Beurteilung des Gesamt-IgE zu berücksichtigen, daß die IgE-Synthese durch eine Vielzahl von Faktoren beeinflußt wird (Alter, Geschlecht, Nikotinabusus). Erhöhte IgE-Spiegel finden sich ferner auch bei nicht-atopischen Erkrankungen, wie dem bullösen Pemphigoid sowie bei malignen und parasitären Erkrankungen [Przybilla et al. 1986].

Zur Bestimmung des allergenspezifischen IgE werden Allergene an einen Träger gekoppelt und das daran gebundene allergenspezifische IgE indirekt gemessen. Es befinden sich eine Reihe verschiedener Testsysteme zur Bestimmung von Gesamt- und spezifischem IgE auf dem Markt und sie unterscheiden sich z.T. durch das Testprinzip und die Festphasenart. Zusammen mit dem Hauttest stellt die Messung des spezifischen IgE das wichtigste Untersuchungsverfahren zur Bestimmung einer Sensibilisierung gegenüber einem Allergen dar. Da in den letzten Jahren verbesserte Allergenextrakte hergestellt worden sind, hat sich

die Spezifität der Testergebnisse deutlich verbessert.

Beim Histaminfreisetzungstest wird die Sekretion von Histamin aus basophilen Leukozyten des Patienten nach In-vitro-Allergenexposition quantitativ erfaßt [Siraganian 1976]. Mit anti-IgE als Allergenersatz setzen die Basophilen von 80% der allergischen Spender Histamin frei; die restlichen 20% werden als Non-Responder bezeichnet. Die Histaminfreisetzung bei atopischen Individuen ist im Vergleich zu Normalpersonen erhöht, wobei die Mechanismen dieser erhöhten Freisetzbarkeit wahrscheinlich durch den Einfluß verschiedener Mediatoren im Rahmen der chronischen Entzündungsreaktion erklärbar sind. Die Durchführung des Histaminfreisetzungstests ist relativ aufwendig, und er eignet sich daher nicht für Routineuntersuchungen. Bei ausgewählten klinischen sowie wissenschaftlichen Fragestellungen kann er jedoch eine wertvolle Ergänzung zu anderen Testmethoden sein. Der zelluläre antigene Stimulationstest (CAST) beruht auf dem Nachweis von Sulfidoleukotrienen nach Stimulation von Leukozyten aus dem Blut [de Weck 1993]. Sulfidoleukotriene LTC4 und seine Metaboliten (LTD4 und LTE4) können nicht nur von Mastzellen und Basophilen, sondern auch von anderen Entzündungszellen wie Eosinophilen gebildet werden. Da auch nicht-IgE-vermittelte Mechanismen die Sulfidoleukotrienproduktion auslösen können, eignet sich dieser Test möglicherweise auch zur Erfassung bestimmter pseudoallergischer Reaktionen.

Der sog. Lymphozytentransformationstest (LTT) ist in den vergangenen Jahrzehnten ausgiebig bezüglich seiner Wertigkeit für die Diagnostik von Medikamentenunverträglichkeiten und Kontaktallergien untersucht worden. Dabei wird die Proliferation lymphozytärer Zellen nach antigener Stimulation z.B. mittels eines radioaktiven Meßverfahrens wie Thymidineinbau bestimmt. Der LTT ist jedoch nur für sehr wenige Allergene zuverlässig einsetzbar und daher zur Suchdiagnostik ungeeignet. Weitere Untersuchungsverfahren beinhalten die Messung spezifischer Marker von Zellen der allergischen Entzündung. Das Eosinophilen-kationische Protein (ECP), welches von aktivierten Eosinophilen freigesetzt wird, wurde vermehrt im Serum, Sputum und bronchoalveolärer Lavageflüssigkeit bei Patienten mit allergischem Asthma bronchiale, aber auch anderen allergischen Erkrankungen wie der atopischen Dermatitis nachgewiesen [Walker et al. 1993]. Die Bestimmung des ECP spielt als Verlaufsparameter, jedoch weniger für die Diagnostik allergischer Erkrankungen eine Rolle.

2.3.4.2 Herstellung von Allergenen als diagnostische Reagenzien

Bei der Herstellung von Substanzen zur Kontaktallergietestung besteht das größte Problem in der Festlegung der Konzentration, die keine toxischen und damit falsch-positiven Reaktionen hervorruft. Bei der Testung der Soforttypallergien ist dagegen die Herstellung von standardisierten Allergenextrakten die wichtigste Voraussetzung für eine zuverlässige allergologische Diagnostik. Während in den 80er Jahren der Identifizierung und Isolation von Major- und Minorallergen aus nativen Allergenextrakten eine besondere Bedeutung zugemessen wurde, wird heute vermehrt an der Herstellung rekombinanter Allergene geforscht.

Als Majorallergene werden Antigene bezeichnet, gegen die mehr als 50% der Patienten eine spezifische IgE-Antwort entfalten, während gegenüber Intermediär- und Minorallergenen nur 25–50% bzw. <25% der Patienten sensibilisiert sind.

Bei der Herstellung von kommerziellen Allergenextrakten sollte die Zusammensetzung der einzelnen allergenen Komponenten sowie ihre antigene Potenz gleich sein, um eine Reproduzierbarkeit und Vergleichbarkeit der Testungen zu gewährleisten. Ein Hauptproblem bei der Herstellung von zuverlässigen Allergenextrakten aus Rohmaterial war bisher die Kontamination mit diversen Proteinen, die z. B. bei der Pricktestung zu unspezifischen Hautreaktionen führten oder bei der Hyposensibilisierung eine immunologische Reaktion induzierten. Aus diesem Grund wurden Strategien entwickelt, die eine Verbesserung der Qualität von Allergenextrakten sowie deren internationale Standardisierung zum Ziel hatten.

Da die klassischen proteinbiochemischen Verfahren zur Aufreinigung und Standardisierung von Allergenextrakten zeitaufwendig und teuer sind und dennoch nur eine begrenzte Ausbeute garantieren, wurden neue molekularbiologische Techniken zur Herstellung rekombinanter Allergene eingesetzt. Seit der Einführung von Klonierungstechniken ist die Anzahl gut charakterisierter Allergene erheblich angestiegen. In Abb. 2.3.14 sind die zur Isolation rekombinanter Allergene mittels Antikörper-Screening von cDNA erforderlichen Schritte dargestellt [Valenta et al. 1995]. Auch mittels der Polymerasekettenreaktion (PCR) kann cDNA von Allergenen gewonnen werden, um später rekombinante Allergene herzustellen. Um die PCR einsetzen zu können, müssen aber bereits flankierende DNA-Sequenzen der betreffenden Allergene bekannt sein. Aus den gewonnenen Daten zur Analyse der Sequenzen von Allergenen haben sich interessante neue Aspekte in der Allergologie ergeben. Eine Reihe von relevanten Majorallergenen wurde bis heute kloniert, und ihre biologische Aktivität wurde mittels Histaminfreisetzungstest oder allergenspezifischer T-Zell-Proliferation geprüft und nachgewiesen. So wurde aus Untersuchungen mit rekombinant hergestelltem Majorallergen gegenüber Birkenpollen (Bet v I) deutlich, daß mit dem rekombinanten Protein sowohl in vivo (Pricktest) als auch in vitro mittels RAST, ELISA und Immunoblot die Diagnose einer Birkenpollenallergie gesichert werden kann. Für In-vitro-Untersuchungen wurde eine Spezifität von 100% erreicht [Menz et al. 1996]. Die Sensitivität ist dagegen geringer, da Patienten mit Sensibilisierungen gegen Minorallergene nicht durch eine auf rekombinantes Majorallergen gestützte Diagnose erfaßt werden. Aus dem Einsatz rekombinanter Allergene in der Diagnostik und Therapie von Typ-I-Sensibilisierungen könnten sich Vorteile, wie preisgünstige, reine und gut standardisierte Reagenzien ergeben [Valenta et al. 1995]. Sie würden die Herstellung eines individuellen Allergogrammes sowie

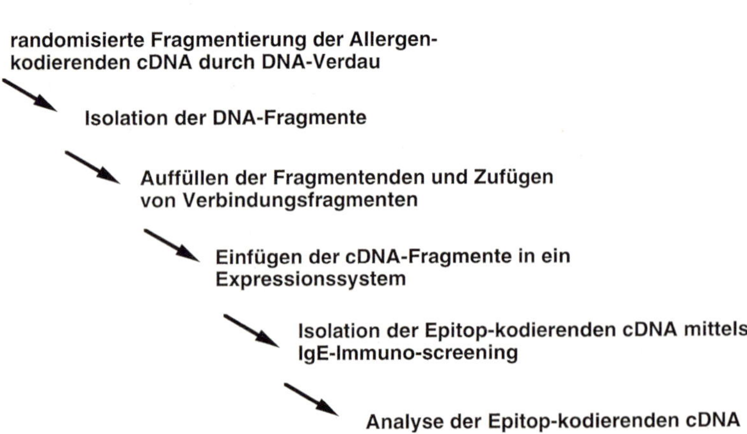

Abb. 2.3.14. Herstellung rekombinanter Allergene

eine anschließende individuelle Immuntherapie mit Reduktion der Nebenwirkungen ermöglichen [Valenta et al. 1995]. Weitere Untersuchungen müssen den Nutzen und die Überlegenheit rekombinanter Allergene gegenüber den bis heute teils gut charakterisierten und standardisierten Allergenextrakten beweisen.

2.3.4.3 Molekulargenetische Diagnostik

Bisher gibt es keine Untersuchungen, die zuverlässige Aussagen über z.B. eine genetische Disposition zur Entwicklung bestimmter allergischer Erkrankungen ermöglichen. Die HLA-Typisierung, wie sie z.B. für bestimmte Autoimmunkrankheiten etabliert ist, hat keine prognostische Aussagekraft bezüglich der möglichen Entwicklung einer allergischen Erkrankung.

2.3.5 Therapeutische Zugänge

2.3.5.1 Klassische Immuntherapie

Die Wirksamkeit einer Hyposensibilisierungsbehandlung (spezifische Immuntherapie) konnte für einige Typ-I-Allergene durch viele Studien belegt werden [Creticos et al. 1985]. Bei der spezifischen Hyposensibilisierung mit Typ-I-Allergenen werden in wöchentlichen Abständen steigende Dosen des betreffenden Allergenextrakts subkutan injiziert. Nach Erreichen einer Erhaltungsdosis werden die Injektionsabstände auf 4 Wochen ausgedehnt und die Behandlung wird in der Regel für 3 Jahre fortgesetzt. Indikationen für diese Behandlung sind z.B. Bienen- und Wespengift- sowie Pollen-, und Hausstaubmilbenallergien. Bis heute werden hierfür Extrakte verwendet, die ausschließlich Allergengemische enthalten. Die Mechanismen der Wirksamkeit der spezifischen Immuntherapie war lange nicht aufgeklärt. Im Rahmen einer Hyposensibilisierungsbehandlung kommt es zu einem dramatischen Anstieg von IgG-Antikörpern, was in der Vergangenheit als die Ausbildung schützender, blockierender Antikörper interpretiert wurde [Sobotka et al. 1976]. Daß andere Mechanismen zusätzlich eine wichtige Rolle spielen müssen, wurde aus Studien deutlich, bei denen man einen Anstieg der IgG-Antikörper beobachtete, jedoch klinisch keinerlei Besserung zu erfassen war [Birkner et al. 1989, Brunet et al. 1992]. Weitere Studien haben eine Reduktion von Mastzellen und Eosinophilen sowie ihrer Mediatoren als Ursache für eine erfolgreiche Therapie angesehen [Furin et al. 1991, Otusaka et al. 1991]. Aus aktuellen Untersuchungen wird deutlich, daß ein weiteres therapeutisches Prinzip der spezifischen Immuntherapie in der vermehrten Induktion TH1-typischer Zytokine besteht [Jutel et al. 1995, Romagnani 1995]. Dadurch wird ein Gegengewicht zu den von TH2-Lymphozyten freigesetzten, die allergische Entzündung und IgE-Produktion unterhaltenden Zytokinen aufgebaut. Unklar ist, ob dieser T-Helferzell-shift durch eine Konversion von TH2- zu TH1-Lymphozyten hervorgerufen wird oder infolge der spezifischen Immuntherapie vermehrt neue allergenspezifische T-Lymphozyten vom TH1-Typ generiert werden.

2.3.5.2 Modifizierte Allergene zur Immuntherapie

Zu den neueren therapeutischen Strategien gehört die Induktion einer Toleranz von allergenspezifischen T-Zellen, die Hauptproduzenten der Zytokine IL-4 und IL-13 sind. Allergenspezifische T-Zellen können in vitro in einen Zustand der Nicht-Reaktivität versetzt werden, indem sie hohen Dosen antigener Peptide in Abwesenheit antigenpräsentierender Zellen ausgesetzt werden. Die Verwendung spezifischer Peptide in der Immuntherapie setzt exakte Kenntnisse über die T-Zell-Epitope klinisch relevanter Allergene voraus. Der Nutzen dieses Modells konnte in vivo an einem Mausmodell gezeigt werden [Briner et al. 1993]. Die subkutane Gabe von Fel-d-I-Peptiden (Hauptallergen der Katze) vermindert die spezifische T-Zell-Antwort und induziert eine Toleranz peripherer T-Zellen. Da diese Peptide nicht mit IgE-Antikörpern reagieren, ist eine Reduktion der potentiell lebensbedrohlichen unerwünschten Wirkungen einer konventionellen Immuntherapie zu erwarten. Eine klinische Studie mit Fel-d-I-abgeleiteten Peptiden wird z.Z. durchgeführt und bringt hoffentlich mehr Erkenntnisse über den klinischen Nutzen solcher Therapieansätze.

2.3.5.3 Rezeptorblockade

2.3.5.3.1 Fcε-RI-Blockade

Kürzlich wurden in einer Phase-II-Studie an erwachsenen Patienten mit allergischem Asthma neuentwickelte chimerische humanisierte Mausantikörper gegen humanes IgE mit vielversprechenden Resultaten eingesetzt. Die Gabe dieser Antikörper über einen Zeitraum von 12 Wochen senkte nicht nur die Serum-IgE-Spiegel deutlich, sondern erhöhte auch signifikant die Schwelle für die Auslösung einer asthmatischen Frühreaktion auf Allergene [Cockcroft et al. 1996]. Diese Studien müssen noch mit höheren Fallzahlen und über eine längere Zeit durchgeführt werden, um die Effizienz der anti-IgE-Antikörper zu beweisen.

2.3.5.3.2 Antihistaminika

Antihistaminika mit kompetitiver Bindungsspezifität für den H1-Rezeptor-Typ werden zur Behandlung der allergischen Rhinitis, der allergischen Konjunktivitis, der Urtikaria, mit begrenzter Wirkung auch gegen den Juckreiz beim atopischen Ekzem sowie bei Arzneimittelexanthemen eingesetzt. Beispiele weiterer Einsatzmöglichkeiten der H1-Blocker sind andere juckende Ekzeme, Insektenstichreaktionen und Mastozytosen.

Die biologischen Wirkungen des Histamins werden über H1-, H2- und über die erst kürzlich im Nervensystem identifizierten H3-Rezeptoren vermittelt, die in unterschiedlicher Dichte und teils nebeneinander bei einer Vielzahl von Zelltypen zu finden sind [White 1990]. Substanzen aus der Gruppe der H1-Rezeptor-Blocker hemmen in unterschiedlichem Ausmaß Juckreiz, Bronchokonstriktion, Darm- und Uteruskontraktion, Vasodilatation, kapillare Permeabilitätssteigerung, C3-Komplement- und Zytokinproduktion sowie die Induktion von Akutphasenproteinen. H2-Rezeptor-Blocker unterdrücken Histamineffekte, wie Tachykardie oder Steigerung der Magensäuresekretion, und interferieren mit Histamin-abhängiger Immunmodulation, wie Unterdrückung monozytärer TNFα- oder IL-1-Produktion oder Aktivierung von T-Suppressorzellen. Über H3-Rezeptoren werden u. a. Wirkungen am ZNS und auf freie Nervenendigungen in der Peripherie sowie auf die Histaminsynthese und -freisetzung im Sinn einer Feed-back-Kontrolle vermittelt.

Bei der Suche nach histaminantagonisierenden Substanzen hatten bereits 1937 Edlbacher et al. die Antihistaminwirkung der Aminosäuren Arginin, Histidin und Cystein bei allerdings sehr hohen, therapeutisch nicht einsetzbaren Dosen beschrieben [Edlbacher et al. 1937]. 1942 stand das erste therapeutisch anwendbare Antihistaminikum zur Verfügung. Während die Antihistaminika der ersten Generation deutliche anticholinerge Wirkungen und zentrale Nebenwirkungen entfalten, werden die H1-Antagonisten der 2. Generation als kaum oder nicht sedierend und H1-selektiver eingestuft. Neben der Histaminrezeptorblockade entfalten Antihistaminika auch immunmodulatorische Wirkungen. So können sie die Mediatorfreisetzung aus Basophilen und Mastzellen, die ICAM-1-Produktion, eine Hemmung der Chemotaxis von Eosinophilen und eine Abschwächung der Leukotrienproduktion bewirken [Simons 1992]. Eine Hemmung der Rekrutierung proinflammatorischer Zellen unter Antihistaminikatherapie wurde ebenfalls beschrieben [Jinquan et al. 1995].

2.3.5.4 Hormonelle Ansätze

2.3.5.4.1 Steroide

Glukokortikoide (GK) werden seit Jahrzehnten zur Behandlung einer Reihe von verschiedenen Erkrankungen eingesetzt, um die Immunantwort und Entzündungsreaktion zu unterdrücken. Sie werden sowohl topisch als auch systemisch eingesetzt. Die Anwendung von topisch applizierbaren GK nicht nur auf der Haut, sondern auch auf den Schleimhäuten (z. B. allergische Rhinitis oder allergisches Asthma bronchiale) hat die interne Behandlung mancher Erkrankungen mit GK deutlich zurückgedrängt. Vorteile liegen v. a. in der Reduktion der vielfältigen systemischen Nebenwirkungen, wie sie ansonsten bei systemischer Gabe zu erwarten sind.

Die Mechanismen der immunsuppressiven Wirkungen von GK sind bisher nicht vollständig aufgeklärt. Schon seit Jahren ist ihre hemmende Wirkung auf die Produktion von Lipidmediatoren (LT, PG, PAF) via der Hochregulation der Annexine und daraus folgender Hemmung der Phospholipase A2 bekannt. GK binden ihren in praktisch allen Zellen vorhandenen zytoplasmatisch gelegenen Glukokortikoidrezeptor, der in den Nukleus transloziert und durch Bindung an bestimmte Sequenzen die Transkription von Wachstumsfaktoren, Zytokinen und diversen anderen Proteinen hemmt. Posttranskriptionale Wirkungen sind ebenfalls beschrieben worden. GK induzieren die Apoptose bei lymphozytären Zellen und vermindern die Anzahl von Eosinophilen im peripheren Blut. Darüber hinaus inhibieren sie die Expression von Zelloberflächenmolekülen, die eine wichtige Bedeutung für das Immunsystem haben (z. B. der IL-2-Rezeptor) [Barnes et al. 1993].

Aktuelle Untersuchungen haben gezeigt, daß GK einen Faktor (IkB) hochregulieren, der wiederum einen wichtigen aktivierenden Transkriptionsfaktor (NF-κB) in der Zelle bindet. Da dieser Transkriptionsfaktor bei der molekularen Regulation einer Reihe von Zytokinen (IL-1, IL-2, IL-3, IL-6, IL-8, INFγ und TNFα) eine wichtige Rolle spielt, ist dies als ein wichtiger Mechanismus zur antiinflammatorischen Wirkung der GK zu sehen [Scheinman et al. 1995].

2.3.5.4.2 Adrenozeptoragonisten

Adrenozeptoragonisten werden bei der Therapie allergischer Erkrankungen ausschließlich zur Behandlung des anaphylaktischen Schocks eingesetzt. Das Adrenalin antagonisiert über α-Adrenozeptoren die durch Mediatoren hervorgerufene Vasodilatation, und über β-Adrenozeptoren werden die Freisetzung der Mediatoren gehemmt, der Bronchospasmus gelöst und das Herzzeitvolumen erhöht.

2.3.5.4.3 Danazol

Danazol ist ein 2,3-Isoxazol-Derivat des 17-α-Ethynyl-Testosterons. Sein Wirkmechanismus wurde zunächst auf eine Hemmung der Hypophysenachse mit verminderter Freisetzung der Gonadotropine aus der Hypophyse zurückgeführt. Dieser Effekt konnte jedoch nur bei hypogonadotropen Patienten bestätigt werden. Wichtiger ist die Hemmung von Enzymen, welche die Sexualhormonsynthese und die kompetitive Bindung an zytoplasmatische Rezeptoren der Sexualhormone kontrollieren. Weitere Wirkungen von Danazol umfassen die vermehrte Produktion verschiedener Serumproteine (Transferrin, Haptoglobin, AT3) und eine Erhöhung des C1-Esterase-Inhibitors sowie C4 als Basis zur Therapie hereditärer und erworbener Angioödeme. In einer Studie von Gelfand wurde die Wirksamkeit von Danazol bei 9 Patienten nachgewiesen, bei denen bereits 3–4 Tage nach Einleitung der Therapie ein Anstieg des C1-Esterase-Inhibitors und C4 beobachtet wurden. Auch folgende Studien an größeren Patientenkollektiven konnten den therapeutischen Effekt von Danazol zur Behandlung von hereditären, aber auch erworbenen Angioödemen belegen [Czarnetzki 1986].

2.3.5.5 Inhibition von Mediatoren

Im Rahmen der IgE-vermittelten Reaktion werden eine Reihe von Mediatoren aus Mastzellen freigesetzt. Da diese die Auslösung der allergischen Reaktion vermitteln, können Therapieansätze zur Verhinderung der Synthese und Freisetzung von Mediatoren eingesetzt werden. Die bereits diskutierten GK gehören in diese Gruppe von Therapeutika ebenso wie jene H1-Antagonisten, bei denen diese zusätzlichen Wirkungen nachgewiesen worden sind [Lippert et al. 1995].

2.3.5.5.1 DNCG

Dinatriumcromoglyzinsäure hat einen etablierten Stellenwert bei der prophylaktischen Behandlung einiger allergischer Erkrankungen und der Mastozytose. Hierzu gehören die allergische Rhinokonjunktivitis, das allergische Asthma bronchiale, Nahrungsmittelallergien und Mastozytosen mit gastrointestinalen Symptomen. Der Wirkmechanismus ist weitgehend ungeklärt. Anfänglich wurde die Substanz als Mastzellstabilisator betrachtet, mit der daraus folgenden Prävention der Mediatorfreisetzung nach Allergenexposition. Diese Wirkung konnte in vitro nie bestätigt werden. Dagegen werden neuerdings hemmende Effekte auf das bronchiale Nervensystem postuliert. Aktuelle Untersuchungen zeigen, daß DNCG eine Reihe weiterer immunmodulatorischer Wirkungen entfalten kann. So wird durch DNCG die Aktivierung von Neutrophilen, Eosinophilen und Monozyten gehemmt. In vitro konnte darüber hinaus kürzlich eine Hemmung der IgE-Produktion nachgewiesen werden [Loh et al. 1994].

2.3.5.5.2 Cyclosporin A (CsA)

Diese immunsuppressive Substanz entfaltet ihre Wirkung durch eine Hemmung der T-Zell-Aktivierung. CsA bindet intrazellulär ein spezifisches Protein (Cyclophyllin A), das zu einer Inaktivierung von Calcineurin, einer intrazellulär gelegenen Phosphatase führt. Da zur Induktion von IL-2 ein spezifischer Transkriptionsfaktor (NF-AT, nuclear factor of activated T cells) aktiviert werden muß, der über die Aktivität von Calcineurin reguliert wird, kommt es durch CsA zu einer Hemmung der IL-2 Produktion. Da IL-2 das wichtigste Zytokin für die T-Zell-Aktivierung darstellt, kommt es bei der Behandlung mit CsA zu einer Suppression der T-Zell-Funktion. TNFα, IL-3, IL-4, GMCSF und INFγ sind weitere Zytokine, die über NF-AT reguliert werden und deren Produktion durch CsA gehemmt wird [Fruman et al. 1992, Liu et al. 1991, Van Joost et al. 1992]. Ursprünglich wurde CsA zur Unterdrückung der Graft-versus-host-Reaktion nach Organ- oder Knochenmarkstransplantation verwendet. Heute wird es zur Behandlung einer

Vielzahl weiterer Erkrankungen wie z.B. der schweren, therapierefraktären atopischen Dermatitis eingesetzt [Mizoguchi et al. 1992, Taylor et al. 1989]. Da es ein breites Spektrum von Nebenwirkungen (Beeinflussung der Nierenfunktion, Blutdruckanstieg, Tremor, Dysästhesien) besitzt, wurden in der Vergangenheit Präparate mit einem ähnlichen oder verbesserten Wirkungsspektrum bei geringeren Nebenwirkungen entwickelt. Hierzu gehört FK506 (Tacrolimus), das ebenfalls zu einer spezifischen Hemmung der T-Zell-Aktivierung durch u.a. verminderte IL-2-Produktion führt. Inzwischen wurde, im Rahmen einer Studie die klinische Wirksamkeit von topischem FK506 zur Behandlung von Hautläsionen beim atopischen Ekzem nachgewiesen (Ruzicka 1997). Vorteil dieser Behandlung ist das deutlich verminderte Nebenwirkungsspektrum gegenüber einer systemischen Therapie.

2.3.5.5.3 PAF-Antagonisten

PAF wurde in der Vergangenheit als ein wichtiger Mediator der allergischen Entzündung beim Asthma bronchiale angesehen, da dieses Lipid wichtige Symptome wie erhöhte Gefäßpermeabilität, vermehrte Schleimsekretion, Bronchokonstriktion und Hyperreagibilität vermittelt. Die bisher durchgeführten Untersuchungen mit PAF-Antagonisten, welche entweder aus einen Extrakt des Gingkoblatts oder synthetisch hergestellt werden, haben sich jedoch in klinischen Studien als sehr unterschiedlich und zumeist enttäuschend in ihrer Wirksamkeit erwiesen. Keine der Substanzen ist daher bisher zugelassen worden.

2.3.5.5.4 Leukotrieninhibitoren

Derzeit werden 4 verschiedene Klassen von Leukotrieninhibitoren zur antientzündlichen Therapie entwickelt. Sie interferieren entweder mit der Synthese oder der Wirkung von Leukotrienen (LT) (s. Abb. 2.3.13). 5-Lipoxygenase-Inhibitoren blokkieren direkt die katalytische Aktivität der Lipoxygenase selbst, während Inhibitoren des 5-Lipoxygenase-aktivierende Proteins (FLAP) die Arachidonsäure verdrängen, so daß keine Bildung der Leukotriene stattfinden kann. Beide Klassen dieser Leukotrieninhibitoren blockieren sowohl die Bildung von Cysteinyl-LT (LTC4, LTD4 und LTE4) als auch von LTB4 [Holgate et al. 1996].

Die beiden anderen Klassen der Leukotrieninhibitoren antagonisieren dagegen selektiv die Wirkungen der Cysteinyl-LT oder des LTB4. Da die Cysteinyl-LT als wichtige Mediatoren des Asthmas angesehen werden, wurden sie speziell zur Behandlung des Asthmas entwickelt. Klinische Studien mit Cysteinyl-LT-Antagonisten und LT-Synthese-Inhibitoren haben eine deutliche Verminderung der Symptome des Asthmas zeigen können. Die Cysteinyl-LT-Antagonisten können zusätzlich die Spätreaktion beim allergischen Asthma reduzieren [Hui et al. 1991]. Ihr Stellenwert in der Therapie des Asthmas ist bislang nicht etabliert; es zeichnet sich jedoch ab, daß sie offensichtlich zur Therapie bestimmter Formen des Asthmas nützlich sein können (z.B. Anstrengungsasthma). Die Wirksamkeit der Substanzen bei allergischen Erkrankungen bedarf noch weiterer klinischer Studien.

2.3.5.6 Möglichkeiten der genetischen Manipulation

Da IL-4 und IL-13 eine Hauptrolle bei der Induktion der IgE-Synthese spielen und die gesteigerte Produktion dieser Zytokine durch allergenspezifische T-Zellen mit erhöhten IgE-Spiegeln einhergeht, liegt es nahe, die IgE-Synthese durch Hemmung oder Neutralisation von IL-4 und IL-13 zu blockieren. Ein erster Schritt in diese Richtung wurde mit der Entwicklung eines mutierten IL-4-Proteins getan, das die IgE-Synthese in vitro maßgeblich hemmt [Aversa et al. 1993]. Kürzlich wurde zudem beschrieben, daß dieses Protein auch in vivo die IgE-Synthese inhibieren kann. Um den Platz von genetisch hergestellten Rezeptorantagonisten in der antiallergischen Therapie zu sichern, sind allerdings weitere klinische Studien erforderlich.

2.3.6 Ausblick

Die klinischen Erscheinungsbilder allergischer Erkrankungen sind sehr heterogen, und das Spektrum der möglichen Auslöser ist vielfältig. Der zeitliche Abstand von Exposition und Auftreten der Symptome kann bereits Hinweise auf den immunologischen Mechanismus geben. Dieser beträgt bei der IgE-vermittelten Typ-I-Reaktion z.B. Minuten bis wenige Stunden. Die zahlreichen diagnostischen Verfahren zur Verifizierung einer allergischen Erkrankung sollten von einem erfahrenen allergologisch tätigen Kliniker durchgeführt werden, um einen gezielten Einsatz dieser Verfahren und deren kritische Beurteilung zu gewährleisten.

Die Mechanismen allergischer Erkrankungen sind in jüngster Zeit wesentlich besser charakterisiert worden und weisen auf ein komplexes immunologisches Geschehen hin. Während zunächst viele Erkenntnisse über die Effektormoleküle der allergischen Reaktion gewonnen wurden, sind heute auch die zellularen Interaktionen sowie die Mechanismen zur Produktion von Immunglobulinen viel besser verstanden. Auch die Charakterisierung von Allergenen ist wesentlich vorangeschritten, obwohl die Wertigkeit rekombinant hergestellter Allergenextrakte in den nächsten Jahren zu prüfen sein wird. Aufgrund des verbesserten Verständnisses allergischer Erkrankungen und ihrer zugrundeliegenden Pathomechanismen sind neue Therapiekonzepte entwickelt worden. Sie haben neben der Modifikation oder Unterdrückung von Symptomen eine Umkehrung einer erfolgten Sensibilisierung bei Typ-I-, aber auch Typ-IV-Sensibilisierungen zum Ziel.

2.3.7 Literatur

Abbas AK, Lichtman AH, Pober JS (1994) Cellular and molecular immunology. Saunders, Philadelphia

Aebischer I, Stämpfli MR, Zürcher A, Miescher S, Urwyler A, Frey B, Luger T, White RR, Stadler BM (1994) Neuropeptides are potent modulators of human in vitro immunoglobulin E synthesis. Eur J Immunol 24:1908–1913

Amelung DS, Panhuysen CIM, Postsma DS (1992) Asthma and bronchial hyperresponsiveness: exclusion of linkage to markers on chromosomes 11q and 6p. Clin Exp Allergy 23:14–21

Aubry JP, Pochon S, Graber P (1992) CD21 is a ligand for CD23 and regulates IgE-production. Nature 358:505–507

Aversa G, Punnonen J, Cocks BG, de Waal Malefyt R, Vega F, Zurawski SM, Zurawski G, de Vries JE (1993) An Il-4 mutant protein inhibits both Il-4 or Il-13 induced human IgG4 and IgE synthesis and B cell proliferation. J Exp Med 178:2213–2218

Baggiolini M, Dahinden CA (1994) CC chemokines in allergic inflammation. Immunol Today 15:127–133

Barnes PJ, Adcock I (1993) Anti-inflammatory actions of steroids: molecular mechanisms. TIBS 14:436–442

Benacerraf B, McDevitt HO (1972) Histocompatibility-linked immune response genes. Science 175:273–279

Bernstein IL (1988) Proceeding of task force of guidelines for standarizing old and new technologies used for the diagnosis and treatment of allergic diseases. J Allergy Clin Immunol 82:487–495

Besnier E (1892) Premiere note et observation preliminaires pour servir d'introduction a l'etude diasthesique. Ann Dermatol Syphyligr 4:634

Birkner T, Rumpold H, Jarolim E, Ebner H, Breitenbach M, Svaril F, Scheiner O, Kraft D (1989) Evaluation of immunotherapy-induced changes in specific IgE, IgG, and IgG-subclasses in birch pollen allergic patients by means of immunoblotting. Allergy 45:418–422

Bonnefoy JY, Shields J, Mermod JJ (1990) Inhibition of human interleukin-4 induced IgE synthesis by a subset of anti-CD23/Fc epsilon RII monoclonal antibodies. Eur J Immunol 20:139–144

Borish L, Rosenwasser LJ (1996) Update on cytokines. J Allergy Clin Immunol 97:719–734

Bork K (1995) Kutane Arzneimittelnebenwirkungen. Schattauer, Stuttgart New York

Bousquet J, Vignola AM, Campbell AM, Michel FB (1996) Pathophysiology of allergic rhinitis. Int Arch Allergy Clin Immunol 110:207–218

Bousquet J, Menardo JL, Robinet-Levy M, Michel FB (1983) Möglichkeiten der Vorhersage allergischer Erkrankungen im Kindesalter. Fischer, Stuttgart New York

Briner TJ, Kuo MC, Keating KM, Rogers BL, Greenstein JL (1993) Peripheral T cell tolerance induced in naive and primed mice by subcutaneous injection of peptides from the major cat allergen Fel d I. Proc Natl Acad Sci USA 90:7608–7612

Brunet C, Bedard BM, Lavoie A, Jobin M, Herbert J (1992) Allergic rhinitis to ragweed pollen. I. Reassessment of the effects of immunotherapy on cellular and humoral responses. J Allergy Clin Immunol 89:76–82

Bruynzeel-Koomen C (1986) IgE on Langerhans cells: new insights into the pathogenesis of atopic dermatitis. Dermatologica 172:181–183

Coca AF, Cooke RA (1923) On classification of the phenomena of hypersensitiveness. J Immunol 6:63–71

Cockcroft DW, Kalra S, Bhagat R, Swystun VA, Boulet LP et al. (1996) rhuMAb-E25 (E25), humanized murine monoclonal anti-IgE, inhibits the allergen induced early asthmatic response (EAR). J Allergy Clin Immunol 97:315

Cockson W, Hopkin JM (1988) Dominant inheritance of atopic immunoglobulin E responsiveness. Lancet 1:86–88

Creticos PS, Franklin-Adkinson H, Kager-Sobotka A, Proud D, Meier HL, Naclerio RM, Lichtenstein LM, Norman PS (1985) Nasal challenge with ragweed in hayfever patients: effect of immunotherapy. J Clin Invest 76:2247

Czarnetzki BM (1986) Urticaria. Springer, Berlin Heidelberg New York

Czarnetzki BM, Grabbe J, Kolde G, Krüger-Krasagakes S, Zuberbier T (1995) Mast cells in the cytokine network, the what, where from and what for. Exp Dermatol 4:221–226

de Weck AL (1986) Drugs as allergens. J Allergy Clin Immunol 78:1047–1050

de Weck AL (1993) Diagnostic approaches to allergy. Int Arch Allergy Immunol 1010:346–351

Drazen JM (1995) Leukotrienes in asthma and rhinitis. Blackwell, Oxford London

Durham SR, Ying S, Varney VA, Jacobson MR, Sudderick RM, Mackay IS, Kay AB, Hamid QA (1992) Cytokine messenger RNA expression for Il-3, Il-4, Il-5, and granulocyte-macrophage-colony-stimulating factor in the nasal mucosa after local allergen provocation: relationship to tissue eosinophilia. J Immunol 148:2390–2394

Edlbacher S, Jucker P, Baur H (1937) Die Beeinflussung der Darmreaktion des Histamins durch Aminosäuren. Z Physiol Chem 247:63–65

Fiebiger E, Maurer D, Kolub H, Reininger B, Hartmann G, Woisetschläger M, Kinet JP, Stingl G (1995) Serum IgG autoantibodies directed against the a chain for Fcε-RI: a selective marker and pathogenetic factor for a distinct subset of chronic urticaria patients. J Clin Invest 96:2606–2612

Flores-Romo L, Shields J, Humbert Y, Graber P, Aubry JP et al. (1993) Inhibition of an in vivo antigen-specific IgE response by antibodies to CD23. Science 261:1038–1041

Fokkens WJ, Gohthepl T, Holm AF, Blom H, Mulder PG, Vroom TM, Rijntjes E (1992) Dynamics of mast cells in the nasal mucosa of patients with allergic rhinitis and non-allergic controls: a biopsy study. Clin Exp Allergy 22:701–710

Frosch PJ, Rustemeyer T, Schnuch A (1996) Kontaktdermatitis. Hautarzt 47:874–882

Fruman DA, Klee CB, Bierer BE, Burakoff SJ (1992) Cacineurin phosphatase activity in T lymphocytes is inhibited by FK506 and cyclosporin A. Proc Natl Sci USA 89:3686–3690

Fujisawa T, Abu-Ghazaleh R, Sanderson CJ, Gleich GJ (1990) Regulatory effect of cytokines on eosinophil degranulation. J Immunol 144:642–646

Furin MJ, Norman PS, Creticos PS, Proud D, Kagey-Sobotka A, Lichtenstein LM, Naclerio RM (1991) Immunotherapy decreases antigen-induced eosinophil migration into the nasal cavity. J Allergy Clin Immunol 88:27–33

Gerrad JW, Rao DC, Morton NE (1978) A genetic study of immunoglobulin E. Am J Hum Genet 30:46–58

Grabbe J, Haas N, Hamann K, Kolde G, Hakimi J, Czarnetzki BM (1993) Demonstration of the high affinity IgE receptor on human Langerhans cells in normal and diseased skin. Br J Dermatol 129:120–123

Grabbe J, Haas N, Czarnetzki BM (1994a) Die Mastzelle. Hautarzt 45:55–64

Grabbe J, Welker P, Dippel E, Czarnetzki BM (1994b) Stem cell factor, a novel cutaneous growth factor for mast cells and melanocytes. Arch Dermatol Res 287:78–84

Hanifin JM, Rajka G (1980) Diagnostic features of atopic dermatitis. Acta Derm Venereol 92:44–47

Henz BM, Zuberbier T, Grabbe J (1995) Urtikaria. Springer, Berlin Heidelberg New York

Hermes B, Haas N, Henz BM (1996) Plasmapherese und immunpathogenetische Aspekte bei der toxischen epidermalen Nekrolyse. Hautarzt 47:749–753

Hill LW, Sulzberger BM (1933) Yearbook of dermatology and syphilology. Yearbook medical publishers, Chicago, pp 1–70

Hizawa N, Yamaguchi E, Ome M (1992) Lack of linkage between atopy and locus 11q13. Clin Exp Allery 22:1065–1069

Hoffmann DR, Yamamoto FY, Geller B, Haddad Z (1975) Specific IgE antibodies in atopic eczema. J Allergy Clin Immunol 55:256–267

Holgate ST, Bradding P, Sampson AP (1996) Leukotriene antagonists and synthesis inhibitors: new directions in asthma therapy. J Allergy Clin Immunol 98:1–13

Hopp RJ, Bewtra AK, Watt GD, Nair NM, Townley RG (1984) Genetic analysis of allergic disease in twins. J Allergy Clin Immunol 73:265–270

Huang SK, Zwollo P, Marsh DG (1991) Class II MHC restriction of human T cell responses to short ragweed allergen, Amb a V. Eur J Immunol 21:1469–1473

Hui KP, Barnes NC (1991) Lung function improvement in asthma with a cysteinyl-leukotriene receptor antagonist. Lancet 337:1062–1063

Ishizaka K, Ishizaka T, Hornbrook MM (1966) Physicochemical properties of human reaginic antibody. V. Correlation of reaginic activity with gE globin activity. J Immunol 97:844–851

Jabara HH, Fu SM, Geha RS, Vercelli D (1990) CD 40 and IgE: synergism between anti-CD40 monoclonal antibody and interleukin 4 in the induction of IgE synthesis by highly purified B-cells. J Exp Med 172:1861–1864

Jinquan T, Reimert CM, Deleuran B, Zachariae C, Simonsen C, Thestrup-Petersen K (1995) Ceterizine inhibits the in vitro and ex vivo chemotactic response of T lymphocytes and monocytes. J Allergy Clin Immunol 95:979–986

Johannson SGO, Juhlin L (1970) Immunoglobulin E in healed atopic dermatitis and after treament with corticosteroid and azathioprin. Br J Dermatol 82:10–12

Jutel M, Pichler WJ, Skribic D (1995) Bee venom immunotherapy results in decrease of Il-4 and Il-5 and increase of γ-INF secretion in specific allergen-stimulated T cell cultures. J Immunol 154:4187–4194

Kauppinen K, Stubb S (1984) Drug eruptions: causative agents and clinical types. A series of in-patients during a 10 year period. Acta Derm Venereol (Stockh) 63:320–324

Kay AB, Austen KF, Lichtenstein LM (1984) Asthma. Physiology, immunopharmacology and treatment. Academic Press, New York London

Kay AB, Ying S, Varney V, Gaga M, Durham SR, Moqbel R, Wardlaw AJ, Hamid Q (1991) Messenger RNA expression of the cytokine gene cluster, interleukin 3 (Il-3), Il-4, Il-5 and GM-CSF in allergen induced late phase cutaneous reactions in atopic subjects. J Exp Med 173:775–782

Kimata H, Yoshida A, Ishioka C, Lindley I, Mikawa H (1992) Interleukin-8 (Il 8) selectively inhibits immunoglobulin E production induced by Il-4 in human B cells. J Exp Med 176:1227–1231

Kimata H, Yoshida A, Fujimoto M, Mikawa H (1993) Effect of vasoactive intestinal peptide, somatostatin, and substance P on spontaneous IgE and IgG4 production in atopic patients. J Immunol 150:4630–4640

Kiniwa M, Gately M, Gubler U, Chizzonite R, Fargeas C, Delespesse G (1992) Recombinant interleukin-12 suppresses the synthesis of immunoglobulin E by interleukin-4 stimulated human lymphocytes. J Clin Invest 90:262–266

Lanzavecchia A (1990) Receptor mediated antigen uptake and its effect on antigen presentation to class II MHC-restricted T lymphocytes. Ann Rev Immunol 8:773–793

Leung DYM (1993) Role of IgE in atopic dermatitis. Curr Opin Immunol 5:956–962

Leung DYM, Rhodes AR, Geha RS, Schneider L, Ring J (1993a) Atopic dermatitis. In: Fitzpatrick, T.B., A. Z. Eisen, K. Wolff, I. M. Freeberg, K. F. Austen (eds) Dermatology in general medicine. McGraw-Hill, New York, pp 1543–1564

Leung DYM, Harbek R, Bina P, Reiser RF, Yang E, Norris DA, Hanifin JM (1993b) Presence of IgE antibodies to staphylococcal exotoxins on the skin of patients with atopic dermatitis. J Clin Invest 92:1374–1380

Leung DYM, Gately M, Trumble A, Ferguson-Darnell B, Schlievert PM, Picker LJ (1995) Bacterial superantigens induce T cell expression of the skin selective homing receptor, the cutaneous lymphocyte-associated antigen, via stimulation of Il-12 production. J Exp Med 181:747–753

Life P, Aubry JP, Estoppey S, Schuriger V, Bonnefoy J-Y (1995) CD28 functions as an adhesion molecule and is involved in the regulation of human IgE synthesis. Eur J Immunol 25:333–339

Lippert U, Krüger-Krasagakes S, Möller A, Kiessling U, Czarnetzki BM (1995) Pharmacological modulation of Il-6 and Il-8 secretion by the H1-antagonist decarboethoxyloratadine and dexamethasone by human mast and basophil cell lines. Exp Dermatol 4:272–276

Liu J, Farmer JD, Lane WS, Friedman J, Weissmann I, Schrieber SL (1991) Calcineurin is a common target of cyclophilin-cyclosporin A and FKBP-FK506 complexes. Cell 66:807–815

Loh RKS, Jabara HH, Geha RS (1994) Disodium chromoglycate inhibits Sm-Se deletional switch recombination and IgE synthesis in human B cells. J Exp Med 180:663–671

Lotz M, Vaughan JA, Carson DA (1988) Effect of neuropeptides on production of inflammatory cytokines by human monocytes. Science 241:1218–1221

Luger TA (1995) Allergie und Stress: Die Rolle von Neuropeptiden als Entzündungsmediatoren. Allergo J 4:427–429

Marsh DG, Bias WB, Ishizaka K (1974) Genetic control of basal serum immunoglobulin E level and its effect on specific reaginic sensitivity. Proc Natl Acad Sci USA 71:3588–3592

Marsh DG, Neely JD, Breazeale DR, Ghosh B, Freidhoff LR, Ehrlich-Kautzky E, Schou C, Krishnaswamy G, Beaty TH (1994) Linkage analysis of Il-4 and other chromosome 5q31.1 markers and total serum immunglobulin E concentrations. Science 264:1152–1156

Martin LB, Kita H, Leiferman KM, Gleich GJ (1996) Eosinophils in allergy: role in disease, degranulation and cytokines. Int Arch Allergy Immunol 109:207–215

Maurer D, Fiebiger E, Reininger B, Wolff-Winiski B, Jouvin MH, Kilgus O, Kinet JP, Stingl G (1994) Expression of functional high affinity IgE receptors (Fcε-RI) on monocytes of atopic individuals. J Exp Med 179:745–750

Maurer D, Stingl G (1995) Immunglobulin E-binding structures on antigen-presenting cells in skin and blood. J Invest Dermatol 104:707–710

May CD, Remigio L (1982) Observations on high spontaneous release of histamine from leucocytes in vitro. Clin Allergy 12:229–241

Menz G, Dolecek C, Schönheit-Kenn U, Ferreira F, Moser M et al. (1996) Serological and skin-test diagnosis of birch pollen allergy with recombinant Bet v I, the major birch pollen allergen. Clin Exp Allergy 26:50–60

Meyers DA, Bias WB, Marsh DG (1982) A genetic study of total IgE in the Amish. Hum Hered 32:15–23

Mizoguchi M, Kawaguchi K, Ohsuga Y, Ikari Y, Yanagawa A, Mizushima Y (1992) Cyclosporin ointment for psoriasis and atopic dermatitis. Lancet 339:1120

Moffatt MF, Hill MR, Cornelis F, Schou C, Faux JA et al. (1994) Genetic linkage of T-cell receptor α/γ complex to specific IgE responses. Lancet 343:1597–1600

Mudde G, Van Reijsen F, Bruynzeel-Koomen C (1992) IgE-positive Langerhans cells and TH2 allergen specific T cells in atopic dermatitis. J Invest Dermatol 99:1035

Nio DA, Moylan RN, Roche JK (1993) Modulation of T lymphocyte function by neuropeptides. Evidence for their role as local immunregulatory elements. J Immunol 150:5281–5288

Numao T, Agrawal DK (1992) Neuropeptides modulate human eosinophil chemotaxis. J Immunol 149:3309–3315

Ohe M, Munakata M, Hizawa N (1995) Beta2-adrenergic receptor gene polymorphism and bronchial asthma. Thorax 50:353–359

O'Hehir RE, Garman RD, Greenstein JL, Lamb JR (1991) The specificity and regulation of T cell responsiveness to allergens. Ann Rev Immunol 9:67–95

Otusaka H, Mezawa A, Ohnishi M, Okubo K, Seki H, Okuda M (1991) Changes in nasal metachromatic cells during allergen immunotherapy. Clin Exp Allergy 21:115–119

Prausnitz C, Küstner H (1921) Studien über die Überempfindlichkeit. Zentralbl Bakteriol Infektionskrankh Hyg 86:160–169

Przybilla B, Ring J, Volk M (1986) Gesamt IgE-Spiegel im Serum bei dermatologischen Erkrankungen. Hautarzt 37:77–82

Punnonen J, de Waal Malefyt R, van Vlasselaer P, Gauchat JF, de Vries JE (1993) Il-10 and viral Il-10 prevent Il-4 induced IgE synthesis by inhibiting the accessory cell function of monocytes. J Immunol 151:1280–1289

Ree van R (1992) Protein is a cross-reactive allergen in pollen and vegetable tools. Int Arch Allergy 98:97–102

Romagnani S (1991) Human TH1 and TH2 subsets: doubt no more. Immunol Today 12:256–259

Romagnani S (1995) Atopic allergy and other hypersensitivities. Curr Opin Immunol 7:745–750

Rosenwasser L, Klemm DJ, Dresback JK (1995) Promoter polymorphisms in the chromosome gene 5 gene cluster in asthma and atopy. Clin Exp Allergy [Suppl 2] 25:74–78

Rothenberg ME, Luster AD, Leder P (1995) Murine eotaxin: an eosinophil chemoattractant inducible in endothelial cells and in interleukin-4-induced tumor suppression. Proc Natl Acad Sci USA 92:8960–8964

Rousset F, Garcia E, Banchereau J (1991) Cytokine-induced proliferation and immunoglobulin production of human B-lymphocytes triggered through their CD40 antigen. J Exp Med 173:705–710

Ruzicka T, Bieber T, Schoepf E et al. (1997) A short-term tiral of tacrolimus ointment for atopic detmatitis. N Engl J Med 337:816–821

Sampson HA (1992) Immunopathogenic role of food hypersensitivity in the pathogenesis of atopic dermatitis. Acta Derm Venereol Suppl (Stockh) 176:34–37

Sampson HA, Albergo R (1984) Comparison of results of skin tests, RAST and double blind placebo-controlled food challenges in children with atopic dermatitis. J Allergy Clin Immunol 74:26–33

Sampson HA, Mendelson L, Rosen JP (1992) Fatal and near fatal anaphylactic reactions to food in children and adolescents. N Engl J Med 327:380–384

Samuelson B (1983) Leukotrienes: mediators of immediate hypersensitivity reactions and inflammation. Science 220:568–575

Sarfati M, Delespesse G (1988) Possible role of human lymphocyte receptor for IgE (CD23) or its soluble fragments in the in vitro synthesis of human IgE. J Immunol 141:2195–2199

Schall TJ, Bacon KB (1994) Chemokines, leukocyte traffikking and inflammation (review). Curr Opin Immunol 6:865–873

Scheinman RI, Cogswell PC, Lofquist AK, Baldwin AS (1995) Role of transcriptional activation of IkBa in mediation of immunosuppression by glucocorticoids. Science 270:283–286

Schultz-Larsen F (1985) Atopic eczema. Etiological studies based on a twin population. Lereforeningens, Kopenhagen

Sears MR, Burrows B, Flannery EM (1991) Relation between airway responsiveness and serum IgE in children with asthma and in apparently normal children. N Engl J Med 325:1067–1071

Shirakawa T, Li A, Dubowitz M (1994) Association between atopy and variants of the β subunit of the high affinity immunoglobulin E receptor. Nat Genet 7:125–130

Simons FE (1992) The antiallergic effects of antihistamines (H1-receptor antagonists). J Allergy Clin Immunol 90:705–715

Siraganian RP (1976) Histamine release and assay methods for the study of human allergen. Manual of clinical immunology. American Society of Microbiology, pp 603–615

Sobotka AK, Valentine MD, Ishizaka K, Lichtenstein LM (1976) Measurement of IgG blocking antibodies: development and application of a radioimmunoassay. J Immunol 117:84–92

Sporik R, Holgate ST, Platts-Mills TAE, Cogswell JJ (1990) Exposure to house dust mite allergen (Der p I) and the development of asthma in childhood. N Engl J Med 323:502–507

Taylor RS, Cooper KD, Headington JT, Ho VC, Ellis CN, Voorhees JJ (1989) Cyclosporin therapy for severe atopic dermatitis. J Am Acad Dermatol 21:580–583

Valenta R, Kraft D (1995a) Recombinant allergens for diagnosis and therapy of allergic diseases. Curr Biol 7:751–756

Valenta R, Kraft D (1995b) Recombinant allergens for diagnosis and therapy of allergic diseases. Curr Opin Immunol 7:751–756

Valenta R, Vratala S, Ball T, Laffer S, Steinberger T, Sperr WR, Valent P, Kraft D (1995) Recombinant allergens: basic aspects and new therapeutic aspects. Symposium Immunology IV:167–182

Van der Heijden F, Wierenga E, Bos J, Kapsenberg M (1991) High frequency of Il-4 producing CD4$^+$ allergen specific T lymphocytes in atopic dermatitis lesional skin. J Invest Dermatol 97:389–394

Van Joost T, Kosel MMA, Tank B, Troost R, Prens EP (1992) Cyclosporin in atopic dermatitis. Modulation in expression of immunological markers in lesional skin. J Am Acad Dermatol 27:922–928

Van Reijsen F, Mudde G, Weger R (1995) Atopic dermatitis skin contains allergen-specific, memory TH2 clones. J Allergy Clin Immunol 95:382

Vercelli D, Jabara H, Arai K (1989a) Endogenous Il-6 plays an obligatory role in Il-4 induced human IgE synthesis. Eur J Immunol 19:1419–1424

Vercelli D, Jabara H, Arai KI, Geha R (1989b) Induction of human IgE synthesis requires interleukin 4 and T/B cell interactions involving the T cell receptor/CD3 complex and MHC class antigens. J Exp Med 169:1295–1307

Wahn U, Seger R, Wahn V (1994) Pädiatrische Allergologie und Immunologie. Fischer, Stuttgart

Walker C, Kägi MK, Ingold P, Braun P, Blaser K, Bruijnzeel-Koomen CAFM, Wüthrich B (1993) Atopic dermatitis: correlation of peripheral blood T cell activation, eosinophilia and serum factors with clinical severity. Clin Exp Allergy 23:145–153

Weller PF (1994) Eosinophils: structure and function. Curr Opin Immunol 6:85–90

White MV (1990) The role of histamine in allergic diseases. J Allergy Clin Immunol 86:599–605

Wierenga E, Snoek M, Jansen H (1991) Human atopen-specific types 1 and 2 T helper cell clones. J Immunol 147:2942–2949

Williams J, Johnson S, Mascali JJ, Smith H, Rosenwasser LJ, Borish L (1992) Regulation of low affinity IgE receptor (CD23) expression on mononuclear phagocytes in normal and asthmatic subjects. J Immunol 149:2823–2829

Wolff K, Winkelmann RK (1980) Vasculitis. Lloyd-Luke, London

Wüthrich B, Schindler C, Medici TC, Zellweger JP, Leuenberger P (1996) IgE levels, atopy markers and hay fever in relation to age, sex and smoking status in a normal adult swiss population. Int Arch Allergy Immunol 111:396–402

Xu L, Rothmann P (1994) INFγ represses ε germline transcription and subsequently downregulates switch recombination to ε. Int Immunol 6:515–521

Young F, Stoneham MD, Petruckevitch A, Burton J, Rona R (1994) A population study of food intolerance. Lancet 343:1127–1130

Zuberbier T, Czarnetzki BM (1993) Nahrungsmittelunverträglichkeit. Hautarzt 44:57–62

Zürcher K, Krebs K (1992) Cutaneous drug reactions. An integral synopsis of today's systemic drugs, 2nd edn. Karger, Basel

2.4 Molekulare Aspekte der chronischen Entzündung

Heinfried H. Radeke und Klaus Resch

Inhaltsverzeichnis

2.4.1 Einleitung

In der Umgangssprache, aber auch in der praktischen Medizin werden Erscheinungen wie eine oft schmerzende Schwellung, die sich warm anfühlt, eine Rötung, Absonderung von Flüssigkeit oder Eiter, – die alle von Fieber begleitet sein können, – ter, – die alle von Fieber begleitet sein können, – als Entzündung bezeichnet. In der unmittelbaren Erfahrung des Betroffenen wird eine Entzündung als Krankheit gedeutet; und tatsächlich kennt die wissenschaftliche Medizin viele entzündliche Erkrankungen. Wie der römische Gott Janus hat die Entzündung ein 2. Gesicht; Entzündungsreaktionen sind ein untrennbarer Bestandteil von Abwehrleistungen des Körpers, ohne die das Über-

Handbuch der Molekularen Medizin, Band 4
Immunsystem und Infektiologie
D. Ganten/K. Ruckpaul (Hrsg.)
© Springer-Verlag Berlin Heidelberg 1999

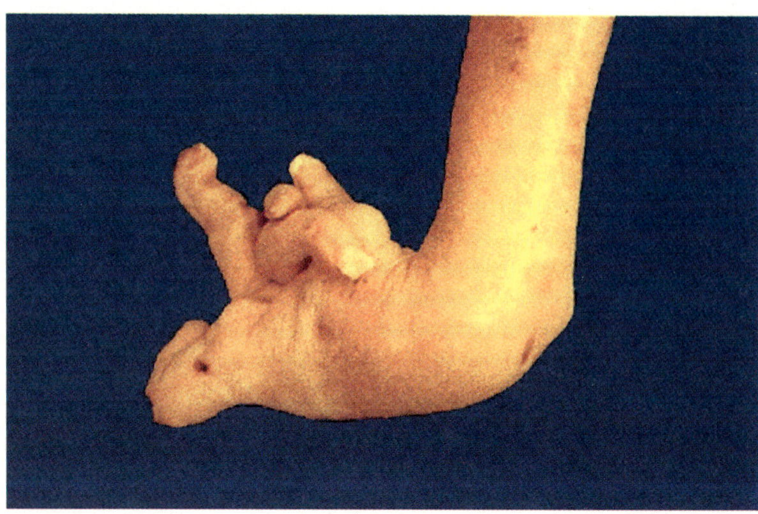

Abb. 2.4.1. Auswirkungen einer chronischen Entzündung: Deformation einer Hand durch langjährige Rheumatoide Arthritis

leben in einer natürlichen Umwelt nicht möglich ist, da diese, z.B. in Form von Infektionserregern, immer auch schädliche Einflüsse enthält. Primär dient eine Entzündung zum Schutz gegen Angriffe von außen und von innen. Ihr Ziel ist es, schädigende Einflüsse zu neutralisieren und die Unversehrtheit des Organismus wiederherzustellen oder zumindest Reparaturprozesse einzuleiten, die die Funktion eines Organs weitgehend erlauben.

Ob eine Entzündung v.a. der Abwehr von Krankheitserregern mit möglichst der Wiederherstellung des ursprünglichen gesunden Zustands dient oder ob Prozesse überwiegen, die selbst Krankheitswert gewinnen, hängt davon ab, wie adäquat eine Entzündungsreaktion einer Noxe begegnet. Was dies molekular bedeutet, wird einen zentralen Punkt dieses Kapitels ausmachen. Zwei wichtige Aspekte sollen vorab festgestellt werden. Zum einen werden Entzündungsreaktionen meist als Antwort auf exogene Krankheitserreger ausgelöst. Daß sie auch bei Tumoren oder Gewebsnekrosen auftreten, spielt für das vorliegende Kapitel eine untergeordnete Rolle. Zum anderen sei mit dem biblischen Rechtsgrundsatz: *Auge um Auge, Zahn um Zahn* verdeutlicht, was unter einer adäquaten Reaktion zu verstehen ist. Dieser Grundsatz besagt, daß (bei nomadisierenden kleinen Gruppen als gesellschaftlicher Grundlage) bei einem Mitglied einer Gruppe, das einem Mitglied der eigenen Gruppe einen Schaden zugefügt hat, der diese Gruppe schwächt, nur bis zum Erreichen der gleichen Schwächung Vergeltung erlaubt ist, um wieder ein Gleichgewicht herzustellen, das Frieden erlaubt. Bei Entzündungen bedeutet dies, daß eine Abwehrreaktion mit schweren körperlichen Erscheinungen sinnvoll ist, wenn dadurch

letztlich ein – dann auch lebensbedrohlicher – Krankheitserreger eliminiert wird. Geht die Entzündung darüber hinaus und wird v.a. dann noch aufrechterhalten, wenn der auslösende Krankheitserreger nicht mehr nachweisbar ist (oder nicht mehr „krank macht"), überwiegt ihr krankmachender (pathogenetischer) Charakter (Abb. 2.4.1). Parameter hierfür kann die Stärke der Entzündungsreaktion sein; ein wichtiges Beispiel ist der septische Schock. Bei der überwiegenden Anzahl entzündlicher Erkrankungen ist es die Dauer der Entzündungsreaktion, die den Krankheitscharakter bestimmt. Entzündliche Erkrankungen sind im Regelfall chronisch.

Der Begriff „Entzündung" (Inflammation) gehört zu den ältesten Bezeichnungen einer Krankheit, die auch von frühen Beschreibern vornehmlich als Abwehrreaktion gesehen wurde (so der Ausdruck *„pus bonum et mirabile"*). Schon im Altertum, als sich die Zuordnung auf sinnlich wahrnehmbare oder von Kranken erfahrbare Erscheinungen beschränken mußte, wurde durch Celsus eine Entzündung durch die 4 klassischen Symptome:

1. Dolor (Schmerz),
2. Calor (lokale Erwärmung),
3. Rubor [(Haut-) Rötung] und
4. Tumor (Schwellung)

charakterisiert, die später durch Galen um die Functio laesa (Funktionseinschränkung) ergänzt wurde.

Das regelhafte Zusammentreffen weist darauf hin, daß diese typischen Symptome gemeinsame Ursachen haben. Die fundierte wissenschaftliche Analyse konnte erst etwa in der Mitte des vorigen

Jahrhunderts begonnen werden, als es mit Hilfe des verbesserten Mikroskops möglich wurde, Gewebe und Zellen eines entzündeten Gewebes zu studieren (Mazumdar 1995). Im Gefolge der v. a. durch L. Pasteur und R. Koch begründeten Infektionslehre und dem Aufschwung der Zelltheorie durch M. Schleiden und F. Schwann und später R. Virchow rückten individuelle Zellen, z. B. durch J. Cohnhcim, und ihre Dynamik in den Mittelpunkt von Theorien der Entzündung. Das Studium der Funktion von Entzündungszellen, z. B. durch E. Metchnikoff und P. Ehrlich um die Jahrhundertwende, begründete das Gebiet der Immunologie und machte gleichzeitig die Verbindung zwischen Immunreaktion und Entzündung sichtbar, so z. B. die Rolle von Antikörpern. Zunehmend wurden Faktoren, „Entzündungsmediatoren", beschrieben, die sezerniert im Entzündungsgebiet gefunden werden und Teilfunktionen einer Entzündungreaktion erfüllen. Erst in der 2. Hälfte dieses Jahrhunderts wurden die bekannten Entzündungsmediatoren in ihrer Struktur aufgeklärt. Neben der Struktur und Wirkung von Effektormolekülen, wie z. B. einer Vielzahl abbauender Enzyme, erschloß sich zunehmend auch das geregelte Zusammenspiel der zellulären Partner im Verlauf einer Entzündungsreaktion. Die Charakterisierung solcher Moleküle und ihrer Rezeptoren befindet sich noch immer in der Entwicklung.

So dauerte es nahezu 2.000 Jahre, bis klar wurde, daß die klassischen Symptome der Entzündung, Dolor, Calor, Rubor und Tumor, ganz wesentlich durch Prostanoide und Leukotriene (s. unten) verursacht werden.

2.4.2 Das zelluläre Infiltrat

Ein Entzündungsherd bietet pathologisch-anatomisch ein charakteristisches Bild (Abb. 2.4.2, 2.4.3): Die Gefäße, insbesondere die Kapillaren, sind dilatiert, es finden sich Zeichen eines erhöhten Blutdurchflusses und ein Exsudat von Plasmabestandteilen, die eine erhöhte Permeabilität der Gefäßwände anzeigen. An den Gefäßwänden adhärieren Leukozyten, die in das Gewebe einwandern. Dieser Einstrom von Leukozyten in einen Enzündungsherd ist das zentrale Ereignis einer Entzündung. Histologisch findet man bei jeder entzündlichen Reaktion ein ausgeprägtes zelluläres Infiltrat, das unterschiedlich zusammengesetzt ist. Es besteht aus Granulozyten, mononukleären Phagozyten und Lymphozyten, wobei die relativen Anteile dieser Zellen stark wechseln. Bei kurzfristigen, akuten Entzündungen überwiegen neutrophile Granulozyten; je länger eine Entzündung dauert, desto mehr werden sie durch mononukleäre Zellen ersetzt. Bei langfristigen Entzündungsreaktionen und bei chronisch-entzündlichen Erkrankungen bilden daher v. a. Lymphozyten und Monozyten bzw. Makrophagen das charakteristische Infiltrat; nur bei akuten Krankheitsschüben treten wieder vermehrt neutrophile Granulozyten auf (Gallin 1992).

Diese „klassischen" Entzündungszellen interagieren im Gewebe mit den dort ortsständigen Zellen. Dabei werden diese – Endothelzellen, Fibroblasten und Parenchymzellen, aber auch mit ausgetretene Thrombozyten – in das Entzündungsgeschehen mit einbezogen.

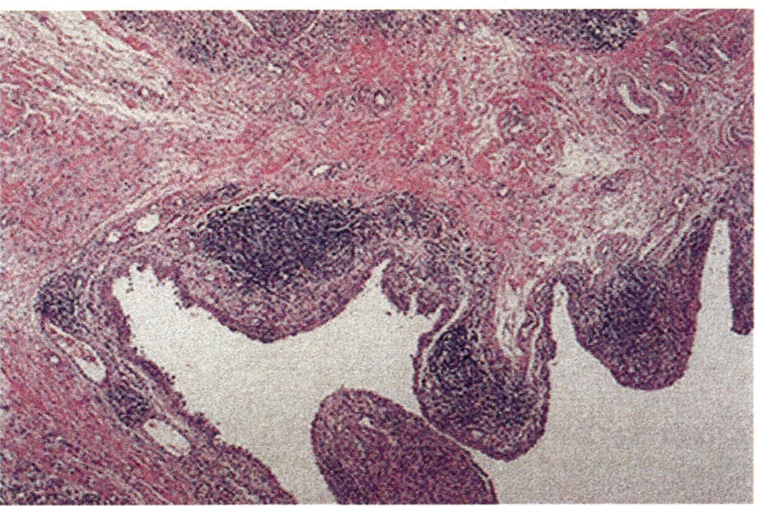

Abb. 2.4.2. Typische Zeichen einer chronischen Entzündung: massive Infiltrate mononukleärer Zellen in der Synovialis der Gelenke bei Rheumatoider Arthritis

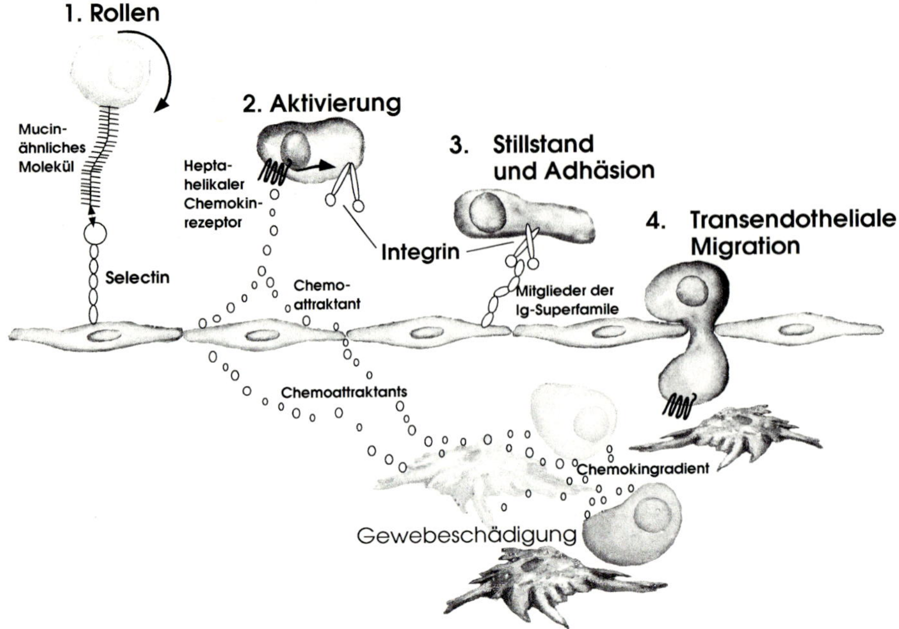

Abb. 2.4.3. Auswanderung von Zellen des Immunsystems aus dem Gefäßsystem in ein Entzündungsgebiet: Selectine auf Endothelzellen binden Leukozyten sehr kurzzeitig über muzinähnliche Moleküle (s. Tabelle 2.4.2) und führen zum „Rollen" der Zellen an der Gefäßwand. Chemokine und andere Faktoren aus dem Entzündungsgebiet aktivieren Leukozyten und induzieren Adhäsionsmoleküle auf Leukozyten (Integrine) und Endothelzellen (Moleküle aus der Immunglobulinsuperfamilie), so daß es zu einer langsamen Wanderung bis zur vollständigen Adhärenz der Leukozyten an der Gefäßwand kommt. Abhängig vom Endothelzelltyp kommt es zu einer transendothelialen Durchwanderung der Leukozyten und unter Freisetzung von Kollagenasen zu einem Durchtritt durch die Basalmembran der Gefäße (nicht gezeigt). Schließlich migrieren die schon aktivierten Leukozyten entlang einem in der Gewebematrix abgelegtem Chemokingradienten zum Zentrum der Gewebeverletzung

2.4.2.1 Granulozyten

2.4.2.1.1 Neutrophile Granulozyten

Neutrophile Granulozyten bilden den Hauptteil der im Blut strömenden Leukozyten: Ihre Lebensdauer ist mit 1–2 Tagen sehr kurz. Sie werden im Knochenmark gebildet, pro Tag etwa 10^{11} Zellen. Nach Verlassen des Knochenmarks zirkulieren sie für 8–10 Stunden im Blut; zur Hälfte sind sie im kapillaren Strombett marginiert, wo sie bei Bedarf sehr rasch mobilisiert werden können.

Neutrophile Granulozyten tragen eine Reihe von Rezeptoren und enthalten viele Entzündungsmediatoren:

1. wichtige Rezeptoren für
   - IgG, IgE (niedrigaffin)
   - C3a, C3b, C5a, C5b
   - IL-1, IL-3, IL-6, IL-8, chemokine
   - TNFα, G-CSF, GM-CSF
   - LTB$_4$
2. Phagozytose
   - sehr ausgeprägt
3. Lipidmediatoren
   - Prostaglandine
   - Thromboxan
   - Leukotriene: LTB$_4$
   - Plättchenaktivierender Faktor (PAF)
4. Reaktive Sauerstoff- und Stickstoffspezies
   - O$_2$, OH, H$_2$O$_2$, NO
5. Zytokine
   - IL-1, IL-6, TNFα
6. Andere wichtige Proteine
   - Defensine
   - Laktoferrin
7. Enzyme
   - saure und neutrale Proteasen, z.B.
     - Lysozym
     - Kathepsine
     - Elastase
     - Kollagenase
   - Phospholipasen
   - Lipasen
   - Glykosidasen
   - Phosphatasen
   - Histaminase
   - Peroxidase
   - Arylsulfatase
   - Glukosaminidase

In den Granula der neutrophilen Granulozyten ist eine große Anzahl dieser Entzündungsmediatoren, v.a. Enzyme, enthalten (Belova 1997, Borregaard 1995): Dazu gehören mikrobizide Enzyme (Lysozym, Myeloperoxidase), abbauende Enzyme, wie saure und neutrale Proteasen, Lipasen und Glykosidasen. Sie greifen ein großes Spektrum biologischer Makromoleküle an. Bei Aktivierung, z.B. der Phagozytose von Mikroorganismen, verschwinden die Granula (Degranulation), teils durch Verschmelzen mit Phagosomen, teils durch Entleerung (Exozytose) in die Zellumgebung. Neutrophile Granulozyten können neben dieser Mobilisation präformierter Granulabestandteile bei Stimulation eine Reihe von Mediatoren neu synthetisieren, so Lipidmediatoren wie Prostanoide und Leukotrien B_4 oder aktivierte Sauerstoff- oder Stickstoffspezies. Zunehmend wird erkannt, daß sie auch mehrere Zytokine (s. Kapitel 2.4.3.2.1 „Zytokine") bilden können (Lloyd 1992).

Neutrophile Granulozyten sind überwiegend an akuten Entzündungsreaktionen beteiligt. Ihre rasche Mobilisierung ist somit beim Eindringen von bakteriellen Infektionserregern in ein Gewebe von großer Bedeutung. Dementsprechend findet man eine Invasion dieser Zellen überwiegend bei bakteriellen Infektionen, aber auch bei einer akuten Zellnekrose wie z.B. beim Herzinfarkt. Komplementspaltprodukte wie C5a, Leukotrien B_4, bakterielle Peptide (f-Met-Leu-Phe) oder Chemokine (Kapitel 2.4.3.2.2 „Chemokine") wirken positiv chemotaktisch auf neutrophile Granulozyten. Im Gewebe werden sie v.a. durch Phagozytose aktiviert. Diese wird durch Antikörper (insbesondere IgG) und Komplementkomponenten gesteigert (Opsonierung), da Granulozyten hierfür Rezeptoren besitzen, z.B. für die Fc-Anteile von IgG.

Auch wenn die Phagozytose per se eine Entzündung in Gang setzen kann, sind es v.a. die Rezeptoren für Chemokine (z.B. für IL-8), die Fcγ- und Komplementrezeptoren, über die die Bildung und Ausschüttung von Entzündungsmediatoren stimuliert wird, z.B. der Produkte des Arachidonsäuremetabolismus. Eine Ausschüttung lysosomaler Enzyme tritt auf, wenn neutrophile Granulozyten zu große und nicht phagozytierbare Partikel attackieren, ein Vorgang der als „frustrane Phagozytose" bezeichnet wird. Hierbei fusionieren die Lysosomen fälschlich mit der Zelloberfläche und entlassen dabei große Mengen degradierender Enzyme. Dieser Mechanismus spielt möglicherweise bei einigen sog. Immunkomplexerkrankungen – bestimmte Formen von Glomerulonephritiden oder Rheumatoider Arthritis – eine Rolle.

Nach Phagozytose sterben neutrophile Granulozyten sehr rasch. Die untergehenden Granulozyten werden durch nachströmende Makrophagen phagozytiert und damit entfernt; dies ist wichtig, da aus den Granulozyten austretende biologisch aktive, nicht vollständig abgebaute Spaltprodukte von Mikroorganismen (z.B. Endotoxin) eine weitere Entzündung in Gang halten und austretende Enzyme umliegendes Gewebe schädigen können (Savill 1989).

2.4.2.1.2 Basophile Granulozyten und Mastzellen

Die basophilen Granulozyten des Bluts und die mit ihnen verwandten Mastzellen des Gewebes sind diejenigen Leukozyten, die typischerweise an einer Sonderform entzündlicher Reaktionen, der allergischen Sofortreaktion beteiligt sind (Denburg 1995, Marone 1997). Beide entstehen aus einer gemeinsamen Vorläuferzelle im Knochenmark, können aber nicht ineinander übergehen. Basophile Granulozyten haben eine relativ kurze Halbwertszeit von weniger als 2 Wochen; die vorwiegend in der Umgebung kleiner Gefäße vorkommenden Mastzellen sind langlebig und können zudem im Gewebe proliferieren.

Beide Zellarten tragen an ihrer Oberfläche mehrere Rezeptoren und enthalten eine reichhaltige Ausstattung an Entzündungsmediatoren:
1. wichtige Rezeptoren für
   - IgG
   - IgE (hochaffin)
   - weitere Rezeptoren ähnlich wie bei neutrophilen Granulozyten
2. Phagozytose
   - mäßig
3. Lipidmediatoren
   - Prostaglandine: PGD_2, TXA_2
   - Leukotriene: LTB_4, LTC_4, LTD_4
   - Plättchenaktivierender Faktor
4. Reaktive Sauerstoffspezies
5. Zytokine
   - koloniestimulierende Faktoren: Multi-CSF (IL-3), GM-CSF
   - Interleukine: IL-1, IL-4, IL-5, IL-6, IL-9
   - TNFα
6. Wachstumshormone
   - Transformierender Wachstumsfaktor: (TGF-β)
7. Andere wichtige Proteine
   - Histamin
   - Kinine
   - Heparin
   - (Proteoglykane)
8. Enzyme
   - Proteasen

– Phospholipasen
– Lipasen
– Glykosidasen
– Peroxidase
– Superoxiddismutase
– Arylsulfatase

Bei der Aktivierung werden zusätzlich zu den in den Granula gespeicherten Mediatoren, wie Histamin, Serotonin, Heparin, Bradykinin und chemotaktischen Faktoren für eosinophile Granulozyten, weitere Mediatoren neu synthetisiert und freigesetzt, v.a. Produkte des Arachidonsäurestoffwechsels wie Prostanoide und die Sulfidoleukotriene LTC_4, LTD_4 und LTE_4 sowie der Plättchenaktivierende Faktor (PAF). Basophile Granulozyten und Mastzellen enthalten auch mehrere Zytokine, so z.B. große Mengen von IL-4, die die Entwicklung einer Subpopulation von Helfer-T-Lymphozyten, TH2-Zellen, fördern und die Differenzierung von B-Lymphozyten steuern (s. Kapitel 2.4.2.4 „Lymphozyten: zelluläre Grundlagen von Immunreaktionen"). Neben den bekannten allergisch-entzündlichen Effektorfunktionen erweist sich damit zunehmend, daß basophile Granulozyten und Mastzellen aktiv an der Regulation von Immunreaktionen beteiligt sind, so auch an der Steuerung der Synthese von Immunglobulin E (IgE) (Nolte 1996, Brown 1997).

Mastzellen und basophile Granulozyten besitzen in ihrer Zellmembran hochaffine Rezeptoren für IgE, an die freies IgE – ohne vorherige Bindung von Antigen – über seinen Fc-Anteil fest bindet (Fcε-Rezeptoren vom Typ I). Da hierbei die Antigenbindungsstelle frei bleibt, erwerben die Zellen quasi einen „geborgten" Antigenrezeptor. In diesem Zustand befindet sich ein sensibilisiertes Individuum, ein Allergiker. Wenn das spezifische Antigen – in diesem Fall auch Allergen genannt – auf das membrangebundene IgE trifft, wird durch Quervernetzung benachbarter Fcε-Rezeptoren sehr rasch eine Mediatorfreisetzung ausgelöst. Dabei scheinen zur Auslösung einer vollen Sekretionsleistung die Brückenbildungen von weniger als 100 Rezeptoren pro Zelle auszureichen. Die Mediatorfreisetzung ist mikroskopisch an der Entleerung der Granula erkennbar. Wenngleich die Aktivierung über IgE der wichtigste Mechanismus ist, existieren weitere Stimuli zur Mediatorfreisetzung. Hierzu gehören die als Anaphylatoxine bezeichneten Komplementspaltprodukte C5a und C3a. Sie werden bei antikörpervermittelten Immunreaktionen mit der Aktivierung von Komplement generiert und aktivieren Mastzellen und basophile Granulozyten nach Bindung an spezifische Rezeptoren. Einige Zytokine, so IL-3 oder Interferon γ können diese Zellen in einen Zustand erhöhter Reaktionsbereitschaft versetzen, ein Vorgang der als Priming bezeichnet wird.

Unabhängig von der immunologischen Reaktion können einige Arzneimittel oder Chemikalien, so z.B. Morphin, Dextran oder Proteinkinase-C-Aktivatoren, in Mastzellen oder basophilen Granulozyten eine Degranulation auslösen. Dies ist die Grundlage sog. pseudoallergischer Reaktionen, die sich in ihrem Erscheinungsbild von der IgE-vermittelten Allergie kaum unterscheiden.

Auch wenn in unseren Breiten Mastzellen und basophile Granulozyten vorwiegend im Zusammenhang mit Allergien Bedeutung haben, sollte bedacht werden, daß die IgE-vermittelte Freisetzung ihrer Inhaltstoffe bei der Abwehr parasitärer Erkrankungen wichtig ist. Neueste Ergebnisse in Mastzell-defekten Mäusen, bei denen eine deutliche Abschwächung der Abwehr von bakteriellen Infektionen auftrat, lassen eine wichtige Rolle generell bei der Infektabwehr wahrscheinlich werden (Echtenacher 1996, Malaviya 1996).

2.4.2.1.3 Eosinophile Granulozyten

Eosinophile Granulozyten werden im Knochenmark gebildet und kommen in geringer Menge im Blut vor. Ihre Lebensspanne beträgt, ähnlich wie die der neutrophilen Granulozyten, nur einige Tage; sie kann durch Zytokine auf einige Wochen verlängert werden. Die Funktion dieser Zellen bei der Entzündungsreaktion ist von allen Leukozyten am wenigsten klar. Beim Beginn der meisten akuten Infekte kommt es häufig zu einem Abfall der Zellzahlen im Blut (Eosinopenie); nur bei parasitären Erkrankungen und bestimmten Allergien kommt es zum vermehrten Auftreten im Blut (Eosinophilie). Das Wiedererscheinen der eosinophilen Granulozyten im Blut geht mit der Gesundung einher („Morgenröte der Gesundung") (Carroll 1997).

Eosinophile Granulozyten können Mikroorganismen phagozytieren und intrazellulär töten; diese Fähigkeit ist jedoch geringer ausgeprägt als bei den neutrophilen Granulozyten oder Makrophagen. Die primäre Effektorfunktion scheint sich gegen extrazelluläre Krankheitserreger wie Helminthen und andere Parasiten zu richten. Die eosinophilen Granula enthalten große Mengen an Peroxidase und anderen lysosomalen Enzymen. Charakteristisch sind basische Proteine, die zytotoxisch für Parasiten (aber auch andere Zellen) sind,

z. T. dadurch, daß sie Membranporen in Zielzellen erzeugen. Andere Inhaltsstoffe, wie das Enzym Histaminase, könnten eine entzündungsdämpfende Wirkung haben, besonders bei entzündlich-allergischen Reaktionen.

Eosinophile Granulozyten besitzen ein ähnliches Spektrum von Rezeptoren wie neutrophile Granulozyten, über die sie aktiviert werden können. Ähnlich wie Mastzellen und basophile Granulozyten verfügen sie über hochaffine Rezeptoren für IgE, die Bedeutung für ihre Funktion bei der Abwehr von Parasiten haben könnten.

Rezeptoren und Entzündungsmediatoren eosinophiler Granulozyten sind:
1. wichtige Rezeptoren für
   – IgG, IgE (hochaffin)
   – weitere Rezeptoren ähnlich wie bei neutrophilen Granulozyten
2. Phagozytose
   – mäßig
3. Lipidmediatoren
   – Prostaglandine: PGE_1, PGE_2, TXA_2
   – Leukotriene: LTC_4, LTD_4
   – Plättchenaktivierender Faktor
4. Reaktive Sauerstoffspezies
   – O_2, OH, H_2O_2
5. Zytokine
   – koloniestimulierende Faktoren: Multi-CSF (IL-3), GM-CSF
   – Interleukine: IL-1, IL-6, IL-8
   – TNFα
6. Wachstumshormone
   – Transformierender Wachstumsfaktor (TGF-α, TGF-β)
7. Enzyme
   – saure Hydrolasen z. B. Kathepsine
   – Kollagenase
   – Ribonuklease
   – Phospholipasen
   – eosinophile Peroxidase
   – Histaminase
   – Heparinase
   – Arylsulfatase
8. Basische Proteine
   – Major basic Protein (MBP)
   – Eosinophil cationic protein (ECP)
   – Eosinophil-derived neurotoxin
   – [EDN (eosinophil protein X), EPX]

2.4.2.2 Thrombozyten

Die Hauptfunktionen von Thrombozyten sind die Blutungsstillung und Einleitung der Gerinnung. Sie sind beim Beginn einer Entzündung sowie an der Wundheilung beteiligt; dabei beschränkt sich ihre Rolle überwiegend auf meist akute Entzündungsreaktionen im Gefäßsystem. Wichtig für Entzündungsreaktionen ist ihr Gehalt an Substanzen, die die Adhäsion von Leukozyten an die Gefäßwand fördern [z. B. der chemotaktisch aktive Plättchenwachstumsfaktor (platelet derived growth factor, PDGF), der Ligand für CD40 oder P-Selektin)] und vasoaktive Substanzen (z. B. Serotonin), die zum Auswandern von Leukozyten in den Entzündungsherd beitragen (Mannaioni 1997, Celi 1997).

Sowohl PDGF als auch die Fibroblastenwachstumsfaktoren FGF und der transformierende Wachstumsfaktor TGF-β greifen durch Induktion der Proliferation von Fibroblasten und Verstärkung der Matrixsynthese (z. B. Kollagen) und Angiogenese fördernd in die Wundheilung ein (Reparaturphase einer Entzündung).

2.4.2.3 Mononukleäre Phagozyten und Dendritische Zellen

Parallel zur zeitlichen Entwicklung einer entzündlichen Reaktion von der akuten zur chronischen Form treten immunologisch unterschiedliche Phasen auf. Zunächst erfolgt eine schnelle, primitive Notreaktion, die zellulär wesentlich durch lokale Zellen (s. unten) und durch die oben besprochenen Granulozyten getragen wird. Zu dieser phylogenetisch älteren Form der Reaktion auf einen Entzündungsreiz tragen auch Monozyten und gewebsständige oder rasch eingewanderte Makrophagen bei. Dendritische Zellen (DZ) sind ebenfalls phagozytisch aktiv, jedoch extrem auf die Aufarbeitung von Antigenen und deren immunwirksamen Präsentation gegenüber den Trägern der spezifischen Immunabwehr, den Lymphozyten (s. Kapitel 2.4.2.4 „Lymphozyten: zelluläre Grundlagen von Immunreaktionen") spezialisiert. Daher nimmt man an, daß sich Dendritische Zellen erst spät und parallel zur Entwicklung des T-Zell-Immunsystems herausgebildet haben. Hier ist zellulär ein Übergang von einer „unspezifischen" zu einer „spezifischen" Immunabwehr erkennbar. Diese 2 Abschnitte der Immunantwort werden in der englischsprachigen Fachliteratur „innate" (Lat. innatus=eingeboren) und „adaptive" genannt (Janeway 1997, Abbas 1997). Daß die „innate immune response" auf keinen Fall unspezifisch ist, sondern von spezifischen Rezeptoren auf Monozyten, dentritischen Zellen und NK-Zellen getragen wird und Grundlage für die adaptive Immunantwort ist, wird im Kapitel 2.4.2.3.2 „Dendritische Zellen" erläutert.

2.4.2.3.1 Monozyten und Makrophagen

Mononukleäre Phagozyten sind wesentlich langlebiger als Granulozyten, ihre Halbwertszeit beträgt mehrere Monate. Aus Stammzellen im Knochenmark entstehen Monozyten, die für etwa 20–30 Stunden im Blut zirkulieren. Sie wandern ins Gewebe aus und wandeln sich in Makrophagen um. Dabei erwerben sie durch das Wirtsgewebe zusätzliche Funktionen und bilden dann die sessilen Makrophagen der lymphatischen Organe, wie Milz oder Lymphknoten, alveoläre Makrophagen, Kupferzellen der Leber, Osteoklasten der Knochen, Mikrogliazellen des Gehirns oder die Makrophagen der Körperhöhlen (Reichard 1985).

Mononukleäre Phagozyten haben auch im Ruhezustand wichtige Aufgaben. Sie sind konstitutiv sekretorische Zellen, die z.B. Komponenten des Komplements bilden. Ihre sehr verschiedenen Funktionen sind:
1. Phagozytose
   - Mikroorganismen (Bakterien, Pilze, Parasiten)
   - geschädigte Zellen
   - gealterte Erythrozyten
   - Immunkomplexe
2. Zytotoxizität
   - Parasiten
   - Tumorzellen
   - transplantierte Zellen
   - virusinfizierte Zellen
3. Sekretion
   - Arachidonsäuremetaboliten
   - Zytokine
   - Komplementkomponenten
   - Sauerstoffmetaboliten
   - Enzyme
4. Immunregulation
   - Kooperation mit Lymphozyten
     - Antigenprozessierung
     - Antigenpräsentation
   - Sekretion von Monokinen
   - unspezifische Immunsuppression

Ihre physiologische Hauptaufgabe ist die Entfernung untergegangener Zellen durch Phagozytose und Verdauung (engl. scavenger cells „Müllzellen"), so z.B. die Entfernung gealterter Erythrozyten in der Leber und Milz („Blutmauserung"). Bei entzündlichen Abwehrreaktionen phagozytieren sie sehr wirksam Infektionserreger und machen sie unschädlich. Nicht phagozytierbare Infektionserreger wie z.B. Parasiten können extrazellulär abgetötet werden. Diese Fähigkeit zur Zytotoxizität richtet sich auch gegen phänotypisch veränderte Zellen wie Tumorzellen oder virusinfizierte Zellen. Als Mechanismen sind die Bildung von reaktiven Sauerstoffspezies und Stickoxyd sowie die Freisetzung von proteolytischen Enzymen beteiligt (s. Kapitel 2.4.3.1.4. „Abbauende Enzyme"). Eine wichtige Rolle spielt auch die Induktion von Apoptose, so durch den membrangebundenen oder sezernierten Tumornekrosefaktor α, durch die Expression von Liganden für den Apoptose induzierenden Fas-Rezeptor oder die „Injektion" von Proteasen der Caspase-Familie in die Zelle nach Porenbildung durch Perforin (Aliprantis 1996).

Monozyten und Makrophagen sind von allen Leukozyten am ausgeprägtesten zu Syntheseleistungen befähigt; sie gehören – insbesondere nach Aktivierung – zu den sekretorisch aktivsten Zellen des Organismus. Mehr als 100 unterschiedliche Sekretionsprodukte konnten nachgewiesen werden (Nathan 1987):
1. An ihrer Oberfläche tragen sie wichtige Rezeptoren für
   - IgG, IgM, IgE
   - C3a, C3b, C3d, C5a
   - IFNγ, IL-1, IL-6
   - TNFα, M-CSF, GM-CSF
   - LTB$_4$, LTC$_4$ (?), PGE$_2$
2. Phagozytose
   - sehr ausgeprägt
3. Lipidmediatoren
   - Prostaglandine: PGE$_1$, PGE$_2$, TXA$_2$, PGI$_2$
   - Plättchenaktivierender Faktor
4. Reaktive Sauerstoff- und Stickstoffspezies
   - O$_2^-$, OH$^\bullet$, H$_2$O$_2$, NO
5. Zytokine
   - koloniestimulierende Faktoren: GM-CSF, M-CSF, G-CSF
   - Interleukine: IL-1, IL-6, IL-8, IL-10
   - TNFα
   - Interferone (IFNα, IFNβ)
   - Chemokine: MCP-1 u.a.
6. Wachstumshormone
   - Fibroblastenwachstumsfaktor (FGF)
   - plättchenabhängiger Wachstumsfaktor (PDGF-AA/AB/BB)
   - epidermaler Wachstumsfaktor (EFG)
   - Nervenwachstumsfaktor (NGF)
   - Insulin-ähnlicher Wachstumsfaktor (IGF)
   - Transformierender Wachstumsfaktor (TGF-α und -β)
7. Komplementfaktoren
   - C1, C4, C2, C3, C5

– Faktor B, D, Properdin, C3b-Inhibitor
8. Gerinnungsfaktoren
   – Faktor V, VII, IX, X
   – Thromboplastin u. a.
9. Enzyme
   – saure und neutrale Proteasen: Lysozym, Kollagenase, Elastase
   – Phospholipasen, Lipasen
   – Ribonukleasen
   – Glykosidasen, Arginase
   – Phosphatasen, Sulfatasen
   – Plasminogenaktivator
   – Lipoproteinlipase, Angiotensinkonvertase

Zu diesen Sekretionsprodukten gehören Produkte des Arachidonsäurestoffwechsels wie Prostanoide und Leukotriene, eine sehr große Zahl bakterizider und hydrolytischer Enzyme für alle Gruppen von Biomolekülen oder Komplement- und Gerinnungsfaktoren. Monozyten bzw. Makrophagen können große Mengen von Zytokinen bilden, insbesondere die zentralen, „inflammatorischen" Zytokine IL-1 und Tumornekrosefaktor. Zusätzlich synthetisieren sie mehrere Wachstumsfaktoren, die für die Regeneration eines geschädigten, entzündeten Organs wichtig sind (Powanda 1988).

Die meisten dieser Mediatoren werden von Monozyten bzw. Makrophagen erst nach Aktivierung gebildet und freigesetzt. Ein Reiz hierfür ist die Phagozytose. Ähnlich wie bei den Granulozyten wird eine viel stärkere Aktivierung durch Bindung von Liganden an Rezeptoren ausgelöst, v. a. an Fcγ-Rezeptoren (Immunkomplexe), Komplementrezeptoren und Rezeptoren für mehrere Zytokine. Makrophagen sind v. a. an chronisch-entzündlichen Prozessen beteiligt. Diese werden durch Immunreaktionen ausgelöst und unterhalten (s. Kapitel 2.4.4.1.2 „Die spezifische Immunantwort als Auslöser von Entzündungen"). Für das Zusammenspiel mit dem Immunsystem dienen einmal die Rezeptoren für Antigen-Antikörper (-Komplement)-Komplexe bei humoralen Immunreaktionen. Zelluläre Immunreaktionen aktivieren Makrophagen v. a. durch die Bildung von IFNγ, dem Prototyp der von T-Lymphozyten gebildeten „Makrophagen-aktivierenden Faktoren". IFNγ versetzt Makrophagen dabei in einen Zustand erhöhter Reaktionsbereitschaft (Priming), in dem sie auf ein 2., auslösendes Signal (Trigger) wie Endotoxin oder Zytokine wie IL-1 und TNF verstärkt reagieren. Neben IFNγ sind auch G-CSF und M-CSF wirksam (s. Kapitel 2.4.3.2.1 „Zytokine").

Bei einer Entzündung wandern Monozyten verstärkt aus dem Blut aus. Die Verweildauer kann sich auf ~10 Stunden verringern, ihre Einwanderung in den Entzündungsherd wird durch Chemokine gesteuert. Gleichzeitig werden im Entzündungsgebiet Granulozyten-Makrophagen-Koloniestimulierende Faktoren (GM-CSF) und das Makrophagenwachstum stimulierende M-CSF gebildet. Diese Faktoren erhöhen die Bildung von Monozyten im Knochenmark.

Neben diesen Funktionen als Effektorzellen einer längerfristigen Entzündung haben Monozyten und Makrophagen eine weitere wichtige Rolle: Als akzessorische Zellen können sie Antigene so prozessieren und an ihrer Oberfläche präsentieren, daß sie von T-Lymphozyten erkannt werden (Unanue 1993, Reimann 1997). Zusammen mit der Sekretion von kostimulierenden Molekülen wie IL-1 oder IL-6 schaffen sie dadurch die Voraussetzung für eine immunologisch spezifische Antwort (Kaye 1995, Fearon 1996). Im Kontakt mit Bakterien und ihren Bestandteilen bilden sie IL-12, das zur bevorzugten Ausbildung von Helfer-T-Lymphozyten von Typ 1 (TH1-Zellen) führt, die durch Bildung von IFNγ Entzündungsreaktionen fördern. Dies wird im Kapitel 2.4.2.4 „Lymphozyten: zelluläre Grundlagen von Immunreaktionen" näher ausgeführt. Makrophagen können auch Immunreaktionen supprimieren, z. B. durch Substanzen wie PGE$_2$, das die Aktivierung von Lymphozyten hemmt.

2.4.2.3.2 Dendritische Zellen

Als hochspezialisierte Partner der spezifischen, adaptiven Immunantwort entwickelten sich die Dendritischen Zellen, die im Blut, in den lymphatischen Organen (Lymphknoten, Milz) und als interstitielle Dendritische Zellen in Geweben vorkommen, besonders in solchen, die häufig mit Antigenen konfrontiert sind, wie die Haut (dort als Langerhans-Zellen bezeichnet). Sie sind mit den Monozyten bzw. Makrophagen verwandt; sie differenzieren entweder direkt aus Vorläuferzellen des Knochenmarks oder aus den monozytischen Zellen des Bluts. Dabei scheint erst eine Wechselwirkung mit T-Lymphozyten – z. B. durch Sekretion von IFNγ oder durch Bindung des CD40-Liganden – zu einer ausgereiften Dendritischen Zelle zu führen. Im Gegensatz zu den Monozyten exprimieren die Dendritischen Zellen sehr ausgeprägt die MHC-Moleküle der Klasse II (beim Mensch HLA-DR, -DP und -DQ) und für die Aktivierung von T-Lymphozyten wichtige kostimulatorische Moleküle. Diese Ausstattung weist auf ihre besondere Funktion als antigenpräsentierende, akzessorische Zellen für T-Lymphozyten hin (Peters 1996).

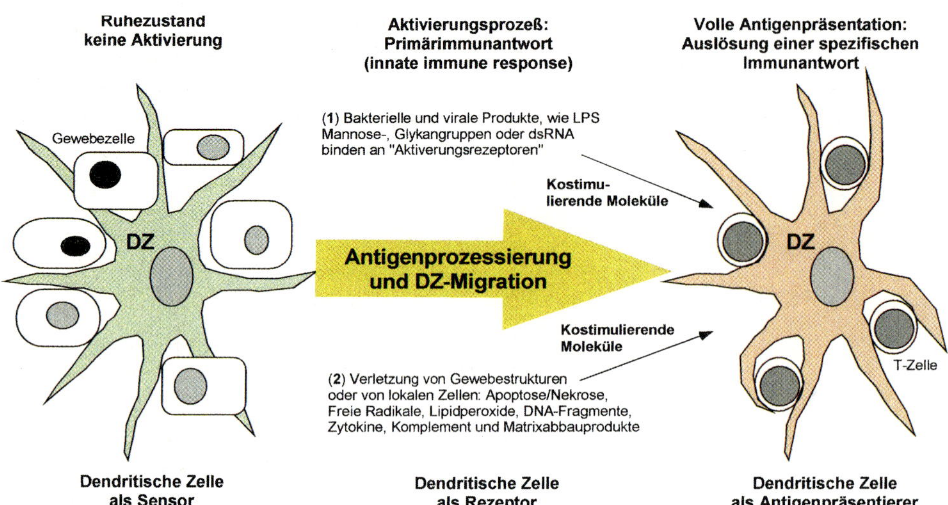

Abb. 2.4.4. Schlüsselrolle der Dendritischen Zellen (*DZ*) bei der Induktion einer Immunantwort: Zunächst befindet sich die *DZ* in der Peripherie der Gewebe und stellt einen Sensor für Gewebeverletzungen (Zellen mit *hellem Zellkern*) dar: noch keine Aktivierung. Anschließend kann eine Aktivierung im Sinn einer „angeborenen" („innate") Immunantwort über 2 verschiedene Mechanismen stattfinden: über Rezeptoren für gemeinsame Gruppendeterminanten von Bakterien oder Viren oder durch Verletzungssignale lokaler Zellen. In der 3. Stufe exprimiert die *DZ* kostimulierende Moleküle und präsentiert „eingesammelte", prozessierte Antigene und löst damit eine adaptive Immunantwort aus (spezifische Ausbildung von T- bzw. B-Lymphozyten), nach Ibrahim et al. (1995)

Nach neueren Vorstellungen (Ibrahim 1995) fungieren gewebsständige Dendritische Zellen als Sensoren, die eine erste Entscheidung darüber treffen, ob eine lokale Schädigung zu einer adaptiven Immunantwort mit der Einbeziehung von Lymphozyten führt oder nicht (Abb. 2.4.4). Hierbei müßten Dendritische Zellen zwischen einer „normalen" Zellmauser, dem geordneten, apoptotischen Zelluntergang als Grundlage der Gewebeerneuerung und andererseits der exogenen oder endogenen Schädigung von Gewebe oder Zellen unterscheiden können. Dendritische Zellen besitzen dafür sog. „Gruppenrezeptoren" für genetisch konstante Bakterien- oder Virusbestandteile (z.B. CD1a-d, Mannose- oder Glykanrezeptoren, evtl. initial auch CD14) sowie „Sensoren" für gestreßte oder lysierte Zellen (z.B. Aufspüren von Sauerstoffradikalen, DNA-Fragmenten, Zytokinen) (Ibrahim 1995). Im Schädigungsfall verursachen diese Erregerfaktoren oder Abbauprodukte der Gewebezellen (Nekrose) eine Stimulation der Dendritischen Zelle und führen so zur Expression des unabdingbaren Zweitsignals zur Lymphozytenaktivierung (Abb. 2.4.4). Zu den kostimulierenden Molekülen gehören CD40, CD80, CD86 und IL-12. Erst durch dieses 2. Signal kommt es zu einer Aktivierung von naiven Lymphozyten und damit zur Ausbildung von antigenspezifischen T- und B-Lymphozyten (Abb. 2.4.10). Andernfalls bewirkt eine MHC-Klasse-II-abhängige Präsentation von Antigenpeptiden eine klonale Anergie oder die Ausbildung von antiinflammatorisch wirksamen Typ-2- oder regulatorischen Typ-3-T-Helferzellen.

2.4.2.4 Lymphozyten: Zelluläre Grundlagen von Immunreaktionen

2.4.2.4.1 Grundlagen immunologischer Spezifität

Lymphozyten sind die einzigen Zellen des Immunsystems, die Antigene gezielt erkennen und darauf reagieren können. Sie sind damit allein für die Spezifität immunologischer Reaktionen verantwortlich. Die Erkennung erfolgt durch Rezeptoren, die integrale Bestandteile der Plasmamembran sind. Jeder reife Lymphozyt besitzt nur Rezeptoren mit einer einzigen Spezifität, die auch an seine Abkömmlinge (Klon) weitergegeben werden. Abschätzungen der Zahl von Antigenen, gegen die ein Mensch immunologisch reagieren kann, bewegen sich in der Größenordnung von 10^8; entsprechend groß muß insgesamt die Vielfalt der Rezeptoren sein. Da die gesamte DNA einer Zelle (ungefähr 3×10^9 bp) nicht ausreicht, um diese Rezeptorproteine zu kodieren, kann diese Vielfalt nicht in der Keimbahn enthalten sein, sondern muß während der Entwicklung der Lymphozyten entstehen. Die Grundzüge der Entstehung der Diversität sind heute gut verstanden. Wichtigstes Element ist die freie Kombination aus einer begrenzten Zahl von Genelementen. (Für Einzelheiten sei auf Lehrbücher der Immunologie verwiesen, z.B. Janeway 1997, Abbas 1997, Gemsa 1997). Ein Antigen selektiert aus der Vielfalt von Lymphozyten diejenigen, die spezifische Rezeptoren tragen. Diese beginnen nach Bindung des Antigens zu proliferieren und ihre Funktion aufzunehmen. Schon lange bevor die molekularbiologischen Grundlagen bekannt waren, wurden diese Zusammenhänge von Burnett (1959) als klonale Selektionstheorie formuliert.

2.4.2.4.2 Die beiden Hauptklassen von Lymphozyten: T- und B-Lymphozyten

Eine Immunantwort kann auf 2 grundsätzlich unterschiedliche Weisen erfolgen:

1. Ein Antigen, mit dem sich der Organismus auseinandersetzt, kann zur Bildung von Antikörpern führen, die in spezifischer Weise mit dem Antigen reagieren. Die Antikörper werden in die Körperflüssigkeiten abgegeben, so in das Blut, die Lymphe, das Pleura- oder Peritonealexsudat, aber auch in exkretorische Flüssigkeiten, wie das Nasen- oder Darmsekret. Antikörper können unter physiologischen Bedingungen ihre Wirkung nur in Lösungen entfalten. Dies geschieht meistens unter Zuhilfenahme von ebenfalls in den Körperflüssigkeiten gelösten Effektorsystemen, wie z.B. dem Komplement (s. Kapitel 2.4.3.1.1 „Komplementsystem"). Aus diesem Grund bezeichnet man diese immunologische Reaktionsweise als humorale Immunität.

2. Antigene können aber auch zur Vermehrung von Lymphozyten führen, die sich gegen das Antigen richten, das an der Oberfläche von Zellen dargeboten werden muß. Da sich in diesem Fall Immunzellen unmittelbar mit antigenen Zellen auseinandersetzten, ohne daß Antikörper oder humorale Effektorsysteme beteiligt sein müssen, bezeichnet man diese immunologische Reaktionsweise als zelluläre oder zellvermittelte Immunität.

Für die humorale und zelluläre Immunabwehr sind unterschiedliche Klassen von Lymphozyten verantwortlich. Die beiden Hauptklassen von Lymphozyten werden durch ihren unterschiedlichen Differenzierungsgang geprägt und können nicht ineinander übergehen. Lymphozyten entstehen aus Stammzellen, die während der frühen Embryonalentwicklung in Dottersack und Leber, nach der Geburt nur noch im Knochenmark vorkommen. Einige Stammzellen wandern in den Thymus ein.

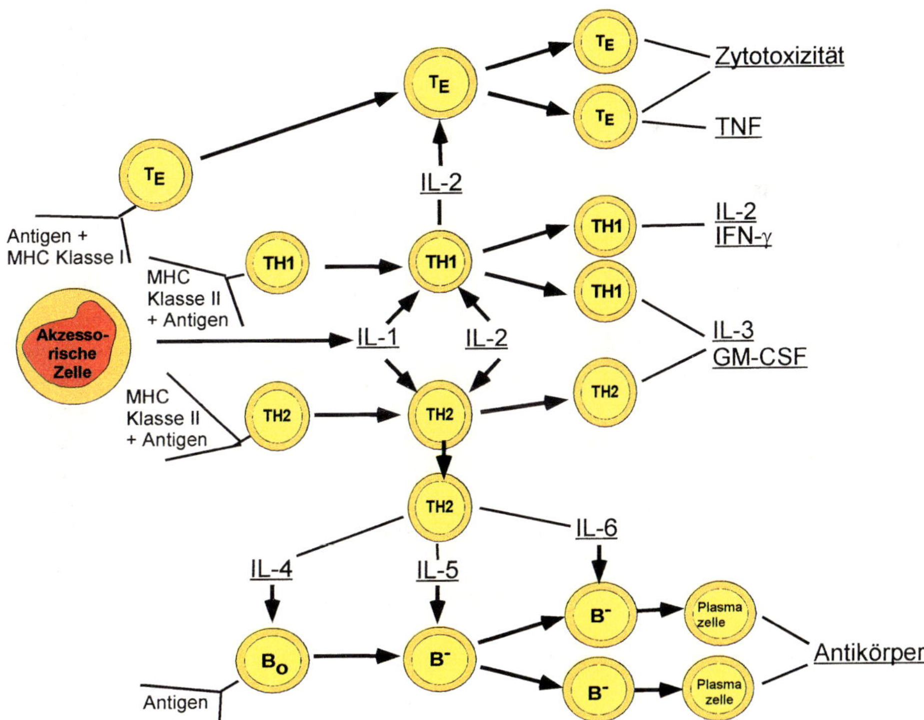

Abb. 2.4.5. Entwicklung verschiedener Unterklassen von T- und B-Lymphozyten aus Knochenmarkvorläufern und ihre Hauptfunktionen

Dort durchlaufen sie eine große Anzahl von Differenzierungsteilungen. Die reifen, immunologisch kompetenten Lymphozyten verlassen den Thymus in die Blutbahn. Diese Zellen besitzen Rezeptoren, mit denen sie mit ihrem Antigen reagieren und dabei spezifische Funktionen aufnehmen können. Die im Thymus geprägten Lymphozyten bezeichnet man als T-Lymphozyten (thymusabhängige Lymphozyten=thymus-dependent lymphocytes). Mit dem Blutstrom erreichen die reifen T-Lymphozyten die peripheren lymphatischen Organe, wie Lymphknoten, Milz oder Peyer-Plaques. Charakteristisch für T-Lymphozyten ist ihre Fähigkeit, aus diesen lymphatischen Organen über das Lymphsystem, den Ductus thoracicus und das Blutgefäßsystem zu rezirkulieren. Wegen dieser Eigenschaft besteht ein hoher Anteil, etwa 60–80% der Lymphozyten des Bluts, aus T-Lymphozyten (Abb. 2.4.5).

Stammzellen können auch einen anderen Differenzierungsgang durchlaufen. Bei Säugetieren findet die Differenzierungsreifung im Knochenmark selbst statt. Die auf diesem Differenzierungsweg gereiften Lymphozyten werden als B-Lymphozyten (bone marrow-dependent lymphocytes) bezeichnet. Auch die reifen B-Lymphozyten gelangen über die Blutbahn in die peripheren lymphatischen Organe. Im Gegensatz zu den T-Lymphozyten sind B-Lymphozyten weitgehend ortsständig, d.h. sie zirkulieren sehr wenig. Daher ist ihr Anteil im strömenden Blut auch sehr gering; er beträgt etwa 10–15% der Lymphozyten.

T- und B-Lymphozyten erfüllen bei einer Immunantwort unterschiedliche Aufgaben. B-Lymphozyten sind für die humoralen Immunreaktionen verantwortlich: Sie wandeln sich nach Bindung eines Antigens in Antikörper-sezernierende Zellen um und reifen dabei zu Plasmazellen. T-Lymphozyten sind vorwiegend für zelluläre Immunreaktionen verantwortlich. Sie können sich zu sensibilisierten T-Lymphozyten differenzieren, die andere Zellen abtöten können (Zytotoxizität). Eine andere Funktion im Rahmen der zellulären Immunität besteht in der Sekretion von Mediatorsubstanzen, die zelluläre Effektorreaktionen induzieren. Neben diesen Aufgaben besitzen T-Lymphozyten eine zentrale Funktion bei der Regulation aller Immunantworten. Sie sind als Helferzellen bei der Ausbildung sowohl humoraler als auch zellulärer Immunreaktionen notwendig, andererseits können T-Lymphozyten Immunreaktionen auch spezifisch unterdrücken.

2.4.2.4.3 Lymphozytensubpopulationen

Die verschiedenen Funktionen von T- und B-Lymphozyten werden durch Subpopulationen dieser Zellklassen erfüllt. Die in den letzten Jahren gefundene Möglichkeit, solche Zellen anhand von Oberflächeneigenschaften zu unterscheiden (v.a. CD-Marker), führte zur Erkenntnis, daß auch diese Subpopulationen zumindest in einigen wichtigen Fällen genetisch determiniert sind. Alle T-Lymphozyten tragen den Marker CD3, Helferinduktor-T-Lymphozyten CD4, zytotoxische T-Lymphozyten CD8 (Sprent 1993).

Zytotoxische T-Lymphozyten sind unmittelbare Effektorzellen der zellulären Immunität, $CD4^+$-Zellen besitzen keine unmittelbaren Effektorfunktionen; sie beeinflussen vielmehr die Aktivität anderer Zellen durch die Sekretion von Lymphokinen. Sie werden daher häufig entsprechend ihrer Funktion als Helferinduktorlymphozyten bezeichnet (Abbas 1996). Als Helfer-T-Lymphozyten ermöglichen sie die Differenzierung von inaktiven Vorläufer-T- oder -B-Lymphozyten in Antikörper produzierende Plasmazellen oder zytotoxische Effektor-T-Lymphozyten. Gleichzeitig regulieren Helfer-T-Lymphozyten auch ihre eigene Aktivierung und klonale Expansion. Für die damit sehr vielfältigen Aufgaben der Helfer-T-Lymphozyten (TH) sind 2 Subpopulationen verantwortlich. TH1-Zellen fördern die Proliferation und die Funktion aller T-Lymphozyten und damit die Ausbildung zellvermittelter Immunreaktionen. TH2-Zellen steuern die Differenzierung von B-Lymphozyten bis zur Antikörper sezernierenden Plasmazelle. Suppression kann durch zytotoxische oder, nach neuester Nomenklatur, regulative T-Lymphozyten vermittelt werden (Groux 1997). Zudem ist sie eine wichtige Funktion der Helfer-T-Subpopulationen selbst: Während TH1-Zellen ihre eigene Entwicklung fördern, hemmen sie gleichzeitig die Entwicklung von TH2-Zellen. Spiegelbildlich begünstigen TH2-Zellen ebenfalls ihre eigene Bildung und Aktivierung und unterdrücken die Bildung und Aktivierung von TH1-Zellen (Abb. 2.4.7) (Abbas 1996, Mosmann 1996).

Die eine Immunantwort regulierenden zellulären Interaktionen werden v.a. durch sezernierte Mediatoren vermittelt, die zur Gruppe der Zytokine gehören (s. Kapitel 2.4.3.2.1 „Zytokine"). Die Rolle einiger wichtiger Zytokine bei der Aktivierung von T- oder B-Lymphozyten ist in Abb. 2.4.5 skizziert (Paul 1994).

Dringt ein (starkes) Antigen zum 1. Mal in einen Organismus ein, entwickelt sich eine Immunantwort nach 3–4 Tagen und erreicht etwa nach 10–12 Tagen ihren Höhepunkt, danach klingt sie wieder ab (Primärantwort). Gleichzeitig wandeln sich einige Lymphozyten in spezifische Gedächtniszellen um. Diese reagieren meist sehr viel schneller, wenn sie das ursprüngliche Antigen erneut treffen (Sekundärantwort). Bei Krankheitserregern (z. B. Viren) erfolgt die Abwehr dann schon, bevor Krankheitserscheinungen auftreten: Das Individuum ist gegen dieses Antigen immun. Es sei hier erwähnt, daß unter bestimmten Umständen eine Primärantwort auch zur Abschwächung oder dem Ausbleiben einer weiteren Antwort führen kann. Bei einer humoralen Immunantwort unterscheidet sich eine Primärantwort von einer Sekundärantwort nicht nur durch die Geschwindigkeit und Stärke der Immunreaktion, sondern auch dadurch, welche Immunglobulinklasse bevorzugt gebildet wird. Kommt ein Lebewesen zum 1. Mal in Kontakt mit einem bestimmten Antigen, werden bevorzugt Antikörper der IgM-Klasse gebildet, bei wiederholtem Kontakt dagegen IgG-Antikörper (s. z. B. Resch 1997).

2.4.2.5 Lokale Gewebezellen

Bis auf wenige Ausnahmen sind chronische Entzündungen auf ein einzelnes Organ (Niere, Leber, Haut) oder ein Organsystem (Gelenke, Gefäße) begrenzt. Diese kann mehrere Ursachen haben. Ein Infektionserreger kann nur ein Zielorgan befallen und dort persistieren; dies ist z. B. bei der chronischen Hepatitis der Fall. Schädigungsmechanismen können selektiv Gewebsantigene freisetzen, gegen die sich eine Immunantwort richtet, wie dies z. B. mit Kollagen während einer Rheumatoiden Arthritis geschieht. Andere Mechanismen sind die Ablagerung von – zunächst beliebigen – Immunkomplexen in der Endstrombahn von Gefäßen oder des renalen Glomerulus. Auf prototypische Beispiele wird weiter unten eingegangen werden (Kapitel 2.4.5.4 „IgA-Nephropathie – Eine sekundär-autoimmune, chronische Entzündung, ausgelöst durch Immunkomplexe oder in diesen enthaltenen Antigene (Typ-III- bzw. -IV-Immunreaktionen"). Auch wenn das wesentliche Merkmal einer chronischen Entzündung die Infiltration mit professionellen Immunzellen ist, sind die mit ihnen interagierenden lokalen Gewebezellen an entscheidenden Punkten in das Entzündungsgeschehen einbezogen. Gleich zu Beginn einer Gewebeschädigung, z. B. durch das Eindringen eines Infektionserregers, sind es die Signale von parenchymalen Zellen, die bereitstehende Dendritische Zellen zur Reaktion bewegen (s. Kapitel 2.4.2.3.2 „Dendritische Zellen"). Ein wesentlicher Aspekt in dieser Initialphase liegt in der Unterscheidung eines normalen Regenerationsprozesses („Gewebemauser"), bei dem überalterte Zellen in einem geordneten Apoptoseprozeß untergehen, von einer Zellschädigung durch exogene (z. B. Bakterien, Viren) oder endogene Noxen (z. B. Gefäßverschluß), die zu einer Zellyse oder Zellnekrose führen. Im Gegensatz zur Zellschädigung ist hierbei der Prozeß der Apoptose einschließlich der „Abräumphase" durch Makrophagen so geregelt, daß keine toxischen Signale oder proinflammatorischen Substanzen, wie Sauerstoffradikale, Lipidabbauprodukte, Proteasen oder Zytokine, frei werden. Im Normalfall verhindert also der „geordnete Suizid" lokaler Gewebezellen eine entzündliche Reaktion (Savill 1997).

Die 2. wichtige Phase, in der lokale Gewebezellen einen wesentlichen Beitrag zur Entzündung leisten, ist der Übergang und das Fortschreiten der chronischen Entzündungsprozesse. Sehr deutlich wird die Beteiligung lokaler Zellen am Beispiel der Pannusbildung im rheumatoiden Gelenk und der Glomerulosklerose als Endstadium einiger rasch fortschreitender Nephritiden (s. Kapitel 2.4.5.4 „IgA-Nephropathie – Eine sekundär-autoimmune, chronische Entzündung, ausgelöst durch Immunkomplexe oder in diesen enthaltenen Antigene (Typ-III- bzw. -IV-Immunreaktionen"). In beiden Fällen verlieren Synovialfibroblasten oder glomeruläre Mesangiumzellen im chronischen Entzündungsstadium z. T. ihre spezialisierten Funktionen. Sie beginnen zu proliferieren, und ihr normales Syntheseprofil von Matrixfaktoren und Zytokinen kann sich dauerhaft ändern. Zusätzlich können die ortsständigen Zellen eines Organs oder Gewebes – Blutgefäß-, Bindegewebs- und Parenchymzellen – dazu veranlaßt werden, selbst Entzündungsmediatoren zu sezernieren und damit aktiv an einer Entzündungsreaktion teilzunehmen. Im folgenden ist die inflammatorische Aktivität von humanen glomerulären Mesangiumzellen der Niere aufgeführt:
1. Phagozytose
   – wenig ausgeprägt (Endozytose)
2. Lipidmediatoren
   – Prostaglandine: PGE_2, PGD_2, $PGF_{2\alpha}$, PGI_2, TXA_2
   – Plättchenaktivierender Faktor
   – kein LTA_4 oder LTB_4
   – H(P)ETE's, EET's
3. Reaktive Sauerstoff- und Stickstoffspezies sowie Enzyme

- O_2, OH, H_2O_2, NO
- NADPH- und NO-Synthase
4. Zytokine und Hormone
   - koloniestimulierende Faktoren: GM-CSF, CSF-1
   - Interleukine: IL-1α/β, IL-6, IL-10. LIF
   - Tumornekrosefaktor α (kontrovers für humane MC)
   - Chemokine: IL-8, MCP-1, RANTES, MIP-1α, IP-10, Ltn, IL-16
   - Endothelin
5. Wachstumsfaktoren
   - Fibroblastenwachstumsfaktor (FGF)
   - Plättchenabhängiger Wachstumsfaktor (PDGF-AA/AB/BB)
   - Nervenwachstumsfaktor (NGF)
   - Insulin-ähnlicher Wachstumsfaktor (IGF-1)
   - Transformierender Wachstumsfaktor (TGF-β)
6. Rezeptoren
   - CD14 (LPS-R)
   - CD16, CD64, CD89 (FcαR für poly-IgA)
   - C1q-R, CR1, CR3
   - IL-1-R, IL-4-R, IL-6-R
   - IFNγ-R, TNFα-R, Fas, GM-CSF-R
   - PDGF-R, FGF-2-R, IGF-Typ I-R, EGF-R, TGF-β-R, NGF-R (p75)
   - CXC-R2, CC-R1, CC-R2
7. Zellinteraktions- und kostimulierende Moleküle
   - MHC II (nur nach Induktion)
   - ICAM-1, VCAM-1
   - CD44
   - VLA-1 ($\beta_1\alpha_1$), VLA-3 ($\beta_1\alpha_3$), VLA-5 ($\beta_1\alpha5$=FN-R)

- Mac-1 ($\beta_1\alpha$ M=CD11β/CD18)
- $\beta3\alpha v$, $\beta5\alpha v$ (VN-R)
8. Komplementfaktoren
   - C3
   - Faktor B, H
9. Matrix und -degradierende Enzyme, andere Enzyme
   - Kollagene I, III, IV, V, VI, VIII
   - Fibronektin, Nidogen, Laminin, Tenascin, Thrombospondin
   - Proteoglykane: Heparan-, Chondroitin-, Dermatansulfat
   - Plasminogenaktivator, Cysteinproteinase
10. Metalloproteinasen: MMPs-1, -2, -3, -7, -9, -10
11. IL-1β-Konvertase (ICE)

Voraussetzung für diese inflammatorischen Reaktionen ist die Aktivierung der Gewebszellen; sehr wirksam sind Zytokine wie IFNγ, IL-1 oder Tumornekrosefaktor (s. nachfolgenden Abschnitt), die v. a. bei Immunreaktionen generiert werden (s. hierzu auch Kapitel 2.4.4.2 „Chronische Entzündung" und Abb. 2.4.6) (Radeke 1992).

Die Folgen sind nicht nur ein narbiger Umbau mit Verlust der Gewebefunktion, sondern durch eine kontinuierliche Freilegung und Synthese neuer Antigene in einer für zelluläre Immunreaktionen „kostimulierenden" Umgebung auch eine Perpetuation der Entzündungsreaktion. Somit bestimmen lokale Gewebezellen das Bild einer chronischen Entzündung wesentlich mit.

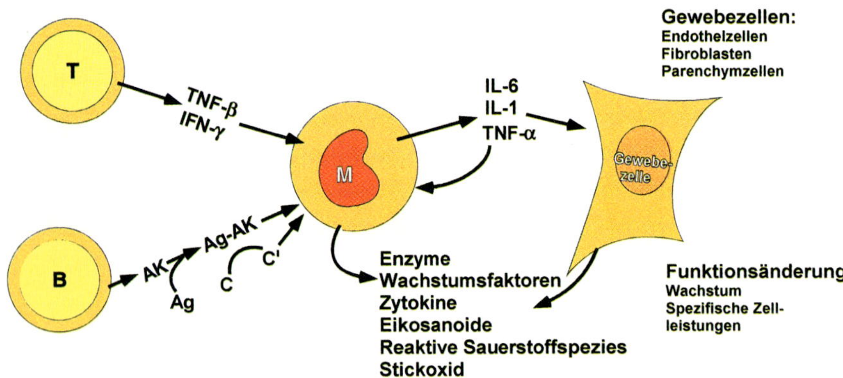

Abb. 2.4.6. Die primär von eingewanderten Immunzellen getragene Entzündungsaktivität bezieht zunehmend lokale Gewebezellen in einer sekundären, autochthonen Phase mit ein. Hierbei aktivieren proinflammatorische Faktoren aus Monozyten und Lymphozyten Gewebezellen, die dann einen aktiven Beitrag zum Fortschreiten der Entzündung leisten

2.4.3 Mediatoren der Entzündung

Viele der Abwehrfunktionen und die meisten Erscheinungen einer Entzündung beruhen auf freigesetzten Mediatoren. Diese werden nicht nur von den „klassischen" Entzündungszellen sezerniert, sondern auch von lokalen Gewebezellen. Zu diesen gehören die Gefäßendothelzellen, Bindegewebszellen wie Fibroblasten, aber auch gewebetypische Zellen, wie z. B. die Mesangiumzellen der Niere (s. oben) oder die Synovialzellen eines Gelenks. Das Spektrum der von diesen Zellen gebildeten Mediatoren ist überraschend groß; die meisten Entzündungsmediatoren können synthetisiert und sezerniert werden, wenn auch oft die Produktionskapazität geringer als bei den leukozytären Entzündungszellen ist.

2.4.3.1 Effektormoleküle

2.4.3.1.1 Komplementsystem

Die Rolle des Komplementsystems in der Immunantwort wurde ursprünglich in seiner Fähigkeit gesehen, die Lyse von Antikörper-bedeckten Erythrozyten oder Bakterien zu „komplementieren". Inzwischen hat sich herausgestellt, daß das Komplementsystem neben der zytolytische Aktivität eine Vielzahl von weiteren Funktionen hat, die zur Entzündung, Infektabwehr und Immunregulation beitragen. Unter Komplement werden mehr als 20 Serumproteine zusammengefaßt, die nicht nur spezifisch durch eine Antigen-Antikörper-Reaktion (klassischer Weg), sondern auch Antikörper-unabhängig durch Substanzen wie z. B. Lipopolysaccharide (alternativer Weg) aktiviert werden können (Whaley 1993).

Bei der klassischen Komplementaktivierung können 3 Phasen unterschieden werden: Erkennung (C1q, C1r, C1 s), Aktivierung (C4, C2, C3) und zytotoxischer Angriff (C5-C9). Der alternative Weg umgeht die ersten Komplementkomponenten und aktiviert das System auf der Stufe von C3. Der alternative Weg hat Bedeutung bei der Infektabwehr, wenn spezifische Antikörper fehlen; die Aktivierung kann allein durch auf Zelloberflächen gelegene repetitive Polysaccharidsequenzen, wie sie typisch für viele Mikroorganismen sind, in Gang gesetzt werden (Bitter-Suermann 1997).

Die Aktivierung der gesamten Sequenz des Komplementsystems hat die lytische Zerstörung von körperfremden oder Antikörper-bedeckten eigenen Zellen zum Ziel. Im Verlauf der Komplementaktivierung wird eine Reihe von biologisch aktiven Produkten generiert, die nicht zur Lyse beitragen, sondern Leukozyten stimulieren und Entzündungserscheinungen hervorrufen. Es ist wahrscheinlich, daß diese hochaktiven Zwischenprodukte eine größere biologische Bedeutung besitzen als die komplementvermittelte Lyse von Mikroorganismen oder Erythrozyten. Dies wird unterstützt durch Befunde, daß Defekte der spät reagierenden Komplementkomponenten, abgesehen von häufigeren Meningokokken- und Gonokokkeninfektionen, durchaus mit einer gesunden Existenz verbunden sein können. Im Gegensatz dazu ist eine C3-Defizienz immer mit schwersten Störungen der Infektabwehr verbunden, wobei die Hauptursache die unzureichende Phagozytoseleistung wegen fehlender C3b-Opsonisierung ist.

C3 ist die wichtigste Komplementkomponente und kommt auch in höchster Konzentration im Serum vor. C3 besitzt eine Art Schlüsselstellung, weil sich an dieser Stelle der klassische und der alternative Weg zur gemeinsamen zytolytischen Angriffsphase vereinigen. Bei der Aktivierung zerfällt C3 in biologisch aktive Bruchstücke wie C3a und C3b, wobei letztere Komponente eine entscheidende Rolle bei der Opsonierung von Partikeln spielt. Die C3b- und Fc-Rezeptor-tragenden Phagozyten wie Neutrophile und Makrophagen werden durch Antikörper- und C3-opsonierte Partikel zu einer besonders raschen und effizienten Phagozytose stimuliert. Darüber hinaus induziert C3b die Margination und Aggregation von Leukozyten in Entzündungsgebieten und fördert den Stoffwechsel der Phagozyten.

C5a ist die stärkste chemotaktische Substanz für Neutrophile und Makrophagen, C3a hat eine geringere Aktivität. Zusätzlich stimulieren beide den Stoffwechsel, die Enzymfreisetzung, die Adhärenz und Aggregation von Phagozyten, alles Funktionen, die entscheidend für die Eindämmung eines akuten Infektionsherds sind.

2.4.3.1.2 Reaktiver Sauerstoff und Stickstoffmonoxid

Reaktiver Sauerstoff
Unter reaktiven Sauerstoffspezies werden Superoxidanion (O_2^-), Hydrogenperoxid (H_2O_2), Hydroxylradikal ($OH^\bullet$), Singulett Sauerstoff ($^1O_2$) sowie Peroxinitrit ($ONOO^-$) verstanden.

Superoxid und H_2O_2 werden aus NADPH und molekularem Sauerstoff durch das Enzym NADPH-Oxidase generiert. Beide sind nur gering aktiv und werden erst durch Nachfolgereaktionen zu den hochreaktiven oxidierenden Verbindungen umgewandelt. Durch die Haber-Weiss-Reaktion wird, katalysiert durch Eisenionen, das Hydroxylradikal gebildet. In Gegenwart von Stickoxid (s. weiter unten) entsteht aus O_2^- Peroxinitrit. Aus H_2O_2 wird durch das Enzym Myeloperoxidase in Gegenwart von Chlorid (Cl^-) hypochlorige Säure gebildet (Smith 1991, Segal 1993).

Das Enzym NADPH-Oxidase kommt v. a. in Leukozyten vor, in geringerer Aktivität auch in vielen anderen Zellen, z. B. Fibroblasten oder glomerulären Mesangiumzellen. Unter den phagozytierenden Leukozyten sind die Granulozyten die potentesten Produzenten von reaktiven Sauerstoffspezies. Makrophagen können diese Mediatoren in geringerem Umfang bilden. Die am weitesten charakterisierte leukozytäre Oxidase ist ein komplex aufgebautes Enzym mit einer unbekannten Zahl von Untereinheiten, von denen 5 identifiziert werden konnten. 2 davon sind Bestandteile der Plasmamembran und 3 in ruhenden Zellen im Zytosol lokalisiert. Die beiden Untereinheiten in der Membran, gp91 und p21, bilden das Zytochrom b_{558}. Wenn ein Leukozyt aktiviert wird, wandern die zytosolischen Komponenten, $p67^{phox}$, $p47^{phox}$ und das kleine GTP-bindende Protein Rac an die Membran und legen sich mit Zytochrom b_{558} zum aktiven Enzym zusammen. Ein allgemeines Signal zur Aktivierung der Oxidase stellt die Phagozytose dar. Weitere wichtige Stimuli sind Bakterienprodukte wie Lipopolysaccharide, Komplementspaltprodukte (C5a, C3a) Chemokine (z. B. IL-8 bei Granulozyten, MCP 1 bei Monozyten und Makrophagen) und, wenn auch schwächer, andere Zytokine wie TNF oder IL-1. Der Aktivierungsmechanismus ist noch wenig verstanden; beteiligt sind die Phosphorylierung von $p47^{phox}$ sowie die Aktivierung von Rac durch Bindung von GTP.

Bei vielen Stimuli – v. a. starker Phagozytose, Lipopolysaccharid, chemotaktischen Peptiden – kommt es zu einer explosionsartigen Bildung von reaktiven Sauerstoffspezies („respiratory burst"), die auch die Zellen so schädigt, daß sie zugrundegehen. In phagozytierenden Leukozyten wird der durch das sauerstoffaktivierende System gebildete reaktive Sauerstoff ins Innere des Phagosoms geliefert. Hier kann er bakterizid wirken und zahlreiche Proteine inaktivieren. Daß die Mikrobizidie von Sauerstoff abhängt, ist auch daran zu erkennen, daß krankheitsbedingte Hypoxien die Bakterienabwehr stark reduzieren und Patienten mit Defekten des Sauerstoffmetabolismus (chronische Granulomatose) an nicht ausheilenden Infekten erkranken. Aktivierte Sauerstoffspezies werden auch in den extrazellulären Raum abgegeben. Hier kön-

nen sie ebenfalls Infektionserreger schon vor der Phagozytose töten. Bei eosinophilen Granulozyten erfolgt hierbei ein Großteil der Abwehr der nicht phagozytierbaren Parasiten. Sezernierte Sauerstoffradikale schädigen aber auch das umliegende Gewebe und können damit zur Organdestruktion bei einer Entzündung beitragen. Die Kurzlebigkeit der Metaboliten, v. a. durch rasche enzymatische Umwandlung und das Vorkommen natürlicher Inhibitoren, begrenzt i. allg. das Entzündungspotential. Neben der zellschädigenden Wirkung erfüllen Sauerstoffmetaboliten auch regulative Funktionen. So können sie die Wachstums- und Proliferationsrate von Zellen nicht nur durch einen Angriff auf die DNA hemmen, sondern in niedriger Konzentration auch stimulieren, z. B. durch Aktivierung des Transkriptionsfaktors NFκB (Conner 1996).

Stickstoffmonoxid

Das in der Atmosphäre vorkommende Gas Stickoxid (NO) wird enzymatisch auch von einer Reihe von Geweben in streng kontrollierter Weise synthetisiert. Ausgangspunkt ist die Aminosäure L-Arginin, aus der das freie Radikal durch das Enzym NO-Synthase (NOS) gebildet wird. 3 Isoenzyme sind bekannt, die unterschiedliche Genprodukte repräsentieren. 2 davon werden konstitutiv exprimiert (cNOS). Ein konstitutives Enzym kommt v. a. im Endothel vor, wo es über Myristoylketten an die Membran gebunden ist. Die 2. cNOS kommt im Zytosol zentraler und peripherer Neuronen, aber auch vieler anderer Organe vor. Beide cNOS werden jeweils nur kurzfristig aktiviert; die Aktivierung ist abhängig von Ca^{2+}-Calmodulin. Die cNOS dient entsprechend ihrer Lokalisation zur Relaxation von Gefäßen sowie als Neurotransmitter. Darüber hinaus wurde für fast alle Gewebe eine Beteiligung an einer großen Zahl von physiologischen Prozessen beschrieben (Moncada 1997).

Im Gegensatz dazu wird die 3. Isoform nur nach Stimulation induziert (induzierbare NOS: iNOS) (Morris 1994). Schon während der Synthese wird Calmodulin fest an das Enzym gebunden, so daß es permanent aktiviert ist. Die Induktion führt daher zu einer langanhaltenden Aktivität des Enzyms, die über viele Stunden anhält. Stimuli für die Induktion sind v. a. Auslöser von Entzündungsreaktionen, wie Bakterien oder deren Bestandteile, und inflammatorische Zytokine, wie IFNγ, IL-1 oder TNF, wobei starke Synergismen vorkommen. Wichtige Zellen, die iNOS exprimieren, sind Zellen des Immunsystems und hier besonderes Makrophagen. Daneben wird sie auch in Endothelzellen sowie einer Reihe von Gewebszellen des Pankreas exprimiert. Die Expression von iNOS kann durch Glukokortikoide oder durch Zytokine wie IL-4, IL-10 oder TFG-β supprimiert werden.

Das nur kurzfristig durch cNOS gebildete – und kurzlebige – NO aktiviert intrazellulär v. a. das Enzym G-Zyklase. Die Erhöhung von cGMP ist für die meisten physiologischen Wirkungen von NO verantwortlich.

Auch einige Wirkungen der iNOS können mit diesem Mechanismus erklärt werden, wie die exzessive Vasodilatation beim septischen Schock. Bei der langanhaltenden Bildung durch iNOS während einer Entzündung entfaltet NO zusätzlich intra- und extrazelluläre Effekte. Durch Hemmung von metabolischen Enzymen oder von Schlüsselenzymen der DNA-Synthese sowie durch direkte DNA-Schädigung ist NO ein wichtiger Mediator der Zytotoxizität mit sowohl nützlichen als auch schädlichen Wirkungen. Nützlich ist NO, wenn es wirksam zur Wachstumshemmung mikrobieller Pathogene beiträgt, die von Parasiten, z. B. Malariaschizonten, über Bakterien bis zu DNA-Viren reicht. Zumindest in vitro besitzt NO antitumorale Eigenschaften. Bei einer Endotoxinämie kann NO durch Hemmung der Bildung von Mikrothromben und Neutralisation von Sauerstoffradikalen lokal zytoprotektiv wirken (Nussler 1993, Moilanen 1995). Dieselben Mechanismen können schädigend sein, wenn dabei körpereigene Gewebe angegriffen werden. So ist die Zerstörung von Inselzellen beim autoimmunen Typ-I-Diabetes-mellitus eine Folge der durch IL-1 induzierten NO-Bildung. Auch bei anderen chronisch-entzündlichen Erkrankungen – Beispiele sind die Rheumatoide Arthritis oder die Nephritis beim Lupus erythematodes – scheint NO eine wichtige Rolle bei der Gewebsdestruktion zu spielen. Einige Ergebnisse wiesen darauf hin, daß NO auch an der progressiven Dilatation der Arterienwand bei Arteriosklerose beteiligt ist.

2.4.3.1.3 Eikosanoide

Unter dem Namen Eikosanoide (griech. eikosa=20) werden biologisch aktive Metaboliten der Arachidonsäure (4fach ungesättigte Fettsäure mit 20 C-Atomen; C20:4) zusammengefaßt. Zu ihnen gehören die Prostanoide, Leukotriene, Lipoxine sowie weitere, biologisch noch wenig charakterisierte Produkte. Auch aus anderen mehrfach ungesättigten Fettsäuren können Moleküle mit ähnlicher Wirkung generiert werden (z. B. aus C20:3:Dihomo-γ-Linolensäure), die geringere Bedeutung haben und daher nicht beschrieben werden. Arachi-

donsäure kommt in Zellen gebunden in Membranlipiden vor. Aus der Speicherform der Phospholipide wird sie in einem ersten Schritt durch das Enzym Phospholipase A2 freigesetzt und dann weiter umgesetzt.

Prostanoide

Arachidonsäure wird durch das Enzym Prostaglandin-G/H-Synthase [PGHS, synonym Zyklooxygenase (Cox)] unter Bindung molekularen Sauerstoffs zu zyklischen Endoperoxiden umgesetzt, aus denen durch weitere enzymatische Umwandlung die Prostanoide Prostaglandin E_2, D_2, F_{2a}, Thromboxan (TxA_2) und Prostazyklin (PGI_2) entstehen. Prostanoide sind typische Gewebshormone: Ihre biologische Halbwertszeit ist sehr kurz (meist <1–2 min), da sie hydrolytisch zerfallen (z. B. TxA_2 zu TxB_2) oder rasch enzymatisch inaktiviert werden (z. B. PGE_2). Prostanoide werden von praktisch allen Geweben gebildet und sind dort an der Regulation vieler physiologischer Prozesse beteiligt (Smith 1992) (Tabelle 2.4.1; s. hierzu auch Lehrbücher der Pharmakologie). Schüsselenzym ist das ubiquitär exprimierte Enzym Zyklooxygenase I (Cox I). Vor einigen Jahren wurde ein 2. Isoenzym gefunden, Cox II, das v. a. in den leukozytären Entzündungszellen (z. B. Mononukleären Phagozyten) durch nahezu alle Stimuli, die eine Entzündung in Gang setzen, sehr stark induziert wird (Smith 1992). Die Induktion dieses Isoenzyms erklärt auch die bedeutende Rolle der Prostanoide bei Entzündungsreaktionen. Die Eikosanoide gehören nicht zu den präformierten Mediatoren, sondern werden bei einem adäquaten Reiz gebildet und nachfolgend ausgeschüttet. Die hohen Enzymspiegel von Cox II in aktivierten Makrophagen erlauben eine Synthese, die auf hohem Niveau mehrere Stunden anhalten kann.

Tabelle 2.4.1. Die Rolle von Prostaglandinen und Leukotrienen bei Entzündungen

	Prostaglandine	Leukotriene
Lokaler Blutfluß	PGE_2, PGD_2, PGI_2	
Gefäßpermeabilität und Ödem		LTC_4, LTD_4, LTE_4
Schmerz	PGE_1, PGE_2, PGI_2	
Fieber	PGE_1, PGE_2	
Chemotaxis für polymorphkernige Leukozyten		LTB_4

Leukotriene

Die Bildung von Leukotrienen wird durch das Enzym 5-Lipoxygenase eingeleitet. Die primären Metaboliten Hydroperoxyeikosatetraensäure (HPETE) und Hydroxyeikosatetraensäure (HETE) können zum einen zu Leukotrien B_4 (LTB_4) zerfallen. Durch enzymatische Verknüpfung mit dem Tripeptid Glutathion entsteht andererseits Leukotrien C_4 (LTC_4), aus dem durch jeweilige Abspaltung einer Aminosäure LTD_4 und LTE_4 gebildet werden. C_4, LTD_4 und LTE_4 werden als Sulfidoleukotriene zusammengefaßt, da sie alle das Schwefelatom der Aminosäure Cystein enthalten. Auch Leukotriene werden sehr rasch durch Metabolisierung inaktiviert (Samuelsson 1987, Chen 1994).

Die individuellen Eikosanoide wirken über die Bindung an spezifische Rezeptoren der Plasmamembran von Zellen. Sie sind physiologisch an der lokalen Kontrolle vieler Organfunktionen beteiligt. Wichtig ist ihre Rolle bei der Regulation von Blutgefäßtonus und Blutgerinnung, Nieren- und Atemwegfunktion, Magensaftsekretion, aber auch bei der Aktivität des Zentralnervensystems oder der Reproduktionsorgane, einschließlich des Geburtsvorgangs. Wie zu erwarten, wenn ein physiologischer Sollwert eingestellt werden soll, sind die Wirkungen einzelner Eikosanoide bei einer bestimmten Organfunktion oft antagonistisch: So verengen PGF_{2a} und die Peptidoleukotriene die Bronchien, während PGE_2 eine Bronchodilatation hervorruft (s. Lehrbücher der Pharmakologie).

Es ist daher auch nicht verwunderlich, daß sich bei ungeregelter oder überschießender Bildung von Eikosanoiden an vielen Organen schwere Funktionsstörungen manifestieren können. Die Wirkungen der Eikosanoide bei Entzündungsreaktionen sind in Tabelle 2.4.1 zusammengestellt (Davies 1984).

PGE_2 und PGI_2 steigern den lokalen Blutfluß, die Peptidoleukotriene erhöhen die Permeabilität in den erweiterten Gefäßen. Beides zusammen führt zur lokalen Erwärmung (Calor) und Rötung (Rubor) sowie durch Austritt von Blutflüssigkeit (Exsudation) zur Schwellung (Tumor). Durch chemotaktische Anlockung von polymorphkernigen Leukozyten verstärkt LTB_4 das entzündliche zelluläre Infiltrat und trägt damit ebenfalls zur Schwellung bei. Bei der Entstehung des Schmerzes spielen die Prostaglandine eine direkte und indirekte Rolle. In hohen Konzentrationen können sie die überall im Körper vorkommenden nackten Endigungen der afferenten Nervenfasern des nozizeptiven Systems direkt erregen. Schon bei niedrigen Konzentrationen setzen sie die Schwelle herab, bei

der andere Substanzen wie Bradykinin (und andere Kinine) oder Histamin, die ebenfalls im Entzündungsgewebe vorkommen, Nozizeptoren erregen. Durch diese „Sensibilisierung" oder Hyperalgesie rufen sonst inerte Konzentrationen dieser Substanzen eine Erregung von Nozirezeptoren hervor. Gleichfalls herabgesetzt wird die Schwelle für andere Aktivatoren des nozizeptiven Systems, so für mechanische Reize wie Zug oder Druck. Prostaglandine, insbesondere PGE, die im Zentralnervensystem gebildet werden, führen zum Fieber. Dabei erhöhen die Prostaglandine in den thermoregulativen Zentren des Hypothalamus den Sollwert für die Körpertemperatur.

2.4.3.1.4 Abbauende Enzyme

Entzündungszellen sowie auch viele zur einer Entzündungsreaktion rekrutierte Gewebszellen (s. Kapitel 2.4.2.5 „Lokale Gewebezellen") besitzen Enzyme, durch die nahezu alle bioorganischen Moleküle degradiert werden können. Viele davon sind in den Lysosomen lokalisiert, andere kommen im Zytosol und in der äußeren Membran vor. Durch sie werden aufgenommene makromolekulare Stoffe zu einfachen Verbindungen wie Aminosäuren, Nukleotiden, Zucker oder Fettsäuren abgebaut, die wiederverwandt oder dem allgemeinen Stoffwechsel zugeführt werden (Henson 1987, Gallin 1992). Auf die einzelnen Enzymsysteme kann hier nicht eingegangen werden; es sei auf die Lehrbücher der Biochemie verwiesen.

Viele der abbauenden Enzyme können nach Stimulation in den Extrazellulärraum abgegeben werden. Dort können sie ebenfalls Fremdmaterial abbauen, das dann durch den Blutstrom abtransportiert und z. B. ausgeschieden werden kann. Enzyme können nicht zwischen eigen und fremd unterscheiden, so wird, insbesondere bei länger anhaltenden Entzündungen, immer auch körpereigenes Gewebe angegriffen und eingeschmolzen. Um dies in Grenzen zu halten, werden alle abbauenden Enzyme, insbesondere Proteasen, durch spezifische Inhibitoren kontrolliert.

Proteasen bauen nicht nur Fremdmaterial ab, sie sind auch für wichtige Teilschritte einer Entzündung notwendig. Dazu gehört z. B. das Auswandern von Leukozyten aus dem Blut, wobei die Zellmatrix „aufgelockert" werden muß, damit die Zellen penetrieren können [s. Kapitel 2.4.3.3 „Eindringen von Leukozyten in ein Entzündungsgebiet (Abb. 2.4.3)"] (Tschesche 1997). Limitierte Proteolyse ist ein wichtiger Mechanismus zur sequentiellen Aktivierung von sehr eng regulierten Effektorsystemen. Beispiele sind die Gerinnung und die Aktivierung der initialen Schritte des Komplementsystems (s. Kapitel 2.4.3.1.1 „Komplementsystem"). Es wird zunehmend klar, daß die limitierte Proteolyse auch intrazellulär wirksam ist und hier im Dienst der Signaltransduktion stehen kann. So ist die Induktion der Apoptose von der sequentiellen proteolytischen Aktivierung von Cysteinylproteasen (Caspasen) abhängig (Nicholson 1997).

2.4.3.2 Regulatormoleküle

2.4.3.2.1 Zytokine

Jede Immunantwort und Entzündungsreaktion erfordern das geregelte Zusammenwirken mehrerer Zellen des Immunsystems. Die zellulären Interaktionen werden v.a. durch eine Gruppe von Botenmolekülen, die aus (Glyko-)proteinen bestehen, gesteuert. Diese Zytokine erfüllen mehrere unterschiedliche Funktionen. Sie sind verantwortlich für
1. die Ausreifung der Zellen des Immunsystems,
2. die Aktivierung und Regulation der Aktivität dieser Zellen und
3. viele Effektorfunktionen, insbesondere den geregelten Ablauf einer Entzündung.

Es sind z.Z. mehr als 50 Zytokine molekular charakterisiert (Iblgaufts 1995, Nicola 1994, Curfs 1997). Zu ihnen gehört auch die Gruppe der Chemokine, die in Kapitel 2.4.3.2.2 „Chemokine" beschrieben werden. Alle Zytokine wirken über membranständige Rezeptoren, die durch molekulare Klonierung in ihrer Struktur bekannt sind. Die für Entzündungsreaktionen wichtigsten Zytokine sollen kurz beschrieben werden.

Kolonie-stimulierende Faktoren
[engl. colony-stimulating factor (CSF)]
Alle Leukozyten mit Ausnahme der Gedächtnislymphozyten sind kurzlebig; sie müssen daher lebenslang gebildet werden. Leukozyten reifen aus sich selbst erneuernden Stammzellen des Knochenmarks. Ihre Expansion und zellartspezifische Differenzierung werden durch Glykoproteine gesteuert, die als Kolonie-stimulierende Faktoren bezeichnet werden. Diese werden von vielen Zellen gebildet, so von Endothelzellen, Fibroblasten, Monozyten, Makrophagen und Lymphozyten. Am besten charakterisiert sind die Faktoren, die die Bildung von Monozyten und Granulozyten aus einer gemeinsamen Vorläuferzelle induzieren (Moore 1991, Metcalf 1997).

Von ihnen sind einige – Stammzellfaktor (SCF), Multi CSF (synonym IL-3) und Granulozyten-Monozyten-CSF – für frühe Differenzierungsstufen verantwortlich, die noch die Ausreifung mehrerer Zellarten zulassen. Andere induzieren selektiv die Ausreifung (Enddifferenzierung) eines Zelltyps. Hierzu gehören Granulozyten-CSF (G-CSF) und Monozyten-CSF (M-CSF) sowie die analogen Moleküle Thrombopoetin und Erythropoetin. Neben der Induktion der Zellreifung aktivieren die CSF auch die reifen Zellen, Makrophagen und Granulozyten, zu ihren zellspezifischen Funktionen wie Phagozytose, Zytotoxizität oder der Sekretion biologisch aktiver Moleküle. Auch werden Leukozyten in erhöhte Bereitschaft versetzt, auf andere Entzündungsreize mit einer dann auch stärkeren Antwort, z.B. der Sekretion von Enzymen oder reaktiven Sauerstoffspezies, zu reagieren; ein Vorgang, der als Priming bezeichnet wird. Im entzündeten Gewebe steigt die Synthese der CSF durch eingewanderte Makrophagen, Lymphozyten oder auch Endothelzellen und Gewebszellen stark an. Die Faktoren werden über das Blut ins Knochenmark transportiert und sorgen dort für den bedarfsgerechten Nachschub an professionellen Entzündungszellen.

Interferone
Unter diesem Begriff wird eine Familie von Proteinen zusammengefaßt, die Schutz vor Virusinfektionen vermitteln. Heute kennt man 3 Klassen von Interferonen des Menschen. Es gibt 15 verschiedene, eng verwandte Interferone α (mit einer Aminosäurenhomologie von untereinander mehr als 80%), 1 IFNβ und 1 IFNγ. IFNγ weist nur eine sehr geringe Homologie zu den IFNα und β auf. Die Sonderstellung zeigt sich auch darin, daß IFNα und β an denselben Rezeptor binden, während für IFNγ ein eigener Rezeptor existiert. IFNα und β können prinzipiell von jeder Zelle synthetisiert werden; die gebildeten Mengen sind jedoch sehr unterschiedlich. Beim Menschen sind Monozyten und Makrophagen die Hauptproduzenten von IFNα, während IFNβ v.a. durch Fibroblasten synthetisiert wird. Wichtige Induktoren sind der Befall mit Viren, Bakterien (und Bestandteile wie Lipopolysaccharid), Mykoplasmen oder Parasiten.

Im Gegensatz zu IFNα und β wird IFNγ nur von T-Lymphozyten gebildet, wenn diese aktiviert werden (Kirchner 1993).

Neben ihren antiviralen Eigenschaften hemmen Interferone das Wachstum von hämatopoetischen Vorläuferzellen, Fibroblasten und Lymphozyten. Gleichzeitig können sie Differenzierungsvorgänge einleiten, wie z.B. die Entwicklung von TH1-Lymphozyten (s. Kapitel 2.4.2.4 „Lymphozyten: zelluläre Grundlagen von Immunreaktionen").

Wichtig ist ihre Eigenschaft, Zellen zu aktivieren. Dies gilt v.a. für IFNγ, welches der stärkste Aktivator von Monozyten und Makrophagen zu Phagozytose, Bakterizidie oder Zytotoxizität ist. Gleichzeitig macht IFNγ als Primer diese Zellen für 2. (Trigger)-Signale, wie Lipopolysaccharid, IL-1 oder Tumornekrosefaktor, empfänglicher. Dadurch, daß IFNγ die Expression von Rezeptoren für IgG induziert, kann eine verbesserte Phagozytose von Immunkomplexen erfolgen. Diese Aktivierungs- und Priming-Vorgänge induziert IFNγ nicht nur auf Makrophagen (und anderen Leukozyten), sondern auch in Endothelzellen und vielen Gewebszellen. Zudem wird auf vielen Zellen die Expression von Haupthistokompatibilitätsmolekülen der Klasse I und II induziert, was diese Zellen zur Präsentation von Antigenen befähigt (Boehm 1997).

Zusammen machen diese Eigenschaften IFNγ zu einem zentralen Regulator von immunologisch ausgelösten Entzündungsreaktionen.

IL-1 und Tumornekrosefaktor

Die IL-1-Familie besteht aus 3 Molekülen: IL-1α, das vorwiegend an der Oberfläche von Zellen exprimiert wird, IL-1β, das sezerniert wird und einem weiteren sezernierten Molekül, IL-1-Rezeptor-Antagonist, IL-1RA. Alle können von sehr vielen Zellen synthetisiert werden, die weitaus wichtigsten Produzenten sind Monozyten und Makrophagen. Alle binden mit etwa gleicher Affinität an die 2 bekannten Rezeptoren; IL-1-Rezeptor Typ I (IL-1-RI), der allein Signale in die Zelle vermittelt und IL-1RII, dessen Funktion darin besteht, IL-1-Wirkungen auf eine Zelle zu begrenzen (Dinarello 1996, Wesche 1997).

Auch die Tumornekrosefaktorfamilie besteht aus 3 Molekülen. TNFα, das vorwiegend vor Makrophagen gebildet und sezerniert wird, TNFβ (oder Lymphotoxin α), das von T-Lymphozyten gebildet wird, und LT β, das ebenfalls von T-Lymphozyten gebildet und sezerniert wird (Vasalli 1992).

Beide Zytokine, IL-1 und TNF, werden nicht spontan sezerniert, sondern nur nach Aktivierung. Bei den hauptsächlichen Produzenten, den mononukleären Phagozyten, sind die wichtigsten Stimulatoren Infektionserreger und ihre Bestandteile (z.B. bakterielles Lipopolysaccharid) sowie Immunreaktionen. Sowohl Immunkomplexe [über Fc-Rezeptoren oder nachfolgend Komponenten des aktivierten Komplementsystems (z.B. über C3b-Rezeptor oder sublytische Konzentration des Membran-attackierenden Komplexes)] als auch Mediatoren der zellulären Immunantwort, v.a. IFNγ, können die Synthese großer Mengen dieser Zytokine induzieren. Beide Zytokine stimulieren ihre eigene Synthese, und sie induzieren sich wechselseitig; zusammen stellt dies einen wichtigen auto- und parakrinen Verstärkungsmechanismus dar.

Obwohl IL-1 und TNF an unterschiedliche Rezeptoren binden, beeinflussen sie fast alle Körperzellen in sehr ähnlicher Weise. Sie induzieren die Synthese und Sekretion von Eikosanoiden, reaktiven Sauerstoffspezies, NO und vielen degradierenden Enzymen. Durch die Bildung dieser ultimaten Entzündungsmediatoren rekrutieren sie Körperzellen, an einer lokalen Entzündung teilzunehmen. Vor allem in Endothelzellen induzieren sie – teilweise in Kooperation mit IFNγ – die Expression von Zellinteraktionsmolekülen, die notwendig zur Adhärenz und nachfolgenden Auswanderung von Leukozyten in das Entzündungsgebiet ist.

Beide Zytokine haben, in allerdings unterschiedlichem Ausmaß, systemische Wirkungen. IL-1 als hauptsächliches endogenes Pyrogen löst v.a. Fieber aus, und zwar dadurch, daß unter Vermittlung von Prostaglandin E in den thermoregulatorischen Zentren des Hypothalamus der Sollwert der Körpertemperatur höher gestellt wird. TNF andererseits induziert stärker einen katabolen Zustand, gekennzeichnet durch erhöhten Sauerstoffverbrauch und CO_2-Produktion, Fett- und Proteinabbau. Kurzfristig wird dabei für akute Abwehrreaktionen Energie bereitgestellt; bei chronisch-entzündlichen Erkrankungen (und einigen Tumorerkrankungen) kann sich daraus jedoch eine Kachexie entwickeln. Eine zentrale Rolle spielt TNF (mehr als IL-1) beim septischen Schock.

Mit diesen Eigenschaften sind TNF und IL-1 zentrale Bindeglieder zwischen einer Immunreaktion und der (lokalen) Entzündungsreaktion. Gleichzeitig fördern beide als Kostimulatoren die Aktivierung von T-Lymphozyten und bilden damit einen Teil eines positiven Regelkreises zwischen Immunreaktion und Entzündung (Abb. 2.4.9). Die zentrale Rolle dieser Zytokine für die Entzündungsreaktion wird besonders in transgenen Tieren sichtbar. Mäuse, die ein Transgen für TNF in einer konstitutiv aktiven Form enthalten, und die daher kontinuierlich erhöhte Mengen von TNF synthetisieren, weisen ein Krankheitsbild auf, das dem einer Rheumatoiden Arthritis des Menschen sehr ähnelt. Im Gelenk dieser Tiere werden auch hohe Spiegel von IL-1 und IL-6 gefunden, da, wie oben beschrieben, TNF diese Zytokine induziert (Butler 1997).

Nicht alle Wirkungen von TNF und IL-1 sind gleich: Nur TNF induziert in einigen Zellen Apoptose; es wird versucht, diese Eigenschaft zur Therapie von Tumoren auszunutzen.

IL-6

IL-6 kann ebenfalls von vielen Zellen gebildet werden, die wichtigsten Produzenten sind Makrophagen und T-Lymphozyten. Es ist ein Zytokin, das für die Differenzierung von ruhenden B-Lymphozyten zu den Antikörper sezernierenden Plasmazellen wichtig ist (Abb. 2.4.5). Auch an der Aktivierung von T-Lymphozyten ist es als kostimulatorisches Molekül beteiligt (Heinrich 1990, Taga 1997).

IL-6 wird bei Entzündungsreaktionen in großen Mengen gebildet. Es hat z.T. ähnliche Eigenschaften wie IL-1 und TNF, indem es Gewebezellen zur Teilnahme an einer Entzündungsreaktion rekrutiert (Abb. 2.4.8). IL-1 und TNF gehören andererseits zu den stärksten Induktoren dieses Zytokins, was darauf hinweist, daß es einige ihrer Wirkungen vermittelt.

Als eines der wenigen Zytokine erscheint IL-6 in hohen Konzentrationen im Blutplasma, wodurch es systemische Wirkungen hervorrufen kann. Es gehört zu den endogenen Pyrogenen, die Fieber erregen. In der Leber induziert IL-6 die Synthese von Akutphaseproteinen; diese enthalten Antiproteasen und weitere Proteine, die durch ihre Aktivität eine lokale Entzündung begrenzt halten.

2.4.3.2.2 Chemokine

Als Chemokine (chemoattraktive Zytokine) werden Mitglieder einer relativ „jungen" Zytokinfamilie bezeichnet, die jeweils aus etwa 70–80 Aminosäureresten bestehen und die bis auf eine Ausnahme dadurch charakterisiert sind, daß sie durch Disulfidbrücken eine Ringstruktur bilden. Sie werden von Gewebe- (Schwarz 1997) und Immunzellen (Baggiolini 1997, Wells 1997) gebildet und weisen eine chemotaktische Aktivität für Leukozyten auf. Aufgrund der Sequenzhomologie können Subfamilien unterschieden werden; wichtig hierfür ist die Sequenz in der Umgebung der an der Ringbildung beteiligten Cysteinreste. CXC (C=Cystein, X=beliebige Aminosäure) oder α-Chemokine (ein wichtiger Vertreter ist IL-8) sind chemotaktisch für neutrophile Granulozyten und T-Lymphozyten-Subpopulationen; daneben verfügen sie auch über chemotaktische Aktivität für einige Zellen außerhalb des hämatopoetischen Systems, die an der Wundheilung beteiligt sind. CC- oder β-Chemokine (ein Vertreter ist das für Makrophagen chemoattraktive Peptid MCP-1) wirken auf Monozyten, in einigen Fällen auch auf Lymphozytensubpopulationen oder eosinophile Granulozyten, sowie unter bestimmten Bedingungen auch auf Gewebezellen (Schwarz 1997, Lloyd 1997). C-Chemokine, wie Lymphotactin, wirken v.a. auf Lymphozyten chemotaktisch. Alle Chemokine sind nicht nur chemotaktisch aktiv, sondern können auch die Zellen zur erhöhten Funktion aktivieren. So können sie Degranulation, einen sog. „respiratory burst" oder die Freisetzung lysosomaler Enzyme induzieren. In einem Entzündungsgebiet sensibilisieren sie Leukozyten für die inflammatorische Stimulation (Priming) (Baggiolini 1997, Wells 1997), können darüber hinaus aber auch Gewebezellen direkt stimulieren (Lloyd 1997).

Die in einem Entzündungsgebiet in die Blutbahn abgegebenen Chemokine würden in freier Form vermutlich zu schnell abtransportiert und verdünnt werden, um wirksam sein zu können. Heparinbindungsstellen der Chemokine sorgen für die Retention in der extrazellulären Matrix der Gefäßwand. Wahrscheinlich werden Chemokine über diesen Mechanismus an Leukozyten präsentiert, nachdem ihre Verweildauer durch das „Rollen" erhöht worden ist. Wie die chemotaktischen Faktoren C5a oder Formyl-Met-Leu-Phe wirken die Chemokine über GTP-gekoppelte heptahelikale Rezeptoren. Zur Zeit sind mehr als 15 unterschiedliche Chemokinrezeptoren charakterisiert. Die Zellselektivität der verschiedenen Chemokine kommt durch die Expression spezifischer Rezeptoren auf bestimmten Zielzellen zustande. So wurde beschrieben, daß TH1- und TH2-Lymphozyten sich in ihrer Chemokinrezeptoraustattung deutlich unterscheiden. Dies weist darauf hin, welche Bedeutung Chemokine bezüglich der Regulation einer Entzündungsreaktion durch die selektive Attraktion von pro- oder antiinflammatorisch aktiven T-Zellen haben können (Bonecchi 1998, Karpus 1997). Alle Chemokinrezeptoren sind durch das G-Protein G_i an Phospholipase β_2 gekoppelt. Durch Hydrolyse von Phosphatidylinositolbiphosphat kommt es zur Generation von Inositriphosphat und nachfolgend einem intrazellulären Anstieg von freiem Ca^{2+} sowie von Diglyzerid, das Proteinkinase C aktiviert. Beide sind für die Signal-Effekt-Kopplung wichtig.

2.4.3.3 Eindringen von Leukozyten in ein Entzündungsgebiet (Abb. 2.4.3)

Entzündungsreaktionen treten fast immer lokal auf; entsprechend betreffen entzündliche Erkrankungen bestimmte Organe wie Darm, Niere, Lunge oder die Gelenke. Ausnahme sind nur einige hochakut verlaufende Entzündungen wie der septische Schock. Selbst bei sog. entzündlichen Systemerkrankungen wie den generalisierten Autoimmunerkrankungen, z.B. dem systemischen Lupus erythematodes, sind lokale Entzündungsherde erkennbar, auch wenn mehrere Organe betroffen sein können. Alle Leukozyten gelangen über die Blutbahn in das Entzündungsgebiet. Dort müssen sie die Gefäße verlassen und in das betroffene Gewebe infiltrieren. Das setzt voraus, daß sie z.B. von einer Schädigung überhaupt Notiz nehmen und Mechanismen in Gang gesetzt werden, die das Eindringen in die Umgebung der Gefäße ermöglichen. Beides geschieht in einer komplexen Wechselwirkung zwischen den Endothelzellen und den Leukozyten des Bluts, die v.a. durch lösliche chemotaktische Faktoren und mehrere Zellinteraktionsmoleküle gesteuert wird (Butcher 1996, Luscinskas 1996, Celi 1997). Chemotaktische Aktivität besitzen bakterielle N-Formylpeptide, Komplementspaltprodukte wie C5a und C3a (s. Kapitel 2.4.3.1.1 „Komplementsystem"), Leukotrien B_4 (s. Kapitel 2.4.3.1.3 „Eikosanoide") und eine große Zahl von Chemokinen (s. Kapitel 2.4.3.2.2 „Chemokine").

Das Auswandern von Leukozyten beginnt mit einer Verlangsamung des freien Vorbeiströmens am Endothel, das als Rollen („rolling") bezeichnet wird. Es wird durch Selectine, vorwiegend des Endothels, gesteuert, die an Kohlenhydratketten von Membranmolekülen der Leukozyten binden. Diese noch instabile Leukozyten-Endothel-Interaktion wird durch die Aktivierung der Leukozyten – bewirkt v.a. durch Chemokine – in einen stabilen Zellkontakt überführt. Dabei spielen Wechselwirkungen zwischen leukozytären Integrinen und Molekülen des Endothels, die zur Familie der Immunglobulinsuperfamilie gehören – z.B. zwischen LFA-1 und ICAM-1 – die zentrale Rolle. Der letzte Schritt ist die Auswanderung der Leukozyten ins Gewebe durch transendotheliale Migration. Dieser Prozeß wird wiederum durch Chemokine gesteuert (Springer 1994) (Abb. 2.4.3). Ruhende Endothelzellen tragen an ihrer Oberfläche keine Zellinteraktionsmoleküle wie Selectine oder Mitglieder der Immunglobulinsuperfamilie. Die Expression dieser Moleküle wird durch inflammatorische Zytokine, wie IFNγ, IL-1 und TNFα, oder durch Bestandteile von Bakterien wie Lipopolysaccharid induziert. Auch in Leukozyten werden die Integrine, die eine Bindung an Endothelzellen herstellen, durch chemotaktische Faktoren, beispielsweise Chemokine, hochreguliert. Damit wandern Leukozyten dort aus den Gefäßen aus, wo Oberflächenveränderungen auf Endothelzellen eine Infektion oder einen Gewebeschaden anzeigen. Die Natur des Entzündungsreizes bestimmt dabei, ob bevorzugt Lymphozyten, Monozyten oder Granulozyten betroffen sind, und steuert damit die Zusammensetzung des Infiltrats (Cronstein 1993).

Die spezifischen Zellinteraktionen beruhen auf mehreren Rezeptor-Ligand-Wechselwirkungen.

2.4.3.3.1 Selectine

Die Selectinfamilie besteht aus Kohlenhydrat-bindenden Adhäsionsmolekülen (Tabelle 2.4.2). Einige wie z.B. L-Selectin werden auf den zirkulierenden Leukozyten exprimiert, andere, wie P-Selectin und E-Selectin, auf Endothelzellen. P-Selectin ist intrazellulär gespeichert und wird bei einer Entzündung rasch an die Plasmamembran transportiert, wo es Monozyten und neutrophile Granulozyten bindet. E-Selectin wird nach Stimulation durch IL-1, TNF oder LPS in den Endothelzellen synthetisiert. Alle Selectine – daher ihr Name – binden an Kohlenhydratketten von Muzin-ähnlichen Molekülen der interagierenden Zelle. E- und P-Selectine binden an unterschiedliche Strukturen, die beide Ähnlichkeit mit dem Tetrasaccharid Lewis[x] oder Lewis[a] haben; die Liganden für L-Selectin enthalten zusätzlich Sialinsäure und Sulfat.

2.4.3.3.2 Integrine

Integrine bilden eine außerordentlich große Familie von Zellinteraktionsmolekülen, deren Expression und Aktivierung sehr rasch reguliert werden kann. Alle Integrine bestehen aus 2 unterschiedlichen Ketten, α und β, die nicht kovalent miteinander verbunden sind. Bei beiden Ketten kommen sehr viele Isoformen vor. Die wichtigsten Integrine, die an der Wechselwirkung zwischen Leukozyten und Endothelzellen beteiligt sind, zeigt Tabelle 2.4.2.

Die „Leukozytenintegrine" werden auf nicht stimulierten Leukozyten im strömenden Blut nur in geringen Mengen exprimiert. Ihre Expression wird u.a. durch chemotaktische Faktoren hochreguliert. Gleichzeitig werden die Integrine „aktiviert", d.h. ihre Bindungsstärke gegenüber den Liganden wird deutlich erhöht.

Tabelle 2.4.2. Selectin-bindende Moleküle / Integrine der Leukozyten und korrespondierende Selectine / Adhäsionsmoleküle aus der Immunglobulin-Superfamilie auf Endothelzellen

Leukozyten			Endothelzellen
Struktur/Name		Vorkommen	
Selectine			
PSGL-1 Oligosaccharid-ähnlich		neutrophile Granulozyten, Monozyten Lymphozytensubpopulationen, NK-Zellen	P-Selectin (GMP-140/CD 62P)
ESL-1 Oligosaccharid-ähnlich		neutrophile Granulozyten, eosinophile Granulozyten, NK-Zellen, basophile Granulozyten, Lymphozyten-subpopulationen, Monozyten	E-Selectin (ELAM-1/CD 62 E)
L-Selectin (Mel-14/CD 62L)		neutrophile Granulozyten, Lymphozytensubpopula-tionen, Monozyten	Gly CAM-1 [a] CD 34, 1MAd CAM-1 [a]
Leukozytenintegrine			
LFA-1 (CD11a/CD18)	$\alpha_L\beta_2$	T-, B-Lymphozyten, Monozyten, neutrophile Granulozyten	ICAM-1, -2, -3 [a]
Mac-1 (CR3, CD11b/CD18)	$\alpha_M\beta_2$	Monozyten, neutrophile Granulozyten	ICAM-1 [a], iC3b Fibrinogen
p150,95 (CD11c/CD18)	$\alpha_x\beta_2$	Monozyten, neutrophile Granulozyten	iC3b Fibrinogen
α_4-Integrine			
VLA-4 (CD49d/CD29)	$\alpha_4\beta_1$	T-, B-Lymphozyten, Monozyten, Fibroblasten, Muskelzellen	VCAM-1 [a], Fibronektin
LPAM (CD49d)	$\alpha_4\beta_7$	T-, B-Lymphozyten	MAd CAM-1 [a], VCAM-1 [a], Fibronektin

[a] Mitglieder der Immunglobulin-Superfamilie.

2.4.3.3.3 Mitglieder der Immunglobulinsuperfamilie des Endothels

Die Integrine der Leukozyten binden v. a. an Moleküle auf Endothelzellen, die zur Immunglobulinsuperfamilie gehören. Die wichtigsten sind ebenfalls in Tabelle 2.4.2 aufgeführt.

Einige Mitglieder der Immunglobulinsuperfamilie – ein Beispiel ist ICAM-2 – werden konstitutiv exprimiert. Sie scheinen bei der physiologischen Rezirkulation der Lymphozyten in den lymphatischen Organen eine Rolle zu spielen. Andere – wie ICAM-1 oder VCAM-1 – werden durch inflammatorische Zytokine induziert und steuern damit v. a. die Extravasation der Leukozyten im Entzündungsgebiet.

2.4.4 Mechanismen der Entzündung

2.4.4.1 Induktion einer Entzündung

2.4.4.1.1 Unspezifische Abwehr: Die akute Entzündung

Wenn Leukozyten aus dem Blut in das Gewebe ausgetreten sind, bilden sie das entzündliche Infiltrat, das die beschriebene Vielzahl von Funktionen ausübt. Dabei müssen in jedem Fall die hauptsächlichen Effektorzellen – Granulozyten und Monozyten/Makrophagen – aktiviert werden. Dies kann auf 2 sehr unterschiedliche Weisen geschehen, die zur kurzen akuten oder langfristigen Entzündungsreaktionen führen.

In das Gewebe eingedrungene Fremdstoffe oder Krankheitserreger (z. B. Bakterien), aber auch Verletzungen des Gewebes können unmittelbar die Leukozyten aktivieren. Dies führt in aller Regel dazu, daß die Fremdpartikel oder zerstörte Gewebsteile phagozytiert und intrazellulär zu einfachen Verbindungen abgebaut werden, die entweder dem Stoffwechsel zugeführt werden – wenn es sich um biologisches Material handelt – oder in eine Form gebracht werden, in der sie über den Kreislauf ausgeschieden werden können. Gleichzeitig – ausgelöst durch die Phagozytose selbst – werden viele der oben beschriebenen Mediatoren in die Umgebung freigesetzt. Reaktive Sauerstoff- und Stickstoffspezies können dabei schon extrazellulär lebende Krankheitserreger töten, ebenso können degradierende Enzyme extrazellulär wirken. Prostanoide und Leukotriene erhöhen den Blutdurchfluß und die Durchlässigkeit der Gefäße. Dadurch können die Abbauprodukte schneller in den Blutstrom aufgenommen und abtransportiert werden. Ist die auslösende Noxe eliminiert, sistiert die Entzündung, da der Aktivierungsreiz entfällt. Die bei solchen akuten Entzündungen v. a. beteiligten Granulozyten gehen zugrunde; entweder können sie nach außen abfließen (Eiter) oder sie werden selbst durch nachfolgende Monozyten und Makrophagen aufgenommen und auf diese Weise resorbiert (Gallin 1993). Makrophagen leiten durch die Sekretion von Zytokinen und Wachstumshemmern die Reparaturphase ein, bei der zunächst Fibroblasten (Bindegewebszellen) den Defekt decken, der nachfolgend durch funktionstüchtiges Gewebe ersetzt wird (Schaffer 1996). Auch wenn die dabei auftretenden klinischen Erscheinungen wie der Schmerz oft als so unerträglich empfunden werden, daß sie behandelt werden müssen, erfüllt die akute Entzündung immer eine wichtige Aufgabe, die Elimination der potentiell krankheitserregenden Noxen.

2.4.4.1.2 Die spezifische Immunantwort als Auslöser von Entzündungen

Die unmittelbare Aktivierung von Granulozyten und mononukleären Phagozyten ist nicht sehr effektiv. Wenn Infektionserreger in einen Organismus eindringen, reicht sie in aller Regel nicht aus,

diese – bedingt durch die zu rasche Vermehrung – zu eliminieren. Nach einigen Tagen beginnt das Immunsystem, gegen die Erreger zu reagieren: Es werden Antikörper gebildet, und spezifische B- und T-Lymphozyten expandieren sehr stark. Immunreaktionen sind die 2. grundsätzliche Möglichkeit, Entzündungsreaktionen auszulösen (Gallin 1993). Dies kann durch Antikörper und nachfolgend aktiviertes Komplement (humorale Immunität) sowie durch T-Lymphozyten erfolgen, die Zytokine wie IFNγ oder TNFβ sezernieren. Die Aktivierung durch Rezeptoren für Immunkomplexe (Fc-Rezeptoren), Komplementkomponenten (C3b) (Müller-Eberhard 1988) oder IFNγ (Boehm 1997) ist sehr viel stärker als die durch Fremdpartikel allein und setzt daher viel wirksamer als die direkte Aktivierung Entzündungsreaktionen in Gang (Abb. 2.4.8).

Wenngleich i. allg. eine immunologisch ausgelöste Entzündung länger dauert und auch meist mit stärkeren klinischen Erscheinungen einhergeht, kommt auch sie zum Stillstand, wenn die auslösenden Erreger eliminiert sind, worauf sich die Reparaturphase anschließt.

Die sehr viel effektivere Aktivierung von mononukleären Phagozyten, aber auch, wie zunehmend erkannt wird, von Granulozyten, führt dazu, daß vermehrt Zytokine wie IL-1, TNFα oder IL-6 sezerniert werden, die zusammen mit den Chemokinen, IFNγ und den Kolonie-stimulierenden Faktoren oft als inflammatorische Zytokine zusammengefaßt werden (Cerami 1992) (Tabelle 2.4.3). Sie nehmen eine besondere, zentrale Stellung bei allen längerfristigen Entzündungsreaktionen ein. IL-1 und TNF, die besonders von mononukleären Phagozyten gebildet werden, können selbst sehr potent diese Zellen (und andere Leukozyten) aktivieren. Dabei induzieren sie nicht nur die Synthese oder Ausschüttung anderer Entzündungsmediatoren, sondern verstärken auch ihre eigene Bildung. Sie

Tabelle 2.4.3. Inflammatorische Zytokine

Entzündungsparameter	TNFα	IL-1	IFNγ	GM-CSF
Endogenes Pyrogen	+	+	+	(+)
PGE$_2$-Produktion	+	+	+	+
Sauerstoffmetaboliten	+	+	+ (Priming)	– (Priming)
Akutphaseproteine	+	+	+	?
Hämodynamischer Schock	+	+	(+)	–
Kollagenaseproduktion	+	+	+	?
Histaminfreisetzung	+	+	–	–
Reduzierte Lipoproteinlipase	+	+	–	–
Makrophagenaktivierung	+	+	+	+
Endothelzellaktivierung	+	+	+	?

sind damit Teil eines positiv rückkoppelnden autokrinen (oder parakrinen) Verstärkungsmechanismus der Entzündung (Dinarello 1996, Vasalli 1992).

Die beiden Zytokine – abgeschwächt auch IL-6 – gehören zu den wirksamen Stimuli für die Synthese von ultimaten Entzündungsmediatoren – Sauerstoffradikale, NO, Eikosanoide u.a. – bei sehr vielen Gewebs- und Bindegewebszellen. IL-1 und TNFα rekrutieren auf diese Weise die autochthonen Zellen eines Gewebes, an der Entzündungsreaktion teilzunehmen. IL-1 (und wahrscheinlich auch in geringerem Maß TNF und IFNγ) ist als „endogenes Pyrogen" an der Entstehung von Fieber und anderen Allgemeinsymptomen wie Abgeschlagenheit oder Schlafbedürfnis beteiligt, was erklärt, warum bei lokalen entzündlichen Erkrankungen Allgemeinreaktionen auftreten. Die im Entzündungsgebiet freigesetzten IL-1 und IL-6 erreichen über den Blutstrom das ZNS, da im Bereich des Hypothalamus die Blut-Hirn-Schranke sehr durchlässig ist. Dort aktivieren sie nicht-neuronale Zellen des Hypothalamus zur Synthese von Prostaglandinen; PGE$_2$ erhöht dann den Sollwert in den thermoregulatorischen Neuronen, es tritt Fieber auf.

2.4.4.1.3 Kontrolle einer Entzündung

Um unverhältnismäßige Schäden zu vermeiden, müssen die sehr wirkungsvollen Mechanismen einer Entzündung streng kontrolliert werden. Einzelschritte der Entzündung werden auf verschiedenen Ebenen begrenzt. Einige Entzündungsmediatoren, z.B. reaktive Sauerstoffspezies, NO oder Eikosanoide sind sehr kurzlebig und damit nur über kurze Diffusionswege wirksam. Entzündungszellen sezernieren bei der Aktivierung nicht nur die degradierenden Enzyme, sondern auch spezifische Inhibitoren. Ein Beispiel sind die Gewebsinhibitoren von Metalloproteinasen [tissue inhibitors of metalloproteinases (TIMP)] (Roberts 1995). IL-6, das als eines der wenigen Zytokine in hohen Spiegeln im Blutplasma gefunden wird, induziert in der Leber in die Zirkulation abgegebene wirksame Inhibitoren – Akutphaseproteine – die die Wirkung von Enzymen auf das Entzündungsgebiet begrenzen (Mantovani 1997). Obwohl die Regelmechanismen einer Entzündung erst in Anfängen bekannt sind, scheinen die Synthese und die Wirkung von Zytokinen einen entscheidenden Angriffspunkt darzustellen, der sich aus ihrer in Kapitel 2.4.4.1.2 „Die spezifische Immunantwort als Auslöser von Entzündungen" geschilderten zentralen Funktion bei Entzündungen ergibt. Prostaglan-

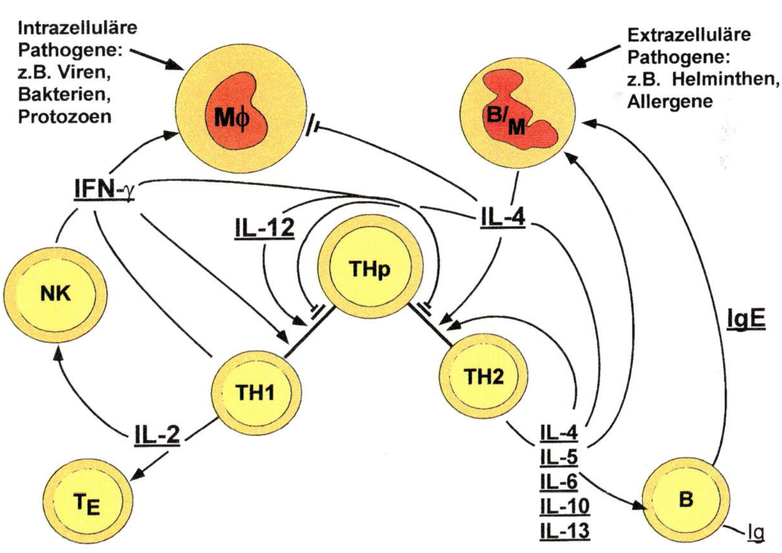

Abb. 2.4.7. Ausbildung unterschiedlicher T-Lymphozyten-Reaktionsmuster unter dem Einfluß von IL-4 (IL-10, IL-13) und IFNγ (IL-12, TNF). Während Faktoren aus Dendritischen Zellen oder Makrophagen (*Mϕ*), wie IL-12, die Differenzierung von TH1-Zellen aus *Thp* (Vorläuferzellen) fördern, bewirkt IL-4 z.B. aus Basophilen oder Mastzellen (*B/M*) die Ausbildung von TH2-Zellen. TH1-Zellen reifen zu Effektorzellen heran, die z.B. eine DTH-Reaktion bewirken und zu einem Ig-Klassen-Switch nach IgG$_2$ führen (nicht gezeigt). Auf der anderen Seite können TH2-Zellen eine regulative Wirkung auf TH1-Zellen haben und unterstützen die B-Lymphozyten-Entwicklung

dine (Prostaglandin E und Prostazyklin) und der ubiquitär gebildete „transformierende Wachstumsfaktor β" (transforming growth factor, TGF-β) supprimieren die Zytokinsynthese in Lymphozyten und Monozyten. Die Prostaglandine sind damit nicht nur Mediatoren der Entzündung, sondern vermitteln gleichzeitig eine negative Rückkopplung, die zur Begrenzung einer Entzündungsreaktion beiträgt (Weissmann 1993). Die TH1-Zytokine IL-12 oder IFNγ, die zelluläre Immunreaktionen und nachgeschaltete Entzündungsreaktionen fördern, hemmen gleichzeitig die Ausbildung humoraler Immunreaktionen. Vice versa hemmen die TH2-Zytokine IL-4 und IL-13 die eine humorale Immunreaktion (Antikörpersynthese) und Typ-I-Allergien ermöglichen, ihrerseits zelluläre Immunreaktionen und die Funktion von Makrophagen (Abb. 2.4.7) (Lucey 1996).

Entzündungszellen verfügen zudem über Mechanismen, die die Wirkung einiger Zytokine verhindern. So synthetisieren aktivierte Makrophagen initial IL-1; nach einiger Zeit bilden sie jedoch zunehmend einen kompletten IL-1-Rezeptorantagonisten, IL-1 RA. Von anderen Zytokinrezeptoren (z.B. für IL-2 oder TNF) werden die extrazellulären Bindungsdomänen freigesetzt („lösliche Rezeptoren"), die die Wirkung der entsprechenden Zytokine blockieren (Lennard 1995).

Wie wichtig diese Kontrollmechanismen sind, geht eindrücklich aus dem Erscheinungsbild von Mäusen hervor, bei denen das Gen für den transformierenden Wachstumsfaktor β_1 inaktiviert wurde. Bei diesen TGF-β_1-Knockout-Tieren treten spontan schwere, generalisierte Entzündungsreaktionen auf, die zum Tod führen (Schull 1992, Kulkarni 1993).

2.4.4.2 Chronische Entzündung

2.4.4.2.1 Perpetuation einer Entzündung: Chronisch-entzündliche Erkrankungen

Die bei einer Entzündung freigesetzten Mediatoren sind nicht nur gegen eingedrungene Fremdstoffe oder Infektionserreger aktiv. Erreichen reaktive Sauerstoffspezies oder NO benachbarte Zellen, werden auch diese geschädigt. Da Enzyme nicht entscheiden können, welche ihrer Substrate zu Fremdsubstanzen gehören, wird auch körpereigenes Gewebe angegriffen. Schon bei akuten Entzündungen kommt es durch die Einschmelzung von Gewebe zu einem – begrenzten – Defekt, der in der Reparaturphase behoben wird. Diese verläuft

in mehreren Schritten. Zunächst werden Bindegewebszellen (Fibroblasten) durch von den Entzündungszellen sezernierte Zytokine wie IL-1 und Wachstumsfaktoren (z.B. basischer Fibroblastenwachstumfaktor, βFGF) zur Proliferation angeregt, wodurch der Defekt gedeckt wird (Narbe); nachfolgend wird das Narbengewebe durch funktionstüchtiges Gewebe ersetzt (Schaffer 1996).

Dauert eine Entzündung lange, kann es zu schweren Organstörungen oder -destruktionen kommen, die Entzündung wird zur chronisch-entzündlichen Erkrankung. Daran können sowohl destruierende als auch überschießend reparative Prozesse beteiligt sein. So wird bei einem Prototyp einer chronisch-entzündlichen Erkrankung, der Rheumatoiden Arthritis, Knorpelsubstanz abgebaut; gleichzeitig bildet sich durch starke Stimulation der Proliferation von Fibroblasten der entzündliche Pannus. Beides trägt zum progredienten Funktionsverlust des Gelenks bei (s. Kapitel 2.4.5.5 „Rheumatoide Arthritis – Immunologisch perpetuierte oder autonome chronisch-destruierende Entzündung").

Bei fast allen länger dauernden entzündlichen Reaktionen findet man im Infiltrat Lymphozyten, sowohl T- als auch B-Lymphozyten, die anzeigen, daß Immunreaktionen beteiligt sind. Man geht heute davon aus, daß diese – wie in Abb. 2.4.8 skizziert – die längerfristige Entzündungsreaktion auslösen (Steinmann 1996a, b). Chronisch-entzündliche Erkrankungen sind dadurch gekennzeichnet, daß die Entzündungsreaktion nicht zu einem Ende kommt. Für die Perpetuation und damit die Chronizität der Entzündung sind wahrscheinlich ebenfalls Immunreaktionen verantwortlich. Dabei sind es v.a. T-Lymphozyten, die sowohl für die Induktion als auch Perpetuation die entscheidende Rolle spielen. Der Grund hierfür wird in Kapitel 2.4.4.2.2 „Perpetuation einer Entzündung: Persistenz des auslösenden Agens oder Autoimmunität" näher erläutert. Vor allem Tiermodelle mit unterschiedlichem Ansatz stützen diese Vorstellung;

1. Chronisch-entzündliche Erkrankungen lassen sich durch Lymphozyten, insbesondere Helfer-T-Lymphozyten, auf gesunde Tiere übertragen (Groux 1997, Tisch 1996, Steinmann 1996b).
2. In genetischen Defektmutanten (KO-Mutanten), bei denen Komponenten des Immunsystems gezielt ausgeschaltet worden sind, können entzündliche Reaktionen, v.a. auf Infektionserreger, nicht oder nur sehr schwer ausgelöst werden (Durum 1998).
3. T-Lymphozyten erkennen Antigen nur, wenn sie, prozessiert zu kleinen Bruchstücken (z.B.

Peptiden) gebunden an Moleküle des Haupthistokompatibilitätkomplexes beim Menschen – HLA – präsentiert werden. Chronisch-entzündliche Erkrankungen zeigen eine genetische Kopplung, v. a. zu Klasse-II-Allelen des HLA-Komplexes (Albert 1997).

4. Immunsuppressive Therapieansätze sind häufig bei chronisch-entzündlichen Erkrankungen wirksam (Gross 1997).

2.4.4.2.2 Perpetuation einer Entzündung: Persistenz des auslösenden Agens oder Autoimmunität

Was führt bei einer chronisch-entzündlichen Erkrankung dazu, daß Lymphozyten – die Träger von Immunreaktionen – dauerhaft stimuliert werden? 2 Mechanismen kommen hauptsächlich in Frage:

1. Das auslösende Antigen, z. B. ein Infektionserreger, persistiert im Organismus.
2. Durch das auslösende Antigen wird eine Immunreaktion ausgelöst, die sich nicht nur gegen dieses Antigen, sondern auch gegen Strukturen richtet, die immer in einem Organismus vorhanden sind, nämlich Antigene des Organismus selbst. Hier löst ein Fremdantigen (Infektionserreger) eine Autoimmunantwort aus, die auch dann noch unterhalten wird, wenn das auslö-

sende Antigen längst eliminiert ist. Chronisch-entzündliche Erkrankungen dieser Art sind danach Autoimmunerkrankungen (s. hierzu Kapitel 2.5 „Autoimmunität").

Beide Mechanismen sind an unterschiedlichen chronisch-entzündlichen Erkrankungen beteiligt. Vor allem Infektionserreger – Viren, Bakterien, Parasiten – kommen als Auslöser in Betracht. Welche Rolle sie spielen, kann nur im Einzelfall entschieden werden. In Kapitel 2.4.5 „Beispiele chronischer Entzündungen" werden einige wichtige Beispiele von Erkrankungen des Menschen diskutiert. Dabei wird deutlich, daß bei manchen, z. B. bei der Rheumatoiden Arthritis, keiner der beiden Mechanismen, Antigenpersistenz oder Autoimmunität, wirklich gesichert ist (Abb. 2.4.8). Dies liegt v. a. daran, daß chronisch-entzündliche Erkrankungen in der Regel erst dann erkannt werden, wenn der entzündliche Prozeß schon lange – in einigen Fällen jahrelang – persistierte, bevor klinische Symptome auftreten. Dadurch wird die initiale Auslösung durch viele Sekundärreaktionen überlagert, die eine unterschiedliche Autonomie aufweisen.

2.4.4.2.3 Persistenz des auslösenden Antigens

Wenn ein Organismus kontinuierlich gegenüber Antigenen exponiert ist, die das Immunsystem nicht oder nur sehr langsam eliminieren kann,

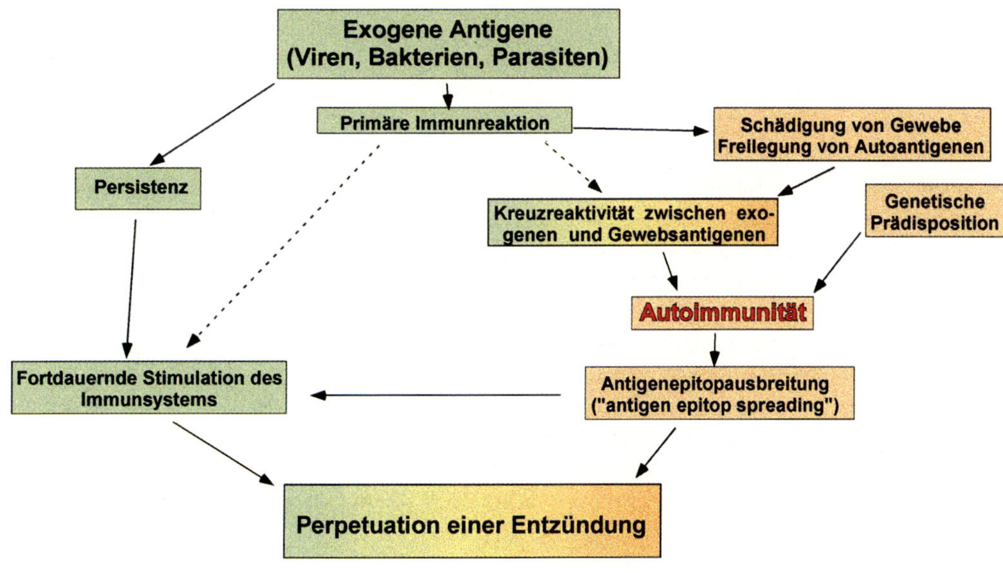

Abb. 2.4.8. Zusammenhang zwischen chronischer Entzündung und Autoimmunität (s. Text)

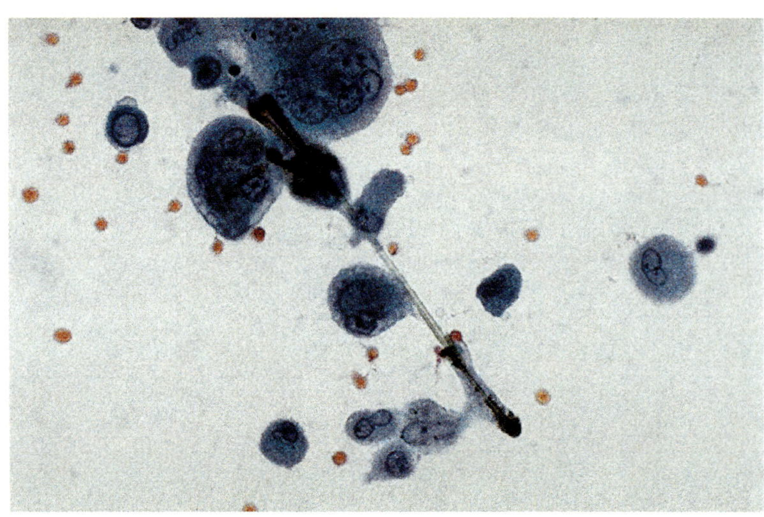

Abb. 2.4.9. Frustrane Phagozytoseversuche einer Asbestfaser durch Makrophagen in der Lunge. Die chronische Fremdkörperreaktion ist die „einfachste" Ursache einer chronisch-entzündlichen Gewebereaktion

entsteht eine Situation, bei der dieses Antigen sehr langfristig im Körper vorhanden ist. Ein klinisch wichtiges Beispiel ist die Inhalation von Asbest. Die in den Atemwegen deponierten mineralischen Fasern bestimmter Größe werden von alveolären Makrophagen attackiert; sie können jedoch wegen ihrer physikalischen Eigenschaften nicht phagozytiert und abgebaut werden (Abb. 2.4.9). Durch die fortlaufende Aktivierung entsteht eine chronische Entzündung, die Asbestose (und in einigen Fällen ein maligner Tumor) (Kamp 1997).

Infektionserreger können ebenfalls lange im Organismus persistieren, wenn es dem Immunsystem nicht gelingt, sie abzuwehren. Dies kann sehr unterschiedliche Ursachen haben; gemeinsam ist immer, daß sich der Infektionserreger dem Immunsystem aktiv entzieht. Viele Viren – z. B. HIV – ändern fortlaufend ihre Oberflächenantigene und können so einer Immunreaktion ausweichen (Crabtree 1996). Einige Parasiten, wie z. B. Leishmanien (Reiner 1990), hüllen sich in Membranbestandteile des Wirts und machen sich so für das Immunsystem unsichtbar. Sehr häufig verbleiben Infektionserreger lange intrazellulär und sind dann dem Immunsystem kaum zugänglich. Dies gilt für viele Viren, aber auch für Bakterien wie z. B. Mykobakterien, die Auslöser der Tuberkulose.

In allen Fällen werden aber, zumindest zeitweise, Infektionsantigene in ausreichender Menge an der Oberfläche der Zellen exprimiert, um eine Immunantwort und nachfolgende Entzündungsreaktion aufrechtzuerhalten. Als Ergebnis entsteht eine chronische Entzündung, die nicht zum Stillstand kommt, und die das betroffene Organ fortlaufend zerstört. Dabei können Schädigungen durch den Infektionserreger selbst und durch Immun- oder

entzündliche Reaktionen zusammenwirken. Beispiel für eine bakterielle Erkrankung ist die Tuberkulose. Für durch Viren ausgelöste chronische Entzündungen ist intrazelluläre Persistenz der Hauptmechanismus. Als Beispiel werden Hepatitis B und C behandelt (Kapitel 2.4.5.2 „Chronische Hepatitis B und C – Erregerpersistenz und chronische Organdestruktion").

Daß die Persistenz von Infektionserregern durch eine fortdauernde Stimulation des Immunsystems eine chronisch-entzündliche Erkrankung perpetuieren kann, ist ein leicht nachvollziehbarer Mechanismus. Wenn diese Persistenz auf ein Zielorgan oder -gewebe begrenzt ist – wie bei Hepatitisviren – wird sich auch die Erkrankung primär nur in diesem Organ manifestieren. Könnte eine Erregerpersistenz nicht der Mechanismus aller chronisch-entzündlichen Erkrankungen sein? Tatsächlich sind mit dieser Zielrichtung unzählige Versuche unternommen worden.

Es ist aber nicht möglich, klar zu entscheiden, ob bei jeder chronisch-entzündlichen Erkrankung des Menschen ein auslösender Erreger persistiert. Die Gründe sind vielfältig. Die Persistenz eines Infektionserregers muß nachweisbar sein. Dies wiederum hängt von den zur Verfügung stehenden Nachweismethoden ab, die so empfindlich sein müssen, daß auch sehr wenig Antigen erfaßt werden kann. Zudem ist nicht bekannt, in welchen Formen Infektionserreger persistieren können. Für einige RNA-Viren wurde erst 1997 gezeigt, daß eine in das Wirtsgenom integrierte cDNA existiert, von der ausgehend das Immunsystem kontinuierlich stimuliert werden kann (Klenerman 1997).

Es könnte somit durchaus sein, daß bei einigen weiteren chronisch-entzündlichen Erkrankungen ein persistierender Erreger (v. a. Viren sind Kandidaten) gefunden wird. Dennoch gibt es sehr wichtige Gründe, einen weiteren Mechanismus für die Perpetuation einer chronischen Entzündung anzunehmen, nämlich die Autoimmunreaktion:

1. Bei vielen chronisch-entzündlichen Erkrankungen können regelmäßig Autoimmunphänomene beobachtet werden, z.B. Autoantikörper.
2. Auch bei rigorosen Versuchen konnten Infektionsantigene nicht zweifelsfrei gefunden werden, selbst nicht in den vorhandenen Immunkomplexen.
3. In Tierversuchen konnten chronisch-entzündliche Erkrankungen eindeutig durch T-Lymphozyten oder T-Lymphozytenklone übertragen werden. Dies gilt für Tiermodelle, die Erkrankungen des Menschen, wie Arthritis, Nephritis, Diabetes und Multipler Sklerose entsprechen (Tisch 1996, Steinmann 1996b, Kotzin 1996, Feldmann 1996). Zumindest diese Modelle chronisch-entzündlicher Erkrankungen belegen, daß neben der Antigenpersistenz Autoimmunreaktion für die Perpetuation verantwortlich sind (Abb. 2.4.9).

2.4.4.2.4 Autoantigene erkennende T-Lymphozyten

Auch bei Autoimmunreaktionen, die zu chronisch-entzündlichen Erkrankungen führen, wird die Immunreaktion in der Regel durch eine exogene Noxe, meist einen Infektionserreger, ausgelöst. Die Perpetuation ist jedoch unabhängig von der weiteren Anwesenheit des auslösenden Antigens und richtet sich gegen Antigene des eigenen Organismus. Dies bedeutet, daß die beim Gesunden bestehende Selbsttoleranz verloren wird. Wie diese Selbsttoleranz hergestellt und aufrechterhalten wird – und wie sie im Krankheitsfall durchbrochen wird – ist eine der Kernfragen der Immunologie, die nicht abschließend gelöst wurde. Für eine ausführliche Diskussion sei auf das Kapitel 2.5 „Autoimmunität" verwiesen. An dieser Stelle sollen nur die für das Verständnis einer chronischen Entzündung notwendigen Grundlagen dargelegt werden. Dabei werden 2 Vorgänge klar unterschieden:

1. das Vorhandensein von T-Lymphozyten, die Autoantigene erkennen, aber darauf nicht reagieren;
2. das Entstehen einer Reaktion von T-Lymphozyten gegen Autoantigene (Autoreaktivität oder Autoaggression), die zur Erkrankung führt.

Beim Gesunden finden keine Immunreaktionen gegen körpereigene Antigene statt. Diese Selbsttoleranz wird überwiegend durch T-Lymphozyten kontrolliert. Während der Entwicklung von T-Lymphozyten wird die Vielfalt der Antigenrezeptoren (T-Zell-Rezeptoren) durch auf dem Zufallsprinzip basierende Mechanismen generiert, wobei eine freie Kombination von Genelementen die wichtigste Rolle spielt. Dabei entstehen auch Lymphozyten, die Rezeptoren tragen, die mit Selbstantigenen reagieren. Das Repertoire der T-Zell-Rezeptoren im immunologisch reifen Gesamtorganismus wird bestimmt durch die in der Fetalentwicklung beginnende Selektion von T-Lymphozyten-Vorläuferzellen im Thymus (von Boehmer 1992).

Naive T-Zellen, die mit einer hohen bis mittleren Affinität an körpereigene Antigene – die vom Thymusepithel präsentiert werden – binden, werden dabei als primär autoreaktiv eliminiert. Diese zentrale Toleranzentwicklung erfaßt jedoch bei weitem nicht alle T-Zellen, v.a. nicht die, deren Antigenrezeptoren eine zu geringe Affinität zum MHC-Antigenkomplex hatten, um einen geordneten Zelluntergang durch Apoptose einzuleiten. Eine weitere große Gruppe von potentiell autoreaktiven T-Zellen verläßt den Thymus, weil dort das Autoantigen nicht ausreichend vertreten war. Dies betrifft v.a. sog. kryptische Antigene, die nicht offen für das Immunsystem zugänglich sind. Im normalen, gesunden Organismus werden dadurch in vitro bei entsprechender Überstimulation bis zu 10% T-Zellen nachgewiesen, die auf körpereigene Antigene deutlich reagieren. Diese T-Lymphozyten sind im Normalfall in vivo durch einen peripheren (außerhalb des Thymus entstandenen) Toleranzmechanismus ruhiggestellt (Ridge 1996, Alferink 1995). Sie werden als anergisch oder manchmal auch als „ignorant" bezeichnet. Ein wesentliches Merkmal solcher Zellen kann es sein, auf den spezifischen Antigenstimulus hin kein IL-2 mehr freizusetzen und damit nicht klonal expandieren zu können. Eine andere Möglichkeit besteht darin, daß es antigenspezifische, regulative T-Zellen gibt (früher Suppressorzellen genannt), die durch supprimierende Zytokine (evtl. IL-4, IL-10, TGF-β) die Aktivität von autoreaktiven Zellen bremsen (Abb. 2.4.7). Entscheidend für den Übergang einer akuten Entzündung in einen chronischen Verlauf sind die Vorgänge, die die Sperre der Autoreaktivität in diesen toleranten T-Zellen aufheben. Da diese beim Übergang von einer akuten zur chronischen Entzündung (mit fast immer autoreaktivem Anteil) oder bei „sog." primären Autoimmunerkrankungen prinzipiell ähnlich sind, sollen sie im folgenden gemeinsam beschrieben werden.

2.4.4.2.5 Auslösung der Autoreaktivität in T-Lymphozyten

Der Ausgangspunkt für die nachfolgenden Überlegungen sei noch einmal verdeutlicht: Im Organismus eines jeden Gesunden kommen T-Lymphozyten vor, die Autoantigene erkennen können, aber diese mit so niedriger Affinität binden, daß die Aktivierungsschwelle nicht überschritten wird. Der Anstoß für diese toleranten T-Lymphozyten, auf ihre Autoantigene mit einer Immunreaktion zu reagieren (d. h. daß sie aktiviert werden), muß von außen kommen. Dies könnte den für alle chronisch-entzündlichen Erkrankungen (und Autoimmunerkrankungen) gesicherten epidemiologischen Faktor „Umwelt" sein. Sehr vieles spricht dafür, daß es sich in der Regel um eine Infektion handelt. Der Mechanismus könnte dabei folgendermaßen ablaufen: Ein ruhender, gegenüber einem Autoantigen toleranter T-Lymphozyt reagiert mit Antigenen eines eingedrungenen Infektionserregers (zufällig) mit einer so hohen Affinität, daß dies zur Aktivierung führt. Es kommt zur erfolgreichen Immunreaktion, die spezifischen T-Lymphozyten vermehren sich und der Infektionserreger wird vollständig eliminiert. Ein Teil der T-Lymphozyten wandelt sich in Gedächtniszellen um. Diese Gedächtniszellen haben als wichtige Eigenschaft eine erniedrigte Aktivierungsschwelle. Die niederaffine Bindung des Autoantigens reicht jetzt zur Aktivierung aus; die T-Lymphozyten werden autoreaktiv. Da diese aktivierten Gedächtniszellen ein Milieu schaffen, in dem weitere Gedächtniszellen entstehen, wird die Toleranz fortlaufend durchbrochen. Es gibt Vorstellungen, daß es für den Ausbruch einer Autoimmunerkrankung oder autoimmunen chronisch-entzündlichen Erkrankung ausreicht, wenn in einem Gewebe eine kritische Anzahl autoreaktiver T-Lymphozyten überschritten wird. Es ist aber wahrscheinlich, daß weitere Ereignisse zu diesem Prozeß beitragen. Die primär durch den Infektionserreger aktivierten T-Lymphozyten sezernieren Zytokine wie IFNγ. Diese erhöhen in den akzessorischen antigenpräsentierenden Zellen die Expression von MHC-Klasse-II-Molekülen, wodurch auch die Präsentation von Autoantigenen erhöht wird. Gleichzeitig werden die Synthese und Expression von kostimulatorischen Molekülen erhöht, z. B. von CD80 oder IL-1 (s. Kapitel 2.5 „Autoimmunität") (Abb. 2.4.10).

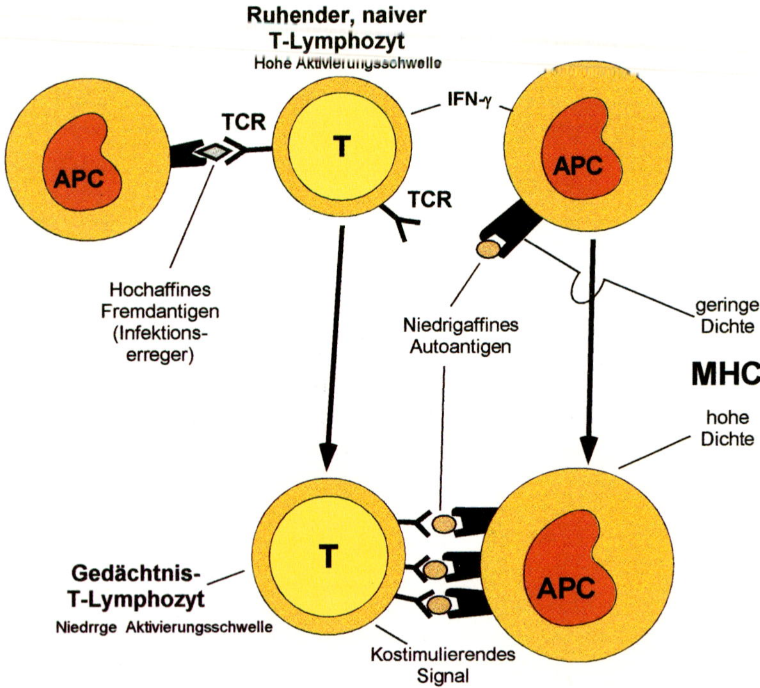

Abb. 2.4.10. Eine primär gegen Fremdantigene gerichtete Reaktion von T-Helferzellen kann in einer geeigneten Umgebung in eine Reaktion gegen Autoantigene übergehen. Die Freilegung von bis zu dem Zeitpunkt kryptischen, also versteckten Autoantigenen sowie die Aktivierung durch Kostimulatoren in einer entzündlichen Umgebung senken die Aktivierungsschwelle der T-Zellen. Jetzt können auch weniger affine Autoantigene zu einer T-Zell-Vermehrung führen und auf diese Weise eine Autoimmunerkrankung initiieren

Tabelle 2.4.4. Spektrum der chronischen Entzündungen. Die Ursachen chronisch-entzündlicher Erkrankungen reichen von exogenen Noxen (Asbestfaser) bis hin zu endogenen, autoimmunen Prozessen (systemischer Lupus erythematodes). Trotz der Heterogenität der Ursachen führen letztendlich vergleichbare entzündliche Prozesse zur Organschädigung

Chronisch-entzündliche Erkrankung	Grundlegender Pathomechanismus
Asbestose	Frustrane Phagozytoseversuche, Makrophagenaktivierung
Chronische Pyelonephritiden	Rekurrierende, aufsteigende Infekte, z. B. mit E. coli
Chronische Hepatitis B und C	HBV- und HCV-Persistenz (siehe 2.4.5.2)
Chronisch dilatative Kardiomyopathie Myokarditis	Gruppe-B-Coxsackie-Virusinfektion der Myozyten und des Endothels: Coxsackie B IgM-Nachweis in 56%
Manische Depression	In einigen Fällen rekurrierende oder persistierende Infektion mit dem Borna-Virus
Sekundäre postinfektiöse und autoimmun-assoziierte Glomerulonephritis (z. B. Streptokokken, Malaria, Hepatitis B und C, HIV, CMV, SLE und Rheuma-assoziierte Immunkomplex-Nephritis (ICGN))	Protrahierte Bildung von Immunkomplexen mit exogenem oder endogenem Antigen und renale Ablagerung mit nachfolgender Typ III- oder Typ IV-Immunreaktion
Primäre Autoimmunnephritiden (z. B. Goodpasture Syndrom, Minimal-change-Glomerulonephritis)	Primäre Immunreaktion gegen ein Autoantigen der glomerulären Basalmembran oder Podozytenproteine
Rheumatoide Arthritis	Exogen ausgelöster (?), genetisch prädisponierter T-Lymphozyten-gesteuerter Angriff auf den Gelenkknorpel; autonomes Fortschreiten der entzündlichen Wucherung (Pannus) unter dem Einfluß einer Zytokinimbalance (siehe 2.4.5.5)
Typ 1 Diabetes mellitus (IDDM)	Aktivierung autoreaktiver Prozesse gegen Inselzellen des Pankreas, evtl. ausgelöst durch molekulares Mimikry mit Coxsackie B Virus (s. 2.4.5.3)
Multiple Sklerose	Disseminierte, schubweise progrediente Demyelinisierung aufgrund von Autoimmunreaktionen gegen MBP und PLP, Virusmimikry?
Sklerodermie	Gesteigerte subkutane und vaskuläre Kollagendeposition
Systemischer Lupus erythematodes (SLE)	Autoimmunreaktion gegen ss- und dsDNA, Histone etc.
Primäre biliäre Zirrhose	Autoimmunreaktion gegen Gallengangsepithelien
Autoimmunhepatitis	Autoimmunreaktion gegen Hepatozyten
Hashimoto Thyreoiditis	Autoimmunreaktion gegen Schilddrüsenzellbestandteile

Bei dieser Hypothese, die viele der experimentellen Befunde erklären kann, spielt damit das lokale Milieu, in dem eine Immunreaktion stattfindet, eine wichtige Funktion für die Autoreaktivität (Barten 1995, Alferink 1995, Biron 1995) und damit auch für die Perpetuation einer dann chronischen Entzündung. Die Entzündungsreaktion selbst ist hier nicht nur passive Endstrecke einer einmal ausgelösten Immunreaktion, sondern trägt durch ihre proinflammatorischen Signale rückkoppelnd zur kontinuierlichen Aktivierung der autoreaktiven T-Lymphozyten bei. Auch auf einem anderen Weg kann eine Entzündung zur Autoimmunreaktion beitragen: Es können kryptische Autoantigene, z. B. Zellyse, durch Sauerstoffradikale und/oder Proteasen freigelegt und damit dem zellulären Immunsystem zur Präsentation durch MHC Klasse II zugänglich gemacht werden.

Wie durch Tabelle 2.4.4 deutlich gemacht werden soll, ist eine klare Abgrenzung chronisch-entzündlicher Erkrankungen von Autoimmunerkrankungen in den meisten Fällen nicht einfach. Selbst in so unterschiedlich erscheinenden Erkrankungen wie der durch Asbest verursachten chronischen Entzündung [frustrane Entfernungsversuche eines Fremdkörpers durch Makrophagen (Abb. 2.4.10)] und der Multiplen Sklerose lassen sich bei näherer Betrachtung Ähnlichkeiten erkennen. So ist beiden gemeinsam, daß das Immunsystem durch die kontinuierliche Präsenz eines „Antigens" chronisch aktiviert wird. Im einen Fall verhindert die physikalische Eigenschaft der Asbestfaser, im anderen Fall die Tatsache, daß es sich bei dem Antigen um ein oder mehrere körpereigene Proteine, wie basisches Myelin und Phospholipopeptid handelt, die Beseitigung.

Es ist jedoch zu beachten, daß keinesfalls grundsätzlich jede chronische Entzündung durch Antigenpersistenz in eine Autoimmunerkrankung übergeht. Gut untersucht ist dies z.B. bei der chronischen Virushepatitis im Vergleich zur Autoimmunhepatitis (Meyer zum Büschenfelde 1996, Manns 1997). Nur 10% der Patienten mit Hepatitis C haben Autoantikörper, während ebenfalls nur 5% der Patienten mit Autoimmunhepatitis falschpositive Tests für das Hepatitis-C-Virus haben. Die Autoimmunhepatitis ist durch Autoantikörper gegen lösliches Leberantigen, zytosolische Leberzellantigene und den Asialoglykoproteinrezeptor gekennzeichnet. Die bekannte genetische Prädisposition könnte mit der positiven HLA-Typisierung für HLA-B8, DR3 und DR4 gesichert werden. Letztendlich erlaubt das prompte und vollständige Ansprechen der Autoimmunhepatitis auf Immunsuppressiva die Unterscheidung dieser unterschiedlichen Formen einer chronischen Leberentzündung.

2.4.5 Beispiele chronischer Entzündungen

2.4.5.1 Einleitung

Die pathophysiologischen Vorgänge einer chronisch-entzündlichen Erkrankung sind sehr komplex und werden vom „lokalen Milieu" mitbestimmt, so daß sich je nach dem befallenen Organ im einzelnen sehr unterschiedliche Krankheitsverläufe ergeben. Es erscheint daher sinnvoll, die in den obigen Abschnitten ausgeführten Eigenschaften der zellulären Träger und der löslichen Mediatoren der chronischen Entzündung in einigen tatsächlich auftretenden Krankheitsbildern zu betrachten. Der Begriff chronische Entzündung (s. Kapitel 2.4.4.2 „Chronische Entzündung") umfaßt auslösende, häufig exogene Ursachen, den Übergang von der akuten zur chronischen Phase (hierbei spielen autoreaktive Vorgänge fast immer eine wesentliche Rolle) und den letzten Abschnitt eines chronischen Verlaufs, gekennzeichnet durch einen zunehmenden Organausfall aufgrund von Defektheilung und Narbenbildung.

Als klinisch wichtige Beispiele wurden die chronische Hepatitis C bzw. B, der juvenile Diabetes mellitus (IDDM), die IgA-Nephropathie stellvertretend für sekundär-entzündliche Prozesse und die Rheumatoide Arthritis ausgewählt, um unterschiedliche Pathomechanismen und Verlaufsformen der chronischen Entzündung zu illustrieren. Die Vielzahl der in der Tabelle 2.4.4 aufgelisteten Erkrankungen macht deutlich, daß die hier dargestellten Beispiele nur eine kleine Auswahl sein können. Das Spektrum der zugrundeliegenden Pathomechanismen reicht von der Asbestose, als einfachstem Beispiel einer exogen verursachten chronischen Entzündung ohne erkennbare Beteiligung des adaptiven Immunsystems, über die chronische Hepatitis B bzw. C mit der Persistenz exogener Erreger bis zu den überwiegend hereditär-autoimmun verursachten Entzündungsprozessen des SLE oder der Hashimoto-Thyreoiditis. Wie phänomenologisch unterschiedlich sich die Ausprägungen der hier vorgestellten Entzündungsmechanismen auswirken können, zeigen die bisher als „degenerativ" eingestuften Erkrankungen, wie der Morbus Alzheimer, die Arteriosklerose, die Dilatative Kardiomyopathie oder die als endogen psychiatrisch eingeordnete Depression. Zumindest ein signifikanter Anteil der zuletzt genannten beiden Erkrankungen ist vom Pathomechanismus her als chronische Entzündung aufgrund einer Virusinfektion (der Myozyten und Endothelien mit Gruppe-B3-Coxsackie-Viren im Fall der Myokarditis, und mit dem Borna-Virus in einer signifikanten Zahl von bipolaren, rezidivierenden Depression).

2.4.5.2 Chronische Hepatitis B und C – Erregerpersistenz und chronische Organdestruktion

Ein klinisch außerordentlich wichtiges Beispiel für die krankheitsbestimmende Persistenz von Erregern sind die viralen Infektionen der Leber, die Hepatitis B und C, bei denen es unterschiedlich häufig zu chronischen Verläufen kommt. Neue Befunde zur Interaktion des Wirts (Immunsystem des Menschen) mit dem Pathogen (Überlebensstrategie des Virus) geben erstmals Hinweise darauf, warum es entweder zu einer erfolgreichen Ausheilung oder zu einer Chronifizierung kommt. Chronische Hepatitis-B- und -C-Virus-Infektionen zerstören die Leber, verursachen häufig primäre Lebertumoren, und persistierende Hepatitis-C-Infektionen werden sogar mit dem Non-Hodgkin-Lymphom, der Kryoglobulinämie, der chronischen Vaskulitis, Nephritis und der chronischen Gelenkerkrankung in Zusammenhang gebracht (O'Connor 1997).

Bei der Hepatitis-B-Infektion kommt es in den meisten Fällen nach der akuten Phase zu einer Ausheilung, wenn die anfängliche Immunreaktion der zytotoxischen T-Lymphozyten, aber auch der T-Helferzellen sehr stark, polyklonal und multispezifisch für verschiedene Viruskomponenten ist. Für diese primäre Immunreaktion sind neben den MHC-Klasse-I-abhängigen zytotoxischen T-Lymphozyten wesentlich auch die MHC-Klasse-II-abhängigen CD4-T-Helferzellen wichtig, die sekundär durch virale Antigene aus lysierten Hepatozyten aktiviert werden. Etwa 10% der Patienten, bei denen beim ersten Virusangriff nur eine schwache und auf wenige Virusantigene beschränkte Immunantwort auftritt, entwickeln eine chronische Hepatitis B. Dramatisch schlechter ist die Situation für Patienten mit einer Hepatitis-C-Virus-Infektion, die trotz einer anfänglich sehr heftigen Immunreaktion mit zytotoxischen T-Lymphozyten in über 50% der Fälle eine chronische Hepatitis entwickeln. Es stellt sich die Frage, was die gemeinsamen und die unterschiedlichen Eigenschaften von HBV und HCV sind, die ihre unterschiedliche Persistenz und Kontrollierbarkeit durch das Immunsystem erklären könnten.

Für Hepatitis B existiert ein transgenes Mausmodell, in dem Leberzellen das HBV-Antigen exprimieren. Durch die Möglichkeit, in diesem Modell eine definierte Zahl von zytotoxischen T-Lymphozyten spezifisch für die Virusantigene auf der Oberfläche der Leberzellen zu infundieren, konnte erstmals gezeigt werden, daß eine Elimination der HBV sogar dann möglich ist, wenn nur 1% der Hepatozyten durch zytotoxische T-Lymphozyten zerstört werden. Dies muß bedeuten, daß es nicht-zytolytische Mechanismen der Virusentfernung oder „-ruhigstellung“ gibt. Tatsächlich wurde die intrahepatische Synthese von IFNγ und/oder TNFα als entscheidend für die nicht-zytolytische Viruselimination identifiziert. Ein Aspekt dieser zytokinabhängigen Hemmung der Virusreplikation ist die Erhaltung eines Großteils des Organgewebes. Jedoch könnte die „Ruhigstellung“ umgekehrt auch ein erster wichtiger Mechanismus viraler Persistenz sein, in dem sich das Virus für das Immunsystem quasi unsichtbar macht. Weitere Ursachen, die darüber entscheiden, ob ein Virus persistiert oder eliminiert wird, könnten sein:

1. Die Virusvermehrung ist schneller als ihre Elimination.
2. Es entwickelt sich eine periphere, virusantigenspezifische Toleranz (Alferink 1995) oder es kommt zu einer Erschöpfung des virusantigenspezifischen T-Zell-Pools („exhaustion“).
3. Das Virus unterdrückt die HBV-Antigenpräsentation durch Hemmung von Proteosomen oder antiviralen Zytokinen.

4. Es kommt zu viralen Mutationen, die immer wieder eine Erkennung infizierter Zellen durch zytotoxische Gedächtnis-T-Lymphozyten oder Helfer-Induktor-T-Lymphozyten verhindern.

Für den Verlauf der Hepatitis B ist bekannt, daß sie nur in einem kleinen Prozentsatz der Patienten in eine chronische Hepatitis B voranschreitet. Daß die Viren dem effektiven Immunsystem entkommen, wäre also ein sehr seltenes Ereignis, das vielleicht auf dem zufälligen Zusammentreffen mehrerer Mechanismen beruht, durch die sich das Virus dem Immunsystem entziehen kann. Wie läßt sich jedoch die hohe Rate der Chronifizierung bei der HCV-Infektion erklären? Beobachtungen bei der wiederholten künstlichen HCV-Infektion von Primaten ergaben, daß sich keine protektive Immunität ausbildete. Dies mag zunächst überraschen, tritt jedoch häufig auch bei anderen Virusinfektionen, wie z.B. der Influenza, auf. Im Gegensatz zu der schwachen Immunreaktion chronisch kranker HBV-Patienten ist bei chronisch kranken HCV-Patienten die Immunantwort mit einer Frequenz von 1 viruspezifischen, zytotoxischen T-Lymphozyt pro 50.000 peripheren Blutlymphozyten sehr hoch. Hieraus kann man nur folgern, daß das HCV zwar sehr immunogen ist, jedoch bei weitem schlechter zu kontrollieren als HBV. Wie bei der HBV-Infektion übersteigt auch bei der Hepatitis C die Zahl der infizierten Hepatozyten die zytotoxischen T-Lymphozyten um den Faktor 1.000. Es könnte jedoch sein, daß nicht-zytolytische Abwehrmechanismen gegenüber HCV nicht greifen oder weniger zytotoxische T-Lymphozyten IFNγ und/oder TNFα in der Leber freisetzen. Entscheidend ist möglicherweise, daß die Mutationsrate des HCV etwa 10mal größer ist als die des HBV. Diese Unterschiede zwischen HCV und HBV tragen also möglicherweise zu der deutlich höheren Rate der Viruspersistenz und damit der chronischen organdestruktiven Leberentzündung bei.

Abschließend ist zu bemerken, daß in Hepatitis-B-Patienten, bei denen die Hepatitis vollständig ausgeheilt ist, noch nach Jahrzehnten antigenspezifische, zytotoxische T-Lymphozyten-Reaktivität und – bei genauerer Analyse – Virusmaterial nachweisbar ist. Bedarf es also „einer geringen“ Persistenz, um das Immunsystem wachzuhalten und letztendlich gesund zu bleiben?

2.4.5.3 IDDM – erregerinduzierte Autoimmunerkrankung mit vollständiger Organzerstörung

Der juvenile Diabetes mellitus oder Typ-1-Diabetes (IDDM) ist auf den ersten Blick ein sehr ungewöhnliches Beispiel einer chronisch-entzündlichen Erkrankung, denn zum Zeitpunkt des Auftretens der Symptome des Insulinmangels ist die entzündliche Destruktion der Pankreasinselzellen im wesentlichen schon abgeschlossen (Kolb 1995). Allerdings lassen sich am IDDM die Rolle der genetischen Prädisposition im Vergleich zu „Umweltfaktoren" bei der Auslösung und die Bedeutung einer kontinuierlichen Hyperglykämie als „priming factor" einer späten Organdestruktion (betroffen sind lebensverkürzend die Niere und die Gefäße) sehr gut darstellen.

Sowohl Umweltfaktoren als auch, in sehr ausgeprägter Form, genetische Prädisposition sind als Ursachen des IDDM identifiziert worden (Tisch 1995, Vyse 1996). Mindestens 15–19 Gene auf 11 Chromosomen tragen zur Inzidenz des IDDM bei, die Vererbung ist also polygenetisch, jedoch mit einem herausragenden, etwa 35%igen Beitrag der MHC-Klasse-II-Loci (s. unten: Rolle von CD4$^+$-T-Zellen). Trotz dieser starken erblichen Komponente besteht bei homozygoten Zwillingen ein relatives Erkrankungsrisiko von „nur" 30–50%. Dies ist ein Indiz für den Einfluß von Umweltfaktoren auf die IDDM-Auslösung und wird unterstützt

1. durch die jahreszeitliche Häufung von Neuerkrankungen und
2. durch das beobachtete Nord-Süd-Gefälle der Inzidenz mit einer maximalen Erkrankungsrate in Finnland von 1–1,5% der Bevölkerung (Tisch 1995; s. hierzu auch die hervorragende WHO-WebSite: http://www.idi.org.au/global.htm).

Zum Verständnis der jeweiligen Bedeutung von Umwelt und Vererbung trägt eine italienische Studie bei, die die Inzidenz des IDDM zwischen Sarden auf Sardinien und Sarden auf dem nahen Festland in Lazio vergleicht. Demnach haben in einer nach allen untersuchten Kriterien identischen Umwelt in Lazio geborene Kinder sardischer Eltern ein 4fach erhöhtes IDDM Risiko gegenüber Kindern lokaler Eltern. Bei Kindern aus gemischten Ehen besteht folgerichtig ein mittleres Risiko (Hattersley 1997). Umweltfaktoren scheinen anderseits das Risiko des IDDM einer indischen Landbevölkerung 8fach zu erhöhen, wenn sie auf die pazifische Insel Fiji übersiedelt (www.idi.org.au).

Die bestimmenden MHC-Klasse-II-Genorte (zusammenfassend als IDDM 1-Locus bezeichnet) und der Insulinminisatellit auf Chromosom 11p15 (IDDM 2) verursachen eine Risikoerhöhung (Vyse 1996) und weisen auf die Rolle von CD4-positiven T-Helferlymphozyten und eines der Autoantigene, dem Insulin, hin. Neben vielen über Antikörpernachweis identifizierten Autoantigenen (Tisch 1995) scheinen Insulin, Glutamatdekarboxylase und das Hitzeschockprotein HSP-60 die herausragenden T-Zell Epitope zu sein, die diese T-Lymphozyten erkennen. Aus Zelltransferstudien, durch die in Tierversuchen Diabetes übertragen werden konnte, wurde deutlich, daß CD4$^+$-Zellen die Hauptrolle in der Auslösung der destruktiven Insulinitis spielen. Jedoch sind sehr früh in der Effektorphase auch zytotoxische CD8$^+$-T-Zellen notwendig. Darüber hinaus sind Adhäsionmoleküle, wie CD80/86 und VLA-4 (Tabelle 2.4.2) und die lokalen Zytokinspiegel von TNFα, IFNγ, IL-4 und -10 im Sinn der These vom „Zweitsignal" (Kapitel 2.4.4.2.5 „Auslösung der Autoreaktivität in T-Lymphozyten") mit entscheidend dafür, ob eine entzündliche Infiltration der Pankreasinseln auch zu einer Zerstörung der β-Zellen führt (Tisch 1995). 2 Vorstellungen bezüglich der Auslösung der Autoreaktivität gegenüber den Langerhans-Inselzellen werden z. Z. diskutiert:

1. Es kommt früh im Leben zu einem Virusbefall der β-Zellen, wobei Teile des Virusgenmaterials integriert werden und exprimierte Virusbestandteile im Rahmen der Entwicklung der peripheren immunologischen Ignoranz (z. B. Toleranz durch Anergie) als „Selbst" eingestuft werden. Später, bei einer erneuten Infektion mit diesem Virus in der Anwesenheit der entsprechenden kostimulierenden Moleküle, werden genügend autoreaktive (gegen „virales Selbst" gerichtete) T-Zellen ausgebildet, um jetzt das β-Zell-Antigen anzugreifen.
2. Das auf den β-Zellen exprimierte Protein ist von vornherein ein mit Virusprotein kreuzreagierendes Autoantigen (von Herrath 1995).

Ohne auf die Vorgänge der β-Zell-Zerstörung im Detail eingehen zu wollen (s. hierzu Tisch 1995), hat die intensive Untersuchung der T-Zellimmunologie des IDDM in den letzten Jahren doch zu sehr vielversprechenden therapeutischen Möglichkeiten geführt. Diese Studien vorwiegend im Mausmodell des IDDM (NOD-Mäuse) fanden das 1992 von Lehmann et al. erstmals beschriebene Phänomen der Antigenepitopausbreitung (Lehmann 1992, Tian 1997) (Kapitel 2.4.4.2.5 „Auslösung der Autoreaktivität in T-Lymphozyten"). Ein dominantes Epitop wurde hierbei für die Glutamatdekarboxylaseisoform, GAD65, beschrieben, das interessanterweise homolog zu einem Coxsackie-B-P2-C-Virus-Proteinepitop ist (Kaufman 1993, Tian 1997, Tisch 1995). Wenn NOD-Mäuse vor dem „spontanen" Auftreten der Insulinitis (entzündliche Infiltrate in den Langerhans-Inseln primär ohne apparenten Diabetes) mit geeigneten Protokollen, die eine Förderung der TH2-Differenzierung hervorrufen (Sad 1995, Biron 1995, Pearce 1995), mit dem dominanten Epitop (Peptid) GAD65 immunisiert werden, kann der Beginn des Ausbruchs des Diabetes dieser Mäuse drastisch verzögert oder im Beobachtungszeitraum sogar verhindert werden (Tian 1997). Die Interpretation des Wissens über die Antigenepitopausbreitung und die Effektivität der Toleranzprotokolle ergibt, daß die Entscheidung über das Fortschreiten der Entzündung zur Organdestruktion mit der Folge des Insulinmangels oder der Ausheilung trotz initialer Infiltration durch ein Netzwerk von verschiedenen T-Zell-Subpopulationen vor Ort gefällt wird (Abb. 2.4.7). Optimistisch stimmend ist zudem, daß offensichtlich nicht alle antigenspezifischen T-Zellen (verschiedenste Autoantigenspezifitäten) von pro- nach antiinflammatorisch konvertiert werden müssen. Es könnte vielmehr ausreichen, das Gleichgewicht aller vor Ort agierenden Zellen in Richtung „antiinflammatorisch" zu verschieben (Pearce 1995, Biron 1995, Groux 1997). Diese Möglichkeit wäre therapeutisch sehr vielversprechend, da damit im Frühstadium (d.h. vor der kompletten Zerstörung der Inselzellen) der Typ I Diabetes „geheilt" werden könnte. Allerdings sollte nicht übersehen werden, daß die Durchführung außerordentlich schwierig ist. Sie setzt voraus, daß das Frühstadium in der Bevölkerung erkannt wird, was nur durch umfassende Vorsorgeprogramme z. B. bei allen Schulkindern möglich wäre. Zudem fehlen noch einfach handhabbare Tests für diese Früherkennung.

Ein weiterer Aspekt der chronischen Entzündung, der mit dem Krankheitsbild des IDDM dargestellt werden kann, betrifft die lebenslange Phase nach der β-Zell-Destruktion. Hier haben Studien zur Wirkung chronisch erhöhter Glukosespiegel in Nierenzellen gezeigt, daß hohe Serumglukosewerte zu einer Art „Voraktivierung" von Nierentubuluszellen führen. Die diabetische Nephropathie ist entscheidend für die Lebensdauer der IDDM-Patienten. Es konnte gezeigt werden, daß hohe Glukosespiegel, und zwar nur, wenn sie auf der baso-

lateralen Seite der Tubuluszellen (zu den Blutkapillaren hin) auftreten, die mRNA von TGF-β stabilisieren. Anfangs ist dies nicht „schädlich", jedoch führen die Entzündungsfaktoren IL-1 und TNFα zu einer raschen und effektiven Umschreibung von TGF-β-mRNA in Protein und zu dessen Sekretion. Dieser Faktor verändert anschließend nachhaltig das Gleichgewicht der Matrix auf- und abbauenden Systeme. Es kommt zu einer Sklerosierung, die auch als diabetische Spätfolge beobachtet wird und sich durch die Kombination von hohen Serumglukosespiegeln und scheinbar harmlosen, zwischenzeitlichen Infektionen mit Zytokinerhöhung erklären läßt (Phillips 1996).

2.4.5.4 IgA-Nephropathie – Eine sekundär-autoimmune, chronische Entzündung, ausgelöst durch Immunkomplexe oder in diesen enthaltenen Antigene (Typ-III- bzw. -IV-Immunreaktionen)

Typisch für sekundäre chronisch-entzündliche Erkrankungen ist, daß eine erste Auseinandersetzung des Immunsystems mit dem auslösenden Agens in einem anderen Organ stattfindet. Nach dieser Erstreaktion verlagert sich, im Gegensatz zu primären Autoimmun- oder chronisch-entzündlichen Erkrankungen, wie z.B. der Multiplen Sklerose, der Hashimoto-Thyreoiditis oder dem Typ I Diabetes (s. Kapitel 2.4.5.3 „IDDM – erregerinduzierte Autoimmunerkrankung mit vollständiger Organzerstörung"), das Entzündungsgeschehen in ein 2. Organ (Tabelle 2.4.4). Charakteristisch sind antigenhaltige Immunkomplexe [circulating immune complex (CIC)], die im Übermaß durch eine persistierende Infektion oder durch eine fortlaufende Autoimmunreaktion gebildet werden. Diese initiieren typischerweise im arteriellen Endstromgebiet der Haut (z.B. bei Grundkrankheiten wie Gemischter Kryoglobulinämie, SLE, Polyarteriitis nodosa), der Niere (s. u.) oder auch des Plexus choroideus (SLE) eine chronische Entzündung. Ursache der sekundären Gewebeschädigung können sein:
1. humorale Mechanismen: immunkomplexvermittelte Aktivierung von Immunzellen oder lokalen Gewebezellen über Fc-Rezeptoren und/oder Aktivierung von Komplement (klassischer oder alternativer Weg) (Shlomchik 1994);
2. zelluläre Immunmechanismen, bei welchen es zu einer typischen Reaktion zwischen dem Antigen in den Immunkomplexen und T-Helfergedächtniszellen (DTH-Reaktion) kommt (Abb. 2.4.8).

In den weitaus häufigsten Fällen sind die Nieren durch eine sekundäre Entzündung betroffen, z. B. bei primären Entzündungen durch persistierende Erreger, wie bei einem Streptokokkeninfekt und der Hepatitis B oder C, sowie bei primären Immunkomplexbildung mit Autoantigen im Verlauf einer Rheumatoiden Arthritis und des SLE.

Aus der Fülle der sekundären chronischen Entzündungen wurde die IgA-Nephropathie unter 2 Aspekten ausgewählt:

1. Sie ist mit einem Anteil von 30–50% die weitaus häufigste Form unter den Glomerulonephritiden.
2. Die Pathomechanismen nach der Ablagerung der IgA-IgG-Antigen-Komplexe bis zum finalen Nierenversagen sind hierfür relativ gut untersucht (van Es 1995, Galla 1995). Es ist in diesem Fall nicht unbedingt entscheidend, daß die Ätiologie der IgA-Komplexbildung nicht eindeutig bekannt ist, da die Endstrecke dieser Form der chronischen Entzündung einem für die Niere sehr typischen Muster folgt und weitgehend unabhängig vom ursprünglich auslösenden Agens ist (Floege 1993).

Mit einer genetischen Prädisposition (Bw35, DR4) macht sich die IgA-Nephropathie vorwiegend bei Männern zunächst durch einen akuten Schub mit Makrohämaturie und evtl. Flankenschmerz bemerkbar, der typischerweise nach einem Infekt der oberen Luftwege auftritt. Nach einem Beobachtungszeitraum von 20 Jahren gehen insgesamt 30–50% dieser akuten Erkrankungen in einen chronischen Verlauf über, wobei ein hoher Blutdruck, persistierende Mikrohämaturie und eine Proteinurie über 1 g/Tag prognostisch ungünstig sind. Damit ist diese anfänglich als gutartig eingestufte Erkrankung neben der diabetischen Nephropathie auch die häufigste Ursache für eine spätere Dialysepflicht (van Es 1995, Galla 1995).

Pathognomonisch für die IgA-Nephropathie sind Ablagerungen IgA-haltiger Immunkomplexe im Mesangium der Nierenglomeruli. Überwiegend werden Komplexe mit IgA$_1$, häufig auch gemischt mit IgG, gefunden. Die lokale Wirkung besteht in einer Aktivierung der Mesangiumzellen, die mit einer Wachstumsfaktorfreisetzung (PDGF, bFGF) und Proliferation (Floege 1993) sowie mit einer erhöhten Matrixproduktion, ausgelöst durch TGF-β, antworten. In mehreren Studien wurde demonstriert, daß Mesangiumzellen Fc Rezeptoren sowohl für polymeres IgA, monomeres IgG als auch für IgG-Immunkomplexe exprimieren (Radeke 1994). Außerdem könnte auch die Aktivierung des alternativen Komplementwegs (s. Kapitel 2.4.3.1.1 „Komplementsystem") durch polymeres IgA die Mesangiumzellen stimulieren (van Es 1995, Galla 1995). Neben diesen humoralen Mechanismen gibt es Hinweise aus der Untersuchung der Aktivität von Monozyten und T-Lymphozyten in IgA Patienten während der Progression oder Remission, daß auch das zelluläre Immunsystem an der renalen Pathologie beteiligt sein könnte (van Es 1995, Galla 1995).

Unabhängig vom Immunmechanismus, der lokale Zellen aktiviert, ist das finale Versagen des betroffenen Organs, in diesem Fall der Niere, das durch einen letztendlich gleichförmigen „narbigen" Umbau des Gewebes bestimmt wird. Die spezifisch differenzierten lokalen Zellen wandeln sich durch die kontinuierlich rezidivierende Aktivierung in einer Weise um, die im Sinn einer fehlerhaften Reparaturreaktion das Gewebe umbaut. Zunächst betrifft dies die Glomeruli. Mesangiumzellen beginnen mit der Produktion von proinflammatorischen Zytokinen, Wachstumsfaktoren, Sauerstoffradikalen, Kollagen Typ 1 und Kollagenase Typ 1 statt 4. Einer mesangioproliferativen Phase folgt eine diffus sklerosierende Phase der Glomerulonephritis. Entscheidend für den Funktionsverlust der Niere ist dann, daß das Interstitium, der Raum zwischen den Basalmembran-umkleideten Kompartimenten der Tubuli und Glomeruli, in den Entzündungsprozeß einbezogen wird. Erst jetzt kommt es zu einem rapiden Ausfall der Funktionseinheiten der Niere, den Nephronen, und damit zur Dialyse- bzw. Transplantationspflicht.

Die tubulointerstitielle Beteiligung ist nicht nur für die IgA-Nephropathie charakteristisch für den Übergang in die chronische und nichtreversible Schädigung der Niere. Sie wird immer auch bei gesichert T-Lymphozyten abhängigen Nephritiden beobachtet. Dies läßt möglicherweise den Schluß zu, daß auch bei der IgA-Nephropathie T-Zell-vermittelte Prozesse im Sinn einer zellulären Immunreaktion gegen das mit den poly-IgA-IgG-Komplexen deponierte Antigen für diese Phase verantwortlich sind. Inwieweit die typische Fibrosierung und „Aufweitung" des interstitiellen Raums direkt von glomerulären Aktivitäten [lymphatische Antigensequestration, Chemokindrainage in die postglomerulären Kapillare (Lloyd 1997)] oder indirekt über die Beteiligung von Tubulusepithelzellen (Aufnahme glomerulärer Antigene, Prozessierung und MHC-Klasse-II-abhängige Präsentation) ausgelöst wird, ist bei den meisten Formen der Glomerulonephritis aber weiter ungeklärt.

2.4.5.5 Rheumatoide Arthritis – Immunologisch perpetuierte oder autonome chronisch-destruierende Entzündung

Im Unterschied zum Diabetes Typ 1, bei dem die chronische Entzündung das Organ relativ rasch zerstört, handelt es sich bei der „Volkskrankheit" Rheuma (es sind mehr als 100 Entitäten entzündlicher Gelenkerkrankungen beschrieben) um einen langjährigen und v. a. auf dem veränderten Funktionsprofil lokaler Synovialfibroblasten beruhenden, langsamen destruktiven Gelenkprozeß. Hier spielen „Effektormechanismen" und „terminale Entdifferenzierung" lokaler Zellen die Hauptrolle bei der chronischen Organzerstörung; direkt Lymphozyten-abhängige Prozesse sind im späteren Verlauf der RA nicht immer nachweisbar, zudem haben diese isolierten Lymphozyten keine proliferative Potenz mehr und sezernieren kaum Lymphokine (Feldmann 1996). Eindeutig sind jedoch aktivierbare T-Helferzellen früh in der Rheumapathogenese nachweisbar. Kollagen-reaktive T-Lymphozyten sind folgerichtig an der Auslösung eines Rheuma-ähnlichen Arthritismodells in Nagetieren beteiligt [Kollagen-Typ-2-Arthritis in Nagern (Feldmann 1996)].

Trotz dieser auslösenden und wohl auch regulativen Rolle des zellulären Immunsystems spielen vielfach inflammatorische Zytokine eine herausragende Rolle (Feldmann 1996, Henderson 1992). Wohl mehr durch Zufall trugen Tierversuche wesentlich zu dieser Erkenntnis bei, in denen die Halbwertszeit der mRNA des humanen TNF-Transgens durch eine Modifikation der 3′-AU-reichen untranslatierten Region durch die stabile β-Globin-3′-Region verändert wurde. Dies hatte kontinuierlich deutlich erhöhte TNFα-Proteinspiegel und in vielen Mauslinien eine erosive Arthritis zur Folge (Feldmann 1996). Viele Studien sowohl in Tiermodellen der Arthritis als auch erste klinische Studien im Menschen belegen inzwischen, daß die Blockade von TNFα, z. B. durch den löslichen TNF-Rezeptor, und damit die Verschiebung des Zytokinprofils hin zu antiinflammatorischen Faktoren wie IL-6 oder IL-10 eine wirksame Behandlung bei chronisch-entzündlichen Gelenkerkrankungen darstellen (Henderson 1992) (Abb. 2.4.11). Ähnliches gilt für die Blockade von IL-1. In entsprechenden Tierversuchen war hier die Wirkung besonders ausgeprägt, wenn mit Hilfe gentechnologischer Methoden – konstitutive Expression von IL-1-Rezeptor-Antagonisten in Fibroblasten – hohe lokale Hemmspiegel erreicht wurden (Müller-Ladner 1997 b). Trotz der ähnlichen proinflammatorischen Eigenschaften zeigten Mausmodelle auch Unterschiede für IL-1 und TNFα auf: die Antagonisierung von IL-1 hemmte vorwiegende destruierende Prozesse, wie z. B. die Knorpelerosion, während die Blockade von TNFα die akuten Entzündungserscheinungen, wie die Schwellung, besserte.

Daß es offensichtlich genetisch bedingt unterschiedliche „Grundspiegel" pro- oder antiinflammatorischer Zytokine in verschiedenen Patienten gibt, wurde zwar bisher nicht für die Rheumatoide Arthritis gezeigt, jedoch in einer Untersuchung zu tödlich verlaufenden Meningokokkeninfektionen bestätigt (Westendorp 1997). Bei dieser Infektion beschleunigt TNF offensichtlich die Elimination des Erregers, während IL-10 sie verzögert. In einer Studie mit Verwandten ersten Grads von verstorbenen und genesenen Meningitiserkrankten stellte sich heraus, daß in Familien mit niedrigen TNF-Spiegeln das Sterberisiko 10fach erhöht war, in

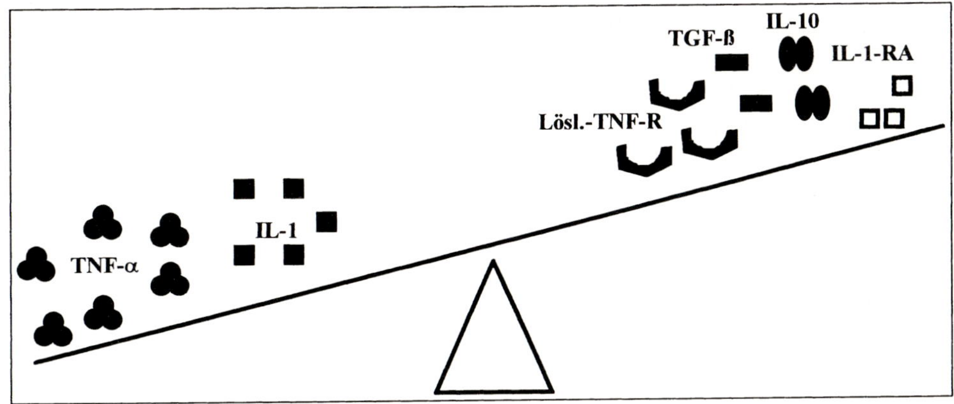

Abb. 2.4.11. Ungleichgewicht der Zytokine in der Rheumatoiden Arthritis

Familien mit hohen IL-10-Spiegeln sogar 20fach (Westendorp 1997)! Hier ist also die Balance der Zytokine in umgekehrter Weise zur Rheumatoiden Arthritis verschoben und therapeutisch ungünstig. Grundsätzlich wird in diesen Studien wie auch in den Therapieversuchen der IL-1- und TNF-Blockade in der RA deutlich, wie angeborene Ungleichgewichte der Zytokinprofile die Pathogenese bestimmen. Obgleich z.B. die IL-1- und TNF-antagonistischen Behandlungen zu einer bemerkenswerten Verminderung der Aktivität lokaler Synovialzellen und zur Abnahme der Zahl der infiltrierten Zellen führten, sind sie nicht kurativ. Die Wirksamkeit dieser gegen inflammatorische Zytokine gerichteten Therapien läßt sich im Mausmodell der Arthritis synergistisch durch eine Anti-T-Zell-Therapie steigern (Müller-Ladner 1997a, Feldmann 1996).

Im komplexen pathophysiologischen Zusammenspiel von Zytokinen und infiltrierten Entzündungszellen spielen zusätzlich die Aktivitäten der lokalen Synovialzellen eine sehr destruktive Rolle. Es ist im Prinzip nicht verstanden, wie es zu der starken „Wucherung der Synovialzellen", der Pannusbildung mit Neovaskularisierung und der Zerstörung des Gelenkknorpels kommt. Unsere eigenen Untersuchungen an glomerulären Nierenzellen und Synovialfibroblasten zeigten deren Fähigkeit, nach TNF- und IL-1-Stimulation selbst Kollagen angreifende Sauerstoffradikale zu produzieren und mit Wachstum auf erhöhte H_2O_2-Spiegel der Umgebung zu reagieren (Radeke 1990). Wie entzündliches Pannusgewebe autonom werden kann, zeigten Untersuchungen (Müller-Ladner 1997a und 1997b), die ein fortgesetztes Wachstums des Synovialgewebes auch nach der Implantation in SCID-Mäuse nachwiesen. Diese Versuche haben dazu geführt, in diesem Zusammenhang von einem „Entzündungstumor" zu sprechen. Die Summe der phänotypischen dauerhaften Veränderungen von Synovialzellen mit der parallelen Induktion von Onkogenen und autokrinen Wachstumsfaktoren (Francki 1995), dem veränderten Muster der produzierten Kollagene und Kollagenasen sowie dem erhöhten Grundspiegel produzierter Chemokine kann erklären, warum eine allein auf die Immunzellen gerichtete Therapie nicht zur Ausheilung führen kann. Das wesentliche Merkmal einer chronischen Organentzündung, nämlich die aktive Teilnahme lokaler Zellen am Destruktionsprozeß, muß bei den therapeutischen Versuchen mit berücksichtigt werden, um am Ende eine kurative Rheumabehandlung zu finden.

2.4.6 Ausblick

Chronisch-entzündliche Erkrankungen gehören zu den großen pathogenetischen Entitäten. Das Auffinden entzündlicher Komponenten bei vielen Krankheiten, die bisher nicht als chronisch-entzündlich eingestuft wurden, weist auf bisher wenig beachtete, spezifische Pathomechanismen hin. Demgegenüber beruhen die therapeutischen Konzepte für diese meist invalidisierenden Erkrankungen auf klinisch-empirischen Grundlagen und sind vorwiegend symptomatisch oder unspezifisch zytostatisch. Die Ursache ist, daß diese Krankheiten nach wie vor ungenügend verstanden werden, insbesondere der Vorgang der Chronifizierung selbst. Hier wurden in jüngster Zeit erhebliche Fortschritte gemacht. Das vorliegende Kapitel versucht auf engem Raum die wichtigsten pathophysiologischen Kenntnisse zusammenzufassen, in der Hoffnung, daß dadurch neue Therapiekonzepte entstehen könnten, die in nicht allzu ferner Zukunft eine kausale Therapie erlauben.

2.4.7 Literatur

Abbas AK, Murphy KM, Sher A (1996) Functional diversity of helper T-lymphocytes. Nature 383:787–793

Abbas AK, Lichtman AH, Pober JS (1997) Cellular and molecular immunology, 3rd edn. Saunders Philadelphia

Albert E (1997) Immungenetik. In: Gemsa D, Kalden J, Resch K (Hrsg) Immunologie, 4. Aufl. Thieme, Stuttgart, S 87–120

Alferink J, Schittek B, Schönrich G, Hämmerling GJ, Arnold B (1995) Long life span of tolerant T cells and the role of antigen in maintenance of peripheral tolerance. Int Immunity 7:331–336

Aliprantis AO, Diez Roux G, Mulder LC Zychlinsky A, Lang RA (1996) Do macrophages kill through apoptosis? Immunol Today 17:573–576

Baggiolini M, Dewald B, Moser B (1997) Human chemokines: an update: Annu Rev Immunol 15:675–706

Belova LA (1997) Biochemistry of inflammatory processes and vascular injury. Role of neutrophils: a review. Biochemistry (Mosc) 62:563–570

Biron CA, Gazzinelli RT (1995) Effects of IL-12 on immune responses to microbial infections: a key mediator in regulating disease outcome. Curr Opin Immunol 7:485–496

Bitter-Suermann D, Kohl J (1997) Komplementsystem. In: Gemsa D, Kalden J, Resch K (Hrsg) Immunologie, 4. Aufl. Thieme, Stuttgart

Boehm U, Klamp T, Goot M, Howard JC (1997) Cellular responses to interferon-gamma. Annu Rev Immunol 15:749–795

Boehmer H von (1992) Thymic selection: a matter of life and death. Immunol Today 13:454–458

Bonecchi R, Bianchi G, Bordignon PP, D'Ambrosio D, Lang R, Borsatti A, Sozzani S, Allavena P, Gray PA, Mantovani A, Sinigaglia F (1998) Differential expression of chemokine receptors and chemotactic responsiveness of type 1 T helper cells (Th1 s) and Th2 s. J Exp Med 187

Borregaard N, Kjeldsen L, Lollike K, Sengel VH (1995) Granules and secretory vesicles of the human neutrophil. Clin Exp Immunol 101:6–9

Brown MA, Hural J (1997) Functions of IL-4 and control of its expression. Crit Rev Immunol 17:1–32

Burnett FM (1959) The clonal selection theory of acquired immunity. Cambridge University Press, Cambridge

Butcher EC, Picker LJ (1996) Lymphocyte homing and homeostasis. Science 272:60–66

Butler DM, Malfait A-M, Mason LJ, Warden PJ, Kollias G, Ravinder NM, Feldmann M, Brennan FM (1997) DBA/1 mice expressing the human TNF-α transgene develop a severe, erosive arthritis. Characterization of the cytokine cascade and cellular composition. J Immunol 159:2.867–2.876

Carroll N, Cooke C, James A (1997) The distribution of eosinophils and lymphocytes in the large and small airways of asthmatics. Eur Respir J 10:292–300

Celi A, Lorenzet R, Furie B, Furie BC (1997) Platelet-leukocyte-endothelial cell interaction on the blood vessel wall. Semin Hematol 34:327–335

Cerami A (1992) Inflammatory cytokines. Clin Immunol Immunopathol 62:3–10

Chen X-S, Sheller JR, Johnson EN, Funk CD (1994) Role of leukotrienes revealed by targeted disruption of the 5-lipoxygenase gene. Nature 372:179–182

Conner EM, Grisham MB (1996) Inflammation, free radicals, and antioxidants. Nutrition 12:274–277

Crabtree JE (1996) Immune and inflammatory responses to *Helicobacter pylori* infection. Scand J Gastroenterol Suppl 215:3–10

Croft M, Bradley LM, Swain SL (1994) Nave versus memory CD4 T cell response to antigen. Meomory cells are less dependent on accessory cell costimulation and can respond to many antigen-presenting cell types including resting B cells. J Immunol 152:2.675–2.685

Cronstein BN, Weissmann G (1993) The adhesion molecules of inflammation. Arthritis Rheum 36:147–157

Curfs JHAJ, Meis JFGM, Hoogkamp-Korstanje JAA (1997) A primer on cytokines: sources, receptors, effects and inducers. Clin Microbiol Rev10:742–780

Davies P, Bailey PJ, Goldenberg MM, Ford-Hutchinson AW (1984) The role of arachidonic acid oxygenation products in pain and inflammation. Annu Rev Immunol 2:335–357

Denburg JA (1996) The inflammatory response. Am J Respir Crit Care Med 153:S11–3

Dinarello CA (1996) Biological basis for interleukin-1 in disease. Blood 87:2.095–2147

Durum SK, Mügge K (ed) (1998) Cytokine knockouts. Humana Press, Ottowa

Echtenacher B, Männel DN, Hültner L (1996) Critical protective role of mast cells in a model of acute septic peritonitis. Nature 381:75–77

Fearon DT, Locksley RM (1996) The instructive role of innate immunity in the acquired immune response. Science 373:50–54

Feldmann M, Brennan FM, Maini RN (1996) Rheumatoid arthritis. Cell 85:307–310

Floege J, Eng E, Young BA, Johnson RJ (1993) Factors involved in the regulation of mesangial cell proliferation in vitro and in vivo. Kidney Int 43:S47–54

Francki A, Uciechowski P, Floege J, von der Ohe J, Resch K, Radeke HH (1995) Autocrine growth regulation of human glomerular mesangial cells is primarily mediated by basic fibroblast growth factor. Am J Pathol 147:1.372–1.382

Galla JH (1995) IgA nephropathy. Kidney Int 47:377–387

Gallin JI (1993) Inflammation. In: Paul WE (ed) Fundamental immunology, 3rd edn. Raven Press, New York, pp 1.015–1.032

Gallin JI Goldstein IM, Snyderman R (eds) (1992) Inflammation: basic principles and clinical correlates, 2nd edn. Raven Press, New York

Gemsa D, Kalden J, Resch K (1997) Immunologie, 4. Aufl. Thieme, Stuttgart

Gonner EM, Grisham MB (1996) Inflammation, free radicals, and antioxidants. Nutrition 12:274–277

Gross WL, Schutter HP (1997) Konventionelle Immuntherapie entzündlicher Erkrankungen. Internist 6

Groux H, O'Garra A, Bigler M, Pouleau M, Antonenko S, de Vries JE, Roncarolo MG (1997) A CD4+ T-cell subset inhibits antigen-specific T-cell responses and prevents colitis. Nature 389:737–742

Hattersley AT (1997) Genes versus environment in insulin-dependent diabetes: the phoney war [comment]. Lancet 349:147–148

Heinrich PC, Castell JV, Andus T (1990) Interleukin-6 and the acute phase response. Biochem J 265:621–636

Henderson B, Blake S (1992) Therapeutic potential of cytokine manipulation. TIPS Trend Pharmacol Sci 13:145–152

Henson PM, Johnston jr, RB (1987) Tissue injury in inflammation. Oxidants, proteinases and cationic proteins. J Clin Invest 79:669–674

Herrath MG von, Guerder S, Lewicki H, Flavell RA, Oldstone MBA (1995) Coexpression of B7-1 and viral („self") transgenes in pancreatic βcells can break peripheral ignorance and lead to spontaneous autoimmune diabetes. Immunity 3:727–738

Iblgaufts HH (1995) Dictionary of cytokines. VCH, Weinheim

Ibrahim MAA, Chain BM, Katz DR (1995) The injured cell: the role of the dendritic cell system as a sentinel receptor pathway. Immunol Today 16:181–186

Janeway jr CA, Travers P (1997) Immunologie, 2. Aufl. Spektrum, Heidelberg

Kamp DW, Weitzman SA (1997) Asbestosis: clinical spectrum and pathogenic mechanisms. Proc Soc Exp Biol Med 214:12–26

Karpus WJ, Kennedy KJ (1997) MIP-1α and MCP-1 differentially regulate acute and relapsing autoimmune encephalomyelitis as well as Th1/Th2 lymphocyte differentiation. J Leukoc Biol 62:681–687

Kaufman DL, Clare-Salzler M, Tian J, Forsthuber T, Ting GS, Robinson P, Atkinson MA, Sercarz EE, Tobin AJ, Lehmann PV (1993) Spontaneous loss of T-cell tolerance to glutamic acid decarboxylase in murine insulin-dependent diabetes. Nature 366:69–72

Kaye PM (1995) Costimulation and the regulation of antimicrobial immunity. Immunol Today 16:423–427

Kinkade PW, Gimble JM (1993) B lymphocytes. In: Paul WE (ed) Fundamental immunology, 3rd edn. Raven Press, New York, pp 43–74

Kirchner H, Kruse A, Neustock P, Rink L (1993) Cytokine and Interferone – Botenstoffe des Immunsystems. Spektrum, Heidelberg

Klenerman P, Hengartner H, Zinkernagel RM (1997) A nonretroviral RNA virus persists in DNA form. Nature 390:298–301

Kolb H, Kolb-Bachofen V, Roep BO (1995) Autoimmune versus inflammatory type I diabetes: a controversy? Immunol Today 16:170–172

Kotzin BL (1996) Systemic lupus erythematosus. Cell 85:303–306

Kulkarni AB, Huh C, Becker D et al. (1993) Transforming growth factor β1 null mutation in mice causes excessive inflammatory response and early death. Proc Natl Acad Sci USA 980:770–774

Lehmann PV, Forsthuber T, Miller A, Sercarz EE (1992) Spreading of T-cell autoimmunity to cryptic determinants of an autoantigen. Nature 358:155–157

Lennard AC (1995) Interleukin-1 receptor antagonist. Crit Rev Immunol 15:77–105

Lloyd AR, Oppenheim JJ (1992) Poly's lament: the neglected role of the polymorphonuclear neutrophil in the afferent limb of the immune response. Immunol Today 13:169–172

Lloyd CM, Minto AW, Dorf ME, Proudfoot A, Wells TNC, Salant DJ, Gutierrez-Ramos JC (1997) RANTES and monocyte chemoattractant protein-1 (MCP-1) play an important role in the inflammatory phase of crescentic nephritis, but only MCP-1 is involved in crescent formation and interstitial fibrosis. J Exp Med 185:1.371–1.380

Lucey DR, Clerici M, Shearer GM (1996) Type 1 and type 2 cytokine dysregulation in human infectious, neoplastic and inflammatory diseases. Clin Microbiol Rev 9:532–562

Luscinskas FW, Gimbrone jr MA (1996) Endothelial-dependent mechanisms in chronic inflammatory leukocyte recruitment. Annu Rev Med 47:413–421

Malaviya R, Ikeda T, Ross E, Abraham SN (1996) Mast cell modulation of neutrophil influx and bacterial clearance at sites of infection through TNF-a. Nature 381:77–80

Mannaioni PF, Di Bello MG, Masini E (1997) Platelets and inflammation: role of platelet-derived growth factor, adhesion molecules and histamine. Inflamm Res 46:4–18

Manns MP (1997) Hepatotropic viruses and autoimmunity. J Viral Hepat [Suppl 1] 4:7–10

Mantovani A (1997) The interplay between primary and secondary cytokines. Cytokines involved in the regulation of monocyte recruitment. Drugs 54:15–23

Marone G, Casolaro V, Patella V, Florio G, Triggiani M (1997) Molecular and cellular biology of mast cells and basophils. Int Arch Allergy Immunol 114:207–217

Mazumdar PM (1995) Species and specificity. Cambridge University Press, Cambridge

Metcalf D (1997) The molecular control of granulocytes and macrophages. Ciba Found Symp 204:40–50

Meyer zum Büschenfelde KH, Dienes HP (1996) Autoimmune hepatitis. Definition – classification – histopathology – immunopathogenesis. Virchows Arch 429:1–12

Moilanen E, Vapaatalo H (1995) Nitric oxide in inflammation and immune response. Ann Med 27:359–367

Moncada S (1997) The biology of nitric oxide. Funct Neurol 12:134–140

Moncada S, „Ottorino Rossi" Award 1997 (1997) The biology of nitric oxide. Funct Neurol 12:134–140

Moore MAS (1991) The clinical use of colony stimulating factors. Annu Rev Immunol 9:159

Morris SM, Billiar TR (1994) New insights into the regulation of inducible nitric oxide synthesis. Am J Physiol 266:E829–839

Mosmann TR, Sad S (1996) The expanding universe of T cell subsets: Th1, Th2 and more. Immunol Today 17:138–146

Müller-Eberhard HJ (1988) Molecular organization and function of the complement system. Annu Rev Biochem 57:321–347

Müller-Ladner U, Gay RE, Gay S (1997a) Cellular pathways of joint destruction. Curr Opin Rheumatol 9:213–220

Müller-Ladner U, Roberts CR, Franklin BN, Gay RE, Robbins PD, Gay S (1997b) Human IL-1Ra gene transfer into human synovial fibroblasts is chondroprotective. J Immunol 158:3.492–3.498

Nathan CF (1987) Secretory products of macrophages. J Clin Invest 79:319–326

Nicholson DW, Thornberry NA (1997) Caspases: killer proteases. TIBS 22:299–306

Nicola NA (ed) (1994) Guidebook to cytokines and their receptors. Oxford University Press, Oxford

Nolte H (1996) The role of mast cells and basophils in immunoregulation. Allergy Asthma Proc 17:17–21

Nussler AK, Billiar TR (1993) Inflammation, immunoregulation and inducible nitric oxide synthase. J Leukoc Biol 54:171–178

O'Connor S, Hughes JM (1997) More surprises. Lancet [Suppl III] 350:12

Paul WE, Seder RA (1994) Lymphocyte responses and cytokines. Cell 76:241–251

Pearce EJ, Reiner SL (1995) Induction of Th2 responses in infectious diseases. Curr Opin Immunol 7:497–504

Peters JH, Gieseler R, Thiele B, Steinbach F (1996) Dendritic cells: from ontogenetic orphans to myelomonocytic descendants. Immunol Today 17:273–278

Phillips AO, Topley N, Steadman R, Morrisey K, Williams JD (1996) Induction of TGF-β_1 synthesis in D-glucose primed human proximal tubular cells by IL-1β and TNFα. Kidney Int 50:1.546–1.554

Powanda MC, Oppenheim J, Kluger MJ, Dinarello CA (1988) Monokines and other non-lymphocytic cytokines. Liss, New York

Radeke HH, Resch K (1992) The inflammatory function of renal glomerular mesangial cells and their interaction with the cellular immune system. Clin Invest 70:825–842

Radeke HH, Meier B, Topley N, Flöge J, Habermehl GG, Resch K (1990) Interleukin 1-alpha and tumor necrosis factor-alpha induce oxygen radical production in mesangial cells. Kidney Int 37:767–775

Radeke HH, Gessner JE, Uciechowski P, Mägert HJ, Schmidt RE, Resch K (1994) Intrinsic human glomerular mesangial cells can express receptors for IgG complexes (hFc gamma RIII-A) and the associated Fc epsilon RI gammachain. J Immunol 153:1.281–1.292

Reichard S, Kojima M (1985) Macrophage biology. Liss, New York

Reimann J, Kaufmann SH (1997) Alternative antigen processing pathways in anti-infective immunity. Curr Opin Immunol 9:462–469

Reiner NE, Ng W, Wilson CB, McMaster WR, Burchett SK (1990) Modulation of in vitro monocyte cytokine responses to *Leishmania donovani*. Interferon-gamma prevents parasite-induced inhibition of interleukin 1 production and primes monocytes to respond to *Leishmania* by producing both tumor necrosis factor-alpha and interleukin 1. J Clin Invest 85:1.914–1.924

Resch K, Gemsa D (1997) Immunsystem. In: Gemsa D, Kalden J, Resch K (Hrsg) Immunologie, 4. Aufl. Thieme, Stuttgart, S 2–14

Ridge JP, Fuchs EJ, Matzinger (1996) Neonatal tolerance revisited: turning on newborn T cells with dendritic cells. Science 271:1.723–1.726

Roberts RM, Mathialagen N, Duffy JY, Smith GW (1995) Regulation and regulatory role of proteinases inhibitors. Crit Rev Eukaryot Gene Expr 5:385–436

Sad S, Marcotte R, Mosmann TR (1995) Cytokine-induced differentiation of precursor mouse CD8$^+$ T cells into cytotoxic CD8$^+$ T cells screting Th1 or Th2 cytokines. Immunity 2:271–279

Samuelsson B, Dahlen SE, Lindgren JA, Rouzer CA, Serhan CN (1987) Leukotrienes and lipoxins: structure biosynthesis and biological effects. Science 237:1.171–1.176

Savill J (1997) Apoptosis in resolution of inflammation. J Leukoc Biol 61:375–380

Savill JS, Wyllie AH, Henson JE, Walport MJ, Henson PM, Haslett C (1989) Macrophage phagocytosis of aging neutrophils in inflammation. Programmed cell death in the neutrophil leads to its recognition by macrophages. J Clin Invest 83:865–875

Schaffer CJ, Nanney LB (1996) Cell biology of wound healing. Int Rev Cytol 169:151–181

Schull MM, Ormsby I, Kier AB et al. (1992) Targeted disruption of the mouse transforming growth factor-β1 gene results in multifocal inflammatory disease. Nature 359: 693–699

Schwarz M, Radeke HH, Resch K, Uciechowski P (1997) Lymphocyte-derived cytokines induce sequential expression of monocyte- and T cell-specific chemokines in human glomerular mesangial cells. Kidney Int 52:1521–1531

Shlomchik MJ, Madaio MP, Ni D, Trounstein M, Huszar D (1994) The role of B cells in lpr/lpr-induced autoimmunity. J Exp Med 180:1.295–1.306

Smith WL (1992) Prostanoid biosynthesis and mechanism of action. Am J Physiol 268:F181–191

Smith WL, Gravavito RM, DeWitt DL (1996) Prostaglandin endoperoxide H synthases (cyclooxygenases) -1 and -2. J Biol Chem 271:33.157–33.160

Sprent J (1993) T lymphocytes and the thymus. In: Paul WE (ed) Fundamental immunology, 3rd edn. Raven Press, New York, pp 75–110

Springer TA (1994) Traffic signals for lymphocyte recirculation and leucocyte emigration: the multistep paradigm. Cell 76:301–314

Steinmann L (1996a) A few autoreactive cells in an autoimmune infiltrate control a vast population of nonspecific cells: a tale of smart bombs and the infantry. Proc Natl Acad Sci USA 93:2.253–2.256

Steinmann L (1996b) Multiple sclerosis: a coordinated immunological attack against myelin in the central nervous system. Cell 85:299–302

Taga T, Kishimoto T (1997) GP 130 and the interleukin-6 family of cytokines. Annu Rev Immunol 15:797–820

Taub DD, Turcovski-Corrales SM, Key ML, Longo DL, Murphy WJ (1996) Chemokines and T lymphocyte activation. J Immunol 156:2.095–2.103

Tian J, Lehmann PV, Kaufman DL (1997) Determinant spreading of T helper cell 2 (Th2) responses to pancreatic islet autoantigens. J Exp Med 186:2.039–2.043

Tisch R, McDevitt H (1996) Insulin-dependent diabetes mellitus. Cell 85:291–297

Tschesche H (1997) Leukodiapedesis, function, and physiological role of leucocyte matrix metalloproteinases. Adv Exp Med Biol 421:285–301

Unanue E (1993) Macrophages, antigen-presenting cells and the phenomenon of antigen handling and presentation. In: Paul WE (ed) Fundamental immunology, 3rd edn. Raven Press, New York, pp 111–144

Van Es LA, van den Wall Bake AW, Stad RK, van den Dobbelsteen ME, Bogers MJ, Daha MR (1995) Enigmas in the pathogenesis of IgA nephropathy. Contrib Nephrol 111: 169–175

Vasalli P (1992) The pathophysiology of tumor necrosis factor. Annu Rev Immunol 10:411–452

Vyse TJ, Todd JA (1996) Genetic analysis of autoimmune disease. Cell 85:311–318

Weissmann G (1993) Prostaglandins as modulators rather than mediators of inflammation. J Lipid Mediat Cell Signals 6:275–286

Wells TN, Peitsch MC (1997) The chemokine information source: identification and characterization of novel chemokines using the WorldWideWeb and expressed sequence tag databases. J Leukoc Biol 61:545–550

Wesche H, Korherr Ch, Kracht M, Falk W, Resch K, Martin M (1997) The interleukin-1 receptor accessory protein (IL-1 RacP) is essential of IL-1 induced activation of interleukin-1 receptor associated kinase (IRAK) and stress activated protein kinases (SAP kinases). J Biol Chem 2720:7727–7731

Westendorp RG, Langermans JA, Huizinga TW, Elonati AH, Verweij CL, Boomsma DI, Vandenbrouke JP (1997) Genetic influence on cytokine production and fatal meningococcal disease. Lancet 349:170–173

Whaley K, Loos M, Weiler JM (1993) Complement in health and disease. 2nd edn. Kluwer, Dordrecht

2.5 Autoimmunität

HANS HARTMUT PETER, INGA MELCHERS und HERMANN EIBEL

Inhaltsverzeichnis

2.5.1 Definition von Autoimmunität

Autoimmunität ist definiert als eine spezifische, adaptive humorale und/oder zelluläre Immunantwort gegen körpereigene Antigene [Selbst(Auto)-antigene]. *Autoimmunkrankheiten* sind klinisch definiert als chronische, nichtinfektiöse Entzündungszustände, die entweder zur lokalisierten Organdestruktion (z.B. Typ-I-Diabetes, Hashimoto-Thyreoiditis) oder zu systemischen Krankheitsbildern des rheumatischen Formenkreises führen [z.B. systemischer Lupus erythematosus (SLE), Rheumatoide Arthritis] (Peter u. Pichler 1996). Serologisch sind Autoimmunkrankheiten charakterisiert durch den Nachweis hochtitriger Autoantikörper des IgG- und IgA-Isotyps gegen definierte Autoantigene. Immungenetisch finden sich regelmäßig Assoziationen mit bestimmten MHC-Haplotypen (Schwarz 1996).

Bei einer *Autoimmunantwort* werden, wie bei einer normalen *protektiven, adaptiven Immunantwort* gegen ein Fremdantigen, antigenspezifische B- und T-Lymphozyten rekrutiert und expandiert. Die B-Zellen differenzieren von reifen IgM- bzw. IgD$^+$-B-Zellen zu Immunglobulin(Ig)-sezernierenden Plasmazellen; sie wechseln die Ig-Klasse („switch") von IgM nach IgA, IgG oder IgE und erhöhen durch somatische Mutationen die Antigenaffinität ihrer variablen Antikörperabschnitte. Antigenspezifische CD4$^+$-T-Lymphozyten differenzieren aus dem naiven TH0-Stadium entweder in TH1-Lymphozyten mit der Fähigkeit zur Synthese Makrophagen-aktivierender Zytokine (IFNγ, IL-2, TNFβ, IL-3, GM-CSF) oder zu TH2-Lymphozyten mit der Fähigkeit zur Synthese B-Zell-differenzierender Zytokine (IL-4, IL-5, IL-10, IL-13, IL-3, GM-CSF). Für CD8$^+$-T-Zellen lassen sich Differenzierungswege zu zytotoxischen (CTL1) und suppressorischen CD8$^+$-T-Zellen (CTL2) unterschei-

Handbuch der molekularen Medizin, Band 4
Immunsystem und Infektiologie
D. Ganten/K. Ruckpaul (Hrsg.)
© Springer-Verlag Berlin Heidelberg 1999

den. Innerhalb der CTL1-Population werden zytotoxische $CD8^+$-T-Zellen unterschieden, die ihren Bedarf an IL-2 und IFNγ von $CD4^+$-TH1-Zellen decken und solche, die diese Zytokine überwiegend selbst produzieren. Folge einer adaptiven Immunantwort gegen ein Fremdantigen ist, daß dieses sehr schnell aus dem Körper eliminiert wird. Präsentieren sich Fremdantigene dem Immunsystem in Form Virus-infizierter Körperzellen, so werden diese durch antigenspezifische $CD8^+$-CTL1 zerstört. Treten sie als Toxine, lösliche Proteine oder partikuläre Antigene (Viren, Bakterien, Pilze) mit dem Immunsystem in Kontakt, so induzieren sie spezifische Antikörper durch Rekrutierung antigenspezifischer B-Zellen und $CD4^+$-TH2-Zellen. Die gebildeten Antikörper opsonieren die Fremdantigene zu *Immunkomplexen,* welche ihrerseits durch Aktivierung diverser Amplifikations- und Effektormechanismen [z.B. Komplementaktivierung, Bindung an Fc- und Komplementrezeptoren der Zellen des Retikuloendothelialen Systems (RES), Antikörperabhängige Zytotoxizität (ADCC), Phagozytose] rasch aus der Zirkulation eliminiert werden.

Die Besonderheit einer Autoimmunantwort liegt darin, daß die meisten Selbstantigene (z.B. Zellkernantigene) kontinuierlich und in nahezu unbegrenzter Menge vorliegen, das Immunsystem stimulieren, aber nicht komplett eliminiert werden können. Es entstehen folglich chronische, nichtinfektiöse Entzündungsvorgänge mit beträchtlichem Schädigungspotential für verschiedene Gewebe (z.B. Glomerulonephritis, Arthritis, Lungenfibrose, Vaskulitis, endokrine Autoimmunopathien u.ä.). Erst wenn die betroffenen Organe, wie z.B. die β-Zellen des Pankreas bei einem Typ-I-Diabetes oder der Gelenkknorpel einer Rheumatoiden Arthritis, weitgehend zerstört sind, kommen die jeweiligen Autoimmunerkrankungen mangels Antigen zum Stillstand – „sie brennen aus" wie der Kliniker treffend sagt.

Autoimmunität, die zur *Gewebsschädigung* führt, ist also in jedem Fall ein pathologisches Reaktionsmuster des Immunsystems. Sie kann durch verschiedene Mechanismen des Toleranzverlusts gegenüber Selbstantigenen entstehen (s. Kapitel 2.5.3 „Hypothesen zur Entstehung von Autoimmunität") und ist von der *physiologischen Autoreaktivität* abzugrenzen. Letztere kommt z.B. bei der positiven Selektion des T-Zell-Rezeptor-Repertoires im Thymus vor oder bei der Reaktion von sog. natürlichen, polyspezifischen, niedrig-affinen IgM-Antikörpern mit körpereigenen Proteinen im Rahmen der Beseitigung eines traumatischen Gewebeschadens (z.B. eines Hämatoms).

2.5.2 Klassifikation von Autoimmunerkrankungen

2.5.2.1 Involvierte Autoantigene

Grundsätzlich kann jedes körpereigene Protein zum Autoantigen werden. Allerdings verliert das Immunsystem leichter die Toleranz gegen bestimmte körpereigene Strukturen: Diese sog. „easy antigens" sind längerkettige, starre Moleküle mit repetitiven Epitopen wie z.B. dsDNA, ssDNA, zDNA, RNA-Protein-Komplexe, Proteine des Spleißosoms und des Ribosoms, extrazelluläre Matrixproteine (Basalmembrankollagen, Knorpelkollagen, Proteoglykane), Zytoskelettbestandteile (Aktin, Vimentin), Zellmembranen von Erythrozyten, Thrombozyten, Leukozyten, Thyreozyten und β-Zellen des Pankreas. Schwierige Antigene für einen Toleranzbruch sind fast alle Serumproteine. Eine Ausnahme bilden die Ig; sie liefern die Zielepitope für Rheumafaktoren und antiidiotypische Antikörper, welche häufig vorkommen. Dabei ist allerdings zu bedenken, daß Ig nicht nur als lösliche Serumproteine, sondern auch auf der B-Zell-Oberfläche und in Immunkomplexen, also in starrer Form mit repetitiven Epitopen, vorkommen.

Unterscheiden lassen sich Autoantigene nach der Art der Autoimmunreaktion, die sie induzieren. Handelt es sich um eine *systemische Autoimmunkrankheit,* wie SLE, Sklerodermie, Poly- und Dermatomyositis, sind die Zielantigene in der Regel nicht organspezifisch, sondern stammen aus dem Zellkern, dem Zytoplasma oder der Zelloberfläche (z.B. dsDNA, RNP, ribosomale Proteine, lysosomale Enzyme, Oberflächenantigene von Blutzellen). Bei den *lokalisierten Autoimmunkrankheiten* handelt es sich vorwiegend um endokrine Autoimmunopathien. Die Patienten erkranken nicht an der Autoimmunkrankheit selbst, sondern an den Folgen des Hormondefizits, das durch die Zerstörung des endokrinen Organs eintritt. Zum Zeitpunkt des Auftretens der Krankheitssymptome ist es in der Regel für eine immunsuppressive Therapie zu spät, da das Drüsengewebe schon zerstört ist. Eine Zwischenstellung (*lokalisiert und systemisch*) nehmen Rheumatoide Arthritis (Zielantigene: Knorpelkollagen, Proteoglykan), Multiple Sklerose (Zielantigen: Myelinscheidenproteine), Myasthenia gravis (Zielantigen: Azetylcholinrezeptorprotein) und verschiedene autoimmune Lebererkrankungen (Zielantigene: Cytochrom-P450-Spezies; Pyruvatdehydrogenase) ein. Hier sind die entstehenden Gewebeschädigungen und die systemi-

Tabelle 2.5.1. Klinisch relevante Autoantigene und assoziierte Krankheiten

Autoantigen	Autoimmunerkrankung
dsDNA	SLE
ssDNA, zDNA	SLE
Histonproteine	SLE
snRNP A, C, MG 70 000, 33 000 und 22 000	Mischkollagenose
Ro, La, Sm B,B', D1–3, E, F, G	Sjögren-Syndrom, RA
Ribosomal P	ZNS-Lupus
tRNA-Synthetasen	Myositis, Alveolitis, Arthritis (Jo-1)
Zentromerproteine	Limitierte Sklerodermie (CREST)
Topoisomerase I	Diffuse Sklerodermie (PSS)
Fibrillarin	Sklerodermie, Pulmonale Hypertonie
Myeloperoxidase	Mikroskopische Panarteriitis
Proteinase 3	Morbus Wegener
Immunglobulin Fc	Rheumatoide Arthritis (RA)
C1q	SLE, Urtikariavaskulitis
C3bBb	Membranoproliferative GN
β_2-Glykoprotein	Thrombosen, Endothelaktivierung
Phospholipide	Phospholipid-AK-Syndrom
Rhesusantigen	Wärmeautoantikörperanämie
Erythrozytenantigen I/i	Kälteagglutininkrankheit
GPIIb–IIIa/Fibrinogen-rezeptor	Immunthrombozytopenie (ITP)
Azetylcholinrezeptor	Myasthenia gravis
Ca^{2+}-Kanal	Lambert-Eaton-Syndrom
Proteine der Myelinscheide (Myelin-basisches Protein, MOG, PLP)	Multiple Sklerose (T-Zell-Antwort)
Insulin/GAD	Typ-I-Diabetes (IDDM)
TSH-Rezeptor	Morbus Basedow
Kollagen II	RA, Polychondritis
Kollagen IV/Basalmembran	Pulmorenales Syndrom (Goodpasture)
Kollagen VII	Epidermolysis bullosa acquisita
Desmoplein I/III Desmoplakin	Pemphigus vulgaris
BPAG 1, 2 (Hemidesmosomen)	Bullöses Pemphigoid
Cytochrom-P450-Spezies	Autoimmune Hepatitis
Pyruvatdehydrogenase	Primäre biliäre Zirrhose

schen Begleitreaktionen so gravierend, daß sie schon früh im Verlauf der Autoimmunerkrankung zu Allgemeinsymptomen führen. Tabelle 2.5.1 faßt die Autoantigene zusammen, gegen die am häufigsten im Verlauf von Autoimmunkrankheiten Autoantikörper gebildet werden.

2.5.2.2 Immunpathologische Gewebsschädigungen bei Autoimmunkrankheiten

Alle 4 Typen der immunpathologischen Reaktionen nach Gell u. Coombs (Gell u. Coombs 1963; Sell 1996) kommen in unterschiedlicher Häufigkeit auch bei Autoimmunerkrankungen vor. Nicht selten finden sich Mischformen verschiedener Reaktionstypen. So kommt die allergische Typ-I-Reaktion als isolierter Reaktionstyp bei Autoimmunkrankheiten nicht vor, wohl aber finden sich Aspekte der Typ-I-Reaktion bei der eosinophilen Granulomatose Churg-Strauss und bei Arzneimittel-assoziierten Autoimmunreaktionen. Klassische Typ-II-Reaktionen (Autoantikörper-vermittelte, Komplement-abhängige Zelllyse) stellen die autoimmunhämolytischen Anämien und die Immunthrombozytopenien dar. Den Prototyp einer Immunkomplex (IC)-vermittelten Typ-III-Reaktion bildet die Lupusnephritis. Typ-IV-Reaktionen dominieren die Immunpathogenese der Rheumatoiden Arthritis, der Multiplen Sklerose und des juvenilen insulinpflichtigen Diabetes (IDDM) (Tabelle 2.5.2).

2.5.2.3 Umwelteinflüsse und genetische Faktoren als Risikofaktoren für Autoimmunkrankheiten

In vielen Fällen geht der Erstmanifestation oder auch dem Rezidiv einer Autoimmunkrankheit eine *virale oder bakterielle Infektion* voraus bzw. ist ihr assoziiert. Für zahlreiche immundominante Epitope von Autoantigenen wurden Kreuzreaktionen mit viralen und bakteriellen Erregerproteinen nachgewiesen. *Umwelteinflüsse* wie UV-Strahlung oder Chemikalien (z. B. HgCl) bzw. Medikamente können zu Translokationen von Autoantigenen in akzessible Zellkompartmente führen, von wo aus sie als autoantigene Peptide an autoreaktive T-Zellen präsentiert werden können. Beispiele hierfür sind:

- die Translokation von SS-A (Ro52,60) und SS-B (La) an die Keratinozytenoberfläche unter UV-Licht-Einfluß; sie bildet die Grundlage der „Sonnenallergie" bei SLE (Golan et al. 1992; Casciola-Rosen et al. 1994);
- die GvH-ähnlichen Nebenwirkungen der i. m. Goldtherapie (Kubicka-Muranyi et al. 1993);
- die Induktion von Antifibrillarinautoantikörpern und eines sklerodermieartigen Krankheitsbilds in der Maus durch subtoxische Dosen von HgCl. Zellbiologische Grundlage des HgCl-Effekts scheint eine Translokation von Fibrillarin

Tabelle 2.5.2. Klassifikation von Immunreaktionen nach Gell u. Coombs (1963) und Sell (1996)

Immunreaktion	Protektive Funktion	Destruktive Funktion
Typ I IgE vermittelt	Fokale Entzündung, Exsudation, Expulsion von Parasiten	Anaphylaktischer Schock, Asthma bronchiale, Urtikaria, Rhinitis allergica
Typ II Zytotox. AK+C′ Neutralisierender AK	Opsonierung und Lyse von Bakterien Toxinneutralisierung: Diphtherie, Tetanus, Cholera, Endotoxine	Hämolyse, Thrombozytopenie, Leukopenie Perniziöse Anämie, Myasthenia gravis, Hyperthyreose, Insulinresistenz
Typ III IC*+C′-Aktivierung	Akute Entzündung, PMN-Aktivierung	Vaskulitis, GN, SLE, Serumkrankheit
Typ IV DTH	Aktivierung von Makrophagen gegen TBC, Toxoplasmose, Lepra	Multiple Sklerose, Postvakzinierungsenzephalitis, RA, Polychondritis, IDDM
CMC	Abtötung virus-infizierter und maligner Zellen	Kontaktdermatitis, Lyell-Syndrom, IDDM
Granulombildung	TBC, Lepra, Pilze, Fremdkörper	Sarkoidose, Berylliose, chronische Schistosomiasis

*IC** Immunkomplexe; *C′* Complement; *DTH* delayed type hypersensitivity, *CMC* cell-mediated cytotoxicity.

Tabelle 2.5.3. Assoziationen von Autoimmunkrankheiten mit MHC-Genen

MHC-Klasse	Autoimmunkrankheit
MHC Klasse I	
B5	Morbus Behçet, okulare Beteiligung
B27	Morbus Bechterew, Reiter-Syndrom, Psoriasisspondarthritis, postenteritische Arthritis, Uveitis
MHC Klasse II	
DR2	Narkolepsie, SLE (Asien, West-Europa), Goodpasture-Syndrome
DR3	SLE, Sjögren-Syndrom, Autoimmunthyreoiditis, chronische Autoimmunhepatitis, Myasthenia gravis
DR3–DQ2, DR4–DQ8	IDDM
DR4- bzw. DR1-Subtypen (mit „shared epitope")	RA
Weitere DR4-Subtypen	Pemphigus vulgaris, Polymyalgia rheumatica, Polychondritis, IDDM
DR5	Progressive Sklerodermie, Juvenile RA
DQw2	Glutensensitive Enteropathie

aus dem Nukleolus in das Nukleoplasma und Zytoplasma zu sein (Kubicka-Muranyi et al. 1993; von Mikecz A, pers. Mitteilung);

- die Induktion einer autoimmunhämolytischen Anämie durch α-Methyl-DOPA-Therapie (Weber et al. 1996);

- die Entwicklung schwerer, meist irreversibler Lungenfibrosen im Rahmen des erstmals in Spanien beschriebenen „toxic oil syndromes";
- die Entwicklung eines „Eosinophilie-Myalgie-Syndroms" durch L-Tryptophan-Tabletten, die mit einem Oligopeptid kontaminiert waren (Hertzmann et al. 1991).

Neben Infektionen und Umwelteinflüssen sind es v. a. *genetische Faktoren*, die die Ausprägung einer Autoimmunkrankheit determinieren. Familienstudien haben bereits in den 60er Jahren gezeigt, daß es familiäre Häufungen gibt und daß eine relativ hohe krankheitsspezifische Konkordanz v. a. in monozygoten (20–50%) im Vergleich zu dizygoten Zwillingen (5–10%) zu beobachten ist, was die Bedeutung der genetischen Faktoren unterstreicht. Hier sind es die bahnbrechenden Entdeckungen einer *spezifischen Krankheitsassoziation mit distinkten MHC-Genen bzw. Haplotypen,* die die Autoimmunitätsforschung sehr befruchtet haben (Dausset u. Sveigard 1977; Schwartz 1996; Albert 1997). Dabei kommen Assoziationen sowohl mit Klasse-I- (z. B. Morbus Bechterew, Morbus Reiter mit HLA-B27) als auch mit Klasse-II- (z. B. kutane SLE mit DR3, RA mit DR1 und DR4) und Klasse-III-Allelen vor (z. B. C4, C2 und Faktor B mit SLE, TNFα bei Sarkoidose) (Tabelle 2.5.3).

Weitere genetische Faktoren beziehen sich auf *geschlechtsspezifische Gene* der Frau, da die meisten Autoimmunkrankheiten bei Frauen gehäuft vorkommen, und zwar erst beginnen mit der Pubertät. *Defekte im Fas/Apo-1-Gen bzw. im Fas-Li-*

ganden-Gen führen im Tiermodell (MLR-lpr/lpr-Maus) zu Autoimmunkrankheiten mit Lymphoproliferation, SLE-artigem Krankheitsbild und Rheumatoider Arthritis (RA) (Cohen et al. 1992; Mountz et al. 1996). Eine gestörte Regulation autoreaktiver T-Zellen wird als Pathomechanismus dieser Krankheitsbilder postuliert, deren Korrelat beim Menschen die angioimmunoblastische Lymphadenopathie (AILD) darstellt (Fischer et al. 1995; Puck et al. 1999). *Fc-IgG-Rezeptor Polymorphismen* und *Defekte früher Komplementfaktoren (C1q, C2, C4, C3)* wurden als „lupogene" Faktoren beschrieben. Weitere Kandidatengene werden gegenwärtig auf ihre prädisponierende Funktion für Autoimmunerkrankungen untersucht (s. Kapitel 2.5.4.3.2 „Genetische Faktoren"). Modellhaft sind diese Untersuchungen am weitesten vorangeschritten bei der Abklärung der SLE-Suszeptibilitäts-Loci der New-Zealand-Mäuse (NZB/NZW F1). Unter Berücksichtigung von 97% des Genoms sind dort 10 Genloci eingekreist worden (Lbw 1–8, Sbw 1 und 2), die gegenwärtig weiter analysiert werden (Theofilopoulos 1995b). Die vermuteten Kandidatengene erstrecken sich vom MHC-Locus über TNFα, B-Zell-Reifungsfaktoren, Interferon-α und -β, Zytokine und ihre Rezeptoren sowie die lymphozytenspezifische Tyrosinkinase lck (Theofilopoulos 1995b; Tan u. Arnett 1998).

2.5.3 Hypothesen zur Entstehung von Autoimmunität

Alle Autoimmunkrankheiten sind durch den Nachweis definierter Autoantikörper charakterisiert. Autoantikörperspezifitäten und Titer sind mit verschiedenen Testsystemen (zell- und organspezifischer Immunfluoreszenz, ELISA, Western-Blot, Radioligandassays, passive Hämagglutination u.a.) in der Regel leicht zu messen. Viele Autoantigene sind bereits kloniert und stehen als rekombinante Proteine für Testzwecke zur Verfügung. Demgegenüber sind spezifische T-Zell-Antworten gegen die gleichen Autoantigene oder verwandte kreuzreagierende Proteine meist nur sehr schwer zu etablieren (Wolff-Vorbeck et al. 1994, Donauer et al. 1999). In der klinischen Praxis haben autoantigenspezifische T-Zell-Antworten trotz intensiver Bemühungen bisher in keinem einzigen Fall Eingang in die Routinediagnostik gefunden. Dennoch gehen die meisten Hypothesen zur Autoimmunität davon aus, daß (auto)antigenspezifische T-Lymphozyten eine zentrale Rolle bei der Aktivierung von autoreaktiven B-Zellen und ihrer Differenzierung zu Autoantikörper-bildenden Plasmazellen spielen (Panayi et al. 1992; Fox 1997; Snowden et al. 1997). Auch wurde in murinen Modellen des Typ-I-Diabetes und in Arthritismodellen die immunpathogenetische Rolle von T-Zellen eindrucksvoll belegt (von Herrath et al. 1996a). Ferner wirken die meisten Immunsuppressiva über eine Hemmung der T-Zell-Aktivierung und Proliferation.

Mindestens 8 verschiedene Hypothesen wurden vorgeschlagen und in diversen Modellen getestet, um Mechanismen der aberranten immunologischen Selbsterkennung und die daraus resultierende Autoimmunität zu erklären (Theofilopoulos 1995a; Schwarz 1996). Die wesentlichen Inhalte dieser Hypothesen werden nachfolgend kurz dargestellt.

2.5.3.1 Freisetzung sequestrierter Autoantigene

Antigene aus sog. immunologisch privilegierten Organen [z.B. Glutamatdecarboxylase (glutamic acid decarboxylase/GAD) aus Inselzellen, S-Antigen aus der Uvea, Linsenprotein aus Augenlinse, basisches Myelinprotein aus Markscheiden u.a.) induzieren aufgrund ihrer anatomischen Sequestrierung keine zentrale, intrathymische Toleranz. Gelangen diese Antigene durch Trauma oder organspezifische Entzündung in die Zirkulation, so können sie auf MHC-Molekülen präsentiert werden und eine T-Zell-Antwort auslösen, vorausgesetzt periphere Toleranzmechanismen versagen.

2.5.3.2 Präsentation kryptischer Antigenepitope

Nach dieser Hypothese wird nur gegen dominante Epitope von körpereigenen Proteinen eine zentrale, intrathymische Toleranz durch negative T-Zell-Rezeptor(TCR)-Selektion ausgebildet. Gegen kryptische Epitope gibt es hingegen ein autoimmunes TCR-Repertoire, das peripher durch verschiedene Mechanismen (s. unten) kontrolliert wird (Gammon et al. 1991; Sercacz et al. 1993). Unter bestimmten exogenen Bedingungen (z.B. virale oder bakterielle Infektionen, Trauma, UV-Strahlung, Medikamente, erhöhte Interferon-γ-Spiegel u.a.) gelangen kryptische Epitope in die Zirkulation und werden verstärkt präsentiert („epitope spreading") (Lehmann et al. 1992). Dabei kann es in Verbindung mit bestimmten MHC-Haplotypen zur Stimulation und Expansion autoimmuner T-Zellen mit konsekutiver Entwicklung einer Autoimmunkrankheit kommen. Die Hypothese der kryptischen Epitope ist letztlich eine generellere Formulierung der Hypothese der sequestrierten Autoantigene (s. Kapitel 2.5.3.1 „Freisetzung sequestrierter Autoantigene"); sie ist experimentell und klinisch gut belegt.

2.5.3.3 Hypothese der Selbstignoranz

Reife, autoimmune T-Lymphozyten mit einer Spezifität für extrathymische Selbstantigene reagieren auf diese nicht, weil sie unter physiologischen Bedingungen von nicht-professionellen antigenpräsentierenden Zellen (APC) in zu geringer Konzentration und in Abwesenheit von kostimulatorischen Molekülen (z. B. CD80 und CD86) präsentiert werden. Wird eine autoimmune T-Zelle unter solchen Bedingungen durch TCR-vermittelte Signale aktiviert, ohne gleichzeitig kostimulierende Signale zu erhalten, tritt Anergie oder Apoptose ein. Es gilt dies als der entscheidende Mechanismus für die Etablierung peripherer Toleranz (Miller u. Morahan 1992). Selbstignoranz kann durchbrochen werden, wenn extrathymische Autoantigene von kostimulierenden, sog. „professionellen" APC präsentiert werden. Dies kann üblicherweise während Infektionen geschehen. Ein Beispiel hierfür liefern Beobachtungen an Mäusen, die einen transgenen TCR mit Spezifität für ein immundominantes basisches Myelinproteinepitop exprimieren. Werden diese Tiere unter pathogenfreien Bedingungen gehalten, entwickeln sie keine oder nur eine milde experimentelle allergische Enzephalomyelitis (EAE); in einem normalen Tierstall gehalten, entwickeln sie hingegen spontan das Vollbild der EAE. Dasselbe läßt sich beobachten, wenn pathogenfrei gehaltene Mäuse mit basischem Myelinprotein plus einem Adjuvans oder Pertussistoxin immunisiert werden (Goverman et al. 1993).

2.5.3.4 „Molecular-Mimikry"-Hypothese

Homologien aufgrund linearer Aminosäuresequenzen oder struktureller Ähnlichkeit zwischen Fremd- und Selbstproteinen können zu einer Toleranzbrechung auf der Ebene peptidspezifischer CD4$^+$-TH-Lymphozyten und/oder CD8$^+$-zytotoxischer T-Lymphozyten (CTL) führen (von Herrath et al. 1996). Obwohl weniger typisch, können auch Antikörpermoleküle Kreuzreaktivität mit linearen Peptiden von Selbst- und Fremdproteinen aufweisen (Hemmerich et al. 1998). Darüber hinaus kann über den Ig-Rezeptor auf B-Zellen (BCR) recht leicht eine Kreuzreaktivität zwischen konformationellen Epitopen auf Selbst- und Fremdproteinen vorkommen. Fremdproteine können auf diesem Weg eine Autoimmunreaktion anstoßen, die dann durch Reaktion mit einem homologen Selbstepitop durch Affinitätsreifung der gebildeten Antikörpermoleküle weitergetrieben wird, anstatt zum Stillstand zu kommen („hit-and-run"-Effekt eines Infektionserregers). Die „Molecular-Mimikry"-Hypothese ist an vielen Beispielen gut belegt. Sie ist darüber hinaus gut mit den Konzepten der „kryptischen Antigenepitope" und der „Selbstignoranz" vereinbar, da viele Peptidfragmente von Infektionserregern strukturelle Homologien mit Wirtsproteinen aufweisen und das autoimmune TCR- und BCR-Repertoire auf diesem Weg leicht aktiviert werden kann (Behar u. Porcelli 1995).

2.5.3.5 „Modified-self-antigen"-Hypothese

Durch Neumutationen oder durch Komplexierung von Proteinen mit Schwermetallen, Medikamenten oder sonstigen Haptenen entstehen Neoantigene, gegen die keine intrathymische Toleranz besteht. Auch die Expression normalerweise „ruhender" endogener Virusgene, für die keine intrathymische Toleranz besteht, führt potentiell zur Expansion und Aktivierung CD8$^+$-„autoimmuner CTL". Für autoimmune CD4$^+$-TH-Lymphozyten sind posttranslationale Modifikationen von MHC-Molekülen, z. B. durch Haptenisierung (z. B. Pikrylchlorid) oder durch Präsentation von Peptiden persistierender Erreger (z. B. HCV, HIV, Chlamydien u. a.), aber auch durch Bindung von bakteriellem Superantigen, geeignet, starke T-Zell-Reaktionen auszulösen (Behar u. Porcelli 1995).

2.5.3.6 Fehler in der zentralen und peripheren Toleranzinduktion von T- und B-Zellen

Durch Störung der Apoptose während der negativen Selektion des hochaffinen TCR-Repertoires im Thymus gelangen vermehrt reife, autoimmune T-Zellen in die Peripherie und können dort dominante Epitope von Autoantigenen erkennen. Typische Beispiele hierfür sind die murinen Mutanten lpr (FAS/APO-1-Defekt) und gld (FAS-Ligand-Defekt), die vorzeitig an Autoimmunerkrankungen mit Zeichen der Lymphoproliferation sterben (Cohen u. Eisenberg 1991). Ein angeborener FAS-Defekt beim Menschen zeigt einen ähnlichen Phänotyp (Fischer et al. 1995; Puck et al. 1999). Nicht nur die Induktion der zentralen Toleranz wird bei Defekten im FAS/FAS-Ligand-System gestört, auch die periphere klonale Deletion autoimmuner Zellen ist beeinträchtigt (Krammer et al. 1994; Suda u. Nagata 1997). Außer dem FAS/FAS-Ligand-System wurden inzwischen weitere Apoptose-induzierende Mechanismen beschrieben, die in die Regulation autoreaktiver T- und B-Lymphozyten eingreifen (Koh u. Levine 1997). So ist für die Pathogenese des SLE die Bedeutung früher C′-Komponenten (C1q) für die Elimination autoreaktiver Knochenmark-B-Zellen durch Apoptose hervorgehoben worden (Carrol 1998). Homozygote C1q-Defizienz führt in Mäusen und beim Menschen zur Glomerulonephritis mit hohen Titern von diversen Autoantikörpern, besonders ANA (Botto et al. 1998).

2.5.3.7 Polyklonale Aktivierung von B- und/oder T-Zellen

Bakterielle und virale Superantigene können polyklonale T- und B-Zell-Reaktionen auslösen, die auch Autoantikörperbildung oder autoreaktive T-Zell-Antworten beinhalten und zu lang anhaltenden Verschiebungen im TCR- und BCR-Repertoire führen können (Paliard et al. 1991; Pluschke et al. 1991; Goronzy et al. 1994; Martens et al. 1997). Die Evidenz für eine auslösende Rolle dieses Mechanismus bei Autoimmunerkrankungen des Menschen ist nicht bewiesen. Eine Bedeutung für die Perpetuation und Reaktivierung von Autoimmunkrankheiten ist indessen wahrscheinlich. Die von Jerne postulierte Netzwerktheorie des Immunsystems beinhaltet stets auch autoimmune Repertoireanteile, die unter exogenen Stimulationsbedingungen in meist nicht vorhersehbarer Weise amplifiziert werden können (Jerne 1974).

2.5.3.8 Immunregulatorische Störungen

Störungen im Zytokinnetzwerk und in der Signaltransduktion können zu Verschiebungen bestimmter T-Zell-Subsets führen: Dadurch kann Autoimmunität begünstigt oder unterdrückt werden. Die transgene Überexpression von TNFα führt in Mäusen zur spontanen Entwicklung einer Arthritis (s. Kapitel 2.5.4.2.4 „Tiermodelle"). Autoimmunität-regulierende T-Zellen können Einfluß auf die Expression oder Repression von Autoimmunkrankheiten nehmen (s. Kapitel 2.5.4.2.3 „Immunpatholo-

gie"). Es wird postuliert, daß ein Teil der günstigen Therapieeffekte mit Hochdosischemotherapie und autologer oder allogener Stammzelltransplantation bei Autoimmunkrankheiten auf Verschiebungen im regulatorischen T-Zell-Kompartiment zurückzuführen ist (Marmont et al. 1998).

Die verschiedenen Hypothesen schließen sich gegenseitig nicht aus. Die in den Kapiteln 2.5.3.1–2.5.3.5 dargestellten Hypothesen werden besonders im Zusammenhang mit der Entstehung organspezifischer Autoimmunität diskutiert; die in den Kapiteln 2.5.3.6–2.5.3.8 erläuterten Hypothesen sind eher geeignet, systemische Autoimmunerkrankungen zu erklären.

2.5.4 Klinische Beispiele

2.5.4.1 Typ-I- oder Insulin-abhängiger Diabetes mellitus (IDDM)

2.5.4.1.1 Definition, Epidemiologie und Inzidenz

Patienten mit IDDM erkranken in der Regel vor dem 30. Lebensjahr (Altersgipfel 10–14 Jahre). Fast immer beginnt die Erkrankung mit dramatischen Stoffwechselentgleisungen (Ketoazidose, massive Glukosurie, Hyperglykämie und Koma), bedingt durch den Insulinmangel, der sich manifestiert, wenn bereits >90% der Inselzellen zerstört sind. Ohne Insulinsubstitution verläuft der IDDM rasch tödlich. Die Erkrankung wird durch eine autoimmune Zerstörung der Inselzellen im Pankreas ausgelöst. Über 90% der kaukasischen IDDM-Patienten tragen die sich komplementierenden Empfänglichkeitshaplotypen HLA-DR3-DQ2 und HLA-DR4-DQ8. An der Inselzellzerstörung sind sowohl Autoantikörper als auch autoimmune T-Zellen beteiligt. Als auslösende Stimuli für den IDDM werden virale oder bakterielle Infekte vermutet. Die höchste Inzidenz des IDDM findet sich in Skandinavien mit 25–30 Neuerkrankungen pro 100000 Einwohner pro Jahr im Vergleich zu Japan mit 0,8/100000 Einwohner und Jahr. In Nordamerika befällt die Krankheit fast ausschließlich die weiße Bevölkerung (Thomas u. Powers 1996).

2.5.4.1.2 Genetische Faktoren

Der IDDM gilt als genetische Krankheit mit polygenem Erbgang. Kopplungsanalysen sind schwierig, da in über 80% der betroffenen Patienten keine familiäre Häufung zu eruieren ist und unter eineiigen Zwillingen die Konkordanz der Erkrankung nur 30–40% beträgt. Die Assoziationen zu bestimmten MHC-Klasse-II-Haplotypen (Nerup 1978; Owerbach et al. 1983) definieren die stärksten genetischen Empfänglichkeitsgene. Entscheidend sind die DQ-β-Ketten. Die serologische DQ8-Spezifität findet sich bei 65–70% aller IDDM-Patienten; die DQ-β-Kette dieses Moleküls wird von dem *DQB1*0302*-Allel kodiert. Das Molekül findet sich häufig mit DR4 auf dem gleichen Haplotyp. Ein weiterer empfänglicher Haplotyp ist DR3-DQ2; die β-Kette von DQ2 wird durch das *DQB1*0201*-Allel kodiert. Über 90% der kaukasischen IDDM-Patienten tragen einen oder beide empfängliche MHC-Haplotypen, die sich zudem zu komplementieren scheinen, da das gleichzeitige Vorkommen von *DR3-DQ2/DR4-DQ8* ein höheres IDDM-Risiko vermittelt als für ungekoppelte Gene erwartet (Nepom et al. 1987). Ein dominanter genetischer Schutzfaktor vor IDDM ist das DQ6-Molekül (kodiert vom DQB1*0602-Gen), das eng gekoppelt mit DR2 auf dem gleichen Chromosom vererbt wird. Der entscheidende molekulare Unterschied zwischen für IDDM empfänglichen und resistenten DQ-β-Ketten liegt in *Position 57*: Hier tragen die resistenten Haplotypen die geladene Aminosäure Asparaginsäure (Asp) während die empfänglichen DQ-β-Ketten in Position 57 ungeladene Aminosäuren wie Valin, Serin oder Alanin tragen (Todd et al. 1987) (Abb. 2.5.1). Interessanterweise trägt die NOD-Maus, die spontan einen IDDM entwickelt, im homologen I-Ab^{g7}-Molekül in Position 57 der β-Kette die ungeladene Aminosäure Serin und in Position 56 Histidin. Alle anderen bekannten und IDDM-resistenten I-Ab-Allele tragen in Position 56 Prolin und in Position 57 Asparaginsäure. Werden im I-Ab^{g7}-Allel die beiden Aminosäuren an Position 56 und 57 durch Prolin bzw. Asparaginsäure ersetzt, entwickelt die NOD-Maus keinen IDDM (Singer et al. 1998).

Möglicherweise stellen die DRB1*0401- und DRB1*0402-Allele noch zusätzliche, von DQ8 und DQ2 unabhängige Risikofaktoren für IDDM dar (Nepom u. Erlich 1991). In der japanischen Bevölkerung ist das MHC-Klasse-I-Molekül HLA-A-24 mit kompletter Inselzellzerstörung assoziiert (Nakanishi et al. 1993). Andere Autoren vermuten auch genetische Zusammenhänge mit regulatorischen Abschnitten im DQB1*0302-Promotor und einer dadurch qualitativ und quantitativ gestörten Klasse-II-Molekül-Expression (Andersen et al. 1991). Polymorphismen in den TAP-Transporter-Genen und im TNFα-Gen-Locus, die mit DQ-Genen in der gleichen Kopplungsgruppe liegen, wurden ebenfalls als Empfänglichkeitsgene diskutiert; die Daten sind jedoch bisher noch nicht überzeugend.

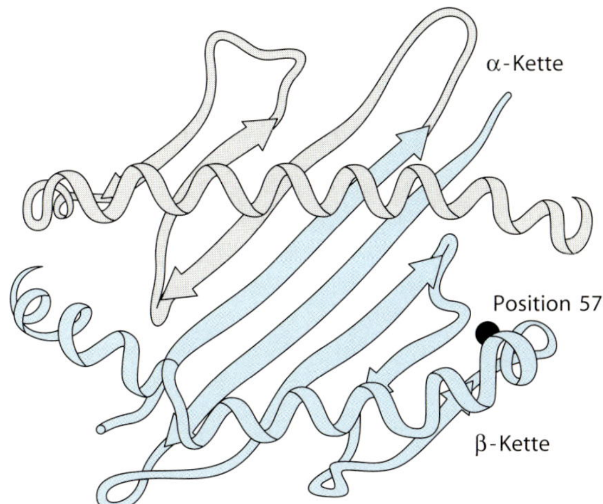

Abb. 2.5.1. Die entscheidenden genetischen Empfänglichkeitsfaktoren für Typ-I-Diabetes (IDDM) sind die DQ-β-Ketten-Gene DQB1*0302 und DQB1*0201. Ähnlich wie das homologe I-Ab^{g7} der spontan diabetischen NOD-Maus und das homologe DQ-β-Gen der diabetischen BB-Ratte tragen die IDDM-empfänglichen DQ-β-Ketten des Menschen in *Position 57* ungeladene Aminsäuren wie Valin, Serin oder Alanin. IDDM-resistente DQ-β-Ketten tragen ausnahmslos in *Position 57* Asparaginsäure (Asp). Werden durch genetische Manipulation im I-Ab^{g7}-Gen der NOD-Maus in Position 56 Prolin statt Histidin und in *Position 57* Asparaginsäure statt Serin eingeführt, verlieren die NOD-Mäuse ihre spontane IDDM-Ausprägung (Singer et al. 1998)

2.5.4.1.3 Immunpathologie

Zum Zeitpunkt der klinischen IDDM-Manifestation sind die Langerhans-Inseln im Pankreas durch ein dichtes lymphozytäres und monozytäres Infiltrat („Insulitis") schon weitgehend zerstört (Abb. 2.5.2). Die dominierenden Zelltypen sind aktivierte CD8$^+$-T-Lymphozyten gefolgt von CD4$^+$-T-Lymphozyten und Makrophagen. Bereits vor Auftreten der Insulitis können bei 60–80% der Patienten Inselzellautoantikörper (ICA) im Blut nachgewiesen werden. Zahlreiche β-Zell-spezifische Proteine sind als Autoantigene identifiziert worden:

Inselzellmoleküle gegen die bei IDDM eine Immunreaktion beschrieben wurde (nach Thomas u. Powers 1996).

- Insulin,
- Glutamatdecarboxylase (GAD),
- Inselzellantigen p69 (ICA p69),
- Ganglioside (GT3 u.a.),
- 37000-tryptisches Proteinfragment,

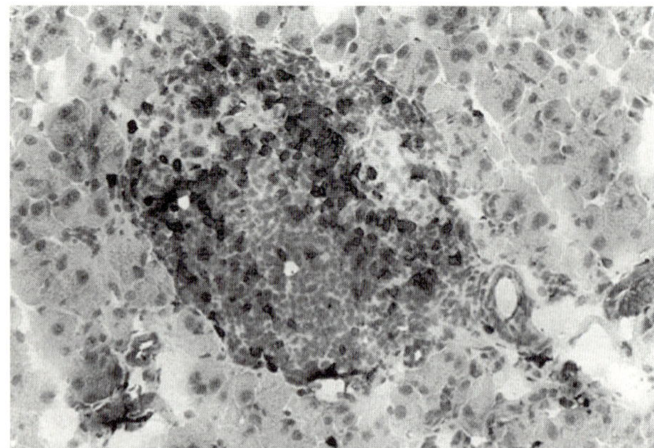

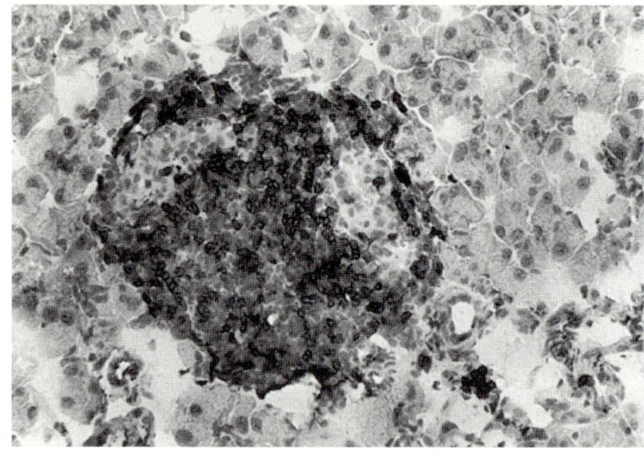

Abb. 2.5.2 a, b. Insulitis in einer RIP-LCMV-NP-transgenen Maus 8 Wochen nach LCMV-Infektion, kurz vor Diabetesbeginn. Immunhistochemische Darstellung der Infiltration einer Langerhans-Insel durch CD8$^+$-T-Zellen (**a**) und durch CD4$^+$-T-Zellen (**b**) (Vergr. 200:1). Die Abbildung wurde freundlicherweise von Dr. Matthias von Herrath, Scripp Research Institute, La Jolla, USA, zur Verfügung gestellt

- Karboxypeptidase H,
- Glukosetransporte (GLUT 2),
- 38 000-Protein der sekretorischen Insulingranula,
- Peripherin,
- p52-Protein,
- Proteinphosphatase (CD45),
- Hitzeschockprotein mit einem Molekulargewicht (MG) von 65 000.

Antikörper gegen Glutamatdecarboxylase (GAD, MG 65 000; 60–80% der Patienten positiv) (Baekkeskov et al. 1990) und Antiinsulinautoantikörper (30–50% der Patienten positiv) kommen am häufigsten vor. Weitere Inselzellautoantigene sind Ganglioside, Glykolipide, das ICA p69 und Hitzeschockproteine (Thomas u. Powers 1996). Wenn die Inseln zerstört sind, sinken die Autoantikörpertiter mangels Antigennachschub langsam wieder ab.

Die lokale Produktion von Zytokinen – v.a. IFNγ, IL-12, TNFα – ist von entscheidender Bedeutung für den β-Zellen- destruierenden Prozeß. Die anfängliche Meinung, daß die Zerstörung der β-Zellen nach Hochregulation ihrer MHC-Moleküle allein durch CD8$^+$-zytotoxische T-Lymphozyten erfolge, ist heute nicht mehr haltbar. Zwar läßt sich in Tiermodellen die Krankheit nur durch Lymphozyten und nicht durch Autoantikörper auf gesunde Tiere übertragen, inzwischen zeigt sich jedoch ein komplexeres Bild der lokalen Immunpathologie: Makrophagen und dendritische Zellen (DC) wandern, evtl. angelockt durch lokal gebundene Autoantikörper, zuerst in die Inseln ein. Lokal gebildetes TNFα und IL-1 können per se schon toxisch für Langerhans-Zellen sein. Von zugrundegehenden β-Zellen werden Autoantigene freigesetzt, die durch Makrophagen und DC aufgenommen und an autoimmune CD4$^+$-T-Zellen präsentiert werden.

2.5.4.1.4 Murine IDDM-Modelle

Transgene Diabetesmodelle. Wie wichtig der initiale Schritt der Antigenpräsentation für die Entstehung einer Insulitis ist, zeigen neuere Studien mit transgenen (tg) Diabetesmäusen (Oldstone et al. 1991; Ohashi et al. 1991; von Herrath u. Oldstone 1996b). Werden virale (LCMV) Proteine [Nukleoprotein (NP) oder Glykoprotein (GP)] als Transgen unter einem Ratteninsulinpromoter (RIP) in β-Zellen der Langerhans-Inseln ab ex ovo exprimiert, so entsteht zunächst noch keine Insulitis, selbst wenn die RIP-LCMV-GP-tg-Mäuse in einen anderen tg-Mausstamm eingekreuzt werden, der als Transgen einen TCR mit Spezifität für GP exprimiert. Beide Mäuse, die einfach und die doppelt transgenen, entwickeln eine massive Insulitis („rapid onset model"), wenn sie eine LCMV-Infektion durchmachen: CD8$^+$-, GP-spezifische T-Lymphozyten infiltrieren dann die Langerhans-Inseln innerhalb weniger Tage und zerstören die β-Zellen im einfach-tg-Modell in 10–14 Tagen, im doppel-tg-Modell in 8–10 Tagen. Entsprechend schnell kommt es zum manifesten Diabetes. CD8$^+$-CTL sind in diesem Modell die entscheidenden Zellen, da CD8-Depletion den Ausbruch der Erkrankung verhindert. Interessanterweise kommt es in dem einfachen RIP-LCVM-NP-tg-Mausmodell nach LCMV-Infektion erst innerhalb von 3–6 Monaten zu einem manifesten Diabetes („slow onset model"). In diesem Model wird das Transgen nicht nur im Pankreas, sondern auch im Thymus exprimiert. Dadurch kommt es zu einer intrathymischen Deletion der hochaffinen tg-spezifischen T-

Zellen mit Spezifität für die Hauptepitope des Transgens, und nur niedrig-affine T-Zellen für kryptische Epitope gelangen in die Peripherie (von Herrath et al. 1994). An der Entstehung dieser Insulitis sind sowohl CD4$^+$- und CD8$^+$-T-Zellen (Abb. 2.5.2) als auch ICAs, Makrophagen und Dendritische Zellen (DC) beteiligt, kurz das gesamte Potential einer Immunantwort (von Herrath et al. 1996c). Durch Depletion von CD4$^+$-T-Zellen läßt sich die Krankheitsausprägung unterdrücken. Das RIP-LCMV-NP-tg-Modell kommt also dem humanen IDDM am nächsten. Beide Modelle zeigen jedoch, daß die Expression eines dominanten oder kryptischen Inselzellantigens nicht genügt, um eine destruierende Insulitis auszulösen. Es bedarf eines zusätzlichen exogenen Einflusses, der in diesem Modell durch die LCMV-Infektion geliefert wird. Erst dann werden dominante oder kryptische tg-Epitope in den Inseln so effektiv präsentiert, daß β-Zellen effektiv zerstört werden. Weitere wesentliche Rahmenbedingungen müssen erfüllt sein, bevor die Insulitis zustandekommt: Die Reaktion ist in kritischem Maß abhängig von der lokalen Verfügbarkeit von IFNγ. Das Modell funktioniert nicht in IFNγ(-/-)-Knockout-Mäusen (von Herrath u. Oldstone 1997): Hier induziert die LCMV-Infektion keine Hochregulation von MHC-I- und -II-Molekülen in den Inselzellen und folglich keine β-Zell-Zerstörung durch CTL. Umgekehrt führt bereits die Überexpression von IFNγ unter RIP auch ohne LCMV-Infektion zur MHC-I- und -II-Hochregulation in den Inselzellen, zur Entzündung und zu spontanem IDDM (Sarvetnick et al. 1990). Weitere kritische Verstärker der Insulitis sind die lokale Überexpression von kostimulatorischen Molekülen wie CD80 und des proinflammatorischen Zytokins TNFα (von Herrath et al. 1995; Ohashi et al. 1993). Die Überexpression von IL-4 in den Inselzellen hingegen blockiert Insulitis und IDDM (Müller u. Sarvetnick 1996).

Eine bemerkenswerte Rolle spielen auch TH1 und TH2-Subsets bei der Ausbildung von Insulitits und IDDM. In dem „slow onset model" entsteht ab dem 7. Tag nach der LCMV-Infektion ein lymphozytäres Infiltrat in dem TH2-Zellen und IL-4-Expression dominieren (CD4>CD8>B-Zellen). Diese Perinsulitis dauert bis etwa zum Tag 120, jetzt dominiert zwar noch immer die IL-4-Expression über die IFNγ-Expression, aber die Anzahl der B-Zellen hat deutlich zugenommen, B-Zellen sind jetzt die dominierende Zellpopulation in der Periinsulitis (B-Zellen=CD4>CD8). Es kommt dann ab Tag 120 zu einem relativ plötzlichen Shift von TH2 zu TH1 mit dominierender IFNγ-Expression über IL-4-Expression, CD8-Zellen nehmen zu (CD4=CD8>B-Zellen), und es entsteht die destruierende Insulitis mit IDDM (von Herrath et al. 1997).

NOD-Maus-Modell. Weibliche NOD-Mäuse (NOD: non-obese diabetes) entwickeln im Alter von 30 Wochen in 60–80% der Fälle einen IDDM. Obgleich auch die männlichen Tiere eine Insulitis zeigen, ist ihre IDDM-Inzidenz wesentlich geringer. Die resistenten (nicht diabetischen) männlichen Mäuse entwickeln ebenfalls einen Diabetes, wenn sie vor der Pubertät kastriert oder mit Cyclophosphamid behandelt werden. Im Serum der Tiere finden sich Autoantikörper gegen Insulin, gegen ein p52-Antigen, das mit dem Rötelncapsidprotein verwandt ist, und gegen GAD. CD4$^+$- und CD8$^+$-T-Zellen infiltrieren die Inseln und sind auch für einen adoptiven Transfer der Erkrankung auf gesunde Tiere erforderlich. Es konnte eine begrenzte Anzahl von TCR-V-Genen als relevant für die Progression nicht diabetischer Tiere zum manifesten IDDM identifiziert werden (Lipes et al. 1993). Wong et al. (1996) konnten zeigen, daß auch CD8-Klone allein in der Abwesenheit von CD4$^+$-T-Zellen einen rasch einsetzenden IDDM in NOD-Mäusen induzieren können. Ähnlich wie bei Patienten mit Typ-I-Diabetes tragen die NOD-Mäuse in Position 57 der I-Ab^{g7}-Kette (dem Homolog der HLA-DQβ-Kette) keine Asparaginsäure. Durch Einbringung einer I-Eβ-Kette (Homolog zu HLA-DR-β) als Transgen wird eine Insulitis verhindert. Noch interessanter ist ein kürzlicher Bericht von Singer et al. (1998), wonach die Einbringung einer mutierten I-Ab^{g7}-Kette, die in Position 56 Prolin und in Position 57 Asparaginsäure trägt, im genetischen Kontext der NOD-Maus nicht mehr zu einem spontanen IDDM führt. Die Tiere bilden zwar ICA und zeigen eine Periinsulitis, in der aber IL-4 und IL-10 über IFNγ dominieren. Erst wenn die Tiere mit Anti-IL-4 oder Anti-IL-10 behandelt werden, entsteht eine destruierende Insulitis mit IDDM. Neben den MHC-Genen sind weitere Gene an der Entstehung der Insulitis in NOD-Mäusen beteiligt, so das IL-2-Gen und das FcγR1-Gen (Prins et al. 1993).

BB-Ratten. Anders als NOD-Mäuse entwickeln männliche und weibliche BB-Ratten zwischen Tag 60 und 120 gleichermaßen häufig einen spontanen IDDM mit massiver Inselzellinfiltration. Die Tiere zeigen eine T-Lymphozytopenie mit Mangel an zytotoxischen T-Zellen, wobei das Lymphopeniegen die Diabetesentwicklung begünstigt, selbst jedoch nicht für den IDDM essentiell ist. Auch hier tragen MHC-II-β-Ketten in Position 57 keine Asparaginsäure. Interessanterweise zeigen sowohl BB-Ratten als auch NOD-Mäuse eine inverse Modulation durch Umweltfaktoren, d. h. in keimfreier Aufzucht erkranken sie häufiger als in einem keimreichen Milieu (Thomas u. Powers 1996). Dies bedeutet, daß symbiotisch oder als Kommensalen lebende Keime die β-Zell-spezifische Immunantwort in den Tieren herunterregulieren.

Therapeutische Interventionen in den Tiermodellen. In den diversen Tiermodellen des IDDM wurden umfangreiche Versuche unternommen, um den Ausbruch des Diabetes aufzuschieben oder ganz zu unterdrücken (Thomas u. Powers 1996). In Tabelle 2.5.4 sind die experimentellen Therapieansätze zusammengefaßt. Für den klinischen Einsatz am interessantesten sind Versuche zur oralen Toleranzinduktion (von Herrath et al. 1996d) und der Einsatz von Nikotinamid (Vitamin B3) (Skyler u. Marks 1993). Nicht wirklich überzeugt hat der prophylaktische Einsatz von Cyclosporin A in frisch diagnostizierten Typ-I-Diabetikern (Canadian-European Study Group 1988).

Tabelle 2.5.4. Experimentelle Maßnahmen zur Prävention und Therapie des IDDM (nach Thomas u. Powers 1996)

Therapie	Therapeutikum
Immunmodulation	
Generalisierte Immunsuppression	Kortikosteroide
	Azathioprine
	Cyclosporine
	Tacrolimus
	Antilymphozytenserum
	Immunsuppressive Kombinationstherapie
Partiell spezifische Suppression und Modulation	Anti-CD3-monoklonale Antikörper
	Anti-CD5-monoklonale Antikörper
	Anti-IL-2-Rezeptor-monoklonale Antikörper
Spezifische Modulation	Induktion oraler oder parenteraler Toleranz
	Peptidblockade von MHC-Klasse-II-Molekülen
Nicht-immunologische Therapie	Nikotinamid
	Insulin (zur „Regeneration der β-Zellen")

2.5.4.2 Rheumatoide Arthritis (RA)

2.5.4.2.1 Definition, Epidemiologie und Inzidenz

Die RA ist klinisch definiert als eine chronische, nichtinfektiöse, symmetrische Synovitis vorwiegend der proximalen Hand- und Fuß- sowie der Ellbogen- und Kniegelenke. Die Diagnosekriterien der Rheumatoiden Arthritis (RA) nach Arnett et al. (1988) (ACR-Kriterien) lassen sich wie folgt zusammenfassen:

- Morgensteifigkeit von mindestens 1 h;
- Weichteilschwellung oder Gelenkerguß gleichzeitig in wenigstens 3 von 7 Gelenkregionen (PIP, MCP, Carpi, Ellbogen, Knie, Sprung- und MTP-Gelenke) ärztlich verifiziert;
- Weichteilschwellung oder Gelenkerguß wenigstens in einem Bereich von Carpi-, PIP- oder MCP-Gelenken;
- symmetrische Arthritis;
- subkutane Rheumaknoten über Knochenvorsprüngen, Streckseiten oder gelenknahen Regionen, ärztlich verifiziert;
- Nachweis von erhöhten Rheumafaktoren;
- typische radiologische Veränderungen auf a.-p.-Röntgenaufnahmen von Händen und Füßen.

Die Kriterien 1–4 müssen wenigsten 6 Wochen lang vorgelegen haben. Die Sensitivität der ACR-Kriterien beträgt 91–94%, die Spezifität 89% im Vergleich zu nicht-rheumatischen und anderen entzündlich-rheumatischen Erkrankungen.

Die RA verläuft meist in Schüben, führt rasch zu radiologisch faßbaren Destruktionen von Knorpel, gelenknahem Knochen und Sehnengewebe und birgt ein erhebliches Schmerz- und Invalidisierungspotential. Serologisch ist die RA charakterisiert durch eine ausgeprägte Akutphasereaktion und den Nachweis von Rheumafaktoren (IgM-, IgA- oder IgG-anti-IgG-Fc-Autoantikörper) in Serum und Synovialflüssigkeit. Histologisch finden sich perivaskuläre, lymphoide Infiltrate in der Synovialmembran (CD4->CD8->B-Zellen) sowie eine ausgeprägte Proliferation aktivierter Synoviozyten, die die extrazelluläre Matrix des Knorpels degradieren. Immungenetisch besteht eine hochsignifikante Assoziation mit bestimmten HLA-DR-Haplotypen (DRB1*0101; DRB1*0401; DRB1*0404; DRB1*0405 u. a). Frauen erkranken 3mal häufiger als Männer (Kavanaugh u. Lipsky 1996).

Die RA kommt weltweit in allen ethnischen Gruppen vor, allerdings variieren *Prävalenz und Inzidenz*: In der kaukasischen Bevölkerung Europas und Nordamerikas liegt die Prävalenz bei 1%, in Asien liegt sie niedriger; die höchste Prävalenzrate von 5,3% wurde für einzelne nordamerikanische Indianerstämme beobachtet. Die Inzidenzrate wird in Europa auf 0,05% geschätzt (Symmons et al. 1994), dies würde für Deutschland einer jährlichen Neuerkrankungsrate von etwa 40 000 Personen entsprechen.

2.5.4.2.2 Genetische Faktoren

Neben den erwähnten ethnischen Aspekten und dem 3mal häufigeren Auftreten der Erkrankung bei Frauen unterstreichen auch Familienstudien eine genetische Prädisposition der RA (Kavanaugh u. Lipsky 1996). So tritt bei monozygoten Zwillingen eine Konkordanz der RA in 15–30% der Fälle auf, während zweieiige Zwillinge und weitere Geschwister von RA-Patienten nur mit einer 5%igen Wahrscheinlichkeit an einer RA erkranken. Verwandte ersten Grads von RA-Patienten erkranken 4- bis 6mal häufiger als nicht verwandte Kontrollpersonen. Die relativ geringe Penetranz der genetischen Prädisposition für RA spricht für einen polygenen Erbgang. Daran sind einerseits *hormonelle Faktoren* beteiligt, andererseits besteht eine hochsignifikante Assoziation mit bestimmten *Genen des MHC-Komplexes*. Neben *weiblichen Geschlechtshormonen* wurde auch eine gestörte Streßverarbeitung in der *Hypothalamus-Hypophysen-Achse (HPA)* mit erniedrigter Kortikosteroidproduktion postuliert. In einem Rattenarthritismodell (Arthritisinduktion mit Streptokokkenzellwandpräparaten) entwickeln Lewis-Ratten eine Arthritis, Fischer-Ratten hingegen nicht. Für Lewis-Ratten konnte eine hyporesponsive HPA mit erniedrigter Kortisolproduktion nach Arthritisinduktion nachgewiesen werden, während sich Fischer-Ratten diesbezüglich normal verhielten (Sternberg et

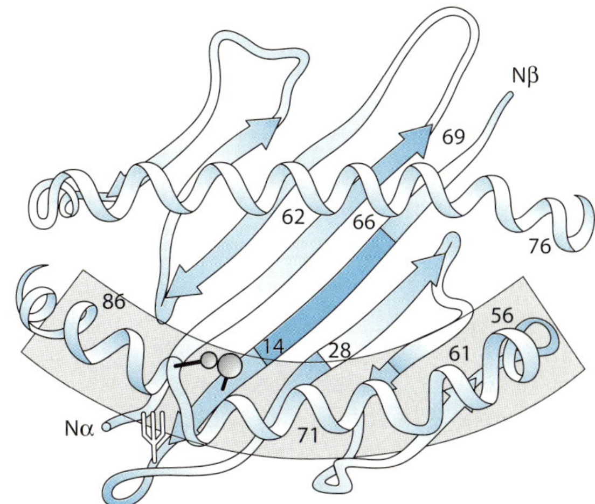

Abb. 2.5.3. Struktur der MHC-Klasse-II-Moleküle. Dargestellt ist die Antigenbindungsgrube eines DR-Moleküls, die von den äußeren Domänen einer α- und einer β-Kette gebildet wird. *Schraffiertes Areal* 3. hypervariable Region der N-terminalen Domäne der DR-β-Kette. Austausch einzelner Aminosäuren in diesem Bereich bedingen Krankheitsempfänglichkeit für rheumatoide Arthritis, s. auch Tabelle 2.5.5

al. 1992). Bei RA-Patienten konnten jedoch bisher keine signifikanten Abweichungen in der HPA-Funktion beschrieben werden. Allerdings kann der gute Effekt einer niedrig dosierten Prednisontherapie (5–10 mg/Tag) auf die Langzeitprognose der RA im Sinn eines endogenen Kortikosteroidmangels interpretiert werden. Auch die eindrucksvolle klinische Besserung der RA während der Schwangerschaft ist in erster Linie auf die erhöhte endogene Kortikosteroidproduktion während derselben zurückzuführen.

Die anfänglich auseinander strebenden Berichte über unterschiedliche HLA-DRB1-Assoziationen der RA in verschiedenen ethnischen Bevölkerungs-

Tabelle 2.5.5. Immungenetik der RA: Suszeptible und resistente DRB1-Allele: Ausschnitt der Aminosäuresequenz in der 3. hypervariablen Region der DR-β-Ketten (nach Winchester u. Gregersen 1988)

AA-Position	57	67	69	70	71	72	73	74	86
Suszeptibel									
DRB1*0101	D	L	E	Q	R	R	A	A	G
	Asp	Leu	Glu	Gln	Arg	Arg	Ala	Ala	Gly
DRB1*0401	–	–	–	Q	K	R	A	A	–
DRB1*0404	–	–	–	Q	R	R	A	A	V
DRB1*0405	S	–	–	Q	R	R	A	A	–
DRB1*0408	–	–	–	Q	R	R	A	A	–
DRB1*1001	–	–	–	R	R	R	A	A	–
DRB1*1402	–	–	–	Q	R	R	A	A	
Resistent									
DRB1*0402	–	I	–	D	E	R	A	A	V
DRB1*0403	–	–	–	Q	R	R	A	E	V

gruppen wurden durch molekulare Analysen der DR-β-Kettengene eindrucksvoll in der sog. „*shared epitope (SE) hypothesis*" (Gregersen et al. 1987; Winchester u. Gregersen 1988) zusammengeführt. Diese Hypothese besagt, daß sich die HLA-Assoziation der RA nicht auf die gesamte DR-β-Kette eines DR4- oder DR1-Allels bezieht, sondern nur auf einen funktionell wichtigen Abschnitt des Moleküls in der 3. hypervariablen Region von Aminosäureposition 67–74 (Abb. 2.5.3). Tatsächlich ist dieses sog. „shared epitope" (SE) in DRB1-Allelen von 90% aller RA-Patienten vorhanden, während SE-negative Individuen vor dem Auftreten einer RA sogar geschützt sind (Tabelle 2.5.5). Unter Kaukasiern sind die Gene DRB1*0401 und DRB1*0404 mit dem höchsten Risiko für einen aggressiven Verlauf der RA assoziiert (Weyand et al. 1992a). Von besonderer Wichtigkeit sind die Aminosäuren in Position 70, 71 und 74. DR-β-Ketten, die nicht mit der RA assoziiert sind, tragen hier andere Aminosäuren mit unterschiedlicher Ladung und Hydrophobizität. Überhaupt wird der 3. hypervariablen Region der DR-β-Kette eine entscheidende funktionelle Rolle bei der Bindung und Präsentation von antigenen Peptiden an TCR zugeschrieben. Dies bezieht sich nicht nur auf die Präsentation ätiologisch relevanter Peptide an reife T-Zellen, sondern auch auf die Ausformung des TCR-Repertoires während der positiven Selektion der TCR im Thymus. Strukturanalysen lassen eine Besonderheit des SE insofern vermuten, als DRB1*04-Moleküle wahrscheinlich auch ohne gebundene Peptide mit bestimmten TCR so stark interagieren können, daß eine T-Zell-Aktivierung zustandekommen kann (Penzotti et al. 1997). Interessanterweise korreliert das Vorkommen von DR3-Allelen bei RA-Patienten mit einem erhöhten Risiko, auf eine i. m. Goldbehandlung oder eine D-Penicillamin-Therapie mit Nebenwirkungen zu reagieren (Proteinurie, Thrombozytopenie, Dermatitis) (Panayi et al. 1988).

Nach der Entdeckung der starken Assoziation der RA mit dem SE der HLA-DR-β-Kette wurde innerhalb des MHC noch nach weiteren Assoziationen gesucht, z.B. in den Promotorregionen von MHC-II-Molekülen. Insgesamt fanden sich aber bisher keine überzeugenden Hinweise; am ehesten besteht noch eine Assoziation mit bestimmten TNFα-Allelen (Reveille 1998). Es ist allerdings sicher, daß auch Gene außerhalb des MHC-Locus zu der Krankheitsentstehung beitragen, so z.B. die Gene für die Ig-κ-Ketten (Moxley 1989). Auch im Bereich des TCR-β-Ketten-Gen-Locus wurde ein Suszeptibilitätsgen in sog. „Multiplex-RA-Fami-

lien" beschrieben, das der Bestätigung in weiteren Familien bedarf (McDermott et al. 1995). Für V_H-Kettengene wurde keine Assoziation gefunden (Shin et al. 1993). Alle genetischen Risikofaktoren reichen jedoch allein nicht aus, um die Erkrankung ausbrechen zu lassen. Es müssen Umwelteinflüsse wie Infektionen, Urbanisationseffekte, Klima und andere Faktoren hinzukommen, die bis heute noch weitgehend unverstanden sind.

2.5.4.2.3 Immunpathologie

Potentielle arthritogene Antigene. Charakteristika einer rheumatischen Synovitis sind die ausgeprägte synoviale Hyperplasie mit morphologischen Zeichen der Knorpeldegradation durch aktivierte synoviale Fibroblasten (Synoviozyten Typ B) (Fassbender 1984) und eine starke lokale Expression proinflammatorischer Zytokine in Verbindung mit Abnormalitäten der humoralen und zellulären Immunantwort (Gay et al. 1998) (Abb. 2.5.4). Die Bemühungen, den lokalen Entzündungsvorgang zu verstehen, richteten sich in erster Linie auf die *Suche nach potentiellen viralen und/oder bakteriellen Erregern*. Virulente Erreger ließen sich bislang jedoch nicht anzüchten. Wohl aber fanden sich zahlreiche Hinweise auf die Möglichkeit von *Mimikryreaktionen zwischen Erregerantigenen und Selbstproteinen*. So zeigen Synoviallymphozyten von RA-Patienten und Ratten mit Adjuvansarthritis eine vermehrte proliferative Antwort auf mykobakterielle Hitzeschockproteine (HSP) (Holoshitz et al. 1989). Sie beruht im Fall der Adjuvansarthritis auf einer Kreuzreaktion zwischen dem Proteoglykan-Link-Protein und einem Peptid (AA180–188) des HSP60 (van Eden et al. 1991). Das Modell der Adjuvansarthritis in bestimmten Mäuse- und Rattenstämmen läßt sich durch einen T-Zell-Klon mit

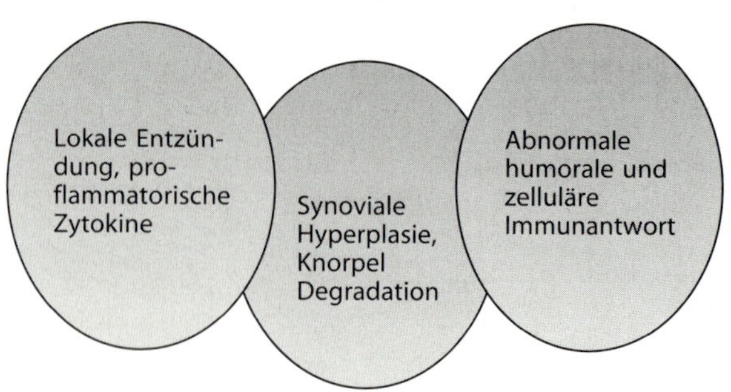

Abb. 2.5.4. Immunpathologische Befunde und genetische Einflüsse in der Pathogenese der Rheumatoiden Arthritis. Eine genetische Assoziation besteht mit RA DRB1*0401, *0404, *0101 und weiblichem Geschlecht (nach Gay et al. 1993, 1998)

Tabelle 2.5.6. Spezifitäten von Auto- und Fremdantikörpern, die bei RA gefunden wurden (nach Smolen u. Steiner 1998)

Antigen	Bemerkung	Referenz
Autoantigene		
IgG-Fc	Rheumafaktoren IgM, IgG, IgA	Aho (1994)
Ro, La	Marker für assoziiertes Sjögren-Syndrom	Venables u. Brookes (1992)
pANCA	Atypische pANCAs	Röther (1995)
Laktoferrin	Atypische pANCAs	Brouwer (1993)
Kollagen II	Polychondritis>RA	Steffen (1970)
A2hnRNP/RA33	Etwa 30% der mitteleuropäischen RA-Patienten	Steiner (1992)
U2RNP	Früh im Verlauf der RA	Kurki (1992)
Sa	Früh im Verlauf der RA	Despres (1995)
Filagrine/Keratin	Perinukleärer Faktor	Sebbag (1995)
Rasi-1/MMP19	Etwa 20% der RA	Sedlacek (1997)
HSP	Kreuzreaktivität zu mykobakteriellem HSP	Van Eden (1991)
Calpastatin	Proteasecalpaininhibitor	Mimori (1995)
Annexin V	Bindet an Kollagen II	Rodriguez (1996)
Cartilage gp39	Knorpelspezifisch	Verheijden (1997)
MG 205 000	Synovialflüssigkeit	Nain (1996)
MG 68 000	Synovialflüssigkeit fluid	Bläss (1995)
MG 65 000	Knorpelspezifisch	Bang (1994)
Fremdantigene		
HSP 60	Mykobakterien/Proteoglykan	Rudolphi (1997)
gp110	EBV-Glykoprotein (QKRAA-Motif)	Roudier (1989)
BMLF1/BZLF1	EBV-Transaktivatoren	Scotet (1996)
dnaj	*E. coli* (QKRAA-Motif)	Albani (1992)
Mycoplasma arthritidis	Superantigen?	Kavanaugh (1996)
Streptokokken A	M-Protein?	Williams (1985)
Rötelnvirus	–	Kavanaugh (1996)
Parvovirus B19	–	Lunardi (1998)
Retroviren	–	Kalden (1994)

Spezifität für AA180–188 übertragen (Holoshitz et al. 1983, 1984). Weitere *Erregerproteine*, für die eine ätiologische Rolle bei der RA postuliert wurde, sind das *Glykoprotein 110 von EBV*, die *Transaktivatoren BMLF1 und BZLF1 von EBV* (Scotet et al. 1996; Vaughan JH 1995), das *dnaj-HSP von E. coli* (Albani et al. 1992; Roudier et al. 1989; Auger et al. 1996), Antigene von *Mycoplasma arthritidis, humanem Parvovirus B19, Retroviren* (Venables u. Brookes 1992; Kalden u. Gay 1994, Takahasi et al. 1998), *Streptokokken der Gruppe A* (Williams 1985) u. a. (Tabelle 2.5.6) (Kavanaugh u. Lipsky 1996; Behar u. Porcelli 1995; Smolen u. Steiner 1998). Auch *bakterielle Superantigene* wurden aufgrund von TCR-Analysen gelenkinfiltrierender T-Zellen als mögliche ätiologische Agenzien diskutiert (Paliard et al. 1991; Pluschke et al. 1991). Das Problem der Erregersuche führte zu dem Dilemma, daß es inzwischen eine Fülle potentieller und plausibler Erregerantigene gibt, gegen die im Patienten oder in Tiermodellen Immunreaktionen nachweisbar sind. Für einige dieser Erregerantigene wurden auch kreuzreagierende autoantigene Epitope beschrieben. Darüber hinaus gibt es schon lange diskutierte *arthritogene Autoantigene* wie *Kollagen II und die Kollagen-ähnlichen Strukturen von C1q* (Steffen et al. 1970; Trentham 1985; Breitner et al. 1995), *Proteoglykan* (Holoshitz et al. 1983; van Eden et al. 1991) sowie neuere potentielle Autoantigene wie *HSP60, 70* (Kaufmann 1996), *RASI-1/ MMP19* (Sedlacek et al. 1997), *Knorpelglykoprotein 39* (Verheijden et al. 1997), *RA-33* (Steiner et al. 1996) u. a. (Bläss et al. 1997; Hain et al. 1996) (Tabelle 2.5.6). Dennoch kann heute niemand verbindlich sagen, welches Erreger- oder Autoantigen nun tatsächlich entscheidend ist und welches Grundlage einer allgemeinen Vakzine oder eines immunmodulatorischen Therapieversuchs werden könnte. Die Situation wird noch weiter kompliziert durch Hinweise, daß einzelne T-Zell-Klone und Linien aus rheumatoider Synovia multireaktiv sein können (Melchers et al. 1997).

In dieser Situation lag es nahe, daß ab Mitte der 80er Jahre mit der Verfügbarkeit neuer Techniken (anchored PCR, In-situ-Hybridisierung, spezielle monoklonale Antikörper für zahlreiche Zytokine, Lymphozyten-Subsets und TCR-Vβ- und -Vα-Familien) die Erregersuche zugunsten einer intensiven Erforschung funktioneller Zustände und Interaktionen der involvierten Entzündungszellen etwas in den Hintergrund trat. Nachfolgend werden die zellulären Akteure der rheumatoiden Synovitis vorgestellt, und es wird versucht, den aktuellen Kenntnisstand einfließen zu lassen in die laufende Diskussion über die noch ungeklärte Frage, ob die RA eine T-Zellen-dominierte Erkrankung ist oder ob nicht synoviale Makrophagen und Fibroblasten die primäre und zentrale Rolle in der Pathogenese spielen (Zvaifler u. Firestein 1994).

T-Zellen und ihr TCR-Repertoire im Gelenk. Bis vor kurzem war die Mehrheit der Rheumaforscher überzeugt, daß T-Lymphozyten die wichtigsten Zellen bei der Initiation und Perpetuation der rheumatischen Synovitis sind. Um dieser Überzeugung weiteres Gewicht zu verleihen wurden seit Ende der 80er Jahre in vielen Labors *TCR-V-Gen-Repertoireanalysen* gelenkinfiltrierender T-Lymphozyten durchgeführt. Die zentralen Fragen waren:

- Sind autoreaktive T-Zellen in Blut, Synovialis und Synovia von RA-Patienten vermehrt?
- Sind synoviale T-Zellen klonal, oligoklonal oder polyklonal?
- Ist die Verteilung ihrer TCR-Vβ- und -Vα-Segmente in Blut und Synovia gleich oder gibt es Hinweise für eine Antigen-getriebene Repertoireverschiebung unter synovialen T-Zellen?
- Gibt es eine Präferenz bestimmter Aminosäuren in der CDR3-Region der variablen TCR-Abschnitte synovialer T-Zellen?

Diese Fragen waren bezüglich der zentralen Rolle von T-Zellen in der Pathogenese der RA von Bedeutung. Die Evidenz für diese Rolle läßt sich folgendermaßen zusammenfassen:

- Histologie des Pannus: intensive perivaskuläre T-Zell-Infiltrate CD4>CD8.
- Arthritismodelle (Kollagenarthritis, Adjuvansarthritis, KRNxNOD-Maus) lassen sich durch T-Zellen auf gesunde Tiere übertragen.
- MHC-Assoziation spricht für Bedeutung des TCR-Repertoires bei der Entstehung und Unterhaltung der RA.
- Therapieargument: Die meisten empirisch gefundenen „Basistherapeutika" stören die T-Zell-Aktivierung (Chloroquin, Gold, D-Penicillamin hemmen Antigenprozessierung und Präsentation in Makrophagen; Cyclosporin hemmt IL-2-Synthese in T-Zellen; Antimetaboliten hemmen T-Zell-Proliferation).
- T-Zell-Subsets: Die gelenkinfiltrierenden T-Lymphozyten sind fast ausnahmslos Memory-T-Zellen mit Zeichen der Aktivierung (CD69$^+$, DR$^+$),

allerdings auch mit Hinweisen auf Funktionsstörungen.

- Autoreaktive T-Zellen sind in Blut und Synovia von RA-Patienten vermehrt.
- Das synoviale TCR-Repertoire zeigt eindeutige Unterschiede zum peripheren TCR-Repertoire mit Hinweisen für eine Antigen-getriebene T-Zell-Selektion im rheumatischen Gelenk.

Aber nicht nur vor dem Hintergrund der weithin bevorzugten Hypothese einer Schlüsselrolle autoimmuner T-Zellen in der Pathogenese der RA, sondern auch im Hinblick auf neue therapeutische Strategien, wie z. B. das „Targeting" dominanter T-Zell-Klone in rheumatischen Gelenken, gewannen die oben dargestellten Fragen an Bedeutung. Inzwischen liegen umfangreiche experimentelle Ergebnissse zu allen Fragen vor, die die ursprünglichen Erwartungen in die zentrale Rolle der T-Lymphozyten etwas erschüttert haben. Die Argumente für eine zentrale Rolle von Nicht-T-Zellen in der Pathogenese der RA sind:

- Die unmittelbare Knorpeldestruktion erfolgt nicht durch T-Zellen, sondern durch aktivierte Synoviozyten Typ A und B.
- Tiermodelle in SCID-Mäusen zeigen, daß aktivierte synoviale Fibroblasten von RA-Patienten Knorpelmatrix degradieren könnten, während T-Zellen dazu nicht in der Lage sind.
- TNFα-transgene Mäusestämme zeigen eine spontane Arthritis, bei der T-Zellen keine besondere Rolle zu spielen scheinen.
- Synoviale T-Zellen zeigen auffällige Funktionsstörungen.
- Im rheumatischen Gelenk (Synovia und Synovialis) sind auf mRNA- und Proteinebene T-Zell-Zytokine weit schwächer exprimiert als proinflammatorische Zytokine von synovialen Makrophagen und Fibroblasten.
- Anti-T-Zell-monoklonale Antikörpertherapieversuche waren weniger wirksam als Protokolle mit Anti-TNFα-Antikörpern bzw. löslichen TNFα-Rezeptor-Konstrukten.
- Die radiologisch faßbare Gelenkdestruktion kann trotz erfolgreicher Hemmung der systemischen Entzündung voranschreiten.

Sicher gibt es eine etwa 10 fach gesteigerte Frequenz autoreaktiver T-Zell-Vorläuferzellen in Blut und Synovia von RA-Patienten (Schlesier 1989), und auch das synoviale TCR-Repertoire zeigt deutliche Unterschiede zum peripheren TCR-Repertoire, aber es ist dennoch vorwiegend polyklonal (Struyk et al. 1995). Oligoklonale Expansionen von T-Zellen kommen vor, variieren jedoch in der Zeit

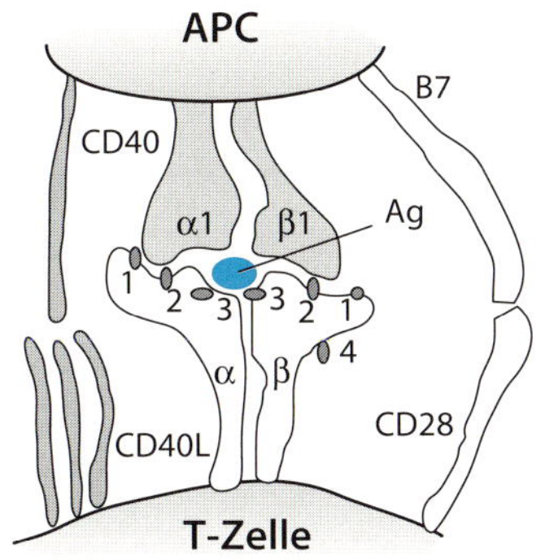

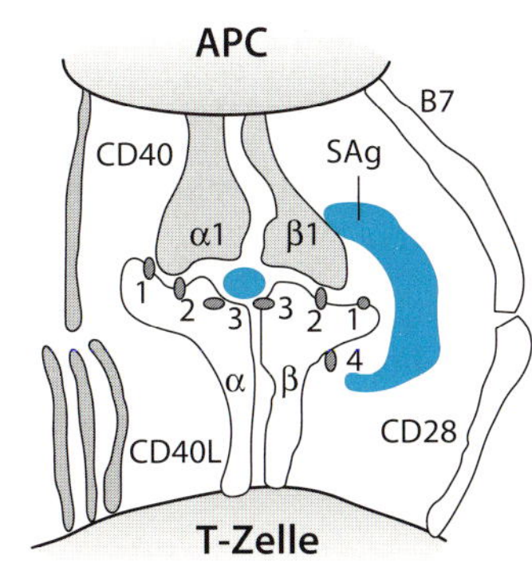

Abb. 2.5.5. Interaktion des T-Zell-Rezeptors (TCR) mit einer professionellen Antigen-präsentierenden Zelle (*APC*). *Links* Präsentation eines Peptidantigens (*Ag*). Der TCR interagiert mit seinen „complementarity determining regions" CDR1 und 2 mit dem autologen MHC-Klasse-II-Molekül, während er mit der CDR3-Region das *Ag* bindet. Für die volle Aktivierung der T-Zelle sind Interaktionen mit den Zweitsignal- molekülen *CD40* und *CD40-Ligand* sowie *B7* und *CD28* unerläßlich. *Rechts* Interaktion des TCR mit einem MHC-Klasse-II-Molekül über ein Superantigen (*SAg*), das den nichtpolymorphen Bereich der DR-β-Kette mit der Region *CDR4* der TCR-β-Kette verbindet. Auch hier sind für die T-Zell-Aktivierung Zweitsignalinteraktionen erforderlich (nach Struyk et al. 1995)

und bei individuellen Patienten auch von Gelenk zu Gelenk (Melchers et al. 1994). Vieles spricht dafür, daß Antigen-getriebene Vorgänge die TCR-Repertoire-Veränderungen bedingen. Basierend auf Sequenzanalysen von 11 Publikationen wurden Vβ2, Vβ3, Vβ14 und Vβ17 gehäuft in RA-Gelenken nachgewiesen (Struyk et al. 1995); nur eine Publikation befaßte sich seither mit Vα-Repertoire-Analysen (Pluschke et al. 1991) und beschrieb eine vermehrte Benutzung von Vα14, Vα15 und Vα23. Die Dominanzen in den Vβ-Repertoire-Analysen wurden nicht von allen Autoren bestätigt (Fischer et al. 1996), so daß sich insgesamt ein sehr heterogenes Bild ergibt (Fox 1997). Die ursprüngliche Vermutung von Paliard et al. (1991), daß die Reaktion von Superantigenen getrieben wird, ließ sich in dieser Form nicht halten. Viele TCR-V-Gen-Repertoireanalysen sind sehr viel besser mit einer Antigen-getriebenen Expansion einzelner T-Zell-Klone vereinbar. So finden mehrere Autoren in der Synovia Klonotypen mit Häufungen bestimmter Aminosäuren (besonders Valin) in der CDR3-Region der Vβ-Segmente (Pluschke 1993; Ikeda et al. 1996; Alam et al. 1996). Da die CDR3-Region der Bereich des TCR-Vβ-Abschnitts ist, der mit Fremdantigen in der Grube des MHC-II-Moleküls interagiert (die CDR1- und -2-Regionen interagieren nur mit dem autologen MHC-Molekül), sprechen diese Befunde für die Expansion antigenspezifischer T-Zellen im rheumatischen Gelenk (Abb. 2.5.5). Von großem Interesse sind auch Befunde über die Expansion einer CD4$^+$-CD28$^-$-T-Zell-Population im peripheren Blut von RA-Patien-

ten (Goronzy et al. 1994). In gesunden Individuen macht diese Population 1–5% der peripheren CD4$^+$-T-Zellen aus, bei einer Untergruppe von RA-Patienten bis zu 50%. Innerhalb dieser T-Zell-Subpopulation finden sich vermehrt TCR-Klonotypen. Interessanterweise ist die CD4$^+$-CD28$^-$-T-Zell-Subpopulation auch in gesunden Familienangehörigen von RA-Patienten nachweisbar, möglicherweise als erblicher Risikofaktor für RA (Waase et al. 1996). In eine ähnliche Richtung deutet die Beobachtung von Kohsaka et al. (1993) über ein identisches peripheres TCR-V-Gen-Repertoire bei 2 eineiigen Zwillingen mit Diskordanz für RA. Andererseits zeigt eine kürzliche Arbeit von Martens et al. (1997), daß eine Expansion von CD4$^+$-CD28$^-$-T-Zellen signifikant gehäuft bei extraartikulärer RA vorkommt.

Funktionelle T-Zell-Störungen. In zunehmendem Maß finden sich in der Literatur *Hinweise auf funktionelle Störungen der T-Zellen,* die unter den Einfluß des synovialen Milieus gelangen. Schon lange ist bekannt, daß >95% der synovialen T-Zellen von RA-Patienten den Memory-Phänotyp CD45RO$^+$ exprimieren (Morimoto et al. 1988). Nur etwa 10% der synovialen T-Zellen exprimieren den IL-2-Rezeptor (CD25); paradoxerweise exprimieren jedoch 90% der synovialen T-Zellen gleichzeitig den frühen Aktivierungsmarker CD69 und die späten Aktivierungsmarker HLA-DR und VLA-1, aber kein CD25 (Iannone et al. 1994). Interessanterweise entsteht der gleiche Phänotyp, wenn periphere T-Lymphozyten mit Endothelzellen kokultiviert werden (Iannone et al. 1994). Im Vergleich zu peripheren T-Lymphozyten proliferieren synoviale T-Zellen schlecht auf Mitogene (Hernandez-Garcia et al. 1996), zeigen nach Anti-CD3-Stimulation einen reduzierten Ca^{2+}-Flux (Allen et al. 1993) und ein verändertes Phosphorylierungsmuster der CD3-zeta-Kette (Maurice et al. 1997). Lai et al. (1995) konnten zeigen, daß synoviale T-Zellen nach Stimulation in der S-Phase akkumulieren und aus dieser Blockade durch neutralisierende Anti-TNFα-Antikörper herauskommen können (Cope et al. 1994). Auch andere synovial stark exprimierte Zytokine wie TGF-β und IL-10 können T-Zell-Funktionen herunterregulieren (Panayi 1997). Auf die Expansion einer $CD4^+$-, $CD7^-$-, $CD28^-$-T-Zell-Population im Blut von RA-Patienten und die Tatsache, daß in dieser Population Autoreaktivität und dominante Clonotypen vermehrt vorkommen, wurde bereits hingewiesen (Schmidt et al. 1996; Martens et al. 1997). Schließlich sei erwähnt, daß synoviale T-Zellen von RA-Patienten im Gegensatz zu solchen von Gichtpatienten eine defekte Apoptosefähigkeit aufweisen (Salmon et al. 1997).

$\gamma\delta$-T-Zellen. Eine noch weitgehend unklare Rolle spielen *$\gamma\delta$-T-Zellen* im rheumatischen Gelenk (Holoshitz 1992). Sie machen 4–6% der synovialen T-Zellen aus, erkennen vorwiegend Nicht-Peptid-Antigene (z. B. Pyrophosphate), aber auch typische Peptid- und Superantigene. Ein $\gamma\delta$TCR-Repertoirevergleich in synovialen und peripheren T-Zellen spricht für eine Verschiebung zu einer antigenspezifischen Stimulation in der Synovia (Kageyama et al. 1994). Peterman et al. (1993) zeigten am murinen Modell der Kollagenarthritis, daß eine Inhibition der $\gamma\delta$T-Zellen zu einer Verstärkung der Synovitis führt; die Autoren postulierten deshalb eine regulatorische Rolle für diesen T-Zell-Typ.

B-Zellen. Die Rolle der *B-Lymphozyten* in der rheumatoiden Synovitis ist im Vergleich zu den T-Lymphozyten noch weniger untersucht. In der Synovialmembran kommen sie in unterschiedlichen Mengen vor und liegen z. T. in follikulären, keimzentrumähnlichen Strukturen, eingebettet in ein Netz von follikulären DC und $CD4^+$-T-Zellen (Randen et al. 1995). In der Synovia beträgt ihr Anteil 0,2–0,5% der Lymphozytenfraktion. Das Ig-Rezeptor-Repertoire ist noch relativ wenig untersucht, scheint jedoch eine selektive Einengung aufzuweisen. Die Zellen befinden sich überwiegend im Stadium der terminalen Differenzierung mit einem verstärkten Klassenwechsel zu IgG- und IgA-

Isotypen und erhöhter Reaktivität für mykobakterielles HSP60 und humanes Kollagen II (Rudolphi et al. 1997). Auf der Einzelzellebene lassen sich klonale Evolutionen aufgrund somatischer Hypermutationen der IgV_H- und V_L-Gene verfolgen; offensichtlich werden die Zellen durch persistierende Antigenexposition zu einer höheren Ig-Rezeptor-Affinität getrieben (Gause et al. 1995; Berek et al. 1997). Unter den lokal produzierten Antikörpern nehmen die Rheumafaktoren (RF) die prominenteste Stelle ein. Die pathophysiologische Rolle eines Autoantikörpers mit Spezifität für den Fc-Teil von IgG wird nach wie vor nicht gut verstanden. Die Möglichkeit, daß abnorme Glykosylierungsmuster im Fc-Teil der Ig von RA-Patienten die RF-Bildung begünstigen, wird diskutiert. RF werden auch von peripheren B-Zellen gesunder Probanden produziert; sie sind überwiegend polyreaktiv und binden mit niedriger Affinität an diverse Proteine. Im Vergleich hierzu sind RF von RA-Patienten überwiegend monospezifisch und hochaffin für homologes und heterologes Fc-IgG (He et al. 1993; Rudolphi et al. 1993; Melchers 1997). Das Vorkommen zahlreicher somatischer Mutationen in den hypervariablen Regionen dieser RF beweist eine Antigen-getriebene Selektion (Thompson 1995). Noch unklar ist, ob sich die RF-produzierenden B-Zellen bei RA-Patienten von den polyspezifischen, niedrig-affinen RF-bildenden B-Zellen durch Affinitätsreifung ableiten oder von eigenen autoreaktiven Vorläuferzellen abstammen, die bei RA-Patienten nicht genügend negativ reguliert werden.

Eine wichtige Funktion RF-produzierender B-Zellen im Synovium könnten die Bindung und die Prozessierung von Immunkomplexen (IC) sein. Dabei könnte auch das in den IC enthaltene Antigen an T-Zellen präsentiert werden, wodurch RF-spezifische B-Zellen eine beträchtliche Verstärkerfunktion in der Antigenpräsentation wahrnehmen könnten (Roosneck 1991). Tatsächlich zeigt die kristallographische Analyse eines RF-IgG-Komplexes, daß darin noch eine zusätzliche Bindungsstelle für ein Ig-ähnliches Molekül, z. B. β_2-Mikroglobulin, vorhanden ist (Corper et al. 1997).

Neben RF findet sich im Serum von RA-Patienten eine Fülle weiterer Autoantikörper gegen potentielle arthritogene Strukturen (s. Tabelle 2.5.6) (Smolen u. Steiner 1998). Nur wenige dieser Autoantikörper haben Eingang in die Routinediagnostik gefunden, was jedoch nichts über ihre mögliche pathogene Bedeutung aussagt.

Zur Zytokin-abhängigen Regulation von B-Zell-Wachstum und -Differenzierung im Synovium gibt es ebenfalls einige interessante neue Befunde. Das von Monozyten produzierte und in Serum und Synovia von RA-Patienten nachweisbare Zytokin IL-10 steigert die Produktion von IgM-RF in peripheren B-Zellen ohne die Produktion anderer IgM-Spezifitäten zu begünstigen (Perez et al. 1995). TNFα und IL-6 – beide in der Synovia abundant vorkommend – begünstigen B-Zell-Proliferation, die Ausbildung von Keimzentren und die terminale Differenzierung (Rieckmann et al. 1997). IL-6 ist darüber hinaus noch ein polyklonaler Wachstumsfaktor für Plasmazellen und steigert die Produktion von IgG. Da gleichzeitig der Kontakt mit Synoviozyten das Überleben der B-Zellen verlängert (Dechanet et al. 1995), bietet die Synovialmembran offensichtlich ein Milieu, in dem sich B-Lymphozyten nicht nur wohl fühlen, sondern sogar Keimzentren ausbilden und akkumulieren können.

Synoviale Makrophagen, Fibroblasten, Pannozyten und Chondrozyten. Die frühen morphologischen Veränderungen in der Synovialis von RA-Patienten sind charakterisiert durch *perivaskuläre lymphoide Infiltrate*, den Einstrom von mononukleären Phagozyten aus dem Blut *(Typ-A-Synoviozyten, Synonym: synoviale Makrophagen)* und die Proliferation ortsständiger *Fibroblasten-ähnlicher Synoviozyten (Typ-B-Synoviozyten, Synonym: synoviale Fibroblasten)*. Bei den Lymphozyten handelt es sich überwiegend um CD4$^+$-T-Lymphozyten und weniger um CD8$^+$-T-Zellen und B-Zellen. Neuere Arbeiten zeigen, daß auch T-Zellen unter bestimmten Bedingungen Metalloproteinasen (MMP: Stromelysin-2; Kollagenase 3) bilden und damit in die Synovialis infiltrieren können (Conca u. Willmroth 1994; Willmroth et al. 1997). Der Zustrom von Zellen und die lokale Proliferation führen rasch zu einer Hyperplasie der Synovialis: Die einlagige Deckzellschicht wird mehrlagig, die Synovialiszotten wachsen als *Pannus* über die angrenzende Knorpeloberfläche weg und beginnen, mittels stark exprimierter MMP (Kollagenase, Stromelysin, Gelatinase u. a.), die extrazelluläre Matrix des Knorpels zu degradieren (Fassbender 1975, 1984; Gay et al. 1993; Burmester et al. 1997; Müller-Ladner et al. 1998). Gleichzeitig bildet sich im Gelenkspalt ein steriler, Granulozyten-reicher, entzündlicher Gelenkerguß (3000–30 000 Zellen/µl), der nicht nur Schmerzen und Funktionsstörungen verursacht, sondern auch zur Knorpeldegradation beiträgt. Die dominierenden Zellen im Pannus sind die synovialen Fibroblasten (CD68$^-$), die sich in enger Nachbarschaft mit synovialen Makrophagen (CD68$^+$) befinden; *dendritische Zellen (Synonym: stellate cells)* finden sich

nur sehr vereinzelt in der Synovialis. Die synovialen Fibroblasten zeigen einen stark aktivierten, „transformierten" Phänotyp (Firestein 1996) mit

- verstärkter Expression von VCAM-1, ICAM-1, HLA-DR und weiterer Adhäsionsmoleküle,
- starker Expression von MMP-1 (Kollagenase 1), MMP-3 (Stromelysin) sowie Cathepsin B und L,
- Expression von Protoonkogenen (*myb, myc, ras, fos*),
- starker konstitutiver Überexpression von Transkriptionsfaktoren der frühen Zellaktivierung (*egr-1, c-fos, AP-1, NFκB*),
- atypischem Proliferationsverhalten mit reduzierter Apoptose,
- Mutationen im überexprimierten p53-Tumorsuppressorgen (Krane et al. 1990; Gay et al. 1993; Aicher et al. 1994; Firestein et al. 1997).

Sie sind die Zellen, die direkt mit der Knorpelmatrix in Kontakt treten und für deren Degradation durch Freisetzung von MMPs sorgen. Vermutlich ein Subtyp der synovialen Fibroblasten ist der phänotypisch abgrenzbare „*Pannozyt*", der funktionelle Gemeinsamkeiten mit dem Chondrozyten aufweist und nur in den Knorpelarrosionszonen zu finden ist (Zvaifler u. Firestein 1994; Zvaifler et al. 1997).

Bis vor etwa 7 Jahren ging man davon aus, daß aktivierte T-Zellen und Makrophagen durch die Produktion proinflammatorischer Zytokine den Aktivierungszustand der synovialen Fibroblasten bzw. Pannozyten unterhalten. Zweifel an der dominierenden Rolle der T-Lymphozyten kamen auf, als klar wurde, daß die Anti-CD4-Therapie weniger wirksam ist als die mit Anti-TNFα und daß proinflammatorische Zytokine von Synoviozyten (Typ A und B) auf mRNA und Proteinebene wesentlich stärker im rheumatischen Gelenk exprimiert werden als T-Zell-Zytokine (Tabelle 2.5.7) (Feldmann 1996). Das Konzept einer intrinsischen Aktivierung der synovialen Fibroblasten, z.B. durch ein Retrovirus oder ein anderes unbekanntes Agens, wird heute von mehreren Gruppen favorisiert und intensiv verfolgt (Firestein 1996, 1997).

Transformierte Synoviozyten sind nach dieser Hypothese per se aktiviert und könnten ohne weitere Unterstützung seitens der T-Zellen extrazelluläre Matrix degradieren (Zvaifler u. Firestein 1994). Die dabei u. a. frei werdenden Matrixpeptide können ihrerseits autoreaktive T-Zellen aktivieren und so zur Perpetuation der RA beitragen; zur Initiation der Synovitis wären sie jedoch nicht erforderlich (Abb. 2.5.6) (Müller-Ladner et al. 1998).

Tabelle 2.5.7. Zytokinexpression im rheumatoiden Synovium (Feldmann et al. 1996; Perez et al. 1995)

Zytokin	mRNA	Protein
Von T-Zellen produziert		
IL-2	+	+
IFNγ	+	+
TNFβ (Lymphotoxin)	+	–
IL-4	–	–
Von Makrophagen und synovia-		
len Fibroblasten produziert		
IL-1α	+	+++
IL-1β	+	+++
IL-6	+	+++
IL-8	+	+++
IL-10	+	++
IL-15	+	+++
TNFα	+	+++
GM CSF	+	+++
TGF-β	+	+++
LIF	+	+++
PDGF-α	+	+++
PDGF-β	+	+++
FGF-1	+	+++
FGF-2	+	+++

Erklären würde dieses Konzept auch, warum erfolgreiche systemische Entzündungshemmung nicht immer die radiologisch faßbare Knorpel- und Gelenkdestruktion aufhält (Mulherin et al. 1996). Gewichtige experimentelle Beiträge zugunsten des Konzepts stammen aus der Arbeitsgruppe von S. Gay (Gay et al. 1993). Sie konnten mit Hilfe eines neuen SCID-Maus-Modells, in dem synoviale Fibroblasten in engem Kontakt mit humanem Knorpel unter die Nierenkapsel implantiert wer-

den, den direkten Matrix-degradierenden Effekt aktivierter synovialer Fibroblasten nachweisen (Geiler et al. 1994; Müller-Ladner et al. 1996). In diesem Modell wurde anschließend auch gezeigt, daß das Ausmaß der Knorpeldegradation in kritischer Weise vom Expressionsgrad des VCAM-1-Adhäsionsmoleküls und der MMP-1 (Kollagenase 1) abhängt (Müller-Ladner et al. 1997a, 1998). TNFα, IL-1 und IL-6, produziert von benachbarten Makrophagen, verstärken diesen Prozeß (Scott et al. 1997). Durch effektive Transfektion des IL-1-Rezeptor-Antagonisten in synoviale Fibroblasten konnte demgegenüber ein deutlicher chondroprotektiver Effekt erzielt werden (Müller-Ladner et al. 1997b).

In mehreren Übersichtsarbeiten wurde in den letzten Jahre die Rolle der synovialen Fibroblasten und Pannozyten (Firestein 1996; Zvaifler u. Firestein 1994), der Adhäsionsmoleküle (Moijcik u. Shevach 1997), der mononukleären Phagozyten (Burmeister et al. 1997), der Zytokine (Feldman et al. 1996) und der T-Zellen (Struyk et al. 1995; Fox 1997) im Kontext der Immunpathogenese der RA behandelt. Dabei wurden auch in besonderem Maß die komplexen Vorgänge der Zell-Zell-Interaktion, die Zytokinnetzwerke, die Rolle der Apoptose und die molekularen Vorgänge der die Prognose der RA determinierenden Knorpel- und Knochendegradation beleuchtet (Müller-Ladner et al. 1997a, 1998). Die Rolle der T-Zellen tritt dabei etwas in den Hintergrund, die der Makrophagen (Typ-A-Synoviozyten, CD68$^+$) und synovialen Fibroblasten (Typ-B-Synoviozyten, CD68$^-$) mehr in den Vordergrund. Einigkeit besteht darin, daß Makrophagen durch die Produktion ihrer proinflammatorischen Zyto-

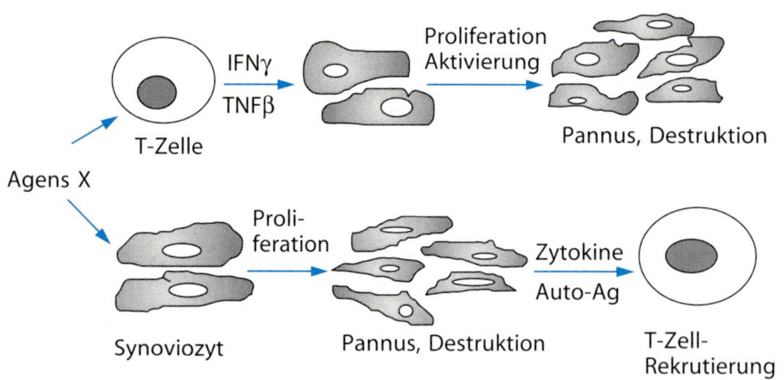

Abb. 2.5.6. Alternative Wege zur Pathogenese der RA: Im Fall einer T-Zell-dominierten Pathogenese (*oben*) stimuliert ein Agens X zunächst TH1-Zellen, die über die Produktion *IFNγ*- und *TNFβ*-synovialer Makrophagen und Fibroblasten, zur Expression zahlreicher proinflammatorischen Zytokine, Cathepsine und Metalloproteinasen stimulieren. Es resultiert Pannusproliferation und Knorpeldestruktion. Im Fall einer Synoviozyten-dominierten Pathogenese (*unten*) würde zunächst ein aktivierendes oder transformierendes Agens X die Synoviozyten Typ B (Fibroblasten) zur Proliferation aktivieren und stimulieren. Dabei kommt es zur Degradation extrazellulärer Matrix und Produktion proinflammatorischer Zytokine, die ihrerseits zur Aktivierung autoimmuner T-Zellen Anlaß geben. Aktivierte T-Zellen könnten den Entzündungsprozeß perpetuieren (nach Zvaifler u. Firestein 1994)

kine TNFα und IL-1 die Aktivierung und Transformation synovialer Fibroblasten, wenn nicht auslösen, so doch massiv unterstützen und damit die Matrixdegradation amplifizieren. Von IL-1 und TGF-β wurde weiter gezeigt, daß sie *Chondrozyten* und *Osteoklasten* zur Matrixdegradation aktivieren, während IL-4 inhibitorisch auf diese Aktivität wirkt. Makrophagen können sich auch direkt in mehrkernige Osteoklasten transformieren und den Abbau der mineralisierten und nichtmineralisierten Knochenmatrix beschleunigen. Eine wichtige funktionelle Rolle spielt dabei die Expression des Plasminogenaktivators (Ronday et al. 1997).

Ein weiteres, von Makrophagen gebildetes und möglicherweise zentrales Molekül in der Pathogenese der RA ist IL-15. McInnes et al. (1996, 1997) zeigten, daß es in beträchtlichem Umfang in der rheumatoiden Synovialis gebildet wird, CD4$^+$-T-Zellen in Entzündungsgebiete lockt und sie zur CD69-Expression veranlaßt. CD69$^+$- und IL-15-stimulierte Lymphozyten aktivieren synoviale Makrophagen direkt zur IL-1- und TNFα-Sekretion; IL-15 hätte somit in der Zytokinkaskade einen höheren Stellenwert als TNFα. Weiterhin erklären diese Befunde die bereits erwähnte Beobachtung des hohen Anteils CD4$^+$- und CD69$^+$-T-Zellen im rheumatischen Gelenk und ihre Fähigkeit, Makrophagen direkt zur Zytokinsynthese zu stimulieren (Iannone et al. 1994). Eine Inhibition des Zellkontakts zwischen CD4$^+$- und CD69$^+$-T-Zellen und Makrophagen blockiert die TNFα-Bildung (McInnes et al. 1997; Sebbag et al. 1997). Von Bedeutung als Granulozyten-chemotaktischer Faktor ist IL-8,

das ebenfalls von synovialen Makrophagen gebildet wird.

Ein weiterer Leukozyten-chemotaktischer Faktor – IL-16 – wurde jetzt vermehrt in Synovialflüssigkeit nachgewiesen (Franz et al. 1998). Er wird von synovialen Fibroblasten gebildet und lockt CD4$^+$-Zellen, aber auch andere Zellen in das Gelenk. Im Vergleich zu anderen chemotaktischen Faktoren (MIP-1α, MIP-1β, MCP-1, Rantes-IL-8 und IL-15) hat IL-16 den stärksten Effekt. Es hat zudem eine inhibitorische Wirkung auf die CD3/TCR-vermittelte T-Zell-Aktivierung und könnte dadurch die vergleichsweise geringe Expression von T-Zell-spezifischen Zytokinen im Synovium erklären (s. Tabelle 2.5.7).

Auch die Rolle einer gestörten Apoptose von Zellen des entzündlichen, synovialen Infiltrats wurde wiederholt im Zusammenhang mit der Pathogenese der RA diskutiert (Salmon et al. 1997; Nozawa et al. 1997; Koh u. Levine 1997; Müller-Ladner et al. 1998). Trotz starker Expression von FAS/APO-1 und herunterreguliertem Bcl-2 auf synovialen T-Zellen kommt es nicht zu Apoptose. Gründe dafür liegen an dem gleichzeitig hochregulierten Bcl-X, was durch Interaktion von T-Zellen mit synovialen Fibroblasten unterhalten wird (Salmon et al. 1997). Ein entscheidender Mediator für diesen Apoptose-verhindernden Effekt der Synoviozyten ist Sentrin (Okura et al. 1997), das sehr stark in synovialen Fibroblasten exprimiert wird (Franz et al. 1997; S. Gay pers. Mitteilung). Ebenfalls überexprimiert sind verschiedene Hitzeschockproteine (Kurzik-Dumke et al. 1999).

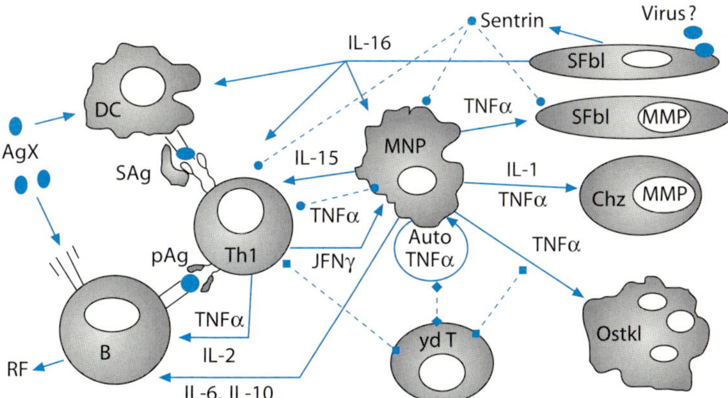

Abb. 2.5.7. Zelluläre Akteure und Zytokinnetzwerk in der Pathogenese der RA. *Durchgezogene Linien mit Pfeilen* stimulierende Wirkungen; *gestrichelte Linien mit Punkten* inhibierende Effekte; *Ag* Antigen; *pAg* prozessiertes Antigen; *SAg* Superantigen; *RF* Rheumafaktoren; *DC* Dendritische Zelle; *MNP* mononukleärer Phagozyt; *TH1* CD4$^+$-TH1-Zelle; *B* B-Zelle; *ydT* $\gamma\delta$T-Zelle; *SFbl* synovialer Fibroblast; *Chz* Chondrozyt; *Ostkl* Osteoklast; *Auto TNFα* autokrine Stimulation durch TNFα

Faßt man diese Fülle von Informationen über Zell- und Zytokininteraktionen im rheumatischen Gelenk zusammen, so entsteht daraus ein äußerst komplexes und z. T. widersprüchliches Bild (Abb. 2.5.7). Zur Erklärung des komplexen Szenarios könnte die Tatsache beitragen, daß die Synovialmembran im Verlauf der RA allmählich ihre ursprüngliche gelenk- und knorpelversorgende Funktion verliert und zu einem lymphatischen Organ umfunktioniert wird. Dabei werden mit Sicherheit genetische Programme aktiviert, die sich z. T. widersprechen und zu anderweitig nicht gekannten funktionellen Überlagerungen und Störungen führen können.

2.5.4.2.4 Tiermodelle

Die Lektionen und Anregungen, die aus Tiermodellen für das Verständnis der RA erhalten wurden, sind äußerst vielfältig, aber z. T. auch widersprüchlich. Immer wieder muß man sich vor Augen halten, daß keines der Modelle die humane RA wirklich in allen Aspekten nachstellen kann. Am meisten untersucht wurden bisher in der Maus (H-2^q- und H-2^r-Stämme sind suszeptibel) die Kollagen-induzierte Arthritis (CIA) (Trentham 1985) und die Adjuvansarthritis (AA) (Holoshitz 1983; Cremer et al. 1998). In beiden Arthritismodellen sind TH1-Zytokine wie IFNγ und IL-2 kritisch für die Arthritisausbildung, während die TH2-Zytokine IL-4 und IL-10 sie unterdrücken (Joosten et al. 1997a). IL-12, das Schlüsselzytokin für die Entwicklung einer TH1-Antwort, fördert die CIA in der Frühphase, hemmt sie aber in der Spätphase über die Induktion von IL-10 (Joosten et al. 1997b). TNFα, IL-1 und IL-8 befördern die CIA und AA. Diese Beobachtungen bildeten die Grundlage für erfolgreiche experimentelle Antizytokintherapien, z. B. mit rekombinanten Anti-TNFα-Antikörpern oder löslichen TNFα-Rezeptor-Konstrukten, von denen letztere inzwischen für den Einsatz beim Menschen zugelassen sind (Tak et al. 1996). Andere Autoren versuchen, antiinflammatorischen Prinzipien lokal über sog. „gene delivery strategies" im Gelenk zu exprimieren (Firestein 1998). Dazu ist ein Gentransfer z. B. von IL-1Ra oder IL-10 in geeigneten Vektoren in kultivierte Synoviozyten erforderlich; anschließend werden diese in das Gelenk zurückinjiziert.

Von den zahlreichen weiteren Arthritismodellen sollen hier nur noch 2 neue transgene (tg) Tiermodelle Erwähnung finden, mit denen es erstmals gelungen ist, Arthritis spontan entstehen zu lassen:

- Das Modell, das der humanen Arthritis vielleicht am nächsten kommt, ist das *KRNxNOD-Modell* von Kouskoff et al. (1996). Diese Mauslinie wurde durch Kreuzung einer TCR-tg-B6-(KRN)-Maus (Spezifität des TCR: ein Peptid der bovinen Pankreas-RNase im Kontext von I-A^k mit der NOD-Maus erhalten. Ab Tag 25 entwickeln alle Tiere eine distal betonte, erosive Arthritis, deren volle Penetranz abhängt von der Präsenz von CD4$^+$-T-Zellen und B-Zellen. Grundlage der lokalen, autoimmunen Arthritisentwicklung ist eine zufällige Kreuzreaktivität des tg-TCR mit dem I-A^{g7}-Molekül der NOD-Maus. Die Bedeutung dieses, auf wenige genetische Komponenten beschränkten, Modells ist deshalb so groß, weil es zeigt, daß auf dem Boden einer genetisch bedingten, vorbestehenden Autoreaktivität von TH-Zellen gegen autologe MHC-Klasse-II-Moleküle eine lokalisierte, auf die peripheren Gelenke beschränkte Autoimmunerkrankung spontan auftreten kann.
- Ein Mausstamm, der das *humane TNFα* als tg trägt, entwickelt eine spontane Arthritis (Keffer et al. 1991), selbst wenn das tg nur als membranständige Form exprimiert wird (Georgopoulos et al. 1996). Wird diese Maus in eine DBA/1-Maus eingekreuzt (empfänglich für CIA), wird die entstehende Arthritis nur von Fibroblasten und Chondrozyten unterhalten und ist unabhängig von Lymphozyten (Butler et al. 1997).

Die beiden tg-Arthritismodelle reflektieren eindrucksvoll das biologische Potential des spezifischen Immunsystems einerseits und der synovialen Fibroblasten und Chondrozyten anderseits, eine Arthritis zu induzieren und zu unterhalten. Sie erklären auch recht gut die Widersprüche, die bei der Analyse der humanen RA aufgetreten sind. In diesem Zusammenhang sind Arbeiten des Pathologen Stiehl von Interesse, der 2 Typen der rheumatoiden Synovitis herausgearbeitet hat:
- den lymphozytenreichen Typ, der weniger erosiv verläuft, dafür höhere RF-Aktivität aufweist und
- den lymphozytenarmen Typ, der besonders rasch arrosiv verläuft und eher niedrigere RF-Titer im Serum zeigt.

2.5.4.3 Systemischer Lupus erythematosus (SLE)

2.5.4.3.1 Definition

Der SLE ist der Prototyp einer immungenetisch geprägten, chronisch verlaufenden Autoimmunerkrankung mit Multiorganbefall; klinisch ist die

Krankheit gekennzeichnet durch Sonnenallergie, vaskulitische und diskoide Läsionen der Haut, Schmetterlingserythem, Arthritis, Glomerulonephritis, Polyserositis, ZNS-Beteiligung und Zytopenien. Serologisch finden sich typischerweise hochtitrige ANA, intravasaler Komplementumsatz mit Hypokomplementämie und zirkulierende Immunkomplexe (ACR-Klassifikationskriterien; Tan et al. 1982). Letztere besitzen eine zentrale Rolle in der Pathogenese der Erkrankung. Frauen sind etwa 10mal häufiger betroffen als Männer. Der Erkrankungsgipfel liegt um die 2. bis 4. Dekade, vor der Pubertät und nach dem 65. Lebensjahr sind Erstmanifestationen des SLE selten und betreffen dann Frauen nur 2- bis 3mal häufiger als Männer. Die Prävalenz der Erkrankung liegt in Europa und Nordamerika bei 40:100 000, variiert jedoch mit ethnischer Zugehörigkeit und ist z.B. bei afroamerikanischen Frauen 2- bis 3mal häufiger. Die Inzidenz wird in Europa mit 5–7 Neuerkrankungen pro 100 000 und Jahr angegeben.

2.5.4.3.2 Genetische Faktoren

Die geschlechtsspezifische Krankheitshäufung ist eklatant. Gene, die den Östrogenmetabolismus regeln, sind von Bedeutung, aber auch eine verstärkte Oxidation von Testosteron in Position 17 wurde mit einer erhöhten SLE-Inzidenz in Zusammenhang gebracht. Klinefelter-Patienten (XXY-Karyotyp) erkranken wesentlich häufiger an SLE als Männer mit normalem Karyotyp. Auch innerhalb von Familien gibt es deutliche Lupushäufungen, die Prävalenz liegt hier bei 1:20–1:300. Für homozygote Zwillinge wird eine Konkordanz der Erkrankung in 57% der Fälle berichtet, für dizygote beträgt sie 5%. Daraus errechnet sich ein hoher Hereditätsfaktor von 0,95 (ausschließlich umweltbedingte Krankheiten haben einen Faktor von 0,0, reine Erbkrankheiten einen von 1,0) (Winchester 1987).

Die wichtigsten und am besten untersuchten genetischen Prädispositionsfaktoren beziehen sich auf Gene des MHC. Interessanterweise finden sich

Tabelle 2.5.8. Gene, die mit dem SLE assoziiert sind (nach Tan u. Arnett 1998)

Gen	Chromosomale Lokalisation
MHC-Klasse-II	6p21.3
Komplementkomponenten	
C1q (homozygoter Defekt)	1q36.3
C1r (homozygoter Defekt)	12p13
C1s (homozygoter Defekt)	12p13
C4 (Teildefekt: C4A- oder C4B-Nullallel)	6p21.3
C2 (homozygoter Defekt)	6p21.3
Komplementrezeptor 1 (CR1)	1q23
Mannose-bindendes Protein (basisches Myelinprotein)	10q11.2
Zytokine	
TNFα	6p21.3
IL-10	1q31–32
IL-6?	7p21–15
IL-1-Rezeptor-Antagonist (IL-1Ra)	2q14.2
FcγRIIA	1q23–24
FcγRIIIA	1q23–24
Apoptosegene	
Bcl-2	18p21.33
FasL	1q23
Fas?	10q24.1
Poly(ADP-Ribosyl)Transferase	1q41–42

Assoziationen mit MHC-Gen-Produkten aller 3 Klassen, am ausgeprägtesten sind die Assoziationen mit dem polymorphen C4-Locus sowie HLA-DR2 und DR3. Bei afro-amerikanischen SLE-Patienten dominieren Assoziationen mit DRB1*1501 und DQB1*0601 (Hochberg et al. 1991). Bei weißen Mitteleuropäern sind v.a. die Haplotypen A1/B8/DR3 und B7/DR2 für SLE prädisponierend (Hartung et al. 1992). Mit dem Haplotyp A1/B8/DR3 ist bei SLE-Patienten in hochsignifikanter Weise eine Deletion des C4AQ0-Locus assoziiert. Da C4Q0-Phänotypen auch ohne B8/DR3-Assoziation vorkommen, dann aber keine Deletion aufweisen, sondern nur ein „stummes" Gen (kein Protein) und diese Patienten nicht gehäuft an SLE erkranken, wurde ein SLE-Suppressorgen postuliert, das zusammen mit dem C4A-Gen deletiert ist (Hartung et al. 1992). Für andere ethnische Populationen wurden beträchtliche Unterschiede in der

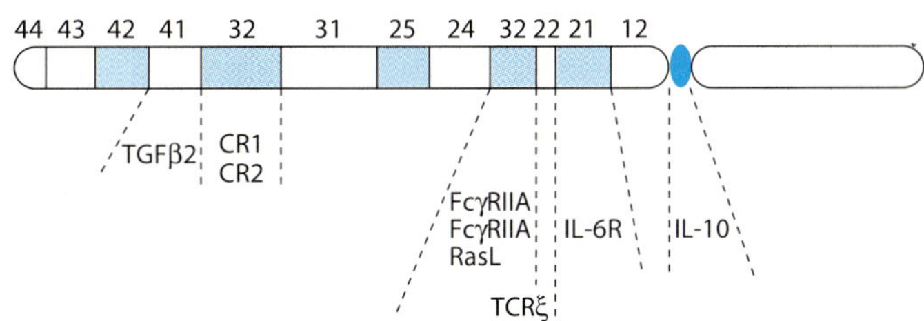

Abb. 2.5.8. Ausschnitt aus dem Chromosom 1q mit vermuteten Empfänglichkeitsgenen für systemischen Lupus erythematosus (Tan u. Arnett 1998)

HLA-Assoziation des SLE gefunden (Tan u. Arnett 1998). Neuerdings wurden auch Assoziationen mit polymorphen Formen der FcγIIa- (Chromosom 1q23) und FcγIIIa-Rezeptor-Typen beschrieben (Zuniga et al. 1998; Moser et al. 1998). Durch genetische Kopplungsanalysen in Multiplex-SLE-Familien wurden neben dem MHC-Locus auf Chromosom 6 weitere Loci eingekreist (Tabelle 2.5.8); u.a. werden folgende weitere Gene als Kontributoren für einen polygenen Erbgang des SLE vermutet: ADP-Ribosyl-Transferase-Allele (Chr. 1q41–42), TCRζ-Ketten-Mutationen, C1q, IL-10, Bcl-2, FasL, CR1, CR2, IL-6-Rezeptor und Cytochrom p450 (Tan u. Arnett 1998; Shai et al. 1998; Tsao et al. 1998). Interessant ist die Häufung einiger dieser Empfänglichkeitsgene auf dem langen Arm des Chromosoms 1 (Tsokos et al. 1998) (Abb. 2.5.8).

Für die Erstmanifestation eines SLE bzw. einer Schubauslösung spielen in der Regel *Umweltfaktoren und/oder Infektionen* eine wichtige Rolle. UVA/B-Bestrahlung verstärkt die Translokation von Ro/La, Sm und RNP-Antigen auf die Keratinozytenoberfläche und macht sie somit Autoantikörpern und T-Zellen zugänglich (Casciola-Rosen et al. 1994). Die Sonnenallergie bei einem Teil der SLE-Patienten hat hier ihre Ursache. Zahlreiche Medikamente (besonders Hydralazin, Procainamid und Isoniazid) können einen Medikamenten-SLE induzieren. Operationen oder Gewebstraumen (z.B. Entbindungen) können schubauslösend wirken, da Kernantigene vermehrt in die Zirkulation gelangen und Antikörpern zugänglich werden. Das gleiche kann im Verlauf von Infekten auftreten. Nach eigenen Erfahrungen sind es meistens Infekte, die einen SLE-Schub auslösen. Neben viralen Infekten werden auch endogen C-Typ-Viren, reaktivierte CMV-Infektionen, Salmonellosen und, in seltenen Fällen, Mykobakterien als Auslöser eines SLE-Schubs beschrieben (Gladman 1996; Sneller 1998).

2.5.4.3.3 Immunpathologie

Der zentrale immunpathologische Befund des SLE ist das Vorkommen einer Fülle von *Autoantikörpern* v.a. mit Spezifität für Kernantigene, aber auch für zahlreiche andere sog. „easy antigens" (Kapitel 2.5.2.1 „Involvierte Autoantigene") (Tabelle 2.5.9). Diese Autoantikörper liegen in Remissionsphasen der Erkrankung in extremem Überschuß vor, so daß entstehende IC eine geringe Vernetzungstendenz haben, wenig *Komplement (C')* verbrauchen und für die Klärfunktion des RES kein Problem darstellen – der SLE ist ruhig. Interessant ist allerdings, daß auch in diesen Phasen der Krankheit die Patienten fast durchweg ein erniedrigtes gesamthämolytisches C', gemessen als CH50, ein niedriges C4 (Summe aus C4A- und C4B-Gen-Produkten) und oft auch ein niedrig-normales C3 aufweisen. C3d (ein C3-Spaltprodukt, das intravasalen C3-Umsatz anzeigt) und IC-Assays sind in der Regel in der Remissionsphase normal oder nur gering erhöht. Krankheitsschübe werden durch Ereignisse ausgelöst, die zu einer vermehrten Bereitstellung und Zugänglichkeit von Autoantigen führen und dadurch das Verhältnis von Autoantigen zu Autoantikörper in den Äquivalenzbereich verschieben. Jetzt entstehen im Bereich des leichten Antikörperüberschusses intermediär vernetzte, mittelgroße IC, die viel C' binden könnten, wenn genügend vorhanden wäre. Die Nachproduktion ist jedoch aufgrund der Deletion bzw. Fehlregulation früher C'-Gene limitiert (C1q, C2, C4). Dadurch entstehen IC, die schlecht mit C1q, C4 und C3 beladen sind und deswegen schlecht vom RES eingefangen und abgebaut werden können. Sie zirkulieren länger und schädigen dadurch Gefäße und Gewebe. Im Krankheitsschub sind CH50, C4 und C3 stark erniedrigt und C3d

Tabelle 2.5.9. Autoantikörper, die bei SLE gefunden werden (Peter 1996)

Antigenklasse	Antigen
DNA	dsDNA
	ssDNA
	zDNA
Histone	H1–H4
	Histon-DNA-Komplexe
Nicht-Histon-Proteine	
Spleißosom	Sm B,B′,D1–3,E.F.G
	SS-A/Ro; SS-B/La
	U1snRNP
Ribosom	P
	L7
Zellzyklus	PNCA
Golgi-Apparat	?
Zytoskelett	Vimentin, Keratin
Phospholipide	Cardiolipin
Basalmembran	Kollagen IV
Zellmenbranantigene	Erythrozyten (Rh)
	Thrombozyten (GPIIb–IIIa)
	Lymphozyten (MHC I, II; β_2M, T- und B-Zell-spezifische Ag)
	Neuronale Ag
	Membranphospholipide
	Trophoblastantigene
Serumproteine	Fc-IgG (Rheumafaktor)
	Faktor VIII (Lupusantikoagulans)
	C1q, C3bBb
	Interferon-α u.a.

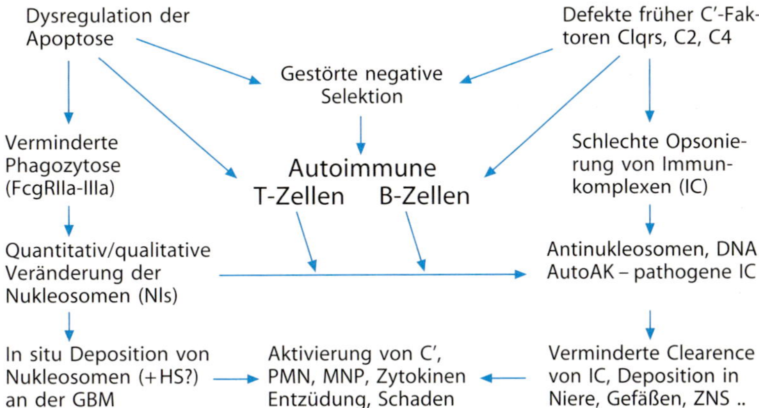

Abb. 2.5.9. Eine dysregulierte Apoptose einerseits und Defekte früher Komplementkomponenten andererseits verursachen eine Verschiebung des aktuellen T- und B-Zell-Repertoires hin zu mehr autoimmunen T- und B-Zellen. Schlechte Opsonierung von Nukleosomen (*Nls*) und Immunkomplexen (*IC*) sowie eine verminderte Phagozytose führen zu erhöhten Konzentrationen und strukturell veränderten *Nls* und *IC*. Als Folge davon kommt es zur Deposition von *IC* und *Nls* (mit Hilfe von Heparansulfat, *HS*) in den Nierenglomerula bzw. Gefäßwänden. *IC* und *C'*-Spaltprodukte aktivieren Granulozyten, Monozyten und Endothelzellen mit konsekutiver Gewebeschädigung. *GBM* glomeruläre Basalmembran, *PMN* polymorphkerniger Neutrophiler Granulozyt, *MNP* mononukleärer Phagozyt

und IC erhöht. Autoantikörpertiter sind gegenüber der Remissionsphase gleich, erhöht oder sogar erniedrigt. Dies bedeutet, daß Autoantikörpertiter keine guten Aktivitätsindikatoren des SLE im Vergleich zu den erwähnten C'-Parametern sind.

Es ist schon lange bekannt, daß Defekte der frühen C'-Komponenten, C1q, C2, C4 und C3, mit SLE oder SLE-artigen Krankheiten assoziiert sind (Walport u. Morgan 1991). Auch 2 andere Krankheitsbilder, die mit SLE-ähnlichen Symptomen ohne ANAs auffallen, zeigen eine Hypokomplementämie: Es handelt sich um die *Urtikariavaskulitis* (Zeiss et al. 1980; Wisniecki et al. 1992; Peter u. Pichler 1996) und die *hypokomplementämische mesangioproliferative Glomerulonephritis (MPGN)* (Balow et al. 1996). In beiden Fällen finden sich hochtitrige Autoantikörper gegen frühe C'-Komponenten. Bei der Urtikariavaskulitis sind Autoantikörper gegen C1q nachweisbar (Wisniecki et al. 1992). Diese kommen auch bei SLE vor und sind dann fast immer mit einer Nierenbeteiligung und Low-affinity-FcγRIIa-Allelen assoziiert (Coremans et al. 1995; Haseley et al. 1997). Bei der hypokomplementämischen MPGN findet sich der sog. „nephritogene Faktor" (C3Nef), ein Autoantikörper gegen die alternative C3-Konvertase C3bBb (Daha et al. 1978): Der Antikörper C3Nef stabilisiert den C3-Konvertasekomplex C3bBb mehr oder weniger stark, so daß eine ausgeprägte Aktivierung der alternativen C'-Kaskade ab C3 resultiert (Ohi et al. 1992). In beiden Fällen stören die Autoantikörper die physiologische Funktion des C'-Systems mit der Folge gesteigerter IC-Entstehung und -Ablagerung in Geweben mit konsekutiver Gewebsschädigung.

Die wichtigsten *Gewebsschädigungen bei SLE* betreffen die Nieren in Form verschieden schwerer Glomerulonephritiden (Austin et al. 1983). Weiterhin sind die Haut (Lupus-Band-Phänomen), das ZNS (Plexus chorioideus), die Gelenke (Synovitis), die serösen Häute (Pleuroperikarditis), das Gerinnungssystem (Antiphospholipidsyndrom) und die Blutgefäße generelle Zielorgane einer IC-bedingten Gewebsschädigung (Peter 1996). Die zusätzlichen Zytopenien (Coombs-positive-hämolytische Anämie, Leukopenie, Thrombopenie) komplizieren das Krankheitsbild weiter. Zusammen mit der Hypokomplementämie und einem nicht seltenen IgA-Mangel (bis zu 7% der SLE-Patienten) prädestinieren die Leuko- und Lymphopenie in besonderem Maß für eine erhöhte Infektanfälligkeit. Diese kann dann im Sinn eines Circulus vitiosus wiederum den SLE über eine vermehrte Bereitstellung von Kernantigenen aus zugrundegehenden Zellen aktivieren (Gladman 1996).

Über zusätzliche Störungen der Zellen des Immunsystems wurde viel spekuliert. Sicher kommt es bei langjährigen Verläufen des SLE zu beträchtlichen Verschiebungen im T- und B-Zell-Repertoire dieser Patienten (Schwab et al. 1994). Daraus resultiert auch eine nicht mehr bedarfsgerechte Immunantwort auf verschiedene immunologische Herausforderungen. Von großem Interesse sind Beobachtungen über eine *deregulierte Apoptose in*

Lymphozyten und verminderte Phagozytosefähigkeit des RES (Amasaki et al. 1995; Tax et al. 1995; Koh u. Levine 1997; Lorenz et al. 1997, 1998). Abb. 2.5.9 stellt einen Versuch dar, die aktuellen immunpathologischen Konzepte des SLE in einem Diagramm zusammenzufassen.

2.5.4.3.4 Tiermodelle

Zahlreiche Tiermodelle haben seit Jahren die mögliche Ätiologie und Pathogenese des SLE nach vielen Richtungen hin beleuchtet. Erwähnt seien die klassischen Modelle der *NZBxNZW- und MLR-lpr/lpr-Mäusestämme* (Übersicht s. Lahita 1987). Bei beiden manifestieren sich SLE-Symptome durch polyklonale Lymphoproliferation unklarer Genese (NZBxNZW) oder bedingt durch eine gestörte Apoptose autoimmuner Lymphozyten (MLR) (Mountz et al. 1996; Suda u. Nagata 1997). Dabei spricht einiges dafür, daß eher die peripheren Toleranzmechanismen gestört sind als die zentrale intrathymische Toleranz (Koh u. Levine 1997). Diese Modelle sollen hier nicht vertieft diskutiert werden, da ihre Relevanz für das Verständnis des humanen SLE geringer ist als das kürzlich beschriebene Modell der homozygoten C1q-Defizienz.

Berichte über *homozygote C1q-Defekte* sind in der Humanmedizin selten, immer sind sie jedoch mit schwersten SLE-Verläufen vergesellschaftet, weswegen das C1q-Gen zu den wichtigsten Empfänglichkeitsgenen für SLE zählt (Petry et al. 1995, 1997; Tan u. Arnett 1998). Diese Beobachtungen führten zu der Hypothese, daß die C1q-Defizienz ursächlich mit der Entstehung von Autoimmunität gekoppelt sein könnte. Der kürzlich publizierte Phänotyp einer homozygoten C1q$^{-/-}$-defizienten, Knockout-Maus bestätigte diese Hypothese eindrucksvoll (Botto et al. 1998). 3 Befunde sind bemerkenswert:

- Die Tiere fallen durch eine stark erhöhte Inzidenz von ANAs auf.
- 25% der Tiere entwickeln innerhalb von 8 Monaten eine GN im Vergleich zu 4% in der Kontrollpopulation.
- In den GN-Histologien der C1q$^{-/-}$-Mäuse finden sich signifikant mehr apoptotische Körperchen als in den Kontrollglomerula.

Apoptose ist der Hauptmechanismus, über den sich geschädigte Glomerula, die mit Zellproliferation auf einen inflammatorischen Reiz (z.B. IC) reagiert haben, von ihrer Hyperzellularität befreien können (Baker et al. 1994). Während der Apoptose erscheinen Autoantigene in 2 distinkten „surface blebs" an der Zelloberfläche (Casciola-Rosen et al. 1994):

- die kleineren „blebs" enthalten Fragmente des Endoplasmatischen Retikulums, Ribosomen und Ribonukleoprotein,
- die großen „blebs" („apoptotic bodies") enthalten nukleäre DNA und die Spleißosomproteine Ro, La und snRNP.

Kürzlich konnte gezeigt werden, daß C1q mit hoher Affinität und Spezifität direkt an die „blebs" apoptotischer Zellen bindet (Korb u. Ahearn 1997). Dadurch werden „apoptotic bodies" rasch degradiert und stehen nicht für Autoimmunreaktionen zur Verfügung. Noch interessanter sind Überlegungen, die einen Zusammenhang zwischen C1q-Defekt und erhöhter Autoantikörperbildung zu erklären versuchen: „Apoptotic bodies", die C1q gebunden haben, aktivieren sofort die C'-Kaskade bis C3. Für die dabei entstehenden Fragmente C4b, C3b und C3d gibt es Rezeptoren auf B-Zellen (CR1/CD35; CR2/CD21). Eine autoreaktive B-Zelle, die gleichzeitig über ihren Ig-Rezeptor Autoantigen in „apoptotic bodies" erkennt und über ihre C'-Rezeptoren C4- oder C3-Fragmente bindet (CR1 bindet C3b, CR2 bindet C3d), würde selbst der Apoptose anheimfallen (Carroll 1998). Dies heißt, unter normalen Bedingungen gelangen autoreaktive B-Zellen mit Spezifität für nukleäre Autoantigene gar nicht in die Peripherie, da sie vorher schon im Knochenmark durch Autoantigen plus C1q dem programmierten Zelltod zugeführt werden. Da sich das B-Zell-Repertoire ständig erneuert, ist der Mechanismus der Elimination autoreaktiver B-Zellen auf früher Differenzierungsstufe niemals abgeschlossen. Patienten mit Defekten der frühen C'-Komponenten C1q, C2, C4 und C3 würden also lebenslänglich benachteiligt sein, nicht nur bei der Opsonierung von IC und „apoptotic bodies", sondern auch bei der negativen Selektion ihrer autoreaktiven B-Zellen. Dieses Konzept erklärt hervorragend die klinischen Befunde und regt zu neuen Therapiestrategien an, wie z.B. somatischer Gentherapie mit dem Ziel, die defekten C'-Gene zu ersetzen.

2.5.5 Therapieprinzipien

Anhand der hier besprochenen Genetik und Immunpathologie von 3 wichtigen Autoimmunkrankheiten wird rasch ersichtlich, welche großen Unterschiede in der Pathogenese bestehen. Daraus resultiert auch, daß unsere heutige klinische Praxis, alle Autoimmunopathien nach ähnlichen Prinzipien (nämlich immunsuppressiv) zu behandeln, unsinnig ist und nur durch mangelnde Erkenntnis und noch fehlende Alternative zu erklären ist.

Der *IDDM* ist eine, am ehesten durch eine virale Infektion angestoßene, organspezifische endokrine Autoimmunkrankheit, für die sich eine immunsuppressive Therapie bisher nicht etablieren ließ. Ziel wird es bei den endokrinen Autoimmunopathien immer sein, die Risikopatienten früh zu identifizieren, um eine Toleranzinduktion (z.B. mit rekombinantem Autoantigen, z.B. oraler Insulinpeptidgabe) zu versuchen (von Herrath et al. 1996d). Nach Eintritt des manifesten IDDM ist nur noch die Insulinsubstitution sinnvoll.

Bei der *RA* ist die Ätiopathogenese noch immer am verworrendsten. Sowohl T- und B-Zellen als auch mononukleäre Phagozyten und synoviale Fibroblasten haben einen Anteil an der Pathogenese. Ein Hauptproblem bildet immer die symptomatische Behandlung von Schmerzen und Funktionsstörungen (NSAID, Physiotherapie). Kortikosteroide sind inzwischen unverzichtbar, einerseits wegen ihrer sofortigen abschwellenden und schmerzlindernden Wirkung, anderseits auch wegen der günstigen Langzeiteffekte in niedriger Dosierung (<10 mg Prednison/Tag) auf die Degradation der Knorpel- und Knochenmatrix. Ein wesentlicher Effekt der Kortikosteroide ist die Herunterregulation von Adhäsionsmolekülen auf synovialen Fibroblasten und Entzündungszellen. Dadurch werden die Kontaktaufnahme der Synoviozyten mit der Knorpel- und Knochenmatrix reduziert und die Migration von Entzündungszellen des Bluts in das rheumatische Gelenk gedrosselt.

Bei den sog. „Basistherapeutika" handelt es sich um empirisch gefundene Substanzen, für die eine langsame, dämpfende Wirkung auf den Entzündungsprozeß im Gelenk beobachtet wurde. Die genauen Wirkmechanismen von *Goldsalzen, D-Penicillamin, Chloroquin, Sulfasalazin und niedrig dosiertem Methotrexat (10–20 mg/Woche)* wurden erst in jüngster Zeit aufgeklärt. Sie wirken eigentlich alle vorrangig auf die Zellen des unspezifischen Abwehrsystems – also Granulozyten, Makrophagen, DC, synoviale Fibroblasten – entweder über eine Hemmung der Antigenverarbeitung und Präsentation in Makrophagen (Gold, D-Penicillamin, Cloroquin) oder Hemmung der Zelladhäsion von Granulozyten am Endothel (Methotrexat) oder eine Hemmung von Zytokinsekretion (IL-8, TNFα) durch Methotrexat und Sulfasalazin. Immunsuppressiva wie *Azathioprin, Leflunomid, Cyclosporin*

A und Cyclophosphamid greifen in unterschiedlicher Form in den Zellstoffwechsel ein. Die beiden ersteren stören den Nukleotideinbau in die DNA (Antimetaboliten). Cyclosporin A hemmt selektiv die IL-2-Synthese in T-Zellen: Durch Interaktion mit zytoplasmatischen Cyclophilinen und Hemmung der Calcineurinphosphatase kann ein essentieller Transkriptionsfaktor (NFATc) für den IL-2-Promotor nicht aus dem Zytoplasma in den Zellkern transloziert werden. Cyclophosphamid ist das potenteste Immunsuppressivum, da es rasch und zuverlässig Transkription und Translation von Entzündungsmediatoren, Immunglobulinen und Akutphaseproteinen hemmt. Entsprechend hat es die meisten Nebenwirkungen (z.B. Infektanfälligkeit, Infertilität nach 10- bis 12monatiger Behandlung). Eine Reihe sog. „Biologics" finden zunehmend Eingang in die Therapie der RA. Den größten Erfolg haben bislang monoklonale Antikörper und lösliche TNFα-Rezeptor-Konstrukte zur *Neutralisierung von TNFα* erzielt (Moreland et al. 1997). Letzteres Präparat ist inzwischen für die klinische Anwendung zugelassen. Monoklonale Antikörper gegen CD4$^+$-T-Zellen und gegen Adhäsionsmoleküle zeigten bisher nur kurzzeitige und weniger eindrückliche Besserungen (Brooks 1998).

Beim *SLE* war die Entwicklung neuer Therapeutika in den beiden letzten Dekaden weniger stürmisch als bei der RA. Niedrige Prednisondosen (<10 mg/Tag) und Azathioprin (2–3 mg/kg und Tag) sind für die einfachen Verläufe ohne Nierenbeteiligung noch immer die Therapie der Wahl. Cyclosporin A (3 mg/kg und Tag) und MTX (10–15 mg/Woche) können ebenfalls eingesetzt werden, sind aber weniger gut validiert. Für Patienten mit Nierenbeteiligung ist eine Cyclophosphamidpulstherapie (500–750 mg/m^2 alle 4 Wochen i.v.) weiterhin die Therapie der Wahl. Zusätzliche Plasmaphoresen bringen in einzelnen Fällen Besserung, in großen prospektiven Studien haben sie jedoch keinen Vorteil gebracht. Plasmaphoresen sind nach unserer Erfahrung besonders wirksam, wenn das ausgetauschte Plasmavolumen durch Frischplasma gesunder Spender ersetzt wird. Angesichts des erläuterten C$'$-Defekts bei den meisten SLE-Patienten ist die Wirkung von Frischplasma gut verständlich. Wirksam sind in Schubsituationen mit Fieber auch hochdosierte i.v.-IgG-Gaben (20–30 g/Tag über 3 Tage). Die Zukunft der Behandlung dieser Krankheit liegt aber möglicherweise in einer somatischen Gentherapie mit den Genen für die defekten, frühen C$'$-Komponenten.

Tabellen 2.5.10 und 2.5.11 fassen den aktuellen Stand und die zukünftigen Hoffnungen bezüglich

Tabelle 2.5.10. Gegenwärtiger Stand für eine gezielte und effektive immunologische Therapie von Autoimmunkrankheiten (Peter 1993)

Art der Intervention	Beispiele	Wirksamkeit
Immunprophylaxe	Antigenvermeidung	Keine Evidenz
Spezifische Impfung	Aktive Immunität	Keine Evidenz
Immunsuppression	Steroide, AZA, MTX, CyA, CYC, Anti-CD4, Anti-TNF	Gegeben (++)
Immunsubstitution	i.v.-IgG	Hilft kurz (+)
Immunrekonstitution	Autologe oder allogene Stammzelltransplantation	In Erprobung (+)
Immunelimination	Plasma- bzw. Leukophorese, Splenektomie, Synovektomie	Hilft bei guter Indikation (+)
Immunstimulation	BRM	Keine Evidenz

AZA Azathioprin; *MTX* Methotrexat; *CyA* Cyclosporin A; *CYC* Cyclophosphamid; *i.v.-IgG* i.v. Ig-Infusionen; *BRM* biologic response modifiers.

Tabelle 2.5.11. Zukünftige Hoffnungen für eine gezielte und effektive immunologische Therapie von Autoimmunkrankheiten (Peter 1993)

Gegenwärtiger Stand	Zukünftige Hoffnungen
Empirischer Zugang	Informierter Zugang
Unselektiv	Selektiv
Systemisch>lokal	Lokal>systemisch
Lange Behandlungszeit	Kurze Behandlungszeit
Viele Nebenwirkungen	Wenig Nebenwirkungen
Kostspielig	Preiswert
z.Z. noch wenig Einblicke in	**Zukünftige Hoffnungen**
Autoimmunpathogenese	Autoimmunpathogenese wird geklärt
Krankheitsgene	Erkennung von Risikopatienten möglich
Präventionsmöglichkeit	Intervention in frühen Krankheitsphasen möglich

AZA Azathioprin; *MTX* Methotrexat; *CyA* Cyclosporin A; *CYC* Cyclophosphamid; *i.v.-IgG* i.v. Ig-Infusionen; *BRM* biologic response modifiers.

einer adäquaten Therapie von Autoimmunopathien zusammen. In jedem Fall werden die Aufklärung und Therapie dieser Krankheiten das gesamte Potential der modernen Biologie und Medizin erfordern. Allein durch kooperative Forschung, Kreativität und viel Arbeit wird es auf diesem Gebiet zu weiteren Fortschritten kommen.

2.5.6 Literatur

Aicher WK, Trabandt A, Stransky G et al. (1994) Overexpression of zinc-finger transcription factor Z-225 in synoviocytes from RA patients. J Immunol 152:5940–5948

Alam A, Lambert N, Lulé J, Coppin H, Mazières B, De Preval C, Cantagrel A (1996) Persistence of dominant T cell clones in synovial tissues during rheumatoid arthritis. J Immunol 156:3480–3485

Albani S, Tuckwell JE, Esparza L, Carson DA, Rousier J (1992) The susceptibility sequence to rheumatoid arthritis is a cross-reactive epitope shared by the *Escherichia coli* heat shock protein *dnaj* and the histocompatibility leukocyte antigen DRB1*0401 molecule. J Clin Invest 89:327–331

Albert E (1997) Immungenetik. In: Gemsa D, Kalden JR, Resch K (Hrsg) Immunologie, 4th edn. Thieme, Stuttgart New York, S 87–120

Allen ME, Young SP, Mitchell RH, Bacon PA (1995) Altered T lymphocyte signaling in rheumatoid arthritis. Eur J Immunol 25:1547–1554

Amasaki Y, Kobayashi S, Takeda T et al. (1995) Up-regulated expression of Fas antigen (CD95) by peripheral naive and memory T cell subsets in patients with systemic lupus erythematosus (SLE): a possible mechanism for lymphopenia. Clin Exp Immunol 99:245–250

Andersen LC, Beaty JS, Nettles JW et al. (1991) Allelic polymorphism in transcriptional regulatory regions of HLA-DQβ genes. J Exp Med 173:181

Arnett FC, Edworthy SM, Bloch DA et al. (1988) The American Rheumatism Association 1987 revised criteria for the classification of rheumatoid arthritis. Arthritis Rheum 31:315–324

Auger I, Escola JM, Gorvel JP, Roudier J (1996) HLA-DR4 and HLA-DR10 motives that carry susceptibility to rheumatoid arthritis bind 70-kD heat shock proteins. Nat Med 2:306–310

Austin HA, Muena LR, Joyce KM et al. (1983) Prognostic factors in lupus nephritis: contribution of renal histologic data. Am J Med 75:387

Baekkeskov S, Aanstoot HJ, Christgau S et al. (1990) Identification of the 64 K autoantigen in insulin-dependent diabetes as the GABA-synthesizing enzyme glutamic acid decarboxylase. Nature 347:151–156

Baker AJ, Mooney A, Hughes J, Lombardi D, Johnson RJ, Savill J (1994) Mesangial cell apoptosis: the major mechanism for resolution of glomerular hypercellularity in experimental mesangial proliferative nephritis. J Clin Invest 94:2105–2116

Balow J, Austin H, Boumpas D (1996) Immunologic renal diseases. In: Rich RR (ed) Clinical immunology. Mosby, St Louis, pp 1444–1462

Behar M, Porcelli SA (1995) Mechanisms of autoimmune disease induction – The role of the immune response to microbial pathogens. Arthritis Rheum 38:458–476

Berek C, Kim HJJ (1997) B-cell activation and development within chronically inflamed synovium in rheumatoid and reactive arthritis. Semin Immunol 9:1–8

Bläss S, Haferkamp C, Specker C, Schwochau M, Schneider M (1997) Rheumatoid arthritis: autoreactive T cells recognising a novel 68 K autoantigen. Ann Rheum Dis 56:317–322

Botto M, Dell'Agnola C, Bygrave AE et al. (1998) Homozygous C1q deficiency causes glomerulonephritis associated with multiple apoptotic bodies. Nat Genet 19:56–59

Breitner S, Störkel S, Reichel W, Loos M (1995) Complement components C1q, C1r/C1s and C1INH in rheumatoid arthritis. Arthritis Rheum 38:492–498

Brooks PM (1998) The Heberden oration 1997: treatment of rheumatoid arthritis: from symptomatic relief to potential cure. Br J Rheumatol 37:1265–1271

Burmester GR, Stuhlmüller, Keyszer G, Kinne RW (1997) Mononuclear phagocytes and rheumatoid synovitis – Mastermind or workhorse in arthritis? Arthritis Rheum 40:5–18

Carrol MC (1998) The lupus paradox. Nat Genet 19:3–4

Casciola-Rosen LA, Anhalt G, Rosen A (1994) Autoantigens targeted in systemic lupus erythematosus are clustered in two populations of surface structures on apoptotic keratinocytes. J Exp Med 179:1317–1330

Cohen PL, Eisenberg RA (1991) Lpr and gld single gene models of systemic autoimmunity and lymphoproliferative disease. Annu Rev Immunol 9:243–269

Conca W, Willmroth (1994) Human T lymphocytes express a member of the matrix metalloproteinase gene family. Arthritis Rheum 37:951–956

Cope AP, Londai M, Chu NR et al. (1994) Chronic exposure to tumor necrosis factor (TNF) in vitro impairs the activation of T cells through the T cell receptor/CD3 complex: reversal in vivo by anti-TNF antibodies in patients with rheumatoid arthritis. J Clin Invest 94:749–760

Coremans IEM, Spronk PE, Bootsma H et al. (1995) Changes in antibodies to C1q predict renal relapse in systemic lupus erythematosus. Am J Kidney Dis 26:595–601

Corper AL, Sohi MK, Bonagura VR et al. (1997) Structure of human IgM rheumatoid factor Fab bound its autoantigen IgG Fc reveals a novel topology of antibody-antigen interaction. Nat Struct Biol 4:374–380

Cremer J, Rosloniec A, Kang B (1998) The cartilage collagens. A review of their structure, organisation and role in the pathogenesis of experimental arthritis in animals and human rheumatic disease. J Mol Med 76:275–288

Daha MR, Austen KF, Fearon DT (1978) Heterogeneity, polypeptide chain composition and antigenic reactivity of C3 nephritic factor. J Immunol 120:1389–1395

Dausset J, Sveigaard A (eds) (1977) HLA and disease. Munksgaard, Copenhagen

Dechanet J, Merville P, Durand I, Banchereau J, Miossec P (1995) The ability of synoviocytes to support terminal differentiation of activated B cells may explain plasma cell accumulation in rheumatoid synovium. J Clin Invest 95:456–463

Donauer J, Wochner M, Witte E, Peter HH, Schlesier M, Krawinkel U (1999) Autoreactive human T cell lines recognizing ribosomal protein L 7. Int Immunol 2:125–132

Fassbender HG (1975) Pathology of rheumatic diseases. Springer, Berlin Heidelberg New York

Fassbender HG (1984) Is pannus a residue of inflammation? Arthritis Rheum 27:956

Feldmann M, Brennan FM, Maini RM (1996) Role of cytokines in rheumatoid arthritis. Annu Rev Immunol 14:397–440

Firestein GS (1998) Novel therapeutic strategies involving animals, arthritis and apoptosis. Curr Opin Rheumatol 10:236–241

Firestein GS (1996) Invasive fibroblast-like synoviocytes in rheumatoid arthritis. Arthritis Rheum 39:1781–1790

Firestein GS, Echeverri F, Yeo M, Zvaifler NU, Green DR (1997) Somatic mutations in the p53 tumor suppressor gene in rheumatoid arthritis synovium. Proc Natl Acad Sci USA 94:10895–10900

Fischer GH, Rosenberg FJ, Straus SE et al. (1995) Dominant interfering Fas gene mutations impair apoptosis in a human autoimmune lymphoproliferative syndrome. Cell 81:935–946

Fischer DC, Opalka B, Hoffmann A, Mayr W, Haubeck HD (1996) Limited heterogeneity of rearranged T cell receptor $V\alpha$ and $V\beta$ transcripts in synovial fluid T cells in early stages of rheumatoid arthritis. Arthritis Rheum 39:454–462

Fox DA (1997) The role of T cells in the immunopathogenesis of rheumatoid arthritis. Arthritis Rheum 40:598–609

Franz JK, Hummel KM, Aicher WK, Müller-Ladner U, Gay RE, Gay S (1997) Sentrin a novel-antiapoptotic molecule is strongly expressed in synovium of patients with rheumatoid arthritis. Arthritis Rheum 40:116

Franz JK, Kolb SA, Hummel KM et al. (1998) Interleukin 16, produced by synovial fibroblasts, mediates chemoattraction for CD4[+] T lymphocytes in rheumatoid arthritis. Eur J Immunol 28:2661–2671

Gammon G, Sercarz EE, Benichou G (1991) The dominant self and the cryptic self: shaping the autoreactive T cell repertoire. Immunol Today 12:193–195

Gause A, Gundlach K, Zdichavsky M, Koch B, Hopf T, Pfreundschuh M (1995) The B lymphocyte in rheumatoid arthritis: analysis of rearranged V_{κ} genes from B cells infiltrating the synovial membrane. Eur J Immunol 25:2775–2785

Gay S (1998) Rheumatoid arthritis (editorial overview). Curr Opin Rheumatol 10:185–186

Gay S, Gay RE, Koopman WJ (1993) Molecular and cellular mechanisms of joint destruction in rheumatoid arthritis: two cellular mechanisms explain joint destruction. Ann Rheum Dis 52:39–47

Geiler T, Kriegsmann J, Keyszer G, Gay RE, Gay S (1994) A new model for rheumatoid arthritis generated by engraftment of rheumatoid synovial tissue and normal human cartilage into SCID mice. Arthritis Rheum 37:1664–1671

Gell PGH, Coombs RRA (1963) Clinical aspects of immunology. Blackwell, Oxford

Georgopoulos S, Plows D, Kollias G (1996) Transmembrane TNF is sufficient to induce localized tissue toxicity and chronic inflammatory arthritis in transgenic mice. J Inflamm 46:86–97

Gladman DD (1996) Prognosis and treatment of systemic lupus erythematosus. Curr Opin Rheumatol 8:430–437

Golan TD, Elkon KB, Gharvi AE, Krueger JH (1992) Enhanced membrane binding of autoantibodies to cultured keratinocytes of systemic lupus erythematosus after ultraviolett A/ultraviolet B irradiation. J Clin Immunol 90:1067–1076

Goronzy JJ, Bartz-Bazzanella P, Hu W, Jendro MC, Walser-Kuntz DR, Weyand CM (1994) Dominant clonotypes in the repertoire of peripheral CD4[+] T cells in rheumatoid arthritis. J Clin Invest 94:2068–2074

Goverman J, Woods A, Larson L, Weiner H, Hood L, Zaller DM (1993) Transgenic mice that express a myelin basic protein-specific T cell receptor develop spontaneous autoimmunity. Cell 72:551–560

Gregersen PK, Silver J, Winchester RJ (1987) The shared epitope hypothesis: an approach to understanding the molecular genetics of susceptibility to rheumatoid arthritis. Arthritis Rheum 30:1205–1213

Hain NA, Stuhlmüller B, Hahn GR, Kalden JR, Deutzmann R, Burmester GR (1996) Biochemical characterisation and microsequencing of a 205 kDa synovial protein stimulatory to T cells and reactive with rheumatoid factor containing sera. J Immunol 157:1773–1780

Hartung K, Baur MP, Coldewey R et al. (1992) Major histocompatibility complex haplotypes and complement C4 alleles in systemic lupus erythematosus. J Clin Invest 90:1346–1351

Haseley LA, Wisniecki JJ, Denburg MR, Michael-Grossmann AR, Ginzler EM, Gourley MF et al. (1997) Antibodies C1q in systemic lupus erythematosus: characteristics and relation to FcγRIIa alleles. Kidney Int 52:1375–1380

He X, Goronzy JJ, Weyand CM (1993) The repertoire of rheumatoid factor-producing B cells in normal subjects and patients with rheumatoid arthritis. Arthritis Rheum 36:1061–1069

Hemmerich P, Neu E, Macht M, Peter HH, Krawinkel U, Mikecz A von (1998) Correlation between chlamydial infection and autoimmune response: molecular mimicry between RNA polymerase major s subunit from *Chlamydia trachomatis* and human L7. Eur J Immunol 28:3857–3866

Hernandez-García C, Fernandez-Gutierrez B, Morado IC, Banares AA, Jover JA (1996) The CD69 activation pathway in rheumatoid arthritis synovial fluid T cells. Arthritis Rheum 3:1277–1286

Herrath MG von, Oldstone MBA (1997) Interferon-γ is essential for destruction of β cells and development of insulin-dependent diabetes mellitus. J Exp Med 185:531–539

Herrath MG von, Dockter J, Nerenberg M, Gairin JE, Oldstone MBA (1994) Thymic selection and adaptibility of cytotoxic T lymphocyte responses in transgenic mice expressing a viral protein in the thymus. J Exp Med 180:9101–1910

Herrath MG von, Guerder S, Lewicki H, Flavell R, Oldstone MBA (1995) Coexpression of B7.1 and viral (self) transgenes in pancreatic β-cells can break peripheral ignorance and lead to spontaneous autoimmune diabetes. Immunity 3:727–738

Herrath MG von, Evans CF, Horwitz MS, Oldstone MB (1996a) Using transgenic mouse models to dissect the pathogenesis of virus-induced autoimmune disorders of the islets of Langerhans and the central nervous system. Immunol Rev 152:111–143

Herrath MG von, Oldstone MBA (1996b) Virus-induced autoimmunity. Curr Opin Immunol 8:878–885

Herrath MG von, Yokoyama M, Dockter J, Oldstone MBA, Whitton JL (1996c) CD4 deficient mice have reduced levels of memory cytotoxic T lymphocytes after immunisation and show diminished resistance to subsequent virus challenge. J Virol 70:1072–1079

Herrath MG von, Dyrberg T, Oldstone MBA (1996d) Oral insulin treatment prevents virus-induced IDDM. J Clin Invest 98:758–761

Herrath MG von, Homan D, Gairin JE, Oldstone MBA (1997) Pathogenesis and treatment of virus-induced autoimmune diabetes: novel insights gained from the RIP-LCMV transgenic mouse model. Biochem Soc Trans 25:629–635

Hertzman PA, Falk H, Kilbourne EM et al. (1991) The eosinophilia-myalgia syndrome: The Los Alamos Conference. J Rheumatol 18:867

Hochberg MC, Petri M, Machan C et al. (1991) HLA class II alleles DRB1*1501/15.3 and DQB1*0602 are associated with systemic lupus erythematosus (SLE) in African-Americans (abstract). Arthritis Rheum 34:S140

Holoshitz J, Napastek Y, Ben-Nun A, Cohen IR (1983) Lines of T lymphocytes induce or vaccinate against autoimmune arthritis. Science 219:56–58

Holoshitz J, Matitiau A, Cohen IR (1984) Arthritis induced in rats by cloned T lymphocytes responsive to mycobacteria but not to collagen type II. J Clin Invest 73:211

Holoshitz J, Koning F, De Bruyn J, Strober S (1989) Isolation of CD4-CD8-mycobacteria reactive T lymphocyte clones from rheumatoid arthritis synovial fluid. Nature 339:226–229

Holoshitz J, Vila LM, Keroack BJ, McKinley DR, Bayne NK (1992) Dual antigenic recognition by cloned human γδT cells. J Clin Invest 89:308–314

Iannone F, Corrigall VM, Kingsley GH, Panayi GS (1994) Evidence for the continous recruitment and activation of T cells into the joints of patients with rheumatoid arthritis. Eur J Immunol 24:2706–2713

Ikeda Y, Masuko K, Nakai Y et al. (1996) High frequencies of identical T cell clonotypes in synovial tissues of rheumatoid arthritis patients suggest the occurrence of common antigen-driven immune responses. Arthritis Rheum 39:446–453

Jerne NK (1974) Towards a network theory of the immune system. Ann Immunol 125C:373

Joosten LAB, Lubberts E, Durez P, Helsen MM, Jacobs MJ, Goldman M, Van den Berg WB (1997a) Role of IL-4 and IL-10 in murine collagen-induced arthritis: protective effect of IL-4 and IL-10 treatment on cartilage destruction. Arthritis Rheum 40:249–260

Joosten LAB, Lubberts E, Helsen MM, Van den Berg WB (1997b) Dual role of IL-12 in early and late stages of murine collagen type II arthritis. J Immunol 159:4094–4102

Kageyama Y, Koide Y, Miyamoto S, Inoue T, Yoshida TO (1994) The biased Vγ gene usage in the synovial fluid of patients with rheumatoid arthritis. Eur J Immunol 24:1122–1129

Kalden JR, Gay S (1994) Retroviruses in autoimmune rheumatic diseases. Clin Exp Immunol 98:1–5

Kaufmann SHE (1996) Immune response to intracellular bacteria. In: Rich RR (ed) Clinical immunology, vol 1, 1st edn. Mosby, St Louis, pp 503–518

Kavanaugh AF, Lipsky PE (1996) Rheumatoid arthritis. In: Rich RR (ed) Clinical immunology, vol 1, 1st edn. Mosby, St Louis, pp 1093–1116

Keffer J, Probert L, Cazlaris H, Georgopoulos S, Kaslaris E, Kioussis D, Kollias G (1991) Transgenic mice expressing human tumour necrosis factor: a predictive genetic model of arthritis. EMBO J 10:4025–4031

Koh JS, Levine JS (1997) Apoptosis and autoimmunity. Curr Opin Nephrol Hypertens 6:259–266

Kohsaka H, Taniguchi A, Chen PP, Ollier WER, Carson DA (1993) The expressed T cell receptor V gene repertoire of rheumatoid arthritis monozygotic twins: rapid analysis by anchored polymerase chain reaction and enzyme-linked immunosorbent assay. Eur J Immunol 23:1895–1901

Korb LC, Ahearn JM (1997) C1q binds directly and specifically to surface blebs of apoptotic human keratinocytes. Complement deficiency and systemic lupus erythematosus revisited. J Immunol 158:4525–4528

Kouskoff V, Korganow AS, Duchatelle V, Degott C, Benoist C, Mathis D (1996) Organ-specific disease provoked by systemic autoimmunity. Cell 87:811–822

Krammer PH, Behrmann I, Daniel P, Dhein J, Debatin KM (1994) Regulation of apoptosis in the immune system. Curr Opin Immunol 6:279–289

Krane SM, Conca W, Stephenson ML, Amento, Goldring MB (1990) Mechanisms of matrix degradation in rheumatoid arthritis. Ann NY Acad Sci 580:340–354

Kubicka-Muranyi M, Goebel C, Griem P, Schuppe HC, Uetrecht J, Gleichmann E (1993) Adverse immune reactions to drugs (gold, procainamide) and environmental chemicals (mercury, platinum): the role of phagocytic cells in generating immunogenic metabolites. In: Eibl MM, Huber C, Peter HH, Wahn U (eds) Symposium in immunology I/II. Springer, Berlin Heidelberg New York, pp 189–210

Kurzik-Dumke U, Schick Ch, Rzepka R, Melchers I (1999) Overexpression of human homologues of the bacterial dnaJ chaperon in the synovial tissue of patients with rheumatoid arthritis. Arthritis Rheum 42:210–220

Lahita RG (ed) (1987) Systemic lupus erythematosus. Wiley Medical Publication, New York

Lai NS, Lan JL, Yu CL, Lin RH (1995) Role of tumor necrosis factor-alpha in the regulation of activated synovial T cell growth: down-regulation of synovial T cells in rheumatoid arthritis patients. Eur J Immunol 25:3245–3248

Lehman PV, Forsthuber T, Miller A, Sercacz EE (1992) Spreading of T-cell autoimmunity to cryptic determinants of an autoantigen. Nature 368:155–157

Lipes MA, Rosenzweig A, Tan K et al. (1993) Progression to diabetes in nonobese diabetic (NOD) mice with transgenic T cell receptors. Science 259:1165

Lorenz HM, Grünke M, Hieronymus T, Hermann M, Kühnel A, Manger B, Kalden JR (1997) In vitro apoptosis and expression of apoptosis related molecules in lymphocytes from patients with systemic lupus erythematosus and other autoimmune diseases. Arthritis Rheum 40:308–317

Lorenz HM, Hieronymus T, Grünke M et al. (1998) Decreased rescue from apoptosis through gc-chain cytokine signaling in PHA lymphoblasts derived from SLE patients with high inflammatory activity. Arthritis Rheum 41:S68

Lunardi C, Tiso M, Borgato L et al. (1998) Chronic parvocirus B19 infection induces the production of anti-virus antibodies with autoantigen binding properties. Eur J Immunol 28:936–948

Marmont AM (1998) Stem cell transplantation for severe autoimmune disease: progress and problems. Haematologica 83:733–743

Martens PB, Goronzy JJ, Schaid D, Weyand CM (1997) Expansion of unusual CD4$^+$ T cells in severe rheumatoid arthritis. Arthritis Rheum 40:1106–1114

Maurice MM, Lancester AC, Bezemer AC et al. (1997) Defective TCR mediated signaling in synovial T cells in rheumatoid arthritis. J Immunol 159:2973–2978

McDermott M, Kastner DL, Holloman JD et al. (1995) The role of T cell receptor β chain genes in susceptibility to rheumatoid arthritis. Arthritis Rheum 38:91–95

McInnes I, Al-Mughales J, Field M et al. (1996) The role of interleukin 15 in T cell migration and activation in rheumatoid arthritis. Nat Med 2:175–182

McInnes IB, Leung BP, Sturrock RD, Field M, Liew FY (1997) Interleukin-15 mediates T cell-dependent regulation of tumor necrosis factor-alpha production in rheumatoid arthritis. Nat Med 3:189–195

Melchers I (1997) B cell response in autoimmunity. In: Zierhut M, Raizman M, Thiel HJ (eds) Autoimmunity and the eye. Acolus Press Science Publ, Buren, Holland, pp 29–44

Melchers I, Jooß-Rüdiger J, Peter HH (1997) Reactivity patterns of synovial T cell lines derived from a patient with rheumatoid arthritis. I. Reactions with defined antigens and autoantigens suggest the existence of multireactive T cell clones. Scand J Immunol 46:187–194

Melchers I, Peter HH, Eibel H (1994) The T and B cell repertoire of patients with rheumatoid arthritis. Scand J Immunol 24:153–162

Miller JFAP, Morahan G (1992) Peripheral T cell tolerance. Annu Rev Immunol 10:51

Mojcik CF, Shevach EM (1997) Adhesion molecules – a rheumatologic perspective. Arthritis Rheum 40:991–1004

Moreland LW, Baumgartner SW, Schiff MH et al. (1997) Treatment of rheumatoid arthritis with a recombinant human tumor necrosis factor receptor (p75)-Fc fusion protein. N Engl J Med 337:141–147

Morimoto C, Romain PL, Fox DA, Anderson P, DiMaggio M, Levine H, Schlossman SF (1988) Abnormalities in CD4$^+$ T lymphocyte subsets in inflammatory rheumatic diseases. Am J Med 84:817–825

Moser KL, Neas BR, Salmon JE et al. (1998) Regional genetic linkage analysis for the FcgRIIa candidate locus at chromosome 1q23 in human systemic lupus erythematosus. Arthritis Rheum 41:S283

Mountz JD, Thou T, Su X, Cheng J, Pierson M, Bluethmann H, Edwards III CK (1996) Autoimmune disease results from multiple interactive defects in apoptosis induction molecules and signaling pathways. Behring Inst Mitt 97:200–219

Moxley G (1989) Immunoglobulin kappa genotype confers risk of rheumatoid arthritis among DR4 negative individuals. Arthritis Rheum 32:1365

Müller RT, Sarvetnick N (1996) Pancreatic expression of IL-4 abrogates insulitis and diabetes in NOD mice. J Exp Med 184:1093–1099

Mulherin D, Fitzgerald O, Bresnihan B (1996) Clinical improvement and radiological deterioration in rheumatoid arthritis: evidence that the pathogenesis of synovial inflammation and articular erosion may differ. Br J Rheumatol 35:1263–1268

Müller-Ladner U, Kriegsmann J, Franklin BN, Matsumoto S, Geiler T, Gay RE, Gay S (1996) Synovial fibroblasts of patients with rheumatoid arthritis attach to and invade normal human cartilage when engrafted into SCID mice. Am J Pathol 149:1607–1615

Müller-Ladner U, Gay RE, Gay S (1997a) Cellular pathways of joint destruction. Curr Opin Rheumatol 9:213–220

Müller-Ladner U, Roberts CR, Franklin BN, Gay RE, Robbins PD, Evans CH, Gay S (1997b) Human IL-1Ra gene transfer into human synovial fibroblasts is chondroprotective. J Immunol 158:3492–3498

Müller-Ladner U, Gay RE, Gay S (1998) Molecular biology of cartilage and bone destruction. Curr Opin Rheumatol 10:212–219

Nakanishi K, Kobayashi T, Murase T et al. (1993) Association of HLA-A24 with complete β-cell destruction in IDDM. Diabetes 42:1086

Nepom GT, Erlich H (1991) MHC class II molecules and autoimmunity. Annu Rev Immunol 90:493

Nepom BS, Schwartz D, Palmer JP et al. (1987) Transcomplementation of HLA genes in IDDM: HLA-DQ alpha and beta chains produce hybrid molecules in DR3/4 heterozygotes. Diabetes 36:114

Nerup J (1978) HLA studies in diabetes mellitus: a review. Adv Metab Dis 9:263

Nozawa K, Kayagaki N, Tokano Y, Yagita H, Okumura K, Hasimoto H (1997) Soluble Fas (APO-1, CD95) and soluble Fas-ligand in rheumatic diseases. Arthritis Rheum 40:1126–1129

Ohashi P, Oehen S, Buerki K et al. (1991) Ablation of tolerance and induction of diabetes by virus infection in viral antigen transgenic mice. Cell 65:305–317

Ohashi P, Oehen S, Aichele P et al. (1993) Induction of diabetes is influenced by the infectious virus and local expression of MHC class I and TNF alpha. J Immunol 150:319–330

Ohi H, Watanabe S, Fujita T, Yasugi T (1992) Significance of C3 nephritic factor (C3Nef) in non-hypocomplementemic serum with membranoproliferative glomerulonephritis (MPGN). Clin Exp Immunol 89:479–484

Okura T, Gong L, Kamitani T et al. (1997) Protection against Fas/APO-1 and tumor necrosis factor mediated cell death by a novel protein, sentri. J Immunol 157:4277–4281

Oldstone MBA, Nerenberg M, Southern P, Price J, Lewicki H (1991) Viral infection triggers insulin-dependent diabetes mellitus in a transgenic model: role of anti-self (virus) immune response. Cell 65:319–331

Owerbach D, Lernmark A, Platz P et al. (1983) HLA-D region beta-chain DNA endonucleases fragments differ between HLA-DR identical healthy and insulin-dependent diabetic individuals. Nature 303:815

Paliard X, West SG, Lafferty JA, Clements JR, Kappeler JW, Marrock P, Kotzin BL (1991) Evidence for the effect of a superantigen in rheumatoid arthritis. Science 253:325–329

Panayi GS (1997) T cell dependent pathways in rheumatoid arthritis. Curr Opin Rheumatol 9:236–240

Panayi GS, Wooley P, Batchelor JR (1988) Genetic basis of rheumatoid disease: HLA-antigens, disease manifestations and toxic reactions to drugs. BMJ 2:1326

Panayi GS, Lanchbury JS, Kingsley GH (1992) The importance of the T cell in initiating and maintaining the chronic synovitis of rheumatoid arthritis. Arthritis Rheum 35:729–735

Penzotti JE, Nepom GT, Lybrand TP (1997) Use of T cell receptor/HLA-DRB1*04 molecular modeling to predict site-specific interactions for the DR shared epitope associated with rheumatoid arthritis. Arthritis Rheum 40:1316–1326

Perez L, Orte J, Brieva JA (1995) Terminal differentiation of spontaneous rheumatoid factor-secreting B cells from rheumatoid arthritis patients depends on endogenous interleukin 10. Arthritis Rheum 38:1771–1776

Peter HH (1993) Current principles and perspectives in the treatment of autoimmune disease. In: Eibel MM, Huber C, Peter HH, Wahn U (eds) Symposium in immunology I/II. Springer, Berlin Heidelberg New York, pp 213–220

Peter HH (1996) Systemischer Lupus erythematosus. In: Peter HH, Pichler WJ (Hrsg) Klinische Immunologie, 2. Aufl. Urban & Schwarzenberg, München Wien Baltimore, S 347–372

Peter HH, Pichler WJ (Hrsg) (1996) Klinische Immunologie, 2. Aufl. Urban & Schwarzenberg, München Wien Baltimore

Peterman G, Spencer C, Sperling A, Bluestone J (1993) Role of $\gamma\delta$T cells in the murine collagen-induced arthritis. J Immunol 151:6546–6558

Petry F, Le DT, Kirschfink M, Loos M (1995) Nonsense and missense mutations in the structural genes of complement component C1qA and C chains are linked with two different types of complete selective C1q deficiency. J Immunol 155:4734–4738

Petry F, Isset-Berkel A, Loos M (1997) Multiple identification of a particular type of hereditary C1q deficiency in the Turkish population: review of the cases and additional genetic and functional analysis. Hum Genet 100:51–56

Pluschke G, Riecken G, Taube H et al. (1991) Biased T cell receptor Vβ region repertoire in the synovial fluid of rheumatoid arthritis patients. Eur J Immunol 21:2749–2754

Pluschke G, Ginter A, Taube H, Melchers I, Peter HH, Krawinkel U (1993) Analysis of T cell receptor Vβ regions expressed by rheumatoid synovial T lymphocytes. Immunobiology 188:330–339

Prins JB, Todd JA, Rodriques NR et al. (1993) Linkage on chromosome 3 of autoimmune diabetes and defective Fc receptor for IgG in NOD mice. Science 260:695

Puck JM, Straus SE, Le Deist F, Rieux-Laucat F, Fischer A (1999) Inherited disorders with autoimmunity and defective lymphocyte regulation. In: Ochs HD, Smith CIE, Puck JM (eds) Primary immunodeficiency diseases. Oxford University Press, Oxford, pp 339–352

Randen I, Mellby OJ, Forre O, Natvig J (1995) The identification of germinal centers and follicular dendritic cell networks in rheumatoid synovial tissue. Scand J Immunol 41:481–486

Reveille JD (1998) The genetic contribution to the pathogenesis of rheumatoid arthritis. Curr Opin Rheumatol 10:187–200

Rieckmann P, Tuscano JM, Kehrl JH (1997) Tumor necrosis factor-α (TNFα) and interleukin-6 (IL-6) in B lymphocyte function. Methods Enzymol 11:128–132

Ronday HK, Smits HH, Quax PHA, Van der Pluijm G, Löwik CWGM, Breedveld FC, Verheijen JH (1997) Bone matrix degradation by the plasminogen activation system: possible mechanism of bone destruction in arthritis. Br J Rheumatol 36:9–15

Roosnek AL, Lanzavecchia A (1991) Efficient and selective presentation of antigen-antibody complexes by rheumatoid factor B cells. J Exp Med 173:487

Roudier J, Petersen J, Rhodes GH et al. (1989) Susceptibility to rheumatoid arthritis maps to a T-cell epitope shared by the HLA-Dw4 DR-beta1 chain and the Epstein-Barr virus glykoprotein gp 110. Proc Natl Acad Sci USA 86:5104

Rudolphi U, Hohlbaum A, Lang B, Peter HH, Melchers I (1993) The B cell repertoire of patients with rheumatoid arthritis: I. Frequencies and specificities of peripheral blood B cells reacting with human IgG, human collagens, amycobacterial heat shock protein and other antigens. Clin Exp Immunol 92:404–411

Rudolphi U, Rzepla R, Batsford S, Kaufman SHE, Mark K von der, Peter HH, Melchers I (1997) The B cell repertoire of patients with rheumatoid arthritis: II. Increased frequencies of IgG$^+$ and IgA$^+$ B cells specific for mycobacterial heat shock protein 60 or human type II collagen in synovial fluid and tissue. Arthritis Rheum 40:1409–1419

Salmon M, Scheel-Toellner D, Huissoon AP et al. (1997) Inhibition of T cell apoptosis in rheumatoid synovium. J Clin Invest 99:439–446

Sarvetnick N, Shizuru J, Ligitt D et al. (1990) Loss of pancreatic islet tolerance induced by β-cell expression of interferon-γ. Nature 346:844–847

Schlesier M, Haas G, Wolff-Vorbeck G, Melchers I, Peter HH (1989) Autoreactive T cells in rheumatic disease: I Analysis of growth frequencies and autoreactivity of T cells from patients with rheumatoid arthritis and Lyme disease. J Autoimmun 2:31–49

Schmidt D, Goronzy JJ, Weyand CM (1996) CD4$^+$CD7$^-$CD28$^-$ T cells are expanded in rheumatoid arthritis and characterized by autoreactivity. J Clin Invest 97:2027–2037

Schwab J, Lukowsky A, Volk HD, Peter HH, Melchers I (1994) Precursor frequencies for DNA-specific B lymphocytes in patients with systemic lupus erythematosus. Clin Exp Immunol 96:450–457

Schwartz BD (1996) The HLA major histocompatibility complex. In: Rich RR (ed) Clinical immunology, vol I. Mosby, St Louis, pp 94–113

Schwartz RS (1996) Mechanisms of autoimmunity. In: Rich RR (ed) Clinical immunology, vol I, 1st edn. Mosby, St Louis, pp 1053–1061

Scotet E, David-Ameline J, Peyrat MA et al. (1996) T cell recognition of Epstein Barr virus in rheumatoid arthritis. J Exp Med 184:1791–1800

Scott BB, Weisbrot LM, Greenwood JD, Bogoch ER, Paige CJ, Keystone EC (1997) Rheumatoid arthritis synovial fibroblast and U937 macrophage/monocyte cell line interaction in cartilage degradation. Arthritis Rheum 40:490–498

Sebbag M, Parry SL, Brennan FM, Feldmann M (1997) Cytokine stimulation of T lymphocytes regulates their capacity to induce monocyte production of tumor necrosis factor-alpha but not IL-10: possible relevance to pathophysiology of rheumatoid arthritis. Eur J Immunol 27:624–632

Sedlacek R, Mauch S, Kolb B et al. (1997) Matrix metalloproteinase MMP-19 (RASI-1) is expressed on the surface of activated peripheral blood mononuclear cells and is detected as an autoantigen in rheumatoid arthritis. Immunobiology 198:408–423

Sell S (1996) Immunopathology. In: Rich RR (ed) Clinical immunology, vol I, 1st edn. Mosby, St Louis, pp 449–477

Sercarz E, Lehmann PV, Ametani A, Benichou G, Miller A, Moudgil K (1993) Dominance and crypticity of T cell antigenic determinants. Annu Rev Immunol 11:729–766

Shai R, Quismorio FP, Li L et al. (1998) Multigenic control of disease in multiplex families with systemic lupus erythematosus. Arthritis Rheum 41:S80

Shin EK, Matsuda F, Ozaki S et al. (1993) Polymorphism of the human immunoglobulin variable region segment V1–4.1. Immunogenetics 38:304–306

Singer SM, Tisch R, Yang XD, Sytwu HK, Liblau R, McDevitt HO (1998) Prevention of diabetes in NOD mice by a mutated I-Ab transgene. Diabetes 10:1570–1577

Skyler JS, Marks JB (1993) Immune intervention in type I diabetes mellitus. Diabetes Metab Rev 1:15

Smolen JS, Steiner G (1998) Are autoantibodies active players or epiphenomena? Curr Opin Rheumatol 10:201–206

Sneller MC (1998) Evaluation, treatment, and prophylaxis of infections complicating systemic vasculitis. Curr Opin Rheumatol 10:38–44

Snowden N, Reynolds I, Morgan K, Holt L (1997) T cell responses to human type II collagen in patients with rheumatoid arthritis and healthy controls. Arthritis Rheum 40:1210–1218

Steffen C (1970) Consideration of the pathogenesis of rheumatoid arthritis as collagen autoimmunity. Z Immunitätsforsch 139:219–227

Steiner G, Skriner K, Hassfeld W, Smolen JS (1996) Clinical and immunological aspects of autoantibodies to RA33/hnRNP-A/B proteins – a link between RA, SLE and MCTD. Mol Biol Rep 23:167–171

Sternberg EM, Chrousos GP, Wilder RL, Gold PW (1992) The stress response and the regulation of inflammatory disease. Ann Intern Med 117:854

Struyk L, Hawes GE, Chatila MK, Breedveld FC, Kurnick JT, Van den Elsen PJ (1995) T cell receptors in rheumatoid arthritis. Arthritis Rheum 38:577–589

Suda T, Nagata S (1997) Why do defects in the Fas-Fas ligand system cause autoimmunity. J Allergy Clin Immunol 100:97–101

Symmons DPM, Barrett EM, Bankhead CR, Scott DGI, Silman AJ (1994) The incidence of rheumatoid arthritis in the United Kingdom: results from the Norfolk Arthritis Register. Br J Rheumatol 33:735–739

Tak PP, Taylor PC, Breedveld FC et al. (1996) Decrease in cellularity and expression of adhesion molecules by anti-tumor necrosis factor-alpha monoclonal antibody treatment in patients with rheumatoid arthritis. Arthritis Rheum 39:1077–1081

Takahasi Y, Murai C, Shibata S et al. (1998) Human parvovirus B19 as a causative agent for rheumatoid arthritis. Proc Natl Acad Sci USA 7:8227–8232

Tan FM, Arnett FC (1998) The genetics of lupus. Curr Opin Rheumatol 10:399–408

Tan EM, Cohen AS, Fries JF et al. (1982) The 1982 revised criteria for the classification of systemic lupus erythematosus. Arthritis Rheum 25:1271–1277

Tax WJM, Kramers C, Van Bruggen MCJ, Berden JHM (1995) Apoptosis, nucleosomes and nephritis in systemic lupus erythematosus. Kidney Int 48:666–673

The Canadian-European Randomized Control Trial Group (1988) Cyclosporin-induced remission of IDDM after early intervention: association of 1 year cyclosporin treatment with enhanced insulin secretion. Diabetes 37:1574

Theofilopoulos AN (1995a) The basis of autoimmunity. Part I: Mechanism of aberrant self recognition. Immunol Today 16:90–98

Theofilopoulos AN (1995b) The basis of autoimmunity. Part II: Genetic predisposition. Immunol Today 16:150–158

Thompson KM, Borretzen M, Randen I, Forre O, Natvig JB (1995) V gene repertoire and hypermutation of rheumatoid factors produced by rheumatoid synovial inflammation and immunized healthy donors. Ann NY Acad Sci 764:440–449

Todd JA, Bell JI, McDevitt HO (1987) HLA-DQβ gene contributes to susceptibility and resistance to IDDM. Nature 329:599

Trentham DE (1985) Immune response to collagen. In: Gupta S, Talal N (eds) Immunology of rheumatic diseases. Plenum Press, New York, pp 301–323

Tsao BP, Cantor RM, Grossman JM et al. (1998) ADPRT alleles from the chromosome 1q41–q42 linked region are associated with SLE. Arthritis Rheum 41:S80

Tsokos GC, Liossis SNC (1998) Lymphocytes, cytokines, inflammation and immune trafficing. Curr Opin Rheumatol 10:417–425

Van Eden W (1991) Heat shock proteins as immunogenic bacterial antigens with a potential to induce and regulate autoimmune arthritis. Immunol Rev 121:5

Vaughan JH (1995) The Epstein-Barr virus in autoimmunity. Springer Semin Immunopathol 17:203–230

Venables P, Brookes S (1992) Retroviruses: potential aetiological agents in autoimmune rheumatic diseases. Br J Rheumatol 31:841–846

Verheijden GFM, Rijnders AWM, Bos E et al. (1997) Human cartilage glykoprotein-39 as a candidate autoantigen in rheumatoid arthritis. Arthritis Rheum 40:1115–1125

Waase I, Kayser C, Carlson PJ, Goronzy JJ, Weyand CM (1996) Oligoclonal T cell proliferation in patients with rheumatoid arthritis and their unaffected siblings. Arthritis Rheum 39:904–913

Walport MJ, Morgan BP (1991) Complement deficiency and disease. Immunol Today 12:301–306

Weber S, Schubothe H, Lang B, Peter HH (1996) Autoimmunhämolytische Anämien. In: Peter HH, Pichler WJ (Hrsg) Klinische Immunologie, 2. Aufl. Urban & Schwarzenberg, München Wien Baltimore, S 457–479

Weyand CM, Hick KC, Conn DL, Goronzy JJ (1992a) The influence of DRB1 genes on disease severity in rheumatoid arthritis. Ann Intern Med 117:801–806

Weyand CM, Xie C, Goronzy JJ (1992b) Homozygosity for the HLA-DRB1 allele selects for extra-articular manifestations in rheumatoid arthritis. J Clin Invest 89:2033–2039

Williams RC (1985) Immune response to streptococcal antigens in rheumatic fever. In: Gupta S, Tatal N (eds) Immunology of rheumatic diseases. Plenum Press, New York, pp 327–365

Willmroth F, Peter HH, Conca W (1997) A matrix metalloproteinase gene expressed in human T lymphocytes is identical collagenase 3 from breast carcinomas. Immunobiology 198:375–384

Winchester RJ, Lahita RG (1987) Genetic susceptibility to systemic lupus erythematosus. In: Lahita RG (ed) Systemic lupus erythematosus. Wiley Medical Publication, New York, pp 81–118

Winchester RJ, Gregersen PK (1988) The molecular basis of susceptibility to rheumatoid arthritis: the conformational equivalence hypothesis. Springer Semin Immunopathol 10:119

Wisniecki JJ, Jones SM (1992) Comparison of autoantibodies to the collagen-like region of C1q in hypocomplementemic urticarial vasculitis syndrome and systemic lupus erythematosus. J Immunol 148:1396–1403

Wolff-Vorbeck G, Hackl W, Fenning S, Krawinkel U, Lührmann R, Peter HH, Schlesier M (1994) Characterisation of a HLA-DR4 restricted T cell clone recognizing a protein moiety of small nuclear ribonucleoproteins (UsnRNP). Clin Exp Immunol 95:378–384

Wong S, Wen S, Visintin I, Flavell RA, Janeway C (1996) CD8 cell clones from young nonobese diabetic (NOD) islets can transfer rapid onset diabetes in NOD mice in the absence of CD4 cells. J Exp Med 183:67–76

Zeiss CR, Burch FX, Marder RJ, Furen NL, Schmid FR, Gewurz H (1980) A hypocomplementemic vasculitis urticarial syndrome. Report of four new cases and definition of the disease. Am J Med 68:867

Zuniga R, Ng S, Reveille JD, Alarcon GS, Salmon JE (1998) Allelic variations of FcγRIIa and FcγRIIIa do not appear to be linked, but the both contribute to the risk for nephritis in Mexican American lupus. Arthritis Rheum 41:S282

Zvaifler NJ, Firestein GS (1994) Pannus and pannocytes: alternative model of joint destruction in rheumatoid arthritis. Arthritis Rheum 37:783–789

Zvaifler NJ, Tsai V, Alsalameh S, Kempis J von, Firestein GS, Lotz M (1997) Pannocytes: distinct cells found in rheumatoid arthritis articular cartilage erosions. Am J Pathol 150:1125–1138

3 Infektiologie

3.1 Molekulare Mechanismen der Pathogenität von Bakterien

Roy Gross und Werner Goebel

Inhaltsverzeichnis

3.1.1 Einleitung

Infektionskrankheiten wie Diarrhö, Typhus, Keuchhusten, Tuberkulose, Lepra, Gastroenteritis, Meningitis, Lungenentzündung etc., die durch pathogene Bakterien verursacht werden, stellen weltweit eines der größten Gesundheitsprobleme für den Menschen dar. Trotz verfügbarer Therapeutika, insbesondere Antibiotika, sind diese Krankheiten nach wie vor die häufigste Ursache für Mortalität und Morbidität bei Menschen, v. a. in Ländern der III. Welt. Wie die jährlichen WHO-Berichte belegen, gehören in diesen Ländern bakterielle Darminfektionen bei Kleinkindern nach wie vor zu den wichtigsten Gründen für die hohe Kindersterblichkeit. Das Problem wird wesentlich verschärft durch die erschreckend hohe Zunahme an Resistenzen gegenüber den wichtigsten Antibiotika in vielen pathogenen Bakterien [Jacoby 1996]. Während die Resistenzproblematik weitgehend auf der bei Bakterien weitverbreiteten Fähigkeit zur horizontalen Genübertragung beruht, stellt die ebenfalls bei vielen Bakterien nachzuweisende genetische Variabilität ein weiteres ernstes Problem im Kampf gegen Infektionskrankheiten dar. Ähnlich wie auch bei anderen Mikroorganismen unterläuft die Fähigkeit vieler pathogener Bakterien, ihre Antigene (häufig identisch mit den Virulenzfaktoren dieser Bakterien) durch verschiedene genetische Mechanismen rasch zu verändern, die Immunabwehr und erschwert damit die Entwicklung wirksamer Impfstoffe gegen diese Kranheitserreger.

Nur eine genaue Kenntnis der Mechanismen der Pathogenese und Epidemiologie der bakteriellen Infektionskeime kann neue Wege in der Therapie und Prävention von bakteriellen Infektionskrankheiten aufzeigen und damit wesentlich dazu beitragen, das gewaltige Gesundheitsproblem, das mit diesen bakteriellen Infektionserregern verbunden ist, wenn schon nicht zu lösen, so doch zumindest zu verringern.

Die Forschung über die molekularen Mechanismen, die der Virulenz pathogener extra- und in-

Handbuch der molekularen Medizin, Band 4
Immunsystem und Infektiologie
D. Ganten/K. Ruckpaul (Hrsg.)
© Springer-Verlag Berlin Heidelberg 1999

trazellularer Bakterien zugrundeliegen, ist in den beiden letzten Jahrzehnten weltweit intensiviert worden und hat bereits zu beachtlichen Erfolgen geführt. Dabei haben die neuen Entwicklungen der Molekulargenetik, der Biochemie und der Zellbiologie eine entscheidende Rolle gespielt. Unter der großen Zahl der möglichen Untersuchungsobjekte haben sich dabei einige Bakterien als besonders geeignete Modelle zur Analyse grundsätzlicher Pathogenitätsmechanismen erwiesen. Auch in diesem Beitrag wird daher der Schwerpunkt auf der Darstellung dieser Modellorganismen liegen. Im 1. Teil unseres Beitrags werden die nach diesen Kriterien „wichtigsten" extrazellulären Bakterien abgehandelt werden, während wir im 2. Teil v. a. die fakultativ intrazellulären Bakterien darstellen werden. Obwohl auch einige der extrazellulären Bakterien Mechanismen besitzen, die es ihnen ermöglichen, in normalerweise nicht-phagozytische Wirtszellen einzudringen, werden wir hier als intrazellular nur die Bakterien bezeichnen, die nicht nur diese zellinvasive Eigenschaft besitzen, sondern darüber hinaus auch in der Lage sind, sich in diesen Wirtszellen wie auch in professionellen Phagozyten aktiv zu vermehren und deshalb während einer akuten Infektion im Wirt hauptsächlich in intrazellulären Kompartimenten zu finden sind.

Wir werden dabei den Schwerpunkt unserer Ausführungen auf die neueren Erkenntnisse der molekulargenetischen und biochemischen Untersuchungen an diesen Bakterien legen, soweit sie für das Verständnis der Pathogenese relevant sind. Wir sind uns darüber bewußt, daß manche der geschilderten, in reduzierten Modellsystemen, wie z. B. Zellkultursystemen bzw. verschiedenen Tiermodellen, aufgeklärten Prozesse im eigentlichen Infektionsgeschehen nicht notwendigerweise so ablaufen müssen. Wir sind aber andererseits der Überzeugung, daß der reduktionistische, molekulare Ansatz die im Moment überzeugendste Strategie ist, um tiefergehende Aussagen über die Pathogenitätsmechanismen krankheitsauslösender Bakterien zu erhalten.

3.1.2 Extrazellulare Bakterien

Obwohl die Grenzen zwischen vornehmlich extrazellulären Bakterien und „echten" fakultativ intrazellulären Erregern fließend sind, wollen wir in diesem Kapitel Organismen, die nur selten zellinvasiv sind oder deren Invasionsfähigkeit nach un-

serem heutigen Kenntnisstand nur eine punktuelle Rolle bei der akuten Erkrankung spielt, als extrazellulare Erreger bezeichnen. Viele extrazellulare Bakterien verbleiben nach ihrem Eintritt in den Wirt in einem relativ eng umgrenzten Bereich des Wirtsorganismus, wie dem oberen Atmungstrakt (z.B. *Bordetella pertussis*), dem Verdauungstrakt (z.B. *Vibrio cholerae*) oder dem Genitalbereich (z.B. *Neisseria gonorrhoeae*). Systemische Manifestationen der entsprechenden Krankheiten werden hauptsächlich durch die Produktion von Giftstoffen, sog. Toxinen, verursacht, die in die Zirkulation gelangen. Gelegentlich können sich die Erreger durch Gewebszerstörung auch selbst systemisch ausbreiten, was zu besonders schweren Krankheitszuständen führen kann. Nach Aufnahme dieser Bakterien durch den Menschen erfolgt eine Besiedlung des betroffenen Gewebes. Bei einigen Keimen wie z.B. *Vibrio cholerae* oder *Helicobacter pylori* spielen hierbei Geißeln (Flagellen) eine wichtige Rolle, denn sie ermöglichen es den Bakterien, sich dem mukosalen Gewebe schneller zu nähern, bevor sie vom Flüssigkeitsstrom weggespült werden. Bei der Anheftung an die Epithelschichten sind Adhäsine beteiligt. Diese können vielfältigster Natur sein und z.B. aus Polysacchariden oder Proteinen bestehen. Sie können fest mit der bakteriellen Oberfläche verbundene „Anhängsel" darstellen, wie z.B. Fimbrien, oder sie werden in das extrazellulare Milieu sezerniert, wie z.B. das Filamentöse Hämagglutinin von *Bordetella pertussis*. Derartige sezernierte Adhäsine müssen wenigstens eine 2fache spezifische Wechselwirkung eingehen können, zum einem mit dem Bakterium und zum anderen auch mit einem entsprechenden Liganden bzw. Rezeptor des Wirts. Rezeptoren für bakterielle Adhäsine können in der Zellmembran von Wirtszellen fest verankert vorliegen, wie z.B. bestimmte Integrine, oder es können auch Matrixproteine wie das Fibronektin zur Adhäsion genutzt werden, z.B. durch Fibronektinbindeproteine von Gruppe-A-Streptokokken.

Vor allem hinsichtlich pathogener Keime, die auch in der Umwelt überleben und damit als fakultativ pathogene Keime bezeichnet werden können, ist für eine weitergehende erfolgreiche Besiedlung des Wirts eine umfassende Anpassung der Bakterien an die veränderten Umweltbedingungen im Wirt Voraussetzung. Diese Anpassung umfaßt einerseits eine generelle Ausrichtung des bakteriellen Stoffwechsels an die besonderen Umstände des Wirts, wie z.B. veränderte Temperatur, Osmolarität oder extremer Mangel an freiem Eisen. Eisen ist mit Ausnahme von Milchsäurebakterien und Mykoplasmen ein essentielles Element für alle Lebewesen und im Wirt an hochaffine Trägerproteine wie Transferrin oder Laktoferrin gebunden, mit denen die Eisenaufnahmesysteme der Bakterien konkurrieren müssen. Andererseits kommt es zu hochspezifischen Anpassungsreaktionen der Bakterien, die es den Erregern ermöglichen, die Wirtsumgebung so zu verändern, daß sich die Mikroorganismen dort trotz der Wirtsabwehrmechanismen vermehren können. Hierfür sezernieren viele Bakterien die verschiedensten Faktoren, die auf sehr unterschiedliche Art und Weise am Pathogenesegeschehen Anteil haben können. Proteasen können direkt an einer Gewebszerstörung beteiligt sein, etwa durch die Degradation von Matrixproteinen (z. B. durch Kollagenasen) oder durch die Aktivierung von Wirtsenzymen, die dann durch fehlgeleitete oder übersteigerte Aktivitäten gewebsschädigend wirken [Maeda u. Yamamoto 1996]. Durch eine solche Gewebszerstörung können sich die Mikroorganismen evtl. mit Nährstoffen wie Eisen versorgen oder aber die Bakterien gelangen in Nischen, die der Wirtsabwehr nur schwer zugänglich sind. Proteasen können auch die Wirtsverteidigung schwächen, indem z. B. das Komplementsystem oder Antikörper gehemmt bzw. inaktiviert werden oder Rezeptorproteine der Zellen gespalten werden, die für ihre Kommunikation von Bedeutung sind. Kürzlich wurde gezeigt, daß die Neurotoxine von *Clostridium tetani* und *Clostridium botulinum* Proteasen sind, die bestimmte, am Exozytosemechanismus von Neurotransmittern beteiligte Faktoren abbauen und damit die Nervenfunktion zerstören. Abgesehen von Proteaseaktivitäten können mikrobielle Toxine durch viele andere Mechanismen zytotoxisch wirken. Häufig werden wichtige Proteine der eukaryotischen Zellen durch die Toxine modifiziert, etwa durch ADP-Ribosylierung, wie z. B. beim Diphtherietoxin, oder aber die Toxine besitzen membranaktive Strukturen und bilden Poren in den Zellmembranen, wie z. B. das α-Hämolysin von *Escherichia coli*. Toxine können auf vielfältige Weise in wichtige Wirtssysteme eingreifen. Sie können z. B. angreifende Makrophagen neutralisieren, indem sie deren Apoptose induzieren oder indem Einfluß auf die Signaltransduktionssysteme der Wirtszellen genommen wird. Viele dieser Faktoren beeinflussen also wichtige eukaryotische Systeme und sind deshalb geeignete Instrumente, um interessante Fragestellungen der molekularen Zellbiologie, wie z. B. die Charakterisierung von Signaltransduktionsketten oder den intrazellulären Vesikeltransport, zu untersuchen [Cossart et al.

1996]. Abwehrstrategien der Mikroorganismen können aber auch passiver Natur sein. So bilden extrazellulare Keime häufig Kapseln, die an Adhäsionsvorgängen beteiligt sein oder auch antiphagozytisch wirken können.

Für die Anpassung an die Umgebung des Wirts oder an verschiedene Nischen im Wirt im Verlauf einer Infektion besitzen die Bakterien Mechanismen, mit denen sie Veränderungen der Umwelt fühlen können, wie z. B. mit Hilfe der regulatorischen 2-Komponenten-Systeme [Gross 1993]. Diese Systeme können auf definierte Signale mit der Abwicklung definierter genetischer Programme reagieren, die zur Produktion der entsprechenden Virulenzfaktoren zum erforderlichen Zeitpunkt führen. Derartige Signale können entweder physikalische bzw. chemische Parameter der Umgebung sein, wie z. B. Temperatur, Osmolarität, Eisenmangel etc., oder Signale von Wirtszellen, oder aber auch sog. Zelldichtesignale, wie Homoserinlaktone [Rappuoli et al. 1995, Swift et al. 1994]. Häufig sind virulenzrelevante Gene deshalb in sog. Regulons, gemeinsam regulierten Einheiten, zusammengefaßt. Zusätzlich zu diesen hochspezifischen Regulationsmechanismen findet man gelegentlich, daß es zu spontanen ungerichteten Veränderungen (Mutationen und Rekombinationsereignissen) in der Expression von virulenzrelevanten Faktoren kommt, die einen Einfluß auf die antigenen Eigenschaften der Bakterien haben können und ihnen dadurch einen Selektionsvorteil durch Evasion vor der Immunantwort verschaffen können. Einige pathogene Keime haben eine natürliche Aufnahmebereitschaft für Nukleinsäuren. Diese natürliche Kompetenz kann durch horizontalen Gentransfer die genetische Variabilität bestimmter Erreger erhöhen und für eine zusätzliche Variationsmöglichkeit der Virulenzeigenschaften sorgen. Ein gut charakterisiertes Beispiel für derartige Vorgänge sind pathogene Neisserien, die über eine enorme Variabilität ihres Genoms verfügen. Virulenzgene sind zudem häufig auf mobilen genetischen Elementen, wie z. B. Bakteriophagen, Plasmiden oder Transposons, lokalisiert, was eine schnelle horizontale Ausbreitung von Virulenzfaktoren weiter begünstigt.

Manche Erreger leben als fakultativ pathogene Keime lange Zeit als Kommensalen in friedlicher Koexistenz mit dem Wirt, um dann unter meist noch wenig verstandenen, sicher auch von Wirtsfaktoren abhängigen Umständen plötzlich doch ihr pathogenes Potential zu entfalten. Ein Beispiel für solche Vorgänge bildet *Neisseria meningitidis*, den etwa 30% der Erwachsenen in der nasopharyngealen Schleimhaut tragen, ohne davon Kenntnis zu haben. Gelegentlich kommt es zu einer systemischen Ausbreitung der Bakterien mit meist fatalen Folgen für den Patienten.

Im folgenden werden die wichtigsten pathogenetisch relevanten, molekularen Mechanismen einer Reihe von Erregern dargestellt, wobei besonders auf die Adhäsion und Kolonisierung, die Produktion von gewebeschädigenden und entzündungsfördernden Faktoren und Toxinen und die Regulation dieser Virulenzfaktoren eingegangen wird. Oftmals ist die genaue Bedeutung einzelner Faktoren an der Pathogenese noch nicht bekannt. Derartige Faktoren wurden in das vorliegende Kapitel miteinbezogen, wenn sie aufgrund ihrer Eigenschaften (z.B. Zytotoxizität oder interessante enzymatische Aktivitäten) als potentielle Virulenzfaktoren in Frage kommen.

3.1.2.1 *Bordetella pertussis*

Der Erreger des Keuchhustens, *Bordetella pertussis,* wird heute zusammen mit *Bordetella parapertussis, Bordetella bronchiseptica* und einigen weiteren Arten zum Genus *Bordetella* gezählt. Diese Mikroorganismen sind sehr kleine, mikroaerophile gramnegative Kokkobazillen mit verschiedenen Wirtsspezifitäten [Hewlett 1995]. Die Bakterien kolonisieren den oberen Atmungstrakt und verursachen ähnliche Symptomatiken in verschiedenen Tieren oder dem Menschen. *Bordetella pertussis* ist der eigentliche Erreger des Keuchhustens und im Gegensatz zu den anderen Arten obligat humanpathogen. *Bordetella parapertussis* weist ein sehr enges Wirtsspektrum auf und verursacht v.a. Infektionen des Menschen mit relativ milden Verlaufsformen. *Bordetella bronchiseptica* hat ein breites Wirtsspektrum und kann verschiedene Säugetiere, gelegentlich aber auch den Menschen infizieren [Woolfrey u. Moody 1991]. Im Gegensatz zu den unbeweglichen humanpathogenen Arten *Bordetella pertussis* und *Bordetella parapertussis* ist *Bordetella bronchiseptica* durch Geißeln beweglich [Akerley et al. 1995, Hewlett 1995].

Nach Aufnahme der Bakterien durch Tröpfcheninfektion kommt es zur Adhäsion und zur Besiedlung der Mukosa der oberen Atmungswege, die normalerweise durch die zilienbewehrten Epithelzellen vor bakteriellen Eindringlingen geschützt sein sollten. Mit Hilfe bestimmter Adhäsine gelingt es den Bordetellen jedoch, sich gerade an diese zilienbehafteten Zellen effizient anzuheften und die Epithelschicht zu kolonisieren. Diese Adhäsine

können entweder sezerniert werden, wie das Filamentöse Hämagglutinin (FHA) [Relman et al. 1989, Relman et al. 1990], oder sie bleiben mit den Bakterien fest verbunden, wie die Fimbrien [Mooi 1994, Willems et al. 1990] und das äußere Membranprotein Pertactin [Leininger et al. 1992]. Die Besiedlung der Epithelschicht durch die Bakterien führt zu ihrer Zerstörung, denn die Bakterien produzieren eine Reihe hochwirksamer Toxine, wie das Adenylatzyklasetoxin (CYA) [Glaser et al. 1988], das Dermonekrotische Toxin (DNT) [Horiguchi et al. 1995, Pullinger et al. 1996], das Tracheale Zytotoxin (TCT) [Cookson et al. 1989] und das Pertussistoxin (PTX) [Locht u. Keith 1986, Nicosia et al. 1986], das offenbar eine duale Rolle hat, denn es ist zusätzlich auch an Adhärenzvorgängen beteiligt [Saukkonen et al. 1992]. Bakterämien mit *Bordetella pertussis* kommen nicht vor, so daß die systemischen Konsequenzen der Infektion in erster Linie den hier genannten Toxinen zugeschrieben werden müssen. Diese systemischen Effekte manifestieren sich in einer starken Lymphozytose, in Störungen des Insulingleichgewichts und in einer Histaminsensibilisierung der betroffenen Patienten [Hewlett 1995]. Mutationen in den oben genannten Faktoren führen zur Avirulenz im Mausmodell, in dem die Kolonisierung des Atmungstrakts und einige Parameter der Krankheit nachvollzogen werden können [Guiso u. Khelef 1992].

Das wichtigste Adhäsin von *Bordetella pertussis* ist offenbar das Filamentöse Hämagglutinin, das als hochmolekularer Vorläufer synthetisiert wird und nach mehreren Prozessierungsschritten schließlich als ein reifes Protein mit einem MG von 220.000 sezerniert wird [Locht et al. 1993]. Die verschiedenen FHA-Prozessierungsprodukte haben bei einer Infektion möglicherweise unterschiedliche Rollen [Arico et al. 1993, Renauld-Mongenie et al. 1996]. FHA stimuliert eine starke Immunanwort und gegen das FHA gerichtete Antikörper können eine Kolonisierung im Tiermodell verhindern [*Ad Hoc* Group for the Study of Pertussis Vaccine 1988]. FHA kann über verschiedene Mechanismen mit Wirtszellen interagieren. So bindet es an Schwefel-haltige Glykolipide, besitzt Lektin-artige Eigenschaften und verfügt über ein RGD-(Arginin-Glyzin-Aspartat-)Motiv [Hannah et al. 1994, Menozzi et al. 1994, Relman et al. 1990], mit dem es an Integrinrezeptoren (Typ CR3) von Lymphozyten bindet [Relman et al. 1990]. In vitro erzeugte, gegen FHA gerichtete Antikörper können mit der Blut-Hirn-Schranke interferieren, da offenbar strukturelle Ähnlichkeiten mit Selektinen vor-

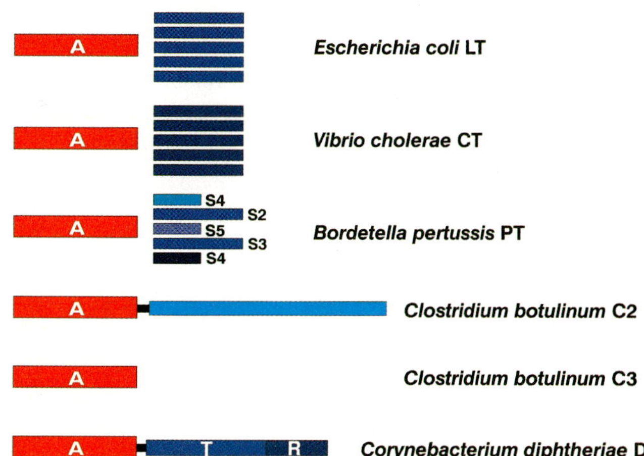

Abb. 3.1.1. Modulärer Aufbau einiger ADP-ribosylierender Toxine des sog. A/B-Typs. *A* enzymatisch aktive ADP-ribosylierende Untereinheit. Die rezeptorbindende *B*-Untereinheit kann entweder aus Homopolymeren bestehen (z. B. beim Cholera- und hitzelabilem Toxin) oder aber aus unterschiedlichen Proteinen (z. B. beim Pertussistoxin). Bei einigen Toxinen werden *A*- und *B*-Untereinheiten als eine einzige Polypeptidkette synthetisiert, die durch Proteasen gespalten werden kann, wobei die Untereinheiten durch Disulfidbrücken miteinander verbunden bleiben (z. B. beim Diphtherietoxin und beim Botulinum-C2-Toxin). Die Aktivierung dieser Toxine beinhaltet die Reduktion der Disulfidbrücken. Das Botulinum-C3-Toxin verfügt über keinen rezeptorbindenden B-Anteil. Beim Diphtherietoxin dient eine membranaktive Domäne T dem Durchtritt der enzymatisch aktiven A-Untereinheit durch die Vesikelmembran. Der Maßstab der Darstellung ist willkürlich getroffen

liegen [Sandros u. Tuomanen 1993]. FHA weist in seiner Primärstruktur eine interessante Ähnlichkeit mit einer Gruppe von sezernierten Faktoren anderer Bakterien auf, wie den Hämolysinen von *Serratia marcescens* oder von *Proteus mirabilis* [Poole et al. 1988, Willems et al. 1991].

Weitere Oberflächenstrukturen, die bei der Kolonisierung der Bakterien eine Rolle spielen, sind Pertactin, dessen Kristallstruktur kürzlich vorgestellt wurde [Emsley et al. 1996, Leininger et al. 1992], und die Fimbrien, von denen 4 serologisch unterscheidbare Typen produziert werden können [Mooi 1994]. Die Fimbrien können an den Vla-5-Rezeptor von Monozyten binden, was zur Aktivierung des CR3-Rezeptors führt, der wiederum der Rezeptor für FHA darstellt (s. oben). Dies läßt auf eine Kooperation der Fimbrien und des FHA bei der Kolonisierung schließen [Geuijen et al. 1996, Hazenbos et al. 1995].

Als der wichtigste Giftstoff von *Bordetella pertussis* gilt das Pertussistoxin, ein typisches A-B-Toxin mit einer Rezeptor-bindenden und einer enzymatisch aktiven ADP-ribosylierenden Untereinheit (Abb. 3.1.1) [Locht u. Keith 1986, Nicosia et al. 1986]. Man glaubt, daß dieses Toxin für viele der systemischen Krankheitserscheinungen verantwortlich ist. Das Toxin inaktiviert auf die Adenylatzyklase inhibitorisch wirkende G_i-Proteine in der Zellmembran, was zur erhöhten Produktion von cAMP führt. Aufgrund von Mutationen im Promotor des ptx-Operons kann das Toxin nur von *Bordetella pertussis* gebildet werden, obwohl auch *Bordetella parapertussis* und *Bordetella bronchiseptica* über seine Strukturgene verfügen [Gross u. Rappuoli 1988]. Das Toxin wird über einen spezifischen Sekretionsmechanismus aus den Bakterien ausgeschleust, der aus wenigstens 9 Faktoren aufgebaut wird und von den mit dem ptx-Operon gekoppelten ptl-Genen kodiert wird [Weiss et al. 1993]. PTX ist wesentlich komplizierter aufgebaut als verwandte Toxine wie z. B. das Choleratoxin (s. unten), denn es besteht aus 5 verschiedenen Proteinen S1–S5. Die Proteine S2–S5 bilden den Rezeptor-bindenden B-Oligomer, während die S1-Untereinheit die enzymatische Aktivität besitzt. Die Kristallstruktur ergab trotzdem überraschende Ähnlichkeiten zu den Strukturen des hitzelabilen Toxins (LT) von *Escherichia coli* und des Choleratoxins [Stein et al. 1994]. Das aktive Zentrum zeigt interessante Ähnlichkeiten zu anderen ADP-ribosylierenden Toxinen bzw. Enzymen von Bakterien, Eukaryoten und Bakteriophagen [Domenighini u. Rappuoli 1996]. Durch spezifische Mutagenese gelang es, nichttoxische Varianten des Pertussistoxins zu erzeugen, die aber unveränderte immunologische Eigenschaften besitzen [Pizza et al. 1990]. Derartige Toxoide können als potente Adjuvanzien für Impfstoffe dienen, die über den Atmungstrakt intranasal appliziert werden [Roberts et al. 1995]. Genetisch oder, alternativ hierzu, chemisch inaktivierte Pertussistoxoide stellen außerdem zusammen mit den Adhäsinen FHA und Pertactin die Hauptkomponenten neuer azellularer Impfstoffe dar, die offenbar bei guter Schutzwirkung weniger Nebenwirkungen haben als die herkömmlichen Ganzzellimpfstoffe [Gustaffson et al. 1996, Rappuoli 1996].

Essentiell für die Kolonisierung des Atmungstrakts ist das Adenylatzyklasetoxin (CYA), das zur Familie der sog. RTX-Toxine gehört und damit eng mit dem α-Hämolysin von *Escherichia coli* (s. unten) verwandt ist [Glaser et al. 1988]. Tatsächlich hat CYA hämolytische Eigenschaften und wird wie das *Escherichia-coli*-Protein von einem sog. ABC-Transporter-System, bestehend aus den beiden Proteinen der inneren Membran CyaB und CyaD und dem äußeren Membranprotein CyaE über die beiden bakteriellen Membranen nach außen geschleust [Sebo u. Ladant 1993]. CYA wird durch das cyaC-Gen-Produkt posttranslational durch eine Acylierung an einem bestimmten Lysinrest modifiziert und dadurch aktiviert [Hackelt et al. 1994]. An seinem N-Terminus findet sich eine besondere Domäne mit einer Adenylatzyklaseaktivität, die nach Bindung des Toxins an eukaryotische Zellen in diese transloziert wird, wo es nach Aktivierung durch das eukaryotische regulatorische Protein Calmodulin zu einer massiven cAMP-Produktion kommt. Das Toxin kann zur Apoptose von Makrophagen führen, und intrazellular exprimiertes Toxin ist letal für transfizierte Zellen [Khelef et al. 1993, Wels et al. 1992].

Ein weiteres Proteintoxin, das von Bordetellen synthetisiert wird, ist das sog. Dermonekrotische Toxin (hitzelabiles Toxin), das im Gegensatz zu den vorher beschriebenen Faktoren nicht sezerniert wird [Pullinger et al. 1996]. Eine Rolle dieses Toxins bei der Pathogenese ist noch unklar, doch konnte kürzlich gezeigt werden, daß es das GTP-Bindeprotein Rho auf unbekannte Weise modifizieren und damit auf das zellulare Zytoskelett Einfluß nehmen kann [Horiguchi et al. 1995].

Das Tracheale Zytotoxin (TCT) ist im Gegensatz zu den übrigen bislang beschriebenen Faktoren kein Protein, sondern ein spontan von den Bakterien abgegebener Bestandteil der Zellwand: 1,6-Dehydro-Muraminsäure-N-Azetyl-Glukosamin-Tetrapeptid [Cookson et al. 1989]. Diese Substanz weist hochtoxische Eigenschaften gegen Zilien tragende Zellen auf und interferiert in diesen Zellen mit der Produktion von IL-1 und NO [Heiss et al. 1994]. Die zytotoxische Wirkung dieses Toxin führt zu ei-

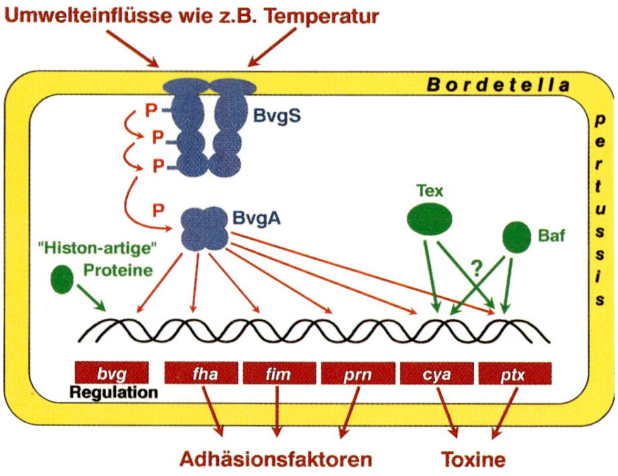

Abb. 3.1.2. Umweltbedingte Modulation der Expression der Virulenzeigenschaften von *Bordetella pertussis*. Das *BvgS*-Sensorprotein nimmt Umweltreize wahr und wandelt diese Reize durch Dimerisierungs- und Phosphorylierungsreaktionen in ein zellulares Signal um. Dies führt letztlich zur Phosphorylierung des Transkriptionsfaktors *BvgA*, der dadurch aktiviert wird und die verschiedenen Virulenzpromotoren einschaltet. *BvgA* hat unterschiedliche Affinitäten für verschiedene Promotoren, so daß es zunächst zur Synthese der Adhäsine und erst später zur Toxinproduktion kommt. Weitere Faktoren, wie das RNA-Bindeprotein *Tex*, das *Baf*-Protein und Faktoren, die die DNA-Topologie beeinflussen, haben möglicherweise Anteil an der differentiellen Regulation der Virulenzfaktoren

ner massiven Gewebeschädigung und trägt wahrscheinlich erheblich zum Verlust der ziliierten Zellen des oberen Atmungstrakts bei.

Viele der hier beschriebenen Virulenzfaktoren werden in ihrer Expression durch Umwelteinflüsse reguliert. So zeigt sich, daß die eingangs genannten Adhäsine und Proteintoxine nur bei Körpertemperatur (37 °C), nicht aber bei Raumtemperatur (25 °C) synthetisiert werden. Dieses Phänomen wird als phänotypische Modulation bezeichnet und greift auf Transkriptionsebene durch ein sog. 2-Komponenten-System an, welches aus den 2 Proteinen BvgS und BvgA besteht [Arico et al. 1989, Stibitz und Yang 1991]. Wie in Abb. 3.1.2 dargestellt, ist das BvgS-Protein ein membranständiges Sensorprotein, das die Umweltsituation wahrnehmen kann und diese Information in ein zellulares Signal verwandelt. Hieran sind komplexe Konformationsänderungen, Dimerisierungsvorgänge und eine Reihe von Phosphorylierungsreaktionen der BvgS- und BvgA-Proteine beteiligt, die letztlich dazu führen, daß der Transkriptionsaktivator BvgA durch Phosphorylierung aktiviert wird [Beier et al. 1995, 1996, Uhl u. Miller 1996]. BvgA kann dann die Promotoren der verschiedenen Virulenzgene einschalten [Boucher u. Stibitz 1995, Karimova et al. 1996, Steffen u. Ullmann 1996, Zu et al. 1996]. Das ganze System wird weiter kompliziert durch unterschiedliche Affinitäten des Regulators für die jeweiligen Promotoren, durch den Einfluß von Veränderungen in der DNA-Topologie und durch die Beteiligung weiterer Faktoren wie des RNA-Bindeproteins Tex oder des Faktors Baf, die nur auf die Toxinexpression einwirken [DeShazer et al. 1995, Fuchs et al. 1996, Graeff-Wohlleben et al. 1995, Scarlato et al. 1993]. Unter Laborbedingungen kommt es häufig zur spontanen Entstehung von avirulenten Bakterien, die die bvg-aktivierten Faktoren nicht mehr exprimieren können, da sie Mutationen im bvg-Locus enthalten [Monack et al. 1989]. Ob dieses Phänomen, das als Phasenvariation bezeichnet wird, eine In-vivo-Bedeutung besitzt und z. B. durch veränderte immunologische Eigenschaften der Bakterien die Immunantwort auf die Bordetellen erschwert, ist unklar. In einigen Mutanten wurde eine partielle Phasenvariation beobachtet, die nur zum Abschalten der ptx- und cya-Loci führte [Carbonetti et al. 1993]. In diesen Fällen lagen Mutationen im Gen der RNA-Polymerase-α-Untereinheit vor, die zu einem Ungleichgewicht in der Menge der verschiedenen RNA-Polymerase-Untereinheiten führten und dadurch das partielle Abschalten des Virulenzregulons bewirkten [Carbonetti et al. 1994, Fuchs et al. 1996]. Ob dieses Phänomen eine In-vivo-Relevanz hat, ist unklar, doch könnte das partielle Abschalten der Toxinexpression eine Bedeutung bei der Persistenz der Bakterien im Wirt haben (s. unten).

Welchen Vorteil kann es für die obligat humanpathogenen Keuchhustenerreger haben, ihre Virulenzeigenschaften durch ein so komplexes regulatorisches System zu kontrollieren? Es ist denkbar, daß sich dieses System bei einem Vorläufer von *Bordetella pertussis* entwickelt hat, der noch nicht obligat pathogen war, sondern auch noch in der Umwelt überleben konnte. Das bvg-System könnte demnach ursprünglich für die Anpassung der Bakterien an 2 Lebensräume, die Umwelt und das Säugetier, wichtig gewesen sein [Rappuoli et al. 1992]. Diese These wird durch die Kinetik der Expression der verschiedenen Faktoren unterstützt, denn bei einem Wechsel der Temperatur von Raum- auf Körpertemperatur kommt es zuerst zur Expression der Adhäsine, und erst Stunden später zur Synthese der Toxine, die auch erst später im Verlauf der Infektion benötigt werden [Scarlato et al. 1991]. Da dieses komplexe regulatorische System auch in *Bordetella pertussis* noch beibehalten wurde, ist es sehr wahrscheinlich, daß es auch für den obligat pathogenen Organismus, der nicht in der

Umwelt existieren kann, sondern direkt durch Tröpfcheninfektion übertragen wird, noch eine Bedeutung hat, z. B. bei der Anpassung an verschiedene Nischen des Wirts. Eine solche Nische könnte das intrazellulare Milieu sein, denn Bordetellen sind in der Lage, ihre Aufnahme in höhere Zellen, wie Epithelzellen und Makrophagen, zu triggern [Ewanowich et al. 1989]. Tatsächlich können Bordetellen sowohl innerhalb von Epithelzellen als auch in professionellen Makrophagen mit signifikanter Rate überleben, sich allerdings nicht vermehren [Schipper et al. 1994, Steed et al. 1991]. Eine Rolle dieses Phänomens bei der Persistenz der Bakterien im Wirt ist denkbar. In der Tat mehren sich die Hinweise, daß die Expression der Toxine im intrazellularen Milieu und auch bei persistierenden Infektionen im Menschen nachteilig für die Bakterien ist und deshalb möglicherweise abgeschaltet wird [Banemann u. Gross 1997, Gueirard et al. 1995].

3.1.2.2 *Helicobacter pylori*

Die Entdeckung eines Bakteriums, das für die Entstehung von chronischer Gastritis (Typ B) und Geschwüren des Magens und des Zwölffingerdarms verantwortlich ist, war eine der größten Überraschungen der bakteriellen Infektionsforschung der letzten Jahre. Zudem besteht ein direkter Zusammenhang zwischen der Besiedlung durch dieses Bakterium und bösartigen Tumoren wie dem Adenokarzinom des Magens und dem MALT-Lymphom [Blaser 1992, Greiner u. Müller-Hermelink 1996]. Das Bakterium *Helicobacter pylori* ist ein mikroaerophiler, gramnegativer, schraubenförmiger Mikroorganismus, der zuerst als *Campylobacter pylori* bezeichnet wurde und erstmals 1983 aus Biopsien von Patienten mit chronischer Gastritis isoliert wurde [Marshal 1983]. Es ist in der Lage, in der extrem sauren Umgebung des Magens und auch im Zwölffingerdarm zu überleben, wird aber auch in der Mundschleimhaut gefunden, was einen Hinweis auf den Infektionsweg gibt. Die Infektion mit *Helicobacter pylori* ist ein Paradebeispiel für eine chronisch persistierende Infektion, die nicht immer zu Beschwerden bei den infizierten Trägern führen muß. Die Durchseuchung der Bevölkerung ist sehr hoch. In Anbetracht des besonderen Lebensraums dieses Mikroorganismus kann erwartet werden, daß er über besondere Strategien verfügt, dem feindlichen Milieu des Magens (v. a. niedriger pH-Wert) zu begegnen. Tatsächlich ist der eigentliche Besiedlungsbereich nicht das Lumen des Magens, sondern die der Magenmukosa aufliegende Muzinschicht, in der der pH-Wert nicht so sauer ist. Zudem sezerniert der Organismus eine Urease, die Harnstoff zu Ammonium und Kohlendioxid umwandelt und dadurch die Magensäure in der direkten Umgebung des Mikroorganismus neutralisiert.

Wie in vielen anderen Fällen ist das Fehlen von guten Modellsystemen ein beschränkender Faktor für das Verständnis der durch *Helicobacter pylori* verursachten Pathogenese. Viele Arbeiten über die Virulenz von *Helicobacter pylori* wurden mit verwandten tierpathogenen Arten durchgeführt, und von diesen Ergebnissen wurde auf den Menschen rückgeschlossen [Akopyants et al. 1995, Eaton et al. 1996, Marchetti et al. 1995]. In solchen Modellsystemen erwiesen sich Ureasemutanten erwartungsgemäß als avirulent [Tsuda et al. 1994]. Man findet interessanterweise in Patienten eine starke Immunantwort gegen die Urease, was darauf hindeutet, daß dieses Enzym auch während der chronischen Infektion ständig produziert wird. Die Urease ist ein protektives Antigen, und Impfstoffe gegen *Helicobacter pylori* Infektionen auf Ureasebasis werden z. Z. entwickelt [Ferrero et al. 1994]. Die Urease ist eng mit einem Hsp60-homologen Hitzeschockprotein (GroEL) vergesellschaftet [Evans, et al. 1992, Macchia et al. 1993, Suerbaum et al. 1994]. Dieses Protein ist sehr homolog zu eukaryotischen Hitzeschockproteinen, was eine Erklärung für die Induktion von selbstreaktiven Antikörpern sein könnte, die gegen die Magenmukosa gerichtet sind und in Mäusen beobachtet wurden, die mit *Helicobacter-pylori*-Extrakten immunisiert wurden [Negrini et al. 1991]. Zudem weisen Patienten Anti-*Helicobacter-pylori*-Hsp60-Antikörper auf und Hitzeschockproteinpräparationen vermitteln eine protektive Immunantwort in Mäusen [Ferrero et al. 1995]. Autoimmunreaktionen gegen die Hitzeschockproteine könnten ebenfalls an entzündlichen Vorgängen in der Magenmukosa mitwirken.

Helicobacter pylori produziert interessanterweise 2 Typen von Flagellinen, die in unterschiedlichen Mengen synthetisiert werden und gemeinsam die Geißeln aufbauen [Suerbaum 1995]. Mutanten in den beiden Flagellingenen belegten die Bedeutung der Flagellen für die Virulenz der Bakterien, denn sie waren in ihrer Kolonisierungsfähigkeit in gnotobiontischen Ferkeln eingeschränkt [Eaton et al. 1996]. Wahrscheinlich erleichtert ihre Beweglichkeit es den Bakterien, die „rettende" Muzinschicht schnell zu erreichen. Nur ein kleiner Teil der Bakterien scheint wirklich adhärent an Mukosazellen zu sein, der größte Teil hält sich frei in der Muzin-

schicht auf. Die adhärierenden Bakterien sind möglicherweise besonders stark an den pathologischen Veränderungen der Mukosa beteiligt. Zudem stellen die adhärenten Bakterien möglicherweise die Quelle für die Organismen in der Muzinschicht dar, denn sie werden nicht mit der Muzinschicht entfernt, die einem schnellen Turnover unterliegt. Mehrere potentielle Adhäsine wurden identifiziert, die mit verschiedenen Wirtsstrukturen interagieren können [Boren et al. 1993, Doig et al. 1992, Evans et al. 1993, Odenbreit et al. 1996, Trust et al. 1991, Valkonen et al. 1994].

Kürzlich konnte ein Zytotoxin mit einem neuartigen Wirkungsmechanismus aus *Helicobacter pylori* kloniert werden, das in Epithelzellen die Bildung von großen intrazellularen Vakuolen induziert [Cover 1996]. Dieses sog. vakuolisierende Toxin, VacA, wird von vielen klinischen Isolaten exprimiert, es gibt aber auch Stämme, die das Gen zwar tragen, es offenbar aber nicht exprimieren. VacA wird als großes Vorläuferprotein synthetisiert, das während der Passage durch die äußere bakterielle Membran zu einem reifen Protein mit einem MG von 87.000 prozessiert wird. Der Sekretionsmechanismus ähnelt dem zuerst für die IgA-Protease von *Neisseria gonorrhoeae* beschriebenen Vorgang (s. unten) [Schmitt u. Haas 1994]. Ein saurer pH-Wert aktiviert und stabilisiert das VacA-Protein [de Bernard et al. 1995]. Das aktive Toxin scheint ein multimeres Molekül mit einem MG von über 600.000 zu sein [Lupetti et al. 1996]. Die von VacA induzierten Vakuolen stammen von späten endosomalen Kompartimenten ab, denn in den Vakuolenmembranen konnte das Markerprotein Rap7 nachgewiesen werden [Papini et al. 1994]. Die Wirkung des Toxins führt zu einer Ansäuerung der Vakuolen, und Bafilomycin A1, ein Inhibitor von vakuolären H^+-ATPasen (V-ATPasen), verhindert die Vakuolisierung in HeLa-Zellen [Papini et al. 1993]. VacA ist im Tiermodell ein protektives Antigen, wobei toxinneutralisierende Epitope eine konformationelle Struktur zu haben scheinen [Manetti et al. 1995]. Das VacA-Protein wird als potentieller Bestandteil eines azellularen Impfstoffs in Betracht gezogen.

Eng mit dem VacA-Toxin vergesellschaftet ist ein immundominantes Protein unbekannter Funktion namens CagA (cytotoxin-associated gene A) [Covacci et al. 1993]. Es ist auf der Oberfläche der Bakterien lokalisiert, und eine enge Korrelation zwischen der Produktion dieses Antigens und gastroduodenalen Erkrankungen, v. a. Geschwüren des Zwölffingerdarms, wurde beobachtet. Zudem scheinen CagA-produzierende Bakterien das Risiko für Magenkrebs signifikant zu erhöhen [Blaser et al. 1995]. Antikörper gegen CagA werden in fast allen mit *Helicobacter pylori* infizierten Menschen gefunden. Klinische *Helicobacter-pylori*-Isolate können in 2 Typen eingeteilt werden können. Typ-I-Bakterien besitzen das cagA-Gen und exprimieren CagA und VacA. Typ-II-Bakterien besitzen weder das cagA-Gen noch exprimieren sie VacA. Außerdem gibt es noch eine „gemischte" Gruppe von Bakterien, die entweder CagA oder VacA exprimieren [Xiang et al. 1995]. Klinische Isolate besitzen somit eine erstaunliche Heterogenität. Tatsächlich weist *Helicobacter pylori* eine außerordentliche Genomvariabilität auf [Akopyants et al. 1992, Bukanov u. Berg 1994, Jiang et al. 1996]. Die natürliche Kompetenz zur genetischen Transformation von *Helicobacter* mag an dieser umfangreichen Genomvariabilität mitbeteiligt sein.

Kürzlich wurde versucht, die pathogenetische Bedeutung der verschiedenen bislang beschriebenen Faktoren im Mausmodell zu untersuchen [Ghiara et al. 1995]. Die Urease hat in diesem Modell keinen bedeutenden Einfluß bei der Gewebsschädigung, während VacA zwar starke Läsionen der Epithelschicht induziert, aber keine starken Entzündungsreaktionen hervorruft. Andererseits ist bekannt, daß die Infektion mit *Helicobacter pylori* zu einer starken entzündlichen Reaktion in der Mukosa führt, die durch Monozyten und Neutrophile vermittelt wird und die Bildung von IL-1β, IL-6, TNFα und IL-8 einschließt [Sharma et al. 1995]. Andere bakterielle Faktoren scheinen eine Rolle bei diesen entzündlichen Reaktion zu spielen, die offenbar eng mit dem cagA-Gen gekoppelt auf einer etwa 40 kbp großen Pathogenitätsinsel vorliegen [Censini et al. 1996]. Abgesehen von der Gewebsschädigung und der Auslösung von entzündlichen Reaktionen gibt es offenbar einen von VacA und CagA unabhängigen Mechanismus, der sowohl die Proliferation von Epithelzellen als auch ihre Migration behindert, beides Vorgänge, die bei der Heilung von geschädigtem Gewebe eine große Rolle spielen [Ricci et al. 1996].

3.1.2.3 *Vibrio cholerae*

Vibrio cholerae verursacht durch nichtinvasive Infektionen des Dünndarms die v. a. in den wenig entwickelten Teilen der Welt in Form von großen Epidemien auftretende Cholera. Es ist ein gramnegatives, durch ein einziges Flagellum bewegliches Bakterium mit einer charakteristischen gekrümmten Form. Dieses Bakterium kann lange Zeit sowohl in Salz- als auch in Süßwasser persistieren. Entsprechend erfolgen Infektionen in der Regel durch die Aufnahme von kontaminiertem Wasser.

Seit längerer Zeit ist bekannt, daß die Produktion des Choleratoxins (CTX) für die wichtigsten klinischen Manifestationen der Krankheit verantwortlich ist. Die Einwirkung von CTX verursacht keine offensichtliche Schädigung des Darmgewebes, führt aber zu einer Reduktion der Aufnahme von Natrium ins Gewebe und zu einer verstärkten Absonderung von Chlorid und Wasser ins Lumen, was eine massive Diarrhö und starke Elektrolytverluste verursacht. Dieser Flüssigkeitsverlust kann bis zu 20 l/Tag ausmachen. Der Erreger gelangt mit dieser Flüssigkeit wieder in die Umwelt. Das Choleratoxin ähnelt dem Pertussistoxin in seiner Aktivität und in seinem Aufbau. Es ist ein typisches AB-Toxin, wobei im Unterschied zum PTX der Rezeptor-bindende B-Anteil aus 5 gleichen Proteinuntereinheiten aufgebaut ist (Abb. 3.1.1), die in Form einer Rosette unterhalb der A-Untereinheit angeordnet sind [Zhang et al. 1995]. Es ist eng mit dem hitzelabilen Toxin LT-I von *Escherichia coli* verwandt [Sixma et al. 1991]. Der Rezeptor für CTX ist das GM_1-Gangliosid, also ein Sialinsäurerest, der kovalent mit Ceramid verknüpft ist. Die A-Untereinheit von CTX verfügt über eine ADP-ribosylierende Aktivität und wird beim Export aus der Bakterienzelle in 2 Fragmente A1 und A2 gespalten, die durch eine Disulfidbrücke zusammengehalten werden. Nach Bindung an den Rezeptor wird das A1-Fragment vermutlich durch Reduktion der Disulfidbrücke abgespalten und gelangt in die eukaryotische Zielzelle. Wie diese Translokation abläuft, ist noch unklar [London 1992]. Einmal im zellularen Milieu angelangt, wird durch die enzymatische Aktivität von A1 eine ADP-Ribose an das G_s-Protein in der eukaryotischen Membran angehängt, das die Aktivität der Adenylatzyklase reguliert. Im Gegensatz zu PTX, das das inhibierend wirkende G_i-Protein inaktiviert, modifiziert CTX das aktivierend wirkende G_s-Protein, das durch die kovalente Bindung der ADP-Ribose eine konstitutive Aktivität erlangt. In der Konsequenz kommt es deshalb, genau wie bei PTX, zur Überproduktion des Second messengers cAMP in der Zelle [Spangler 1992].

Die CTX-Rezeptoren sind in den polarisierten Darmepithelzellen auf der apikalen Seite lokalisiert, während die Adenylatzyklasen auf der basolateralen Seite angeordnet sind. Tatsächlich spricht vieles dafür, daß das Toxin erst durch Zisternen des Golgi-Apparats und des Endoplasmatischen Retikulums transportiert werden muß, um an seinen Wirkort zu gelangen [Lencer et al. 1995]. Zusätzlich zu den membranständigen regulatorischen G-Proteinen besitzen eukaryotische Zellen noch kleine GTP-Bindeproteine (z. B. das Rho-Protein), die am intrazellularen Vesikel- und Proteintransport durch das Golgi-System beteiligt sind. Interessanterweise wird die ADP-ribosylierende Aktivität von CTX in vitro durch eine Interaktion mit einigen dieser G-Proteine erhöht, die auch als ARFs (ADP-ribosylation factors) bezeichnet werden [Boman u. Kahn 1995, Moss u. Vaughan 1991]. Ob diese Beobachtung eine In-vivo-Bedeutung hat, ist unbekannt.

Andere an der Virulenzausprägung beteiligte Faktoren sind das Flagellum und die Fimbrien. Unbewegliche Mutanten sind deutlich weniger virulent [Gardel u. Mekalanos 1996]. Die Fimbrien sind lange filamentöse Strukturen, die als Tcp-Fimbrien (Tcp: **t**oxin **c**oregulated **p**ili) bezeichnet werden. Fimbrienmutanten sind nicht mehr in der Lage, im Mausmodell den Dünndarm zu kolonisieren [Chiang et al. 1995, Rhine u. Taylor 1994]. Die Tcp-Fimbrien gehören zur Gruppe der sog. Typ-IV-Familie von Fimbrien, zu denen auch die Fimbrien von *Neisseria gonorrhoeae* gehören (s. unten) [Kaufman et al. 1991]. Die Biosynthese der Fimbrien ist komplex, und wenigsten 15 Gene sind daran beteiligt. Zusätzlich zu den Tcp-Fimbrien scheinen weitere Membranproteine für die Kolonisierung der Darmmukosa bedeutsam zu sein [Hughes et al. 1995, Sperandino et al. 1995]. Eine sezernierte Zink- und Kalzium-abhängige Protease mit hämagglutinierenden Eigenschaften (Hämagglutininprotease: Hap) wirkt möglicherweise an der Ablösung der Bakterien von den Epithelien und damit an deren Ausbreitung mit [Finkelstein et al. 1992].

Attenuierte ctx-Mutanten von *Vibrio cholerae* verursachten bei Freiwilligen gelegentlich noch Diarrhöen, so daß die Vermutung naheliegt, daß es noch weitere Toxine gibt. Bis vor kurzem wurden 2 in direkter Nachbarschaft des ctxAB-Locus gelegene Genloci für dieses Phänomen verantwortlich gemacht. Der zot-Locus sollte für das sog. Zonulaoccludens-Toxin (Zot) und das ace-Gen für das sog. Akzessorische Choleraenterotoxin (Ace) kodieren [Baudry et al. 1992, Johnson et al. 1993, Trucksis et al. 1993]. Allerdings lassen neue Ergebnisse eine direkte Beteiligung der beiden Faktoren an der Pathogenese eher unwahrscheinlich erscheinen: Kürzlich wurde gezeigt, daß das CTX-Gen-Cluster auf einem lysogenen filamentösen Bakteriophagen (CTX) lokalisiert ist [Waldor u. Mekalanos 1996]. Das Genom dieses Phagen umfaßt außer dem CTX-Locus auch noch die ace- und zot-Gene und ein aus mehreren Genen bestehendes phagenspezifisches Rekombinationssystem, das eine ortspezifische Integration des Phagen ins Vibriochromosom ermöglicht. Sowohl Zot als auch Ace weisen Homologien zu Proteinen anderer Bakteriophagen auf und sind wahrscheinlich an der Phagenmorphogenese beteiligt [Trucksis et al. 1993, Waldor u. Mekalanos 1996]. Als Rezeptor dienen dem CTX-Phagen die Tcp-Fimbrien [Waldor u. Mekalanos 1996], die damit ein gutes Beispiel für die Koevolution von Virulenzfaktoren darstellen, denn ein Virulenzfaktor (Tcp) ist der Rezeptor für einen Bakteriophagen, der für weitere Virulenzfaktoren kodiert.

Interessanterweise wird die Expression vieler der hier beschriebenen Virulenzfaktoren durch dasselbe System gemeinsam reguliert, das auf verschiedene Umweltfaktoren, wie z. B. Veränderungen in der Temperatur oder der Osmolarität, reagiert und vermutlich der Anpassung der Bakterien an den Wirtsorganismus dient. Drei regulatorische Faktoren sind bislang identifiziert worden, ToxR, ToxS und ToxT. Das ToxR-Protein ist ein membranständiges Sensorprotein, dessen zytoplasmatische Domäne eine DNA-Bindedomäne besitzt, was für ein Membranprotein sehr ungewöhnlich ist. Der C-Terminus von ToxR ragt ins Periplasma, wo auch das ToxS-Protein zu finden ist. ToxR kann die Expression des ctx-Promotors direkt aktivieren, muß hierzu aber in dimerisierter Form vorliegen [Dziejman u. Mekalanos 1994]. Offenbar vermittelt das periplasmatische ToxS-Protein diese ToxR-Dimerisierung als eine Reaktion auf entsprechende Umweltbedingungen [DiRita u. Mekalanos 1991]. Das ToxT-Protein gehört zu einer großen Familie typischer bakterieller Transkriptionsfaktoren, der sog. AraC-Familie. ToxR kann die Expression von ToxT aktivieren [Higgins u. DiRita 1996], und ToxT kann dann die Expression verschiedener weiterer Faktoren einleiten, wie z. B. die Synthese der Tcp-Fimbrien, die in einem Operon mit ToxT vorliegen [Brown u. Taylor 1995]. Es liegt also eine regulatorische Kaskade vor, die verschiedene Signale integrieren und auch verstärken kann [DiRita et al. 1991].

Nur bestimmte *Vibrio-cholerae*-Stämme sind mit Choleraepidemien in Verbindung zu bringen. Aufgrund eines gemeinsamen LPS-O-Antigens werden sie alle zum sog. O1-Serotyp gerechnet, der aus 2 Biotypen, dem „klassischen" und dem El-Tor-Typus besteht. Alle O1-Stämme produzieren in der Regel die oben genannten Virulenzfaktoren [Kurazono et al. 1995]. El-Tor-Stämme sezernieren ein weiteres Zytotoxin, das El-Tor-Hämolysin mit einem MG von 65.000 [Yamamoto et al. 1990]. Klassische O1-Stämme produzieren eine verkürzte Variante dieses Hämolysins [Alm et al. 1991]. Das HlyU-Protein reguliert die Expression des Hämolysins und möglicherweise weiterer virulenzrelevanter Gene [Williams et al. 1996].

Im Gegensatz zu den O1-Stämmen galten alle nicht-O1-Stämme als weitgehend avirulent. Dieses eindeutige Klassifikationssystem, das eine zweifelsfreie Identifizierung von potentiell gefährlichen Stämmen erleichterte, wurde allerdings kürzlich durch eine Epidemie in Indien und Bangladesh erschüttert, bei der ein neuer nicht-O1-Serotyp mit hochvirulenten Eigenschaften auftrat, der Serotyp O139 [Hall et al. 1993, Waldor u. Mekalanos 1994]. Die Virulenzfaktoren dieser neuen Stämme scheinen mit denen der O1-Stämme weitgehend übereinzustimmen, allerdings weisen diese O139-Stämme ungewöhnliche Oberflächenstrukturen in Form einer besonderen Kapsel (O-Antigen-Kapsel) und einer anderen LPS-Struktur auf. Es gibt Hinweise darauf, daß sich O139 aus El Tor durch die horizontale Aufnahme des O139-Antigens entwickelt haben könnte [Bik et al. 1995, Waldor u. Mekalanos, Waldor et al. 1994].

3.1.2.4 *Escherichia coli*

Während die bislang behandelten Organismen in der Regel eine einzige charakteristische Krankheit auslösen, sind pathogene *Escherichia-coli*-Bakterien mit viel komplexeren Infektionsgeschehen verknüpft, denn Erkrankungen können durch intestinale aber auch extraintestinale Infektionen verursacht werden. Das Spektrum der Krankheiten ist sehr breit und schließt harmlose Magen-Darm-Verstimmungen, schwere Dysenterie-artige Darmerkrankungen, das Hämolytisch-Urämische Syndrom (HUS), Blasen- und Niereninfektionen (Zystitis, Pyelonephritis), Sepsis und Meningitis ein. Man kann deshalb die *Escherichia-coli*-Stämme in verschiedene Gruppen einteilen, die die verschiedenen Krankheitsbilder verursachen können. Intestinale Erreger sind die ETEC (enterotoxische *Escherichia coli*), EPEC (enteropathogene *Escherichia coli*), EHEC (enterohämorrhagische *Escherichia coli*), EIEC (enteroinvasive *Escherichia coli*) und die EAggEC (enteroaggregative *Escherichia coli*). Extraintestinale Erreger sind hauptsächlich die uropathogenen Stämme (UPEC). Einige extraintestinale Stämme können Meningitis in Neugeborenen und andere systemische Krankhei-

ten auslösen. Die verschiedenen Stämme produzieren meist für die jeweiligen Erkrankungen charakteristische Faktoren oder Kombinationen dieser Faktoren, z.B. verschiedene, am Gewebstropismus beteiligte Adhärenzfaktoren. Die verschiedenen *Escherichia-coli*-Isolate können eine immense Vielzahl an verschiedenen Adhäsinen exprimieren, die im Rahmen dieses Artikels nicht umfassend vorgestellt werden können. Der speziell interessierte Leser sei deshalb auf die weiterführende Literatur verwiesen [Hull u. Hull 1994, Mühldorfer u. Hakker 1994].

Nahezu alle *Escherichia-coli*-Isolate einschließlich der nicht-pathogenen kommensalen Stämme besitzen die Gene für Typ-1-Fimbrien [Bloch et al. 1992, Jones et al. 1995b] und die sog. Curli [Olson et al. 1989]. Typ-I-Fimbrien sind Adhäsine, die mit Mannose-haltigen Rezeptoren interagieren können und eine Anheftung der Bakterien an so verschiedene Gewebe wie den Gastrointestinaltrakt, den Urogenitaltrakt und den Oropharynx vermitteln können. Wahrscheinlich haben diese Fimbrien deshalb allgemeine Funktionen bei der Besiedlung von Oberflächen des Menschen und der Säugetiere [Bloch et al. 1992]. Die Rolle der Curli bei der Pathogenese ist noch unklar. Curli sind dünne, in Abhängigkeit von der Temperatur exprimierte Fibern auf der Bakterienoberfläche [Olson et al. 1989]. Sie binden Matrixproteine wie Fibronektin und Laminin [Olson et al. 1989], aber auch Plasminogen und Plasminogenaktivator (tPA) [Sjöbring et al. 1994], weshalb ein Einfluß auf die bakterielle Adhärenz und Invasionsfähigkeit denkbar ist.

Viele Unterschiede mit verschiedenen Symptomatiken vergesellschafteter klinischer Isolate liegen in der Produktion von Toxinen. So werden Toxine mit enterotoxischen Wirkungen wie z.B. hitzelabile Toxine (LT), hitzestabile Toxine (ST), Shiga-like Toxine (SLT), von gastrointestinalen Isolaten produziert, während z.B. α-Hämolysin-Produzenten v.a. unter extraintestinalen Erregern zu finden sind. Die zytotoxischen nekrotisierenden Faktoren (CNF I und CNF II) werden sowohl von intestinalen als auch von uropathogenen Isolaten produziert, wobei ihr Beitrag an der Pathogenese unklar ist. Sie können in vitro die Entstehung von Riesenzellen mit mehreren Zellkernen induzieren [Falbo et al. 1993].

Über 170 verschiedene LPS-O-Antigene wurden mittlerweile in *Escherichia coli* identifiziert, aber nur relativ wenige Typen sind mit pathogenen Varianten verknüpft [Orskov u. Orskov 1992]. Kapseln werden nur von extraintestinalen *Escherichia-coli*-Stämmen produziert, aber nicht von intestinalen Isolaten. Etwa 70 verschiedene Kapseltypen sind bekannt, wobei v.a. die K1- und K5-Kapseln bei pathogenen Stämmen zu finden sind. Manche Kapseltypen sind nur wenig immunogen, wofür möglicherweise ihre Ähnlichkeit mit bestimmten zellularen Strukturen verantwortlich ist [Jann u. Jann 1992]. Auch die Versorgung mit Eisen spielt eine große Rolle für die pathogenen Stämme, wobei *Escherichia coli* 2 Eisenversorgungssysteme zur Verfügung stehen. Das Enterochelinsystem wird von allen *Escherichia-coli*-Stämmen inklusive nicht-pathogener Stämme synthetisiert, während v.a. bestimmte extraintestinale pathogene Isolate das Aerobactinsystem besitzen, das entweder chromosomal oder Plasmid-kodiert (ColV-Plasmide) vorliegen kann [Braun u. Hantke 1992, Mühldorfer u. Hacker 1994]. Die Regulation des Eisenregulons erfolgt auf Transkriptionsebene durch das Fur-Repressorprotein [Stojiljkovic et al. 1994].

Im folgenden werden einige klinisch wichtige *Escherichia-coli*-Untergruppen vorgestellt, wobei die enteroinvasiven *Escherichia coli* (EIEC) hier nicht berücksichtigt werden, da sie zu den fakultativ intrazellularen Bakterien zu rechnen und weitgehend mit Shigellenarten vergleichbar sind.

3.1.2.4.1 ETEC

Die sog. enterotoxinogenen *Escherichia-coli*-Stämme (ETEC) adhärieren an die Mukosa des Dünndarms und sind nichtinvasiv. Sie verursachen Diarrhöen, Erbrechen und Fieber (Reisediarrhö oder Montezuma's Rache) und können v.a. für Kinder sehr gefährlich sein. Die Symptomatik erinnert an die Cholera und tatsächlich produzieren die Bakterien 2 Klassen von Enterotoxinen, sog. hitzelabile (LT) und hitzestabile Toxine (ST). LT läßt sich in 2 Typen einteilen (LT-I und LT-II), wobei nur LT-I für Erkrankungen des Menschen von Bedeutung ist. LT-I ähnelt dem Choleratoxin in Struktur [Sixma et al. 1991] und Funktion und interagiert sogar mit denselben Zellrezeptoren (GM$_1$) wie CTX. Ein interessanter Unterschied zu CTX liegt darin, daß LT-I offenbar nicht sezerniert werden kann, sondern im bakteriellen Periplasma angereichert wird. Interessanterweise scheinen Wirtsfaktoren wie Gallensalze und Eisenmangel dazu zu führen, daß dieses Toxin aus dem Periplasma auf noch unbekannte Weise ins Medium gelangt [Spangler 1992]. Die genetische Analyse von LT-I führte zur Identifizierung von an der ADP-Ribosylierung beteiligten Aminosäuren im aktiven Zentrum der A-Untereinheit. Ähnlich wie beim Pertussistoxin gelang die Herstellung gene-

tisch veränderter nichttoxischer Toxoide mit intakter immunologischer Struktur. Diese Toxoide wurden kürzlich in Tiermodellsystemen erfolgreich als potente mukosale Adjuvanzien eingesetzt [Douce et al. 1995] und können auch neutralisierende Antikörper induzieren [Pizza et al. 1994]. Epitopkartierungen des Toxins erlaubten die Identifizierung eines Peptids der B-Untereinheit, das, wenn oral der Maus appliziert, zu Th1- und Th2-abhängigen Zytokinreaktionen führte. Derartige Peptide kommen daher als mögliche Impfstoffkandidaten in Betracht [Takahashi et al. 1996].

Die hitzestabilen Toxine (ST) sind durch ihre Resistenz gegenüber Hitzedenaturierung gekennzeichnet. Sie sind sehr klein (MG ca. 2.000) und können in 2 Gruppen eingeteilt werden, in eine Methanol-lösliche (ST-I) und eine Methanol-unlösliche Gruppe (ST-II). ST-I und ST-II unterscheiden sich in ihrer Aminosäuresequenz und sind immunologisch nicht verwandt. Vermutlich ist auch ihr Wirkungsmechanismus verschieden voneinander. Das Methan-unlösliche ST-II wurde bislang nur in tierpathogenen Arten nachgewiesen, so daß eine Funktion bei menschlichen Infektionen eher unwahrscheinlich ist. Die Toxine sind kleine Peptide, die ins Medium sezerniert werden. Bei der Sekretion erfahren sie eine starke Prozessierung, die mit dem Sekretionsmechanismus zusammenhängt und zu ihrer Aktivierung führt [Yamanaka u. Okamoto 1996]. Die Rolle von ST-I bei Infektionen des Menschen ist recht gut verstanden, denn das Toxin ahmt strukturell ein menschliches Hormon nach, das Guanylin, das über einen membranständigen Rezeptor mit einer Guanylatzyklase interagiert. Die Interaktion von ST-I anstelle von Guanylin mit dem Guanylinrezeptor führt zur Produktion von großen Mengen an cGMP, was wiederum die Freisetzung von Wasser aus der Mukosa verursacht [Carpick u. Gariepy 1993, Giannella 1995].

Die Gene für diese Toxine können auf mobilen genetischen Elementen wie Transposonen und Plasmiden lokalisiert sein. Interessanterweise fand man auf diesen Toxin-kodierenden Plasmiden häufig auch die Gene für Kolonisierungsfaktoren, sog. „colonization factor antigens" (CFA). Diese Faktoren sind eng mit *Escherichia-coli*-Stämmen vergesellschaftet, die Diarrhöen auslösen können. Mehrere Typen von CFAs können von menschlichen Isolaten exprimiert werden [Froehlich et al. 1994, 1995, Mühldorfer u. Hacker 1994, Taniguchi et al. 1995]. Kürzlich wurde ein weiterer Fimbrientyp identifiziert, der sog. Longus-Pilus, der zur Familie der Typ-IV-Fimbrien gehört und den Tcp-Fimbrien von *Vibrio cholerae* sehr ähnelt [Giron et al.

1994]. Die Fimbrien werden in Abängigkeit von Umweltfaktoren exprimiert, und im Fall von CFA/I wurde eine Beteiligung des CfaD-Transkriptionsfaktors nachgewiesen [Kunin et al. 1994].

3.1.2.4.2 EPEC

Enteropathogene *Escherichia-coli*-Stämme verursachen wie ETEC gastrointestinale Symptome und stellen ein großes Gesundheitsproblem v.a. von Kindern in unterentwickelten Regionen der Welt dar. Man glaubt, daß EPEC hauptsächlich durch direkten Kontakt mit infizierten Personen übertragen werden, jedoch kommen Infektionen auch durch verunreinigtes Trinkwasser oder kontaminierte Nahrung vor. Obwohl die klinischen Symptome sehr ähnlich sind, scheint der durch EPEC verursachten Erkrankung eine wesentlich komplexere Parasiten-Wirts-Wechselbeziehung zugrundezuliegen als den ETEC-Infektionen, denn bislang wurden bei EPEC-Isolaten keine Enterotoxine nachgewiesen. Die auffälligste Eigenschaft der Bakterien ist ihre Fähigkeit, sich sehr eng mit Epithelzellen zusammenzulagern (localized adherens) und die Mikrovilli „auszuradieren", ein Vorgang der „attaching and effacing" genannt wird [Donnenberg 1994]. Zudem scheinen die Bakterien auch ihre Aufnahme in die Epithelzellen selbst veranlassen zu können, wobei die pathogenetische Signifikanz dieses Phänomens unbekannt ist. Die Bakterien verbleiben im intrazellularen Milieu in Vakuolen und replizieren nicht [Donnenberg 1994]. Die enge Assoziation von Bakterien und Epithelzellen verursacht auf unbekannte Art und Weise die Freisetzung von großen Mengen an Flüssigkeit aus der Mukosaschicht und führt damit zur Diarrhö. Hierbei scheinen bakterielle Faktoren direkt auf Signaltransduktionsvorgänge der Wirtszellen Einfluß zu nehmen.

Die Interaktion der Bakterien mit den Darmepithelzellen scheint in 3 Stufen abzulaufen: Zuerst kommt es zu einer lockeren Adhärenz an Epithelzellen durch die sog. bündelbildenden Fimbrien (Bfp). Die Fimbrien werden nur von EPEC mit dem Adhärenzplasmid gebildet, das auch als EAF (EPEC-Adhärenzfaktor) bezeichnet wird. Die Hauptuntereinheit der Fimbrien, das sog. Bundlin (BfpA), weist weitgehende Homologien in seiner Primärstruktur zu Typ-IV-Fimbrien auf, wie z.B. dem Longus-Pilus der ETEC, und bis zu 14 Gene scheinen an seiner Biogenese beteiligt zu sein [Sohel et al. 1996, Stone et al. 1996].

Wenigstens 5 Proteine werden von EPEC ins Medium sezerniert. Durch einen speziellen Sekretions-apparat, der wenigstens teilweise vom chromosomalen *sep*-Locus kodiert wird [Kenny u. Finlay 1995], werden 4 der 5 Proteine ausgeschüttet. Dieser Sekretionsapparat weist Homologien zu den Typ-III-Sekretionssystemen von *Salmonella typhimurium* und *Shigella flexneri* auf [Jarvis et al. 1995]. Die Sekretion dieser Faktoren führt zu bestimmten Wirtszellreaktionen [Kenny und Finlay 1995] und leitet die 2. Phase der Infektion ein, die durch die Phosphorylierung von Tyrosinresten von wenigstens 3 Wirtsproteinen gekennzeichnet ist, wobei eines dieser Proteine (Hp90) möglicherweise einen Rezeptor für die Bakterien darstellt [Rosenshine et al. 1996]. Diese Interaktion führt außerdem zum Anstieg des intrazellularen Spiegels an Kalzium und Inositolphosphat (IP) [Foubister et al. 1994]. Makroskopisch kommt es zur Zurückbildung der Mikrovilli (effacing). Von Bedeutung bei diesen Vorgängen scheinen die sezernierten bakteriellen EaeB- und EspA-Proteine zu sein. eaeB- und espA-Mutanten sind nicht mehr in der Lage, die charakteristische enge Interaktion mit den Epithelzellen einzugehen. Ebenso kommt es nicht mehr zur Tyrosinkinase-vermittelten Signaltransduktion und zur Produktion von Inositolphosphat [Kenny et al. 1996].

Diese Vorgänge in der Epithelzelle sind die Voraussetzung für ihre enge Vergesellschaftung mit den Bakterien, wie sie in der 3. Stufe der Infektion zu beobachten ist, an der das eaeA-Gen-Produkt mit einem MG von 94.000 (Intimin) beteiligt ist [Frankel et al. 1995]. Während der Entstehung der engen Assoziation zwischen Bakterien und Epithelzellen kommt es zu einer Akkumulierung und Umstrukturierung von Aktinfilamenten unterhalb der Bakterien und zu einer Bildung von podestartigen Strukturen [Rosenshine et al. 1996]. Interessanterweise sind eaeA-Mutanten noch in der Lage, die Signaltransduktionsmechanismen der Wirtszelle zu beeinflussen [Rosenshine et al. 1996]. eaeA-Mutanten wiesen in menschlichen Freiwilligen eine stark verringerte Virulenz auf [Donnenberg et al. 1993] und sind nicht mehr invasiv in Epithelzellen [Donenberg 1994]. Dazu paßt, daß das Intimin Ähnlichkeiten mit den Invasinen von Yersiniaarten aufweist. Andererseits kann Intimin im Gegensatz zu den Yersiniaproteinen einem nichtinvasiven *Escherichia-coli*-Stamm keine invasiven Eigenschaften verleihen.

Die eaeA-, eaeB-, espA- und sep-Gene sind auf einem 35 kb großen genetischen Element lokalisiert, das interessanterweise wie eine sog. Pathogenitätsinsel von uropathogenen *Escherichia coli* (s. unten) im selC-tRNA-Gen inseriert ist und in allen EPEC und EHEC und anderen Isolaten vorkommt, die den „attaching and effacement" Phänotyp besitzen. Deshalb wurde diese Virulenzkassette als der „locus of enterocyte effacement" (LEE) bezeichnet [McDaniel et al. 1995]. Ein Plasmid-lokalisierter Genlocus, der für die Gene perABCD kodiert, scheint für die Regulation von eaeA und anderen Exoproteinen, wie Bfp-Fimbrien, verantwortlich zu sein. Das PerA-Protein weist Homologien zur AraC-Familie von Transkriptionsaktivatoren auf und das PerC-Protein stimuliert die eaeA-Transkription [Gomez-Duarte u. Kaper 1995].

EPEC- und auch EHEC-Stämme (s. unten) produzieren bislang noch nicht näher charakterisierte hitzeinaktivierbare Substanzen, die die Aktivierung von Lymphozyten und die Freisetzung von Zytokinen (IL-2, IL-4, IL-5, IFNγ) behindern. Diese Faktoren sind möglicherweise in der Lage, die Immunantwort im Gastrointestinaltrakt auf eine für die bakterielle Kolonisierung günstige Weise zu modulieren [Klapproth et al. 1995].

Viele Diarrhö-auslösende *Escherichia-coli*-Isolate, die klassische EPEC-Serotpyen exprimieren, weisen im Gegensatz zu den „regulären" EPEC ein anderes Adhärenzverhalten auf, die sog. diffuse Adhärenz (diffuse adherence vs. localized adherence). Im EPEC-Serotyp O126:H27 wurde der für die diffuse Adhärenz verantwortliche Genlocus kürzlich identifiziert. Er enthält 2 Gene, von denen eines für das Adhäsin AIDA-I (MG ca. 100 000) kodiert, das interessanterweise Homologien zum VirG-Protein (IcsA-Protein) von *Shigella flexneri* aufweist, welches an der Ausbreitung der Shigellen zwischen den Zellen beteiligt ist [Benz u. Schmidt 1992]. Gelegentlich werden *Escherichia-coli*-Stämme, die zur diffusen Adhärenz befähigt sind, als DAEC (diffuse adherent *Escherichia coli*) bezeichnet.

3.1.2.4.3 EHEC

In letzter Zeit löste ein neuer Pathotyp, *Escherichia coli* O157:H7, großes Interesse in den Massenmedien aus. Infektionen mit diesem Erreger führen zu starken Unterleibsschmerzen, zu blutiger Diarrhö und in bis zu 10% der Fälle kann es zum Nierenversagen kommen (HUS), wobei v.a. Kinder < 5 Jahre gefährdet sind. Diese enterohämorrhagischen O157:H7-Stämme (EHEC) besiedeln den Verdauungstrakt von Rindern und anderen Zuchttieren. Die Übertragung erfolgt in der Regel durch kontaminierte Nahrung, hauptsächlich nicht pasteurisierte Rohmilchprodukte und ungekochtes Rindfleisch, wobei die Kontamination mit den Bakterien z.B. beim Schlachten bzw. Melken geschehen kann. Die histologischen Konsequenzen einer EHEC-Besiedlung ähneln sehr stark denen einer Besiedlung mit EPEC-Stämmen, da EHEC ebenfalls eine sehr enge Vergesellschaftung mit den Epithelzellen eingehen und ähnliche Zytoskelettreorganisationen zu beobachten sind. Tatsächlich besitzen EHEC die LEE-Pathogenitätsinsel der EPEC. Zusätzlich produzieren sie aber auch ein Zytotoxin, das mit Shigatoxin nahezu identisch ist und deshalb als Shiga-like Toxin (SLX oder Verotoxin) bezeichnet wird. SLX besitzt die typische A-B-Struktur und bindet an α-Gal-β-1,4-Gal-haltige Glykolipide. Die Aktivität der toxischen A-Untereinheit liegt darin, daß sie die 28 S-rRNA an einer definierten Stelle modifiziert und damit die Proteinbiosynthese lahmlegt [O'Brien et al. 1992]. SLX wird von einem Bakteriophagen kodiert und aufgrund der großen Ähnlichkeit der verschiedenen Isolate glaubt man, daß erst vor wenigen Jahren die lysogene Konversion eines nicht toxinogenen *Escherichia-coli*-Stamms zur Entstehung von EHEC geführt hat. Tatsächlich sind Shiga-like-Toxin-produzierende *Escherichia-coli*-Stämme (SLTEC) in Säugetieren, darunter auch vielen Nutz- und Haustieren, sehr weit verbreitet. Die meisten dieser Isolate weisen allerdings keine den EHEC entsprechenden eae-Gene auf, weshalb sie für den Menschen wahrscheinlich nur wenig virulent sind [Beutin et al. 1993]. EHEC produzieren ein 2. Zytotoxin, das dem *E.-coli-α*-Hämolysin sehr ähnlich ist und auf einem großen Plasmid kodiert wird [Schmidt et al. 1995]. Es besteht eine strenge Korrelation zwischen der Präsenz dieses Toxins und klinischen Isolaten. Zudem wurden in Patienten Antikörper gegen dieses Toxin nachgewiesen, so daß es vermutlich eine Relevanz für die Pathogenese besitzt.

Es wird angenommen, daß viele Interaktionen von EHEC mit Epithelzellen sehr stark den vorher für die EPEC beschriebenen Vorgängen ähneln, denn EHEC besitzen ebenfalls ein eaeA-Protein (Intimin). Mit gnotobiontischen Schweinen wurde zudem kürzlich eine Beteiligung des Intimins an der Kolonisierung des Darms nachgewiesen [McKee et al. 1995, Tzipori et al. 1995]. Außerdem wurde ein äußeres Membranprotein identifiziert, das in Zellkultursystemen an der Adhärenz der Bakterien beteiligt zu sein scheint [Zhao et al. 1996].

Ebenso wie bei EPEC kommt es offenbar zur Beeinflussung von Signaltransduktionskaskaden in der eukaryotischen Zelle. Allerdings konnte im Gegensatz zu EPEC keine durch EHEC-Adhärenz ausgelöste Tyrosinphosphorylierung von Wirtsproteinen nachgewiesen werden. Deshalb wird diskutiert, ob die der durch EPEC ausgelösten Wirtszellantwort sehr ähnliche Antwort nach EHEC-Adhärenz auch ohne „attaching and effacing" und damit über andere Signaltransduktionsmechanismen abläuft [Ismaili et al. 1995].

3.1.2.4.4 EAggEC

Die enteroaggregativen *Escherichia coli* verursachen lang anhaltende Diarrhön bei Kindern. Sie ähneln den ETEC-Bakterien, da sie keine so enge Vergesellschaftung mit den Darmepithelzellen eingehen wie die EPEC und auch keine starken entzündlichen Reaktionen hervorrufen. Sie galten bis vor kurzem als nichtinvasiv, doch zeigten neuere Untersuchungen, daß sie in Zellkultur ihre Aufnahme in HeLa-Zellen triggern können [Benjamin et al. 1995]. Ob diese Invasivität eine pathogenetische Bedeutung hat, weiß man noch nicht. Man kann EAggEC leicht von den ETEC unterscheiden durch ihre Tendenz, die Epithelschicht nicht gleichmäßig verteilt, sondern in charakteristischen kleinen verklumpten „Aggregaten" zu kolonisieren, wobei eine starke Präferenz für die Kolonmukosa beobachtet wurde [Knutton et al. 1992]. Diese sog. „aggregative Adhärenz" ist damit verglichen mit den vorher beschriebenen lokalisierten bzw. diffusen Adhärenzphänomenen der 3. deutlich unterscheidbare Typus von Adhärenzverhalten bei intestinalen *Escherichia-coli*-Isolaten. Die EAggEC-Stämme exprimieren Fimbrienadhäsine mit Ähnlichkeiten zu Fimbrien von verschiedenen Salmonellastämmen, *Klebsiella pneumoniae* und mit den Curli (s. oben) [Collinson et al. 1996, Di Martino et al. 1996, Doran et al. 1993]. Diese Fimbrienfamilie besitzt an ihrem Aminoterminus die Sequenz GVVPQ als charakteristisches Merkmal. Weitere Membranproteine scheinen mit dem enteroaggregativen Phänotyp korreliert zu sein [Chart et al. 1995, Debroy et al. 1995, Wai et al. 1996]. Der Plasmid-kodierte Transkriptionsfaktor AggR ist offenbar an der Regulation der Expression des aggregativen Phänotyps beteiligt [Nataro et al. 1994].

Enteroaggregative *Escherichia coli* produzieren ein hitzestabiles Enterotoxin, das sog. EAST1 (enteroaggregatives ST1), das interessante Homologien mit der enterotoxischen Domäne von ST-I der ETEC und mit Guanylin aufweist [Savarino et al. 1993]. Entsprechend wird auch bei EAST1 ein ST-I homologer Wirkmechanismus vermutet. EAST1 ist weitverbreitet in mit Diarrhö assoziierten *Escherichia-coli*-Isolaten, einschließlich EHEC und EPEC [Savarino et al. 1996, Yamamoto u. Echeverria

1996]. Zudem wird von EAggEC-Isolaten ein dem α-Hämolysin von uropathogenen *Escherichia coli* eng verwandtes porenbildendes Zytotoxin synthetisiert [Baldwin et al. 1992].

3.1.2.4.5 UPEC und andere extraintestinale *Escherichia coli*

UPEC sind zu etwa 80% an den Infektionen des Urogenitaltrakts beteiligt. Andere Bakterien mit medizinischer Bedeutung schließen Klebsiellen und Proteusstämme ein. Interessanterweise sind besonders Frauen für derartige Infektionen anfällig. Es gibt offenbar genetisch bedingte Faktoren, die die Wahrscheinlichkeit für UPEC-Infektionen stark erhöhen [Gaffney et al. 1994, Hopkins et al. 1996]. Der Infektionsverlauf ist normalerweise aufsteigend und beginnt mit einer Urethritis gefolgt von einer Zystitis. Gelegentlich kann die Infektion die Niere erreichen, so daß es zu einer Pyelonephritis kommt, wobei dann die Gefahr einer systemischen Infektion zunimmt. Man nimmt an, daß Infektionen meist mit vom Kolon stammenden Bakterien verursacht werden.

Es gibt eine signifikante Korrelation zwischen der Fähigkeit, den Urogenitaltrakt zu besiedeln, und der Expression sog. P-Fimbrien [Krogfelt 1991]. Von diesen Fimbrien gibt es viele antigene Varianten, doch allen gemeinsam ist die Interaktion mit Glykolipidrezeptoren, an Ceramid gebundene Globobiose. P-Fimbrien wurden besonders häufig in Pyelonephritisisolaten gefunden, weshalb sie auch als Pyelonephritis-assoziierte Pili (Pap) bezeichnet werden. P-Fimbrien stellen eine Familie verwandter Fimbrien dar, zu denen auch die Prs, Prf, ONAP, Fso, Fst und andere Fimbrien gerechnet werden [Arthur et al. 1989, Hull u. Hull 1994]. P-Fimbrien können bis zu 1 µm lang werden und aus bis zu 1.000 Untereinheiten des Hauptstrukturproteins PapA bestehen. Sie sind über das PapH-Protein mit der äußeren Membran verknüpft. Am anderen Ende verjüngen sich die Fimbrien in einen sog. Fibrillus, der aus mehreren Proteinen aufgebaut ist und das eigentliche Adhäsin, das PapG-Protein, präsentiert [Kühn et al. 1992]. Ihre räumliche Struktur ist in gewissen Grenzen variabel und kann ohne Depolymerisierung stark in ihrer Länge variieren [Bullit u. Markowski 1995]. Die Biosynthese der Fimbrien ist sehr komplex und erfordert das Zusammenspiel einer Serie von Membran-assoziierten und periplasmatischen Faktoren [Hultgren et al. 1991, Jacob-Dubuisson et al. 1994]. Drei Klassen von PapG-Adhäsinen sind bekannt, die wegen verschiedener Aminosäuresequenzen unterschiedliche Bindeaktivitäten für die Glykolipidrezeptoren vermitteln [Marklund et al. 1992].

Uropathogene Isolate exprimieren häufig auch die sog. S-Fimbrien, die mit Sialinsäure-haltigen Rezeptoren wechselwirken, doch ist dieser Fimbrientyp bei Meningitisisolaten noch weiter verbreitet [Schmoll et al. 1989]. Die S-Fimbrien ähneln strukturell den P-Fimbrien und bilden ebenfalls eine Familie verwandter Strukturen, zu der die Sfa-, Typ-1-C- und Sfr-Fimbrien gehören [Hull u. Hull 1994]. Das Adhäsin der Sfa-Fimbrien ist das SfaS-Protein. Außer seiner Interaktion mit Sialinsäure-haltigen Rezeptoren [Hanisch et al. 1993] kann SfaS-Adhäsin auch mit Laminin wechselwirken [Virkola et al. 1993]. Die Fähigkeit der P- und S-Fimbrien, mit Matrixproteinen interagieren zu können, könnte bei der systemischen Ausbreitung dieser Keime eine Rolle spielen. Zudem besitzen die S-Fimbrien eine Affinität für Gehirnendothelzellen, was bei der Durchdringung von Endothelien bedeutsam sein könnte [Prasadarao et al. 1993].

Die für die P- und S-Fimbrien kodierenden Gene sind auf eine sehr ähnliche Weise in Clustern organisiert [Hacker et al. 1993, Krogfelt 1991, Morschhäuser et al. 1994]. Die Regulation der Expression der Fimbrien ist äußerst komplex und erfordert das Zusammenspiel mehrerer Faktoren einschließlich PapB, PapI, Lrp, Crp und H-NS. Durch die Wechselwirkung dieser Faktoren kommt es zur Integration verschiedener Umweltparameter (z.B. Temperatur und Glukosegehalt des Mediums) und zum An- bzw. Abschalten des Genclusters mit einer Frequenz von $1:10^5$ Zellen [van der Woude et al. 1996].

Zusätzlich zu diesen Adhäsionsfaktoren produzieren UPEC-Isolate weitere Adhäsine, die keine Fimbrien darstellen, darunter die sog. nichtfimbriären Adhäsine (Nfa) und die Familie der Dr-Hämagglutinine, die an das Dr-Blutgruppenantigen binden und zu denen die Afa-I- und Afa-III-Adhäsine gehören [Ahrens et al. 1993, Garcia et al. 1994, Hull u. Hull 1994, Johnson et al. 1995, Kerneis et al. 1994].

UPEC-Isolate können verschiedene zytotoxische Faktoren produzieren, wie die eingangs erwähnten zytotoxischen nekrotisierenden Faktoren (CNF1 und CNF2). Von besonderer Bedeutung ist aber das α-Hämolysin (HlyA), das Poren in eukaryotischen Zellmembranen bilden kann [Benz et al. 1994, Oropezka-Wekerle et al. 1992]. Es lysiert nicht nur Erythrozyten, wie der Name impliziert, sondern wirkt auch auf andere Wirtszellen, wie z.B. Granulozyten, zytotoxisch. In verschiedenen Modellsystemen wurde eine Beteiligung des α-Hämolysins an der bakteriellen Virulenz bereits belegt [O'Hanley et al. 1991]. Das α-Hämolysin ist der Prototyp und das am besten untersuchte RTX-Toxin (RTX: *repeats in toxin*) [Goebel u. Hedgepeth 1982]. Die namensgebenden „Repeats" bestehen aus 9 Aminosäuren langen Sequenzen, die im Toxin 11mal direkt wiederholt vorliegen. Diese Sequenzen binden Kalzium und sind für die hämolytische Aktivität wichtig. Die Poren bestehen wahrscheinlich aus oligomeren Hämolysinmolekülen [Ludwig et al. 1993]. Das Toxin wird in der Bakterienzelle posttranslational durch das HlyC-Protein, dessen Gen ebenfalls im hly-Operon vorliegt, durch die Acylierung von 2 Lysinresten modifiziert und aktiviert [Ludwig et al. 1996, Stanley et al. 1994]. Zwei weitere Gene, hlyB und hlyD, sind im hly-Operon vorhanden, deren Genprodukte zusammen mit dem TolC-Protein, das nicht im hly-Operon kodiert ist, eine spezielle Sec-unabhängige Exportmaschinerie für HlyA bilden. HlyB ist der Prototyp von sog. ABC-Transportern, die in Pro- und Eukaryoten weit verbreitet sind [Higgins 1992], und ist gemeinsam mit dem HlyD-Protein in der Zytoplasmamembran angeordnet, während TolC ein Protein der äußeren Membran darstellt [Gentschev u. Goebel 1992, Koronakis et al. 1995, Wandersman u. Delepelaire 1990]. Gereinigtes TolC-Protein kann Poren in synthetischen Membranen bilden, was in Übereinstimmung mit seiner potentiellen Funktion als HlyA Exportpore über die äußere Membran steht [Benz et al. 1993]. Das Sekretionssignal von HlyA ist im Gegensatz zu den typischen Sec-abhängigen Sequenzen am C-Terminus des Proteins lokalisiert und umfaßt etwa 60 Aminosäuren [Jarchau et al. 1994]. Mit Hilfe dieses Sekretionssignals lassen sich auch heterologe Proteine sezernieren, was dieses System für verschiedene biotechnische und biomedizinische Anwendungen interessant erscheinen läßt. So ist es beispielsweise möglich, attenuierte Salmonellalebendimpfstoffe zu entwickeln, die mittels des Hly-Systems heterologe Antigene exprimieren und präsentieren [Gentschev et al. 1992, Gentschev et al. 1994, Hess et al. 1996].

Etwa 95% der Hämolysindeterminanten sind chromosomal kodiert, wobei die hly-Gene sehr häufig in der Nähe von Fimbriengen-Clustern lokalisiert sind. Tatsächlich wurden sowohl in vitro als auch in vivo oft avirulente Varianten gefunden, die spontan gleichzeitig mehrere Virulenzgene verloren hatten. Die Charakterisierung dieses Phänomens führte zur Identifizierung der sog. Pathogenitätsinseln (pathogenicity islands, PAI). So konnte z.B. im UPEC-Isolat 536 (O6:K15:H31) gezeigt werden, daß 2 große metastabile DNA-Regionen auf seinem Chromosom vorhanden sind, die mit beachtlicher Frequenz spontan verlorengehen können. Diese Pathogenitätsinseln sind etwa 70 kb (PAI I) bzw. 190 kb (PAI II) groß und tragen u.a. hly- und prf-Gene. Kürzlich konnte gezeigt werden, daß PAI I in das selC-Gen und PAI II in das leuX-Gen integriert sind, die für seltene tRNA-Spezies kodieren und bei Verlust der PAIs inaktiviert werden [Blum et al. 1994]. Eine regulatorische Rolle der seltenen tRNAs bei der Ausprägung der bakteriellen Virulenz wird z.Z. untersucht, da einige potentiell virulenzrelevante Gene auffällig viele der entsprechenden Kodons enthalten [Ritter et al. 1995]. Zudem beeinflußt ein auf einer Pathogenitätsinsel gelegener Fimbriengen-Cluster die Expression eines 2. Fimbrienlocus, der an einer anderen Stelle im Chromosom lokalisiert ist [Morschhäuser et al. 1994]. UPEC-Isolate können mehr als nur einen hly-Locus besitzen. So kodiert jede der beiden PAIs des Isolats 536 über eine hly-Determinante. Weitere Virulenzgene können auf den Pathogenitätsinseln lokalisiert sein, wie z.B. CNF1 beim Isolat J96 (O4:K6) [Blum et al. 1995].

Weitere Faktoren, die bei extraintestinalen *Escherichia-coli*-Isolaten, wie den UPEC, oder bei Meningitisisolaten häufig gefunden werden, schließen das Aerobactineisenversorgungssystem [Braun u. Hantke 1990], Serumresistenz [Chuba et al. 1989, Siegfried et al. 1995], Ureaseproduktion [Collins u. Gutman 1992] und auch Kapseln [Vimr 1991] ein. Auch die Fähigkeit von UPEC-Stämmen, im Urin zu überleben und zu replizieren, ist sicher von Bedeutung [Gordon u. Riley 1992, Russo et al. 1996].

Viele der hier beschriebenen Faktoren können Einfluß auf Signaltransduktionssysteme des Wirts nehmen. Epithelzellen stellen die Verbindung zwischen dem externen Medium und dem inneren Gewebe dar. Sie nehmen deshalb bei solchen Signalübertragungsprozessen eine besondere Stellung ein, denn die Beeinflussung der Epithelzellen durch bakterielle Produkte kann auf die Produktion von Zytokinen und auf die mukosalen Immunreaktionen und entzündliche Vorgänge einen sehr direkten Einfluß nehmen [Hedges et al. 1995]. Beispielsweise wurde gezeigt, daß der Ceramid-vermittelte Signaltransduktionsweg in Epithelzellen durch P-Fimbrien induziert werden kann. P-Fimbrien exprimierende *Escherichia-coli*-Stämme verursachten in einer menschlichen Nierenzellinie die Freisetzung von Ceramid und seine verstärkte Phosphorylierung [Hedlund et al. 1996]. Zudem

induzierte *Escherichia coli* nach Wechselwirkung mit Epithelzellen des Urogenitaltrakts die Freisetzung von IL-6 und IL-8 ebenso, wie die Migration von Neutrophilen durch die Epithelschicht, bei der das von den Epithelzellen produzierte ICAM-1 die Neutrophilen über den Rezeptor Mac-1 (CD11b/CD18) „anlockt" [Agace et al. 1995]. Die Bakterien sind also möglicherweise in der Lage, durch die Produktion bestimmter Substanzen modulierend auf die Wirtsantworten Einfluß zu nehmen, um ein für ihre Persistenz bzw. Kolonisierung günstiges Umfeld zu schaffen.

3.1.2.5 *Neisseria gonorrhoeae* und *Neisseria meningitidis*

Die Neisserien sind gramnegative Bakterien, die mikroskopisch an der typischen Diplokokkenform zu erkennen sind. Von den vielen apathogenen und kommensalen Arten heben sich *Neisseria gonorrhoeae* und *Neisseria meningitidis* als humanpathogene Keime ab. Beide Keime besiedeln normalerweise Epithelschichten, wobei *Neisseria gonorhoeae* als Erreger des Trippers an der Mukosa des Genitaltrakts, aber auch des Nasopharynx oder des Rektums zu finden ist, während *Neisseria meningitidis* v.a. im Nasopharynx lokalisiert ist. *Neisseria-meningitidis*-Infektionen kommen recht häufig vor, verlaufen allerdings in der Regel unbemerkt und ohne besondere Symptomatik, können aber in wenigen Fällen fulminante systemische Krankheitsverläufe verursachen, die zu Sepsis und Meningitis führen. Die Gründe für das sporadische Auftreten der lebensbedrohenden Krankheitsverläufe werden nicht verstanden.

Neisserien sind ein Paradebeispiel für Genomflexibilität, denn physikalische Genkarten verschiedener Isolate belegen, daß Gene gleicher Funktion sehr häufig an völlig verschiedenen Stellen des Genoms lokalisiert sind. Außerdem liegen viele Gene in erstaunlich hoher Kopienzahl vor [Dempsey u. Cannon 1994, Dempsey et al. 1995]. Von wenigen Ausnahmen wie dem Kapsellocus von Meningokokken [Frosch et al. 1989] abgesehen, werden Gene bei Neisserien fast ausschließlich als monozistronische Einheiten transkribiert [Jennings et al. 1993, Hammerschmidt et al. 1994]. Die enorme genetische Variabilität der Neisserien hat einen bedeutenden Einfluß auf ihre Pathogenität, denn sie erlaubt den Bakterien zusätzlich zu den spezifischen regulatorischen Adaptionsvorgängen, die zum Ablauf genau definierter genetischer Programme führen, eine besondere Form der Anpassung an ihren Wirt. Diese Form der Anpassung ist keine vorprogrammierte Antwort auf veränderte Umweltbedingungen, sondern sie verläuft zufällig durch Mutation und Selektion. In der Konsequenz führen diese Vorgänge zur Synthese von veränderten Genprodukten, die zwar meist noch ähnliche Funktionen ausüben können wie die Ausgangsprodukte, aber oft leicht veränderte Eigenschaften besitzen und andere Wirtszellreaktionen auslösen. Ein grundlegender Unterschied dieser genetischen Variabilität zu den Systemen, die mittels spezifischer Faktoren die Genexpression kontrollieren, liegt v.a. darin begründet, daß die spezifische Genregulation im Prinzip zu einer einheitlichen Bakterienpopulation führt, die also dieselben Faktoren zur selben Zeit exprimiert, während die genetische Variation zu einer sehr heterogenen Population von Bakterien führt [Meyer et al. 1992]. Diese Heterogeneität kann im Infektionsverlauf große Vorteile für die Gesamtpopulation mit sich bringen, denn sie bereitet die Bakterienpopulation auch auf unerwartete Ereignisse vor. Die enorme „intrinsische" Genomvariabilität der Neisserien wird sicherlich durch die Tatsache unterstützt, daß diese Bakterien natürlich kompetent für die Aufnahme von artverwandten Nukleinsäuren sind [Frosch u. Meyer 1992].

Für die Adhärenz an Epithelzellen benutzt *Neisseria gonorrhoeae* Fimbrien, deren Hauptuntereinheit, das Pilin, vom *pilE*-Gen kodiert wird. Das Pilin wird posttranslational prozessiert, so daß es mit einem modifizierten Phenylalanin (N-Methylphenylalanin) an seinem Aminoterminus beginnt, was charakteristisch für die sog. Typ-IV-Fimbrien ist [Lauer et al. 1993]. Im Genom des Bakteriums liegen mehrere Kopien dieses Gens vor, wobei die meisten dieser Kopien unvollständig sind, nicht exprimiert werden und Sequenzvariationen beinhalten. Diese zusätzlichen Genloci wurden als *pilS* (stille Loci) bezeichnet [Meyer et al. 1994]. Intragenische Rekombinationen zwischen dem sog. Expressionslocus *pilE* und den stillen *pilS*-Loci können zu einer enormen Vielfalt an verschiedenen Pilinstrukturen führen (bis zu 10^7 verschiedenen Fimbrientypen) [Haas et al. 1992b]. Es wird angenommen, daß diese Variabilität einen Einfluß auf die Immunantwort des Wirts gegen die Neisserien hat, denn die ständige Veränderung dieses Antigens läßt die Immunantwort immer wieder ins Leere laufen. Entsprechend wird dieses Phänomen auch als Antigenvariation bezeichnet. Die für die Antigenvariation verantwortlichen molekularen Mechanismen werden durch das RecA-vermittelte zellulare Rekombinationssystem vermittelt und be-

inhalten sowohl normale reziproke Rekombinationen als auch Genkonversionen [Gibbs et al. 1989, Meyer et al. 1994].

Die Fimbrien beinhalten außer dem von *pilE* kodierten Pilin noch kleine Mengen eines weiteren Proteins namens PilC. Dieses Protein ist an der Spitze der Fimbrien lokalisiert und stellt das eigentliche Adhäsin dar [Rudel et al. 1995b]. Gereinigtes PilC-Protein kompetitiert mit der Adhäsion der Bakterien an Epithelzellen und zwar interessanterweise beider Spezies, *Neisseria gonorrhoeae* und *Neisseria meningitidis*. Die PilC-Expression unterliegt einer reversiblen Phasenvariation [Jonsson et al. 1991], die auch eine Bedeutung in vivo besitzen könnte, denn Meningokokkenstämme von systemischen Infektionen, die z.B. aus Blut oder dem Liquor isoliert wurden, exprimieren PilC weniger häufig als Stämme von gesunden Trägern [Virji et al. 1995].

Die Fimbrien weisen interessante posttranslationale Modifikationen auf. PilE von *Neisseria meningitidis* besitzt eine kovalente Verknüpfung mit Digalaktosyl-2,4-Diazetamido-2,4,6-Trideoxyhexose und mit α-Glyzerinphosphat [Stimson et al. 1995, 1996]. PilE von *Neisseria gonorrhoeae* weist einen an ein Serin O-glykosidisch kovalent gebundenen N-Azetylglukosamin-α1,3-Galaktose-Rest auf [Parge et al. 1995]. Die Bedeutung dieser Befunde ist noch unklar, doch könnten solche Modifikationen die Adhärenzeigenschaften der Bakterien maßgeblich beeinflussen [Virji et al. 1993b]. Die Expression der Fimbrien im Gonokokkus unterliegt nicht nur der Antigenvariation durch die vorher beschriebenen Rekombinationsvorgänge, sondern auch einer spezifischen Transkriptionskontrolle durch ein 2-Komponenten-System, das offenbar auf Umweltfaktoren wie die Osmolarität reagiert. Dieses 2-Komponenten-System besteht aus dem Transkriptionsfaktor PilA und dem membranständigen PilB-Protein [Arvidson u. So 1995, Taha et al. 1995].

Die beiden pathogenen Neisseriaarten produzieren weitere Oberflächenproteine, die an der Virulenzausprägung beteiligt sind. Von besonderer Bedeutung sind die sog. Opa-Proteine, die in der äußeren Membran lokalisiert sind und bei Meningokokken früher als Klasse-V-Proteine und bei Gonokokken als P.II-Proteine bezeichnet wurden. Diese Proteine zeigen eine enorme Variabilität in ihrer Struktur. Während *Neisseria gonorrhoeae* 11 opa-Gene besitzt, findet man in *Neisseria meningitidis* nur etwa 3–4 Gene. Ähnlich der bei PilC beschriebenen Phasenvariation sind die verschiedenen opa-Gene völlig intakt. Die Phasenvariation dieser Faktoren wird durch eine repetitive DNA-Sequenz verursacht, die durch Fehler bei der Replikation zu Mutationen führt [Robertson u. Meyer 1993]. Die Opa-Proteine sind an der Adhäsion und Invasion der Bakterien an bzw. in verschiedene Zelltypen wie Epithelzellen, Endothelzellen und Phagozyten beteiligt, wobei einzelne Opa-Varianten für unterschiedliche Spezifitäten und Aktivitäten verantwortlich sein können [Kupsch et al. 1993, Makino et al. 1991, Weel et al. 1991]. Abgesehen von ihrer Bedeutung für die Wechselwirkung mit höheren Zellen vermitteln die Opa-Proteine auch eine Wechselwirkung der Bakterien untereinander, was zur Entstehung von Mikrokolonien an der Mukosa beitragen könnte [Blake et al. 1995]. Eine weitere Klasse von Oberflächenproteinen, die Opc-Proteine, scheinen den Meningokokken unter Vermittlung von Serumkomponenten die Interaktion mit Integrinen von Endothelzellen zu ermöglichen [Virji et al. 1994].

Wie bei vielen anderen, vornehmlich extrazellulären Erregern ist die Bedeutung der Aufnahme von Neisserien in höhere Zellen unklar, da sie in Zellkultursystemen intrazellular nach wenigen Stunden vernichtet werden. Immerhin könnte ein temporäres intrazellulares Stadium durchaus erklären, wie die Bakterien durch die Epithelzellschicht in das subepitheliale Gewebe gelangen, wo sie auch bei Infektionen gefunden werden. Andererseits wird die Epithelzellschicht durch die Infektion oftmals so geschädigt, daß die Bakterien auch einen direkten Zugang zu den subepithelialen Bereichen erlangen könnten. Wie diese Schädigung der Mukosa vor sich geht, ob z. B. toxische Bruchstücke des Mureinsacculus, die dem Trachealen Zytotoxin von *Bordetella pertussis* ähneln, eine Rolle spielen, ist noch nicht geklärt [Stephens 1989]. Auch entzündliche Reaktionen im Wirtsgewebe, ausgelöst z. B. durch das LPS, könnten die Mukosa so schädigen, daß ein Eindringen der Bakterien ermöglicht wird.

Nach Opa-vermittelter Aufnahme der Bakterien in professionelle Phagozyten verbleiben die Bakterien in Phagosomen bzw. in Phagolysosomen [Kupsch et al. 1993, Weel et al. 1991]. Für das intrazellulare Überleben der Bakterien könnte das PorB-Porin bedeutsam sein, das die erstaunliche Eigenschaft besitzt, sich selbständig in benachbarte Zellmembranen integrieren zu können. Menschliche Monozyten, die PorB in ihrer Zytoplasmamembran enthalten, zeigen eine deutlich geringere Fusionsrate von Phagosomen und Lysosomen. Hierbei könnte die kanalbildende Aktivität des Porins eine Rolle spielen, die, wie auch für mitochondriale Porine beschrieben, durch Nukleotide (ATP und GTP) der Zelle moduliert werden kann. Es ist denkbar, daß PorB einen direkten Einfluß auf die Fusion mit Lysosomen nehmen und dadurch die Bakterien schützen kann [Rudel et al. 1996].

Das Neisserien-LPS besitzt keine repetitiven O-Seitenketten, weshalb es oft auch als LOS (Lipooligosaccharid) bezeichnet wird. Wie die bisher beschriebenen Faktoren unterliegt auch das Lipopolysaccharid von pathogenen Neisserien strukturellen Veränderungen, was z. B. Einfluß hat auf die Invasivität in Epithelzellen, aber auch die Fähigkeit der Erreger, der Immunantwort bzw. dem Komplementsystem zu entkommen [van Putten 1993, Schwan et al. 1995]. Sowohl spezifische regulatorische Faktoren, die an der LPS-Biosynthese beteiligt sind, als auch DNA-Veränderungen in den LPS-Genloci scheinen hieran beteiligt zu sein [van Putten u. Robertson 1995, Yang u. Gotschlich 1996]. Ein wichtiger struktureller Faktor scheint der Grad der Sialysierung des variablen Oligosaccharidanteils des LPS zu sein. Die Bakterien besitzen eine membranständige Sialyltransferase, die auch vom Wirt stammendes CMP-NANA als Donor für die Sialysierung nutzen kann [Mandell u. Apicella 1993, van Putten 1993]. Bakterien mit LPS mit geringem Sialinsäureanteil (kurzes LPS) sind sehr effizient bei der Invasion in Epithelzellen, aber sehr sensitiv gegen die Wirkung des Komplementsystems. Stark sialysiertes LPS (langes LPS) verändert zwar nicht die Adhäsion der Bakterien an die Epithelzellen, aber deren Invasivität ist stark herabgesetzt [van Putten 1993]. Zudem sind Bakterien mit dieser LPS-Variante sehr resistent gegen Antikörper und Komplement-vermittelte Inaktivierung [Hammerschmidt et al. 1994, van Putten 1993, Rice et al. 1994]. Hierzu paßt, daß in frühen Phasen einer Infektion v. a. LPS mit einem niedrigen Sialysierungsgrad gefunden wird, während es in späteren Phasen offenbar zur Selektion von höher sialysierten LPS-Formen kommt [Schneider et al. 1991]. Eine Rolle der LPS-Phasenvariation bei der bakteriellen Durchdringung der Mukosa ist deshalb denkbar.

Oberflächenproteine, wie die Pili, die Opa- und Opc-Proteine, verleihen den Bakterien zusammen mit den unterschiedlichen Zuckerstrukturen eine ganze Palette an Interaktionsmöglichkeiten mit eukaryotischen Zellen, die durchaus für die Pathogenese relevant sein könnten und z. B. am Gewebetropismus, aber auch, wie im Fall von *Neisseria meningitidis*, an der Passage durch Endothelien beteiligt sein könnten [Birkness et al. 1995, Johnson et al.

1994, Meyer et al. 1994, Nassif und So 1995, van Putten 1993, Virji et al. 1993 a, Virji et al. 1994]. Nach wie vor ist die Frage, wie diese Bakterien die Blut-Hirn-Schranke überwinden können, eines der wichtigsten ungelösten Probleme überhaupt.

Von beiden pathogenen Neisseriaarten werden Proteasen sezerniert, die spezifisch auf Immunglobulin A1 (IgA1) wirken und es endoproteolytisch spalten. Die Protease ist in der Lage, ohne Hilfe weiterer Faktoren aus dem Periplasma, in das sie über einen normalen Signalpeptid-abhängigen Prozeß gelangt, über die äußere Membran das extrazellulare Medium zu erreichen [Klausner et al. 1993, Pohlner et al. 1987]. Während der Sekretion werden das N-terminale Signalpeptid und eine C-terminale Domäne abgespalten. Diese C-terminale Sekretionsdomäne wird dabei autoproteolytisch in 3 kleinere Proteinfragmente gespalten. Mit diesem C-terminalen Fragment können auch heterologe Proteine nicht nur in *Neisseria gonorrhoeae*, sondern auch in *Escherichia coli* und *Salmonella typhimurium* sezerniert werden [Pohlner et al. 1993]. Eines der bei der Translokation autoproteolytisch entstehenden Fragmente wird als α-Peptid bezeichnet. Dieses Peptid verfügt über die Fähigkeit, in eukaryotische Zellen einzudringen, wo es mit Hilfe eines nukleären Transportsignals bis in den eukaryotischen Zellkern vorzudringen kann, wo es Einfluß auf die Genexpression nehmen könnte [Pohlner et al. 1995]. Allerdings gibt es weder für die eigentliche Protease noch für das α-Peptid bislang Hinweise auf virulenzrelevante In-vivo-Funktionen.

In *Neisseria meningitidis* wurden kürzlich 2 Proteine, FrpA und FrpC, identifiziert, die in ihrer Primärstruktur weitgehende Homologien zu RTX-Toxinen aufweisen, zu denen auch das α-Hämolysin von *Escherichia coli* oder das Adenylatzyklasetoxin (CYA) von *Bordetella pertussis* gehören [Thompson et al. 1993 a, b]. Eine Bedeutung dieser Proteine bei der Pathogenese ist noch nicht belegt. Die Expression der beiden Proteine wird durch den Eisengehalt reguliert, was auch in Neisserien über einen dem *Escherichia-coli*-Fur-Repressor homologen Mechanismus funktioniert [Thomas u. Sparling 1994]. Andere eisenregulierte Faktoren sind Oberflächenproteine, die es den Neisserien erlauben, sich direkt mit Eisen von Transferrin und Laktoferrin des Wirts zu versorgen [Beucher u. Sparling 1995, Cornelissen u. Sparling 1996].

Die aus Polysacchariden bestehende Kapsel wird interessanterweise nur von Meningokokken gebildet, obwohl auch *Neisseria gonorrhoeae* DNA-Sequenzen besitzt, die Homologien zu den Kapsel-biosynthesegenen aufweisen [Petering et al. 1996]. Es gibt verschiedene Kapselserotypen, doch ist v. a. Typ b von klinischer Relevanz. So können nichtbekapselte Bakterien besser in eukaryotische Zellen eindringen als bekapselte, was bei der Durchdringung der Mukosa bedeutsam sein könnte [Virji et al. 1993 a]. Während der systemischen Phase einer Infektion könnte eine Kapsel die Bakterien vor Abwehrmaßnahmen des Wirts schützen. Tatsächlich wurden in nasopharyngealen Isolaten etwa 70% der Bakterien ohne Kapsel gefunden, während 97% der Bakterien aus Blut- oder Liquorisolaten eine Kapsel besaßen [Jones et al. 1992]. Die Expression der Kapsel unterliegt also ebenfalls regulatorischen Mechanismen, die wiederum eine Phasenvariation oder aber spezifische Regulationsmechanismen beinhalten. Zudem wird auch die Kapsel ähnlich dem LPS in unterschiedlichem Ausmaß sialysiert und wiederum wird eine Abhängigkeit des Sialysierungsgrads vom Stadium der Infektion gefunden, was darauf hindeutet, daß auch der Sialysierungsgrad der Kapsel einen wichtigen Einfluß auf virulenzrelevante Wechselwirkungen mit eukaryotischen Zellen nimmt. Die reversible Integration eines Insertionselements (IS1301) und Frameshift-Mutationen in einem essentiellen Sialinsäurebiosynthesegen sind an der Variation des Sialysierungsgrads der Kapsel und auch des LPS ursächlich beteiligt [Hammerschmidt et al. 1996].

Neisserien besitzen also ein reiches Repertoir an genetischen Mechanismen, um ihre Virulenzeigenschaften zu variieren [Meyer et al. 1994, Nassif u. So 1995]. Auch der Fähigkeit der Bakterien, artverwandte DNA spezifisch zu erkennen und aufzunehmen, wird eine Rolle bei den Veränderungen der genetischen Eigenschaften der Bakterien zugeschrieben. Interessanterweise haben die Fimbrien außer ihrer Funktion als Adhäsine offenbar eine direkte Funktion beim Phänomen der natürlichen Kompetenz, denn sowohl PilE als auch PilC sind essentiell für die DNA-Aufnahme [Rudel et al. 1995 a]. Tatsächlich scheint ein horizontaler Gentransfer zwischen den kommensalen und pathogenen Arten vorzukommen und die antigene Variabilität weiter zu erhöhen [Achtmann 1994, Zhou u. Spratt 1992]. Welchen Anteil an der medizinisch relevanten Erregervariabilität die einzelnen Mechanismen haben, ist sehr schwer abzuschätzen. Doch belegen epidemiologische Untersuchungen der letzten Zeit, daß der horizontale Austausch von Genmaterial sicher einen bedeutenden Beitrag leistet [Achtman 1995]. Diese enorme Variabilität der antigenen Eigenschaften erschwert nicht nur die natürliche Abwehr gegen Neisseriainfektionen, sondern auch die Entwicklung von Impfstoffen [Blake u. Wetzler 1995].

3.1.2.6 *Staphylococcus aureus*

Staphylococcus aureus ist ein weitverbreiteter Mikroorganismus, und bis zu 50% der Bevölkerung tragen diesen Keim symptomlos. Infektionen mit *Staphylococcus aureus* können zu sehr verschiedenartigen Krankheitsbildern führen. Staphylokokken gehören zu den häufigsten Erregern von eitrigen Infektionen auf der Haut und in Wunden, die oft der Ausgangspunkt für die Entstehung einer Sepsis sind. Tatsächlich verursacht *Staphylococcus aureus* wenigstens 30% aller Sepsisfälle. Eine häufige Begleiterscheinung der Sepsis ist die Endokarditis, die zu schwerwiegenden Schädigungen der Herzklappen führen kann. Auch die Schälblase (eine Hauterkrankung v. a. von Säuglingen) und das sog. Toxic-shock-Syndrom (TSS) können von *Staphylococcus aureus* verursacht werden. Bei TSS kommt es zur Produktion eines Toxins (TSST-1), das von den infizierten Stellen in den Blutstrom abgegeben wird und letztlich zum toxischen Schock führt. Die ersten Fälle von TSS wurden vor etlichen Jahren bei Frauen mit Monatsblutungen registriert, als die ersten Tampons in Gebrauch kamen, in denen sich die Bakterien offenbar gut vermehren konnten. Hierbei ist im Gegensatz zu von *Streptococcus pyogenes* verursachten ähnlichen Krankheitsbildern keine Bakterämie zu beobachten. Schwere Nahrungsmittelvergiftungen können von Enterotoxin-bildenden Stämmen in kontaminierten Nahrungsmitteln, wie Milch- und Fleischprodukten, ausgelöst werden. Von besonderer Bedeutung ist *Staphylococcus aureus* auch für die Krankenhaushygiene, denn viele nosokomiale Infektionen werden von Staphylokokken verursacht [Emori u. Gaynes 1993].

Staphylokokken produzieren eine große Anzahl an sezernierten bzw. Oberflächen-assoziierten Faktoren, die eine Bedeutung für die Pathogenese besitzen können [Iandolo 1989]. So wurde kürzlich über die Klonierung 2er Oberflächen-assoziierter Fibronektinbindeproteine berichtet, FnBPA und FnBPB [Greene et al. 1995]. Ebenso wurden Proteine gefunden, die den Staphylokokken eine Interaktion mit Fibrinogen bzw. Fibrin ermöglichen, was auf eine Bedeutung bei Wundinfektionen hindeutet [Bodén u. Flock 1994, Cheung et al. 1995 a, McDevitt et al. 1995]. Fibrinogen könnte eine „Brückenfunktion" bei der Adhärenz der Bakterien an Katheter und Endothelzellen ausüben

[Cheung et al. 1991]. Kürzlich wurden in einem Ex-vivo-Modell Hinweise für eine In-vivo-Funktion der Fibrinogenbindeproteine bei der bakteriellen Adhäsion und Kolonisierung erbracht [Vaudaux et al. 1995]. Das Fibrinogenbindeprotein ClfA (clumping factor) scheint bei der Entstehung der Endokarditis beteiligt zu sein [Moreillon et al. 1995]. Bakterielle Proteinfaktoren sind vermutlich auch an der Adhäsion und Kolonisierung der Nasenmukosa beteiligt, denn 2 Proteine mit einem MG von 138.000 bzw. 127.000 interagieren direkt mit der Muzinschicht [Shuter et al. 1996]. Protein A (SpA) ist ein Oberfächenprotein mit der Fähigkeit, Immunglobuline (IgA, IgM und bestimmte IgG-Klassen) über deren Fc-Anteil zu binden. Auf diese Weise können die Staphylokokken eine effiziente Opsonisierung und damit Phagozytose vermeiden [Greenberg et al. 1989].

Viele der extrazellularen Faktoren haben enzymatische oder zytotoxische Eigenschaften. Die extrazellulare Katalase hilft den Mikroorganismen möglicherweise bei der Abwehr von reaktiven Sauerstoffmetaboliten, die beim oxidativen Burst entstehen. Verschiedene Staphylokokkenarten sezernieren Lipasen, denen eine Rolle bei der Ausbreitung der Bakterien im Wirtsorganismus zugeschrieben wird [Nikoleit et al. 1995]. Eine extrazellulare Koagulase ist wahrscheinlich bei der Abkapselung von eitrigen Staphylokokkenherden beteiligt, denn sie induziert die Fibrinbildung durch Aktivierung des Prothrombins [Dickinson et al. 1995]. Die Staphylokinase lysiert Fibrin, und die Hyaluronidase spaltet Hyaluronsäuren, weshalb beide Faktoren bei der Gewebszerstörung eine bedeutende Rolle spielen und an der Ausbreitung der Bakterien und der Entstehung der Sepsis beteiligt sein könnten.

Das Lysostaphin bindet Elastin und wirkt elastolytisch [Park et al. 1995]. Es ist eine Zinkmetalloprotease und hydrolysiert Glyzylglyzin-Bindungen, wie sie in der Zellwand von Staphylokokken zu finden sind. Diese Glyzinbrücken sind an der Quervernetzung der Zellwandstruktur beteiligt und ihre Hydrolyse führt zur Lyse der Bakterien. Autolyse der Bakterien scheint an der Pathogenese der Staphylokokkeninfektion beteiligt zu sein. Mutanten, die nicht mehr zur Autolyse befähigt sind, zeigten in einem Rattenendokarditismodell eine verringerte Virulenz [Mani et al. 1994]. Umweltfakoren scheinen einen Einfluß auf die Autolyserate der Bakterien zu haben, denn kürzlich wurde ein regulatorisches 2-Komponenten-System identifiziert, das an der Regulation der Autolyse Anteil hat [Brunskill u. Bayles 1996]. Durch die Autolyse werden pathologisch relevante Zellwandkomponenten freigesetzt, wie Peptidoglykan und Teichonsäure, die synergistisch wirken und in einem Rattenmodell eine systemische inflammatorische Reaktion auslösen konnten, die letztlich im toxischen Schock und im Multiorganversagen resultierte [De Kimpe et al. 1995].

Die Mikroorganismen sezernieren verschiedene hämolytische Substanzen, wie die α-, β-, γ- und δ-Hämolysine. Das α-Hämolysin ist ein porenbildendes Toxin, während das β-Hämolysin Sphingomyelinaseaktivität besitzt und deshalb nur auf Sphingomyelin-haltige Membranen wirkt. Staphylokokken können mehrere sog. Leukozidine sezernieren, die zytolytisch auf polymorphkernige Granulozyten und Makrophagen wirken und damit möglicherweise die Phagozytose der Bakterien hemmen. Im Gegensatz zu den Hämolysinen können die Leukozidine keine Erythrozyten lysieren. Das γ-Hämolysin ist sowohl leukotoxisch als auch hämolytisch. Die Exfoliatine A und B sind an der Schädigung der Haut bei der Schälblase beteiligt.

Bei den durch *Staphylococcus aureus* verursachten Nahrungsmittelvergiftungen spielen mehrere Enterotoxine eine Rolle. Diese können aufgrund ihrer serologischen Eigenschaften in mehrere Serotypen eingeteilt werden, wobei das Enterotoxin A besonders häufig an schweren Vergiftungszuständen beteiligt ist. Schließlich verursacht das Toxicshock-Syndrom-Toxin TSST-1 die namensgebende Erkrankung. Die Charakterisierung der Gene dieser Toxine ergab interessante Zusammenhänge. So zeigte sich, daß die leukotoxischen Zytolysine, also die Leukozidine und das γ-Hämolysin, eine Toxinfamilie bilden. Diese Toxine bestehen jeweils aus 2 separat sezernierten Proteinuntereinheiten (den sog. S- und F-Komponenten), die in verschiedenen Kombinationen synergistisch auf unterschiedliche Wirtszellen wirken können. Deshalb wurde vorgeschlagen, diese Faktoren Synergohymenotrophe Toxine zu nennen [Supersac et al. 1993]. Es ist denkbar, daß verschiedene Toxinkombinationen mit unterschiedlichen Krankheitsbildern verknüpft sind [Prevost et al. 1995].

Von einigen dieser Toxine, wie z.B. von den α- und δ-Hämolysinen, gibt es mittlerweile dreidimensionale Raumstrukturen [Olofsson et al. 1990, Valeva et al. 1996]. Das δ-Toxin wird von der sog. RNAIII kodiert (s. unten) und ist ein kleines zytolytisches Polypeptid [Thomas et al. 1986]. Toxine, die an toxischen Schocksyndromen und an Autoimmunkrankheiten beteiligt sind, wie die Enterotoxine A, B, Cn, D, E, und G und das TSST-1, sind z.T. miteinander verwandt. So weisen die Enterotoxine B und C sowohl untereinander als auch mit dem pyogenischen Exotoxin A von *Streptococcus-pyogenes* sehr signifikante Sequenzhomologien auf. Ebenso weisen die Enterotoxine A, D und E Homologien zueinander auf. Im Gegensatz dazu zeigt TSST-1 keine Sequenzhomologien zu anderen bekannten Toxinen [Schlievert et al. 1995]. Dreidimensionale Raumstrukturen existieren auch von den Enterotoxinen C2 und B und vom TSST-1 [Papageorgiou et al. 1996, Passalacqua et al. 1993, Prasad et al. 1993, Swaminathan et al. 1992].

Die Charakterisierung der Wirkungsweise einiger dieser Toxine führte zur Aufdeckung eines völlig neuartigen Phänomens, dem Konzept der Superantigene. Superantigen wirkende Toxine bilden eine Brücke zwischen MHC-II-Proteinen von antigenpräsentierenden Zellen (APC) und den Rezeptoren von T-Zellen, die mit den MHC-II-Proteinen reagieren. Sie differieren in 3 wichtigen Punkten von „normalen" Antigenen:

1. Es erfolgt keine intrazellulare Prozessierung, bevor sie mit MHC-Klasse-II-Proteinen von APC wechselwirken;
2. Sie binden praktisch an alle MHC-Klasse-II-Moleküle außerhalb der üblichen Antigenbindedomäne;
3. Sie aktivieren T-Zellen hauptsächlich durch Wechselwirkung mit dem V_β Segment des T-Zell-Rezeptors (TCR).

Die Stimulation der T-Helferzellen führt zur Produktion bestimmter Zytokine (v.a. IL-2) und damit zur Proliferation von T-Zellen, die dann spezifische B-Zellen zur Antikörperproduktion anregen. Die Superantigen-vermittelte Aktivierung der T-Zellen verläuft ohne Spezifität, weshalb es zu einer sehr starken und unspezifischen Stimulation kommt. Dies wiederum führt zu einer völlig unphysiologischen Produktion von Zytokinen wie dem IL-2, das in hohen Konzentrationen für viele pathologische Folgeerscheinungen verantwortlich ist. Das weitere Aufschaukeln der aus dem Gleichgewicht geratenen Zytokinproduktion kann bis zum sog. Toxischen Schock führen [Herman et al. 1991]. Die Enterotoxine A, B, C1, C2, C3, D, E und G, das TSST-1, und die Exfoliatine A und B können als Superantigene wirken. Die Bindung von TSST-1 und von Enterotoxin B mit dem Klasse-II-MHC-Molekül HLA-DR1 wurde kürzlich durch Kristallisierung der Proteinkomplexe untersucht. Es zeigte sich, daß die Bindestellen der beiden Toxine zwar überlappen, aber nicht identisch sind [Jardetzky et al. 1994, Kim et al. 1994]. Auch die Struktur des ternären Komplexes von Enterotoxin

B, HLA-DR1 und einem löslichen T-Zell-Rezeptor (TCR) wurde vorgestellt [Seth et al. 1994].

Viele der von *Staphylococcus aureus* produzierten virulenzrelevanten Faktoren können aufgrund von Unterschieden in ihrer Regulation in 3 Kategorien eingeteilt werden [Novick 1995].

1. Die erste Klasse umfaßt sezernierte Faktoren, zu der die α-, β-, γ- und δ-Hämolysine, das TSST-1, die Enterotoxine B, C und D, die Exfoliatine A und B, verschiedene Proteasen, die Staphylokinase und das sog. „fatty acid modifying enzyme" FAME [Chamberlain u. Imanoel 1996] gehören. Diese Klasse ist dadurch gekennzeichnet, daß die Expression dieser Faktoren erst in der postexponentiellen Wachstumsphase erfolgt und durch den regulatorischen agr-Locus (s. unten) aktiviert wird.

2. Die 2. Klasse umfaßt Oberflächenproteine wie das Protein A, die Koagulase und das Fibronektinbindeprotein. Diese Faktoren werden vom agr-Locus negativ beeinflußt und während der exponentiellen Wachstumsphase synthetisiert.

3. Das Enterotoxin A, eine β-Lactamase, und die DNAse bilden die 3. Klasse von Faktoren, die konstitutiv und unbeeinflußt vom agr-Locus exprimiert werden.

Der agr-Locus beinhaltet 2 divergent transkribierte Operone P2 und P3. Die Genprodukte von agrA und agrC, kodiert vom P2-Operon, bilden ein 2-Komponenten-System, das offenbar auf ein von den Bakterien produziertes Oktapeptid reagiert, das als ein Zelldichteindikator dient [Novick et al. 1995]. Dieses Oktapeptid aktiviert die Expression des agr-Locus [Ji et al. 1995]. Der intrazellulare Effektor der agr-Antwort auf die An- bzw. Abwesenheit des Oktapeptids ist das P3-Operon [Janzon u. Arvidson 1990, Novick et al. 1993]. Das P3-Produkt ist eine 514 bp lange RNA, die sog. RNAIII. Diese RNA aktiviert die Transkription von wenigstens 20 Exoproteinen, wobei der zugrundeliegende Wirkmechanismus noch nicht verstanden ist [Novick 1995]. Zusätzlich zu ihren regulatorischen Funktionen kodiert die RNAIII auch noch für das δ-Hämolysin (s. oben) [Janzon u. Arvidson 1990]. Kürzlich konnten weitere Gene, darunter die sarA- und xpr-Loci, identifiziert werden, die regulatorischen Einfluß auf die Exoproteinexpression nehmen [Cheung et al. 1995, Hart et al. 1993, Heinrichs et al. 1996].

Die beschriebenen molekularen Erkenntnisse über die Regulation der Virulenzfaktoren sind die Grundlage für das folgende Modell des Infektions-

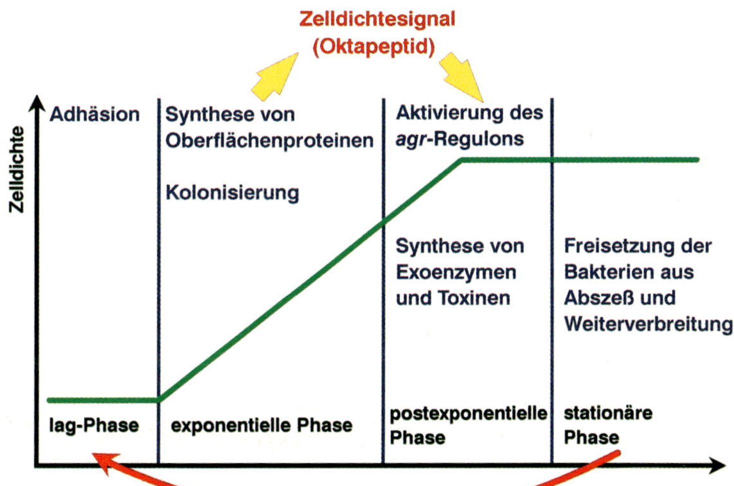

Abb. 3.1.3. Modellvorstellung der Bedeutung von lokal wirkenden Virulenzfaktoren während des Infektionszyklus von *Staphylococcus aureus*. Die ruhenden Bakterien (*lag-Phase*) beginnen die Infektion (z.B. in Wunden). Anschließend kommt es zur Vermehrung und zur Kolonisierung der Bakterien, wobei viele Oberflächenproteine, aber auch ein Oktapeptid, neu synthetisiert werden. In dieser Phase könnten Faktoren wie das antiphagozytisch wirkende Protein A, Fibronektinbindeproteine und Koagulase, die die Fibrinbildung induzieren kann, bedeutsam sein. Bei einer bestimmten Zelldichte, die in der *postexponentiellen Phase* erreicht wird, führt die hohe lokale Konzentration des Oktapeptids im Bereich des Abszesses zur Induktion des *agr-Regulons*. Es kommt zur Synthese der Exoenzyme und Toxine. Die Bakterien sind in dieser Phase von Fibrin und Abwehrzellen des Wirts umgeben. Die Produktion von Leukozidinen, Hämolysinen, Proteasen, Nukleasen und anderen extrazellularen Enzymen könnte nun der Weiterverbreitung der Bakterien von der primären Infektionsstelle dienen. Der Zyklus kann an einer neuen Stelle von vorne beginnen

geschehens (Abb. 3.1.3): Nichtreplizierende Bakterien, die sich also in der sog. lag-Phase befinden, können eine Infektion beginnen. Im Wirt kommt es zur Replikation der Bakterien und damit zur Synthese von Oberflächenproteinen, wie den Fibronektinbindeproteinen und anderen Adhäsinen. In dieser anfänglichen Kolonisierungsphase ist die Bakterienkonzentration noch recht gering und die ausgeprägte Resistenz der Erreger gegen Phagozytose könnte von besonderer Bedeutung sein. Die starke Zunahme der Bakteriendichte könnte in der postexponentiellen Wachstumsphase in der Überschreitung des Schwellenwerts des von den Bakterien sezernierten Zelldichteindikators (des Oktapeptids) resultieren, was dann zur Aktivierung des regulatorischen agr-Systems und damit zur Biosynthese von toxischen Exoproteinen führt. Mit Hilfe der vielfältigen enzymatischen Aktivitäten der Exoenzyme könnten sich die Bakterien möglicherweise vom Infektionsherd (z.B. eitriger Abszeß) befreien und zu neuen Regionen gelangen, wo der Zyklus von vorne beginnen könnte [Novick 1995].

3.1.2.7 *Streptococcus pyogenes*

Streptococcus-pyogenes-Isolate, die auch als Gruppe-A-Streptokokken (GAS) bezeichnet werden, sind die Verursacher verschiedener Krankheitsbilder, darunter Hautinfektionen (z.B. Impetigo contagiosa), eitrige Infektionen (z.B. Angina, Pharyngitis, Meningitis), aber auch von Scharlach und nichteitrigen immunpathologischen Nacherkrankungen wie dem Akuten Rheumatischen Fieber und der Akuten Glomerulonephritis. Ähnlich den Staphylokokken sind auch Streptokokken häufig opportunistische Keime, die auf der normalen Flora der Haut und Schleimhäuten zu finden sind und v.a. bei geschwächten Menschen eine Gewebsinvasivität entwickeln können. Während schwere Scharlacherkrankungen heute recht selten auftreten, sind in den letzten Jahren neue mit GAS-Infektionen vergesellschaftete schwere Krankheitsbilder aufgetaucht. So wird beobachtet, daß vermehrt Isolate mit besonders ausgeprägter Invasivität zu finden sind. Infektionen mit diesen Stämmen sind mit einer hohen Letalität bei den betroffenen Patienten verknüpft. Derartige invasive Isolate können Krankheitsbilder verursachen (toxischer Schock und multiples Organversagen), die dem von *Staphylococcus aureus* verursachten TSS sehr ähneln und deshalb als TSLS (toxic shock-like syndrome) bezeichnet werden. Im Gegensatz zu *Sta-phylococcus-aureus*-TSS kommt es bei *Streptococcus-pyogenes*-TSLS auch zu einer Bakterämie. Diese hochinvasiven Stämme können nicht nur in geschwächten Menschen, sondern auch in gesunden Individuen ihr infektiöses Potential entfalten [Cleary et al. 1992, Demers et al. 1993]. Aktuelle Untersuchungen deuten auf eine so große genetische und phänotypische Heterogenität klinischer Isolate aus Patienten mit schweren invasiven Infektionen, daß eine klonale Basis für das neuerliche Wiederauftauchen von invasiven Streptokokkenisolaten eher unwahrscheinlich erscheint [Chaussee et al. 1996]. Horizontaler Gentransfer und Rekombinationsereignisse in virulenzrelevanten Faktoren haben offenbar auch bei Gruppe-A-Streptokokken maßgeblich zur Diversifizierung und Entstehung neuer Stämme mit unterschiedlichen Virulenzeigenschaften beigetragen [Kapur et al. 1995] und sind für das Auftauchen dieser invasiven hochpathogenen Isolate mitverantwortlich, die sich offenbar rasch weltweit ausgebreitet haben [Musser et al. 1995].

Gruppe-A-Streptokokken produzieren eine Vielzahl von Oberflächenproteinen oder sezernierten Faktoren, die am pathogenetischen Geschehen beteiligt sein könnten. Das bekannteste Oberflächenprotein ist das M-Protein, das in den meisten GAS-Isolaten vorhanden ist und von dem mehr als 80 verschiedene Serotypen unterschieden werden konnten. M-Proteine stellen den Prototyp für eine Klasse von Oberflächenproteinen von grampositiven Mikroorganismen dar. Alle sind mit ihrem C-Terminus in der Zellwand verankert, wobei ein Konsensusmotiv (LPXTGX) identifiziert wurde, das in all diesen Proteinen konserviert ist [Fischetti 1996]. Obwohl die Sequenz der M-Proteine aus verschiedenen Isolaten variieren kann, besitzen alle eine stark konservierte Region in ihrem C-Terminus, die wenigstens 2mal wiederholt vorliegt (die sog. „C repeat domain") [Fischetti 1989]. M-Proteine haben antiphagozytische Eigenschaften und binden Fibrinogen, das den alternativen Aktivierungsweg des Komplementsystems hemmen kann [Horstmann et al. 1992]. Außerdem wurde festgestellt, daß das M-Protein mit seiner C-terminalen Domäne spezifisch den regulatorischen Komplementfaktor H bindet, wodurch die Komplementkaskade ebenfalls inhibiert werden kann [Fischetti et al. 1995]. Die Faktor-H-Bindedomäne des M-Proteins ist auch für die Adhäsion der Bakterien an den CD46-Rezeptor von Keratinozyten verantwortlich, der zahlenmäßig häufigste Zelltyp der Epidermis [Okada et al. 1995, Perez-Casal et al. 1995]. Auch bei der Adhäsion der Bakterien an

Epithelzellen ist eine Rolle von M-Proteinen denkbar, denn M-Proteine können die Anheftung an Hep-2-Zellen über Fukose-haltige Glykoproteine vermitteln [Wang u. Stinson 1994]. Bis vor kurzem wurde die Meinung vertreten, daß M-Proteine zusammen mit Lipoteichonsäuren eine Fimbrien-artige Struktur bilden, die als Adhäsin an das Matrixprotein Fibronektin dienen sollte. Diese Vorstellung wurde mittlerweile verworfen, und „echte" Fibronektinbindeproteine der Streptokokken wurden identifiziert (s. unten).

Zusätzlich zu den M-Proteinen existieren weitere Proteine auf der Oberfläche der Bakterien, die sowohl strukturelle als auch Sequenzähnlichkeiten mit den M-Proteinen haben. Sie unterscheiden sich funktionell v. a. dadurch von den „echten" M-Proteinen, daß sie keine antiphagozytische Wirkung besitzen. Viele dieser sog. M-artigen Proteinen sind in der Lage, Immunglobuline (IgG und/ oder IgA) [Bessen u. Fischetti 1990] oder aber auch andere Serumproteine, wie z. B. Albumin, zu binden [Frick et al. 1994]. Plasminogen-bindende Oberflächenproteine scheinen ebenfalls zur Gruppe der M-artigen Proteine zu gehören [Berge u. Sjöbring 1993].

Wie vorher schon erwähnt, können GAS-Isolate mit Fibronektin wechselwirken. Tatsächlich wurden kürzlich Oberflächenproteine identifiziert, die die Bindung der Bakterien an Fibronektin vermitteln [Hanski u. Caparon 1992, Talay et al. 1991]. Diese Proteine ermöglichen den Bakterien die Adhäsion an Epithelzellen, der 1. Schritt bei der Initiation einer Infektion, und an Langerhans-Zellen [Okada et al. 1994, 1995, Ozeri et al. 1994, 1996, Sela et al. 1993, Talay et al. 1994]. Die Fibronektinbindeproteine könnten zusammen mit den M-Proteinen einen Schlüssel für den Gewebstropismus bei der Kolonisierung des Wirtsgewebes darstellen [Okada et al. 1994]. Zudem wurde kürzlich ein weiteres Protein mit Bindeaffinität für Fibronektin identifiziert. Dieses Protein wurde allerdings aufgrund eines anderen Phänotyps aufgefunden, denn es induziert eine Trübung von Blutserum, weshalb es auch als „serum opacity factor" (SOF) bezeichnet wird [Rakonjac et al. 1995]. Der Beitrag von SOF an der Pathogenese ist unklar, doch gibt es eine starke Korrelation der Expression dieses Faktors mit Isolaten von Impetigoerkrankungen, wohingegen Pharyngitisisolate diesen Faktor seltener produzieren, was einen Beitrag von SOF v. a. bei Hautinfektionen nahelegt [McLandsborough u. Cleary 1995].

Verschiedene Oberflächenproteine bzw. sezernierte Faktoren besitzen enzymatische Aktivitäten.

So wurde kürzlich nachgewiesen, daß ein oberflächengebundenes Protein einerseits eine Glyzerinaldehyd-3-Phosphat-Dehydrogenase (GAPDH) ist und außerdem über eine ADP-ribosylierende Aktivität verfügt. Das Enzym kann sich bei Anwesenheit von NAD selbst ADP-ribosylieren [Pancholi u. Fischetti 1993]. Zudem hat es eine hohe Affinität für Plasmin und wird deshalb auch als Plasminrezeptor bezeichnet (Plr). Unter Eisenmangelbedingungen, wie sie im Wirt vorherrschen, wird dieses Protein ins Medium abgegeben [Eichenbaum et al. 1996].

Nahezu alle pathogenen Isolate produzieren eine extrazelluläre Cysteinprotease, die bei der Kolonisierung, Gewebeinvasivität und Inaktivierung von Wirtsabwehrmaßnahmen eine Rolle spielen könnte [Musser et al. 1991]. Diese Protease wird als Zymogen, also einem größeren Vorläufer, sezerniert, der auch als SPP (streptococcal proteinase precursor) bezeichnet wird. Die aktive Protease spaltet die Matrixproteine Fibronektin und Vitronektin, die am Erhalt der Gewebeintegrität beteiligt sind, aber auch den IL-1β-Vorläufer, so daß funktionelles IL-1β entsteht, was wiederum eine Bedeutung der Protease bei der Entstehung entzündlicher Reaktionen und Schock nahelegt [Kapur et al. 1993]. Zusätzlich kann die Protease die N-terminalen Domänen von M-Proteinen abspalten, die auch in der löslichen Form noch ihre Bindeaktivitäten an Fibrinogen bzw. Immunglobuline behalten. Entsprechend wurde eine Rolle der Protease sowohl bei der Ausbreitung der Infektion diskutiert, als auch eine Beteiligung solcher M-Protein-Fragmente an der Entstehung von löslichen Komplexen zwischen Immunglobulinen und den Immunglobulinbindedomänen. Tatsächlich konnten derartige Immunkomplexe in den betroffenen Organen bei Rheumatischem Fieber bzw. Glomerulonephritis gefunden werden [Berge u. Björck 1995]. Die Protease konnte außerdem ein Fragment mit einem MG von 116.000 eines weiteren Oberflächenproteins, der C5a-Peptidase ScpA (streptococcal C5a peptidase), solubilisieren. Die Wirkung dieser Peptidase könnte durch Wechselwirkung mit dem C5a-Faktor, der bei der Aktivierung des Komplementsystems gebildet wird und ein chemotaktischer Faktor für Leukozyten darstellt, dazu führen, daß Phagozyten den Infektionsherd nicht mehr so effizient aufspüren können [Berge u. Björck 1995]. Kürzlich wurde durch die genetische Inaktivierung des speB-Gens, das für das pyogene Exotoxin B kodiert (s. unten), festgestellt, daß die SPP- und Exotoxin-B-Proteine offenbar identisch sind und von demselben Gen, speB, kodiert werden [Chaussee et al. 1993, Chen u. Cleary 1990].

Wie zuvor beschrieben, stellt das Komplementsystem das Ziel einer ganzen Reihe von extrazellularen Produkten der Streptokokken dar, wie z. B. der C5a-Peptidase oder dem M-Protein. Kürzlich wurde gezeigt, daß auch die M-artigen Immunglobulinbindeproteine Arp und Sir direkt mit dem Komplementsystem interagieren können. Beide Faktoren binden selektiv an C4BP (C4b-binding protein), einen Inhibitor des klassischen Komplementaktivierungswegs [Thern et al. 1995]. Es ist denkbar, daß die Streptokokken damit auch den klassischen Komplementaktivierungsweg beeinflussen können. Außerem wurde ein völlig neuer sezernierter Faktor SIC (streptococcal inhibitor of complement-mediated lysis) beschrieben, der mit 2 Serumproteinen wechselwirkt, dem Clusterin und dem sog. Histidinreichen Glykoprotein (HRG). Diese beiden Proteine sind Regulatoren des C5b-C9-Membranangriffskomplexes (MAC) des Komplementsystems. Das Streptokokkenprotein kann die Komplement-vermittelte Zellyse inhibieren, was eine Bedeutung dieses Faktors bei der Pathogenese wahrscheinlich macht [Åkesson et al. 1996].

Die Streptokokken sezernieren eine Serie von toxischen Faktoren, deren Rolle bei den verschiedenen Krankheitsbildern aber noch wenig verstanden sind. Einige der Toxine haben, ähnlich mehrerer von *Staphylococcus aureus* gebildeter Toxine (s. oben), Superantigencharakter und sind damit sicherlich maßgeblich an der Auslösung von Schock und Multiorganversagen beteiligt [Müller-Alouf et al. 1996]. Hierzu gehören die 3 Pyogenen Toxine (SpeA, SpeB und SpeC) [Braun et al. 1993, Chaussee et al. 1993, Goshorn u. Schlievert 1989, Hartwig u. Fleischer 1993, Weeks u. Ferretti 1986]. Nahezu alle Isolate aus TSLS oder anderen schweren invasiven Erkrankungen einschließlich Scharlach produzieren Pyogene Toxine, während *Streptococcus-pyogenes*-Stämme von weniger schweren Streptokokkeninfektionen diese Toxine wesentlich seltener produzieren. Die speA- und speC-Gene sind auf beweglichen genetischen Elementen, dem Genom von lysogenen Bakteriophagen, lokalisiert. Dieser Befund hat Implikationen auf die epidemiologische Ausbreitung dieser Gene durch horizontalen Gentransfer [Kapur et al. 1992]. In einem Mausmodell wurde versucht, die Bedeutung von SpeA in vivo zu charakterisieren. Es konnte gezeigt werden, daß SpeA während der Infektion systemisch produziert wird, und daß höhere SpeA-Produktionen mit geringeren Überlebenschancen der Tiere einhergehen. Andererseites konnte in diesem Modell eine passive Immunisierung gegen SpeA die Tiere nicht schützen [Sriskandan et al. 1996].

Ein „klassisches" Toxin der Gruppe-A-Streptokokken stellt Streptolysin O dar [Kehoe u. Timmis 1984], das von den meisten GAS-Isolaten produziert wird und zusammen mit Pneumolysin und Listeriolysin zur Familie der Cholesterol-bindenden Zytolysine gehört. Es bildet große Poren in Zellmembranen [Bhakdi et al. 1996, Walev et al. 1995]. Im Serum von Patienten werden Antikörper gegen Streptolysin O gefunden. Sublytische Konzentrationen von Streptolysin O beeinträchtigen u. a. die Phagozytoseeigenschaften von Makrophagen, die Beweglichkeit und Chemotaxis von Neutrophilen und die mitogene Transformation von Lymphozyten [Bhakdi u. Tranum-Jensen 1988]. Eine Bedeutung des Streptolysins O bei der Pathogenese ist sehr wahrscheinlich. Das Toxin ist möglicherweise auch am Hörverlust beteiligt, der bei Mittelohrentzündungen auftreten kann [Engel et al. 1995].

Ein weiterer, an der Virulenz beteiligter extrazellularer Faktor ist die Streptokinase, die die Bildung des Plasminogenaktivators katalysiert, dessen Präsenz wiederum die Bildung von Plasmin zur Folge hat, das letzlich zur Auflösung von Fibrin führt. Streptokinase mag deshalb an der Ausbreitung der Bakterien beteiligt sein [Huang et al. 1989]. Die für die Streptokinase kodierenden Allele verschiedener Streptokokkenisolate zeigen eine interessante Mosaikstruktur und sind ein wichtiger Beleg für intragenische Rekombinationsereignisse, die vermutlich an der genetischen Heterogenität klinischer Isolate beteiligt sind [Kapur et al. 1995]. Ebenfalls an der Ausbreitung der Bakterien im Wirt beteiligt sind wahrscheinlich Hyaluronidasen, die von Bakteriophagen kodiert werden können [Hynes et al. 1995]. Das Substrat dieser Enzyme ist Hyaluronsäure, die im Bindegewebe zu finden ist, aber interessanterweise auch die Kapsel vieler Streptokokkenisolate aufbaut. Die Kapsel trägt vermutlich zur Phagozytoseresistenz der Bakterien bei [Wessels et al. 1994].

Viele der bislang erwähnten Faktoren sind im sog. vir-Regulon zusammengefaßt, dessen Expression vom Transkriptionsaktivator Mga (VirR oder Mry) gesteuert wird. Mga hat Homologien zu den Regulatorproteinen von 2-Komponenten-Systemen [Perez-Casal et al. 1991]. Eine Inaktivierung des mga-Gens führt zum Verlust der Expression der C5a-Peptidase ScpA, von M-Protein und M-artigen Proteinen hat aber auch einen negativen Effekt auf den Opacity-Faktor (SOF) [La Penta et al. 1994, McIver et al. 1995, McLandsborough und Cleary 1995, Podbielski et al. 1995]. Ein Umweltsignal, das auf die Expression des vir-Regulons Einfluß nimmt, ist die Konzentration an atmosphärischem Kohlendioxid [Podbielski et al. 1992]. Das Fibronektinbindeprotein F wird ebenfalls durch Umweltfaktoren wie die Sauerstoffkonzentration und das Vorhandensein von Superoxid reguliert [Gibson et al. 1995]. Allerdings erfolgt diese Regulation nicht durch das Mga-Protein, sondern durch ein kürzlich identifiziertes weiteres regulatorisches Protein, RofA [Fogg et al. 1994].

Wenig ist bislang über die Entstehung der nichteitrigen Folgeerkrankungen wie dem Akuten Rheumatischen Fieber und der Akuten Glomerulonephritis bekannt. Es wird angenommen, daß sie die Folge von durch die Bakterien verursachten Autoimmunreaktionen darstellen. Patienten weisen häufig hohe Antikörpertiter gegen Streptolysin O und andere Antigene, wie das M-Protein, auf, wobei nur einige M-Serotypen mit Rheumatischem Fieber korreliert sind. Tatsächlich wurden bei diesen M-Proteinen Epitope gefunden, die mit Herzmyosin kreuzreagieren [Cunningham et al. 1992]. Im Fall der Akuten Glomerulonephritis wird angenommen, daß sich Immunkomplexe zwischen zirkulierenden bakteriellen Antigenen und ihren spezifischen Antikörpern, aber auch die, wie vorher schon berichtet, von der bakteriellen Oberfläche durch Proteasen freigesetzten Fc-bindenden Domänen und Antikörpern gebildeten Komplexe in der Niere sammeln. Dort könnten sie eine starke entzündliche Reaktion verursachen. Auch die direkte toxische Wirkung einiger bakterieller Faktoren könnte zur Gewebszerstörung und zur Entzündung beitragen und damit Anteil an der Entstehung dieser Krankheitsbilder haben.

3.1.2.8 *Streptococcus pneumoniae* (Pneumokokken)

Streptococcus pneumoniae gehört zu den häufigsten bakteriellen Erregern von Lungenentzündung, aber auch von eitrigen Infektionen im Hals-Nasen- und Ohrenbereich (*Otitis media*), wobei v. a. Kinder betroffen sind. Der Organismus besitzt zudem gewebsinvasive Eigenschaften, und es kann zu Sepsis und Meningitis kommen. Die Mortalität ist bei Pneumokokkeninfektionen recht hoch, und die Therapie wird durch das vermehrte Auftauchen Antibiotika-resistenter Isolate noch weiter erschwert [Jacoby 1996]. Der Erreger ist ausschließlich humanpathogen und schon viele Jahrzehnte bekannt. Bekanntlich wurde bereits in den 20er Jahren bei Arbeiten mit Pneumokokken das Prinzip der genetischen Transformation entdeckt.

Die Bakterien kolonisieren zunächst den Nasopharynx und können von dort gelegentlich in die Eustachi-Röhre gelangen. Durch Inhalation können sie aber auch in die Lunge vordringen. Über diese ersten Schritte der Kolonisierung ist auf molekularer Ebene fast nichts bekannt. Offenbar können die Pneumokokken mit Glykolipiden von Epithelzellen und Pneumozyten wechselwirken, wobei derartige Rezeptoren durch Stimulation der Zellen mit Zytokinen, aber auch mit Adenoviren induziert werden können [Andersson et al. 1983, Cundell et al. 1995, Hakansson et al. 1994].

Es wird angenommen, daß Pneumokokken durch das Epithel der Lunge bzw. des Nasopharynx penetrieren können, um vaskuläre Kompartimente zu erreichen. Pneumokokken binden kaum an das Flimmerepithel, dafür aber sehr stark an Bestandteile der Basalmembran, die nach mechanischer Zerstörung der Epithelzellschicht oder durch Einwirkung von Pneumolysin (s. unten) oder von anderen Krankheitserregern zugänglich werden könnte [Rayner et al. 1994]. Die Interaktion der Pneumokokken mit Fibronektin wird vermutlich durch ein bakterielles Protein vermittelt [van der Flier et al. 1995]. Pneumokokken können mit vaskulären Endothelzellen interagieren. Zellwandkomponenten scheinen bei dieser Wechselwirkung, die bis zur Zerstörung der Wirtszellen führen kann, von Bedeutung zu sein [Geelen et al. 1993].

Pneumokokken können in Endothelzellen eindringen. Bei der intrazellularen Aufnahme der Bakterien in Zytokin-aktivierte Endothelzellen spielt der Rezeptor für den Plättchen-aktivierenden Faktor (PAF) der Endothelzellen, der vermutlich mit Phosphatidylcholin der Bakterienzellwand interagiert, eine entscheidende Rolle [Cundell et al. 1995]. Damit ist die Invasion von Endothelzellen durch Pneumokokken das erste Beispiel für eine durch einen G-Protein-gekoppelten Rezeptor vermittelte Aufnahme. Normalerweise induziert die Bindung von PAF an seinen Rezeptor eine durch Phospholipase C vermittelte Aktivierung von Signaltransduktionskaskaden. Die Wechselwirkung der Bakterien mit dem PAF-Rezeptor verursacht jedoch erstaunlicherweise keine Aktivierung der Phospholipase C [Cundell et al. 1995]. Hinweise auf eine Relevanz des PAF-Rezeptors bei der Pathogenese ergaben sich in Tiermodellen, bei denen die Gabe von PAF-Rezeptor-Antagonisten die Entzündungsreaktionen deutlich mindern konnten [Cabellos et al. 1992]. Es ist deshalb denkbar, daß die durch entzündliche Prozesse, die durch die Kolonisierung durch Pneumokokken hervorgerufen werden, vermittelte Induktion des PAF-Rezeptors zum Entstehen einer Sepsis beitragen könnte.

Trotz der Identifizierung mehrerer potentieller virulenzrelevanter Proteine ist nach wie vor unklar, welche bakterielle Faktoren maßgeblich an der Gewebsschädigung beteiligt sind [Paton et al. 1993]. Praktisch alle klinischen Pneumokokkenisolate produzieren ein Hämolysin, das sog. Pneumolysin, das zusammen mit Listeriolysin O und Streptolysin O von *Listeria monocytogenes* und *Streptococcus pyogenes* zur Familie der Thiol-aktivierbaren Toxine gehört. Pneumolysin wird im Gegensatz zu den anderen Thiol-aktivierbaren Toxinen nicht sezerniert, doch gelangt es möglicherweise durch Zellyse ins Medium, woran bakterielle Autolysine (s. unten) beteiligt sein könnten. Pneumolysin kann das Komplementsystem direkt über den klassischen Weg aktivieren. Verschiedene funktionelle Domänen des Toxins sind durch Mutationsanalysen definiert worden [Paton 1996]. Gereinigtes Pneumolysin hat eine direkte zytotoxische Wirkung auf Epithel- und Endothelzellen [Rubins et al. 1993]. Die verschiedenen Aktivitäten von Pneumolysin könnten Anteil an der Hemmung von Phagozyten und des Flimmerepithels haben, könnten aber auch mit der humoralen Immunantwort interferieren und an der Gewebsinvasivität mitwirken [Paton 1996, Paton et al. 1993]. Eine Beteiligung des Toxins beim Hörverlust, wie er bei akuten Mittelohrentzündungen beobachtet wird, ist denkbar [Engel et al. 1995]. Zusätzlich zu Zellwandkomponenten (s. unten) könnte auch Pneumolysin Entzündungsreaktionen auslösen oder verstärken und damit direkt an der Gewebsschädigung beteiligt sein. Tatsächlich kann Pneumolysin Phospholipase A in Endothelzellen aktivieren, wodurch zytotoxische Substanzen wie freie Fettsäuren, aber auch Entzündungmediatoren wie Arachidonsäure freigesetzt werden [Rubins et al. 1994]. Die Vergiftung von Monozyten durch Pneumolysin führt ebenfalls zur Freisetzung von proinflammatorischen Faktoren wie TNFα und IL-1β [Houldsworth et al. 1994]. Weitere Proteine mit einer potentiellen Bedeutung bei der Kolonisierung bzw. Gewebsinvasion könnten mehrere hydrolytische Enzyme wie eine Neuraminidase, eine Hyaluronidase und eine IgA-Protease darstellen [Kilian et al. 1996, Paton et al. 1993].

Im Gegensatz zu den Proteinfaktoren ist eine Rolle von Zellwandbestandteilen und Polysaccharidkapseln an der Pathogenese vielfach belegt. Das Peptidoglykan ist hochkonserviert in allen Pneumokokkensolaten und unabhängig vom Serotyp oder der geographischen Verbreitung. Allerdings finden sich neuerdings in mehrfach resistenten (multiple drug resistant) Isolaten auch Varianten mit veränderten Peptidoglykanstrukturen, die möglicherweise durch Veränderungen in den Penizillinbindeproteinen (s. unten) entstehen könnten [Severin u. Tomasz 1996]. Zellwandbestandteile werden von Pneumokokken durch die Wirkung von Muraminidasen (Autolysinen) freigesetzt. Bruchstücke des Peptidoglykans und Teichonsäuren aktivieren das Komplementsystem über den alternativen Weg und induzieren die Produktion von Zytokinen, was zu einer starken Entzündungsreaktion führt und damit zur Gewebeinvasivität beitragen könnte [Carlsen et al. 1992, Cleveland, et al. 1996, Fischer et al. 1993, Geelen et al. 1993]. Im Serum von Patienten wurde ein Protein nachgewiesen, das mit der Pneumokokkenteichonsäure, die auch als C-Substanz bezeichnet wird, präzipitiert. Dieses Protein ist ein sog. Akutphasenprotein, das einen generellen Bezug zu entzündlichen Reaktionen und Infektionen hat. Das Protein wird als C-reaktives Protein bezeichnet (CRP) und besitzt offenbar antibakterielle Eigenschaften. Menschliches CRP kann Mäuse vor einer letalen Pneumokokkeninfektion schützen, und CRP-transgene Mäuse waren deutlich resistenter gegen *Streptococcus pneumoniae* [Szalai et al. 1995].

Die Bakterien besitzen dicke Polysaccharidkapseln (S-Formen), von denen bislang mehr als 90 verschiedene Serotypen unterschieden wurden [Henrichsen 1996]. 23 dieser Serotypen kommen häufig in Pneumonieisolaten vor, wobei bei besonders virulenten Stämmen v. a. der Kapseltyp III gefunden wird. Kapsellose Stämme (R-Formen) sind avirulent. Gene, die für die Biosynthese verschiedener Kapseln kodieren, wurden in den letzten Jahren von mehreren Gruppen kloniert [Arrecubieta et al. 1996, Dillard et al. 1995, Kolkman et al. 1996]. Die Kapseln wirken v. a. antiphagozytisch. Antikörper gegen Kapselantigene können protektiv sein. Auf der Basis der Kapselantigene wurden Impfstoffe hergestellt, die aus den 23 wichtigsten Serotypen bestehen. Ein Problem dieser Vakzinen ist ihre geringe Immunität in Kindern und alten Menschen und die Tatsache, daß kein Schutz gegen andere Serotypen erlangt wird. Aktuelle Arbeiten beschäftigen sich deshalb mit der Verbesserung solcher Impfstoffe etwa durch Kopplung der Polysaccharide an Proteine bzw. an Peptide mit T-Zell-Epitopen, da die humorale Immunantwort gegen Polysaccharide durch deren Verknüpfung an Proteine durch proteinspezifische T-Helferzellen verbessert wird [de Velasco et al. 1995]. Da auch Pneumolysin in Tiermodellen eine teilweise protektive Wirkung besitzt, wird auch mit Pneumolysinglykokonjugaten experimentiert [Kuo et al. 1995]. Um eine breitere protektive Wirkung gegen möglichst alle Pneumokokkenserotypen zu erlangen, wird versucht, neue Antigene zu identifizieren, die für Impfzwecke geeignet sind. Tatsächlich gelang es, ein Oberflächenprotein, PspA, zu identifizieren, das Mäuse gegen verschiedene Isolate schützen kann [Langermann et al. 1994, Tart et al. 1996].

Wie auch Neisserien sind Pneumokokken natürlicherweise kompetent für die Aufnahme von DNA. Mehrere Gene, die am Kompetenzphänomen beteiligt sind, wurden in der letzten Zeit identifiziert, darunter der comAB-Locus, dessen Genprodukte Homologien zu ABC-Transport-Systemen [Higgins 1992] aufweisen und möglicherweise an der Sekretion des sog. Kompetenzfaktors (CF) beteiligt sind [Hui et al. 1995]. Der Kompetenzfaktor ist ein kleines extrazellulares Protein, das für die Induktion der genetischen Kompetenz verantwortlich ist und dazu führt, daß eine *Streptococcus-pneumoniae*-Kultur während des logarithmischen Wachstums synchron kompetent wird [Morrison u. Baker 1979). Eine interessante Verbindung zwischen der genetischen Kompetenz und der Resistenz der Bakterien gegen Penizilline wurde kürzlich erkannt. Mutanten im cia-Locus, der für das CiaHR-2-Komponenten-System kodiert, konnten zum einen nicht mehr zur genetischen Kompetenz induziert werden und waren zum anderen resistent gegen Cefotaxim [Guenzi et al. 1994].

Die Entwicklung von Penizillin-resistenten Isolaten ist zu einem sehr ernstzunehmenden Problem geworden [Jacoby 1996], und die natürliche Kompetenz der Bakterien scheint hieran maßgeblich beteiligt zu sein. Eine besondere Bedeutung bei der Resistenzentwicklung spielen die sog. Penizillinbindeproteine (PBP), die eine Funktion beim Aufbau der Peptidoglykanzellwand haben. *β*-Lactam-Antibiotika können PBP inaktivieren und damit die letzten Schritte bei der Zellwandbildung der Bakterien verhindern. Veränderungen in der Struktur der PBP können zu einer geringeren Affinität der Antibiotika und damit zur Resistenz führen. Entsprechend wird z.Z. versucht, die Struktur dieser Proteine zu ermitteln, um dadurch neue Ansatzpunkte beim Design von antibakteriellen Metaboliten zu erhalten [Pares et al. 1996]. Da der auf der Veränderung von PBP beruhende Resistenzmechanimus v.a. bei natürlicherweise kompetenten Bakterien wie *Streptococcus pneumoniae*, Neisseriaarten und *Haemophilus influenzae* vorkommt, ist es wahrscheinlich, daß hierbei horizontaler Gentransfer eine Rolle spielen könnte. Tatsächlich

konnte nachgewiesen werden, daß bestimmte PBP-Gene der Pneumokokken eine Mosaikstruktur aufweisen, die Bereiche von entsprechenden Genen aus wenigstens 3 verschiedenen Streptokokkenarten besitzen [Dowson et al. 1994, Sibold et al. 1994, Tomasz 1994].

3.1.2.9 *Corynebacterium diphtheriae*, *Clostridium tetani* und *Clostridium botulinum*

Im folgenden sollen kurz einige wichtige grampositive Bakterienarten beschrieben werden, die Diphtherie, Tetanus sowie Botulismus verursachen. Die Tatsache, daß sich bei diesen Infektionskrankheiten die klinischen Manifestationen praktisch ausschließlich auf die Produktion eines einzelnen Toxins zurückführen lassen, erlaubte bereits vor vielen Jahrzehnten schnelle Erfolge in der Bekämpfung und Prävention der Diphtherie und des Tetanus durch die Entwicklung von sehr effektiven Impfstoffen bzw. von Anti-Toxin-Immunglobulin-Präparaten. In der Konsequenz ist deshalb sehr viel über diese Toxine, aber nur sehr wenig über die Biologie der entsprechenden Erreger bekannt. Während Diphtherie in erster Linie über Tröpfcheninfektion übertragen wird, sind Clostridien Sporenbildner und *Clostridium-tetani*-Sporen sind ubiquitär zu finden. Wundinfektionen mit Tetanussporen führen zur Keimung der Bakterien und zur Produktion des Neurotoxins. Wenn *Clostridium-botulinum*-Sporen in Nahrungsmittel gelangen, die nicht ausreichend sterilisiert waren (z.B. in Konservendosen), kommt es zur Produktion des Botulinumtoxins, dessen Resorption dann zum Botulismus führen kann. Die Besiedlung des Gastrointestinaltrakts von Erwachsenen durch den Erreger ist für die Pathogenese nicht notwendig, doch könnten Bakterien zur Pathogenese beitragen, denn im Stuhl von Patienten wurde *Clostridium botulinum* nachgewiesen [McCroskey u. Hatheway 1988]. Im Gegensatz dazu wird der Säuglingsbotulismus durch die im Darm produzierten Neurotoxine von dort kolonisierenden Bakterien ausgelöst.

Corynebacterium diphtheriae wurde bereits in der „Goldenen Ära" der Mikrobiologie Ende des letzten Jahrhunderts als Erreger der Diphtherie identifiziert. Kurz nach seiner Entdeckung wurde festgestellt, daß die Krankheit offenbar von einem von den Bakterien sezernierten Giftstoff ausgelöst wird, dem Diphtherietoxin. Bereits vor mehr als 100 Jahren gelangen die ersten Heilungserfolge mit

„Antitoxin-Präparaten" aus tierischen Seren und in den 20er Jahren unseres Jahrhunderts wurden die ersten Massenimpfungen mit chemisch inaktivierten Toxoiden (Formaldehyd bzw. Glutaraldehyd) durchgeführt [Ramon 1924], die dann im Lauf der folgenden Jahrzehnte zu einem weitgehenden Verschwinden der Diphtherieepidemien wenigstens in den Industrienationen geführt haben. Leider ist die Diphtherie nicht zuletzt wegen einer erschreckenden Impfmüdigkeit und wegen des Massenferntourismus in ganz Europa wieder stark auf dem Vormarsch. Nach wie vor werden Impfungen mit chemisch inaktivierten Toxoiden durchgeführt, doch wird mit genetisch inaktivierten Toxoiden, sog. CRM (cross reacting materials), experimentiert, die durch Punktmutationen ihre Toxizität verloren haben, aber nach wie vor voll immunogen sind [Gross u. Rappuoli 1991]. Hierbei ist besonders das CRM197 zu erwähnen, das auch ein guter Kandidat für die Konstruktion von Glykokonjugatimpfstoffen zu sein scheint, z.B. mit Polysacchariden von *Haemophilus influenzae* oder *Neisseria meningitidis* [Bartoloni et al. 1995, Smith et al. 1989].

Die Biochemie des Diphtherietoxins (DT) ist sehr genau untersucht worden. Es ist wie das Pertussistoxin und das Choleratoxin ein ADP-ribosylierendes Toxin, das allerdings als ein Präproprotein in einer einzigen Polypeptidkette synthetisiert wird. Beim Export wird eine N-terminale Signalsequenz abgespalten. Anschließend erfolgt eine proteolytische Spaltung in ein A- und ein B-Fragment, die durch eine Disulfidbrücke miteinander verbunden bleiben (Abb. 3.1.1). Das A-Fragment enthält den enzymatisch aktiven Teil des Toxins, während das B-Fragment 2 funktionelle Domänen beinhaltet, eine für die Rezeptorbindung und eine für die Translokation des A-Fragments in die eukaryotische Zelle, in der dieses den Translationselongationsfaktor EF-2 durch ADP-Ribosylierung an einem modifizierten Histidinrest (Diphthamid) inaktiviert und damit die Proteinbiosynthese vollständig zum Erliegen bringt. Interessanterweise konnte kürzlich nachgewiesen werden, daß das Toxin auch eine Endonukleaseaktivität besitzt [Bruce et al. 1990]. Die räumliche Struktur des Toxins wurde nach Kristallisierung des Proteins ermittelt und bestätigte die vorgeschlagene Domänenstruktur des Toxins [Choe et al. 1992]. Das Toxin wird durch eine Rezeptor-vermittelte Endozytose aufgenommen [Lanzrein et al. 1992, 1996, Rolf u. Eidels 1993]. Durch Ansäuerung des resultierenden Endosoms wird das Toxin auf seine Translokation durch die Membran in das Zytosol „vorbereitet".

Hierbei kommt es offenbar zu Konformationsänderungen des Toxins, die dem A-Fragment den Durchtritt durch die Lipidschicht der Vesikel ermöglichen [O'Keefe et al. 1992, Wilson u. Collier 1992, Zhan et al. 1995].

Das Toxin wird nur von Stämmen produziert, die bestimmte lysogene Bakteriophagen tragen, die β- bzw. ω-Phagen, denn das tox-Gen ist auf den Phagengenomen lokalisiert. Diese Phagen können durch Streßbedingungen zum lytischen Zyklus induziert werden und integrieren in eine definierte „attachment site" auf dem Chromosom [Rappuoli u. Ratti 1984, Rappuoli u. Gross 1990]. Viele Menschen sind Träger von nicht toxinogenen Korynebakterien, und in mehreren Fällen konnte dokumentiert werden, daß diese kommensalen Mikroorganismen im Menschen durch Bakteriophagen zu Toxin-produzierenden virulenten Organismen transformiert wurden. Obwohl eine Ansteckung in der Regel durch Tröpfcheninfektion mit bereits toxinogenen Stämmen erfolgt, kann es also auch gelegentlich zu einer Phagen-vermittelten Umwandlung von kommensalen Bakterien zu hochvirulenten toxinogenen Stämmen kommen [Pappenheimer u. Murphy 1983].

Die Expression des Toxins unterliegt der Kontrolle durch den Eisengehalt der Umgebung. Nur unter Eisenmangelbedingungen, wie sie im Wirt herrschen, wird das Toxin gebildet [Tao et al. 1995 a]. Diese Regulation erfolgt durch das chromosomal kodierte DtxR-Repressorprotein, das Eisen als Kofaktor besitzt. Trotz seiner funktionellen Ähnlichkeiten besitzt DtxR interessanterweise keine Ähnlichkeiten in der Primärstruktur mit dem FUR-Repressor, der in vielen gramnegative Bakterien für die Eisenregulation zuständig ist [Tao et al. 1995 b]. Das DtxR-Protein kontrolliert außer der Toxinexpression auch die Synthese von niedermolekularen Eisenkomplexbildnern [Tao et al. 1995 a]. Es wird angenommen, daß die durch das Zytotoxin verursachte Gewebeschädigung einen Vorteil für die Bakterien mit sich bringt, da sie sich dadurch evtl. besser mit Eisen versorgen können.

Die Bakterien sind ausschließlich humanpathogen und vermehren sich im Laryngopharynx des Menschen. Nach kurzer Zeit sind die Bakterien in sog. Pseudomembranen zu finden, die aus den Bakterien, Fibrin und Leukozyten bestehen, in denen die Bakterien nur schwer mit Antibiotika zu therapieren sind. Da die anfänglichen Symptome der Diphtherie sehr unspezifisch sind, ist in der Regel zum Zeitpunkt der Diagnose bereits soviel DT produziert, daß es zu den bekannten lebensbedrohenden systemischen Symptomen der Diphtherie kommen kann. Die Gabe von DT-neutralisierenden Antiseren muß deshalb zum frühest möglichen Zeitpunkt geschehen und entscheidet über den Schweregrad des weiteren Verlaufs der Krankheit. Mit Ausnahme des Toxins sind prakisch keine weiteren Faktoren bekannt, die an der Virulenzausprägung beteiligt sind. Viele toxinogene Stämme kursieren in der Bevölkerung, trotzdem kommt es z.Z. noch selten zu größeren Ausbrüchen der Krankheit in Deutschland. Da es praktisch keine Variabilität des Diphtherietoxins selbst gibt, muß es andere stammspezifische Unterschiede geben, die bestimmte Isolate gefährlicher machen als andere, die, wenn sie in eine nicht mehr vollständig geschützte Population wie die unsere eingebracht werden, zu gefährlichen Ausbrüchen führen können [Rappuoli et al. 1988]. Es muß also weitere noch unbekannte Faktoren geben, die an der Virulenzausprägung mitwirken (wie z.B. Kolonisierungsfaktoren), deren Erforschung sicher lohnende Einblicke in die Biologie dieses gefährlichen Erregers bringen würde.

Die Tetanus- und Botulinumneurotoxine sind die wirksamsten bakteriellen Toxine, die bislang bekannt sind. Beide Toxine werden von anaeroben Bakterien des Genus *Clostridium, Clostridium tetani* bzw. *Clostridium botulinum,* produziert. Sie werden als Vorläuferproteine mit einem MG von ca. 150.000 synthetisiert, die dann proteolytisch gespalten werden, so daß je 1 schwere Kette (MG von 100.000) und je 1 leichte Kette (MG von 50.000) entstehen, die durch je 1 Disulfidbrücke zusammengehalten werden. Die schwere Kette ist für die Bindung an die eukaryotischen Zellen verantwortlich, während die leichte Kette die toxische Aktivität trägt. Sieben verschiedene Serotypen wurden für das Botulinumtoxin beschrieben, wobei einige Serotypen bestimmte geographische Regionen dominieren. Bei der Verbreitung der Toxine spielt sicher die Tatsache eine Rolle, daß wenigstens einige der Toxingene auf lysogenen Bakteriophagen lokalisiert sind. Die verschiedenen Serotypen können unterschiedliche Wirtszellspezifitäten besitzen. Wie alle anderen bakteriellen Proteinexotoxine müssen auch die Neurotoxine erst durch Reduktion einer Disulfidbrücke aktiviert werden, bevor sie ihre Toxizität entfalten können. Die Toxine werden an den motorischen Endplatten durch Internalisierung von Vesikeln in die Nervenzellen aufgenommen. Das Botulinumtoxin verursacht nach Durchtritt in das Zytosol eine Hemmung der Ausschüttung von Azetylcholin, was zu einer „schlaffen" Lähmung führt. Im Gegensatz

dazu wandert das Tetanustoxin retroaxonal nach oben und erreicht inhibitorische Spinalneuronen, wo es die Ausschüttung von Neurotransmittern blockiert. Dies führt zu der für Tetanus typischen spastischen Paralyse. Trotz der unterschiedlichen Auswirkungen einer Vergiftung mit beiden Toxinen ist ihre molekulare Wirkungsweise sehr ähnlich, denn beide interferieren offenbar mit der Exozytose von Neurotransmittern.

Erst kürzlich konnte gezeigt werden, daß beide Toxine Zink-abhängige Endopeptidasen sind. Substrate für diese Proteasen stellen Proteine (sog. Synaptobrevine) dar, die am Ankoppeln von synaptischen Vesikeln, die Neurotransmitter in ihrem Lumen enthalten, an die präsynaptische Membran beteiligt sind, wie z.B. das VAMP-Protein und Syntaxin [Blasi et al. 1993a,b, McMahon et al. 1993, Montecucco u. Schiavo 1993, Schiavo et al. 1992, 1995, Yamasaki et al. 1994]. Die proteolytische Spaltung dieser Proteine durch die Toxine führt zum Verlust der Fusion der Neurotransmitter-haltigen synaptischen Vesikel mit der präsynaptischen Membran und damit zum Verlust der Exozytose der Neurotransmitter.

Während *Clostridium tetani,* soweit bekannt, nur das Neurotoxin synthetisiert, produziert *Clostridium botulinum* außer dem Botulinusneurotoxin noch 2 weitere Toxine, die C2- und C3-Toxine. Das C2-Toxin ist wiederum ein typisches AB-Toxin mit einem MG von 150.000 mit Rezeptor-bindendem und enzymatisch aktivem Anteil (Abb. 3.1.1). Kürzlich konnte nachgewiesen werden, daß das C2-Toxin ebenfalls zur großen Gruppe der ADP-ribosylierenden Toxine gehört, dessen Substrat zellulares Aktin ist [Aktories u. Wegner 1992]. Die ADP-Ribosylierung des Aktins zerstört die normale Struktur des zellularen Zytoskeletts. C2-Toxin besitzt vasokonstriktive Aktivitäten und induziert wie ein Enterotoxin die Flüssigkeitsfreisetzung im Dünndarm. C3-Toxin hat nur ein MG von 25.000 und besitzt keinen rezeptorbindenden Anteil (Abb. 3.1.1). Das Toxin bindet also nicht selbständig an Wirtszellen und muß deshalb z.B. durch osmotischen Schock künstlich in diese Zellen eingeführt werden. Es besitzt ebenfalls eine ADP-ribosylierende Aktivität und modifiziert die kleinen G-Proteine Rho und Rac, die an der Regulation des Zytoskeletts beteiligt sind [Aktories et al. 1992]. Ob die C2- und C3-Toxine bei der Entstehung des Botulismus einen Beitrag leisten, ist unklar, denn gereinigtes Botulinumtoxin reicht in Modellsystemen aus, um die dem Botulismus zugrundeliegenden neurotoxischen Erscheinungen zu verursachen.

Andere Clostridienarten produzieren verwandte Toxine [Thelestam u. Gross 1990], andererseits aber auch Toxine mit sehr interessanten neuen Wirkmechanismen [von Eichel-Streiber et al. 1996]. So glykosyliert das *Clostridium-difficile*-Toxin B das Rho-Protein, das an der Regulation des Aktinzytoskeletts Anteil hat [Just et al. 1995]. *Clostridium difficile* verursacht die sog. Pseudomembranöse Kolitis und tritt häufig bei Störungen der natürlichen Darmflora v. a. nach Antibiotikatherapie auf [Hatheaway 1990, Knoop et al. 1993].

3.1.3 Intrazellulare Bakterien

Im Gegensatz zu vielen extrazellularen Bakterien bleiben obligat (z. B. Rickettsien und Chlamydien) bzw. fakultativ intrazellulare Bakterien (z. B. Salmonellen und Shigellen) bezüglich ihrer Vermehrung nicht auf den Eintrittsbereich im infizierten Organismus beschränkt, sondern zeichnen sich durch eine generelle Invasivität im Wirt aus. Nachdem sie eine der epithelialen Oberflächen durchquert haben, erreichen sie das subepitheliale Gewebe, können dann lokales lymphatisches Gewebe infiltrieren, sich in regionalen Lymphknoten ausbreiten und von dort in die Milz und die Leber weitergegeben werden. Über die Lymphflüssigkeit und das Blut können diese Bakterien auch in distale Organe, wie Gehirn, Lunge und Niere, gelangen. Einige dieser Bakterien kolonisieren dabei weitgehend spezifische Organe (z. B. *Mycobacterium tuberculosis* die Lunge), während andere (z. B. *Salmonella typhi*) in der Regel zu generalisierten systemischen Infektionen führen.

Zwar können auch manche extrazellularen Bakterien gewebsinvasiv sein (z. B. *Streptococcus pneumoniae, Streptococcus pyogenes*, EHEC, EPEC etc.), sie befinden sich aber in akuten Infektionen weitgehend in extrazellularen Kompartimenten des infizierten Organismus. Intrazellulare Bakterien hingegen sind während der gesamten Passage durch den infizierten Organismus weitgehend intrazellular. Dabei können sie in verschiedene Wirtszellen eindringen (z. B. Epithelzellen, Fibroblasten, Endothelzellen, Phagozyten, Hepatozyten) und sich in diesen erfolgreich vermehren.

Die Mechanismen der Invasion, mit deren Hilfe diese Bakterien in das intrazellulare Milieu gelangen können, sind unterschiedlich, basieren aber letztlich alle auf der induzierten Phagozytose von Wirtszellen, die meist nicht professionell phagozy-

tisch sind. Die Bakterien werden dabei entweder über den sog. Zipper- oder den Triggermechanismus von der Wirtszelle aufgenommen (s. unten).

Der erste intrazellulare Aufenthaltsort von intrazellularen Bakterien ist infolgedessen immer die phagosomale oder endosomale Vakuole, ein von der zytoplasmatischen Membran umgebenes Vesikel. V. a. in Phagozyten stellt das Phagosom für die Bakterien eine feindliche Umgebung dar. Reaktive Sauerstoffintermediate (ROI), während des oxidativen Bursts gebildet, und reaktive Stickstoffintermediate (RNI), die Ansäuerung des phagosomalen Milieus und die Fusion mit den Lysosomen, die mit hydrolytischen Enzymen und antibakteriellen Peptiden vollgepackt sind, stellen für die Bakterien enorme Überlebensprobleme dar, mit denen sie fertig werden müssen, wollen sie diese erste Hürde im intrazellularen Leben überstehen. Bakterien, die erfolgreich v. a. in Makrophagen überleben, haben verschiedene Mechanismen entwickelt, mit denen sie die bakterienfeindliche, phagosomale Umgebung überwinden. Die normalerweise stattfindende zunehmende Ansäuerung des Phagosoms wird von verschiedenen Bakterien in unterschiedlicher Weise umgangen. *Listeria monocytogenes,* Shigellen und Rickettsien vermeiden das saure Milieu, indem sie durch Lyse der phagosomalen Membran in das Zytoplasma der Wirtszelle entkommen. *Legionella pneumophila* und verschiedene Mykobakterien verändern die phagosomale Vakuole dergestalt, daß keine Ansäuerung stattfindet. *Coxiella burnettii* und *Franciscella tularensis* sind offensichtlich gegenüber den schädigenden Einflüssen, die mit der protonenreichen (sauren) Umgebung der phagosomalen Vakuole verbunden sind, völlig resistent. Kürzlich wurde gezeigt, daß auch *Salmonella typhimurium* die Ansäuerung der Vakuole nicht verhindert, sondern das saure Milieu vielmehr für eine effiziente Replikation in der Vakuole benötigt [Rathman et al. 1996]. Die Strategien, welche die verschiedenen intrazellularen Bakterien für ihre intrazellulare Replikation im Phagosom oder im Zytoplasma der Wirtszellen entwickelt haben, werden im Detail bei den unten aufgeführten Modellsystemen näher ausgeführt.

Einige der intrazellularen Bakterien (z. B. *Listeria monocytogenes* und Shigellenarten) können sich von Zelle zu Zelle ausbreiten. Dieses „cell-spreading" scheint nicht nur zwischen Wirtszellen des gleichen Zelltyps (z. B. von Epithelzelle zu Epithelzelle), sondern auch zwischen heterologen Wirtszellen (z. B. von Epithelzelle zu Makrophagen und umgekehrt) möglich zu sein. Dadurch können sich die Bakterien vermehren und ausbreiten, ohne das intrazellulare Milieu zu verlassen. Sie sind so weitgehend vor der humoralen Immunantwort geschützt. Eine protektive Immunität gegenüber den intrazellularen Bakterien erfolgt daher hauptsächlich über eine T-Zell-Antwort.

Die meisten der molekularen Mechanismen, die diese ersten Schritte im intrazellularen Vermehrungszyklus dieser Bakterien steuern (Invasion, Überleben, intrazellulare Replikation, cell-spreading sowie die Wirtszellantworten), sind in der Wechselwirkung dieser Bakterien mit etablierten Zellkulturen, aufgeklärt worden. Wieweit sich diese Erkenntnisse auf die In-vivo-Situation, d. h. die Infektion eines lebenden Organismus, übertragen lassen, ist bisher noch relativ wenig untersucht.

3.1.3.1 *Yersinia* spp.

Obwohl *Yersinia enterocolitica* eigentlich nicht als intrazellularer pathogener Keim anzusehen ist, da er während einer Infektion hauptsächlich extrazellular zu finden ist [Cornelis 1994], soll er hier trotzdem als erster „invasiver" Vertreter aufgeführt werden, da der erste beschriebene Invasionsfaktor, das Invasin, aus diesen Bakterien stammt [Leong et al. 1995, Isberg et al. 1987]. Durch Klonierung chromosomaler Fragmente von *Yersinia enterocolitica* in *Escherichia coli* K-12 konnten *Escherichia-coli*-Rekombinanten erhalten werden, die im Gegensatz zum Ausgangsstamm in der Lage waren, in Epithelzellen einzudringen. Das dafür verantwortliche Gen, inv, kodiert ein Protein mit einem MG von 92.000, das in der äußeren Membran dieser gramnegativen Bakterien lokalisiert ist. Invasin, das Genprodukt von inv, benutzt als Rezeptoren Vertreter der Integrinfamilie. Diese Ligand-(Invasin-)-Rezeptor-(-Integrin-)-Bindung induziert in verschiedenen epithelialen Zellinien Phagozytose, wodurch es zur Aufnahme der Yersinien kommt [Leong et al. 1993, 1995, Rankin et al. 1992]. In diesen Wirtszellen verbleiben die Bakterien im Phagosom. Ein 2. „Invasionsfaktor", das Genprodukt von ail (accessory invasion locus), vermittelt ebenfalls die Anheftung und Aufnahme von *Yersinia enterocolitica* in einige Epithelzellinien [Miller u. Falkow 1988, Wachtel u. Miller 1995]. Das Vorkommen von inv und ail ist auf virulente Stämme von *Yersinia enterocolitica* beschränkt, während inv alleine auch in virulenten *Yersinia-pseudotuberculosis*-Stämmen nachweisbar ist. Beide Invasionsgene liegen auf dem bakteriellen Chromosom.

Im Gegensatz dazu ist das yadA-Gen auf dem Virulenzplasmid von *Yersinia enterocolitica* und *Yersinia pseudotuberculosis* zu finden [Skurnik u. Wolf-Watz 1989]. Seine Expression wird von dem Transkriptionsaktivator VirF reguliert. YadA bildet eine fibrilläre Matrix auf der bakteriellen Oberfläche und wirkt als ein Adhäsin. Es vermittelt die Anheftung der Yersinien an verschiedene Proteine der extrazellularen Matrix und an Epithelzellen [Flügel et al. 1994]. Es bewirkt Resistenz gegen Komplement-vermittelte Lyse und Autoagglutination und ist insgesamt für die Virulenz der Yersinien im Mausmodell notwendig. YadA scheint auch für die Bindung von *Yersinia enterocolitica* an Neutrophile verantwortlich zu sein, deren Aktivität durch diese Assoziation inhibiert wird [China et al. 1994]. yadA-Mutanten konnten isoliert werden, die spezifische Reaktionen dieses multifunktionalen Proteins unterbinden [Roggenkamp et al. 1995, 1996]. Alle diese Mutanten können aber noch in die M-Zellen der Peyer-Platten eindringen und sich dort vermehren.

Keiner der genannten 3 Faktoren (Inv, Ail und YadA) wird von *Yersinia pestis* exprimiert. Die Einführung von YadA in den Pesterreger verringert sogar die Virulenz dieser Bakterien [Rosqvist et al. 1988]. Selbst in *Yersinia enterocolitica* und *Yersinia pseudotuberculosis* bleibt die Bedeutung dieser Anheftungs- und Invasionsgene nach wie vor unklar. Zwar führt die Inaktivierung von inv in *Yersinia enterocolitica* zu einer reduzierten Infektionsrate in Mäusen nach oraler Applikation, bei intraperitonealer Gabe der Yersinien ist jedoch kein Einfluß von inv auf die Virulenz festzustellen [Pepe u. Miller 1993].

Histochemische Untersuchungen des Ileums einer infizierten Maus zeigen, daß die primäre Eintrittspforte für diese Bakterien die M-Zellen und nicht die Enterozyten sind. Die Aufnahme der Yersinien in die M-Zellen ist aber nachweislich unabhängig von inv, ail und weitgehend auch von yadA [Authenrieth et al. 1996].

Unumstritten ist die Bedeutung der Yop-Proteine (Yersinia outer proteins) für die Virulenz von Yersinia (*Yersinia enterocolitica, Yersinia pseudotuberculosis* und *Yersinia pestis*). Diese von den yop-Genen des in allen Yersiniaarten vorhandenen 70 kbp großen Virulenzplasmids kodierten Proteine haben in den vergangenen Jahren große Aufmerksamkeit aufgrund ihrer interessanten und z. T. ungewöhnlichen Eigenschaften gefunden [Bliska 1994]. Zum einen werden alle Yop-Proteine von einem Typ-III-Sekretionssystem aus der Bakterienzelle nach außen geschleust [Michiels et al. 1990].

Ihre Synthese wird durch Kalzium und Temperatur auf dem Transkriptionsniveau reguliert [Cornelis et al. 1995]. VirF (LcrF), ein Mitglied der AraC-Familie der Transkriptionsaktivatoren, reguliert die Transkription dieser und anderer Virulenzgene (u.a. yadA) in Yersinia zusammen mit dem negativen Regulator YopN [Forsberg et al. 1991, Wattiau u. Cornelis 1994]. Vermutlich wird YopN ähnlich wie auch die anderen Yop-Proteine beim Kontakt der Bakterienzelle mit der eukaryotischen Zielzelle sekretiert, so daß die Konzentration von YopN in der Bakterienzelle absinkt. Dadurch werden die yop-Gene über LcrF aktiviert (Wolf-Watz pers. Mitteilung). Von den so induzierten Yop-Genprodukten können YopH, YopE und YpkA nach YadA-vermittelter Adhärenz der Yersinien an Epithelzellen selbständig in diese eukaryotischen Zellen eindringen und dort aktiv werden. Die Translokation dieser Yop-Proteine über die Membran der Wirtszelle erfolgt dabei mit Hilfe von YopB und YopD, die vermutlich eine spezifische Pore ausbilden, durch welche die oben erwähnten Yop-Proteine in die Wirtszelle gelangen können [Hartland et al. 1996, Rosqvist et al. 1994, Sory u. Cornelis 1994]. Nach dem Eintritt in die Wirtszelle scheint YopH als Proteintyrosinphosphatase direkt in Signalkaskaden dieser Zellen einzugreifen [Andersson et al. 1996, Bliska 1994, Bliska et al. 1992, Guan u. Dixon 1990]. Auch für YpkA, eine Thr-Ser-Kinase, wäre ein solcher Wirkmechanismus denkbar [Galyov et al. 1993, Hakansson et al. 1996]. Die intrazellulare Aktivität von YopE führt zur Zytotoxizität, wobei die genaue biochemische Aktivität von YopE bisher allerdings noch unbekannt ist [Rosqvist et al. 1991].

YopM ist ein Virulenzprotein in *Yersinia pestis* mit erheblicher Sequenzhomologie zum Von-Willebrand-Faktor und der Thrombinbindungsdomäne von Glykoprotein Ib menschlicher Blutplättchen. Es konnte in der Tat gezeigt werden, daß dieses Protein an humanes *a*-Thrombin bindet und dadurch die Thrombin-vermittelte Aggregation von humanen Blutplättchen verhindert. [Reisner u. Straley 1992]. Das yopA-Gen kodiert für das Yop1-Protein, das für die Aufnahme von *Yersinia pseudotuberculosis* in HeLa-Zellen notwendig zu sein scheint [Viljanen et al. 1991].

Alle Yop-Proteine werden, wie oben erwähnt, von einem Typ-III-Sekretionssytem ausgeschleust. Neben dem Sekretionsapparat benötigt allerdings jedes Yop-Protein ein spezifisches Chaperon, um effizient aus der Bakterienzelle transportiert zu werden [Frithz-Lindsten et al. 1995, Wattiau et al. 1994]. Das Typ-III-Sekretionssytem von Yersinien weist in den meisten seiner Komponenten hohe Homologien zu den entsprechenden Komponenten von Typ-III-Sekretionssystemen in *Salmonella typhimurium* und *Shigella flexneri* auf [Rosqvist et al. 1995]. Die Sekretionssysteme der beiden letztgenannten Bakterien sind, wie nachfolgend ausgeführt wird, ebenfalls für die Ausschleusung der für die Invasivität dieser Bakterien verantwortlichen Genprodukte erforderlich.

3.1.3.2 *Shigella* spp.

Die bevorzugte Route für den initialen Eintritt der Shigellen in das Darmepithel sind ebenfalls die M-Zellen in den Peyer-Platten [Sansonetti et al. 1996]. Anschließend dringen die Bakterien über die basolaterale Seite in Enterozyten des Dickdarms ein. Die wesentlichen Kenntnisse über den Ablauf der Invasion von Shigellen wurden wiederum weitgehend durch Untersuchungen an Zellkulturen erhalten; aber auch der sog. Sereny-Test (die Fähigkeit der Bakterien, im Auge des Meerschweinchens eine Konjunktivitis hervorzurufen) wird als biologischer Test auf die Invasivität von Shigellen herangezogen. Das wichtigste Tiermodell ist das Infektionsmodell des Affen. Zahlreiche Gene sind an der Virulenz von Shigellen beteiligt. Ähnlich wie in Yersinien und den später abzuhandelnden Salmonellen liegen auch hier die meisten dieser Gene auf einem 220 kbp großen Virulenzplasmid [Hale 1991, Sansonetti 1992]. Dazu gehören v.a. die spa-, mxi-, ics-, und ipa-Gene. Ein ähnliches Virulenzplasmid liegt auch in enteroinvasiven *Escherichia-coli*-Stämmen vor. Einige der Virulenzgene von *Shigella flexneri*, wie z.B. die für regulatorische Faktoren kodierenden Gene vacBC, kcpA und virR sind auf dem Chromosom lokalisiert [Durand et al. 1994, Hromockyj et al. 1992, Tobe et al. 1992, Yamada et al. 1989]. Die ipaB-, -C- und -D-Gene werden von dem Transkriptionsaktivator VirF reguliert, der zur AraC-Familie von Transkriptionsfaktoren gehört [Dorman 1992, O'Connell et al. 1995]. Die Expression von virF wiederum wird von der Temperatur und dem pH Wert reguliert [Nakayama u. Watanabe 1995, O'Connell et al. 1995]. Ein höherer pH-Wert (pH 7,4) aktiviert VirF, während ein niedriger pH (6,0) zur Repression der virF-Transkription führt. Das CpxA-Genprodukt gehört zur Familie der 2-Komponenten-Sensorproteine und scheint entweder direkt oder indirekt als Sensor für die Wahrnehmung des pH Werts der Umgebung zu dienen [Nakayama u. Watanabe 1995].

Zusätzlich zu diesen Virulenzgenen, auf deren Bedeutung weiter unten eingegangen wird, beeinflussen noch andere, mehr allgemeine (chromosomale) Gene (house-keeping genes), wie sodB (Superoxiddismutase), iucA-D und iutA (Aerobactin Siderophor) *sowie* rfa und rfp (LPS-Synthese) das Überleben der Shigellen im intestinalen Gewebe [Franzon et al. 1990, Klena et al. 1992, Lawlor et al. 1987]. Auch die Shigatoxindeterminante (stx) bei *Shigella dysenteriae* und regulatorische Gene wie ompR-envZ sind für die Virulenz der Shigellen von nachhaltiger Bedeutung [Bernardini et al. 1990, O'Brien et al. 1992].

Von den oben aufgeführten Plasmid-kodierten Virulenzgenen determinieren die etwa 20 mxi- und spa-Gene für ein Typ-III-Sekretionssytem, das insbesondere für die Ausschleusung der Genprodukte von ipaB, ipaC und ipaD notwendig ist [Ménard et al. 1996 a]. Für die IpaB- und -C-Proteine ist ein spezifisches Chaperon, IpgC, zuständig, das wahrscheinlich durch Bindung an die Ipa-Proteine diesen eine Konformation gewährleistet, welche ihre Proteolyse im Zytoplasma der Bakterienzelle verhindert und möglicherweise auch für ihre Sekretion notwendig ist [Ménard et al. 1994 b]. Die Sekretion der Ipa-Proteine durch das Mxi-Spa-Transportsystem wird durch den Kontakt der Bakterien mit der Wirtszelle stimuliert. Dabei scheinen zytoplasmatisch vorgebildete Ipa-Proteine freigesetzt zu werden [Ménard et al. 1994 a].

Die IpaB- und IpaC-Proteine induzieren die Phagozytose von Epithelzellen und damit die Aufnahme der Shigellen [Ménard et al. 1996 b, Watarai et al. 1996]. Es konnte gezeigt werden, daß selbst Latexpartikel, wenn sie mit diesen Proteinen beladen sind, von den Epithelzellen aufgenommen werden können. IpaB und IpaC bilden einen Komplex, der Membranausstülpungen auf der Wirtszelle induziert. Es ist bisher aber nicht klar, ob der IpaBC-Komplex als löslicher Komplex bei den Epithelzellen zur Phagozytose der Bakterien führende Prozesse induziert oder in einer größeren supramolekularen Struktur an der Epithelzelle wirksam wird. Die Beteiligung von IpaD am Aufnahmeprozeß der Shigellen ist noch unklar [Ménard et al. 1996a, b, Watarai et al. 1996]. IpaD scheint zusammen mit IpaB die Effizienz der Sekretion der Ipa-Proteine zu kontrollieren [Ménard et al. 1994 a]. Es konnte gezeigt werden, daß in Abwesenheit von IpaB oder IpaD die anderen Ipa-Proteine aus ihrem zytoplasmatischen Pool völlig freigestzt werden.

Shigella flexneri (und vermutlich auch alle anderen Shigellenarten) verbleiben nur kurze Zeit im phagosomalen Kompartiment. Nach Lyse der phagosomalen Membran, an der IpaB beteiligt ist, gelangen die Shigellen in das Zytosol der Wirtszelle. In diesem Kompartiment der Wirtszelle können sich die Bakterien nach 2 Mechanismen bewegen. Mit Hilfe einer Organellen-ähnlichen Bewegung (Olm-Phänotyp) wandern sie im Zytoplasma entlang der Aktinstreßkabel, die zwischen Verankerungspunkten der Bakterienzelle mit anderen Oberflächenstellen verlaufen. Über den genauen Mechanismus von Olm ist bisher wenig bekannt [Vasselon et al. 1992]. Weit besser untersucht ist dagegen der von IcsA (VirG) katalysierte Bewegungsablauf, der durch die Polymerisierung von löslichem Aktin zu Aktinfilamenten an der Oberfläche der Shigellen ausgelöst wird [d'Hauteville et al. 1996, Fukuda et al. 1995]. Ein ähnlicher Mechanismus wird auch bei den ebenfalls zytoplasmatisch replizierenden *Listeria-monocytogenes*-Bakterien beobachtet (s. unten). Die Aktinfilamente werden an einem Pol der Bakterienzelle zu „Kometenschweif"-ähnlichen Strukturen rearrangiert, durch welche die Bakterien im Zytoplasma der Wirtszelle vorwärtsgestoßen werden. Die Bakterienzelle bewegt sich so auf die Membran zu, wo sie in die sich dort bildenden Pseudopodien-ähnlichen Strukturen gelangen und so von der Nachbarzelle phagozytiert werden. An der Auflösung der die Bakterienzelle umgebenden Doppelmembran ist das IcsB-Genprodukt beteiligt [Allaoui et al. 1992]. Die Shigellen können durch dieses „spreading" ohne Freisetzung aus der primär infizierten Wirtszelle in benachbarte Wirtszellen gelangen, wodurch es zu einer raschen horizontalen Ausbreitung der Shigellen im Dickdarmepithel kommen kann. Die Bedeutung dieses IcsA-gesteuerten Bewegungsprozesses für den Infektionsverlauf belegt die Tatsache, daß icsA-Mutanten im Affen keine Infektion auslösen können [Sansonetti u. Arondel 1989].

3.1.3.3 *Salmonella* spp.

Ähnlich wie die Shigellen besitzen auch alle Salmonellen die Fähigkeit, in normalerweise nichtphagozytische Wirtszellen einzudringen [Finlay 1994]. In solchen Zellen, aber auch in Makrophagen, können Salmonellen sich aktiv im Phagosom vermehren, das sie im Unterschied zu den Shigellen nicht verlassen. Die Ausprägung der Virulenz von *Salmonella typhimurium*, dem meistuntersuchten Vertreter der Gattung *Salmonella*, erfordert offenbar eine große Zahl von Genen. Bisher sind etwa 75 Virulenzgene beschrieben worden, was nach vorsichtigen Schätzungen der Hälfte der gesamten an der Virlenz beteiligten Gene entsprechen dürfte. Von diesen Genen ist ein Teil an der Adhäsion und Invasion der Bakterien an und in Epithelzellen des Intestinaltrakts und der andere Teil für das Überleben in diesen Zellen und in Makrophagen beteiligt. Die meisten der bisher aufgefundenen Virulenzgene liegen auf 2 voneinander unabhängigen chromosomalen Pathogenitätsinseln. Eine Insel liegt zwischen 58 und 60 min auf dem Chromosom von *Salmonella typhimurium* und trägt im wesentlichen Gene (inv, spa und pr*g*), die an der „Invasion" von Salmonellen in Epithelzellen beteiligt sind [Mills et al. 1995]. Die Anwesenheit eines IS3-ähnlichen Elements in der Nähe dieser Region und die Beobachtung, daß diese Region in bestimmten Serotypen von *Salmonella* instabil ist, hat zu der Hypothese geführt, daß dieser chromosomale Abschnitt, ähnlich wie auch die bei anderen pathogenen Bakterien nachgewiesen Pathogenitätsinseln, aus anderen Bakterien übertragen wurde. Diese Möglichkeit ist in Anbetracht der Tatsache, daß die meisten Gene dieser Insel wiederum an der Determinierung eines Typ-III-Sekretionssystems beteiligt sind, durchaus gegeben. Die an dem Salmonellensekretionssystem beteiligten inv- und spa-Gene weisen Homologien und Ähnlichkeiten in der Anordnung zu den mxi- und spa-Genen von Shigellen auf [Groisman u. Ochman 1993]. Ähnliche Typ-III-Systeme konnten auch, wie oben bereits ausgeführt, in Yersinien für die Ausschleusung der Yop-Proteine sowie in enteropathogenen *Escherichia-coli*-Stämmen, aber auch in pflanzenpathogenen Bakterien der Gattungen *Pseudomonas, Erwinia* und *Xanthomonas* nachgewiesen werden. An der Regulation dieser „Invasionsgene" sind mehrere chromosomale Gene, wie topA, hilA, invF beteiligt [Guiney et al. 1995, Kaniga et al. 1994], wobei allerdings über die genaue Funktion der von diesen Genen kodierten Produkte wenig bekannt ist. Das bekannte 2-Komponenten-System von *Salmonella typhimurium* PhoP/PhoQ aktiviert v.a. Gene, die am Überleben der Salmonellen im Makrophagen beteiligt sind (s. unten) [Miller 1995]. Interessanterweise wurden auch Gene identifiziert, die von diesem Regulationssystem in ihrer Transkription gehemmt werden. Ein Teil dieser prg-Gene (PhoP/Q-repressed genes, prgH-K) liegt benachbart zu den spa- und inv-Genen auf dem Chromosom von *Salmonella typhimurium*. Es konnte gezeigt werden, daß zumindest eines der prg-Gene (prgH) für die Expression der Invasionsgene von Bedeutung ist, da eine prgH-

Mutante defekt in der induzierten Phagozytose von Salmonellen durch Epithelzellen ist [Behlau u. Miller 1993]. Das PhoP/Q-System greift dadurch auch regulierend in den Invasionsvorgang von Salmonellen ein [Pegues et al. 1995]. Die inv-, spa- und prg-Gene sind letzlich für die Ausbildung eines Typ-III-Sekretionssytems verantwortlich, über das die eigentlichen an der Invasion beteiligten Proteine („Invasine") transportiert zu werden scheinen, die in Salmonellen bisher allerdings weniger klar charakterisiert sind als in Shigellen. Kürzlich konnten jedoch in *Salmonella typhimurium* die Proteine SipA, SipB und SipC identifiziert werden, die eine hohe Homologie zu den IpaA-, IpaB- und IpaC-Proteinen von *Shigella flexneri* aufweisen [Hueck et al. 1995, Kaniga et al. 1995 a, b]. Außerdem konnte ein weiteres Protein, SicA, mit hoher Homologie zu dem IpaB/C-spezifischen Chaperon IpgC nachgewiesen werden [Kaniga et al. 1995 b]. Nichtpolare Mutationen in den sicA-, sipB- und sipC-Genen führen in *Salmonella typhimurium* zu einem nichtinvasiven Phänotyp [Kaniga et al. 1995 b]. Diese Ergebnisse sprechen dafür, daß in *Salmonella typhimurium* letztlich ähnliche Proteine für die Invasion in Epithelzellen verantwortlich sein dürften wie in *Shigella flexneri*. Von diesem Typ-III-Sekretionssystem wird auch das SptP-Protein ausgeschleust, das in vitro ähnlich wie YopH eine Proteintyrosinphosphataseaktivität besitzt. Die Aminosäuresequenz dieses Virulenzfaktors weist sowohl zu YopH als auch zu Exotoxin S, einer ADP-Ribosyltransferase, und zu dem zytotoxisch wirksamen YopE (für das eine ähnliche Aktivität vermutet wird wie für ExoS) Homologien auf. Dieser interessante Befund könnte bedeuten, daß sich sowohl YopH als auch YopE aus SptP als Vorläufer in einer divergenten Evolution entwickelt haben [Kaniga et al. 1996].

Die 2. Pathogenitätsinsel liegt bei 28 min auf dem Salmonellenchromosom. Die Virulenzgene dieser Insel scheinen für Proteine zu kodieren, die für das Überleben der Salmonellen in den infizierten Wirtszellen, v.a. in Makrophagen, notwendig sind. Mutanten in einigen dieser Gene können auch nicht mehr in die Milz von infizierten Mäusen gelangen. Andere scheinen für das Überleben in Epithelzellen und nochmals andere für das in Makrophagen notwendig zu sein. Interessanterweise scheinen die für das Überleben in diesen verschiedenen Zelltypen notwendigen Genprodukte nicht bzw. nur wenig zu überlappen (S. Falkow pers. Mitteilung). Von Genen dieser Pathogenitätsinsel wird auch ein weiteres Typ-III-Sekretionssystem kodiert, das vermutlich an der Sekretion der intrazellularen „Überlebensfaktoren" beteiligt ist [Shea et al. 1996]. Die Aufklärung dieser neuen Virulenzgene von *Salmonella typhimurium* wurde v. a. durch die Einführung von Methoden ermöglicht, die durch positive [Mahan et al. 1993] oder negative [Hensel et al. 1995] Selektion bakterielle Gene zu identifizieren gestattet, die spezifisch unter intrazellularen Bedingungen aktiviert werden.

Neben den auf den beiden Pathogenitätsinseln gelegenen Virulenzgenen sind extrachromosomale Virulenzgene von *Salmonella typhimurium* bekannt, die geklustert in einem 7,8 kb großen Abschnitt eines 90 kb großen Plasmids lokalisiert sind [Guiney et al. 1994]. Die Expression dieses spvABCD-Operons wird interessanterweise über den Sigmafaktor RpoS (KatF) ausgelöst, der für die Transkription von stationär exprimierten Genen und von bestimmten Streßgenen verantwortlich ist. Daneben ist auch ein spezifischer Transkriptionsregulator SpvR für die Expression dieser extrachromosomalen Virulenzgene notwendig. Die Genprodukte des spvABCD-Operons scheinen am Überleben der Salmonellen im infizierten Organismus beteiligt zu sein [Guiney et al. 1994].

Für die Virulenz von *Salmonella typhimurium* sind neben den schon länger bekannten allgemeinen Adhäsionsfimbrien, die vom fim-Operon determiniert werden, mehrere spezifische Adhäsionsfimbrien von Bedeutung. Kürzlich konnte gezeigt werden, daß die Lpf-Fimbrien für die Kolonisierung von *Salmonella typhimurium* an den Peyer-Platten erforderlich sind [Bäumler et al. 1996 a]. Diese spezialisierten Aufnahmebereiche des Darmepithels enthalten als besonderen Zelltyp die M-Zelle, die mit den lymphatischen Follikeln assoziiert ist. Die M-Zellen besitzen eine hohe Aufnahmekapazität für Partikel, inklusive Bakterien, die anschließend an die unter den M-Zellen liegenden Zellen des lymphatischen Gewebes (v. a. Makrophagen und Lymphozyten) weitergegeben werden [Jones et al. 1995 a]. Es kann heute als gesichert gelten, daß Salmonellen, ähnlich wie auch Yersinien, Shigellen u. a., bevorzugt durch die M-Zellen in das lymphatische Gewebe gelangen. Am isolierten Darm der Maus konnte gezeigt werden, daß die M-Zellen nach Eintritt der Salmonellen zerstört werden, und die Bakterien durch das zerstörte Gewebe auch in die benachbarten Enterozyten und die extrazellulare Matrix eindringen [Jones et al. 1994]. Über die sog. Pef-Fimbrien scheinen die Salmonellen stärker an die Enterozyten zu binden. Es ist daher denkbar, daß die verschiedenen Adhäsionsfimbrien (Fim, Lpf und Pef) für die spezifische Anheftung an die unterschied-

lichen Zelltypen des Darms verantwortlich sind [Bäumler et al. 1996b].

Während die Aufnahme der Shigellen in Epithelzellen wie oben ausgeführt über die basolaterale Seite von polarisierten Epithelzellen erfolgt, werden Salmonellen von diesen Zellen über die apikale Seite aufgenommen. Dabei kommt es zu einer Veränderung in der Struktur der Mikrovilli (membrane-ruffling) und zur Akkumulation von Aktinfilamenten an der Aufnahmestelle der Salmonellen, die für die Internalisierung der Bakterien notwendig sind. In HeLa-Zellen konnte eine verstärkte Aggregation verschiedener Oberflächenproteine, wie MHC Klasse I (schwere Kette), β-Mikroglobulin, Fibronektinrezeptor, und Hyaluronatrezeptor nachgewiesen werden. „Membrane-ruffling" konnte auch bei den M-Zellen der Peyer-Platten beobachtet werden, die, wie oben ausgeführt, bei Salmonellen der bevorzugte Ort für die Aufnahme in das Darmepithel zu sein scheinen [Francis et al. 1993, Jones et al. 1993]. Die extensive Aggregation von Membranproteinen scheint spezifisch mit der Internalisierung von Salmonellen verbunden zu sein, da eine ähnliche Aggregatbildung bei der Aufnahme von Yersinien und Shigellen nicht zu beobachten ist [Garcia-del Portillio et al. 1994]. Dieser mit „membrane-ruffling" und intensiver Aktinpolymerisierung und Reorganisation der Aktinfilamente in der Wirtszelle verbundene Aufnahmevorgang intrazellularer Bakterien wird im Unterschied zu dem oben besprochenen Zippermechanismus von Yersinien als Triggermechanismus bezeichnet.

Die Salmonellen-enthaltende Vakuole (SEV) scheint in vieler Hinsicht ein besonderes Kompartiment zu sein, das nicht über den allgemeinen endozytischen Weg gebildet wird [Alpuche-Aranda et al. 1994, 1995]. Einerseits enthält SEV das lysosomale Glykoprotein (Lgp), andererseits fehlt dieser Vakuole der spezifische Mannose-6-Phosphat-Rezeptor als typisches lysosomales Markerprotein. Kürzlich konnte gezeigt werden, daß in einer späten Phase der SEV-Bildung in Epithelzellen sog. lysosomale Filamente gebildet werden. Für die Bildung dieser Strukturen ist ein Gen, sifA, verantwortlich, das nur bei Salmonellen nachzuweisen ist. Der Ausfall von sifA führt zum Verlust dieser Strukturen und zu einer verringerten Virulenz der sifA-Mutante in der Maus [Stein et al. 1996].

3.1.3.4 *Listeria monocytogenes*

Listeria monocytogenes ist die einzige humanpathogene Art der Gattung *Listeria*. Die Gattung *Listeria* umfaßt bisher insgesamt 6 gut charakterisierte Arten. Außer *Listeria monocytogenes* sind dies *Listeria ivanovii*, eine tierpathogene Art, *Listeria seeligeri*, *Listeria innocua*, *Listeria welshimeri* und *Listeria grayi*. Die letztgenannten Arten sind für Mensch und Tier apathogen. Alle Listerienarten, inklusive *Listeria monocytogenes*, kommen in der Natur häufig vor und können aus Bodenproben, Pflanzen und Abwässern leicht isoliert werden. *Listeria monocytogenes* befindet sich auch im Intestinaltrakt vieler Säugetiere, Vögel, Fische und Crustaceen. Dieser Mikroorganismus ist ein häufiger Kontaminationskeim in Nahrungsmitteln, insbesondere in Milchprodukten, und hier v. a. in bestimmten Käsesorten. Wegen seiner Fähigkeit, sich noch bei 4 °C, d. h. in gekühlten Nahrungsmitteln, zu vermehren, stellt *Listeria monocytogenes* ein erhebliches Problem in der einschlägigen Nahrungsmittelindustrie dar. Die Zahl der Infektionen, die durch diese grampositiven Stäbchen ausgelöst werden, ist vergleichsweise niedrig (bei uns etwa 1 in 1 Mio. Personen). Das Risiko einer Listerieninfektion steigt allerdings mit zunehmendem Alter und ist v. a. in der Gruppe der schwangeren Frauen und bei immunsupprimierten Patienten nicht mehr unerheblich. Bei Aids-Patienten beispielsweise liegt das Infektionsrisiko etwa 300mal höher als in der Durchschnittsbevölkerung. Dabei ist zu beachten, daß die Mortalitätsrate von Listeriosen mit 20–30% weit höher ist als die anderer Darminfektionen [Farber u. Peterkin 1991, Jones 1990].

In den vergangenen Jahren wurden zahlreiche Untersuchungen durchgeführt, um die Mechanismen dieser fakultativ intrazellularen Bakterien genauer zu verstehen. In etablierten Epithelzellen, Hepatozyten, Makrophagen, Fibroblasten und Endothelzellen als Wirtszellen durchläuft *Listeria monocytogenes* einen ähnlichen Replikationszyklus [Portnoy et al. 1992] (Abb. 3.1.4). Die Bakterien werden zunächst von diesen Wirtszellen aufgenommen, wobei bei den nichtprofessionell phagozytierenden Zellen die Aufnahme über eine induzierte Phagozytose verläuft, an der als bakterielle Produkte v. a. die Internaline beteiligt sind [Gaillard et al. 1991, Lingnau et al. 1995]. Die Listerien werden nach der Aufnahme rasch aus dem Phago-

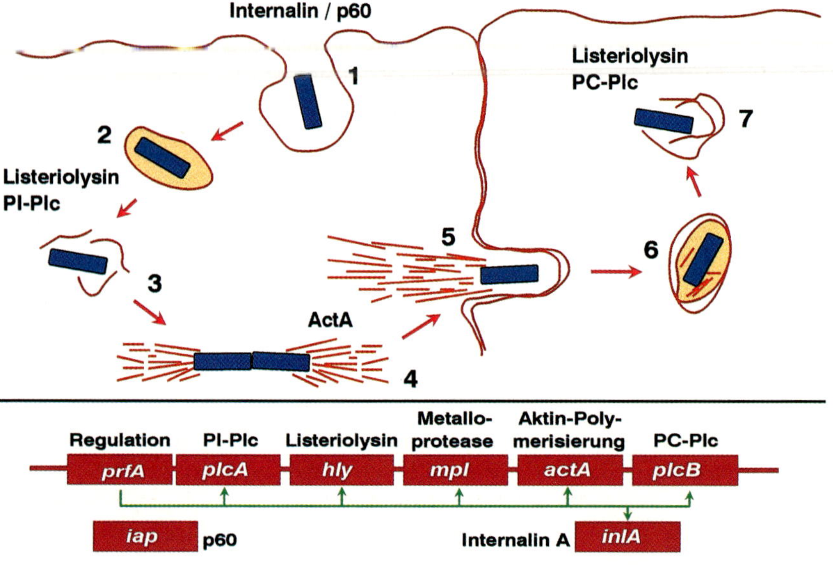

Abb. 3.1.4. Lebenszyklus von *Listeria monocytogenes*: *1* Die Bakterien induzieren ihre Aufnahme in die Wirtszelle, wobei, je nach Zelltyp, verschiedene Proteine (InlA, InlB, p60) beteiligt sind. *2* In Endosomen bzw. Phagosomen sezernieren die Bakterien zytolytische Faktoren (Listeriolysin, Phospholipase *PlcA*) und gelangen in das Zytosol der Wirtszelle (*3*). Dort synthetisieren die Bakterien das *ActA*-Protein, was zur Rekrutierung von zellularem Aktin führt (*4*). Die Polymerisierung des Aktins wird zur Fortbewegung der Erreger durch das Zytosol genutzt. *5* Die Aktin-vermittelte Fortbewegung der Bakterien kann zur Infektion von Nachbarzellen führen, in denen die Organismen zunächst in einem von einer Doppelmembran umschlossenen Vesikel vorliegen (*6*). Durch die Wirkung des Listeriolysins und der Phospholipase *PlcB* gelangen die Bakterien wiederum in das Zytosol dieser Zellen, wo der Zyklus von vorne beginnt (*7*). Im unteren Teil der Grafik sind die an diesen Vorgängen beteiligten Gene dargestellt, deren Mehrzahl im sog. *prfA*-Virulenzgen-Cluster angeordnet ist

som in das Zytosol der Wirtszelle freigesetzt. An der Auflösung der phagosomalen Membran sind das Listeriolysin (LLO), ein zur Klasse der SH-aktivierbaren bakteriellen Zytolysine gehörendes porenbildendes Protein, und eine Phosphatidylinositol-spezifsche Phospholipase C (PlcA) beteiligt [Camilli et al. 1993, Cossart et al. 1989, Haas et al. 1992 a]. Im Zytosol wird ähnlich wie bei den Shigellen durch IcsA auch bei den Listerien durch das membranständige ActA-Protein eine Polymerisierung von monomerem G-Aktin um die Bakterienzelle katalysiert [Gerstel et al. 1996, Karunasagar et al. 1993, Kocks et al. 1992, Lasa et al. 1995, Tilney u. Portnoy 1989]. Das ActA-Protein enthält eine Prolin-reiche Repeatsequenz, über die das Wirtszellprotein VASP an die Bakterienoberfläche gebunden und an der Verbindungsstelle zwischen Bakterienzelle und Aktinschweif konzentriert wird. ActA scheint insgesamt 4 Bindungsstellen für VASP zu besitzen. VASP wiederum besitzt als Tetramer insgesamt 16 Profilinbindungsstellen, so daß letztlich ein Molekül ActA 64 Profilinmoleküle binden kann [Pistor et al. 1995]. Die hohe Konzentration von Profilin an der Bakterienoberfläche scheint die Bildung von ATP-Aktin-Monomeren an der Verbindungsstelle zwischen Bakterienzelle und Aktinschweif und damit die rasche Ausbildung von Aktinfilamenten zu begünstigen. Die Katalyse der Aktinpolymerisierung scheint durch eine weitere spezifische Sequenz im ActA-Molekül ausgelöst zu werden, die näher am N-terminalen Ende von ActA liegt als die VASP-Bindungsstelle. ActA scheint demnach das einzige bakterielle Protein zu sein, das für die Ausbildung der Aktinschweifs erforderlich ist. Die Zusammenlagerung der Aktinfilamente hinter der Bakterienzelle ist die treibende Kraft, welche die Bakterienzelle in der Wirtszelle vorstößt, bis sie die Innenseite der Plasmamembran der Wirtszelle erreicht. Dort bildet sich, ähnlich wie bei *Shigella flexneri,* eine Pseudopodium-ähnliche Struktur aus, die von der Nachbarzelle aufgenommen wird. Listerien können so von einer Wirtszelle in die nächste gelangen, ohne das intrazellulare Milieu zu verlassen. Aufgrund dieses Mechanismus der Zell-Zell-Ausbreitung ist die Listerienzelle in der neuen Wirtszelle zunächst von einer Doppelmembran umgeben. Diese wird innerhalb kurzer Zeit wiederum lysiert, wobei außer den oben erwähnten bakteriellen Komponenten LLO und PlcA eine weitere Phospholipase C mit breitem Substratspektrum (PlcB) beteiligt ist [Vazquez-Boland et al. 1992]. Auf diese Weise gelangen die Listerien erneut in das Zytosol der Wirtszelle, wo dann ein neuer intrazellularer Re-

plikationszyklus, wiederum verbunden mit der Rekrutierung der Aktinmaschinerie an die Bakterienzelle, beginnt.

Die Abhängigkeit des intrazellularen Lebenszyklus von *Listeria monocytogenes* v. a. von Listeriolysin (Freisetzung der Bakterien in das Zytosol der Wirtszelle) und dem ActA-Protein (Aktin-vermittelte Bewegung der Bakterien im intrazellularen Milieu und interzellulare Ausbreitung), erklärt hinreichend den nahezu völligen Verlust der Virulenz von Mutanten, die in der Synthese eines dieser beiden Proteine defekt sind. Die weniger strikte Abhängigkeit der Virulenz von den beiden Phospholipasen deutet darauf hin, daß deren Funktion evtl. auch von entsprechenden Enzymen der Wirtszellen übernommen werden kann. Der *Listeria-monocytogenes*-spezifische intrazellulare Lebenszyklus erklärt auch die erhöhte Anfälligkeit von immunkompromittierten Patienten, Neugeborenen und schwangeren Frauen gegen *Listeria-monocytogenes*-Infektionen. Da diese Bakterien fast dauerhaft im intrazellularen Milieu verbleiben, ist ihre Abwehr weitgehend von der zellularen Immunität abhängig, während Antikörper und Komplement offenbar nur eine geringe Rolle spielen [Kaufmann 1993]. Bedingungen und Therapien, die zu einer Reduktion funktionsfähiger T-Zellen führen, z. B. Aids oder Kortisonbehandlung, werden dadurch automatisch das Infektionsrisiko durch *Listeria monocytogenes* erhöhen.

Während die In-vitro-Funktion von Listeriolysin und ActA mit der Bedeutung dieser Virulenzfaktoren für das Infektionsgeschehen im Einklang steht, sind für die an der Aufnahme von *Listeria monocytogenes* in normalerweise nichtphagozytische Wirtszellen beteiligten Internaline diese Zusammenhänge bisher weniger eindeutig. Zwei solcher Internaline, InlA und InlB, sind bisher genauer beschrieben worden [Dramsi et al. 1995, Gaillard et al. 1991, Lingnau et al. 1995]. Untersuchungen an Epithelzellinien und Hepatozyten zeigten, daß InlA, ein Membran-assoziiertes Protein, bevorzugt für die Aufnahme in Epithelzellen notwendig ist. Die Rolle von InlB, ebenfalls weitgehend oberflächengebunden, ist noch unklar und eine Funktion bei der Invasion von Epithelzellen und Hepatozyten wird diskutiert [Dramsi et al. 1995, Gregory et al. 1996, Lingnau et al. 1995]. Tatsächlich konnte kürzlich nachgewiesen werden, daß eine effiziente Invasion von *Listeria monocytogenes* in Epithelzellen die Aktivität der Phosphoinositol(PI)-3-Kinase p85a-p110 benötigt. Ihre Stimulation führt zu einem schnellen Anstieg der intrazellularen Konzentration an $PI(3,4)P_2$ und

PI(3,4,5)P$_3$. Interessanterweise ist für die Stimulation der PI-3-Kinase das InlB-Protein nötig [Ireton et al. 1996]. Wie die PI-3-Kinase an der bakteriellen Invasion beteiligt ist, ist noch unklar. Es ist jedoch bekannt, daß dieses Protein sowohl am intrazellularen Proteintransport als auch einigen Endozytosevorgängen beteiligt ist, was mit einer direkten Rolle der Kinase bei der durch die Bakterien induzierten Aufnahme der Erreger in nichtphagozytische Zellen übereinstimmt. Obwohl die Aufnahme von *Listeria monocytogenes* in diese Zellen eine sehr wichtige Rolle für den Infektionsverlauf spielen sollte, zeigen Mutanten in den beiden Genen im Mausinfektionsmodell einen erstaunlich geringen Einfluß auf die Effizienz der Infektion sowohl bei intraperitonealer als auch bei oraler Applikation der Bakterien. Interessanterweise zeigen primäre Darmepithelzellen verglichen mit isogenen permanenten Zellen nur eine sehr geringe Aufnahme von *Listeria monocytogenes* [Velge et al. 1994]. Als Rezeptor für InlA ist kürzlich das E-Cadherin beschrieben worden. Dieses Membranprotein ist auf der basolateralen Seite der Epithelzellen hinter den Tight junctions zwischen diesen Zellen lokalisiert und im Darmepithel für die Listerien nur zugänglich, wenn diese Zellverbindungen durch eine *Listeria-monocytogenes*-Infektion gelöst werden wurden oder die Listerien über einen anderen Weg (z. B. über die M-Zellen in den Peyer-Platten) an diese Stellen gelangen könnten [Mengaud et al. 1996].

Die Internaline gehören in die große Gruppe der Proteine mit Leucin-reichen Repeats (LRR-Proteine). Proteine, die dieser Gruppe angehören scheinen an Protein-Protein-Wechselwirkungen beteiligt zu sein [Kobe u. Deisenhofer 1994], was durchaus im Einklang mit der Beteiligung der Internaline am bakteriellen Aufnahmeprozeß stünde. Kürzlich konnten weitere LRR-Proteine mit geringerem Molekulargewicht und auffallender Homologie zu den Internalinen A und B aufgefunden werden. Diese Proteine sind erheblich kleiner als InlA und InlB und werden im Unterschied zu diesen Internalinen von der Bakterienzelle sezerniert [Engelbrecht et al. 1996, Lingnau et al. 1996]. Eines dieser Proteine konnte bisher näher charakterisiert werden. Dabei zeigte sich, daß dieses InlC genannte Protein im Unterschied zu InlA und InlB besonders stark unter intrazellularen Bedingungen exprimiert wird [Engelbrecht et al. 1996]. Interessanterweise zeigt eine inlC-Mutante im Mausinfektionsmodell eine erheblich reduzierte Virulenz bei intraperitonealer und oraler Applikation der Bakterien. Eine genauere Untersuchung der Mäuse nach einer oralen Infektion mit einer inlC-Mutante läßt die fast vollständige Abwesenheit von Bakterien in der Leber und ein wesentlich reduziertes und langsameres Auftreten von Listerien in der Milz erkennen. Gleichzeitig zeigen Untersuchungen an Wirtszellinien (Epithelzellen und Makrophagen), daß der intrazellulare Vermehrungszyklus der inlC-Mutante bezüglich Aufnahme und intrazellularem Überleben ähnlich wie beim isogenen Wildstamm verläuft. Diese neueren Befunde lassen vermuten, daß der Aufnahmeprozeß von *Listeria monocytogenes* in die verschiedenen Zellen des infizierten Wirts während einer Infektion vermutlich komplizierter verläuft als bisher aus den In-vitro-Daten vermutet wurde. Die Aufnahme von *Listeria monocytogenes* in normalerweise nichtphagozytische Wirtszellen könnte ein komplexeres Zusammenspiel der bekannten und weiterer, bisher jedoch noch nicht näher charakterisierter Internaline (Engelbrecht et al., unveröffentlichte Ergebnisse) [Lingnau et al. 1995] in einer noch weitgehend unbekannten Weise erfordern.

Auch die Beteiligung des Proteins p60 an der Aufnahme von *Listeria monocytogenes* in die Wirtszellen ist diskutiert worden [Kuhn u. Goebel 1989, 1995]. Dieses von *Listeria monocytogenes* ebenfalls sezernierte Protein ist stark basisch und besitzt eine Mureinhydrolaseaktivität, die offensichtlich in einem späten Schritt der Mureinbiosynthese beteiligt ist, da Mutanten mit reduzierter Synthese dieses Proteins lange Zellfilamente ausbilden, in denen die Einzelzellen über ungetrennte Doppelsepten zusammengehalten werden. Es konnte gezeigt werden, daß die Zugabe von isoliertem p60-Protein die Aufnahme dieser „p60-Mutanten" von *Listeria monocytogenes* v. a. in Fibroblasten steigert. *Salmonella typhimurium* mit rekombinantem p60 zeigt eine effizientere Aufnahme in Makrophagen als der p60lose Kontrollstamm [Hess et al. 1995]. Es ist bisher allerdings unklar, ob lediglich die positive Ladung von p60 diese Effekte bewirkt oder ob p60 eine spezifischere Adhärenz an diese Wirtszellen auslöst.

Die meisten der bisher bekannten Virulenzfaktoren von *Listeria monocytogenes* werden vom Transkriptionsaktivator PrfA reguliert [Lampidis et al. 1994, Leimeister-Wächter et al. 1990, Mengaud et al. 1991]. Dieses Regulationsprotein wird vom ersten Gen eines chromosomalen Gen-Clusters kodiert, in dem 5 weitere Gene in der Reihenfolge prfA, plcA, hly, mpl, actA und plcB angeordnet sind, die für die beiden beschriebenen Phospholipasen (PlcA und PlcB), das Listeriolysin (LLO), das ActA-Protein und für eine Metalloprotease (Mpl) kodieren. Für die meisten dieser Virulenzfaktoren konnte eine direkte Beteiligung im Infektionsgeschehen nachgewiesen werden, wie teilweise oben ausgeführt [Kuhn u. Goebel 1995, Portnoy et al. 1992]. Lediglich über die Funktion der Metalloprotease (Mpl) an der Virulenz ist bisher noch wenig bekannt. Bisher konnte lediglich gezeigt werden, daß diese Protease die Umwandlung der Proform von PlcB zur aktiven Phospholipase katalysiert. In vitro ist diese Protease auch an der Degradation von ActA beteiligt [Poyart et al. 1993]. Zusätzlich zu den 6 Genen (prfA, plcA, hly, mpl, actA und plcB) sind noch anschließend an plcB 3 kleinere ORF (X,Y,Z) mit unbekannter Funktion vorhanden [Gouin et al. 1994, Lampidis et al. 1994, Vazques-Boland et al. 1992]. Dieses Gen-Cluster liegt in allen bisher untersuchten *Listeria-monocytogenes*-Isolaten an der gleichen Stelle auf dem Chromosom, wobei benachbart zum prfA-Gen das prs-Gen (für Phosphoribosylpyrophosphatsynthetase) und benachbart zu ORFZ das ldh-Gen liegen (für die Laktatdehydrogenase).

Die Expression der Gene dieses Virulenzgen-Clusters ist strikt abhängig von PrfA, d.h. in Abwesenheit von PrfA werden diese Gene nicht transkribiert. Auch die Expression der bisher genauer untersuchten Internaline ist PrfA-abhängig. Dabei werden jedoch die in einem Operon zusammengefaßten inlA- und inlB-Gene neben einem PrfA-abhängigen Promotor noch von 2 weiteren PrfA-unabhängigen Promotoren transkribiert [Dramsi et al. 1995]. Im Unterschied dazu ist die Transkription von inlC wiederum strikt von PrfA abhängig.

PrfA, ein Protein mit einem MG von 24.000, gehört aufgrund seiner Sequenzhomologien zur Gruppe der CAP-FNR-Transkriptions-Aktivatoren. Im Vergleich zum cAMP-abhängigen CAP-Faktor von *Escherichia coli* besitzt PrfA eine weitere Helix-Loop-Helix-Struktur und ein verlängertes C-terminales Ende mit einem deutlich ausgeprägten Leucinzippermotiv [Kreft et al. 1995a, Lampidis et al. 1994]. PrfA interagiert mit mindestens einem weiteren bakteriellen Protein, Paf, das über Eisen reguliert wird. Die Interaktion mit Paf ermöglicht dem PrfA-Protein die spezifische Bindung an seine definierte Zielsequenz [Böckmann et al. 1996]. Diese sog. PrfA-Box umfaßt eine 14 bp lange palindromische Sequenz, die im Abstand von 40–41 bp vor dem Transkriptionsstart der jeweiligen PrfA-abhängigen Gene liegt [Kreft et al. 1995a]. Abweichungen von der PrfA-Konsensussequenz beeinflussen die Bindung von PrfA und damit die Effizienz der Transkriptionsaktivierung der jeweiligen Promotoren. PrfA-Boxen befinden sich

1. vor dem bizistronischen Operon plcA-prfA, über das PrfA autokatalytisch reguliert wird (unmittelbar vor dem prfA-Gen liegen 2 weitere Promotoren für das prfA-Gen, die von PrfA reprimiert werden),
2. vor dem hly-Gen,
3. vor dem Operon mpl-actA-plcB,
4. vor dem bizistronischen Operon actA-plcB,
5. vor dem inlA-inlB-Operon (neben 2 weiteren PrfA-unabhängigen Promotoren) und
6. vor dem inlC-Gen.

Es gibt Hinweise für die Existenz weiterer PrfA-regulierter Gene [Sokolovic et al. 1993].

Zahlreiche Befunde sprechen dafür, daß die PrfA-abhängigen Gene differentiell reguliert werden. Niedrige Temperatur führt zu einem Abschalten dieser Gene, während Hitzeschockbedingungen die Expression einiger PrfA-abhängiger Gene induzieren [Bohne et al. 1996]. Eisenmangel führt ebenfalls zur Induktion einiger dieser Gene [Böckmann et al. 1996]. Unter intrazellularen Bedingungen wird das Gen für Listeriolysin sowohl im Phagosom als auch im Zytoplasma der Wirtszelle exprimiert. Das actA-Gen wird dagegen bevorzugt nur im Zytoplasma transkribiert, ebenso wie das inlC-Gen, das zusätzlich noch zu einem späteren Zeitpunkt im intrazellularen Geschehen aktiviert wird als actA. Dagegen werden die inlA- und inlB-Gene verstärkt unter extrazellularen Bedingungen transkribiert. Welche Faktoren und physikalische Parameter letztlich für diese differentielle PrfA-gesteuerte Genregulation verantwortlich sind, die offensichtlich dafür sorgt, daß der Bakterienzelle die richtigen Genprodukte zur richtigen Zeit am richtigen Ort im Infektionsverlauf zur Verfügung stehen, ist bisher kaum verstanden.

Von den anderen Listerienarten scheint *Listeria ivanovii* einen ähnlichen Satz von Virulenzgenen zu besitzen wie *Listeria monocytogenes* [Gouin et al. 1994, Lampidis et al. 1994]. Das vollständige Virulenzgen-Cluster liegt wie in *Listeria monocytogenes* auf dem Chromosom zwischen den prs- und ldh-Genen. Erhebliche Sequenzabweichungen konnten bisher v.a. im actA-homologen Gen (*iactA*) nachgewiesen werden [Gouin et al. 1995, Kreft et al. 1995b]. Trotzdem kann auch *Listeria ivanovii* im intrazellularen Milieu einen ähnlichen Aktin-abhängigen Bewegungsablauf durchführen, wie er für *Listeria monocytogenes* beschrieben wurde [Karunasagar et al. 1993]. Neuere Befunde zeigen außerdem, daß in dem iActA-Protein ähnlich wie in ActA von *Listeria monocytogenes* Bindungsstellen für VASP und Aktin bzw. Profilin vorliegen [Gerstel et al. 1996]. Auch die bisher nachgewiesenen Internaline sind in *Listeria ivanovii* vorhanden (Engelbrecht u. Goebel pers. Mitteilung). Selbst in bezug auf die Regulation der PrfA-abhängigen Gene scheinen nach den bisherigen Befunden gegenüber *Listeria monocytogenes* keine wesentlichen Abweichungen aufzutreten. Diese Befunde sind um so erstaunlicher, als der Infektionsverlauf von *Listeria ivanovii* in der Maus erheblich von dem von *Listeria monocytogenes* abweicht [Hof u. Hefner 1988] und *Listeria ivanovii* für den Menschen nicht pathogen ist. Damit wird wiederum deutlich, daß wir in bezug auf das In-vivo-Geschehen einer *Listeria-monocytogenes*-Infektion entscheidende Mechanismen noch nicht verstehen.

Auch in *Listeria seeligeri* scheint zumindest ein erheblicher Teil des PrfA-abhängigen Gen-Clusters an der gleichen Stelle im Chromosom vorzuliegen wie bei *Listeria monocytogenes* und *Listeria ivanovii* [Gouin et al. 1994, Haas et al. 1992a]. Interessanterweise werden die Gene nicht oder, wie im Fall des Gens für das Listeriolysin-homologe Zytotoxin Seeligerolysin, nur in sehr geringer Menge exprimiert. Ein Grund dafür ist eine Insertion vor dem prfA-homologen Gen, durch die die Expression von PrfA und damit die Transkription der übrigen PrfA-abhängigen Gene blockiert wird (Lampidis u. Kreft pers. Mitteilung).

Die Tatsache, daß in den 3 relativ unterschiedlichen Listerienarten das PrfA-abhängige Gen-Cluster an der gleichen Stelle des bakteriellen Chromosoms liegt, während es bei der *Listeria monocytogenes* ansonsten näher verwandten Art *Listeria innocua* (und auch den allerdings weiter entfernten Arten *Listeria welshimeri* und *Listeria grayi*) nicht vorhanden ist, spricht dafür, daß dieses Gen-Cluster durch eine spezifische Insertion erworben wurde. Wie es allerdings zu einer solchen Insertion dieses Gen-Clusters (und möglicherweise auch der anderen PrfA-abhängigen Gene) in das Chromosom dieser Listerienarten gekommen sein könnte, ist bisher völlig unbekannt.

3.1.3.5 *Mycobacterium tuberculosis*

Dieser Mikroorganismus stellt auch heute noch weltweit einen der bedeutendsten Risikokeime für den Menschen dar. Die Mortalitäts- und Morbiditätsraten als Folge dieser Infektionskrankheit sind erschreckend hoch. Man nimmt an, daß etwa 2 Mrd. Menschen von *Mycobacterium tuberculosis* infiziert sind, von denen jedes Jahr etwa 3 Mio. an den unmittelbaren Folgen dieser Infektionskrank-

heit sterben. Hauptsächlich betroffen sind von dieser Seuche v. a. die Länder der III. Welt. Aber auch in den hochentwickelten Industrieländern steigt die Zahl der Tuberkulosefälle seit 1985 wieder stetig an, v. a. als Folge von *Mycobacterium-tuberculosis*-Infektionen bei Aids-Kranken.

Mycobacterium tuberculosis ist ein fakultativ intrazellulares Bakterium, das optimal im Phagosom von mononukleären Phagozyten überlebt und sich dort vermehrt. Die schwierigen Kultivierungsbedingungen und die hoch hydrophobe Wachsschicht, die diesen Mikroorganismus umgibt, haben die Anwendung molekulargenetischer Methoden zur Aufklärung der Virulenzmechanismen von *Mycobacterium tuberculosis* erheblich erschwert. Erst in den letzten Jahren sind hier entscheidende Fortschritte erzielt worden [Baulard et al. 1996, Reyrat et al. 1995, Timm et al. 1994]. So konnten mehrere Oberflächenantigene kloniert und charakterisiert werden, die möglicherweise auch Verwendung bei der Entwicklung neuer Impfstoffe finden könnten [Horwitz et al. 1995].

Arruda et al. [1993] identifizierten kürzlich ein Gen (genauer gesagt, ein DNA-Fragment mit einem offenen Leserahmen, ORF-1), das in *Escherichia coli* kloniert, die Aufnahme der rekombinanten *Escherichia-coli*-Bakterien in nicht-phagozytische HeLa Zellen induziert [Riley 1995]. ORF-1 scheint nur bei *Mycobacterium tuberculosis* und *Mycobacterium bovis* (Mitgliedern des sog. *Mycobacterium-tuberculosis*-Komplexes) vorzukommen und könnte Teil eines größeren Gen-Clusters sein, welches für das Überleben von *Mycobacterium tuberculosis* im Makrophagen notwendig ist [Arruda et al. 1993]. Ob es sich bei ORF-1 allerdings wirklich um einen Invasionsfaktor, ähnlich den bei anderen intrazellularen Bakterien nachgewiesenen Invasinen, handelt, müssen weitere Untersuchungen klären. Bisher ist noch keineswegs klar, ob die Aufnahme in andere Wirtszellen außer Makrophagen in der Pathogenese überhaupt eine Rolle spielt.

Dagegen kann heute als einigermaßen gesichert angesehen werden, daß virulente *Mycobacterium-tuberculosis*-Stämme das Phagosom der infizierten Wirtszelle so verändern, daß keine Fusion mit den Lysosomen erfolgt [Clemens et al. 1995, Goren et al. 1976]. Die Fusion zu Phagolysosomen, die bei einigen Stämmen von *Mycobacterium tuberculosis* beobachtet wurde (u. a. auch bei dem Impfstamm *Mycobacterium bovis*, BCG [Armstrong u. Hart 1975]), scheint zur Abtötung dieser Stämme zu führen. Die Ausbildung eines Phagolysosoms erfolgt nicht in einem Schritt, der die Fusion eines

Phagosoms mit einem Lysosom zur Folge hat, sondern besteht aus einer dynamischen Folge von Interaktionen zwischen dem Phagosom und Vesikeln des endosomal-lysosomalen Wegs, die letztlich zum Erwerb von Rap7, Kathepsin D und den LAMPs, Sialoglykoproteinen in der lysosomalen Membran, führen. *Mycobacterium tuberculosis* scheint einen Schritt in dieser Fusionierungskette zu hemmen [Clemens et al. 1995]. Verbunden mit dieser Fusionsfolge ist auch die zunehmende Ansäuerung vom frühen Endosom (pH 6,0) zum späten Endosom und Phagolysosom (pH 5,5 und darunter), die auf einem allmählichen Austausch der Na^+-K^+-ATPase der frühen Endosomen durch die vakuoläre Protonenpumpe beruht. Dieser Austauschprozeß ist im *Mycobacterium-tuberculosis*-enthaltenden Phagosom blockiert [Sturgill-Koszycki et al. 1994]. Möglicherweise hat auch die bakterielle Urease, die auch noch im sauren Milieu aktiv ist und mit 0,3 mM einen für die meisten bakteriellen Ureasen sehr niedrigen K_M-Wert besitzt, durch die Produktion von Ammoniak eine gewisse neutralisierende Wirkung, wodurch das phagosomale Milieu für die Bakterien wachstumsfördernder gestaltet wird [Reyrat et al. 1995]. Reaktive Stickstoffintermediate (RNI) scheinen als antimykobakterielle Faktoren eine größere Rolle zu spielen als reaktive Sauerstoffintermediate (ROI) [Chan et al. 1992], da virulente klinische Isolate häufig eine erhebliche Resistenz gegenüber RNI aufweisen. Faktoren, die zur RNI-Resistenz führen, könnten daher eine wichtige Bedeutung für die Virulenz von *Mycobacterium tuberculosis* haben. Die Virulenzfaktoren und -mechanismen, über die *Mycobacterium tuberculosis* eine solche Resistenz erlangt, sind aber letztlich ebenso unbekannt wie diejenigen, die zur Modifikation des Phagosoms und zur Hemmung in der Reifung des Phagosoms zum Phagolysosom führen.

3.1.3.6 *Legionella pneumophila*

Legionella pneumophila ist als humanpathogener Mikroorganismus erstmals 1976 in Erscheinung getreten, als es anläßlich einer Versammlung von Kriegsveteranen in Philadelphia zu einer massenhaften Erkrankung unter den Teilnehmern kam, die sich in Form schwerer Pneumonien mit teilweise tödlichem Ausgang äußerte. Der für diese Infektionskrankheit, die seitdem als Legionärskrankheit bezeichnet wird, verantwortliche Keim ist ein bewegliches gramnegatives Stäbchenbakterium, das eine einzige polare Geißel trägt [Heuner et al. 1995].

Legionella pneumophila hat sich als 1 unter mittlerweile 37 Arten der Gattung *Legionella* erwiesen. Etwa die Hälfte dieser verschiedenen Legionellenarten gilt als humanpathogen [Dowling et al. 1992]; *Legionella pneumophila* ist aber die am häufigsten bei Legionellosen nachgewiesene Art. Legionellen sind in der Natur weit verbreitet und v.a. in aquatischen Habitaten anzutreffen, wo sie meist als Parasiten in Protozoen leben und sich dort auch aktiv vermehren können. Diese parasitäre intrazellulare Lebensweise scheint allen Legionellen gemeinsam zu sein. *Legionella pneumophila* besitzt unter den verschiedenen Legionellenarten den weitesten Amöbenwirtsbereich. Die im Lauf der Evolution erfolgte optimale Anpassung der Legionellen an diese parasitäre Lebensweise verleiht diesen Bakterien offensichtlich auch die Fähigkeit, intrazellular in phagozytischen Säugerzellen zu überleben.

Das Auftreten der Legionärskrankheit scheint eine Folge unserer zivilisatorischen Lebenswelt zu sein. Duschen, Klimaanlagen, Warmwasserheizungen etc. stellen optimale Bedingungen für die Vermehrung der in den Amöben lebenden Legionellen dar. Hier können sie sich in so großer Zahl in der unmittelbaren menschlichen Umwelt vermehren, daß die für die Auslösung einer Infektion nötigen Keimzahlen erreicht werden. *Legionella-pneumophila*-Infektionen treten bevorzugt bei solchen Personen auf, deren Immunsystem infolge von Alter, bestimmter Immunschwächekrankheiten oder nach Behandlung mit Immunsuppressiva geschwächt ist.

Die Virulenz von klinischen *Legionella-pneumophila*-Isolaten scheint eng mit der Fähigkeit der Bakterien korreliert zu sein, in Amöben einzudringen und sich dort zu vermehren, aber auch mit ihrer Überlebensfähigkeit in menschlichen (oder tierischen) Phagozyten. Die Aufnahme in diese beiden Wirtszelltypen scheint allerdings nach unterschiedlichen Mechanismen zu erfolgen. In Amöben dringen die Legionellen über eine Rezeptor-vermittelte Endozytose ein. Dieser Vorgang erfordert die Synthese von (über 30) neuen Wirtszellproteinen [Abu Kwaik et al. 1994]. Eine derartige Neusynthese von Wirtsproteinen ist für die Aufnahme von *Legionella pneumophila* in Makrophagen oder Monozyten nicht erforderlich. Die Hemmung der Aufnahme von *Legionella pneumophila* in diese Wirtszellen durch Cytochalasin D spricht dafür, daß diese über Phagozytose erfolgt. Genauere Analysen zeigen allerdings, daß hautpsächlich eine sog. Coiling Phagozytose diesen Aufnahmeprozeß vermittelt und offensichtlich auch die CR1-

CR3-Rezeptoren an diesem Vorgang beteiligt sind [Horwitz 1992]. Die Vesikel, in denen die Bakterien sich nach der Aufnahme im Phagozyten befinden, sind daher vermutlich keine normalen Phagosomen. Die Bakterien rekrutieren Mitochondrien und Ribosomen an die Oberfäche der Vesikelmembran. Diese Membran-umgebene Vakuole fusioniert auch nicht mit Lysosomen, sondern scheint einem Weg zu folgen, der zur Fusion mit dem endoplasmatischen Retikulum führt. Die Bakterien bleiben dauerhaft in diesem Kompartiment und vermehren sich darin [Horwitz 1992].

Von den verschiedenen funktional charakterisierten Proteinen von *Legionella pneumophila*, die als Virulenzfaktoren diskutiert wurden, konnten Dot (defect in organelle trafficking), Mip (macrophage infectivity potentiator) und ein Eisenaufnahmesystem [Pope et al. 1996] durch die Herstellung der entsprechenden Mutanten als für die Virulenz essentiell nachgewiesen werden. Das dot-Gen kodiert für ein Protein (Dot) von 1.048 Aminosäuren [Berger et al. 1994], das für die Rekrutierung des endoplasmatischen Retikulums an das Bakterien-enthaltende Endosom notwendig zu sein scheint. Eine dot-Mutante ist nicht nur in der Organellenrekrutierung defekt, sondern auch in der Verhinderung der Lysosomenfusion. Von den genannten Virulenzfaktoren wurde das Mip-Protein bisher am intensivsten untersucht. Dieses Oberflachen-assoziierte Protein besitzt in vitro Peptidyl-Prolyl-cis-trans-Isomerase(PPIase)-Aktivität und könnte somit bei der Faltung von infektionsrelevanten Proteinen eine Rolle spielen. Mip interagiert mit der immunsuppressiven Substanz FK506, ähnlich wie eukaryotische FK506-bindende Proteine (FKBP), mit denen es auch Sequenzhomologien aufweist. Mip gehört damit zur Familie der Immunophiline. Mip-ähnliche Proteine konnten auch in anderen Bakterien identifiziert werden [Hacker u. Fischer 1993]. Die In-vivo-Funktion von Mip und Mip-ähnlichen Proteinen ist jedoch noch weitgehend unbekannt. Mip-defiziente Mutanten von *Legionella pneumophila* waren zwar in Invasionsassays deutlich weniger infektiös für Makrophagen, vermehrten sich aber wie die entsprechenden isogenen Wildstämme [Wintermeyer et al. 1995]. Mutanten, die in einem dieser 3 Virulenzfaktoren defekt sind, zeigen nicht nur in Makrophagen, sondern auch in Protozoen, eine deutlich reduzierte Multiplikationsfähigkeit. Auch eine bestimmte Gruppe von nicht-fagellierten Mutanten von *Legionella pneumophila* ist in ihrer Replikationsfähigkeit in beiden Wirtszellen attenuiert. Hier konnte gezeigt werden, daß nicht die Abwesenheit der Geißel und damit die Unbeweglichkeit der Mutanten für die reduzierte Virulenz verantwortlich ist, sondern vermutlich ein Regulationsfaktor, der sowohl die Expression von Geißelproteinen als auch von noch unbekannten Proteinen steuert, die für die intrazellulare Vermehrung wichtig sind [Heuner et al. 1995]. Diese Befunde sprechen dafür, daß die für das intrazellulare Überleben notwendigen Faktoren in beiden Wirtssystemen die gleichen sind. Allerdings muß bei dieser Aussage berücksichtigt werden, daß vermutlich die meisten der für das intrazellulare Überleben notwendigen Faktoren von *Legionella pneumophila* bisher noch unbekannt sind. In diesem Zusammenhang könnte der kürzlich aufgefundene icm-Locus von *Legionella pneumophila* von Interesse sein, da Mutationen in den Genen des Clusters ebenfalls das Überleben dieser Bakterien in humanen Makrophagen inhibieren [Brand et al. 1994].

3.1.4 Wirtszellantworten auf Infektionen durch intrazellulare Bakterien

Eine bakterielle Infektion löst wie jede mikrobielle Infektion an und in den betroffenen Wirtszellen spezifische Reaktionen aus, die die Eliminierung der Bakterien zum Ziel haben. Vor dem Einsetzen der spezifischen Immunabwehr werden unter dem Einfluß des Erregers und in Abhängigkeit vom jeweiligen Erreger unterschiedliche Wirtszellgene aktiviert oder reprimiert. In Makrophagen, häufig den wichtigsten Wirtszellen von fakultativ intrazellularen Bakterien, werden durch die bakterielle Infektion v. a. Gene für Zytokine, Zytokinrezeptoren und die MHC-I- und -II-Komplexe beeinflußt [Kaufmann 1993]. Häufig ist der bakterielle Erreger dabei in der Lage, diese Wirtszellantworten so zu programmieren, daß seine eigene Vermehrung gesichert wird. In normalerweise nicht-phagozytischen Wirtszellen (bei den meisten bakteriellen Infektionen sind dies primär Epithelzellen) sind die ersten Wirtszellantworten, die von fakultativ intrazellularen Bakterien ausgelöst werden, darauf ausgerichtet, die Internalisierung der Bakterien in Gang zu setzen.

Dieses komplizierte Wechselspiel zwischen infizierten Wirtszellen und infizierenden Bakterien ist bisher nur sehr unvollständig verstanden, aber gegenwärtig Gegenstand intensiver Forschung in vielen Labors. Die meisten der bisher publizierten Arbeiten auf diesem Gebiet beschränken sich wiederum auf einige wenige Modellbakterien und isolierte primäre Wirtszellen bzw. etablierte Zellinien.

Extrazellulare Bakterien können durch die Interaktionen zwischen den verschiedenen Adhärenzfaktoren und ihren spezifischen Wirtszellrezeptoren oder durch sekretierte Produkte, die in die Wirtszellen eindringen können (z.B. viele Exotoxine, IpaB/C, YopE/H) Wirtszellantworten auslösen. Intrazellulare Bakterien haben zunächst ähnliche Möglichkeiten, wobei allerdings in den meisten Fällen mit der Adhärenz die Aufnahme in die Wirtszellen gekoppelt ist, die, wie oben erwähnt, bereits eine Folge von Wirtszellantworten ist. Nach der Invasion können intrazellulare Bakterien zusätzlich in der Wirtszelle über oberflächengebundene oder sezernierte Produkte mit Komponenten der Wirtszellen interagieren, wodurch es zu weiteren spezifischen Wirtszellantworten kommen kann. Im folgenden sollen solche Wirtszellantworten an einigen Beispielen etwas eingehender erörtert werden.

3.1.4.1 Wirtszellantworten bei der Internalisierung von fakultativ intrazellul8aren Bakterien in Epithelzellen

Bei den fakultativ intrazellularen Bakterien sind bisher die Wirtszellreaktionen, ausgelöst durch die Interaktion zwischen den Invasinen und ihren zellularen Rezeptoren, am intensivsten untersucht worden.

Das Invasin von *Yersinia* spp. (Inv) bindet mit seinem C-terminalen Teil spezifisch an verschiedene $\beta1$-Integrine ($\alpha3\beta1$; $\alpha5\beta1$ und $\alpha6\beta1$) von Epithelzellen [Isberg u. Leong 1990]. Unter dem Einfluß dieser Rezeptor-Ligand-Bindung wird an der Zytoplasmamembran der Wirtszelle ein Pseudopodium ausgebildet, das schließlich nach Art eines Reißverschlusses ein eng an die Bakterienzelle anliegendes Phagosom bildet, mit dem diese in die Wirtszelle eingebracht wird. Größere Veränderungen auf der Oberfläche der Wirtszelle sind mit diesem Inv-vermittelten Internalisierungsvorgang nicht verbunden.

Der Mechanismus der Internalisierung von Shigellen scheint wesentlich komplexer zu verlaufen. Wie oben besprochen, benötigen Shigellen mehrere Ipa-Proteine, die über ein spezifisches Typ-III-Sekretionssystem von der Bakterienzelle ausgeschleust werden, zur Aufnahme in Epithelzellen.

Möglicherweise binden auch Shigellen an das $\alpha5\beta1$-Integrin mit Hilfe der Ipa-Proteine [Watarai et al. 1996]. Es kann aber derzeit nicht ausgeschlossen werden, daß die Ipa-Proteine B und C eine Transmembranpore in der Zytoplasmamembran der Wirtszelle bilden oder eines dieser Proteine über die Wirtszellmembran transloziert wird. Danach findet unterhalb der Anheftungsstelle auf seiten der Wirtszelle eine massive Veränderung des Zytoskeletts mit starker Ausbildung von Aktinfilamenten statt, was zu Membranausstülpungen führt, von denen die Bakterienzelle umflossen wird. Die erste Interaktion zwischen Wirts- und Bakterienzelle erzeugt offenbar ein Signal, über das möglicherweise das zellulare Protoonkogen c-src an die Anheftungsstelle geleitet und aktiviert wird [Dehio et al. 1995]. Dieses aktivierte pp60c-src-Protoonkogen, eine Proteintyrosinkinase, hyperphosphoryliert eines seiner Substrate, nämlich Cortactin an mehreren Tyrosinen. Das phosphorylierte Cortactin ist vermutlich an der Reorganisation des Zytoskeletts beteiligt, die während des Internalisierungsvorgangs stattfindet. Auch das kleine G-Protein Rho, das an der Bildung von Streßfilamenten und von fokalen Adhäsionsstellen beteiligt ist, spielt für die Aufnahme der Shigellen eine wesentliche Rolle, wobei allerdings noch nicht klar ist, an welcher Stelle des komplexen Aktinpolymerisierungsvorgangs Rho ins Geschehen eingreift.

Für Salmonellen ist der EGF-Rezeptor als für die Aufnahme dieser Bakterien in die epitheliale Wirtszelle zuständig diskutiert worden [Galan et al. 1992]. Da dieser Aufnahmeprozeß scheinbar von ähnlichen Produkten gesteuert wird, wie der von Shigellen (s. oben), könnte auch der generelle Internalisierungsprozeß nach ähnlichen Mechanismen ablaufen, wie oben für Shigellen beschrieben. Allerdings besteht ein grundsätzlicher Unterschied darin, daß Shigellen von polarisierten epithelialen Zellen basolateral aufgenommen werden (im Einklang mit der basolateralen Lokalisation des möglichen $\alpha5\beta1$-Integrinrezeptors), während Salmonellen von der apikalen Seite dieser Wirtszellen internalisiert werden. Hier beobachtet man einen als „membrane-ruffling" bezeichneten Prozeß, der mit einer massiven Neubildung von Aktinfilamenten an der Interaktionsstelle zwischen Wirts- und Bakterienzelle verbunden ist [Jones et al. 1993].

Wie bereits erwähnt, konnte kürzlich als Rezeptor für das am Aufnahmeprozeß in Epithelzellen beteiligte Internalin A (InlA) das E-Cadherin nachgewiesen werden. Eine Akkumulation von Aktinfilamenten an der Stelle der Aufnahme der Listerien findet aber offensichtlich hier nicht statt. Der Mechanismus der Internalisierung von *Listeria monocytogenes* in die epitheliale Wirtszelle scheint damit eher dem Zippermechanismus zu gleichen, wie er bei der Inv-vermittelten Aufnahme von pathogenen Yersinien beobachtet wird, als dem komplexen Triggermechanismus von Shigellen und Salmonellen.

3.1.4.2 Wirtszellantworten von Makrophagen nach Infektion mit fakultativ intrazellularen Bakterien

Im Gegensatz zur Aufnahme in Epithelzellen scheint die Aufnahme der fakultativ intrazellularen Bakterien in Makrophagen über die normale Phagozytose zu verlaufen. Allerdings sprechen neuere Befunde über die Aufnahme von *Salmonella typhimurium* in Makrophagen dafür, daß auch hier das spezifische Invasionssystem eine wichtige Rolle zu spielen scheint. Es konnte gezeigt werden, daß invA-Mutanten von aktivierten Makrophagen phagozytiert und abgetötet wurden, während wildtypische Salmonellen aufgenommen wurden und eine Apoptose der Makrophagen induzierten [Monack et al. 1996].

Eine eingehende Studie der von Makrophagen nach Infektion mit *Listeria monocytogenes* ausgelösten spezifischen Antworten zeigt, daß unmittelbar nach der Interaktion mit diesen phagozytischen Zellen eine transkriptionale und translationale Induktion der proinflammatorischen Zytokine, IL-1, TNF_2 und IL-6 ausgelöst wird [Kuhn u. Goebel 1994]. Diese frühe Induktion der Zytokine führt offensichtlich zur Aktivierung des Makrophagen, die durch IFNγ weiter verstärkt wird, das in NK Zellen unter dem Einfluß des in den infizierten Makrophagen verstärkt gebildeten TNF_2 produziert wird. Diese Ereignisse führen zur Abtötung eines erheblichen Teils der aufgenommenen Listerien. Etwas später setzt eine verstärkte Transkriptsynthese für IL-10, IL-12 und IL-1ra ein [Demuth et al. 1996]. Diese Vorgänge scheinen in primären murinen Knochenmarkmakrophagen bereits vor oder während des Phagozytoseprozesses der Bakterien abzulaufen, während in Makrophagenzellinien diese Prozesse erst nach Eintritt der Bakterien in das Zytoplasma der Wirtszellen erfolgen. Offenbar fehlen diesen Zellinien die Rezeptoren auf der Zelloberfläche, die zur frühen Auslösung der Wirtszellantworten erforderlich sind.

Auch in primären Makrophagen findet erst nach dem Eintritt der Bakterien in das Zytoplasma dieser Wirtszellen ein Abschalten der Transkription der Gene für die Rezeptoren von TNF (TNF-R1) und IFNγ sowie die massive Induktion von

MKP-1, einer spezifischen MAPK-Phosphatase, statt. Diese Vorgänge scheinen die anfängliche Aktivierung des Makrophagen aufzuheben und damit den Bakterien eine effiziente Vermehrung im Zytoplasma dieser Wirtszellen zu ermöglichen [Demuth et al. 1996].

Durch die sog. Differential-display(DD)-PCR-Technik mit mRNA aus infizierten und nichtinfizierten Makrophagen konnte zusätzlich gezeigt werden, daß noch weitere Gene nach der Infektion dieser Wirtszellen mit *Listeria monocytogenes* aktiviert bzw. reprimiert werden. Zu letzteren gehören u. a. auch die Gene für den MHC-I- und besonders für den MHC-II-Komplex. Diese Untersuchungen zeigten auch, daß die Transkription einiger dieser betroffenen Wirtsgene bei Infektion mit *Salmonella typhimurium*, *Shigella flexneri* oder *Listeria monocytogenes* in gleicher Weise verändert werden, während andere durch den einen, nicht aber durch den anderen Mikroorganismus beeinflußt werden [Schwan u. Goebel 1994, Schwan et al. 1996].

Bereits zu einem frühen Zeitpunkt in der Infektion wird durch *Listeria monocytogenes* in Makrophagen die RAF-MEK-MAPK-Signalkaskade aktiviert. Eine wichtige Komponente in der Aktivierung dieser zentralen Signalkaskade der Wirtszelle ist das Listeriolysin, das offenbar sowohl bei Makrophagen als auch bei Epithelzellen schon von außen diese Signalkaskade aktivieren kann [Tang et al. 1994/1996, Schwan et al. 1996, Weiglein et al. 1997]. Der Phosphorylierungsstatus weiterer Proteine wird durch Listerien verändert. So wird die sog. „focal adhesion kinase" (FAK) nach Eindringen der Bakterien dephosphoryliert. FAK ist an Integrin-vermittelten Signalkaskaden beteiligt und kann mit verschiedenen Proteinen mit SH2-Domänen wechselwirken [Schaller et al. 1992, Xing et al. 1994].

Die Beeinflussung von Signalkaskaden der Wirtszellen durch Komponenten der Bakterien (häufig identisch mit bestimmten Virulenzfaktoren) führt letztlich zur Aktivierung von Transkriptionsfaktoren, durch die wiederum die Transkription bestimmter Wirtszellgene induziert oder reprimiert werden kann. Ein zentraler Transkriptionsfaktor für die oben diskutierten Wirtsgene ist NF-κB. Dieser Faktor liegt zunächst im Zytosol der Wirtszelle in einer inaktiven Form vor, wobei das transkriptionsaktive Heterodimer RelA/p50 durch den inakivierenden Faktor IκB (IκB-α und IκB-β) blockiert ist. Unter dem Einfluß verschiedener Signale kann entweder IκB-α inaktiviert werden, was zu einer transienten Aktivierung von NF-kB führt, oder IκB-β. Im letzteren Fall kommt es zu einer permanenten Aktivierung von NF-κB, da IκB-β im Gegensatz zu IκB-α nicht autoreguliert ist [Gilmore u. Morin 1993, Israel 1995]. Das NF-κB-(RelA/p50-)Heterodimer wandert in den Zellkern, wo es die Transkription einer großen Anzahl von Genen (u. a. die für Zytokine und Zytokinrezeptoren kodierenden Gene), meist in Kombination mit anderen Transkriptionsfaktoren kontrolliert. *Listeria monocytogenes* aktiviert (ähnlich wie andere Bakterien) NF-κB zunächst transient über ein Signal, das nach Adhärenz der Listerien an die Oberfläche der Makrophagen erfolgt [Hauf et al. 1994]. Die dafür verantwortliche bakterielle Komponente scheint die Lipoteichonsäure der Listerien zu sein [Hauf et al. 1996]. Bei dieser transienten Induktion von NF-κB, die auch von avirulenten Mutanten von *Listeria monocytogenes* und apathogenen Listerien (z.B. *Listeria innocua*) ausgelöst werden kann, kommt es erwartungsgemäß zu einer (transienten) Inaktivierung von IκB-α. Nach Eintritt von *Listeria monocytogenes* in das Zytosol der Wirtszelle wird dagegen eine permanente Induktion von NF-κB mit der entsprechenden Inaktivierung von IκB-β eingeleitet. Die Signale, die zu dieser Aktivierung führen, sind bisher nicht bekannt. Sie scheinen aber von den beiden intrazellular gebildeten bakteriellen Komponenten PlcB, einer Phospholipase C mit breitem Substratspektrum (s. oben), und dem ActA-Protein ausgelöst zu werden [Hauf et al. 1996].

Ein weiterer im Zytosol der phagozytischen Wirtszelle aktiver Virulenzfaktor von intrazellularen Bakterien, der direkt mit einem intrazellularen Wirkungsort im Zytosol der Wirtszelle interagieren kann, ist IpaB von Shigellen. Kürzlich konnte der wichtige Befund erhoben werden [Chen et al. 1996], daß IpaB von *Shigella flexneri* im Zytosol von Makrophagen an die ICE-Protease (Interleukin-1β converting enzyme protease) bindet, und dadurch die Apoptose einleitet, die bei der Infektion von Makrophagen mit Shigellen schon früher beobachtet wurde [Zychlinsky et al. 1992, 1994].

Auch die Infektion von Makrophagen durch *Salmonella typhimurium* führt, wie oben schon erwähnt, zur Apoptose, was sowohl an isolierten Zellen als auch unter In-vivo-Bedingungen im Mausmodell gezeigt werden konnte [Monack et al. 1996]. Die für die Auslösung der Apoptose verantwortlichen bakteriellen Faktoren sind in diesem Fall allerdings noch nicht bekannt. Apoptose ist aber vom intakten Invasionssystem der Zelle abhängig.

Während Apoptose in einer Makrophagenzellinie nach Infektion durch *Listeria monocytogenes*

offenbar nicht stattfindet [Zychlinsky et al. 1996], wurde kürzlich über Apoptose von dendritischen Zellen und Hepatozyten nach Infektion mit *Listeria monocytogenes* berichtet, wobei Listeriolysin eine wichtige Rolle zu spielen scheint [Guzman et al. 1996, Rogers et al. 1996].

3.1.5 Literatur

Abu Kwaik, Y., B. S. Fields, N. C. Engleberg (1994) Protein expression by the protozoan *Hartmanella vermiformis* upon contact with its bacterial parasite *Legionella pneumophila*. Infect Immun 62:1860–1866

Achtman, M. (1994) Clonal spread of serogroup A meningococci. A paradigm for the analysis of microevolution in bacteria. Mol Microbiol 11:15–22

Achtman, M. (1995) Epidemic spread and antigenic variability of *Neisseria meningitidis*. Trends Microbiol 3:186–192

Ad hoc Group for the Study of Pertussis Vaccines (1988) Placebo controlled trial of two acellular pertussis vaccines in Sweden – protective efficacy and adverse events. Lancet 1:955–960

Agace, W. W., M. Patarroyo, M. Sevensson, E. Carlemalm, C. Svanborg (1995) *Escherichia coli* induces transuroepithelial neutrophil migration by an intercellular adhesion molecule-1-dependent mechanism. Infect Immun 63:4954–4062

Ahrens, R., M. Ott, A. Ritter, H. Hoschutzky, T. Bühler, F. Lottspeich, G. J. Boulnois, K. Jann, J. Hacker (1993) Genetic analysis of the gene cluster encoding nonfimbrial adhesin I from an *Escherichia coli* uropathogen. Infect Immun 61:2505–2512

Akerley, B. J., P. A. Cotter, J. F. Miller (1995) Ectopic expression of the flagellar regulon alters development of the *Bordetella*-host interaction. Cell 80:611–620

Åkesson, P., A. G. Sjöholm, L. Björck (1996) Protein SIC, a novel extracellular protein of *Streptococcus pyogenes* interfering with complement function. J Biol Chem 271:1081–1088

Akopyants, N. S., N. O. Bukanov, T. U. Westblom, D. E. Berg (1992) PCR-based RFLP analysis of DNA sequence diversity in the gastric pathogen *Helicobacteri pylori*. Nucleic Acids Res 20:6221–6225

Akopyants, N. S., K. A. Eaton, D. E. Berg (1995) Adaptive mutation and cocolonization during *Helicobacter pylori* infection of gnotobiotic piglets. Infect Immun 63:116–121

Aktories, K., A. Wegner (1992) Mechanisms of the cytopathic action of actin-ADP-ribosylating toxins. Mol Microbiol 6:2905–2908

Aktories, K., C. Mohr, G. Koch (1992) *Clostridium botulinum* C3 ADP-ribosyltransferase. Curr Top Microbiol Immunol 175:115–131

Allaoui, A., J. Mounier, M. C. Prevost, P. J. Sansonetti, C. Parsot (1992) *icsB*: a *Shigella flexneri* virulence gene necessary for the lysis of protrusions during intercellular spread. Mol Microbiol 6:1605–1616

Allen, A., D. Maskell (1996) The identification, cloning and mutagenesis of a genetic locus required for lipopolysaccharide biosynthesis in *Bordetella pertussis*. Mol Microbiol 19:37–52

Alm, R. A., G. Mayrhofer, I. Kotlarski, P. A. Manning (1991) Amino-terminal domain of the El Tor haemolysin of *Vibrio cholerae* O1 is expressed in classical strains and is cytotoxic. Vaccine 9:588–594

Alpuche-Aranda, C. M., E. L. Racoosin, J. A. Swanson, S. I. Miller (1994) *Salmonella* stimulate macrophage macropinocytosis and persist within spacious phagosomes. J Exp Med 179:601–608

Alpuche-Aranda, C. M., E. P. Berthiaume, B. Mock, J. A. Swanson, S. I. Miller (1995) Spacious phagosome formation within mouse macrophage correlates with *Salmonella* serotype pathogenicity and host susceptibitlity. Infect Immun 63:4456–4462

Andersson, B., T. Dahmen, R. Freijd, H. Leffler, G. Magnusson, G. Noori, C. Svanborg-Eden (1983) Identification of an active dissacharide unit of a glycoconjugate receptor of pneumococci attacing to human pharyngeal epithelial cells. J Exp Med 158:559–570

Andersson, K., N. Carballeira, K.-E. Magnuson, C. Persson, O. Stendhal, H. Wolf-Watz, M. Fällman (1996) YopH of *Yersinia pseudotuberculosis* interrupts early phosphotyrosine signalling associated with phagocytosis. Mol Microbiol 20:1057–1069

Aricó, B., J. F. Miller, C. R. Roy, S. Stibitz, D. Monack, S. Falkow, R. Gross, R. Rappuoli (1989) Sequences required for the expression of *Bordetella pertussis* virulence factors share homology with prokaryotic signal transduction proteins. Proc Natl Acad Sci USA 86:6671–6675

Aricó, B., S. Nuti, V. Scarlato, R. Rappuoli (1993) Adhesion of *Bordetella pertussis* to eukaryotic cells requires a time-dependent export and maturation of filamentous hemagglutinin. Proc Natl Acad Sci USA 90:9204–9208

Armstrong, J. A., P. D. Hart (1975) Phagosome-lysosome interactions in cultured macrophages infected with virulent tubercle bacilli. Reversal of the usual nonfusion pattern and observations on bacterial survival. J Exp Med 142:1–16

Arrecubieta, C., E. Garcia, R. Lopez (1996) Demonstration of UDP-glucose dehydrogenase activity in cell extracts of *Escherichia coli* expressing the pneumococcal *cap*3A gene required for the synthesis of type 3 capsular polysaccharide. J Bacteriol 178:2971–2974

Arruda, S., G. Bomfin, R. Knights, T. Huima-Byron, L. W. Riley (1993) Cloning of an *M. tuberculosis* DNA fragment associated with entry and survival inside cells. Science 261:1454–1457

Arthur, M., C. Campanelli, R. D. Arbeit, C. Kim, S. Steinbach, C. E. Johnson, R. H. Rubin, R. Goldstein (1989) Structure and copy number of gene clusters related to the *pap* P-adhesin operon of uropathogenic *Escherichia coli*. Infect Immun 57:314–321

Arvidson, C. G., M. So (1995) The *Neisseria* transcriptional regulator PilA has a GTPase activity. J Biol Chem 270: 26045–26048

Austrian, R. (1986) Some aspects of the pneumococcal carrier state. J Antimicrob Chemother 18:S35–S45

Authenrieth, I. B., V. Kempf, T. Sprinz, S. Preger, A. Schnell (1996) Defense mechanisms in Peyer's patches and mesenteric lymph nodes against *Yersinia enterocolitica* involve integrins and cytokines. Infect Immun 64:1357–1368

Baldwin, T. J., S. Knutton, L. Sellers, H. A. Hernandez, A. Aitken, P. H. Williams (1992) Enteroaggregative *Escherichia coli* strains secrete a heat-labile toxin antigenically related to *E. coli* hemolysin. Infect Immun 60:2092–2095

Banemann, A., R. Gross (1997) Phase variation affects long term survival of *Bordetella bronchiseptica* professional phagocytes. Infect Immun 65:3469–3473

Bartoloni, A., F. Norelli, C. Ceccarini, R. Rappuoli, P. Costantino (1995) Immunogenicity of meningococcal B polysaccharide conjugated to tetanus toxoid or CRM197 via adipic acid dihydrazide. Vaccine 13:463–470

Baudry, B., A. Fasano, J. Ketley, J. B. Kaper (1992) Cloning of a gene (zot) encoding a new toxin produced by *Vibrio cholerae*. Infect Immun 60: 428–434

Baulard, A., L. Kremer, C. Locht (1996) Efficient homologous recombination in fast-growing and slow-growing mycobacteria. J Bacteriol 178:3091–3098

Bäumler, A. J., R. M. Tsolis, F. Heffron (1996a) The lpf fimbrial operon mediates adhesion of *Salmonella typhimurium* to murine Peyer's patches. Proc Natl Acad Sci USA 93:279–283

Bäumler, A. J., R. M. Tsolis, F. Heffron (1996b) Contribution of fimbrial operons to attachment to and invasion of epithelial cell lines by *Salmonella typhimurium*. Infect Immun 64:1862–1865

Behlau, I., S. I. Miller (1993) A PhoP-repressed gene promotes *Salmonella typhimurium* invasion of epithelial cells. J Bacteriol 173:4475–4484

Beier, D., B. Schwarz, T. M. Fuchs, R. Gross (1995) In vivo characterization of the unorthodox two-component BvgS sensor protein of *Bordetella pertussis*. J Mol Biol 248: 596–610

Beier, D., H. Deppisch, R. Gross (1996) Conserved sequence motifs in the unorthodox BvgS two-component sensor protein of *Bordetella pertussis*. Mol Gen Genet 252:169–176

Benjamin, P., M. Federman, C. A. Wanke (1995) Characterization of an invasive phenotype associated with enteroaggregative *Escherichia coli*. Infect Immun 63: 3417–3421

Benz, I., M. A. Schmidt (1992) AIDA-I, the adhesin involved in diffuse adherence of the diarrhoegenic *Escherichia coli* strain 2787 (O126:H27), is synthesized via a precursor molecule. Mol Microbiol 6: 1.539–1.546

Benz, R., E. Maier, I. Gentschev (1993) TolC of *Escherichia coli* functions as an outer membrane channel. Zentralbl Bakteriol 278:187–196

Benz, R., E. Maier, D. Ladant, A. Ullmann, P. Sebo (1994) Adenylate cyclase toxin (CyaA) of *Bordetella pertussis*. Evidence for the formation of small ion-permeable channels and comparison with HlyA of *Escherichia coli*. J Biol Chem 269:27231–27239

Berge, A., L. Björck (1995) Streptococcal cysteine proteinase releases biologically active fragments of streptococcal surface proteins. J Biol Chem 270:9862–9867

Berge, A., U. Sjöbring (1993) PAM, a novel plasminogen-binding protein from *Streptococcus pyogenes*. J Biol Chem 268:25417–25424

Berger, K. H., J. J. Merriam, R. R. Isberg (1994) Altered intracellular targeting properties associated with mutations in *Legionella pneumophila*. Mol Microbiol 14:809–822

Bernardini, M. L., A. Fontaine, P. J. Sansonetti (1990) The two-component regulatory system ompR-envZ controls the virulence of *Shigella flexneri*. J Bacteriol 172: 6.274–6.281

Bessen, D., V. A. Fischetti (1990) A human IgG receptor of group A streptococci is associated with tissue site of infection and streptococcal class. J Infect Dis 161: 747–754

Beucher, M., P. F. Sparling (1995) Cloning, sequencing, and characterization of the gene encoding FrpB, a major iron-regulated, outer membrane protein of *Neisseria gonorrhoeae*. J Bacteriol 177: 2.041–2.049

Beutin, L., D. Geier, S. Zimmermann, H. Karch (1995) Virulence markers of Shiga-like toxin producing *Escherichia coli* strains originating from healthy domestic animals of different species. J Clin Microbiol 33: 631–635

Bhakdi, S., J. Tranum-Jensen (1988) Damage to cell membranes by pore-forming bacterial cytolysins. Prog Allergy 40: 1–43

Bhakdi, S., H. Bayley, A. Valeva, O. Walev, B. Walker, M. Kehoe, M. Palmer (1996) Staphylococcal alpha-toxin, streptolysin O, and *Escherichia coli* hemolysin: prototypes of pore-forming bacterial cytolysins. Arch Microbiol 165: 73–79

Bik, E. M., A. E. Bunschoten, R. D. Gouw, F. R. Mooi (1995) Genesis of the novel epidemic *Vibrio cholerae* O139 strain: evidence for horizontal transfer of genes involved in polysaccharid biosynthesis. EMBO J 14: 209–216

Birkness, K. A., B. L. Swisher, E. H. White, E. G. Long, E. P. Ewing, F. D. Quinn (1995) A tissue culture bilayer model to study the passage of *Neisseria meningitidis*. Infect Immun 63: 402–409

Blake, M. S., L. M. Wetzler (1995) Vaccines for gonorrhoeae: where are we on the curve? Trends Microbiol 3: 469–473

Blake, M. S., C. M. Blake, M. A. Apicella, R. E. Mandrell (1995) Gonococcal opacity: lectin-like interactions between Opa proteins and lipooligosaccharide. Infect Immun 63: 1.434–1.439

Blaser, M. J. (1992) Hypotheses in the pathogenesis and natural history of *Helicobacter pylori*-induced inflammation. Gastroenterology 102: 720–727

Blaser, M. J., G. I. Perez-Perez, H. Kleanthous, T. L. Cover, R. M. Peek, P. H. Chyou, G. N. Stemmermann, A. Nomura (1995) Infection with *Helicobacter pylori* strains possessing cagA is associated with an increased risk of developing adenocyrcinoma of the stomach. Cancer Res 55: 2.111–2.115

Blasi, J., E. R. Chapman, E. Link, T. Binz, S. Yamasaki, P. De Camilli, T. C. Südhof, H. Niemann, R. Jahn (1993a) Botulinum neurotoxin A selectively cleaves the synaptic protein SNAP-25. Nature 365: 160–163

Blasi, J., E. R. Chapman, S. Yamasaki, T. Binz, H. Niemann, R. Jahn (1993b) Botulinum neurotoxin C1 blocks neurotransmitter release by means of cleavin HPC-1/syntaxin. EMBO J 12: 4.821–4.828

Bliska, J. B. (1994) Yops of the pathogenic *Yersinia* spp. In: Molecular genetics of bacterial pathogenesis. Eds.: Miller, V. L., J. B. Kaper, D. A. Portnoy, R. R. Isberg. ASM, Washington, D.C., pp 365–381

Bliska, J. B., J. C. Clemens, J. E. Dixon, S. Falkow (1992) The *Yersinia* tyrosine phosphatase: specificity of a bacterial virulence determinant for phosphoproteins in the J774 A. 1 macrophage. J Exp Med 176: 1.625–1.630

Bloch, C., B. Stocker, P. Orndorff (1992) A key role for type 1 pili in enterobacterial communicability. Mol Microbiol 6: 697–701

Blum, G., M. Ott, A. Lischewski, A. Ritter, H. Imrich, H. Tschäpe, J. Hacker (1994) Excision of large DNA regions termed pathogenicity islands from tRNA-specific loci in the chromosome of an *Escherichia coli* wild-type pathogen. Infect Immun 62: 606–614

Blum, G., V. Falbo, A. Caprioli, J. Hacker (1995) Gene clusters encoding the cytotoxic necrotizing factor type 1, Prs-fimbriae and α-hemolysin form the pathogenicity island II of the uropathogenic *Escherichia coli* strain J96. FEMS Microbiol Lett 126: 189–195

Böckmann, R., C. Dickneite, B. Middendorf, W. Goebel, Z. Sokolovic (1996) Specific binding of the *Listeria monocytogenes* transcriptional regulator PrfA to target sequences requires additional factor(s) and is influenced by iron. Mol Microbiol 22: 643–654

Bodén, M. K., J. Flock (1994) Cloning and characterization of a gene for a 19 kD fibrinogen-binding protein from *Staphylococcus aureus*. Mol Microbiol 12: 599–606

Bohne, J., H. Kestler, C. Übele, Z. Sokolovic, W. Goebel (1996) Differential regulation of the virulence genes of *Listeria monocytogenes* by the transcriptional activator PrfA. Mol Microbiol 20: 1.189–1.198

Boman, A. L., R. A. Kahn (1995) Arf proteins: the membrane traffic police? TIBS 20: 147–150

Boren. T., P. Falk, K. A. Roth, G. Larson, S. Normark (1993) Attachment of *Helicobacter pylori* to human gastric epithelium mediated by blood group antigens. Science 262: 1.892–1.895

Boucher, P. E., S. Stibitz (1995) Synergistic binding of RNA polymerase and BvgA phosphate to the Pertussistoxin promoter of *Bordetella pertussis*. J Bacteriol 177: 6.486–6.491

Brand, B. C., A. B. Sadosky, H. A. Shuman (1994) The *Legionella pneumophila* icm locus: a set of genes required for intracellular growth in human macrophages. Mol Microbiol 14: 797–808

Braun, V., K. Hantke (1992) Genetics of bacterial iron transport. In: CRC Handbook of microbial iron chelates. Boca Raton, Florida. CRC Press, pp 107–138

Braun, M. A., D. Gerlach, U. F. Hartwig, J. H. Ozegowski, F. Romagne, S. Carrel, W. Köhler, B. Fleischer (1993) Stimulation of human T cells by streptococcal „superantigen" erythrogenic toxins (scarlet fever toxins) J Immunol 150: 2,457–2,466

Brown, R. C., R. K. Taylor (1995) Organization of tcp, acf, and toxT genes within a ToxT-dependent operon. Mol Microbiol 16: 425–439

Bruce, C., R. L. Baldwin, S. L. Lessnick, B. J. Winieski (1990) Diphtheria toxin and its ADP-ribosylase-defective homologue CRM197 possess deoxyribonuclease activity. Proc Natl Acad Sci USA 87: 2.995–2.998

Brundskill, E. W., K. W. Bayles (1996) Identification and molecular characterization of a putative regulatory locus that affects autolysis in *Staphylococcus aureus*. J Bacteriol 178: 611–618

Bukanov, N. O., D. E. Berg (1994) Ordered cosmid library and high-resolution physical-genetic map of *Helicobacter pylori* strain NCTC11638. Mol Microbiol 11: 509–523

Bullit, E., L. Makowski (1995) Structural polymorphism of bacterial adhesion pili. Nature 373: 164–167

Cabellos, C., D. E. MacIntyre, M. Forrest, M. Burroughs, S. Prasad, E. I. Tuomanen (1992) Differing roles for platelet-activating factor during inflammation of the lung and subarachnoid space. The special case of *Streptococcus pneumoniae*. J Clin Invest 90: 612–618

Camilli, A., L. G. Tilney, D. A. Portnoy (1993) Dual roles of plcA in *Listeria monocytogenes* pathogenesis. Mol Microbiol 8: 143–157

Carbonetti, N. H., N. Khelef, N. Guiso, R. Gross (1993) A phase variant of *Bordetella pertussis* with a mutation in a new locus involved in the regulation of pertussis toxin and adenylate cyclase toxin expression. J Bacteriol 175: 6.679–6.688

Carbonetti, N. H., T. M. Fuchs, A. A. Patamawenu, T. J. Irish, H. Deppisch, R. Gross (1994) Effect of mutations causing overexpression of RNA polymerase a subunit on regulation of virulence factors in *Bordetella pertussis*. J Bacteriol 176: 7.267–7.273

Carlsen, B. D., M. Kawana, C. Kawana, A. Tomasz, G. S. Giebink (1992) Role of the bacterial cell wall in middle ear inflammation caused by *Streptococcus pneumoniae*. Infect Immun 60: 2.850–2.854

Carpick, B. W., J. Gariepy (1993) The *Escherichia coli* heat-stable enterotoxin is a long-lived superagonist of guanylin. Infect Immun 61: 4.710–4.715

Censini, S., C. Lange, Z. Xiang, J. E. Crabtree, P. Ghiara, M. Borodovsky, R. Rappuoli, A. Covacci (1996) Cag, a pathogenicity island of *Helicobacter pylori*, encodes type-I specific and disease associated virulence factors. Proc Natl Acad Sci USA 93: 14.648–14.653

Chamberlain, N. R., B. Imanoel (1996) Genetic regulation of fatty acid modifying enzyme from *Staphylococcus aureus*. J Med Microbiol 44: 125–129

Chan, J., Y. Xing, R. S. Magliozzo, B. R. Bloom (1992) Killing of virulent *Mycobacterium tuberculosis* by reactive nitrogen intermediates produced by activated murine macrophages. J Exp Med 175: 1.111–1.122

Chart, H., H. R. Smith, B. Rowe (1995) Enteroaggregative strains of *Escherichia coli* belonging to serotypes O126:H27 and O44:H18 express antigenically similar 18 kDa outer membrane-associated proteins. FEMS Microbiol Lett 132: 17–22

Chaussee, M. S., D. Gerlach, C.-E. Yu, J. J. Ferretti (1993) Inactivation of the streptococcal toxin B gene (speB) in *Streptococcus pyogenes*. Infect Immun 61: 3.719–3.723

Chaussee, M. S., J. Liu, D. L. Stevens, J. J. Ferretti (1996) Genetic and phenotypic diversity among isolates of *Streptococcus pyogenes* from invasive infections. J Infect Dis 173: 901–908

Chen, C. C., P. P. Cleary (1990) Complete nucleotide sequence of the streptococcal C5a peptidase gene of *Streptococcus pyogenes*. J Biol Chem 265: 3.161–3.167

Chen Y., M. R. Smith, K. Thirumalai, A. Zychlinsky (1996) A bacterial invasin induces macrophage apoptosis by binding directly to ICE. EMBO J 15: 3.853–3.860

Cheung, A. L., M. Krishnan, E. A. Jaffe, V. A. Fischetti (1991) Fibrinogen acts as a bridging molecule in the adherence of *Staphylococcus aureus* to cultured human endothelial cells. J Clin Invest 87: 2.236–2.245

Cheung, A. L., S. J. Projan, R. E. Edelstein, V. A. Fischetti (1995a) Cloning, expression, and nucleotide sequence of a *Staphylococcus aureus* gene (fbpA) encoding a fibrinogen-binding protein. Infect Immun 63: 1.914–1.920

Cheung, A. L., C. Wolz, M. R. Yeaman, A. S. Bayer (1995b) Insertional inactivation of a chromosomal locus that modulates expression of potential virulence determinants in *Staphylococcus aureus*. J Bacteriol 177: 3.220–3.226

China, B., B. T. N'Guuyen, M. De Bruyere, G. R. Cornelis (1994) Role of YadA in resistance of *Yersinia enterocolitica* to phagocytosis by human polymorphonuclear leukocytes. Infect Immun 62: 1.275–1.281

Choe, S., M. J. Bennet, G. Fugii, P. M. Curmi, K. A. Kanlardijeff, R. J. Collier, D. Eisenberg (1992) The crystal structure of diphtheria toxin. Nature 357: 216–222

Chuba, P. J., M. A. Leong, A. Banerjee, S. Palchaudhuri (1989) Cloning and DNA sequence of plasmid determinant iss, coding for increased serum survival and surface exclusion, which has homology with l DNA. Mol Gen Genet 216: 287–292

Cleary, P., E. L. Kaplan, J. F. Handley, A. Wlazlo, M. H. Kim, A. R. Hauser, P. M. Schlievert (1992) Clonal basis of resurgence of serious *Streptococcus pyogenes* disease in the 1980s. Lancet 339: 518–521

Clemens, D. L., M. A. Horwitz (1995) Characterization of the *Mycobacterium tuberculosis* phagosome and evidence that phagosomal maturation is inhibited. J Exp Med 181: 257–270

Cleveland, M. G., J. D. Gorham, T. L. Murphy, E. Tuomanen, K. M. Murphy (1996) Lipoteichoic acid preparations of gram-positive bacteria induce interleukin-12 through a CD14-dependent pathway. Infect Immun 64: 1.906–1.912

Collins, C. M., D. M. Gutman (1992) Insertional inactivation of an *Escherichia coli* urease gene by IS3411. J Bacteriol 174: 883–888

Collinson, S. K., S. C. Clouthier, J. L. Doran, P. A. Banser, W. W. Kay (1996) *Salmonella enteritidis* agfBAC operon encoding thin, aggregative fimbriae. J Bacteriol 178: 662–667

Cookson, B. T., H. L. Cho, L. A. Herwaldt, W. E. Goldman (1989) Biological activities and chemical composition of purified tracheal cytotoxin of *Bordetella pertussis*. Infect Immun 57: 2.223–2.229

Cornelis, G. R. (1994) Yersinia pathogenicity factors. Curr Top Microbiol Immunol 192: 243–263

Cornelis, G. R., M. Iriatre, M. P. Sory (1995) Environmental control of virulence functions and signal transduction in Yersinia enterocolitica. In: Signal transduction and bacterial virulence. Eds.: Rappuoli, R., V. Scarlato, B. Arico. R. G. Landes Company, New York Berlin, pp 95–110

Cornelissen, C. N., P. F. Sparling (1996) Binding and surface exposure characteristics of the gonococcal transferrin receptor are dependent on both transferrin-binding proteins. J Bacteriol 178: 1.437–1.444

Cossart, P., M. F. Vicente, J. Mengaud, F. Baquero, J. C. Perez-Diaz, P. Berche (1989) Listeriolysin O is essential for virulence of *Listeria monocytogenes*: direct evidence obtained by gene complementation. Infect Immun 57: 3.629–3.636

Cossart, P., P. Boquet, S. Normark, R. Rappuoli (1996) Cellular microbiology emerging. Science 271: 315–316

Covacci, A., S. Censini, M. Bugnoli, R. Petracca, D. Burroni, G. Macchia, A. Massone, E. Papini, Z. Xiang, N. Figura, R. Rappuoli (1993) Molecular characterization of the 128-kDa immunodominant antigen of *Helicobacter pylori* associated with cytotoxicity and duodenal cancer. Proc Natl Acad Sci USA 90: 5.791–5.795

Cover, T. L. (1996) The vacuolating cytotoxin of *Helicobacter pylori*. Mol Microbiol 20: 241–246

Cundell, D. R., N. P. Gerard, C. Gerard, I. Idanpaan-Heikkila, E. I Tuomanen (1995) *Streptococcus pneumoniae* achor to activated human cells by the receptor for platelet-activating factor. Nature 377: 435–438

Cunningham, M. W., S. M. Antone, J. M. Gulizia, B. M. McManus, V. A. Fischetti, C. J. Gauntt (1992) Cytotoxic and viral neutralizing antibodies crossreact with streptococcal M protein, enteroviruses, and human cardiac myosin. Proc Natl Acad Sci USA 89: 1.320–1.324

d'Hauteville, H., R. D. Lagelouse, F. Nato, P. J. Sansonetti (1996) Lack of cleavage of IcsA in *Shigella flexneri* causes aberrant movement and allows demonstration of a cross-reactive eukaryotic protein. Infect Immun 64: 511–517

de Bernard, M., E. Papini, S. de Filippi, E. Gottardi, J. Telford, R. Manetti, A. Fontana, R. Rappuoli, C. Montecucco

(1995) Low pH activates the vacuolating cytotoxin of *Helicobacter pylori*, which becomes acid and pepsin resistant. J Biol Chem 270: 23.937–23.940

De Kimpe, S. J., M. Kengatharan, C. Thiemermann, J. R. Vane (1995) The cell wall components peptidoglycan and lipteichoic acid from *Staphylococcus aureus* act in syngery to cause shock and multi organ failure. Proc Natl Acad Sci USA 92: 10.359–10.363

de Velasco, E. A., D. Merkus, S. Anderton, A. F. Verheul, E. F. Lizzio, R. van der Zee, W. van Eden, T. Hoffman, J. Verhoef, H. Snippe (1995) Synthetic peptides representing T-cell epitopes act as carriers in pneumococcal polysaccharide conjugate vaccines. Infect Immun 63: 961–968

Debroy, C., J. Yealy, R. A. Wilson, M. K. Bhan, R. Kumar (1995) Antibodies raised against the outer membrane protein interrupt adherence of enteroaggregative *Escherichia coli*. Infect Immun 63: 2.873–2.879

Dehio, C., M. C. Prevost, P. J. Sansonetti (1995) Invasion of epithelial cells by *Shigella flexneri* induces tyrosine phosphorylation of cortactin by a pp60c-src-mediated signalling pathway. EMBO J 14: 2.471–2.482

Demers, B., A. E. Simon, H. Vellend, P. M. Schlievert, S. Byrne, F. Jamieson, S. Walmsley, D. E. Low (1993) Severe invasive group A streptococcal infections in Ontario, Canada: 1987–1991. Clin Infect Dis 16: 792–800

Dempsey, J. A. F., J. G. Cannon (1994) Location of genetic markers on the physical map of the chromosome of the *Neisseria gonorrhoeae* strain FA1090. J Bacteriol 176: 2.055–2.060

Dempsey, J. A. F., A. B. Wallace, J. G. Cannon (1995) The physical map of the chromosome of a serogroup A strain of *Neisseria meningitidis* shows complex rearrangements relative to the chromosomes of the two mapped strains of the closely related species *N. gonorrhoeae*. J Bacteriol 177: 6.390–6.400

Demuth, A., W. Goebel, H. U. Beuscher, M. Kuhn (1996) Differential regulation of cytokine and cytokine receptor mRNA expression upon infection of bone marrow-derived macrophages with *Listeria monocytogenes*. Infect Immun 64: 3.475–3.483

DeShazer, D., G. E. Wood, R. L. Friedman (1995) Identification of a *Bordetella pertussis* regulatory factor required for transcription of the pertussis toxin operon in *Escherichia coli*. J Bacteriol 177: 3.801–3.807

Di Martino, P., V. Livrelli, D. Sirot, B. Joly, A. Darfeuille-Michaud (1996) A new fimbrial antigen harbored by CAZ-5/SHV-4-producing *Klebsiella pneumoniae* strains involved in nosocomial infections. Infect Immun 64: 2.266–2.273

Dickinson, R. B., J. A. Nagel, D. McDevvitt, T. J. Foster, R. A. Procter, S. L. Cooper (1995) Quantitative comparison of clumping factor- and coagulase-mediated *Staphylococcus aureus* adhesion to surface-bound fibrinogen under flow. Infect Immun 63: 3.143–3.150

Dillard, J. P., M. W. Vandersea, J. Yother (1995) Characterization of the cassette containing genes for type 3 capsular polysaccharide biosynthesis in *Streptococcus pneumoniae*. J Exp Med 181: 973–983

DiRita, V., J. J. Mekalanos (1991) Periplasmic interaction between two membrane regulatory proteins, ToxR and ToxS, results in signal transduction and transcriptional activation. Cell 64: 29–37

DiRita, V., C. Parsot, G. Jander, J. J. Mekalanos (1991) Regulatory cascade controls virulence in *Vibrio cholerae*. Proc Natl Acad Sci USA 88: 5.403–5.407

Doig, P., J. W. Austin, M. Kostrzynska, T. J. Trust (1992) Production of a conserved adhesion by the human gastroduodenal pathogen *Helicobacter pylori*. J Bacteriol 174: 2.539–2.547

Domenighini, M, R. Rappuoli (1996) Three conserved consensus sequences identify the NAD-binding site of ADP-ribosylating enzymes, expressed by eukaryotes, bacteria and T-even bacteriophages. Mol Microbiol 21: 667–674

Donnenberg, M. S. (1994) Entry of enteropathogenic *Escherichia coli* into host cells. Curr Top Microbiol Immunol 192: 79–98

Donnenberg, M. S., C. Tacket, S. P. James, G. Losonsky J. P. Nataro, S. S. Wasserman, J. B. Kaper, M. M. Levine (1993) The role of the eaeA gene in experimental enteropathogenic *Escherichia coli* infection. J. Clin Invest 92: 1.412–1.417

Doran, J. L., S. K. Collinson, J. Burian, G. Sarlos, E. C. Todd, C. K. Munro, C. M. Kay, P. A. Banser, P. I. Peterkin, W. W. Kay (1993) DNA-based diagnostic tests for Salmonella species targeting agfA, the structural gene for thin, aggregative fimbriae. J Clin Microbiol 31: 2.263–2.273

Dorman, C. J. (1992) The VirF protein from *Shigella flexneri* is a member of the AraC transcription factor superfamily and is highly homologous to Rns, a positive regulator of virulence genes in enterotoxigenic *Escherichia coli*. Mol Microbiol 6: 1.575

Douce, G., C. Turcotte, I. Cropley, M. Roberts, M. Pizza, M. Domenighini, R. Rappuoli, G. Dougan (1995) Mutants of *Escherichia coli* heat-labile toxin lacking ADP-ribosyltransferase activity act as nontoxic, mucosal adjuvants. Proc Natl Acad Sci USA 92: 1.644–1.648

Dowling, J. N., A. K. Saha, R. H. Glew (1992) Virulence factors of the family *Legionellaceae*. Microbiol Rev 56: 32–60

Dowson, C. G., T. J. Coffey, B. G. Spratt (1994) Origin and molecular epidemiology of penicillin-binding-protein-mediated resistance to β-lactam antibiotics. Trends Microbiol 2: 361–366

Dramsi, S., I. Biwas, E. Maguin, L. Braun, P. Mastroeni, P. Cossart (1995) Entry of *Listeria monocytogenes* into hepatocytes requires expression of InlB, a surface protein of the internalin multigene family. Mol Microbiol 15: 251–261

Durand, J. M., N. Okada, T. Tobe, M. Watarai, I. Fukuda, T. Suzuki, N. Nakata, K. Komatsu, M. Yoshikawa, C. Sasakawa (1994) vacC, a virulence-associated chromosomal locus of *Shigella flexneri*, is homologous to tgt, a gene encoding tRNA-guanine transclycosylase (Tgt) of *Escherichia coli* K12. J Bacteriol 176: 4.627–4.636

Dziejman, M., J. J. Mekalanos (1994) Analysis of membrane protein interaction: ToxR can dimerize the amino terminus of phage lambda repressor. Mol Microbiol 13: 485–494

Eaton, K. A., S. Suerbaum, C. Josenhans, S. Krakowa (1996) Colonization of gnotobiotic piglets by *Helicobacter pylori* deficient in two flagellin genes. Infect Immun 64: 2.445–2.448

Eichenbaum, Z., B. D. Green, J. R. Scott (1996) Iron starvation causes release from the group A streptococcus of the ADP-ribosylating protein called plasmin receptor or surface glyceraldehyde-3-phosphate-dehydrogenase. Infect Immun 64 1.956–1.960

Emori, T. G., R. P. Gaynes (1993) An overview of nosocomial infections, including the role of the microbiology laboratory. Clin Microbiol Rev 6: 428–442

Emsley, P., I. G. Charles, N. F. Fairweather, N. W. Isaacs (1996) Structure of *Bordetella pertussis* virulence factor P. 69 pertactin. Nature 381: 90–92

Engel, F., R. Blatz, J. Kellner, M. Palmer, U. Weller, S. Bhakdi (1995) Breakdown of the round window membrane permeability barrier evoked by streptolysin O: possible etiologic role in development of sensorineural hearing loss in acute otitis media. Infect Immun 63: 1.305–1.310

Engelbrecht, F., S.-K. Chun, C. Ochs, J. Hess, F. Lottspeich, W. Goebel, Z. Sokolovic (1996) A new PrfA-regulated gene of *Listeria monocytogenes* encoding a small, secreted protein which belongs to the family of internalins. Mol Microbiol 21: 823–837

Evans, D. J., D. G. Evans, L. Engstrand, D. Y. Graham (1992) Urease-associated heat shock protein of *Helicobacter pylori*. Infect Immun 60: 2.125–2.127

Evans, D. G., T. K. Karjalainen, D. J. Evans, Jr., D. Y., Graham, C.-H. Lee (1993) Cloning, nucleotide sequence, and expression of a gene encoding an adhesin subunit of *Helicobacter pylori*. J Bacteriol 175: 674–683

Ewanowich, C. A., A. R. Melton, A. A. Weiss, R. K. Sherburne, M. S. Peppler (1989) Invasion of HeLa 229 cells by virulent *Bordetella pertussis*. Infect Immun 57: 2.698–2.704

Falbo, V., T. Pace, L. Picci, E. Pizzi, A. Caprioli (1993) Isolation and nucleotide sequence of the gene encoding cytotoxic necrotizing factor 1 of *Escherichia coli*. Infect Immun 61: 4.909–4.914

Farber, J. M., P. I. Peterkin (1991) *Listeria monocytogenes*, a food-born pathogen. Microbiol Rev 55: 476–511

Ferrero, R. L., J. M. Thiberge, M. Huerre, A. Labigne (1994) Recombinant antigens prepared from the urease subunits of *Helicobacter* spp.: evidence of protection in a mouse model of gastric infection. Infect Immun 62: 4.981–4.989

Ferrero, R. L., J. M. Thiberge, I. Kansau, N. Wuscher, M. Huerre, A. Labigne (1995) The GroES homolog of *Helicobacter pylori* confers protective immunity against mucosal infection in mice. Proc Natl Acad Sci USA 92: 6.499–6.503

Finkelstein, R. A., M. Boesman-Finkelstein, Y. Chang, C. C. Hase (1992) *Vibrio cholerae* hemagglutinin/protease, colonial variation, virulence, and detachment. Infect Immun 60: 472–478

Finlay, B. B. (1994) Cell biology of Salmonella pathogenesis. In: Molecular genetics of bacterial pathogenesis. Eds.: Miller, V. L., J. B. Kaper, D. A. Portnoy, R. R. Isberg. ASM Press, Washington D.C., pp 249–261

Fischer, W., T. Behr, R. Hartmann, J. Peter-Katalinic, H. Egge (1993) Teichoic acid and lipoteichoic acid of *Streptococcus pneumoniae* possess identical chain structures. A reinvestigation of teichoic acid (C polysaccharide). Eur J Biochem 215: 851–857

Fischetti, V. A. (1989) Streptococcal M protein: molecular design and biological behavior. Clin Microbiol Rev 2: 285–314

Fischetti, V. A. (1996) Gram-positive commensal bacteria deliver antigens to elicit mucosal and systemic immunity. ASM News 62: 405–410

Fischetti, V. A., R. D. Horstman, V. Pancholi (1995) Location of the complement factor H binding site on streptococcal M6 protein. Infect Immun 63: 149–153

Flügel, A., H. Schulze-Koops, J. Heesemann, K. Kuhn, K. Sorokin, H. Burkhardt, K. von der Mark, F. Emmrich (1994) Interaction of enteropathogenic *Yersinia enterocolitica* with complex basement membranes and the extracellular matrix proteins collagen type IV, laminin-1 and -2, and nidogen/entactin. J Biol Chem 269: 29.732–29.738

Fogg, G. C., C. M. Gibson, M. G. Caparon (1994) The identification of rofA, a positive-acting regulatory component of prtF expression: use of an m γδ-based shuttle mutagenesis strategy in *Streptococcus pyogenes*. Mol Microbiol 11: 671–684

Forsberg, A., A. M. Vitanen, M. Skurnik, H. Wolf-Watz (1991) The surface located YopN protein is involved in calcium signal transduction in *Yersinia pseudotuberculosis*. Mol Microbiol 5: 977–986

Foubister, V., I. Rosenshine, B. B. Finlay (1994) A diarrheal pathogen, enteropathogenic *Escherichia coli* (EPEC), triggers a flux of inositol phosphates in infected epithelial cells. J Exp Med 179: 993–998

Francis, C. L., T. A. Ryan, B. D. Jones, S. J. Smith, S. Falkow (1993) Ruffles induced by Salmonella and other stimuli direct macropinocytosis of bacteria. Nature 364: 639–642

Frankel, G., D. C. Candy, E. Fabiani, J. Adu-Bobie, S. Gil, M. Novakova, A. D. Philips, G. Dougan (1995) Molecular characterization of a carboxy-terminal eukaryotic-cell-binding domain of intimin from enteropathogenic *Escherichia coli*. Infect Immun 63: 4.323–4.328

Franzon, V. L., J. Arondel, P. J. Sansonetti (1990) Contribution of superoxide dismutase and catalase activities to *Shigella flexneri* pathogenesis. Infect Immun 58: 529–535

Frick, I. M., P. Åkesson, J. Cooney, U. Sjöbring, K. H. Schmidt, H. Gomi, S. Hattori, C. Tagawa, F. Kishimoto, L. Björck (1994) Protein H – a surface protein of *Streptococcus pyogenes* with separate binding sites for IgG and albumin. Mol Microbiol 12: 143–151

Frithz-Lindsten E, R. Rosqvist, L. Johansson, A. Forsberg (1995) The chaperone-like protein YerA of *Yersinia pseudotuberculosis* stabilizes YopE in the cytoplasm but is dispensable for targeting to the secretion loci. Mol Microbiol 16: 635–647

Froehlich, B. J., A. Karakashian, L. R. Melsen, J. C. Wakefield, J. R. Scott (1994) CooC amd CooD are required for assembly of CS1 pili. Mol Microbiol 12: 387–401

Froehlich, B. J., A. Karakashian, H. Sakellaris, J. R. Scott (1995) Genes for CS2 pili of enterotoxigenic *Escherichia coli* and their interchangeability with those for CS1 pili. Infect Immun 63: 4.849–4.856

Frosch, M., T. F. Meyer (1992) Transformation-mediated exchange of virulence determinants by co-cultivation of pathogenic Neisseria. FEMS Microbiol Lett 100: 3.435–3.439

Frosch, M., C. Weisenberger, T. F. Meyer (1989) Molecular characterization and expression in *Escherichia coli* of the gene complex encoding the polysaccharide capsule of *Neisseria meningitidis* group B. Proc Natl Acad Sci USA 86: 1.669–1.673

Fuchs, T. M., H. Deppisch, V. Scarlato, R. Gross (1996) A new gene locus of *Bordetella pertussis* defines a novel family of prokaryotic transcriptional accessory factors. J Bacteriol 178: 4.445–4.452

Fukuda, I., T. Suzuki, H. Munakata, N. Hayashi, E. Katayama, M. Yoshikawa, C. Sasakawa (1995) Cleavage of Shigella surface protein VirG occurs at a specific site, but the secretion is not essential for intracellular spreading. J Bacteriol 177: 1.719–1.726

Gaffney, R. A., A. J. Schaeffer, B. E. Anderson, J. L. Duncan (1994) Effect of Lewis blood group antigen expression on bacterial adherence to COS-1 cells. Infect Immun 62: 3.022–3.026

Gaillard, J.-L., P. Berche, C. Frehel, E. Gouin, P. Cossart (1991) Entry of *L. monocytogenes* into cells is mediated by internalin, a repeat protein reminiscent of surface proteins of gram-positive cocci. Cell 65: 1.127–1.141

Galan, J. E., J. Pace, M. J. Hayman (1992) Involvement of the epidermal growth factor receptor in the invasion of cultured mammalian cells by *Salmonella typhimurium*. Nature 357: 588–589

Galyov, E. E., S. Hakansson, A. Forsberg, H. Wolf-Watz (1993) A secreted protein kinase of *Yersinia pseudotuberculosis* is an indispensable virulence determinant. Nature 361: 730–732

Garcia, M. I., A. Labigne, C. Le Bouguenec (1994) Nucleotide sequence of the afimbrial-adhesin-encoding afa-3 gene cluster and its translocation via flanking IS1 insertion sequences. J Bacteriol 176: 7.601–7.613

Garcia-del Portillio, F., M. G. Pucciarelli, W. A. Jeffries, B. B. Finlay (1994) *Salmonella typhimurium* induces selective aggregation and internalization of host cell surface proteins during invasion of epithelial cells. J Cell Sci 107: 2.005–2.020

Gardel, C. L., J. J. Mekalanos (1996) Alterations in *Vibrio cholerae* motility phenotypes correlate with changes in virulence factor expression. Infect Immun 64: 2.246–2.255

Geelen, S., C. Bhattacharyya, E. I. Tuomanen (1993) The cell wall mediates pneumococcal attachment to and cytopathology in human endothelial cells. Infect Immun 61: 1.538–1.543

Gentschev, I., W. Goebel (1992) Topological and functional studies on HlyB of *Escherichia coli*. Mol Gen Genet 232: 40–48

Gentschev, I., Z. Sokolovic, S. Köhler, G. F. Krohne, H. Hof, J. Wagner, W. Goebel (1992) Identification of p60 antibodies in human sera and presentation of this listerial antigen on the surface of attenuated salmonellae by the HlyB-HlyD secretion system. Infect Immun 60: 5.091–5.098

Gentschev, I., H. J. Mollenkopf, Z. Sokolovic, A. Ludwig, C. Tengel, R. Gross, J. Hess, A. Demuth, W. Goebel (1994) Synthesis and secretion of bacterial antigens by attenuated Salmonella via the *Escherichia coli* hemolysin secretion system. Behring Inst Mitt 95: 57–66

Gerlach, J. H., J. A. Endicott, P. F. Juranka, G. Henderson, F. Sarangi, K. L. Deuchars, V. Ling (1986) Homology between P-glycoprotein and a bacterial hemolysin transport protein suggests a model for multidrug resistance. Nature 324: 485–489

Gerstel, B., L. Gröbe, S. Pistor, T. Chakraborty, J. Wehland (1996) The ActA polypeptide of *Listeria ivanovii* and *Listeria monocytogenes* harbor host related binding sites for host microfilament proteins. Infect Immun 64: 1.929–1.936

Geuijen, C. A. W., R. J. L. Willems, F. R. Mooi (1996) The major fimbrial subunit of *Bordetella pertussis* binds to sulfated sugars. Infect Immun 64: 2.657–2.665

Ghiara, P., M. Marchetti, M. J. Blaser, M. K. Tummuru, T. L. Cover, E. D. Segal, L. S. Tompkins, R. Rappuoli (1995) Role of the *Helicobacter pylori* virulence factors vacuolating cytotoxin, CagA, and urese in a mouse model of infection. Infect Immun 63: 4.154–4.160

Giannella, R. A. (1995) *Escherichia coli* heat-stable enterotoxins, guanylins, and their receptors: what are they and what do they do? J Lab Clin Med 125: 173–181

Gibbs, C. P., B.-Y. Reimann, E. Schultz, A. Kaufmann, R. Haas, T. F. Meyer (1989) Reassortment of pilin genes in *Neisseria gonorrhoeae* occurs by two distinct mechanisms. Nature 338: 651–652

Gibson, C., G. Fogg, N. Okada, R. T. Geist, E. Hanski, M. G. Caparon (1995) Regulation of host cell recognition in *Streptococcus pyogenes*. Dev Biol Stand 85: 137–144

Gilmore, T. D., P. J. Morin (1993) The IκB proteins: members of a multifunctional family. Trends Genet 9: 427–433

Giron, J. A., M. M. Levine, J. B. Kaper (1994) Longus: a long pilus ultrastructure produced by human enterotoxinogenic *Escherichia coli*. Mol Microbiol 12: 71–82

Glaser, P., H. Sakamoto, J. Bellalou, A. Ullmann, A. Danchin (1988) The calmodulin-sensitive adenylate cyclase of *Bordetella pertussis*: cloning and expression in *Escherichia coli*. Mol Microbiol 2:19–30

Goebel, W., J. Hedgepeth (1982) Cloning and functional characterization of the plasmid-encoded hemolysin determinant of *Escherichia coli*. J Bacteriol 151: 1.290–1.298

Gomez-Duarte, O. G., J. B. Kaper (1995) A plasmid-encoded regulatory region activates chromosomal eaeA expression in enteropathogenic *Escherichia coli*. Infect Immun 63: 1.767–1.776

Gordon, D. M., M. A. Riley (1992) A theoretical and experimental analysis of bacterial growth in the bladder. Mol Microbiol 6: 555–562

Goren, M. B., P. D. D'Arcy Hart, M. R. Young, J. A. Armstrong (1976) Prevention of phagosome-lysosome fusion in cultured macrophages by sulfatides of *Mycobacterium tuberculosis*. Proc Natl Acad Sci USA 73: 2.510–2.514

Goshorn, S. C., P. M. Schlievert (1989) Bacteriophage association of streptococcal pyogenic exotoxin type C. J Bacteriol 171: 3.068–3.073

Gouin, E., J. Mengaud, P. Cossart (1994) The virulence gene cluster of *Listeria monocytogenes* is also present in *Listeria ivanovii*, an animal pathogen, and *Listeria seeligeri*, a non-pathogenic species. Infect Immun 62: 3.550–3.553

Gouin, E., P. Dehoux, J. Mengaud, C. Kocks, P. Cossart (1995) iactA of *Listeria ivanovii*, although distantly related to *Listeria monocytogenes* actA, restores actin tail formation in an *L. monocytogenes* actA mutant. Infect Immun 63: 2.729–2.737

Graeff-Wohlleben, H., H. Deppisch, R. Gross (1995) Global regulatory mechanisms affect virulence gene expression in *Bordetella pertussis*. Mol Gen Genet 247: 86–94

Greenberg, D. P., A. S. Bayer, A. L. Cheung, J. I. Ward (1989) Protective efficacy of protein A-specific antibody against bacteremic infection due to *Staphylococcus aureus* in an infant rat model. Infect Immun 57: 1.113–1.118

Greene, C., D. McDevitt, P. Francois, P. E. Vaudaux, D. P. Lew, T. J. Foster (1995) Adhesion properties of mutants of *Staphylococcus aureus* defective in fibronectin-binding proteins and studies on the expression of fnb genes. Mol Microbiol 17: 1.143–1.152

Gregory, S. H., A. J. Sagnimeni, E. J. Wing (1996) Expression of the inlAB Operon by *Listeria monocytogenes* is not required for entry into hepatic cells in vivo. Infect Immun 64: 3.983–3.986

Greiner, A., H. K. Müller-Hermelink (1996) Recent advances in gastric extranodal B-cell lymphoma. Curr Diagn Pathol 3: 91–98

Groisman, E. A., H. Ochman (1993) Cognate gene clusters govern invasion of host epithelial cells by *Salmonella typhimurium* and *Shigella flexneri*. EMBO J 12: 3.779–3.787

Gross, R. (1993) Signal transduction in human and animal pathogens. FEMS Microbiol Rev 104: 301–326

Gross, R., R. Rappuoli (1988) Positive regulation of pertussis toxin expression. Proc Natl Acad Sci USA 85: 3.913–3.917

Gross, R., R. Rappuoli (1991) Diphtheria. In: Vaccines and immunotherapy. Ed.: Cryz, S. J. Pergamon Press, New York, pp 1–12

Guan, K, J. E. Dixon (1990) Protein tyrosine phosphatase activity of an essential virulence determinant in Yersinia. Science 249: 553–556

Gueirard, P., C. Weber, A. LeCoustumier, N. Guiso (1994) Human *Bordetella bronchiseptica* infection related to contact with infected animals: persistence of bacteria in the host. J Clin Microbiol 33: 2.002–2.006

Guenzi, E., A. M. Gasc, M. A. Sicard, R. Hakenbeck (1994) A two-component signal-transducing system is involved in competence and penicillin susceptibility in laboratory mutants of *Streptococcus pneumoniae*. Mol Microbiol 12: 505–515

Guiney, D. G., F. C. Fang, M. Krause, S. Libby (1994) Plasmid-mediated virulence genes in non-typhoid Salmonella serovars. FEMS Microbiol Lett 124: 1–9

Guiney, D. G., S. Libby, F. C. Fang, M. Krause, J. Fierer (1995) Growth-phase regulation of plasmid virulence genes in Salmonella. Trends Microbiol 3: 275–279

Guiso, N., N. Khelef (1992) Murine models to study Bordetella pathogenesis and to characterize protective antigens. Zentralbl Bakteriol Suppl 23: 263–271

Gustaffson, L., H. O. Hallandar, P. Olin, E. Reizenstein, M. D. Storsaeter (1996) A controlled trial of a two-component acellular, a five-component acellular, and a whole-cell pertussis vaccine. N Engl J Med 334: 349–355

Guzman, C. A., E. Domann, M. Rohde, D. Bruder, A. Darji, S. Weiss, J. Wehland, T. Chakraborty, K. N. Timmis (1996) Apoptosis of mouse dendritic cells is triggered by listeriolysin, the major virulence determinant of *Listeria monocytogenes*. Mol Microbiol 20: 119–126

Haas, A., M. Dumbsky, J. Kreft (1992 a) Listeriolysin genes: complete sequence of ilo from *Listeria ivanovii* and of lso from *Listeria seeligeri*. Biochim Biophys Acta 1.130: 81–84

Haas, R., S. Veit, T. F. Meyer (1992 b) Silent pilin genes of *Neisseria gonorrhoeae* MS11 and the occurence of related hypervariant sequences among gonococcal isolates. Mol Microbiol 6: 197–208

Hackelt, M., L. Guo, J. Shabanowitz, D. F. Hunt, E. L. Hunt (1994) Internal lysine palmitoylation in adenylte cyclase toxin from *Bordetella pertussis*. Science 266: 433–435

Hacker, J., G. Fischer (1993) Immunophilins: structure-function relationships and possible role in microbial pathogenicity. Mol Microbiol 10: 445–456

Hacker, J., H. Kestler, H. Hoschutzky, K. Jann, F. Lottspeich, T. K. Korhonen (1993) Cloning and characterization of the S fimbrial adhesin II complex of an *Escherichia coli* O18:K1 meningitis isolate. Infect Immun 61: 544–550

Hakansson, S., A. A. Kidd, G. Wadell, H. Sabharwal, C. Svanborg (1994) Adenovirus infection enhances in vitro adherence of *Streptococcus pneumoniae*. Infect Immun 62: 2.707–2.714

Hakansson, S., E. E. Gaylov, R. Rosqvist, H. Wolf-Watz (1996) The Yersinia YpkA Ser/Thr kinase is translocated and subsequently targeted to the inner surface of the HeLa cell plasma membrane. Mol Microbiol 20: 593–603

Hale, T. L. (1991) Genetic basis of virulence in Shigella species. Microbiol Rev 55: 206–224

Hall, R. H., F. Khambaty, M. Kothary, S. Keasler (1993) Non-O1 *Vibrio cholerae*. Lancet 342: 430

Hammerschmidt, S., C. Birkholz, U. Zähringer, B. D. Robertson, J. P. van Putten, O. Ebeling, M. Frosch (1994) Contribution of genes from the capsule gene complex (cps) to lipooligosaccharide biosynthesis and serum resistance in *Neisseria meningitidis*. Mol Microbiol 11: 885–896

Hammerschmidt, S., R. Hilse, J. P. van Putten, R. Gerardy-Schahn, A. Unkmeir, M. Frosch (1996) Modulation of cell surface sialic acid expression in *Neisseria meningitidis* via a transposable genetic element. EMBO J 15:192–198

Hanisch, F. G., J. Hacker, H. Schroten (1993) Specificity of S fimbriae on recombinant *Escherichia coli*: preferential binding to gangliosides expressing NeuGc a(2–3)Gal and NeuAc a(2–8)NeuAc. Infect Immun 61: 2.108–2.115

Hannah, J. H., F. D. Menozzi, G. Renauld, C. Locht, M. J. Brennan (1994) Sulfated glycoconjugate receptors for the *Bordetella pertussis* adhesin filamentous hemagglutinin (FHA) and mapping of the heparin-binding domain on FHA. Infect Immun 62: 5.010–5.019

Hanski, E., M. Caparon (1992) Protein F, a fibronectin-binding protein, is an adhesin of the group A streptococcus, *Streptococcus pyogenes*. Proc Natl Acad Sci USA 89: 6.172–6.176

Hart, M. E., M. S. Smeltzer, J. J. Iandolo (1993) The extracellular protein regulator (xpr) affects exoprotein and agr mRNA levels in *Staphylococcus aureus*. J Bacteriol 175: 7.875–7.879

Hartland, E. L., A. M. Bordun, R. M. Robins-Browne (1996) Contribution of YopB to virulence of *Yersinia enterocolitica*. Infect Immun 64: 2.308–2.314

Hartwig, U. F., B. Fleischer (1993) Mutations affecting MHC class II binding of the superantigen streptococcal erythrogenic toxin A. Int Immunol 5:869–875

Hatheaway, C. (1990) Toxigenic clostridia. Clin Microbiol Rev 3: 66–98

Hauf, N., W. Goebel, E. Serfling, M. Kuhn (1994) *Listeria monocytogenes* infection enhances transcription factor NF-κB in P388D1 macrophage-like cells. Infect Immun 62: 2.740–2.747

Hauf, N., W. Goebel, F. Fiedler, Z. Sokolovic, M. Kuhn (1997) *Listeria monocytogenes* infection of P388D1 macrophages results in a biphasic NFκB (RelA/p50) activation induced by lipoteichoic acid and bacterial phospholipases and mediated by IκBα and IκBβ degradation. Proc Natl Acad Sci USA 94: 9.394–9.399

Hazenbos, W. L. W., B. M. van den Berg, C. A. W. Geuijen, F. R. Mooi, R. van Furth (1995) Binding of FimD on *Bordetella pertussis* to very late antigen-5 on monocytes activates complement receptor 3 via protein tyrosine kinase. J. Immunol 155: 3.972–3.978

Hedges, S. R., W. W. Agace, C. Svanborg (1995) Epithelial cytokine responses and mukosal cytokine networks. Trends Microbiol 3: 266–270

Hedlund, M., M. Svensson, A. Nilsson, R. D. Duan, C. Svanborg (1996) Role of the ceramide-signalling pathway in cytokine responses to P-fimbriated *Escherichia coli*. J Exp Med 183: 1.037–1.044

Heinrichs, J. H., M. G. Bayer, A. L. Cheung (1996) Characterization of the sar locus and its interaction with agr in *Staphylococcus aureus*. J Bacteriol 178: 418–423

Heiss, L. N., J. R. Lancaster, J. A. Corbett, W. E. Goldman (1994) Epithelial autotoxicity of nitric oxide: role in the respiratory cytopathology of pertussis. Proc Natl Acad Sci USA 91: 267–270

Hensel, M., J. E. Shea, C. Gleeson, M. D. Jones, E. Dalton, D. W. Holden (1995) Simultaneous identification of bacterial virulence genes by negative selection. Science 269: 400–403

Herman, A., J. W. Kapler, P. Marrack, A. M. Pullen (1991) Superantigens: mechanism of T-cell activation and role in immune response. Ann Rev Immunol 9: 745–772

Hernichsen, J. (1996) Six newly recognized types of *Streptococcus pneumoniae*. J Clin Microbiol 33: 2.759–2.762

Hess, J. I. Gentschev, G. Szalay, C. Ladel, A. Bubert, W. Goebel, S. H. E. Kaufmann (1995) *Listeria monocytogenes* p60 supports host cell invasion by and in vivo survival of attenuated *Salmonella typhimurium*. Infect Immun 63: 2.047–2.053

Hess, J., I. Gentschev, D. Miko, M. Welzel, C. Ladel, W. Goebel, S. H. E. Kaufmann (1996) Superior efficacy of secreted over somatic antigen display in recombinant Salmonella vaccine induced protection against listeriosis. Proc Natl Acad Sci USA 93: 1.458–1.463

Heuner, K., L. Bender-Beck, B. C. Brand, P. C. Lück, K. H. Mann, R. Marre, M. Ott, J. Hacker (1995) Cloning and genetic characterization of the flagellum subunit gene (flaA) of *Legionella pneumophila* serogroup 1. Infect Immun 63: 2.499–2.507

Hewlett, E. L. (1995) Bordetella species. In: Principles and practice of infectious diseases. Eds.: Mandell, G. L., R. G. Douglas, J. E. Bennett. Churchill Livingstone, New York, pp 2.078–2.084

Higgins, C. F. (1992) ABC transporters: from microorganisms to man. Annu Rev Cell Biol 8: 67–113

Higgins, D. E., V. J. DiRita (1996) Genetic analysis of the interaction between *Vibrio cholerae* transcription activator ToxR and toxT promotor DNA. J Bacteriol 178: 1.080–1.087

Hof, H., P. Hefner (1988) Pathogenicity of *Listeria monocytogenes* in comparison to other Listeria species. Infection [Suppl 2] 16: S141–S144

Hopkins, W., A. Gendron-Fitzpatrick, D. O. McCarthy, J. E. Haine, D. T. Uehling (1996) Lipopolysaccharide-responder and nonresponder C3H mouse strains are equally susceptible to an induced *Escherichia coli* urinary tract infection. Infect Immun 64: 1.369–1.372

Horiguchi, Y., T. Senda, N. Sugimoto, J. Katahira, M. Matsuda (1995) *Bordetella bronchiseptica* dermonecrotizing toxin stimulates assembly of actin stress fibers and focal adhesions by modifying the small GTP-binding protein Rho. J Cell Sci 108: 3.243–3.251

Horstmann, R. D., H. J. Sievertsen, M. Leippe, V. A. Fischetti (1992) Role of fibrinogen in complement inhibition by streptococcal M protein. Infect Immun 60: 5.036–5.041

Horwitz, M. A. (1992) Interactions between macrophages and *Legionella pneumophila*. Curr Top Microbiol Immunol 181: 265–282

Horwitz, M. A., B. W. Lee, B. J. Dillon, G. Harth (1995) Protective immunity against tuberculosis induced by vaccination with major extracellular proteins of *Mycobacterium tuberculosis*. Proc Natl Acad Sci USA 92: 1.530–1.534

Houldsworth, S., P. W. Andrew, T. J. Mitchell (1994) Pneumolysin stimulates production of tumor necrosis factor alpha and interleukin-1 beta by human mononuclear phagocytes. Infect Immun 62: 1.501–1.503

Hromockyj, A. E., S. C. Tucker, A. T. Maurelli (1992) Temperature regulation of Shigella virulence: identification of the repressor gene virR, an analogue of hns, and partial complementation by tyrosyl transfer tRNA. Mol Microbiol 6: 2.113–2.124

Huang, T. T., H. Malke, J. J. Ferretti (1989) The streptokinase gene of group A streptococci: cloning, expression in *Escherichia coli*, and sequence analysis. Mol Microbiol 3: 197–205

Hueck, C. J., M. J. Hantman, V. Bajaj, C. Johnston, C. A. Lee, S. I. Miller (1995) *Salmonella typhimurium* secreted invasion determinants are homologous to Shigella Ipa proteins. Mol Microbiol 18: 479–490

Hughes, K. J., K. D. Everiss, M. E. Kovach, K. M. Peterson (1995) Isolation and characterization of the *Vibrio cholerae* acfA gene, required for efficient intestinal colonization. Gene 156: 59–61

Hui, F. M., L. Zhou, D. A. Morrison (1995) Competence for genetic transformation in *Streptococcus pneumoniae*: organization of a regulatory locus with homology to two lactococcin A secretion genes. Gene 153: 25–31

Hull, R. A., S. I. Hull (1994) Adherence mechanisms in urinary tract infections. In: Molecular genetics of bacterial pathogenesis. Eds.: Miller, V. L., J. B. Kaper, D. A. Portnoy, R. R. Isberg. ASM, Washington, D.C., pp 79–90

Hynes, W. L., L. Hancock, J. J. Ferretti (1995) Analysis of a second bacteriophage hyaluronidase gene from *Streptococcus pyogenes*: evidence for a third hyaluronidase involved in extracellular enzymatic activity. Infect Immun 63: 3.015–3.020

Iandolo, J. J. (1989) Genetic analysis of extracellular toxins of *Staphylococcus aureus*. Annu Rev Microbiol 43: 375–402

Ireton, K., B. Payastre, H. Chap, W. Ogawa, H. Sakaue, M. Kasuga, P. Cossart (1996) A role for phosphoinositide 3-kinase in bacterial invasion. Science 274: 780–782

Isberg, R. R., J. M. Leong (1990) Multiple β1 chain integrins are receptors for invasin, a protein that promotes bacterial penetration into mammalian cells. Cell 60: 861–871

Isberg, R. R., D. L. Voorhis, S. Falkow (1987) Identification of invasin: a protein that allows enteric bacteria to penetrate cultured mammalian cells. Cell 50: 769–778

Ismaili, A., D. J. Philpott, M. T. Dytoc, P. M. Sherman (1995) Signal transduction responses following adhesion of verocytotoxin-producing *Escherichia coli*. Infect Immun 63: 3.316–3.326

Israel, A. (1995) A role for phosphorylation and degradation in the control of NF-κB activity. Trends Genet 11: 203–205

Jacob-Dubuisson, F., J. Pinkner, Z. Xu, R. Striker, A. Padmanhaban, S. J. Hultgren (1994) PapD chaperone function in pilus biogenesis depends on oxidant and chaperone-like activities of DsbA. Proc Natl Acad Sci USA 91: 11.552–11.556

Jacoby, G. A. (1996) Antimicrobial-resistant pathogens in the 1990 s. Annu Rev Med 47: 169–179

Jann, K., B. Jann (1992) Capsules of *Escherichia coli*, expression and biological significance. Can J Microbiol 38: 705–510

Janzon, L., S. Arvidson (1990) The role of the δ-lysin gene (hld) in the regulation of virulence genes by the accessory gene regulator (agr) in *Staphylococcus aureus*. EMBO J 9: 1.391–1.399

Jarchau, T., T. Chakraborty, F. Garcia, W. Goebel (1994) Selection for transporter competence of C-terminal polypeptides derived from *Escherichia coli* hemolysin: the shortest peptide capable of autonomous HlyB/HlyD-dependent secretion comprises the C-terminal 62 amino acids of HlyA. Mol Gen Genet 245: 53–60

Jardetzky, T. S., J. H. Brown, J. C. Gorga, L. J. Stern, R. G. Urban, Y. I. Chi, C. Stauffacher, J. L. Strominger, D. C. Wiley (1994) Three-dimensional structure of a human class II histocompatibility molecule complexed with superantigen. Nature 368: 711–718

Jarvis, K. G., J. A. Giron, A. E. Jerse, T. K. McDaniel, M. S. Donnenberg, J. B. Kaper (1995) Enteropathogenic *Escherichia coli* contains a putative type III secretion system necessary for the export of proteins involved in attaching and effacing lesion formation. Proc Natl Acad Sci USA 92: 7.996–8.000

Jennings, M. P., P. van der Ley, K. C. Wilks, D. J. Maskell, J. T. Poolman, E. R. Moxon (1993) Cloning and molecular analysis of the galE gene of *Neisseria meningitidis* and its role in lipopolysaccharide biosynthesis. Mol Microbiol 10: 361–369

Ji, G., R. C. Beavis, R. P. Novick (1995) Cell density control of staphylococcal virulence mediated by an octapeptide pheromone. Proc Natl Acad Sci USA 92: 12.055–12.059

Jiang, Q., K. Hiratsuka, D. E. Taylor (1996) Variability of gene order in different *Helicobacter pylori* strains contributes to genome diversity. Mol Microbiol 20: 833–842

Johnson, J. A., J. G. Morris, J. B. Kaper (1993) Gene encoding zonula occludens toxin (zot) does not occur independently form cholera enterotoxin genes (ctx) in *Vibrio cholerae*. J Clin Microbiol 31: 732–733

Johnson, J. R., K. M. Skubitz, B. J. Nowicki, K. Jacques-Palaz, R. M. Rakita (1995) Nonlethal adherence to human neutrophils mediated by Dr antigen-specific adhesins of *Escherichia coli*. Infect Immun 63: 309–316

Jones, D. (1990) Foodborne listeriosis. Lancet 336: 1.171–1.174

Jones, M. D., R. Borrow, A. J. Fox, S. Gray, K. A. Cartwright, J. T. Poolman (1992) The lipooligosaccharide immunotype as a virulence determinant in *Neisseria meningitidis*. Microb Pathog 13: 219–224

Jones, B. D., H. F. Paterson, A. Hall, S. Falkow (1993) *Salmonella typhimurium* induces membrane ruffling by a growth factor-receptor-independent mechanism. Proc Natl Acad Sci USA 90: 10.390–10.394

Jones, B. D., N. Ghori, S. Falkow (1994) *Salmonella typhimurium* initiates murine infection by penetrating and destroying the specialized epithelial M cells of the Peyer's patches. J Exp Med 180: 15–23

Jones, B. D., L. Pascopella, S. Falkow (1995a) Entry of microbes into the host: using M cells to break the mukosal barrier. Curr Opin Immunol 7: 474–478

Jones, C. H., J. S. Pinkner, R. Roth, J. Heuser, A. V. Nicholes, S. N. Abraham, S. J. Hultgren (1995b) FimH adhesin of type 1 pili is assembled into a fibrillar tip structure in the *Enterobacteriaceae*. Proc Natl Acad Sci USA 92: 2.081–2.085

Jonsson, A. B., G. Nyberg, S. Normark (1991) Phase variation of gonococcal pili by frameshift mutation in pilC, a novel gene for pilus assembly. EMBO J 10: 477–488

Jordi, B. J., B. A. van der Zeijst, W. Gaastra (1994) Regions of the CFA/I promoter involved in the activation by the transcriptional activator CfaD and repression by the histone-like protein H-NS. Biochimie 76: 1.052–1.054

Just, I., J. Selzer, M. Wilm, C. von Eichel-Streiber, M. Mann, K. Aktories (1995) Glucosylation of Rho proteins by *Clostridium difficile* toxin B. Nature 375: 500–503

Kaniga, K., J. C. Bossio, J. E. Galan (1994) The *Salmonella typhimurium* invasion genes invF and invG encode homologues of the AraC and PulD family of proteins. Mol Microbiol 13: 555–568

Kaniga, K, D. Trollinger, J. E. Galan (1995a) Identification of two targets of the type III protein secretion system encoded by the inv and spa loci of *Salmonella typhimurium* that have homology to the *Shigella* IpaD und IpaA proteins. J Bacteriol 177: 7.078–7.085

Kaniga, K., S. Tucker, D. Trollinger, J. E. Galan (1995b) Homologs of the *Shigella* IpaB und IpaC invasins are required for *Salmonella typhimurium* entry into cultured epithelial cells. J Bacteriol 177: 3.965–3.971

Kaniga, K., J. Uralil, J. B. Bliska, J. E. Galan (1996) A secreted protein tyrosine phosphatase with modular effector domains in the bacterial pathogen *Salmonella typhimurium*. Mol Microbiol 21: 633–642

Kapur, V., K. Nelson, P. M. Schlievert, R. K. Selander, J. M. Musser (1992) Molecular population genetic evidence of horizontal spread of two allels of the pyogenic exotoxin C gene (speC) among pathogenic clones of *Streptococcus pyogenes*. Infect Immun 60: 3.513–3.517

Kapur, V., M. W. Majewsky, L.-L. Li, R. A. Black, J. M. Musser (1993) Cleavage of interleukin 1β precursor to produce active Il-1β by a conserved extracellular cysteine protease from *Streptococcus pyogenes*. Proc Natl Acad Sci USA 90: 7.676–7.680

Kapur, V., S. Kanjial, M. R. Hamrick, L.-L. Li, T. S. Whittam, S. A. Sawyer, J. M. Musser (1995) Molecular population genetic analysis of the streptokinase gene of *Streptococcus pyogenes*: mosaic alleles generated by recombination. Mol Microbiol 16: 509–519

Karimova, G., J. Bellalou, A. Ullmann (1996) Phosphorylation-dependent binding of BvgA to the upstream region of the cyaA gene of *Bordetella pertussis*. Mol Microbiol 20: 489–496

Karunasagar, I., G. Krohne, W. Goebel (1993) *Listeria ivanovii* is capable of cell-to-cell spread involving actin polymerization. Infect Immun 61: 162–169

Kaufmann, S. H. E. (1993) Immunity to intracellular bacteria. Annu Rev Imunol 11: 129–163

Kaufman, M., J. Seyer, R. Taylor (1991) Processing of Tcp pilin by TcpJ typifies a common step intrinsic to a newly recognized pathway of extracellular protein secretion by gram-negative bacteria. Genes Dev 5: 1.834–1.846

Kehoe, M., K. N. Timmis (1984) Cloning and expression in *Escherichia coli* of the streptolysin O determinant from *Streptococcus pyogenes*: characterization of the cloned streptolysin O determinant and demonstration of the absence of substantial homology with determinants of other thiol-activated toxins. Infect Immun 43: 804–810

Kenny, B., B. B. Finlay (1995) Protein secretion by enteropathogenic *Escherichia coli* is essential for transducing signals to epithelial cells. Proc Natl Acad Sci USA 92: 7.991–7.995

Kenny, B., L-C. Lai, B. B. Finlay, M. S. Donnenberg (1996) EspA, a protein secreted by enteropathogenic *Escherichia coli*, is required to induce signals in epithelial cells. Mol Microbiol 20: 313–323

Kerneis, S., J. M. Gabastou, M. F. Bernet-Camard, M. H. Coconnier, B. J. Nowicki, A. L. Servin (1994) Human cultured epithelial cells express attachment sites for uropathogenic *Escherichia coli* bearing adhesins of the Dr adhesin family. FEMS Microbiol Lett 119: 27–32

Khelef, N., A. Zychlinsky, N. Guiso (1993) *Bordetella pertussis* induces apoptosis in macrophages: role of adenylate cyclase-hemolysin. Infect Immun 61: 4.064–4.071

Kilian, M., J. Reinholdt, H. Lomholt, K. Poulsen, E. V. Frandsen (1996) Biological significance of IgA1 proteases in bacterial colonization and pathogenesis: critical evaluation of experimental evidence. APMIS 104: 321–338

Kim, J., R. G. Urban, J. L. Strominger, D. C. Wiley (1994) Toxic shock syndrome toxin-1 complexed with a class II major histocompatibility molecule HLA-DR1. Science 266: 1.870–1.874

Klapproth, J. M., M. S. Donnenberg, J. M. Abraham, H. L. Mobley, S. P. James (1995) Products of enteropathogenic *Escherichia coli* inhibit lymphocyte activation and lymphokine production. Infect Immun 63: 2.248–2.254

Klauser, T., J. Pohlner, T. F. Meyer (1993) The secretion pathway of IgA protease-type proteins in gram-negative bacteria. Bioessays 15: 799–805

Klena, J. D., R. S. Ashford, C. A. Schnaitman (1992) Role of *Escherichia coli* K-12 rfa genes and the rfp gene of *Shigella dysenteriae* 1 in generation of lipopolysaccharide core heterogeneity and attachment of O antigen. J Bacteriol 174: 7.297–7.307

Knoop, F., M. Owens, I. Crocker (1993) *Clostridium difficile*: clinical disease and diagnosis. Clin Microbiol Rev 6: 251–265

Knutton, S., R. K. Shaw, M. K. Bhan, H. R. Smith, M. M. McConnell, T. Cheasty, P. H. Williams, T. J. Baldwin (1992) Ability of enteroaggregative *Escherichia coli* strains to adhere in vitro to human intestinal mucosa. Infect Immun 60: 2.083–2.091

Kobe, B., J. Deisenhofer (1994) The leucine-rich repeat: a versatile binding motif. TIBS 19: 415–421

Kocks, C., E. Gouin, M. Tabouret, H. Ohayon, P. Berche, P. Cossart (1992) *Listeria monocytogenes*-induced actin assemble requires the actA gene product, a surface protein. Cell 68: 521–531

Kolb, A., S. Busby, H. Buc, S. Garges, S. Adhya (1993) Transcriptional regulation by cAMP and its receptor protein. Annu Rev Biochem 62: 749–795

Kolkman, M. A., D. A. Morrison, B. A. van der Zeijst, P. J. Nuijten (1996) The capsule polysaccharide synthesis locus of *Streptococcus pneumoniae* serotype 14: identification of the glycosyl transferase cps14 E. J Bacteriol 178: 3.736–3.741

Koronakis, E., C. Hughes, I. Milisav, V. Koronakis (1995) Protein exporter function and in vitro ATPase activity are correlated in ABC-domain mutants of HlyB. Mol Microbiol 16: 87–96

Kreft, J., J. Bohne, R. Gross, H. Kestler, Z. Sokolovic, W. Goebel (1995 a) Control of *Listeria monocytogenes* virulence by the transcriptional activator PrfA. In: Signal transduction and bacterial virulence. Eds.: Rappuoli, R., V. Scarlato, B. Arico. R. G. Landes Company, New York Berlin, pp 129–137

Kreft, J., M. Dumbsky, S. Theiss (1995 b) The actin-polymerization protein from *Listeria ivanovii* is a large repeat protein which shows only limited amino acid sequence homology to ActA from *Listeria monocytogenes*. FEMS Microbiol Lett 126: 113–122

Krogfelt, K. A. (1991) Bacterial adhesion: genetics, biogenesis, and role in pathogenesis of fimbrial adhesins of *Escherichia coli*. Rev Infect Dis 13: 721–735

Kühn, M. J., J. Heuser, S. Normark, S. J. Hultgren (1992) P pili in uropathogenic *E. coli* are composite fibres with distinct fibrillar adhesive tips. Nature 356: 252–255

Kuhn, M., W. Goebel (1989) Identification of an extracellular protein of *Listeria monocytogenes* involved in intracellular uptake by mammalian cells. Infect Immun 57: 55–61

Kuhn, M., W. Goebel (1994) Induction of cytokines in phagocytic mammalian cells infected with virulent and avirulent *Listeria* strains. Infect Immun 62: 348–356

Kuhn, M., W. Goebel (1995) Molecular studies in the virulence of *Listeria monocytogenes*. In: Genetic engineering. Ed.: Setlow. J. K. Plenum Press, New York, 17: 31–51

Kunin, C. M., T. H. Hua, R. L. Guerant, L. O. Bakaletz (1994) Effect of salicylate, bismuth, osmolytes, and tetracycline resistance on expression of fimbriae by *Escherichia coli*. Infect Immun 62: 2.178–2.186

Kuo, J., M. Douglas, H. K. Ree, A. A. Lindberg (1995) Characterization of a recombinant pneumolysin and its use as a protein carrier for pneumococcal type 18 C conjugate vaccines. Infect Immun 63: 2.706–2.713

Kupsch, E. M., B. Knepper, T. Kuroki, I. Heuer, T. F. Meyer (1993) Variable opacity (Opa) outer membrane proteins account for the cell tropism displayed by *Neisseria gonorrhoeae* for human leukocytes and epithelial cells. EMBO J 12: 641–650

Kurazono, H., A. Pal, P. K. Bag, G. B. Nair, T. Karasawa, T. Mihara, Y. Takeda (1995) Distribution of genes encoding cholera toxin, zonula occludens toxin, accessory cholera toxin, and El Tor hemolysin in *Vibrio cholerae* of diverse origins. Microb Pathog 18: 231–235

La Penta, D., X. P. Zhang, P. P. Cleary (1994) *Streptococcus pyogenes* type IIa IgG Fc receptor expression is coordinately regulated with M protein and streptococcal C5a peptidase. Mol Microbiol 12: 873–879

Lampidis, R., R. Gross, Z. Sokolovic, W. Goebel, J. Kreft (1994) The virulence regulatory protein of *Listeria ivanovii* is highly homologous to the PrfA protein of *Listeria monocytogenes*, and both belong to the Crp-Fnr family of transcription activators. Mol Microbiol 13: 141–151

Langermann, S., S. R. Palaszynski, J. E. Bürlein, S. König, M. S. Hanson, D. E. Briles, C. K. Stover (1994) Protective humoral response against pneumococcal infection in mice elicited by recombinant bacille Calmette-Guerin vaccines expressing pneumococcal surface protein A. J Exp Med 180: 2.277–2.286

Lanzrein, M., O. Sand, S. Olsnes (1996) GPI-anchored diphtheria toxin receptor allows membrane translocation of the toxin without detectable ion channel activity. EMBO J 15: 725–734

Lasa, I., V. David, E. Goiun, J.-B. Marchand, P. Cossart (1995) The amino-terminal part of ActA is critical for the actin-based motility of *Listeria monocytogenes*; the central proline-rich region acts as a stimulator. Mol Microbiol 18: 425–436

Lauer, P., N. H. Albertson, M. Koomey (1993) Conservation of genes encoding components of a type IV pilus assembly/two-step protein export pathway in *Neisseria gonorrhoeae*. Mol Microbiol 8: 357–368

Lawlor, K. M., P. A. Daskaleros, R. E. Robinson, S. M. Payne (1987) Virulence of iron transport mutants of *Shigella flexneri* and utilization of host iron compounds. Infect Immun 55: 594–599

Leimeister-Wächter, M., C. Haffner, E. Doman, W. Goebel, T. Chakraborty (1990) Identification of a gene that positively regulates expression of listeriolysin, the major virulence factor of *Listeria monocytogenes*. Proc Natl Acad Sci USA 87: 8.336–8.340

Leininger, E., C. A. Ewanowich, A. Bhargava, M. S. Peppler, J. G. Kenimer, M. J. Brennan (1992) Comparative roles of the Arg-Gly-Asp sequence present in the *Bordetella pertussis* adhesins pertactin and filamentous hemagglutinin. Infect Immun 60: 2.380–2.385

Lencer, W. I., C. Constable, S. Moe, M. G. Jobling, H. M. Webb, S. Ruston, J. L. Madara, T. R. Hirst, R. K. Holmes (1995) Targeting of cholera toxin and *Escherichia coli* heat labile toxin in polarized epithelia: role of COOH-terminal KDEL. J Cell Biol 131: 951–962

Leong, J. M., P. E. Morrisey, R. R. Isberg (1993) A 76-amino acid disulfide loop in the *Yersinia pseudotuberculosis* invasin protein is required for integrin receptor recognition. J Biol Chem 268: 20.524–20.532

Leong, J. M., P. E. Morrissey, A. Marra, R. R. Isberg (1995) An aspartate residue of the *Yersinia pseudotuberculosis* invasin protein that is critical for integrin binding. EMBO J 14: 422–431

Lingnau, A., E. Domann, M. Hudel, M. Bock, T. Nichterlein, J. Wehland, T. Chakraborty (1995) Expression of the *Listeria monocytogenes* EGD inlA and inlB genes, whose products mediate entry into tissue culture cell lines, by PrfA-dependent and -independent mechanisms. Infect Immun 63: 3.896–3.903

Lingnau, A., T. Chakraborty, K. Niebuhr, E. Domann, J. Wehland (1996) Identification and purification of novel internalin-related proteins in *Listeria monocytogenes* and *Listeria ivanovii*. Infect Immun 64: 1.002–1.006

Locht, C., J. M. Keith (1986) Pertussis toxin gene: nucleotide sequence and gene organization. Science 232: 1.258–1.264

Locht, C., P. Bertin, F. D. Menozzi, G. Renauld (1993) The filamentous hemagglutinin, a multifaceted adhesin produced by virulent *Bordetella* spp. Mol Microbiol 9: 653–660

London, E. (1992) How bacterial protein toxins enter cells: the role of partial unfolding in membrane translocation. Mol Microbiol 6: 3.277–3.282

Ludwig, A., R. Benz, W. Goebel (1993) Oligomerization of *Escherichia coli* haemolysin (HlyA) is involved in pore formation. Mol Gen Genet 241: 89–96

Ludwig, A., F. Garcia, S. Bauer, T. Jarchau, R. Benz, J. Hoppe, W. Goebel (1996) Analysis of the in vivo activation of hemolysin (HlyA) from *Escherichia coli*. J Bacteriol 178: 5.422–5.430

Lupetti, P., J. E. Heuser, R. Manetti, P. Massari, S. Lanzavecchia, P. L. Bellon, R. Dallai, R. Rappuoli, J. L. Telford (1996) Oligomeric and subunit structure of the *Helicobacter pylori* vacuolating cytotoxin. J. Cell Biol 133: 801–807

Macchia, G., A. Massone, D. Burroni, A. Covacci, S. Censini, R. Rappuoli (1993) The Hsp60 protein of *Helicobacter pylori*: structure and immune response in patients with gastroduodenal dieseases. Mol Microbiol 9: 645–652

Maeda, H., T. Yamamoto (1996) Pathogenic mechanisms induced by microbial proteases in microbial infections. Biol Chem Hoppe Seyler 377: 217–226

Mahan, M. J., J. M. Slauch, J. J. Mekalanos (1993) Selection of bacterial virulence genes that are specifically induced int host tissues. Science 259: 686–688

Makino, S., J. P. van Putten, T. F. Meyer (1991) Phase variation of the opacity outer membrane protein controls invasion by *Neisseria gonorrhoeae* into human epithelial cells. EMBO J 10: 1.307–1.315

Mandrell, R. E., M. A. Apicella (1993) Lipooligosaccharide (LOS) of mukosal pathogens: molecular mimicry and host-modification of LOS. Immunobiology 187: 382–402

Manetti, R., P. Massari, D. Burroni, M. de Bernard, A. Marchini, R. Olivieri, E. Papini, C. Montecucco, R. Rappuoli, J. L. Telford (1995) *Helicobacter pylori* cytotoxin: importance of native conformation for induction of neutralizing antibodies. Infect Immun 63: 4.476–4.480

Mani, N., L. M. Baddour, D. Q. Offutt, U. Vijaranakul, M. J. Nadavakuvaren, R. K. Jayaswal (1994) Aurolysis-defective mutant of *Staphylococcus aureus*: pathological considerations, genetic mapping, and electron microscopic studies. Infect Immun 62: 1.406–1.409

Marchetti, M., B. Arico, D. Burroni, N. Figura, R. Rappuoli, P. Ghiara (1995) Development of a mouse model of *Helicobacter pylori* infection that mimics human disease. Science 267: 1.655–1.658

Marklund, B. I., J. M. Tennent, E. Garcia, A. Hamers, M. Baga, F. Lindberg, W. Gaastra, S. Normark (1992) Horizontal gene transfer of the *Escherichia coli* pap and prs pili operons as a mechanism for the development of tissue-specific adhesive properties. Mol Microbiol 6: 2.225–2.242

Marshal, B. J. (1983) Unidentified curved bacilli on gastric epithelium in active chronic gastritis. Lancet I: 1.273–1.275

McCroskey, L. M., C. L. Hatheway (1988) Laborytory findings in four cases of adult botulism suggest colonization of the intestinal tract. J Clin Microbiol 26: 1.052–1.054

McDaniel, T. K., K. G. Jarvis, M. S. Donnenberg, J. B. Kaper (1995) A genetic locus of enterocyte effacement conserved among diverse enterobacterial pathogens. Proc Natl Acad Sci USA 92: 1.664–1.668

McDevitt, D., P. Francois, P. Vaudaux, T. J. Foster (1995) Identification of the ligand-binding domain of the surface-located fibrinogen receptor (clumping factor) of *Staphylococcus aureus*. Mol Microbiol 16: 895–907

McIver, K. S., A. S. Heath, B. D. Green, J. R. Scott (1995) Specific binding of the activator Mga to promoter sequences of the emm and scpA genes in the group A streptococcus. J Bacteriol 177: 6.619–6.624

McKee, M. L., A. R. Melton-Celsa, R. A. Moxley, D. H. Francis, A. D. O'Brien (1995) Enterohemorrhagic *Escherichia coli* O157:H7 requires intimin to colonize in gnotobiotic pig intestine and to adhere to Hep-2 cells. Infect Immun 63: 3.739–3.744

McLandsborough, L. A., P. P. Cleary (1995) Insertional inactivation of virR in *Streptococcus pyogenes* M49 demonstrates that VirR functions as a positive regulator of streptococcal C5a peptidase and M protein in OF⁺ strains. Dev Biol Stand 85: 149–152

McMahon, H. T., Y. A. Ushkaryov, L. Edelmann, E. Link, T. Binz, H. Niemann, R. Jahn, T. C. Südhof (1993) Cellubrevin is a ubiquitous tetanus-toxin substrate homologous to a putative synaptic vesicle fusion protein. Nature 364: 346–349

Ménard, R., P. J. Sansonetti, C. Parsot (1994a) The secretion of the *Shigella flexneri* Ipa invasins is activated by epithelial cells and controlled by IpaB and IpaD. EMBO J 13: 5.293–5.302

Ménard, R., P. J. Sansonetti, C. Parsot, T. Vasselon (1994b) Extracellular association and cytoplasmic partitioning of the IpaB and IpaC invasins of *S. flexneri*. Cell 79: 515–525

Ménard, R., C. Dehio, P. J. Sansonetti (1996a) Bacterial entry into epithelial cells: the paradigm of *Shigella*. Trends Microbiol 4: 220–226

Ménard, R., M. C. Prevost, P. Gounon, P. J. Sansonetti, C. Dehio (1996b) The secreted Ipa complex of *Shigella flexneri* promotes entry into mammalian cells. Proc Natl Acad Sci USA 93: 1.254–1.258

Mengaud, J., S. Dramsi, E. Goiun, J. A. Vazquez-Boland, G. Milon, P. Cossart (1991) Pleiotropic control of *Listeria monocytogenes* virulence factors by a gene which is auto-regulated. Mol Microbiol 5: 2.273–2.283

Mengaud, J., H. Ohayon, P. Gounon, R.-M. Mege, P. Cossart (1996) E-cadherin is the receptor for internalin, a surface protein required for entry of *Listeria monocytogenes* into epithelial cells. Cell 84: 923–932

Menozzi, F. D., R. Mutombo, G. Renauld, C. Gantiez, J. H. Hannah, E. Leininger, M. J. Brennan, C. Locht (1994) Heparin-inhibitable lectin activity of the filamentous hemagglutinin adhesin of *Bordetella pertussis*. Infect Immun 62: 769–778

Meyer, T. F., J. Pohlner, J. P. M. van Putten (1994) Biology of the pathogenic *Neisseriae*. Curr Top Microbiol Immunol 192: 283–317

Michiels, T., P. Wattiau, R. Brasseur, J.-C. Ruysschaert, G. Cornelis (1990) Secretion of Yop proteins by yersiniae. Infect Immun 58: 2.840–2.849

Miller, S. I. (1995) PhoP/PhoQ: regulating *Salmonella* adaptation to host microenvironments. In: Signal transduction and bacterial virulence. Eds.: Rappuoli, R., V. Scarlato, B. Arico. R. G. Landes Company, NewYork Berlin, pp 61–77

Miller, V. L., S. Falkow (1988) Evidence for two genetic loci in *Yersinia enterocolitica* that can promote invasion of epithelial cells. Infect Immun 56: 1.242–1.248

Mills, D. M., V. Bajaj, C. A. Lee (1995) A 40 kb chromosomal fragment encoding *Salmonella typhimurium* invasion genes is absent form the corresponding region of the *Escherichia coli* K-12 chromosome. Mol Microbiol 15: 749–759

Monack, D., B. Arico, R. Rappuoli, S. Falkow (1989) Phase variants of *Bordetella bronchiseptica* arise by spontaneous deletions in the vir locus. Mol Microbiol 3: 1.719–1.728

Monack, D., B. Raupach, A. E. Hromockyj, S. Falkow (1996) *Salmonella typhimurium* invasion induces apoptosis in infected macrophages. Proc Natl Acad Sci USA 93: 9.833–9.838

Montecucco, C., G. Schiavo (1993) Tetanus and botulism neurotoxins: a new group of zinc proteases. TIBS 18: 324–329

Mooi, F. R. (1994) Genes for the filamentous hemagglutinin and fimbriae of *Bordetella pertussis*: colocalization, co-regulation, and cooperation? In: Molecular genetics of bacterial pathogenesis. Eds.:Miller, V. L., J. B. Kaper, D. A. Portnoy, R. R. Isberg. ASM Press, Washington D.C., pp 145–156

Moreillon, P., J. M. Entenza, P. Francioli, D. McDevitt, T. J. Foster, P. Francois, P. Vaudaux (1995) Role of *Staphylococcus aureus* coagulase and clumping factor in pathogenesis of experimental endocarditis. Infect Immun 63: 4.738–4.743

Morrison, D. A., M. F. Baker (1979) Competence for genetic transformation in pneumococcus depends on synthesis of a small set of proteins. Nature 282: 215–217

Morschhäuser, J. V. Vetter, L. Emödy, J. Hacker (1994) Adhesin regulatory genes within large, unstable DNA regions of pathogenic *Escherichia coli*: cross-talk between different adhesin gene clusters. Mol Microbiol 11: 555–566

Moss, J., M. Vaughan (1991) Activation of Cholera toxin and *E. coli* heat-labile enterotoxins by ADP-ribosylation factors, a family of 20 kDa guanine nucleotide binding proteins. Mol Microbiol 5: 2.621–2.627

Mühldorfer, I., J. Hacker (1994) Genetic aspects of *Escherichia coli* virulence. Microb Pathog 16: 171–181

Müller-Alouf, H., J. E. Alouf, D. Gerlach, J. H. Ozegowski, C. Fitting, J. M. Cavaillon (1996) Human pro- and anti-inflammatory cytokine patterns induced by *Streptococcus pyogenes* erythrogenic (pyogenic) exotoxin A and C superantigens. Infect Immun 64: 1.450–1.453

Musser, J. M., A. R. Hauser, M. H. Kim, P. M. Schlievert, K. Nelson, R. K. Selander (1991) *Streptococcus pyogenes* causing toxic-shock-like syndrome and other invasive diseases: clonal diversity and pyogenic exotoxin expresion. Proc Natl Acad Sci USA 88: 2.668–2.672

Musser, J. M., V. Kapur, J. Szeto, X. Pan, D. S. Swanson, D. R. Martin (1995) Genetic diversity and relationships among *Streptococcus pyogenes* strains expressing serotype M1 protein: recent intercontinental spread of a subclone causing episodes of invasive disease. Infect Immun 63: 994–1.003

Nakayama, S., H. Watanabe (1995) Involvement of cpxA, a sensor of a two-component regulatory system, in the pH-dependent regulation of expression of *Shigella sonnei* virF gene. J Bacteriol 177: 5.062–5.069

Nassif, X., M. So (1995) Interaction of pathogenic neisseriae with nonphagocytic cells. Clin Microbiol Rev 8: 376–388

Nataro, J. P., D. Yikang, D. Yingkang, K. Walker (1994) AggR, a transcriptional activator of aggregative adherence fimbria I expression in enteroaggregative *Escherichia coli*. J Bacteriol 176: 4.691–4.699

Negrini, R., L. Lisato, I. Zanella, L. Cavazzini, S. Giulini, V. Villanacci, C. Poiesi, A. Albertini, S. Ghielmi (1991) *Helicobacter pylori* infection induces antibodies cross-reacting with human gastric mucosa. Gastroenterology 101: 437–445

Nicosia, A., M. Perugini, C. Franzini, M. C. Casagli, M. G. Borri, G. Antoni, M. Almoni, P. Neri, G. Ratti, R. Rappuoli (1986) Cloning and sequening of the pertussis toxin genes: operon structure and gene duplication. Proc Natl Acad Sci USA 83: 4.631–4.635

Nikoleit, K., R. Rosenstein, H. M., Verheij, F. Götz (1995) Comparative biochemical and molecular analysis of the *Staphylococcus hyicus*, *Staphylococcus aureus* and a hybrid lipase. Indication for a C-terminal phospholipase domain. Eur J Biochem 228: 732–738

Novick, R. P. (1995) Signal transduction in staphylococci. In: Signal transduction and bacterial virulence. Eds.: Rappuoli, R., V. Scarlato, B. Arico. R. G. Landes Company, New York Berlin, pp 143–156

Novick, R. P., H. F. Ross, S. J. Projan, J. Kornblum, B. Kreiswirth, S. Moghazeh (1993) Synthesis of staphylococcal virulence factors is controlled by a regulatory RNA molecule. EMBO J 12: 3.967–3.975

Novick, R. P., S. J. Projan, J. Kornblum, H. F. Ross, G. Ji, B. Kreiswirth, F. Vandenesch, S. Mogazeh (1995) The agr P2 operon: an autocatalytic sensory transduction system in *Staphylococcus aureus*. Mol Gen Genet 248: 446–458

O'Brien, A. D., V. L. Tesh, A. Donohue-Rolfe, M. P. Jackson, S. Olsness, K. Sandvig, A. A. Lindberg, G. T. Keusch (1992) Pathogenesis of shigellosis: Shigatoxin: biochemistry, genetics, mode of action and role in pathogenesis. Curr Top Microbiol Immunol 180: 65–94

O'Connell, C. M. C., R. C. Sandlin, A. T. Maurelli (1995) Signal transduction and virulence regulation in *Shigella* spp.: temperature and (maybe) a whole lot more. In: Signal transduction and bacterial virulence. Eds.: Rappuoli, R., V. Scarlato, B. Arico. R. G. Landes Company, New York Berlin, pp 112–127

O'Hanley, P., G. Lalonde, G. Ji (1991) *α*-hemolysin contributes to the pathogenicity of piliated digalactoside-binding *E. coli* in the kidney. Infect Immun 59: 1.153–1.161

O'Keefe, D. O., V. Cabiaux, S. Choe, S. Eisenberg, J. R. Collier (1992) pH-dependent insertion of proteins into membranes: B-chain mutation of diphtheria toxin that inhibits membrane translocation, Glu-349–Lys. Proc Natl Acad Sci USA 89: 6.202–6.206

Odenbreit, S., M. Till, R. Haas (1996) Optimized BlaM-transposon shuttle mutagenesis of *Helicobacter pylori* allows the identification of novel genetic loci involved in bacterial virulence. Mol Microbiol 20: 361–373

Okada, N., A. P. Pentland, P. Falk, M. G. Caparon (1994) M protein and protein F act as important determinants of cell-specific tropism of *Streptococcus pyogenes* in skin tissue. J. Clin Invest 94: 965–977

Okada, N., M. K. Liszewski, J. P. Atkinson, M. Caparon (1995) Membrane cofactor protein (CD46) is a keratinocyte receptor for the M protein of the group A streptococcus. Proc Natl Acad Sci USA 92: 2.489–2.493

Olofsson, A., U. Kaveus, I. Hacksell, M. Thelestam, H. Hebert (1990) Crystalline layers and three-dimensional structure of *Staphylococcus aureus* atoxin. J Mol Biol 214: 299–306

Olson, A., A. Johnson, S. Normark (1989) Fibronectin binding mediated by a novel class of surface organelles on *Escherichia coli*. Nature 338: 652–655

Oropezka-Wekerle, R. L., S. Müller, J. P. Briand, R. Benz, A. Schmid, W. Goebel (1992) Haemolysin-derived synthetic peptides with pore-forming and haemolytic activity. Mol Microbiol 6: 115–112

Orskov, I., J. Orskov (1992) *Escherichia coli* serotyping and disease in man and animals. Can J Microbiol 38: 699–704

Ozeri, V., A. Tovi, I. Burstein, S. Natanson-Yaron, M. G. Caparon, K. M. Yamada, S. K. Akiyama, I. Vlodavsky, E. Hanski (1996) A two-domain mechanism for group A streptococcal adherence through protein F to the extracellular matrix. EMBO J 15: 989–998

Pancholi, V., V. A. Fischetti (1993) Glyceraldehyde-3-phosphate dehydrogenase on the surface of group A streptococci is also an ADP-ribosylating enzyme. Proc Natl Acad Sci USA 90: 8.154–8.158

Papageorgiou, A. C., R. D. Brehm, D. D. Leonidas, H. S. Tranter, K. R. Acharya (1996) The refined crystal structure of toxic shock syndrome toxin-1 at 2.07 resolution. J Mol Biol 260: 553–569

Papini, E., M. Bugnoli, M. de Bernard, N. Figura, R. Rappuoli, C. Montecucco (1993) Bafilomycin A1 inhibits *Helicobacter pylori*-induced vacuolization of HeLa cells. Mol Microbiol 7: 323–327

Papini, E., M. de Bernard, E. Milia, M. Bugnoli, M. Zerial, R. Rappuoli, C. Montecucco (1994) Cellular vacuoles induced by *Helicobacter pylori* originate from late endosomal compartments. Proc Natl Acad Sci USA 91: 9.720–9.724

Pappenheimer, A. K., Jr., J. R. Murphy (1983) Studies on the molecular epidemiology of diphtheria. Lancet 2: 932–936

Pares, S., N. Mouz, Y. Petillot, R. Hakenbeck, O. Dideberg (1996) X-ray structure of *Streptococcus pneumoniae* PBP2x, a primary penicillin target enzyme. Nat Struct Biol 3: 284–289

Parge, H., K. T. Forest, M. J. Hickey, D. A. Christensen, E. D. Getzoff, J. A. Tainer (1995) Structure of the fibre-forming protein pilin at 2.6 Å resolution, Nature 378: 32–38

Park, P. W., R. M. Senior, G. L. Griffin, T. J. Broekelmann, M. S. Mudd, R. P. Mecham (1995) Binding and degradation of elastin by the staphylolytic enzyme lysostaphin. Int J Biochem Cell Biol 27: 139–146

Passalacqua, E. F., R. D. Brehm, K. R. Acharya, H. S. Tranter (1993) Crystallization and preliminary X-ray analysis of a microbial superantigen staphylococcal enterotoxin C2. J Mol Biol 233: 170–172

Paton, J. C. (1996) The contribution of pneumolysin to the pathogenicity of *Streptococcus pneumoniae*. Trends Microbiol 4: 103–106

Paton, J. C., P. W. Adnrew, G. J. Boulnois, T. J. Mitchell (1993) Molecular analysis of the pathogenicity of *Streptococcus pneumoniae*: the role of pneumococcal proteins. Annu Rev Microbiol 47: 89–115

Pegues, D. A., M. J. Hantman, I. Behlau, S. I. Miller (1995) PhoP/PhoQ transcriptional repression of *Salmonella typhimurium* invasion genes: evidence for a role in protein secretion. Mol Microbiol 17: 169–181

Pepe, J. C., V. L. Miller (1993) *Yersinia enterocolitica* invasin: a primary role in the initiation of infection. Proc Natl Acad Sci USA 90: 6.473–6.477

Perez-Casal, J., M. G. Caparon, J. R. Scott (1991) Mry, a trans-acting positive regulator of the M protein gene of *Streptococcus pyogenes* with similarity to the receptor proteins of two-component regulatory systems. J Bacteriol 173: 2.617–2.624

Perez-Casal, J., N. Okada, M. G. Caparon, J. R. Scott (1995) Role of the conserved C-repeat region of the M protein of *Streptococcus pyogenes*. Mol Microbiol 15: 907–916

Petering, H., S. Hammerschmidt, M. Frosch, J. P. van Putten, C. A. Ison, B. D. Robertson (1996) Genes associated with meningococcal capsule complex are also found in *Neisseria gonorrhoeae*. J Bacteriol 178: 3.342–3.345

Pistor, S., T. Chakraborty, U. Walter, J. Wehland (1995) The bacterial actin nucleator protein ActA of *Listeria monocytogenes* contains multiple binding sites for host microfilament proteins. Curr Biol 5: 517–515

Pizza, M., A. Covacci, A. Bartoloni, M. Perugini, L. Nencioni, M. T. De Magistris, L. Villa, D. Nucci, R. Manetti, M. Bugnoli, F. Giovannoni, R. Olivieri, J. T. Barbieri, H. Sato, R. Rappuoli (1990) Mutants of pertussis toxin suitable for vaccine development. Science 246: 497–500

Pizza, M., M. R. Fontana, M. M. Giuliani, M. Domenighini, C. Magagnoli, V. Giannelli, D. Nucci, W. Hol, R. Manetti, R. Rappuoli (1994) A genetically detoxified derivative of heat-labile *Escherichia coli* enterotoxin induces neutralizing antibodies against the A subunit. J Exp Med 180: 2.147–2.153

Podbielski, A., J. A. Peterson, P. P. Cleary (1992) Surface protein-CAT reporter fusions demonstrate differential gene expression in the vir regulon of *Streptococcus pyogenes*. Mol Microbiol 6: 2.253–2.265

Podbielski, A., A. Flosdorff, J. Weber-Heynemann (1995) The group A streptococcal virR49 gene controls expression of four structural vir regulon genes. Infect Immun 63: 9–20

Pohlner, J., R. Halter, K. Beyreuther, T. F. Meyer (1987) Gene structure and extracellular secretion of *Neisseria gonorrhoeae* IgA protease. Nature 325: 458–462

Pohlner, J., J. Kramer, T. F. Meyer (1993) A plasmid system for high-level expression and in vitro processing of recombinant proteins. Gene 130: 121–126

Pohlner, J., U. Lingenberg, U. Wolk, S. C. Beck, T. F. Meyer (1995) Uptake and nuclear transport of *Neisseria* IgA1 protease-associated a-proteins in human cells. Mol Microbiol 17: 1.073–1.083

Poole, K., E. Schiebel, V. Braun (1988) Molecular characterization of the hemolysin determinant of *Serratia marcescens*. J Bacteriol 170: 3.177–3.188

Pope, C. D., W. A. O'Connell, N. P. Cianciotto (1996) *Legionella pneumophila* that are defective for iron acquisition and assimilation and intracellular survival. Infect Immun 64: 629–636

Portnoy, D. A., T. Chakraborty, W. Goebel, P. Cossart (1992) Molecular determinants of *Listeria monocytogenes* pathogenesis. Infect Immun 60: 1.263–1.267

Poyart, C., E. Abachin, I. Razafimanantsoa, P. Berche (1993) The zinc metalloprotease of *Listeria monocytogenes* is required for maturation of phosphatidylcholine phospholipase C: direct evidence obtained by gene comlementation. Infect Immun 61: 1.576–1.580

Prasad, G. S., C. A. Earhart, D. L. Murray, R. P. Novick, P. M. Schlievert, D. H. Ohlendorf (1993) Structure of toxic shock syndrom toxin 1. Biochemistry 32: 13.761–13.766

Prasadarao, N. V., C. A. Wass, J. Hacker, K. Jann, K. S. Kim (1993) Adhesion of S-fimbriated *Escherichia coli* to brain glycolipids mediated by sfaA gene-encoded protein of S-fimbriae. J Biol Chem 268: 10.356–10.363

Prevost, G., P. Couppie, P. Prevost, S. Gayet, P. Petiau, B. Cribier, H. Monteil, Y. Piemont (1995) Epidemiological data on *Staphylococcus aureus* strains producing synergohymenotrophic toxins.J Med Microbiol 42: 237–245

Pullinger, G. D., T. E. Adams, P. B. Mullan, T. I. Garrod, A. J. Lax (1996) Cloning, expression, and molecular characterization of the dermonecrotic toxin gene of *Bordetella* spp. Infect Immun 64: 4.163–4.171

Rakonjac, J. V., J. C. Robbins, V. A. Fischetti (1995) DNA sequence of the serum opacity factor of group A streptococci: identification of a fibronectin-binding repeat domain. Infect Immun 63: 622–631

Ramon, G. (1924) Sur la toxine et sur l'anatoxine diphtérique. Pouvoir floculant et propriétés immunisantes. Ann Ist Pasteur 38: 1–25

Rankin, S., R. R. Isberg, J. M. Leong (1992) The integrin-binding domain of invasin is sufficient to allow bacterial entry into mammalian cells. Infect Immun 60: 3.909–3.912

Rappuoli, R. (1996) Acellular pertussis vaccines: a turning point in infant and adolescent vaccination. Infect Agents Dis 5: 21–28

Rappuoli, R., G. Ratti (1984) Physical map of the chromosomal region of *Corynebacterium diphtheriae* containing corynephage attachment sites attB1 and attB2. J Bacteriol 158: 325–330

Rappuoli, R., R. Gross (1990) Att sites, tox gene and insertion elements as tools for the diagnosis and the molecular epidemiology of *Corynebacterium diphtheriae*. In: Gene probes for bacteria. Eds.: Macario, A. J. L., E. Conway de Macario. Academic Press, New York London, pp 205–232

Rappuoli, R., M. Perugini, E. Falsen (1988) Molecular epidemiology of the 1984–1986 outbreak of diphtheria in Sweden. N Engl J Med 318: 12–14

Rappuoli, R., B. Arico, V. Scarlato (1992) Theromoregulation and reversibel differentiation in *Bordetella*: a model for pathogenic bacteria. Mol Microbiol 6: 2.209–2.211

Rappuoli, R., V. Scarlato, B. Arico, N. Balaban (1995) An overview of bacterial signal transduction. In: Signal transduction and bacterial virulence. Eds.: Rappuoli, R., V. Scarlato, B. Arico. R. G. Landes Company, New York Berlin, pp 1–5

Rathman, M., M. D. Sjaastad, S. Falkow (1996) Acidification of phagosomes containing *Salmonella typhimurium* in murine macrophages. Infect Immun 64: 2.765–2.773

Rayner, C. F. J., A. D. Jackson, A. Rutman, A. Dewar, T. J. Mitchell, P. W. Andrew, P. J. Cole, R. Wilson (1994) Interaction of pneumolysin-sufficient and -deficient isogenic variants *Streptococcus pneumoniae* with human respiratory mucosa. Infect Immun 63: 442–447

Reisner, B. S., S. C. Straley (1992) *Yersinia pestis* YopM: thrombin binding and overexpression. Infect Immun 60: 5.242–5.252

Relman, D. A., E. Tuomanen, S. Falkow, D. T. Golenbock, K. Saukkonen, S. D. Wright (1990) Recognition of a bacterial adhesin by an integrin: macrophage CR3 (aMb2, CD11b/CD18) binds filamentous hemagglutinin of *Bordetella pertussis*. Cell 61: 1.375–1.382

Renauld-Mongenie, G., J. Cornette, N. Mielcarek, F. D. Menozzi, C. Locht (1996) Distinct roles of the N-terminal and C-terminal precursor domains in the biogenesis of the *Bordetella pertussis* filamentous hemagglutinin. J Bacteriol 178: 1.053–1.060

Reyrat, J. M., F. X. Berthet, B. Gicquel (1995) The urease locus of *Mycobacterium tuberculosis* and its use for the demonstration of allelic exchange in *Mycobacterium bovis bacillus Calmette-Guerin*. Proc Natl Acad Sci USA 92: 8.768–8.772

Rhine, J. A., R. K. Taylor (1994) TcpA pilin sequences and colonization requirements for O1 and O139 *Vibrio cholerae*. Mol Microbiol 13: 1.013–1.020

Ricci, V., C. Ciacci, R. Zarrilli, P. Sommi, M. K. Tummuru, C. Del Vecchio Blanco, C. B. Bruni, T. L. Cover, M. J. Blaser, M. Romano (1996) Effect of *Helicobacter pylori* on gastric epithelial cell migration and proliferation in vitro: role of VacA and CagA. Infect Immun 64: 2.829–2.833

Rice, P. A., D. P. McQuillen, S. Gulati, D. B. Jani, L. M. Wetzler, M. S. Blake, E. C. Gotschlich (1994) Serum resistance of *Neisseria gonorrhoeae*. Does it thwart the inflammatory response and facilitate transmission of infection. Ann N Y Acad Sci 730: 7–14

Riley, L. W. (1995) Determinants of cell entry and intracellular survival of *Mycobacterium tuberculosis*. Trends Microbiol 3: 27–31

Ritter, A., G. Blum, L. Emödy, M. Kerenyi, A. Bock, B. Neuhirl, W. Rabsch, F. Scheutz, J. Hacker (1995) tRNA genes and pathogenicity islands: influence on virulence and metabolic properties of uropathogenic *Escherichia coli*. Mol Microbiol 17: 109–121

Roberts, M., A. Bacon, R. Rappuoli, M. Pizza, I. Cropley, G. Douce, G. Dougan, M. Marinaro, J. McGhee, S. Chatfield (1995) A mutant pertussis toxin molecule that lacks ADP-ribosyltransferase activity, PT-9 K/129G, is an effective mukosal adjuvant for intranassaly delivered proteins. Infect Immun 63: 2.100–2.108

Robertson, B. D. R., T. F. Meyer (1993) Genetic variation in pathogenic bacteria. Trends Genet 8: 422–427

Rogers, H. W., M. P. Callery, B. Deck, E. R. Unanue (1996) *Listeria monocytogenes* induces apoptosis of infected hepatocytes. J. Immunol 156: 679–684

Roggenkamp, A., H. R. Neuberger, A. Flügel, T. Schmoll, J. Heesemann (1995) Substitution of two histidine residues in YadA protein of *Yersinia enterocolitica* abrogates collagen binding, cell adherence and mouse virulence. Mol Microbiol 16: 1.207–1.219

Roggenkamp, A., K. Ruckdeschl, L. Leitritz, R. Schmitt, J. Heesemann (1996) Deletion of amino acids 29 to 81 in adhesion protein YadY of *Yersinia enterocolitica* serotype O:8 results in selective abrogation of adherence to neutrophils. Infect Immun 64: 2.506–2.514

Rolf, J., L. Eidels (1993) Characterization of the diphtheria toxin receptor binding domain. Mol Microbiol 7: 585–591

Rosenshine, I., S. Ruschkowski, M. Stein, D. H. Reinscheid, S. D. Mills, B. B. Finlay (1996) A pathogenic bacterium triggers epithelial signals to form a functional bacterial receptor that mediates actin pseudopod formation. EMBO J 11: 2.613–2.624

Rosqvist, R., A. Forsberg, H. Wolf-Watz (1991) Intracellular targeting of the *Yersinia* YopE cytotoxin in mammalian cells induces actin microfilament disruption. Infect Immun 59: 4.562–4.569

Rosqvist, R., K. E. Magnusson, H. Wolf-Watz (1994) Target cell contact triggers expression and polarized transfer of *Yersinia* YopE cytotoxin into mammalian cells. EMBO J 13: 964–972

Rosqvist, R., S. Hakansson, A. Forsberg, H. Wolf-Watz (1995) Functional conservation of the secretion and translocation machinery for virulence proteins of yersiniae, salmonellae and shigellae. EMBO J 14: 4.187–4.195

Rubins, J. B., P. G. Duane, D. Clawson, D. Charboneau, J. Young, D. E. Niewöhner (1993) Toxicity of pneumolysin to pulmonary alveolar epithelial cells. Infect Immun 61: 1.352–1.358

Rubins, J. B., T. J. Mitchell, P. W. Andrew, D. E. Niewöhner (1994) Pneumolysin activates phospholipase A in pulmonary artery endothelial cells. Infect Immun 62: 3.829–3.836

Rudel, T. A., D. Facius, R. Barten, I. Scheuerpflug, E. Nonnenmacher, T. F. Meyer (1995a) Role of pili and the phase-variable PilC protein in natural competence for transformation of *Neisseria gonorrhoeae*. Proc Natl Acad Sci USA 92: 7.986–7.990

Rudel, T. A., I. Scheuerpflug, T. F. Meyer (1995b) *Neisseria* PilC protein identified as type-4 pilus tip-located adhesin. Nature 373: 357–359

Rudel, T., A. Schmid, R. Benz, H.-A. Kolb, F. Lang, T. F. Meyer (1996) Modulation of *Neisseria* porin (PorB) by cytosolic ATP/GTP of target cells: parallels between pathogen accommodation and mitochondral endosymbiosis. Cell 85: 391–402

Russo, T. A., S. T. Jodush, J. J. Brown, J. R. Johnson (1996) Identification of two previously unrecognized genes (guaA and argC) important for uropathogenesis. Mol Microbiol 22: 217–229

Sandros, J., E. Tuomanen (1993) Attachment factors of *Bordetella pertussis*: mimicry of eukaryotic cell recognition molecules. Trends Microbiol 1: 192–196

Sansonetti, P. J. (1992) Pathogenesis of shigellosis. Curr Top Microbiol Immunol 180: 1–143

Sansonetti, P. J., J. Arondel (1989) Construction and evaluation of a double mutant of *Shigella flexneri* as a candidate for oral vaccination against shigellosis. Vaccine 7: 443–450

Sansonetti, P. J., J. Arondel, J. R. Cantey, M. C. Prevost, M. Huerre (1996) Infection of rabbit Peyer's patches by *Shigella flexneri*: effect of adhesive or invasive bacterial phenotypes on follicle-associated epithelium. Infect Immun 64: 2.752–2.764

Saukkonen, K., C. Cabellos, M. Burroughs, S. Prasad, E. Tuomanen (1991) Integrin-mediated localization of *Bordetella pertussis* within macrophages: role in pulmonary colonization. J Exp Med 173: 1.143–1.149

Savarino, S. J., A. Asano, J. Watson, B. M. Martin, M. M. Levine, S. Guandalini, P. Guerry (1993) Enteroaggregative *Escherichia coli* heat-stable enterotoxin 1 represents another subfamily of *E. coli* heat-stable toxin. Proc Natl Acad Sci USA 90: 3.093–3.097

Savarino, S. J., A. McVeigh, J. Wtson, A. Cravioto, J. Molina, P. Echeverria, M. K. Bhan, M. M. Levine, A. Fasano (1996) Enteroaggregative *Escherichia coli* heat-stable enterotoxin is not restricted to enteroaggregative *E. coli*. J Infect Dis 173: 1.019–1.022

Scarlato, V., B. Arico, A. Prugnola, R. Rappuoli (1991) Sequential activation and environmental regulation of virulence genes in *Bordetella pertussis*. EMBO J 10: 3.971–3.975

Scarlato, V., B. Arico, R. Rappuoli (1993) DNA topology affects transcriptional regulation of the pertussis toxin gene of *Bordetella pertussis* in *Escherichia coli* and in vitro. J Bacteriol 175: 4.764–4.771

Schaller, M. D., C. A. Borgman, B. S. Cobb, R. R. Vines, A. B. Reynolds, J. T. Parsons (1992) pp125FAK, a structurally distinctive protein-tyrosine kinase associated with focal adhesions. Proc Natl Acad Sci USA 89: 5192–5196

Schiavo, G., F. Benfatti, B. Poulain, O. Rossetto, P. de Laurento, B. R. DasGupta, C. Montecucco (1992) Tetanus and botulinum-B neurotoxins block neurotransmitter release by proteolytic cleavage of synaptobrevin. Nature 359: 832–835

Schiavo, G., O. Rossetto, F. Tonello, C. Montecucco (1995) Intracellular targets and metalloprotease activity of tetanus and botulism neurotoxins. Curr Top Microbiol Immunol 195: 257–274

Schipper, H., G. Krohne, R. Gross (1994) Epithelial cell invasion and survival of *Bordetella bronchiseptica*. Infect Immun 62: 3.008–3.011

Schlievert, P. M., G. A. Bohach, D. H. Ohlendorf, C. V. Stauffacher, D. Y. Leung, D. L. Murray, C. A. Earhart, L. M. Jablonski, M. L. Hoffmann, Y. I. Chi (1995) Molecular structure of staphylococcus and streptococcus superantigens. J Clin Immunol 15: 4S

Schmidt, H., L. Beutin, H. Karch (1995) Molecular analysis of the plasmid-encoded hemolysin of *Escherichia coli* O157:H7 strain EDL933. Infect Immun 63: 1.055–1.061

Schmitt, W., R. Haas (1994) Genetic analysis of the *Helicobacter pylori* vacuolating cytotoxin: structural similarites with the IgA protease type of exported proteins. Mol Microbiol 12: 307–319

Schmoll, T., H. Hoschützky, J. Morschhäuser, F. Lottspeich, K. Jann, J. Hacker (1989) Analysis of genes coding for the sialic acid binding adhesin and two other minor fimbrial subunits of the S-fimbrial ahdesin determinant of *Escherichia coli*. Mol Microbiol 3: 1.735–1.744

Schneider, H., J. M. Griffiths, J. W. Boslego, P. J. Hitchcock, K. M. Zahos, M. A. Apicella (1991) Expression of paragloboside-like lipooligosaccharides may be a necessary component of gonococcal pathogenesis in man. J Exp Med 174: 1.601–1.606

Schülein, R., I. Gentschev, S. Schlör, R. Gross, W. Geobel (1994) Identification and characterization of two functional domains of the hemolysin translocator protein HlyD. Mol Gen Genet 245: 203–211

Schwan, W. R., W. Goebel (1994) Host cell responses to *Listeria monocytogenes* infection include differential transcription of host stress genes involved in signal transduction. Proc Natl Acad Sci USA 91: 6.428–6.432

Schwan, E. T., B. D. Robertson, H. Brade, J. P. van Putten (1995) Gonococcal rfaF mutants express Rd2 chemotype LPS and do not enter epithelial host cells. Mol Microbiol 15: 267–275

Schwan, W. R., S. Kügler, S. Schüller, D. J. Kopecko, W. Goebel (1996) Detection and characterization by differential PCR of host eukaryotic cell genes differentially transcribed following uptake of intracellular bacteria. Infect Immun 64: 91–99

Sebo, P., D. Ladant (1993) Repeat sequences in the *Bordetella pertussis* adenylate cyclase toxin can be recognized as alternative carboxy-proximal secretion signals by the *Escherichia coli* α-haemolysin translocator. Mol Microbiol 9: 999–1.009

Sela, S., A. Aviv, A. Tovi, I. Burstein, M. G. Caparon, E. Hanski (1993) Protein F: an adhesin of *Streptococcus pyogenes* binds fibronectin via two distinct domains. Mol Microbiol 10: 1.049–1.055

Seth, A., L. J. Stern, T. H. Ottenhoff, I. Engel, M. J. Owen, J. R. Lamb, R. D. Klausner, D. C. Wiley (1994) Binary and ternary complexes between T-cell receptor, class II MHC and superantigen in vitro. Nature 369: 324–327

Severin, A., A. Tomasz (1996) Naturally occuring peptidoglycan variants of *Streptococcus pneumoniae*. J Bacteriol 178: 168–174

Sharma, S. A:, M. K. Tummuru, G. G. Miller, M. J. Blaser (1995) Interleukin-8 response of gastric epithelial cell lines to *Helicobacter pylori* stimulation in vitro. Infect Immun 63: 1.681–1.687

Shea, J. E., M. Hensel, C. Gleeson, D. W. Holden (1996) Identification if a virulence locus encoding a second type III secretion system in *Salmonella typhimurium*. Proc Natl Acad Sci USA 93: 2.593–2.597

Shuter, J., V. B. Hatcher, F. D. Lowry (1996) *Staphylococcus aureus* binding to human nasal mucin. Infect Immun 64: 310–318

Sibold, C., J. Henrichsen, A. König, C. Martin, L. Chalkley, R. Hakenbeck (1994) Mosaic pbpX genes of major clones of penicillin-resistant *Streptococcus pneumoniae* have evolved from pbpX genes of a penicillin-sensitive *Streptococcus oralis*. Mol Microbiol 12: 1.013–1.023

Siegfried, L., M. Kmetova, V. Janigova, M. Saskina, V. Takacova (1995) Serum response of *Escherichia coli* strains causing dyspepsia and urinary tract infection: relation to α-hemolysin production and O-type. Infect Immun 63: 4.543–4.545

Sixma, T. K., S. E. Pronk, K. H. Kalk, E. S. Wartna, B. A. van Zanten, B. Withholt, W. G. Hol (1991) Crystal structure of a cholera toxin-related heat-labile enterotoxin from *E. coli*. Nature 351: 371–377

Sjöbring, U., G. Pohl, A. Olsen (1994) Plasminogen, absorbed by *Escherichia coli* expressing curli or by *Salmonella enteritidis* expressing thin aggregative fimbriae, can be activated by simultaneously captured tissue-type plasminogen activator (t-PA). Mol Microbiol 14: 443–452

Skurnik, M., H. Wolf-Watz (1989) Analysis of the yopA gene encoding the Yop1 virulence determinants of *Yersinia* spp. Mol Microbiol 3: 517–529

Smith, D. H., D. V. Madore, R. J. Eby, P. W. Anderson, R. A. Insel, C. L. Johnson (1989) *Haemophilus* b oligosaccharide-CRM197 and other *Haemophilus* b conjugate vaccines: a status report. Adv Exp Med Biol 251: 65–82

Sohel, I., J. L. Puente, S. W. Ramer, D. Bieber, C. Y. Wu, G. K. Schoolnik (1996) Enteropathogenic *Escherichia coli*: identification of a gene cluster coding for bundle-forming pilus morphogenesis. J Bacteriol 178: 2.613–2.628

Sokolovic, Z., J. Riedel, W. Goebel (1993) Surface associated, PrfA regulated proteins of *Listeria monocytogenes* synthesized under stress conditions. Mol Microbiol 8: 219–227

Sory, M. P., G. R Cornelis (1994) Translocation of a hybrid YopE-adenylate cyclase from *Yersinia enterocolitica* into HeLa cells. Mol Microbiol 14: 583–594

Spangler, B. D. (1992) Structure and function of cholera toxin and the related *Escherichia coli* heat-labile toxin. Microbiol Rev 56: 622–647

Sperandino, V., J. A. Giron, W. D. Silveira, J. B. Kaper (1995) The OmpU outer membrane protein, a potential adherence factor of *Vibrio cholerae*. Infect Immun 63: 4.433–4.438

Sriskandan, S., D. Moyes, L. K. Buttery, T. Krausz, T. J. Evans, J. Polak, J. Cohen (1996) *Streptococcal pyogenic* exotoxin A release, distribution, and role in a murine model of fasciitis and multiorgan failure due to *Streptococcus pyogenes*. J Infect Dis 173: 1.399–1.497

Stanley, P., L. C. Packman, V. Koronakis, C. Hughes (1994) Fatty acylation of two internal lysine residues required for the toxic activity of *Escherichia coli* hemolysin. Science 266: 1.992–1.996

Steed, L. L., M. Setareh, R. L. Friedman (1991) Intracellular survival of virulent *Bordetella pertussis* in human polymorphonuclear leukocytes. J Leukoc Biol 50: 321–330

Steffen, P., S. Goyard, A. Ullmann (1996) Phosphorylated BvgA is sufficient for transcriptional activation of virulence-regulated genes in *Bordetella pertussis*. EMBO J 15: 102–109

Stein, P. E., A. Boodhoo, G. D. Armstrong, S. A. Cockle, M. H. Klein, R. J. Read (1994) The crystal structure of pertussis toxin. Structure 2: 45–57

Stein, M. A., K. Y. Leung, M. Zwick, F. Garcia-del Portillo, B. B. Finlay (1996) Identification of a *Salmonella* virulence gene required for formation of filamentous structures containing lysosomal membrane glycoproteins within epithelial cells. Mol Microbiol 20: 151–164

Stephens, D. S. (1989) Gonococcal and meningococcal pathogenesis as defined by human cell, cell culture and organ culture assays. Clin Microbiol Rev 2: 104–111

Stibitz, S., M. S. Yang (1991) Subcellular location and immunological detection of proteins encoded by the vir locus of *Bordetella pertussis*. J Bacteriol 173: 4.288–4.296

Stimson, E., M. Virji, K. Makepeace, A. Dell, H. R. Morris, G. Payne, J. R. Saunders, M. P. Jennings, S. Barker, M. Panico, E. R. Moxon (1995) Meningococcal pilin: a glycoprotein substituted with digalactosyl 2,4-diacetamido-2,4,6-trideoxyhexose. Mol Microbiol 17: 1.201–1.214

Stimson, M. Virji, S. Baker, M. Panico, I. Blench, J. Saunders, G. Payne, E. R. Moxon, A. Dell, H. R. Morris (1996) Discovery of a novel protein modification: α-glycerophosphate is a substituent of meningococcal pilin. Biochem J 316: 29–33

Stojiljkovic, I., A. J. Bäumler, K. Hantke (1994) Fur regulon in gram-negative bacteria. Identification and characterization of new iron-regulated *Escherichia coli* genes by a fur titration assay. J Mol Biol 236: 531–545

Stone, K. D., H.-Z. Zhang, L. K. Carlson, M. S. Donnenberg (1996) A cluster of fourteen genes from enteropathogenic *Escherichia coli* is sufficient for the biogenesis of a type IV pilus. Mol Microbiol 20: 325–337

Sturgill-Koszycki, S., P. H. Schlesinger, P. Chakraborty, P. L. Haddix, H. L. Collins, A. K. Fok, R. D. Allen, S. L. Gluck, J. Heuser, D. G. Russel (1994) Lack of acidification in *Mycobacterium* phagosomes produced by exclusion of the vesicular proton-ATPase. Science: 263: 678–681

Suerbaum, S. (1995) The complex flagella of gastric *Helicobacter* species. Trends Microbiol 3: 168–170

Suerbaum, S., J. M. Thiberge, I. Kansau, R. L. Ferrero, A. Labigne (1994) *Helicobacter pylori* hspA-hspB heat-shock gene cluster: nucleotide sequence, expression, putative function and immunogenicity. Mol Microbiol 14: 959–974

Supersac, G., G. Prevost, Y. Piemont (1993) Sequencing of leucocidin R from *Staphylococcus aureus* P83 suggests that staphylococcal leucocidins and gamma-hemolysin are members of a single, two-component family of toxins. Infect Immun 61: 580–587

Swaminathan, S., W. Furey, J. Pletcher, M. Sax (1992) Crystal structure of staphylococcal enterotoxin B, a superantigen. Nature 359: 801–806

Swift, S., N. J. Bainton, M. K. Winson (1994) Gram-negative bacterial communication by N-acyl homoserine lactones: a universal language? Trends Microbiol 2 193–198

Szalai, A. J., D. E. Briles, J. E. Volanakis (1995) Human C-reactive protein is protective against fatal *Streptococcus pneumoniae* infection in transgenic mice. J Immunol 155: 2.557–2.563

Taha, M. K., D. Giorgini (1995) Phosphorylation and functional analysis of PilA, a protein involved in the transcriptional regulation of the pilin gene in *Neisseria gonorrhoeae*. Mol Microbiol 15: 667–677

Takahashi, I., H. Kiyono, R. J. Jackson, K. Fujihashi, H. F. Staats, S. Hamada, J. D. Clements, K. L. Bost, J. R. McGhee (1996) Epitope maps of the *Escherichia coli* heat-labile toxin B subunit for development of a synthetic oral vaccine. Infect Immun 64: 1.290–1.298

Talay, S. R., E. Ehrenfeld, G. S. Chhatwal, K. N. Timmis (1991) Expression of the fibronectin-binding components of *Streptococcus pyogenes* in *Escherichia coli* demonstrates that they are proteins. Mol Microbiol 5: 1.727–1.734

Talay, S. R., P. Valentin-Weigand, K. N. Timmis, G. S. Chhatwal (1994) Domain structure and conserved epitopes of Sfb protein, the fibronectin-binding adhesin of *Streptococcus pyogenes*. Mol Microbiol 13: 531–539

Tang, P., I. Rosenshine, B. B. Finlay (1994) *Listeria monocytogenes*, an invasive bacterium, stimulates MAP kinase upon attachment to epithelial cells. Mol Biol Cell 5: 455–464

Tang, P., I. Rosenshine, P. Cossart, B. B. Finlay (1996) Listeriolysin O activates mitogen-activated protein kinase in eukaryotic cells. Infect Immun 64: 2.359–2.361

Taniguchi, Y. Fujino, K. Yamamoto, T. Miwatani, T. Honda (1995) Sequencing of the gene encoding the major pilin of pilus colonization factor antigen III (CFA/III) of human enterotoxigenic *Escherichia coli* and evidence that CFA/III is related to type IV pili. Infect Immun 63: 724–728

Tao, X., N. Schiering, H.-Y. Zeng, D. Ringe, J. R. Murphy (1995a) Signal transduction and iron-mediated regulation of virulence factors. In: Signal transduction and bacterial virulence. Eds: Rappuoli, R., V. Scarlato, B. Arico. R. G. Landes Company, Austin, pp 7–20

Tao, X., H.-Y. Zeng, J. R. Murphy (1995b) Transition metal ion activation of DNA binding by the diphtheria tox repressor requires the formation of stable homodimers. Proc Natl Acad Sci USA 92: 6.803–6.807

Tart, R. C., L. S. McDaniel, B. A. Ralph, D. E. Briles (1996) Truncated *Streptococcus pneumoniae* PspA molecules elicit cross-protective immunity against pneumococcal challenge in mice. J Infect Dis 173: 380–386

Thelestam. M., R. Gross (1990) Toxins acting on the cytoskeleton. In: Handbook of toxicology. Eds.: Shier, W. T., D. Mebs. Dekker, New York, pp 423–492

Thern, A., L. Sternberg, B. Dahlback, G. Lindahl (1995) Ig-binding surface proteins of *Streptococcus pyogenes* also bind human C4b-binding protein (C4BP), a regulatory component of the complement system. J Immunol 154: 375–386

Thomas, C. E., P. F. Sparling (1994) Identification and cloning of a fur homologue from *Neisseria meningitidis*. Mol Microbiol 11: 725–737

Thomas, D. H., D. W. Rice, J. E. Fitton (1986) Crystallization of the δ-toxin of *Staphylococcus aureus*. J Mol Biol 192: 675–676

Thompson, S. A., L. L. Wang, P. F. Sparling (1993a) Cloning and nucleotide sequence of frpC, a second gene from *Neisseria meningitidis* encoding a protein similar to RTX cytotoxins. Mol Microbiol 9: 85–96

Thompson, S. A., L. L. Wang, A. West, P. F. Sparling (1993b) *Neisseria meningitidis* produces iron-regulated proteins related to the RTX family of exoproteins. J Bacteriol 175: 811–818

Tilney, L. G., D. A. Portnoy (1989) Actin filaments and the growth, movement, and spread of the intracellular bacterial parasite, *Listeria monocytogenes*. J. Cell Biol 109: 1.597–1.608

Timm, J., E. M. Lim, B. Gicquel (1994) *Escherichia coli*-mycobacteria shuttle vectors for operon and gene fusions to lacZ: the pJEM series. J Bacteriol 176: 6.749–6.753

Tobe, T., C. Sasakawa, N. Okada, Y. Honda, M. Yoshikawa (1992) vacB, a novel chromosomal gene required for expression of virulence genes on the large plasmid of *Shigella flexneri*. J Bacteriol 174: 6.359–6.367

Tomasz, A. (1994) Benefit and risk in the β-lactam antibiotic-resistance strategies of *Streptococcus pneumoniae* und *Staphylococcus aureus*. Trends Microbiol 2: 380–388

Trucksis, M., J. E. Galen, J. Michalski, A. Fasano, J. B. Kaper (1993) Accessory cholera enterotoxin (Ace), the third toxin of a *Vibrio cholerae* virulence cassette. Proc Natl Acad Sci USA 90: 5.267–5.271

Trust, T. J., P. Doig, L. Emödy, Z. Kinele, T. Wadström, P. O'Toole (1991) High-affinity binding of the basement membrane proteins collagen type IV and laminin to the gastric pathogen *Helicobacter pylori*. Infect Immun 59: 4.389–4.404

Tsuda, M., M. Karita, M. G. Morshed, K. Okita, T. Nakazawa (1994) A urease-negative mutant of *Helicobacter pylori* constructed by allelic exchange mutagenesis lacks the ability to colonize the nude mouse stomach. Infect Immun 62: 3.586–3.589

Tzipori, S., F. Gunzer, M. S. Donnenberg, L. de Montigny, J. B. Kaper, A. Donohue-Rolfe (1995) The role of eaeA gene in diarrhea and neurological complications in a gnotobiotic piglet model of enterohemorrhagic *Escherichia coli* infection. Infect Immun 63: 3.621–3.627

Uhl, M. A., J. F. Miller (1996) Integration of multiple domains in a two-component sensor protein: the *Bordetella pertussis* BvgAS phosphorlay. EMBO J 15: 1.028–1.036

Valeva, A., A. Weisser, B. Walker, M. Kehoe, H. Bayley, S. Bhakdi, M. Palmer (1996) Molecular architecture of a toxin pore: a 15-residue sequence lines the transmembrane channel of staphylococcal alpha-toxin. EMBO J 15: 1.857–1.864

Valkonen, K. H., T. Wadström, A. P. Moran (1994) Interaction of lipopolysaccharides of *Helicobacter pylori* with basement membrane protein laminin. Infect Immun 62: 3.640–3.648

van der Flier, M., N. Chhun, T. M. Wizemann, J. Min, J. B. McCarthy, E. I. Tuomanen (1995) Adherence of *Streptococcus pneumoniae* to immobilized fibronectin. Infect Immun 63: 4.317–4.322

van der Woude, M., B. Braaten, D. Low (1996) Epigenetic phase variation of the pap operon in *Escherichia coli*. Trends Microbiol 4: 5–9

van Putten, J. P. (1993) Phase variation of lipopolysaccharide directs interconversion of invasive and immuno-resistant phenotypes of *Neisseria gonorrhoeae*. EMBO J 12: 4.043–4.051

van Putten, J. P., B. D. Robertson (1995) Molecular mechanisms and implications for infection of lipopolysaccharide variation in *Neisseria*. Mol Microbiol 16: 847–853

Vasselon, T., J. Mounier, R. Hellio, P. J. Sansonetti (1992) Movement along actin filaments of the perijunctional area and de novo polymerization of cellular actin are required for *Shigella flexneri* colonization of epithelial Caco-2 cell monolayers. Infect Immun 60: 1.031–1.040

Vaudaux, P. E., P. Francois, R. A. Procter, D. McDevitt, T. J. Foster, R. M. Albrecht, D. P. Lew, H. Wabers, S. L. Cooper (1995) Use of adhesion-defective mutants of *Staphylococcus aureus* to define the role of specific plasma proteins in promoting bacterial adhesion to canine arteriovenous shunts. Infect Immun 63: 585–590

Vazquez-Boland, J. A., C. Kocks, S. Dramsi, H. Ohayon, C. Geoffroy, J. Menaud, P. Cossart (1992) Nucleotide sequence of the lecithinase operon of *Listeria monocytogenes* and possible role of lecithinase in cell-to-cell spread. Infect Immun 60: 219–230

Velge, P., E. Bottreau, B. Kaeffer, P. Pardon (1994) Cell immortilization enhances *Listeria monocytogenes* invasion. Med Microbiol Immunol 183: 145–158

Viljanen, J., K. Lounatmaä, P. H. Mäkelä (1991) Expression of the virulence plasmid-determined protein YOP1 and HeLa cell invasiveness of *Yersinia enterocolitica* O:3. Cintr. Microbiol Immunol 12: 176–181

Vimr, E. (1991) Map position and genomic organization of the kps gene cluster for polysialic acid synthesis in *Escherichia coli*. J Bacteriol 173: 1.335–1.338

Virji, M., K. Makepeace, D. J. Ferguson, M. Achtman, E. R. Moxon (1993a) Meningococcal Opa and Opc proteins: their role in colonization and invasion of human epithelial and endothelial cells. Mol Microbiol 10: 499–510

Virji, M., J. R. Saunders, G. Sims, K. Makepeace, D. Maskell, D. J. Ferguson (1993b) Pilus-facilitated adherence of *Neisseria meningitidis* to human epithelial and endothelial cells: modulation of adherence phenotype occurs concurrently with changes in primary amino acid sequence and the glycosylation status of pilin. Mol Microbiol 10: 1.013–1.028

Virji, M., K. Makepeace, E. R. Moxon (1994) Distinct mechanims of interaction of Opc-expressing meningococci at apical and basolateral surfaces of human endothelial cells; the role of integrins in apical interactions. Mol Microbiol 14: 173–184

Virji, M., K. Makepeace, I. Peak, G. Payne, J. R. Saunders, D. J. Ferguson, E. R. Moxon (1995) Functional implications of the expression of PilC proteins in meningococci. Mol Microbiol 16: 1.087–1.097

Virkola, R., J. Parkkinen, J. Hacker, T. K. Korhonen (1993) Sialyloligosaccharide chains of laminin as an extracellular target for S fimbriae of *Escherichia coli*. Infect Immun 61: 4.480–4.484

von Eichel-Streiber, C., P. Boquet, M. Sauerborn, M. Thelestam (1996) Large clostridial cytotoxins – a family of glycosyltransferases modifying small GTP-binding proteins. Trends Microbiol 4: 375–381

Wai, S. N., A. Takade, K. Amako (1996) The hydrophobic surface protein layer of enteroaggregative *Escherichia coli* strains. FEMS Microbiol Lett 135: 17–22

Waldor, M. K., J. J. Mekalanos (1994) Emergence of a new cholera pandemic: molecular analysis of virulence determinants in *Vibrio cholerae* O139 and development of a live vaccine prototype. J Infect Dis 170: 278–283

Waldor, M. K., R. Colwell, J. J. Mekalanos (1994) The *Vibrio cholerae* O139 serogroup antigen includes an O-antigen capsule and lipopolysaccharide virulence determinants. Proc Natl Acad Sci USA 91: 11.388–11.392

Waldor, M. K., J. J. Mekalanos (1996) Lysogenic conversion by a filamentous phage encoding cholera toxin. Science 272: 1.910–1.914

Walev, I., M. Palmer, A. Valeva, U. Weller, S. Bhakdi (1995) Binding, oligomerization, and pore formation by streptolysin O in erythrocytes and fibroblast membranes: detection of nonlytic polymers. Infect Immun 63: 1.188–1.194

Wandersman, C., P. Delepelaire (1990) TolC, an *Escherichia coli* outer membrane protein required for hemolysin secretion. Proc Natl Acad Sci USA 87: 4.776–4.780

Wang, J. R., M. W. Stinson (1994) Streptococcal M6 protein binds to fucose-containing glycoproteins on cultured human epithelial cells. Infect Immun 62: 1.268–1.274

Watarai, M., S. Funato, C. Sasakawa (1996) Interaction of Ipa proteins of *Shigella flexneri* with $\alpha5\beta1$ integrin promotes entry of the bacteria into mammalian cells. J Exp Med 183: 991–999

Wattiau, P., B. Bernier, P. Deslee, T. Michiels, G. R. Cornelis (1994) Individual chaperones required for Yop secretion by *Yersinia*. Proc Natl Acad Sci USA 91: 10.493–10.497

Wattiau, P., G. R. Cornelis (1994) Identification of DNA sequences recognized by VirF, the transcriptional activator of the *Yersinia* yop regulon. J Bacteriol 176: 3.878–3.884

Weeks, C. R., J. J. Ferretti (1986) Nucleotide sequence of the type A streptococcal exotoxin (erythorgenic toxin) gene from *Streptococcus pyogenes* bacteriophage T12. Infect Immun 52: 144–150

Weel, J. F., C. T. Hopman, J. P. van Putten (1991) In situ expression and localization of *Neisseria gonorrhoeae* opacity proteins in infected epithelial cells: apparent role of Opa proteins in cellular invasion. J Exp Med 173: 1.395–1.405

Weiglein, I., W. Goebel, J. Troppmair, A. Demuth, M. Kuhn (1997) *Listeria monocytogenes* infection of HeLa cells results in LLO mediated transient activation of the Raf-

MEK-MAP kinase pathway. FEMS Microbiol Lett 148: 189–195

Weiss, A. A., S. Falkow (1984) Genetic analysis of phase change in *Bordetella pertussis*. Infect Immun 43: 263–269

Weiss, A. A., F. D. Johnson, D. L. Burns (1993) Molecular characterization of an operon required for pertussis toxin secretion. Proc Natl Acad Sci USA 90: 2.970–2.974

Wels, W., M. Baldrich, T. Chakraborty, R. Gross, W. Goebel (1992) Expression of bacterial cytotoxin genes in mammalian target cells. Mol Microbiol 6: 2.651–2.659

Wessels, M. R., J. B. Goldberg, A. E. Moses, T. J. DiCesare (1994) Effects on virulence of mutations in a locus essential for hyaluronic acid capsule expression in group A streptococci. Infect Immun 62: 433–441

Willems, R. J. L., C. Geuijen, G. Renauld, P. Bertin, H. G. J. van der Heide, W. M. R. van de Akker, C. Locht, F. R. Mooi (1991) Mutational analysis of the *Bordetella pertussis* fim/fha gene cluster: identification of a gene with sequence similarities to haemolysin accessory genes involved in export of FHA. Mol Microbiol 11: 337–347

Williams, S. G., L. T. Varcoe, S. R. Attridge, P. A. Manning (1996) *Vibrio cholerae* Hcp, a secreted protein coregulated with HlyA. Infect Immun 64: 283–289

Wilson, B. A., R. J. Collier (1992) Diphtheria toxin and *Pseudomonas aeruginosa* exotoxin A: active-site structure and enzymic mechanism. Curr Top Microbiol Immunol 175: 27–41

Winberg, J., R. Möllby, J. Bergström, K. A. Karlsson, I. Leonardsson, M. A. Milh, S. Teneberg, D. Haslam, B. I. Marklund, S. Normark (1995) The PapG-adhesin at the tip of P-fimbriae provides *Escherichia coli* with a competitive edge in experimental bladder infections in cynomolgus monkey. J Exp Med 182: 1.695–1.702

Wintermeyer, E., B. Ludwig, M. Steinert, B. Schmidt, G. Fischer, J. Hacker (1995) Influence of site specifically altered Mip proteins on intracellular survival of *Legionella pneumophila* in eukaryotic cells. Infect Immun 63: 4.576–4.583

Woolfrey, F. B., J. A. Moody (1991) Human infections associated with *Bordetella bronchiseptica*. Clin. Microbiol Rev 4: 234–255

Xiang, Z., S. Censini, P. F. Bayeli, J. L. Telford, N. Figura, R. Rappuoli, A. Covacci (1995) Analysis of expression of CagA and VacA virulence factors in 43 strains of *Helicobacter pylori* reveals that clinical isolates can be divided into two major types and that CagA expression is not necessary for expression of the vacuolating cytotoxin. Infect Immun 63: 94–98

Xing, Z., H.-C. Chen, J. K. Nowlen, S. J. Taylor, D. Shalloway, J.-L. Guan (1994) Direct interaction of v-src with the focal adhesion kinase mediated by the src SH2 domain. Mol. Biol Cell 5: 413–421

Yamada, M., C. Sasakawa, N. Okada, S. I. Makino, M. Yoshikawa (1989) Molecular cloning and characterization of chromosomal virulence region kcpA of *Shigella flexneri*. Mol Microbiol 3: 207–213

Yamamoto, T., P. Echeverria (1996) Detection of the enteroaggregative *Escherichia coli* heat-stable enterotoxin 1 gene sequences in enterotoxinogenic *E. coli* strains pathogenic for humans. Infect Immun 64: 1.441–1.445

Yamamoto, K., Y. Ichinose, H. Shinagawa, K. Makino, A. Nakata, M. Iwanaga, T. Honda, T. Miwatani (1990) Two-step processing for activation of the cytolysin/hemolysin of *Vibrio cholerae* O1 biotype El Tor: nucleotide sequence of the structural gene (hlyA) and characterization of the processed products. Infect Immun 58: 4.106–4.116

Yamanaka, H, K. Okamoto (1996) Amino acids in the pro region of *Escherichia coli* heat-stabile enterotoxin I that affect efficiency of translocation across the inner membrane. Infect Immun 64: 2.700–2.708

Yamasaki, S., Y. Hu, T. Binz, A. Kalkuhl, H. Kurazono, T. Tamura, R. Jahn, E. Kandel, H. Niemann (1994) Synaptobrevin/vesicle-associated membrane protein (VAMP) of *Aplysia californica*: structure and proteolysis by tetanus toxin and botulinal neurotoxins type D and F. Proc Natl Acad Sci USA 91: 4.688–4.692

Yang, Q. L., E. C. Gotschlich (1996) Variation of gonococcal lipooligosaccharide structure is due to alterations in poly-G tracts in lgt genes encoding glycosyl transferases. J Exp Med 183: 323–327

Zhan, H., K. J. Oh, Y. K. Shin, W. L. Hubbel, R. J. Collier (1995) Interaction of the isolated transmembrane domain of diphtheria toxin with membranes. Biochemistry 34: 4.856–4.863

Zhang, R. G., D. L. Scott, M. L. Westbrook, S. Nance, B. D. Spangler, G. G. Shipley, E. M. Westbrook (1995) The three-dimensional crystal structure of cholera toxin. J Mol Biol 251: 563–573

Zhao, S., J. Meng, M. P. Doyle, R. Meinersman, G. Wang, P. Zhao (1996) A low molecular weight outer-membrane protein of *Escherichia coli* O157:H7 associated with adherence to INT407 cells and chicken caeca. J Med Microbiol 45: 90–96

Zhou, J. B., G. Spratt (1992) Sequence diversity within the argF, fbp and recA genes of natural isolates of *Neisseria meningitidis*-interspecies recombination within the argF gene. Mol Microbiol 6: 2.135–2.146

Zu, T., R. Manetti, R. Rappuoli, V. Scarlato (1996) Differential binding of BvgA to two classes of virulence genes of *Bordetella pertussis* directs promoter selectivity by RNA polymerase. Mol Microbiol 21: 557–565

Zychlinsky, A., M. C. Prevost, P. J. Sansonetti (1992) *Shigella flexneri* induces apoptosis in infected macrophages. Nature 358: 167–169

Zychlinsky, A., B. Kenny, R. Menard, M. C. Prevost, I. B. Holland, P. J. Sansonetti (1994) IpaB mediates macrophage apoptosis induced by *Shigella flexneri*. Mol Microbiol 11: 619–627

3.2 Infektionskrankheiten: Tropenmedizinische Aspekte

Rolf D. Horstmann

Inhaltsverzeichnis

3.2.1 Einführung

Der Verlauf von Infektionen wird durch Reaktionen zwischen Erreger- und Wirtsstrukturen bestimmt. Zahlreiche Reaktionen dieser Art finden zwischen spezialisierten Abwehrmolekülen des Wirts wie z.B. Antikörpern und zufällig beteiligten Erregerstrukturen statt. Ihnen stehen andere gegenüber, die vom Erreger ausgehen. Moleküle des Erregers reagieren dabei selektiv mit Zielmolekülen des Wirts, meist um Invasion, Vermehrung oder Persistenz des Erregers zu vermitteln. Eine große Zahl solcher Erregermoleküle sind bereits als Pathogenitätsfaktoren identifiziert und charakterisiert; sie alle zu beschreiben würde den Rahmen dieses Kapitels sprengen. Gleichermaßen von Interesse sind bei dieser Art Reaktionen die Partner auf seiten des Wirts. Dies sind in der Regel Moleküle, die für die Entwicklung der Infektionserreger von essentieller Bedeutung sind. Sind sie in ihrer Menge oder Struktur variabel, bedingen

Handbuch der molekularen Medizin, Band 4
Immunsystem und Infektiologie
D. Ganten/K. Ruckpaul (Hrsg.)
© Springer-Verlag Berlin Heidelberg 1999

sie häufig Unterschiede in der Suszeptibilität für Infektionskrankheiten. Auf Wirtsfaktoren dieser Art konzentriert sich die folgende Darstellung. Sie beschränkt sich dabei auf klassische tropentypische Infektionen, für die entsprechende Untersuchungen vorliegen.

3.2.2 Malaria

3.2.2.1 Ätiologie und Klinik

Jährlich sterben 1–2 Mio. Menschen an Malaria, 100–200 Mio. erkranken. Die Erreger sind *Plasmodium falciparum*, *Plasmodium vivax*, *Plasmodium ovale* und *Plasmodium malariae*. Sie werden von Anophelesmücken beim Blutsaugen übertragen. Im Stadium der Sporozoiten werden sie injiziert und gelangen mit dem Blut in die Leber, in der sie sich innerhalb von 1–3 Wochen zu Schizonten entwickeln und 10 000fach vermehren. Das Stadium ist klinisch stumm. Dann werden Erythrozyten befallen. Dort setzen neue Vermehrungszyklen ein, in denen sich die Erreger von Trophozoiten (Abb. 3.2.1) zu mehrkernigen Schizonten entwickeln, ein Vorgang, der bei *Plasmodium malariae* 3 Tage, bei den anderen humanpathogenen Plasmodienarten 2 Tage dauert. Er endet mit der Ruptur des befallenen Erythrozyten, die mit Fieber einhergeht. Mehrere Merozoiten werden freigesetzt, befallen andere Erythrozyten und beginnen erneut einen Vermehrungszyklus. Parasiten im Stadium der reiferen Trophozoiten und der Schizonten verändern die Fließeigenschaften der befallenen Erythrozyten derart, daß diese in der Milz eliminiert werden. Erythrozyten, die von *Plasmodium falciparum* befallen sind, entziehen sich der Milzpassage, indem sie sich an Endothelzellen der kleinen Gefäße anlagern. Dies erlaubt den Parasiten eine nahezu uneingeschränkte Vermehrung und verursacht beim Infizierten schwere Mikrozirkulationsstörungen der betroffenen Organe, in erster Linie des Gehirns. Bei Bewohnern der Endemiegebiete entwickelt sich in einem langsamen Prozeß über mehr als 5 Jahre eine Teilimmunität gegen Malaria, die durch fortbestehende Parasitämien bei ständig rezidivierenden Infektionen und Krankheitsschüben aufrechterhalten wird.

Plasmodium vivax, *Plasmodium ovale* und *Plasmodium malariae* verursachen relativ gutartige Erkrankungen, die in der Regel mit hohem Fieber, grippeartigen Symptomen und Splenomegalie ein-

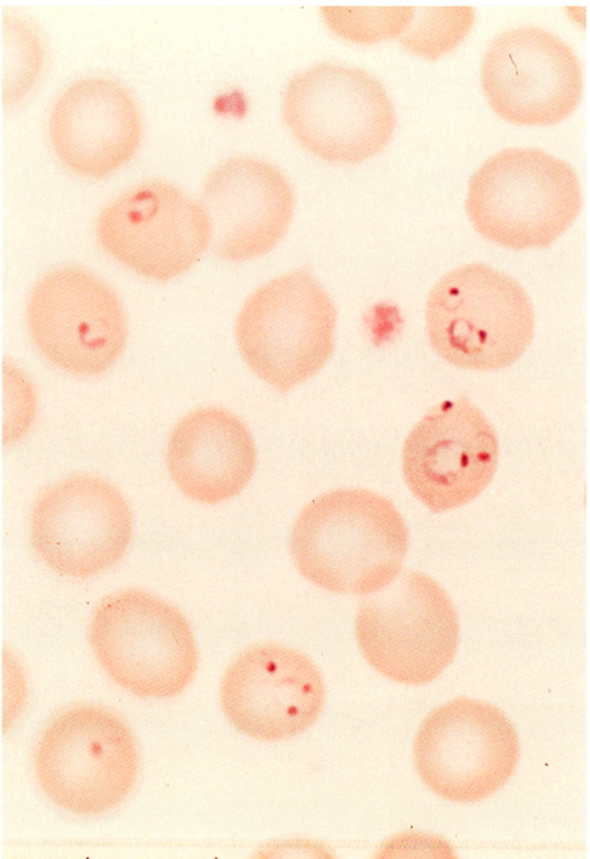

Abb. 3.2.1. Junge Trophozoiten (*Ringformen*) von *Plasmodium falciparum* im Blutausstrich. Hohe Parasitämie mit z. T. mehreren Parasiten in einem einzelnen Erythrozyten

hergehen. Die Krankheitszeichen dauern bei Erstinfizierten 2–4 Wochen, bei Teilimmunen nur wenige Tage oder sie fehlen ganz. Die Infektion mit *Plasmodium falciparum* verläuft bei Teilimmunen ähnlich. Demgegenüber verursacht sie bei Kindern und anderen Nicht-Immunen häufig eine akute, oft in wenigen Tagen tödlich verlaufende Erkrankung. Todesursache ist bei Säuglingen meist eine schwere Anämie mit noch ungeklärter Genese und bei älteren Kindern und Erwachsenen Organversagen, das offenbar durch die Adhärenz parasitierter Erythrozyten an Endothelien ausgelöst wird. *Plasmodium falciparum* verursacht etwa die Hälfte aller Malariainfektionen und ist für die hohe Zahl an Todesfällen verantwortlich.

3.2.2.2 Malaria und Humangenetik

Da die Opfer der Falciparummalaria ganz überwiegend Kinder und Jugendliche vor Erreichen der

Geschlechtsreife sind, geht man davon aus, daß die Infektion eine erhebliche Selektion auf die Menschen ausgeübt hat. So kann sie in der betroffenen Bevölkerung den Bestand genetischer Varianten bewirkt haben, die zwar in Abwesenheit von Malaria nachteilig wären, in Endemiegebieten aber durch einen gewissen Schutz vor Malaria den Nachteil kompensieren. Die so formulierte, sog. Malariahypothese [Haldane 1949] beschreibt damit einen Genpolymorphismus, der durch eine Infektion balanciert ist. Früher haben sich 2 methodische Kriterien etabliert, um die Malariahypothese für eine bestimmte genetische Variante zu verifizieren: Zum einen muß sich die Häufigkeit der Variante in Bevölkerungen proportional zur Malariaprävalenz verhalten, zum anderen müssen Träger der Varianten eine vergleichsweise geringere Malariasterblichkeit aufweisen. Mit den Fortschritten auf dem Gebiet der Zellbiologie kann als weiteres Kriterium gelten, daß die Variante in vitro die Parasitenentwicklung hemmt.

3.2.2.3 Zell- und molekularbiologische Grundlagen

3.2.2.3.1 Hepatozyteninvasion der Plasmodien

Innerhalb kürzester Zeit nach der Infektion dringen Sporozoiten in Parenchymzellen der Leber ein. Die Anlagerung an Hepatozyten erfolgt offenbar bei allen Plasmodien über das Circumsporozoitenprotein, das die Sporozoiten in nahezu ihrer Gesamtheit umhüllt [Cerami et al. 1992]. Rezeptoren auf den Leberzellen sind Proteoglykane mit einem hohen Anteil an Heparansulfat, vermutlich zusammen mit dem Low-density-Lipoprotein-Rezeptor-related-Protein, die gemeinsam auch die Bindung und Endozytose bestimmter Lipoproteine vermitteln [Cerami et al. 1992, Pancake et al. 1992, Frevert et al. 1993, Shakibaei u. Frevert 1996]. Mutanten im Sinne der Malariahypothese sind nicht beschrieben.

3.2.2.3.2 Erythrozyteninvasion der Plasmodien

Die Invasion der Erythrozyten erfolgt schrittweise durch Anlagerung und Reorientierung, Membranverschmelzung und Eindringen des Merozoiten mit Bildung einer Vakuolenmembran. Verschiedene Rezeptoren scheinen daran beteiligt zu sein. Bei *Plasmodium vivax* ist die Membranverschmelzung von einem Erythrozytenprotein abhängig, das ursprünglich als Determinante der Duffy-Blutgruppe definiert war und später als Chemokinrezeptor identifiziert wurde [Chaudhuri et al. 1993, Horuk et al. 1993]. Den Bewohnern großer Teile Westafrikas fehlt das Molekül vollständig. In diesen Gebieten fehlt auch *Plasmodium vivax*, dort findet sich *Plasmodium ovale*, der Erreger einer Malaria, die der von *Plasmodium vivax* in hohem Maß gleicht. Da die physiologische Bedeutung des erythrozytären Chemokinrezeptors unklar ist, sind die Folgen seines Fehlens schwer einzuschätzen; Funktionsstörungen sind bisher nicht beobachtet worden. Eine Reihe anderer Blutgruppendeterminanten finden sich in Afrika mit anderer Häufigkeit als in Europa, ein Zusammenhang mit Malaria ist denkbar (Übersicht bei Miller [1994]).

Im Gegensatz zu *Plasmodium vivax* scheint *Plasmodium falciparum* mehrere alternative Invasionsmechanismen entwickelt zu haben. Einer von ihnen nutzt Glykophorin A der Erythrozyten als Rezeptor für die Membranverschmelzung, ein anderer Glykophorin B [Dolan et al. 1994, Sim et al. 1994]. In beiden Glykophoringenen wurden in Afrika Mutationen gefunden. Vermutlich durch eine Rekombination zwischen beiden fehlt den sog. Dantu-Erythrozyten die extrazellulare Domäne von Glykophorin A [Unger et al. 1987]. Das Fehlen von Glykophorin B wurde bei Pygmäen festgestellt [Fraser et al. 1966]. Ebenfalls in Afrika wurde eine strukturelle Variante des Glykophorins B beschrieben [Reid et al. 1995]. Im Sinn der Malariahypothese werden diese Befunde als Hinweis darauf interpretiert, daß jeder der Rezeptoren unabhängig zur Malariaempfänglichkeit beitragen könnte und daß Mutanten möglicherweise einen gewissen Infektionsschutz verleihen [Field et al. 1994].

Beide, *Plasmodium falciparum* und *Plasmodium vivax*, benötigen offenbar zur erfolgreichen Invasion bestimmte Voraussetzungen der Fluidität der Erythrozytenmembran und der Verbindung zwischen Membran und Zytoskelett. Die südostasiatische Ovalozytose scheint einen gewissen Schutz vor der tödlichen Malaria zu vermitteln, indem sie die Erythrozyteninvasion der Plasmodien behindert. Obwohl die Mutation bei Homozygoten letal ist, erreicht das Krankheitsallel in Papua-Neu-Guinea Häufigkeiten von 30% [Cattani et al. 1987]. Die ovalozytären Erythrozyten sind relativ starr, die Lateralbeweglichkeit ihrer Membran ist reduziert, und die Verbindung zwischen Bande-3-Protein und Ankyrin erscheint fester als normal [Liu et al. 1990]. Eine Deletion von 9 Aminosäuren am Übergang von der transmembranösen zur zytoplasmatischen Domäne im Bande-3-Protein wurde für den Defekt verantwortlich gemacht, möglicherweise zusammen mit einer K56E-Mutation im zytoplasmatischen Teil [Jarolim et al. 1991].

3.2.2.3.3 Adhärenz parasitierter Erythrozyten an Endothelien

Die Adhärenz von Erythrozyten, die reife Formen von *Plasmodium falciparum* tragen, wird auf der Seite der Endothelien von einer Reihe verschiedener Rezeptoren vermittelt (Übersicht bei Roberts et al. [1993], Miller et al. [1994]). Es sind im wesentlichen Moleküle, die in ihrer eigentlichen Funktion der Adhäsion von Leukozyten im Rahmen entzündlicher Reaktionen dienen (Übersicht bei Springer [1994]). Zu ihnen gehören das Intercellular Adhesion Molecule 1 (ICAM-1), Thrombospondin, CD36, Chondroitinsulfat und, möglicherweise nur für eine kleine Gruppe von *Plasmodium–falciparum*-Isolaten, das Endothelial Leukocyte Adhesion Molecule 1 und das Vascular Cell Adhesion Molecule 1 (Abb. 3.2.2). Die Liste wird sich vermutlich in Zukunft noch verlängern. Wie es im einzelnen durch die Adhärenz von parasitierten Erythrozyten zur Perfusionsstörung kommt, ist nicht geklärt. Vermutlich beruht die Wirkung eher auf einer Fehlregulation der Endo-

thelzellen als auf einer physikalischen Blockade der Gefäße. Inflammatorische Zytokine wie Tumornekrosefaktor a (TNFa), Interleukin-1 (IL-1) und Interferon γ tragen wesentlich zur Adhärenz bei, indem sie die Expression von ICAM-1, CD36 und möglicherweise auch anderen Rezeptoren auf den Endothelzellen steigern [Berendt et al. 1989]. Es gibt einen genetischen Unterschied in der Transkriptionsrate des TNFa-Gens, er wird durch eine G:A-Mutation in Position −308 des Promotors bedingt [Wilson et al. 1997]. Afrikanische Kinder mit hoher TNFa-Transkription hatten ein 7fach erhöhtes Risiko, an zerebraler Malaria zu sterben oder schwere Folgeerscheinungen einer zerebralen Malaria zu entwickeln [McGuire et al. 1994].

Erst vor wenigen Jahren gelang es, mit der Analyse der Strukturen zu beginnen, die auf den parasitierten Erythrozyten als Adhäsine wirken. Zufällig wurde im Falciparumgenom ein Komplex von 50–150 Genen gefunden, der sich auf mehrere Chromosomen verteilt und für variable Proteine kodiert, die auf der Oberfläche der parasitierten Erythrozyten exprimiert werden [Su et al. 1995]. Die Adhäsine variieren sowohl von einem klonierten Parasitenisolat zum anderen als auch im Verlauf der Kultivierung eines Klons [Roberts et al. 1993, Smith et al. 1995]. Es liegt nahe, diese Variation funktionell relevanter Antigene als ein Mittel der Parasiten anzusehen, der Immunantwort des Wirts auszuweichen.

3.2.2.4 Hämoglobinopathien

3.2.2.4.1 Struktur der Hämoglobine

Da Hämoglobin sich aus Erythrozyten leicht in praktisch reiner Form gewinnen läßt, wurden seine strukturellen Varianten gleich zu Beginn der Entwicklung biochemischer Arbeitsmethoden entdeckt [Pauling et al. 1949]. So erklärt sich, daß die molekulare Medizin der Malaria einschließlich der Formulierung der Malariahypothese bereits nahezu 50 Jahre alt ist [Haldane 1949].

Hämoglobine bestehen aus 2 unterschiedlichen Paaren von Polypeptidketten, die zusammen das Globin bilden und von denen jede als prosthetische Gruppe das Häm trägt. Normale Hämoglobine bestehen aus 2 a- und 2 β-, γ- oder δ-Ketten. Beim gesunden Erwachsenen finden sich zu über 90% Hämoglobin A (Hb-A), das aus 2 a- und 2 β-Ketten besteht ($a2\beta2$), zu jeweils wenigen Prozenten Hb-A2 ($a2\delta2$) und chemisch modifiziertes Hb-A sowie zu weniger als 1% fetales Hämoglobin,

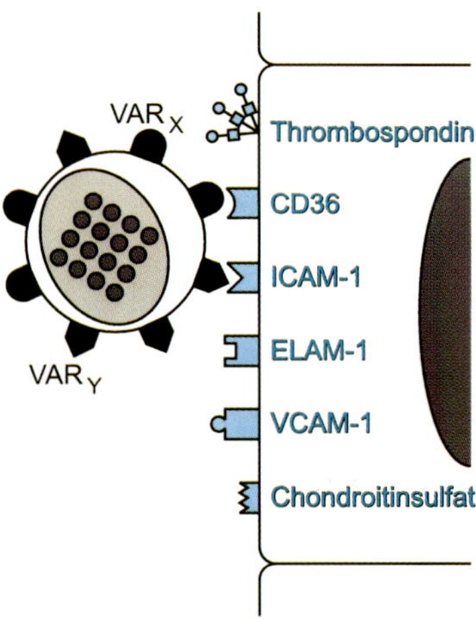

Abb. 3.2.2. Schematische Darstellung der Adhäsine und möglicher Rezeptoren bei der Adhärenz eines Erythrozyten, der einen Schizonten von *Plasmodium falciparum* trägt, an eine Endothelzelle. Bisher identifizierte mögliche Rezeptoren auf Endothelzellen sind *Thrombospondin*, *CD36*, Intercellular Adhesion Molecule 1 (*ICAM-1*), Endothelial Leukocyte Adhesion Molecule 1 (*ELAM-1*) oder E-Selectin, Vascular Cell Adhesion Molecule 1 (*VCAM-1*) und *Chondroitinsulfat*, die von den Parasiten aber nicht gleichzeitig, sondern sukzessiv benutzt zu werden scheinen. Entsprechende Adhäsine auf parasitierten Erythrozyten sind die variablen Produkte der var-Gene, hier als *VAR$_x$* und *VAR$_y$* bezeichnet

Hb-F, ($\alpha 2\gamma 2$) und eine chemische Modifikation von Hb-F. Im Fetus und Neugeborenen überwiegt Hb-F. Weitere Hämoglobine kommen kurzzeitig im Embryo vor. Liegen die beiden jeweils am Tetramer beteiligten Globinketten in unterschiedlichen Mengen vor, präzipitiert die überschüssige Kette, und es kommt zur Hämolyse.

3.2.2.4.2 Ätiologie und Klinik der Hämoglobinopathien

Thalassämien

Mutationen der Globingene sind Ursache für die häufigsten monogenen Erbkrankheiten überhaupt. Hunderte sind beschrieben. Bewirken sie einen kompletten Verlust der Proteinsynthese auf dem betroffenen Allel, werden sie α^0-, β^0-, usw. -Thalassämien genannt, bewirken sie eine Verminderung, heißen sie α^+-, β^+-, usw. -Thalassämien. Das klinische Bild hängt davon ab, welche Globinkette von der Synthesestörung betroffen ist und in welchem Ausmaß. Es umfaßt ein Spektrum mit allen denkbaren Ausprägungen der Anämie, das vom gesunden Träger bis zur Fehlgeburt durch Hydrops fetalis reicht, bei dem ein komplettes Fehlen der α-Ketten jede physiologische Globinbildung verhindert. Die Thalassämien beschränken sich in ihrer Verbreitung auf ehemalige oder bestehende Endemiegebiete der Malaria (Abb. 3.2.3), daher wird angenommen, daß sie einen gewissen Schutz vor tödlicher Malaria verleihen. Überraschend war daher das Ergebnis einer jüngsten klinischen Studie, die ergab, daß Kinder mit α-Thalassämie häufiger an Malaria erkrankten als Kontrollpersonen [Williams et al. 1996]. Möglicherweise erfahren thalassämische Kinder häufiger nicht-tödliche Krank-

heitsepisoden und entwickeln so rascher die Teilimmunität.

Sichelzellanämie

Ist nicht die Produktion, sondern die Struktur der Globine betroffen, spricht man von Hämoglobinvarianten. Von großer Bedeutung ist das Sichelzellhämoglobin, Hb-S, das bei Homozygotie Form und Fließeigenschaften der Erythrozyten insbesondere unter erniedrigter Sauerstoffspannung stark verändert und sie „sicheln" läßt (Abb. 3.2.4). Die Betroffenen leiden an schwerer Anämie, rezidivierenden Infarkten in verschiedenen Organen und generalisierten Infektionen. Sie sterben in der Regel als Kinder oder Jugendliche. Der Schutz heterozygoter Genträger vor tödlicher Malaria ist im Sinn der Malariahypothese auf allen Ebenen bestätigt, epidemiologisch, klinisch und in vitro. Die Hämoglobinvarianten Hb-C, Hb-D und Hb-E verursachen ebenfalls hämolytische Anämien, die aber klinisch milder als die Sichelzellanämie verlaufen. Entsprechend ihrer physikochemischen Eigenschaften manifestieren sich andere Hämoglobinvarianten klinisch als Methämoglobinämien, Polyzythämien

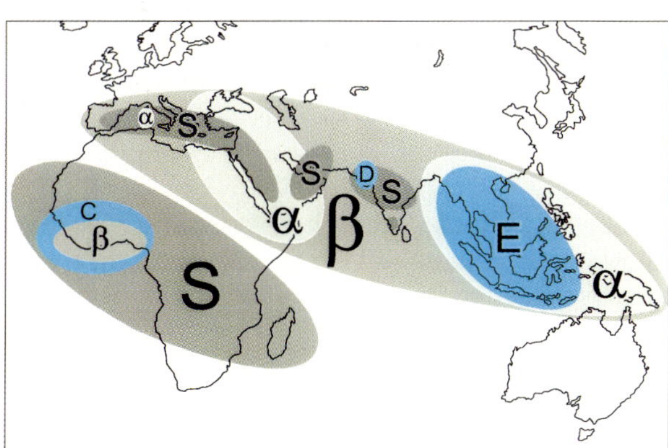

Abb. 3.2.3. Verbreitungsgebiete der Hämoglobinopathien, $\alpha = \alpha$-Thalassämien, $\beta = \beta$-Thalassämien, $S =$ Hb-S, $C =$ Hb-C, $D =$ Hb-D, $E =$ Hb-E

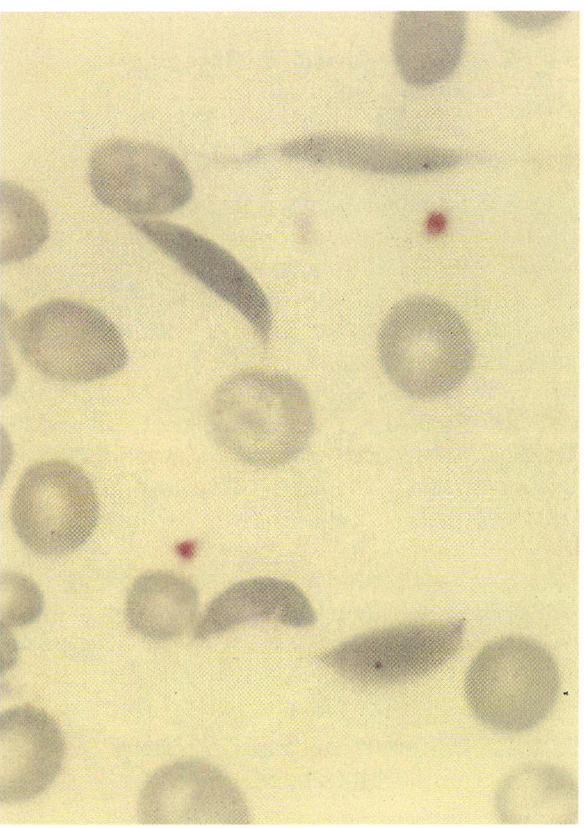

Abb. 3.2.4. Sichelzellen

oder als Thalassämie-ähnliche Syndrome. Da alle möglichen heterozygoten Kombinationen von Thalassämien und Hämoglobinvarianten vorkommen können, sind die klinischen Bilder „bunt".

3.2.2.4.3 Molekulargenetische Grundlagen der Hämoglobinopathien

Aufgrund ihrer weiten Verbreitung und großen medizinischen Bedeutung waren Thalassämien schon früh bevorzugte Objekte der molekulargenetischen Forschung. Die hohe Zahl natürlich vorkommender Mutationen bot eine einzigartige Gelegenheit, beim Menschen Struktur-Funktions-Beziehungen in der Genregulation zu studieren. Dementsprechend wurden Hunderte verschiedener Mutationen beschrieben, die alle möglichen genetischen Mechanismen von der Punktmutation bis zur Genduplikation umfaßten und alle Gensegmente vom Promotor bis zum Polyadenylierungssignal betrafen (Übersicht bei Higgs et al. [1989]). In ähnlicher Weise boten die zahlreichen Hämoglobinvarianten eine Möglichkeit, die Struktur des Globinmoleküls mit seiner Funktion in Beziehung zu setzen (Übersicht bei Huisman [1993]).

3.2.2.5 Glukose-6-Phosphat-Dehydrogenase-Mangel

3.2.2.5.1 Ätiologie und Klinik

Wie die Hämoglobinopathien ist der Mangel an Glukose-6-Phosphat-Dehydrogenase (G6PDH) eine äußerst häufige Erbkrankheit, deren Vorkommen auf die Endemiegebiete der Malaria begrenzt ist. Das Enzym G6PDH ist Teil des Pentosephosphatwegs, der Erythrozyten mit Reduktionsäquivalenten versorgt. Eine Aktivitätsverminderung der G6PDH erhöht daher ihre Anfälligkeit für oxidativen Streß, der durch Favabohnen, bestimmte Medikamente oder auch durch Malaria ausgelöst werden kann. Man nimmt an, daß eine Oxidierung des Globins und der Zellmembran zur Hämolyse führt. Mit zunehmendem Schweregrad des G6PDH-Mangels findet man klinisch symptomlose Träger, leichte oder schwere akute Hämolysen oder schwere chronische hämolytische Anämien.

3.2.2.5.2 Molekulargenetische Grundlagen des G6PDH-Mangels

Biochemisch sind mehrere Hundert Varianten der G6PDH beschrieben, auf DNA-Ebene etwa 60. Es handelt sich nahezu ausschließlich um informative Punktmutationen, die sich weit auf dem Strukturgen verteilen (Übersicht bei Beutler [1994]). Das Gen liegt auf dem X-Chromosom. Ursprünglich war ein Schutz vor hoher Malariaparasitämie für heterozygote Mädchen, nicht aber für hemizygote Jungen beobachtet worden [Bienzle et al. 1972], ein solcher Unterschied wurde später allerdings nicht bestätigt [Ruwende et al. 1995]. Insgesamt gelten für den G6PDH-Mangel die Kriterien der Malariahypothese als erfüllt.

3.2.2.6 Immungenetik der Malaria

In Westafrika fand sich bei Kindern mit bestimmten Allelen des Major histocompatibility complex (MHC) ein Schutz vor schwerer Anämie und zerebralen Komplikationen der Falciparummalaria. Der Effekt war etwa so stark wie der des Sichelzellallels [Hill et al. 1991]. In einer eleganten Untersuchung wurde die Wirkung eines der MHC-Allele auf die Präsentation eines Antigens zurückgeführt, das von einem örtlichen *Plasmodium-falciparum*-Isolat im Stadium der Leberschizonten exprimiert wurde und T-Lymphozyten teilimmuner Bewohner des Endemiegebiets stimulierte [Hill et al. 1992]. Die Allelassoziationen wurden in Ostafrika nicht gefunden, möglicherweise als Folge eines Unterschieds in den örtlich vorherrschenden *Plasmodium-falciparum*-Isolaten [Riley et al. 1992].

3.2.3 Leishmaniosen

3.2.3.1 Ätiologie und Klinik

Leishmaniosen gelten als eindrucksvolles Beispiel des Wechselspiels von Erreger- und Wirtseigenschaften in der Entwicklung einer Infektionskrankheit. Protozoen der Gattung *Leishmania* verursachen – je nach Spezies und Wirtseigenschaft – ein Spektrum von klinischen Erscheinungen, das von der symptomlosen Erregerpersistenz bis zur schweren generalisierten Krankheit reicht. Leishmanien werden beim Stich von Sandmücken übertragen und befallen im Menschen und einigen Säugetieren Zellen des mononukleären Phagozytosesystems, insbesondere Makrophagen. *Leishmania major*, *Leishmania tropica*, *Leishmania aethiopica*, *Leishmania mexicana* und *Leishmania braziliensis* verursachen Hautulzera mit erhabenem Rand,

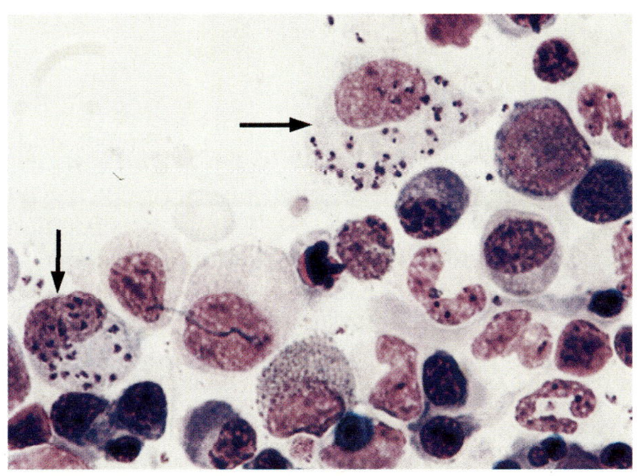

Abb. 3.2.5. Makrophagen mit Leishmanien (*Pfeile*) im Knochenmarkausstrich bei Kala Azar (Präparat J. Schottelius)

„Orientbeulen", die die Größe eines 5-DM-Stücks erreichen und nach 1–2 Jahren spontan heilen. Einige Jahre nach einer Infektion mit *Leishmania mexicana* oder *Leishmania braziliensis* folgt gelegentlich die mukokutane Form, ein häufig mutilierender Befall des Nasen-Rachen-Raums, der vermutlich immunpathologisch bedingt ist. *Leishmania mexicana* und *Leishmania aethiopica* rufen in seltenen Fällen das schwere und therapierefraktäre Krankheitsbild der disseminierten kutanen Leishmaniose hervor, das durch eine massive Vermehrung von Erregern bei immunologischer Anergie gekennzeichnet ist und klinisch der fortgeschrittenen lepromatösen Lepra ähnelt. Ähnlich massiv kann sich *Leishmania donovani* im Menschen vermehren, sie verursacht die viszerale Leishmaniose, Kala Azar, eine relativ häufige Erkrankung mit Befall von Leber, Milz und Knochenmark (Abb. 3.2.5). Klinisch imponiert sie als fieberhafte Allgemeinerkrankung mit Hepatosplenomegalie und peripherer Panzytopenie.

In der Immunologie wurden die Leishmaniosen dadurch bekannt, daß ein Mausmodell mit *Leishmania major* zur Entdeckung der TH1/TH2-Dichotomie der T-Helferlymphozyten führte [Mosmann u. Coffman 1989]. Eine TH1-typische Immunreaktion aktiviert Makrophagen und ermöglicht die wirksame Abtötung der Leishmanien, während eine TH2-Reaktion im wesentlichen B-Lymphozyten zur Antiköperproduktion stimuliert und die Ausbreitung der Erreger zuläßt. Aufgrund dieser Studien fand die Gabe von Interferon γ Einzug in die Klinik als Ergänzung der Chemotherapie der Leishmaniosen mit 5wertigen Antimonpräparaten, Aminosidin und Ketoconazol.

3.2.3.2 Immungenetik der Leishmaniosen

In südamerikanischen Familien wurden Assoziationen zwischen dem Auftreten der lokalisierten oder der mukokutanen Leishmaniose und MHC-Allelen gefunden [Lara et al. 1991]. Es könnte ein Zusammenhang bestehen mit Polymorphismen in den Genen, die für TNFα und -β kodieren, da diese ebenfalls im MHC liegen. Die TNF-Polymorphismen waren in Südamerika ebenfalls mit dem Auftreten der kutanen Leishmaniose bzw. der mukokutanen Komplikation assoziiert [Cabrera et al. 1995].

3.2.3.3 Molekulare Pathogenese der Leishmaniosen

Im Zentrum der Pathogenese stehen das Eindringen der Erreger in Makrophagen und ihr intrazellulares Überleben. Soweit bisher bekannt, kommt dabei 2 Molekülen der Leishmanien herausragende Bedeutung zu, dem Glykolipid Lipophosphoglykan (LPG) und einem Protein mit einem MG von 63.000 und mit proteolytischer Aktivität (gp63). Dies gilt für alle untersuchten Leishmanien. Zwar wurden einige quantitative Unterschiede zwischen den einzelnen Spezies beobachtet, im wesentlichen stimmten die Befunde jedoch überein (Übersichten bei Chang et al. [1990] und Turco u. Descoteaux [1992]). LPG und gp63 sind beides Oberflächenmoleküle. Sie wirken als Adhäsine und vermitteln die Bindung der Leishmanien an die Lektin-artigen Bindungsstellen der CD11/CD18-Rezeptoren von Makrophagen. Insbesondere bewirken sie eine kontrollierte Komplementaktivierung auf der Leishmanienoberfläche, so daß Komplementrezeptoren beim Eindringen in Makrophagen beteiligt werden können und damit Abwehrvorgänge der Makrophagen wie die Produktion von toxischen Sauerstoffmetaboliten gedämpft werden. Am Beispiel von *Leishmania major* wurde gezeigt, daß die Wirkung von Komplement absolut notwendig für das Überleben der Erreger in Makrophagen war [Mosser u. Edelson 1987]. LPG war zudem in der Lage, die Phagolysosomenverschmelzung zu verhindern [Desjardins u. Descoteaux 1997], Sauerstoffmetaboliten zu neutralisieren [Chan et al. 1989] und die Expression der induzierbaren Stickoxidsynthase zu hemmen [Proudfoot et al. 1996]. Darüber hinaus unterdrückte es die Expression des IL-1β- und TNFα-Gens, möglicherweise ebenfalls, um Abwehrreaktionen des Wirts zu unterdrücken [Hatzigeorgiou et al. 1996].

3.2.3.4 Kopplungsanalysen und Positionsklonierung im Mausmodell für Leishmaniosen

Die Leishmaniose der Maus gehörte zu den Modellen, in denen die Bedeutung der Wirtsgenetik für die Empfänglichkeit für Infektionen entdeckt wurde. Zunächst konzentrierten sich die Studien auf einen Locus auf Chromosom 1, der die Empfänglichkeit der Maus für eine Reihe intrazellularer Erreger wie Salmonellen, Leishmanien und Mykobakterien bestimmt und Ity, Lsh bzw. Bcg genannt wurde [Bradley 1974, Plant u. Glynn 1974]. Inzwischen ist das Gen das erste bedeutende der Infektionsmedizin, das durch Positionsklonierung identifiziert wurde [Vidal et al. 1993]. Es kodiert für ein Transmembranprotein, das spezifisch in Makrophagen exprimiert wird, und wurde Natural resistance-associated macrophage protein-1, abgekürzt Nramp1, genannt. Krankheitsempfänglichkeit war mit einer G105D-Mutation in der 2. von 10 putativen Transmembrandomänen assoziiert. Zwar ist die Funktion des Genprodukts noch unbekannt, doch wurden das homologe Gen des Menschen (NRAMP1) und einige seiner strukturellen Varianten ermittelt [Liu et al. 1995]. Der Einfluß des Genprodukts auf den Verlauf von Tuberkulose, Lepra oder Leishmaniosen beim Menschen ist offenbar nicht so groß, daß er bei initialen Assoziationsstudien erkennbar gewesen wäre.[1] Unlängst ergab sich jedoch ein erster Hinweis auf einen Bezug zur Suszeptibilität für Lepra (s. Kapitel 3.2.4.2 „Genetik und Immungenetik der Lepra") [Abel u. Dessein 1997].

Zum Teil abhängig von den untersuchten Parasitenspezies und Mausstämmen wurden neben Ity/Lsh/Bcg bislang 5 weitere genomische Regionen identifiziert, die den Verlauf von Leishmanieninfektionen beeinflussen können (Übersicht bei Blackwell [1996], Gorham et al. [1996]). Sie beinhalten z. B. den MHC [Roberts et al. 1997] bzw. eine Gruppe von Genen, die für IL-4 und andere Zytokine kodieren, das Gen des IL-10-Rezeptors [Gorham et al. 1996] oder das der induzierbaren Stickoxidsynthase (iNOS) [Mock et al. 1994]. Das iNOS-Gen ist darüber hinaus auch deswegen von Interesse, da sein Fehlen resistente Mäuse empfänglich für eine progrediente *Leishmania-major-*Infektion machte [Wei et al. 1995].

---

[1] Blackwell JM (1996) Genetic and functional analysis of NRAMP1 in infectious and autoimmune diseases. Vortrag auf der Konferenz „Genetics of the susceptibility to infectious diseases", Paris, Frankreich, 21.–23. 10. 1996.

3.2.4 Lepra

3.2.4.1 Ätiologie und Klinik

Mycobacterium leprae befällt die Makrophagen der Haut und die Schwann-Zellen der peripheren Nerven. Klinisch stellt sich die Lepra als Spektrum dar, dessen Pole die tuberkuloide und lepromatöse Form bilden und das indeterminierte und Borderline-Formen umfaßt. Charakteristisch für die tuberkuloide Form ist die geringe Zahl von Bakterien bei TH1-typischer Immunreaktion mit starker zellularer Infiltration und Granulombildung in der Haut und in peripheren Nerven. Es resultieren papulöse, oft flächig-erhabene Hautveränderungen mit Sensibilitätsausfall und Pigmentstörungen sowie Verdickung der peripheren Nerven, die oft auf eine Extremität begrenzt sind. Demgegenüber finden sich bei der lepromatösen Form massenhaft Bakterien, es fehlt die zellulare Abwehr, statt des-

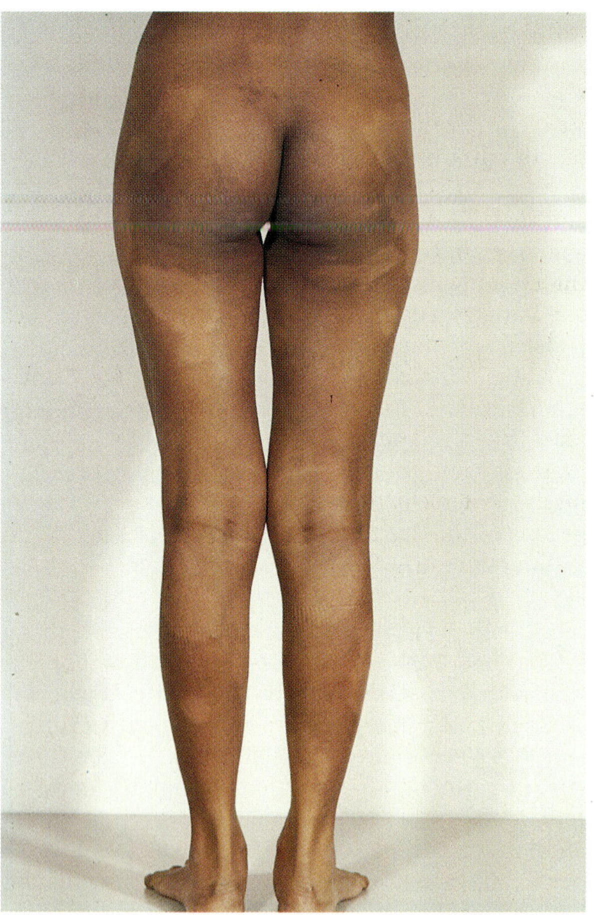

Abb. 3.2.6. Lepromatöse Lepra im Frühstadium, symmetrischer Befall (Bild G. D. Burchard)

sen sind als Zeichen einer TH2-Reaktion spezifische Antikörper nachweisbar. Die Hautläsionen sind zunächst makulös, breiten sich in der Folge auf die gesamte Haut aus (Abb. 3.2.6) und bilden später, häufig im Gesicht, Knoten und Wülste aus Makrophagen, die mit Bakterien gefüllt sind. Im fortgeschrittenen Stadium führt die Zerstörung peripherer Nerven zu funktionellen Läsionen und Deformitäten hauptsächlich an den Extremitäten, an Augen, Nase, Rachen und, beim Mann, an den Hoden.

Durch Schaffung von Behandlungszentren, aktive Identifizierung von Erkrankten und erfolgreiche Kombinationstherapie ist die Prävalenz der Erkrankung weltweit rückläufig.

3.2.4.2 Genetik und Immungenetik der Lepra

In zahlreichen Studien ist belegt, daß genetische Faktoren eine bedeutende, wenn nicht die entscheidende Rolle für die Ausprägung einer *Mycobacterium-leprae*-Infektion spielen. Die Empfänglichkeit für Lepra per se scheint von einem oder einigen Genen bestimmt zu werden, die derzeit noch unbekannt sind [Abel u. Demenais 1988]. Versuche, sie näher zu charakterisieren, waren bisher durch ethnische Unterschiede erschwert [Abel et al. 1995]. Unlängst ergaben sich Hinweise darauf, daß NRAMP1 (s. Kapitel 3.2.3.4 „Kopplungsanalysen und Positionsklonierung im Mausmodell für Leishmaniosen") in einer vietnamesischen Untersuchungsgruppe einen Einfluß haben könnte [Abel u. Dessein 1997]. Unter den Individuen, die prinzipiell für die Erkrankung empfänglich sind, scheint die klinische Form wesentlich von den klassischen Immunantwortgenen des MHC beeinflußt zu sein. Auch hier fanden sich deutliche ethnische Unterschiede, doch wurden Zusammenhänge sowohl in Kopplungsanalysen als auch in Assoziationsstudien gefunden (Übersicht bei De Vries [1992]). Die lepromatöse Erkrankungsform war mit der Gruppe der HLA-DQ1-Allele assoziiert, die tuberkuloide bei Südamerikanern mit der DR3-Gruppe, bei Asiaten mit der DR2-Gruppe. Unlängst wurde auf der Grundlage von Befunden bei einer indischen Patientengruppe versucht, die DR2-Assoziation einer dezidierten strukturellen Eigenschaft des DR-Moleküls zuzuordnen [Zerva et al. 1997]; kritische statistische Überlegungen lassen jedoch derartige Interpretationen als in hohem Maß spekulativ erscheinen.

3.2.4.3 Molekulare Pathogenese der Lepra

Mycobacterium leprae und andere pathogene Mykobakterien verhalten sich hinsichtlich des Eindringens in Monozyten und Makrophagen und des intrazellularen Überlebens sehr ähnlich den Leishmanien. Die Bakterien lassen auf ihrer Oberfläche eine Aktivierung des alternativen Komplementwegs zu, um mit C3b opsonisiert und über Komplementrezeptoren von Makrophagen phagozytiert zu werden [Schlesinger u. Horwitz 1991]. Bei anderen pathogenen Mykobakterien fanden sich darüber hinaus Hinweise auf zusätzliche Phagozytosemechanismen über Mannoserezeptoren [Schlesinger 1993] und einen möglicherweise besonderen Weg der Komplementaktivierung [Schorey et al. 1997]. *Mycobacterium leprae* produziert große Mengen von Glykolipiden, die funktionell offenbar ähnlich den LPG der Leishmanien wirken. Sie fangen Sauerstoffradikale ab und unterdrücken den oxidativen Streß in Makrophagen [Chan et al. 1989, Vachula et al. 1989].

Der Tropismus von *Mycobacterium leprae* für periphere Nerven wurde auf molekularer Ebene erklärt. Es wurde gezeigt, daß *Mycobacterium leprae* selektiv an einen bestimmten Typ von Laminin (Laminin-α2) bindet, der wiederum mit speziellen Rezeptoren der Integrinfamilie (β4-Kette) auf Schwann-Zellen reagiert [Rambukkana et al. 1997]. Die Bindung an die Zielzelle erfolgt demnach über ein spezifisches Brückenmolekül. Eine Bedeutung von Fibronektin bei der Bindung an Schwann-Zellen [Schorey et al. 1995] wurde in dieser Studie nicht bestätigt.

3.2.5 Chagas-Krankheit (Amerikanische Trypanosomiasis)

3.2.5.1 Ätiologie und Klinik

Die Endemiegebiete der Chagas-Krankheit sind auf Lateinamerika beschränkt. Erreger sind Protozoen der Spezies *Trypanosoma cruzi*, die durch blutsaugende Raubwanzen und durch Bluttransfusionen übertragen werden. Während einer initialen Parasitämie dringen sie aktiv in verschiedene Körperzellen ein, in erster Linie ins Myokard und in die glatten Muskelzellen und autonomen Nervenzellen des Intestinaltrakts. Das akute Stadium der Infektion ist häufig asymptomatisch, kann aber auch als fieberhafte Allgemeinerkrankung mit Exanthem und Lymphknotenschwellungen verlaufen und in seltenen Fällen unter den Zeichen einer Meningoenzephalitis oder Herzinsuffizienz zum Tod führen. Bis zu 25% der Patienten entwickeln Jahre oder Jahrzehnte nach der Infektion Zeichen der chronischen Chagas-Krankheit. Bei einem Teil der Betroffenen bilden sich riesige Erweiterungen einzelner Darmabschnitte, sog. Megaformen, insbesondere im Ösophagus und im Kolon. Man führt dies ursächlich auf die Zerstörung der autonomen Nervenzellen in der akuten Krankheitsphase zurück, die durch altersbedingte weitere Rarefizierung den Verlust von Peristaltik und Tonus der Darmwand bewirkt. Die andere Spätmanifestation der Chagas-Krankheit ist eine dilatative Kardiomyopathie, für die man immunpathogenetische Vorgänge verantwortlich macht, die durch Persistenz einer kleinen Zahl von Parasiten ausgelöst werden.

3.2.5.2 Molekulare Pathogenese der Chagas-Krankheit

Bestimmte Sialinsäureverbindungen und Heparansulfate sind die initialen Bindungsstellen für *Trypanosoma cruzi* an Zielzellen [Ortega-Barria u. Pereira 1991, Pereira 1983]. Durch eine Umlagerung von Sialinsäureresten scheinen sich die Trypanosomen dann selbst den eigentlichen Rezeptor zu schaffen [Schenkman et al. 1991]. Zum Eindringen benötigen sie die Aktivierung der Rezeptoren für Transforming Growth Factor *ß*, die u.a. die Proliferation der Wirtszelle hemmen und die Synthese extrazellularer Matrix vermitteln können [Ming et al. 1995].

3.2.5.3 Molekulare Immunologie der Chagas-Krankheit

In Mäusen, bei denen durch Deletion des Gens für β_2-Mikroglobulin die Synthese der MHC-Klasse-I-Moleküle verhindert wurde, war die Empfänglichkeit für *Trypanosoma cruzi* enorm gesteigert [Tarleton et al. 1992], deutlich stärker als z.B. die Empfänglichkeit für Virusinfektionen (Übersicht bei Raulet [1994]). Die Tiere starben mit hohen Parasitämien bei vergleichsweise geringen entzündlichen Veränderungen. Der Befund weist auf eine große Bedeutung der zytotoxischen T-Lymphozyten bei der Bekämpfung der initialen Parasitenvermehrung hin.

3.2.6 Schlafkrankheit (Afrikanische Trypanosomiasis)

3.2.6.1 Ätiologie und Klinik

Obwohl die wirkliche Zahl an Erkrankten deutlich höher zu sein scheint als die gemeldete von etwa 20.000 Fällen jährlich, ist die Schlafkrankheit in den Maßstäben der Tropenmedizin dennoch eine seltene Erkrankung. Häufig und darüber hinaus von enormer ökonomischer Bedeutung ist die Nagana, die Trypanosomiasis der Rinder. Beide kommen nur im Verbreitungsgebiet ihrer Überträger, der Tsetse-Fliegen, in Afrika vor. Erreger der menschlichen Trypanosomiasis ist in Westafrika *Trypanosoma brucei gambiense* und in Ostafrika *Trypanosoma brucei rhodesiense* (Abb. 3.2.7). Die Erreger der Nagana sind nahe verwandte Spezies und Subspezies.

Afrikanische Trypanosomen sind das klassische Beispiel für Antigenvariation. Sie sind von einer nahezu lückenlosen Hülle umgeben, die aus nur 1 Protein besteht. Da das Protein sehr immunogen ist, bildet der Wirt große Mengen entsprechender Antikörper, und die Trypanosomen werden lysiert. Es überlebt ein Klon, der ein variantes Oberflächenprotein exprimiert. Offenbar erlaubt diese Lebensweise den Trypanosomen, sich im Wirt frei in den extrazellularen Räumen der Gewebe und im Blut zu bewegen. Die Blut-Hirn-Schranke schützt zunächst das ZNS, wird aber im fortgeschrittenen Stadium von den Trypanosomen überwunden. Das erste Krankheitsstadium besteht aus einer fieberhaften Allgemeinerkrankung mit Lymphknotenschwellungen, Gewichtsverlust und unterschiedlichen Organmanifestationen. Bei foudroyanten Ver-

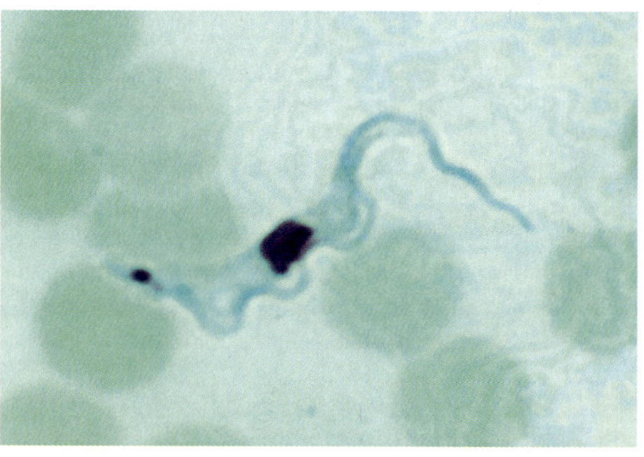

Abb. 3.2.7. *Trypanosoma brucei rhodesiense* im peripheren Blut (Präparat F. Ebert)

läufen, die bei der ostafrikanischen Form durch *Trypanosoma brucei rhodesiense* vorkommen, tritt der Tod durch eine Myokarditis ein. Das 2. Stadium beginnt bei *Trypanosoma brucei rhodesiense* einige Wochen, bei *Trypanosoma brucei gambiense* einige Monate nach der Infektion. Es ist durch Auszehrung aufgrund der extremen Antikörperproduktion und durch Befall des ZNS mit vielfältigen neurologischen und psychiatrischen Zeichen und Symptomen gekennzeichnet.

3.2.6.2 Kopplungsanalysen bei Afrikanischer Trypanosomiasis

Genetische Studien werden derzeit im Mausmodell und beim Rind durchgeführt. In der Maus liegen die Ergebnisse von Kreuzungen zwischen einem resistenten Stamm und 2 suszeptiblen Stämmen vor. Genomweite Kopplungsanalysen zeigten übereinstimmend in beiden Kreuzungen Suszeptibilitätsloci auf den Chromosomen 17 und 5, in einer Kreuzung zusätzlich einen Locus auf Chromosom 1 [Kemp et al. 1997]. Der Locus auf Chromosom 17 beinhaltet den MHC. Eine Bedeutung dieser Region für die Suszeptibilität des Rinds wurde inzwischen durch Kopplungsanalyse in einer großen Zucht suszeptibler und resistenter Tiere bestätigt.[2]

3.2.7 Bilharziose (Schistosomiasis)

3.2.7.1 Ätiologie und Klinik

Mit etwa 200 Mio. Infizierten gilt die Schistosomiasis als bedeutendste Wurmerkrankung des Menschen [WHO 1993]. Sie wird durch verschiedene Arten der Gattung *Schistosoma* verursacht, die als Adulte in den kleinen Venen des Urogenitalsystems oder des Dickdarms leben (Abb. 3.2.8). Jedes Weibchen produziert bis zu mehrere Tausend Eier täglich, die die Wand des Blutgefäßes und der ableitenden Harnwege bzw. des Darms durchwandern und mit dem Urin oder Stuhl ausgeschieden werden. Gelangen sie in geeignete Süßwasser, entwickeln und vermehren sie sich in bestimmten Schnecken und dringen anschließend durch die in-

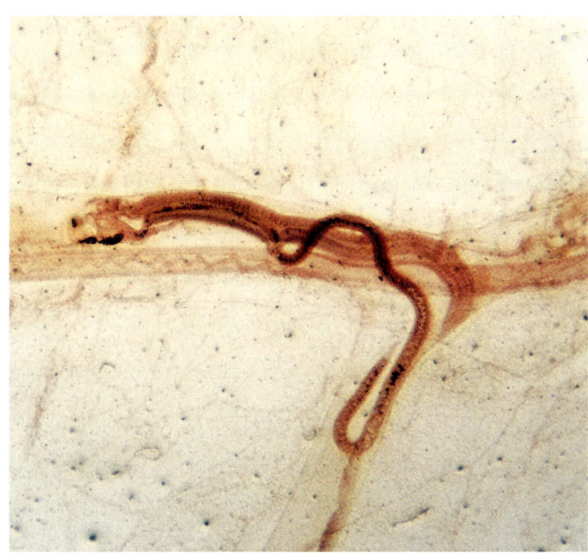

Abb. 3.2.8. Schistosomenpärchen in einer kleinen Mesenterialvene (Tiermodell). Das Weibchen ist länger und schlanker, es liegt z. T. in der Bauchfalte des Männchens (Präparat D. W. Büttner)

takte Haut wieder in den Menschen ein. Aus den Mesenterialvenen werden zahlreiche Eier in die Leber geschwemmt, die dort durch Granulombildung eine Fibrose mit nachfolgender portaler Hypertension und Bildung von Ösophagusvarizen verursachen können.

3.2.7.2 Molekulare Immunologie der Bilharziose

Im Mausmodell der Schistosomiasis war die Anwesenheit von TNFα für die Granulombildung und anschließende Vernarbung der Leber entscheidend [Amiri et al. 1992]. In denselben Experimenten fiel auf, daß TNFα Schistosomenweibchen sowohl im Wirt als auch in vitro dosisabhängig zur Eiablage stimuliert. Der Befund bestätigt anschaulich, daß Parasiten Abwehrreaktionen des Wirts als Signale für die eigene Entwicklung nutzen.

3.2.7.3 Kopplungsanalysen bei Bilharziose

Die Schistosomiasis ist die erste und bisher einzige parasitäre Infektionskrankheit, für die beim Menschen eine genomweite Kopplungsanalyse zur Identifizierung möglicher Suszeptibilitätsloci durchgeführt wurde. Ausgangspunkt war, daß sich in der Bevölkerung eines Endemiegebiets Hinweise auf einen Major-gene-Effekt fanden, der die Suszeptibilität für intestinale Schistosomiasis beein-

---

[2] Gelhaus A, Hanotte O, Horstmann RD, Teale A (1996) Genetic mapping of trypanosusceptibility in the F2 generation of two full-sibling N'Dama x Boran families. Abstract B006, XXVth International Conference on Animal Genetics, Tours, Frankreich, 21.–25. 6. 1996.

flußte [Abel et al. 1991]. Das Maß für die individuelle Suszeptibilität war die Zahl ausgeschiedener Schistosomeneier, die in bezug auf das Geschlecht der Infizierten, das Alter und die Exposition durch Süßwasserkontakte korrigiert wurde. Der Suszeptibilitätslocus wurde auf Chromosom 5q31–q33 lokalisiert [Marquet et al. 1996, Müller-Myhsok et al. 1997], eine Region mit einer Reihe von Kandidaten wie z.B. den Genen für die Interleukine 3, 4, 5, 9, und 13. Darüber hinaus waren derselben Region zuvor bereits Loci zugeordnet worden, die die Gesamt-IgE-Konzentration im Serum regulieren und bei Asthmatikern eine bronchiale Übererregbarkeit bestimmen [Marsh et al. 1994, Postma et al. 1995]. Ein möglicher Zusammenhang ist von Interesse, da bei Wurmerkrankungen häufig allergische Reaktionen mit IgE-Vermehrung auftreten und speziell bei Schistosomiasis Immunschutz mit dem Auftreten spezifischer IgE-Antikörper in Verbindung gebracht worden war [Hagan et al. 1991].

3.2.8 Cholera

3.2.8.1 Ätiologie und Klinik

Cholera ist in Bengalen und anderen Regionen Süd- und Südostasiens endemisch. Sie breitet sich von dort in Abständen von Jahren oder Jahrzehnten epidemisch und oft weltweit aus. Der Erreger ist *Vibrio cholerae*, die Übertragung erfolgt durch kontaminierte Speisen oder Trinkwasser. Die Infektion bewirkt profuse, „reiswasserartige" Durchfälle, die unbehandelt durch Entwässerung und Elektrolytverschiebungen zum Tod führen, aber durch forcierte Substitutionsbehandlung kompensiert werden können.

3.2.8.2 Molekulare Pathogenese der Cholera

Die Pathogenese der Cholera beruht im wesentlichen auf der Wirkung eines einzelnen Toxins, des Choleratoxins (CT). Weitere Toxine von *Vibrio cholerae* sind beschrieben, scheinen aber nicht essentiell zur Pathogenese der Cholera beizutragen. CT greift gezielt in die Regulation intestinaler Epithelzellen ein (Abb. 3.2.9). CT ist ein Komplex aus mehreren Untereinheiten (Übersicht bei Mekalanos [1985]). Die Untereinheit A besteht aus 2 Polypeptidketten, A1 und A2, die durch eine Disulfidbrücke miteinander verbunden sind. CT enthält dar

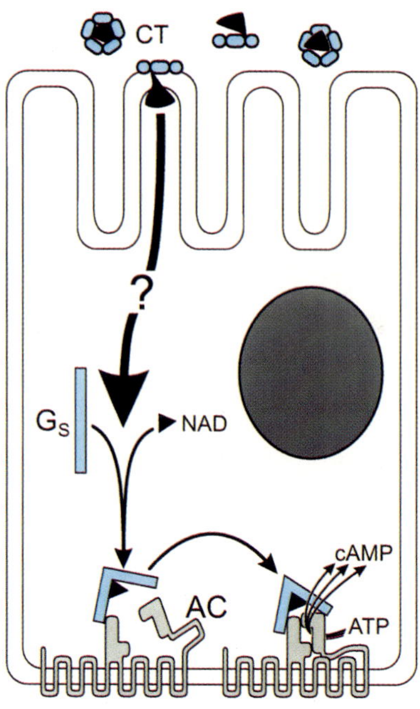

Abb. 3.2.9. Schema zur Wirkung des Choleratoxins (CT). Über 5 ringförmig angeordnete B-Untereinheiten bindet das Toxin an G_{M1}-Ganglioside auf der Oberfläche intestinaler Epithelzellen. Die enzymatische Untereinheit A1 wird auf noch unbekannte Weise in die Zelle geschleust und katalysiert eine ADP-Ribosylierung des regulatorischen G-Proteins G_S, das in dieser Form die membranständige Adenylatzyklase (*AC*) am anderen Pol der Zelle konstitutiv aktiviert (Hinweise zur Struktur von CT und AC aus Sixma et al. 1991, Zhang et al. 1997])

über hinaus 5 Untereinheiten B. Sie vermitteln die Anlagerung des Toxins an Zielzellen, indem sie an das Gangliosid G_{M1} binden, ein Oberflächenmolekül auf Darmepithelien und anderen Körperzellen. Nach der Bindung der B-Untereinheiten an G_{M1} wird die A1-Untereinheit durch Reduktion der Disulfidbrücke aus dem Toxinkomplex gelöst, und zumindest ihr aktives Zentrum wird ins Innere der Zielzelle geschleust. Intrazellular bewirkt A1 eine konstitutive Aktivierung der Adenylatzyklase, indem es das regulatorische G_s-Protein durch ADP-Ribosylierung so modifiziert, daß es irreversibel an die Adenylatzyklase bindet und sie dauerhaft aktiviert. Die resultierende starke Erhöhung der cAMP-Konzentration verändert massiv die Aktivität von Natrium- und Chloridtransportern und verursacht so unkontrollierte Flüssigkeits- und Elektrolytverluste (Übersicht bei Field et al. [1989]).

Das Choleratoxin hat strukturell und funktionell große Ähnlichkeit mit dem hitzelabilen Enterotoxin von Enterotoxin-bildenden *Escherichia coli* (ETEC), die für häufige Durchfallerkrankungen in den Tropen und auch für die Mehrzahl der sog. Reisediarrhöen verantwortlich sind (Übersicht bei Spangler [1992]). Dementsprechend sind neu entwickelte Impfstoffe sowohl gegen Cholera als auch gegen ETEC-bedingte Erkrankungen wirksam [Holmgren et al. 1989].

3.2.9 Dengue-Fieber

3.2.9.1 Ätiologie und Klinik

Zahlreiche Viren kommen überwiegend in den Tropen und Subtropen vor. Arenaviren (z.B. Lassa), Filoviren (z.B. Ebola) und Pockenviren werden durch Kontakt übertragen. Ihre Verbreitung scheint jetzt, nachdem die Pocken ausgerottet sind, durch bestimmte Tierreservoirs begrenzt zu sein. Die meisten tropischen Viren sind aber Arboviren, die von Arthropoden wie Mücken, Zecken oder Sandmücken übertragen werden. Auch sie verfügen über Tierreservoirs. Zu ihnen gehören Togaviren (z.B. Chikungunya), Bunyaviren (z.B. Pappataci) und Flaviviren wie z.B. das Gelbfiebervirus, das Virus der Japan-B-Enzephalitis und das Dengue-Virus.

Dengue-Fieber ist äußerst verbreitet, es kommt endemisch oder epidemisch in allen tropischen und subtropischen Gegenden vor, als Sommerinfektion gelegentlich auch in gemäßigten Klimaten. In typischen Fällen ist es eine etwa 1wöchige, schwere grippeartige Erkrankung mit Fieber, starken Knochen- und Gelenkschmerzen, gelegentlichem Exanthem und Lymphknotenschwellungen.

Vier Typen von Dengue-Viren sind bekannt, sie hinterlassen kurzdauernde Kreuzimmunität. Überwiegend in Südostasien kommen bei Kleinkindern tödliche hämorrhagische Verläufe und Schocksyndrome vor. Sie werden durch Dengue-Infektionen verursacht, die zu einem Zeitpunkt erfolgen, an dem im Infizierten kreuzreagierende, aber nicht neutralisierende Antikörper zirkulieren.

3.2.9.2 Molekulare Pathogenese des Dengue-Fiebers

Auf molekularer Ebene sind die Kenntnisse zur Pathogenese tropischer Viruskrankheiten gering. Vor kurzem wurde berichtet, daß Dengue-Viren an Proteoglykane mit hohem Anteil an Heparansulfat auf Zielzellen binden [Chen et al. 1997]. Die Infektiosität war durch Heparin und andere Strukturanaloga zu Heparansulfat kompetitiv hemmbar. Wie die anderen Flaviviren besitzt das Dengue-Virus nur ein Hüllenprotein. Auf ihm wurden 2 potentielle Bindungsstellen für Heparansulfate identifiziert, die in konservierter Form auch in den Hüllproteinen anderer Flaviviren enthalten sind.

Bemerkenswert ist die Häufigkeit, mit der von intrazelluluaren Infektionserregern des Menschen Heparansulfate zur Bindung an Zielzellen benutzt werden. Neben den hier beschriebenen Plasmodien, Trypanosomen und Dengue-Viren trifft dies auch für zahlreiche nicht tropentypische Viren und auch Bakterien zu (Übersicht bei Rostand u. Esko [1997]). In der Regel sind zur erfolgreichen Zellinvasion zusätzliche Reaktionen mit anderen Zellrezeptoren erforderlich, im Fall von *Trypanosoma cruzi* beispielsweise mit dem Rezeptor für Transforming Growth Factor β (s. Kapitel 3.2.52 „Molekulare Pathogenese der Chagas-Krankheit") oder im Fall von Herpesviren mit einem Rezeptor aus der Familie der TNF-Rezeptoren [Montgomery et al. 1996].

3.2.9.3 Molekulare Pathogenese des Dengue-Hämorrhagischen Fiebers

Alle Kinder, die an Dengue-Hämorrhagischem Fieber oder am Dengue-Schock-Syndrom erkranken, haben präexistierende Dengue-reaktive Antikörper, sei es durch vorangegangene eigene Infektion oder bei Neugeborenen passiv durch materno-fetale Übertragung. Wenn solche Antikörper nicht neutralisierend sind, können sie die Infektion potenzieren, indem sie Immunkomplexe mit freigesetzten Virionen bilden, die dann über Fc-Rezeptoren von Makrophagen aufgenommen werden können und dort eine massive Infektion bewirken (Übersicht bei Halstead [1988]). Man geht davon aus, daß die infizierten Makrophagen durch Freisetzung von Zytokinen Gerinnungsstörungen und Schockzustände auslösen [Anderson et al. 1997].

3.2.10 Literatur

Abel L, Demenais F (1988) Detection of major genes for susceptibility to leprosy and its subtypes in a Carribean island: Desirade island. Am J Hum Genet 42:256–266

Abel L, Dessein AJ (1997) The impact of host genetics on susceptibility to human infectious diseases. Curr Opin Immunol 9:509–516

Abel L, Demenais F, Prata A, Souza AE, Dessein A (1991) Evidence for the segregation of a major gene in human susceptibility/resistance to infection by *Schistosoma mansoni*. Am J Hum Genet 48:959–970

Abel L, Vu DL, Oberti J, Nguyen VT, Van VC, Guilloud-Bataille M, Schurr E, Lagrange PH (1995) Complex segregation analysis of leprosy in southern Vietnam. Genet Epidemiol 12:63–82

Amiri P, Locksley RM, Parslow TG, Sadick M, Rector E, Ritter D, McKerrow JH (1992) Tumour necrosis factor a restores granulomas and induces egg-laying in schistosome-infected SCID mice. Nature 356:604–607

Anderson R, Wang S, Osiowy C, Issekutz AC (1997) Activation of endothelial cells via antibody-enhanced Dengue virus infection of peripheral blood monocytes. J Virol 71:4.226–4.232

Berendt AR, Simmons DL, Tansey J, Newbold CI, Marsh K (1989) Intercellular adhesion molecule-1 is an endothelial cell adhesion receptor for *Plasmodium falciparum*. Nature 341:57–59

Beutler E (1994) G6PD deficiency. Blood 84:3.613–3.636

Bienzle U, Ayeni O, Lucas AO, Luzzatto L (1972) Glucose-6-phosphate dehydrogenase and malaria. Greater resistance of females heterozygous for enzyme deficiency and of males with non-deficient variant. Lancet I:107–110

Blackwell JM (1996) Genetic susceptibility to leishmanial infections: studies in mice and man. Parasitology 112:S67–S74

Bradley DJ (1974) Genetic control of natural resistance to *Leishmania donovani*. Nature 250:353–354

Cabrera M, Shaw M-A, Sharples C, Williams H, Castes M, Convit J, Blackwell JM (1995) Polymorphism in tumor necrosis factor genes associated with mucocutaneous leishmaniasis. J Exp Med 182:1259–1264

Cattani JA, Gibson FD, Alpers MP, Crane GG (1987) Hereditary ovalocytosis and reduced susceptibility to malaria in Papua New Guinea. Trans R Soc Trop Med Hyg 81:705–709

Cerami C, Frevert U, Sinnis P, Takacs B, Clavijo P, Santos MJ, Nussenzweig V (1992) The basolateral domain of the hepatocyte plasma membrane bears receptors for the circumsporozoite protein of *Plasmodium falciparum* sporozoites. Cell 70:1021–1033

Chan J, Fujiwara T, Brennan P, McNeil M, Turco SJ, Sibille J-C, Snapper M, Aisen P, Bloom BR (1989) Microbial glycolipids: possible virulence factors that scavenge oxygen radicals. Proc Natl Acad Sci USA 86:2.453–2.457

Chang K-P, Chaudhuri G, Fong D (1990) Molecular determinants of *Leishmania* virulence. Annu Rev Microbiol 44:499–529

Chen Y, Maguire T, Hileman RE, Fromm JR, Esko JD, Linhardt RJ, Marks RM (1997) Dengue virus infectivity depends on envelope protein binding to target cell heparan sulfate. Nat Med 3:866–871

Choudhuri A, Polyakova J, Zbrzezna V, Williams K, Gulati S, Pogo AO (1993) Cloning of glycoprotein D cDNA, which encodes the major subunit of the Duffy blood group system and the receptor for the *Plasmodium vivax* malaria parasite. Proc Natl Acad Sci USA 90:10.793–10.797

De Vries RRP (1992) HLA and disease: from epidemiology to immunotherapy. Eur J Clin Invest 22:1–8

Desjardins M, Descoteaux A (1997) Inhibition of phagolysosomal biogenesis by the leishmania lipophosphoglycan. J Exp Med 185:2.061–2.068

Dolan SA, Proctor JL, Alling DW, Okubo Y, Wellems TE, Miller LH (1994) Glycophorin B as an EBA-175 independent *Plasmodium falciparum* receptor of human erythrocytes. Mol Biochem Parasitol 64:55–63

Field M, Rao MC, Chang EB (1989) Intestinal electrolyte transport and diarrheal disease. N Engl J Med 321:800–806

Field SP, Hempelmann E, Mendelow BV, Fleming AF (1994) Glycophorin variants and *Plasmodium falciparum*: protective effect of the Dantu phenotype in vitro. Hum Genet 93:148–150

Fraser GR, Giblett ER, Motulsky AG (1966) Population genetic studies in the Congo. III. Blood groups (ABO, MNSs, Rh, Js^a). Am J Hum Genet 18:546–552

Frevert U, Sinnis P, Cerami C, Shreffler W, Takacs B, Nussenzweig V (1993) Malaria circumsporozoite protein binds to heparin sulfate proteoglycans associated with the surface membrane of hepatocytes. J Exp Med 177:1287–1298

Gorham JD, Güler ML, Steen RG, Mackey AJ, Daly MJ, Frederick K, Dietrich WF, Murphy KM (1996) Genetic mapping of a murine locus controlling development of T helper 1/T helper 2 type responses. Proc Natl Acad Sci USA 93:12.467–12.472

Hagan P, Blumenthal UJ, Dunn D, Simpson AJG, Wilkins HA (1991) Human IgE, IgG4 and resistance to reinfection with *Schistosoma haematobium*. Nature 349:243–245

Haldane JBS (1949) Disease and evolution. Hereditas 35:S267-S273

Hatzigeorgiou DE, Geng J, Zhu B, Zhang Y, Liu K, Rom WN, Fenton MJ, Turco SJ, Ho JL (1996) Lipophosphoglycan from *Leishmania* suppresses agonist-induced interleukin 1β gene expression in human monocytes via a unique promoter sequence. Proc Natl Acad Sci USA 93:14.708–14.713

Higgs DR, Vickers MA, Wilkie AOM, Pretorius IM, Jarman AP, Weatherall DJ (1989) A review of the molecular genetics of the human α-globin gene cluster. Blood 73:1081–1104

Hill AVS, Allsopp CEM, Kwiatkowski D, Anstey NM, Twumasi P, Rowe PA, Bennett S, Brewster D, McMichael AJ, Greenwood BM (1991) Common West African HLA antigens are associated with protection from severe malaria. Nature 352:595–600

Hill AVS, Elvin J, Willis AC, Aidoo M, Allsopp CEM, Gotch FM, Gao XM, Takiguchi M, Greenwood BM, Townsend AM, McMichael AJ, Whittle EHC (1992) Molecular analysis of the association of HLA-B53 and resistance to severe malaria. Nature 360:434–439

Holmgren J, Clemens J, Sack DA, Svernnerholm A-M (1989) New cholera vaccines. Vaccine 7:94–96

Horuk R, Chitnis CE, Darbonne WC, Colby TJ, Rybicki A, Hadley TJ, Miller LH (1993) A receptor for the malarial parasite *Plasmodium vivax*: The erythrocyte chemokine receptor. Science 261:1182–1184

Huisman TH (1993) The structure and function of normal and abnormal haemoglobins. Baillieres Clin Haematol 6:1–30

Jarolim P, Palek J, Amato D, Hassan K, Sapak P, Nurse GT, Rubin HL, Zhai S, Sahr KE, Liu S-C (1991) Deletion in erythrocyte band 3 gene in malaria-resistant Southeast Asian ovalocytosis. Proc Natl Acad Sci USA 88:11022–11026

Kemp SJ, Iraqi F, Darvasi A, Soller M, Teale AJ (1997) Localization of genes controlling resistance to trypanosomiasis in mice. Nat Genet 16:194–196

Lara ML, Layrisse Z, Scorza JV, Garcia E, Stoikow Z, Granados J, Bias W (1991) Immunogenetics of human American cutaneous leishmaniasis. Study of HLA haplotypes in 24 families from Venezuela. Hum Immunol 30:129–135

Liu S-C, Zhai S, Palek J, Golan DE, Amato D, Hassan K, Nurse GT, Babona D, Coetzer T, Jarolim P, Zaik M, Borwein S (1990) Molecular defect of the band 3 protein in southeast Asian ovalocytosis. N Engl J Med 323:1530–1538

Liu J, Fujiwara TM, Buu NT, Sanchez FO, Cellier M, Paradis AJ, Frappier D, Skamene E, Gros P, Morgan K, Schurr E (1995) Identification and sequence variants in the human homologue of the mouse natural resistance-associated macrophage protein gene. Am J Hum Genet 56:845–853

Marsh DG, Neely JD, Breazeale DR, Gosh B, Freidhoff LR, Ehrlich-Kautzky E, Schou C, Krishnaswamy G, Beaty TH (1994) Linkage analysis of IL4 and other chromosome 5q31.1 markers and total serum immunoglobulin E concentrations. Science 264:1152–1156

McGuire W, Hill AVS, Allsopp CEM, Greenwood BM, Kwiatkowski D (1994) Variation in the TNF-α promoter region associated with susceptibility to cerebral malaria. Nature 371:508–511

Mekalanos JJ (1985) Cholera toxin: Genetic analysis, regulation, and role in pathogenesis. Curr Top Microbiol Immunol 118:97–118

Miller LH (1994) Impact of malaria on genetic polymorphism and genetic disease in Africans and African Americans. Proc Natl Acad Sci USA 91:2.415–2.419

Miller LH, Good MF, Milon G (1994) Malaria pathogenesis. Science 264:1878–1883

Ming M, Ewen ME, Pereira MEA (1995) Trypanosome invasion of mammalian cells requires activation of the TGFβ signaling pathway. Cell 82:287–296

Mock BA, Krall MM, Byrd LG, Chin H, Barton CH, Charles I, Liew FY, Blackwell JM (1994) The inducible form of nitric oxide synthase (NOS2) isolated from murine macrophages maps near the nude mutation on mouse chromosome 11. Eur J Immunogenet 21:231–238

Montgomery RI, Warner MS, Lum BJ, Spear PG (1996) Herpes simplex virus-1 entry into cells mediated by a novel member of the TNF/NGF receptor family. Cell 87:427–436

Mosmann TR, Coffman RL (1989) Heterogeneity of cytokine secretion patterns and functions of helper T cells. Adv Immunol 46:111–147

Mosser DM, Edelson PJ (1987) The third component of complement (C3) is responsible for intracellular survival of $Leishmania$ $major$. Nature 327:329–331

Müller-Myhsok B, Stelma FF, Guisse-Sow F, Muntau B, Thye T, Burchard GD, Gryseels B, Horstmann RD (1997) Further evidence suggesting the presence of a locus on human chromosome 5q31-q33 influencing the intensity of infection with $Schistosoma$ $mansoni$. Am J Hum Genet 61:452–454

Ortega-Barria E, Pereira MEA (1991) A novel $T.$ $cruzi$ heparin-binding protein promotes fibroblast adhesion and penetration of engineered bacteria and trypanosomes into mammalian cells. Cell 67:411–421

Pancake SJ, Holt GD, Mellouk S, Hoffman SL (1992) Malaria sporozoites and circumsporozoite proteins bind specifically to sulfated glycoconjugates. J Cell Biol 117:1351–1357

Pauling L, Itano H, Singer SJ, Wells, IC (1949) Sickle cell anaemia: A molecular disease. Science 110:543–546

Pereira MEA (1983) A developmentally regulated neuraminidase activity in $Trypanosoma$ $cruzi$. Science 219:1444–1446

Plant J, Glynn AA (1974) Natural resistance to $Salmonella$ infection, delayed hypersensitivity and Ir genes in different strains of mice. Nature 248:345–347

Postma DS, Bleecker ER, Amelung PJ, Holroyd KJ, Xu J, Panhuysen CIM, Meyers DA, Levitt RC (1995) Genetic susceptibility to asthma – bronchial hyperresponsiveness coinherited with a major gene for atopy. N Engl J Med 333:894–900

Proudfoot L, Nikolaev AV, Feng G-J, Wei X-Q, Ferguson MAJ, Brimacombe JS, Liew FY (1996) Regulation of the expression of nitric oxide synthase and leishmanicidal activity by glycoconjugates of $Leishmania$ lipophosphoglycan in murine macrophages. Proc Natl Acad Sci USA 93:10.984–10.989

Ramabukkana A, Salzer JL, Yurchenco PD, Tuomanen EI (1997) Neural targeting of $Mycobacterium$ $leprae$ by the G domain of the laminin-α2 chain. Cell 88:811–821

Raulet DH (1994) MHC class I-deficient mice. Adv Immunol 55:381–421

Reid ME, Lomas-Francis C, Daniels GL, Chen V, Shen J, Ho YC, Hare V, Batts R, Yacob M, Smart E (1995) Expression of the erythrocyte antigen Henshaw (He; MNS6): serological and immunochemical studies. Vox Sang 68:183–186

Riley EM, Olerup O, Bennett S, Rowe P, Allen SJ, Blackman MJ, Troye-Blomberg M, Holder AA, Greenwood BM (1992) MHC and malaria: the relationship between HLA class II alleles and immune responses to $Plasmodium$ $falciparum$. Int Immunol 4:1055–1063

Roberts DJ, Biggs B-A, Brown G, Newbold CI (1993) Protection, pathogenesis and phenotypic plasticity in $Plasmodium$ $falciparum$ malaria. Parasitol Today 9:281–286

Roberts LJ, Baldwin TM, Curtis JM, Handman E, Foote SJ (1997) Resistance to $Leishmania$ $major$ is linked to the H2 region on chromosome 17 and to chromosome 9. J Exp Med 185:1705–1710

Robson KJH, Hall JRS, Jennings MW, Harris TJR, Marsh K, Newbold CI, Tate VE, Weatherall DJ (1988) A highly conserved amino-acid sequence in thrombospondin, properdin and in proteins from sporozoites and blood stages of a human malaria parasite. Nature 335:79–82

Rostand KS, Esko JD (1997) Microbial adherence to and invasion through proteoglycans. Infect Immun 65:1–8

Ruwende C, Khoo SC, Snow RW, Yates SNR, Kwiatkowski D, Gupta S, Warn P, Allsopp CEM, Gilbert SC, Peschu N, Newbold CI, Greenwood BM, Marsh K, Hill AVS (1995) Natural selection of hemi- and heterozygotes for G6PD deficiency in Africa by resistance to severe malaria. Nature 376:246–249

Schenkman S, Jiang M-S, Hart GW, Nussenzweig V (1991) A novel cell surface trans-sialidase of $Trypanosoma$ $cruzi$ generates a stage-specific epitope required for invasion of mammalian cells. Cell 65:1117–1125

Schlesinger LS (1993) Macrophage phagocytosis of virulent but not attenuated strains of $Mycobacterium$ $tuberculosis$ is mediated by mannose receptors in addition to complement receptors. J Immunol 150:2.920–2.930

Schlesinger LS, Horwitz MA (1991) Phagocytosis of $Mycobacterium$ $leprae$ by human monocyte-derived macrophages is mediated by complement receptors CR1 (CD35), CR3 (CD11b/CD18), and CR4 (CD11c/CD18) and IFNγ activation inhibits complement receptor function and phagocytosis of this bacterium. J Immunol 147:1983–1994

Schorey JS, Li Q, McCourt DW, Bong-Mastek M, Clark-Curtiss JE, Ratliff TL, Brown EJ (1995) A *Mycobacterium leprae* gene encoding a fibronectin binding protein is used for efficient invasion of epithelial cells and Schwann cells. Infect Immun 63:2.652–2.657

Schorey JS, Carroll MC, Brown EJ (1997) A macrophage invasion mechanism of pathogenic mycobacteria. Science 277:1091–1093

Shakibaei M, Frevert U (1996) Dual interaction of the malaria circumsporozoite protein with low density lipoprotein receptor-related protein (LRP) and heparan sulfate proteoglycans. J Exp Med 184:1699–1711

Sim BKL, Chitnis CE, Wasniowska K, Hadley TJ, Miller LH (1994) Receptor and ligand domains for invasion of erythrocytes by *Plasmodium falciparum*. Science 264:1941–1944

Sixma TK, Pronk SE, Kalk KH, Wartna ES, Zanten BAM van, Witholt B, Hol WGJ (1991) Crystal structure of a cholera toxin-related heat-labile enterotoxin from *E. coli*. Nature 351:371–377

Smith JD, Chitnis CE, Craig AG, Roberts DJ, Hudson-Taylor DE, Peterson DS, Pinches R, Newbold CI, Miller LH (1995) Switches in expression of *Plasmodium falciparum var* genes correlate with changes in antigenic and cytoadherent phenotypes of infected erythrocytes. Cell 83:101–110

Spangler BD (1992) Structure and function of cholera toxin and the related *Escherichia coli* heat-labile enterotoxin. Microbiol Rev 56:622–647

Springer TA (1994) Traffic signals for lymphocyte recirculation and leukocyte emigration: the multistep paradigm. Cell 76:301–314

Su X-Z, Heatwole VM, Wertheimer SP, Guinet F, Herrfeldt JA, Peterson DS, Ravetch JA, Wellems TE (1995) The large diverse gene family *var* encodes proteins involved in cytoadherence and antigenic variation of *Plasmodium falciparum*-infected erythrocytes. Cell 82:89–100

Tarleton RL, Koller BH, Latour A, Postan M (1992) Susceptibility of β_2-microglobulin-deficient mice to *Trypanosoma cruzi* infection. Nature 356:338–340

Turco SJ, Descoteaux A (1992) The lipophosphoglycan of *Leishmania* parasites. Annu Rev Microbiol 46:65–94

Unger P, Procter JL, Moulds JJ, Moulds M, Blanchard D, Guizzo MC, McCall LA, Cartron JP, Dahr W (1987) The Dantu erythrocyte phenotype of the NE variety. II. Serology, immunochemistry, genetics, and frequency. Blut 55:33–43

Vachula M, Holzer TJ, Anderson BR (1989) Suppression of monocyte oxidative response by phenolic glycolipid I of *Mycobacterium leprae*. J Immunol 142:1696–1701

Vidal SM, Malo D, Vogan K, Skamene E, Gros P (1993) Natural resistance to infection with intracellular parasites: isolation of a candidate for *bcg*. Cell 73:469–485

Wei X, Charles IG, Smith A, Ure J, Feng G, Huang F, Xu D, Muller W, Moncada S, Liew FY (1995) Altered immune response in mice lacking inducible nitric oxide synthase. Nature 375:408–411

WHO (1993) Public health impact of schistosomiasis. Bull WHO 71:657–662

Williams TN, Maitland K, Bennett S, Ganczakowski M, Peto TEA, Newbold CI, Bowden DK, Weatherall DJ, Clegg JB (1996) High incidence of malaria in α-thalassaemic children. Nature 383:522–525

Wilson AG, Symons JA, McDowell TL, McDevitt HO, Duff GW (1997) Effects of a polymorphism in the human tumor necrosis factor a promoter on transcriptional activation. Proc Natl Acad Sci USA 94:3.195–3.199

Zerva L, Cizman B, Mehra NK, Alahari SK, Murali R, Zmijewski CM, Kamoun M, Monos DS (1996) Arginine at positions 13 or 70–71 in pocket 4 of HLA-DRB1 alleles is associated with susceptibility to tuberculoid leprosy. J Exp Med 183:829–836

Zhang G, Liu Y, Ruoho AE, Hurley JH (1997) Structure of the adenylyl cyclase catalytic core. Nature 386:247–253

4 Infektabwehr

4.1 Angeborene Mechanismen der Infektabwehr

HANS SPRENGER und DIETHARD GEMSA

Inhaltsverzeichnis

4.1.1 Einleitung

Die wahrscheinlich wichtigste und – vom Standpunkt der Evolution aus gesehen – erste Aufgabe des Immunsystems ist es, eine effiziente Abwehr von krankmachenden Mikroorganismen durchzuführen. Parallel zur Zunahme der Langlebigkeit des Einzelindividuums hat sich ein komplexes Abwehrsystem entwickelt, das den Organismus mit einem humoralen und einem zellulären Abwehrsystemen versieht. Klassischerweise wird dabei eine Unterscheidung in ein unspezifisches, natürliches oder angeborenes Immunsystem auf der einen Seite und ein spezifisches oder adaptives Abwehrsystem auf der anderen Seite vorgenommen. Spezifität in diesem Sinn bedeutet, daß ein Antigen durch Antikörper oder den T-Zell-Rezeptor erkannt und anschließend durch diverse Eliminationsmechanismen neutralisiert und entfernt wird.

Nach dieser vorherrschenden, klassischen Einteilung des Immunsystems können mikrobielle Antigene in spezifischer Weise nur durch die rearrangierten Genprodukte von B- und T-Lymphozyten, also Antikörpern und T-Zell-Rezeptoren, erkannt werden. Diese Auffassung hat sich in den letzten Jahren grundlegend geändert, da sich eindeutig herausgestellt hat, daß das angeborene Immunsystem in limitierter Form auch Antigen erkennen kann und somit in der Lage ist, Selbst von Nicht-Selbst zu unterscheiden. Mittlerweile ist klar geworden, daß die natürliche oder angeborene Immunität die Basis für die spezifische Immunabwehr darstellt und es darüber hinaus Richtlinien gibt, auf welche Antigene das spezifische Immunsystem reagiert und in welchem Ausmaß eine Lymphozytenaktivierung erfolgt. Diese enge Interaktion zwischen dem natürlichen und dem adaptiven Immunsystem wird weiter unten näher ausgeführt und soll verdeutlichen, daß die bisher eher

Handbuch der molekularen Medizin, Band 4
Immunsystem und Infektiologie
D. Ganten/K. Ruckpaul (Hrsg.)
© Springer-Verlag Berlin Heidelberg 1999

vernachlässigte angeborene Immunabwehr nicht nur Grundlage, sondern auch Kontrollorgan der spezifischen Immunität ist.

Infektionen stellen eine „Notwendigkeit" für die Funktion des Immunsystems dar. Im Lauf der Evolution hat sich das Immunsystem auf eine ständige Auseinandersetzung mit apathogenen und pathogenen Mikroorganismen eingestellt. Offensichtlich wird diese Auseinandersetzung benötigt, um eine Balance zwischen den verschiedenen Kompartimenten des Abwehrsystems und einem hohen Stimulationszustand zu erhalten (Rook u. Stanford, 1998). Übertriebene Hygienemaßnahmen mögen zwar zeitweilig Infektionen fernhalten, verhindern aber die „Erziehung" des Immunsystems durch „Informationen" aus der Umwelt. Nachweislich haben Infektionen nicht nur einen erregerspezifischen, sondern auch einen generell unspezifisch-stimulierenden Effekt auf das ganze Abwehrsystem. Dabei scheint das Th1-Th2-Gleichgewicht, also die Produktion zellulärer oder humoraler Immunität stimulierender Zytokine, eine zentrale Rolle zu spielen. Dazu ein Beispiel: Eine natürliche Maserninfektion reduziert ganz offensichtlich das Auftreten einer Atopie und Allergie, da sowohl die Th1- als auch die Th2-Zellen stimuliert werden. Bei Masernimpfstoffen kommt es zu einer einseitigen Th2-Antwort, letztlich also zur überwiegenden Produktion von Antikörpern und über den unspezifisch-stimulierenden Effekt auch zum erhöhten Auftreten Allergie-verursachender IgE-Antikörper. Zur Absicherung dieses Konzepts sind noch weitere Untersuchungen erforderlich, um zu dokumentieren, daß der Verlust natürlicher Infektionen und der teilweise Ersatz durch derzeitige Impfstoffe zur Vernachlässigung des Immunsystems oder einseitiger, Th2-abhängiger Antikörperproduktion führt.

4.1.2 Infektion

4.1.2.1 Infektionserreger

Bei den Infektionserregern unterscheidet man Viren, Bakterien, Pilze, Protozoen und Würmer. Diese Erreger können auf oder in einem Wirt leben, ohne daß Krankheitserscheinungen auftreten. Kommt es jedoch zu einer Erkrankung, werden diese Erreger als pathogen bezeichnet. Apathogene Infektionserreger haben einen Modus gefunden, mit dem Wirt ohne offensichtliche Schädigung zu leben oder können sogar nützlich sein, wie bestimmte Darmbakterien. Pathogenitäts- bzw. Virulenzfaktoren bestimmen das Ausmaß und den Schweregrad einer Infektionserkrankung. Diese Faktoren hängen von den Eigenschaften des Infektionserregers und von der Effizienz des Immunsystems ab. Grundsätzlich werden Infektionserreger 2 Areale zur Vermehrung ansteuern: Den intrazellulären oder den extrazellulären Raum des Wirts. Sowohl der potentielle Wirt als auch der angreifende Infektionserreger haben dabei Strategien entwickelt, um zu überleben oder sich in ausreichendem Maß zu vermehren. Das bedeutet: Bei einer „balancierten" Interaktion wird der Wirt nicht getötet und dennoch kann sich der Infektionserreger so replizieren, daß seine Weiterexistenz gesichert ist. Im folgenden sind einige Charakteristika der hauptsächlichen Infektionserreger aufgeführt.

Viren besitzen keinen eigenen Stoffwechsel und beuten den zellulären Stoffwechselapparat für die eigene Vermehrung aus. Viren sind somit obligat intrazelluläre Infektionserreger. Zur Abwehr von Virusinfektionen muß das Immunsystem die infizierten Zellen zerstören können und zugleich in der Lage sein, die freigesetzten Viren zu neutralisieren.

Im Gegensatz zu Viren sind Bakterien, Pilze und Protozoen selbständig lebende Organismen. Sie können sich sowohl extrazellulär als auch intrazellulär vermehren. Die Immunabwehr muß sich sowohl gegen infizierte Zellen, extrazelluläre Erreger, deren Toxine als auch gegen bakterielle Produkte wie Lipopolysaccharide richten.

Die natürlichen Immunabwehrsysteme gegen große Parasiten, wie Helminthen, werden in diesem Kapitel nicht behandelt.

4.1.2.2 Phasen der Infektion

Um den Wirt zu infizieren, müssen die Infektionserreger einen Zugang finden und die Barriere durchbrechen, die ihnen durch die Epithelzellen der Körperoberflächen und natürliche Resistenzmechanismen entgegengesetzt werden. Dabei gibt es mehrere Phasen, die im folgenden kurz angeführt werden.

4.1.2.2.1 Adhärenz

Damit sich eine Infektion überhaupt etabliert, muß ein Krankheitserreger auf der Oberfläche von Zellen andocken können. Dabei werden häufig Prinzipien der Rezeptor-Liganden-Interaktion verwendet, also der Bindung einer Erregerstruktur an ein bestimmtes Molekül auf der Oberfläche einer Zelle. Diese Wechselwirkungen sind oft so spezifisch, daß bestimmte Erreger nur eine begrenzte Anzahl von Geweben infizieren. Beispielsweise binden viele Erreger an spezielle Rezeptoren auf Schleimhautzellen, heften sich dort an und entgehen dadurch der ersten unspezifischen Abwehr durch Schleim und Zilienbewegung. Sie bleiben vor Ort liegen und gewinnen dadurch Zeit, die Epithelien zu infizieren oder so zu schädigen, bis sie die Epithelzellbarriere überwinden können.

4.1.2.2.2 Invasion

Wird die erste Barriere durch den Krankheitserreger überwunden und gelingt ihm das Eindringen in die Zellen des Epithels oder das Durchdringen durch die Epithelbarriere, so wird er als invasiv bezeichnet.

4.1.2.2.3 Lokale Vermehrung und Kolonisierung

Bakterien können beispielsweise über die Sekretion von Hyaluronidase im ersten Anfangsstadium einer Infektion das Bindegewebe auflockern und dadurch eine weitere Ausbreitung sicherstellen. Häufig kommt es in diesem Bereich zur ersten Vermehrung, wobei der Erreger an dieser Stelle lokal verbleiben kann oder von dort in weitere Gewebe vordringt.

4.1.2.2.4 Infektion

Nach der Kolonisierung hat sich erst einmal eine lokale Infektion etabliert. An dieser Stelle müßte das Immunsystem die erste Abwehrleistung vollbringen. Primär werden natürliche Resistenzmechanismen und angeborene, zelluläre Abwehrsysteme eine Rolle spielen, aber es wird in vielen Fällen bereits ein erster Kontakt mit dem regionalen lymphatischen Gewebe aufgenommen. Vermittler sind auswandernde Dendritische Zellen und Makrophagen, die über die Lymphbahn in die regionalen Lymphknoten gelangen, wo beide Zelltypen als antigenpräsentierende Zellen eine erste Phase der Lymphozytenaktivierung vornehmen.

4.1.2.2.5 Erkrankung

Eine lokale sowie eine generalisierte Infektion werden in den meisten Fällen erregerspezifische Krankheitssymptome hervorrufen. Die Symptome können durch den Erreger selbst (direkte Schädigung der Zelle), durch seine Stoffwechselprodukte (Exotoxine, Endotoxine) oder durch Aktivierung der Immunabwehr (Zytokine, Komplementprodukte und andere Mediatoren, Immunkomplexe, zelluläre Zytotoxizität) hervorgerufen werden.

4.1.3 Natürliche Resistenz

Das intakte Epithel der Haut und der Körperhöhlen stellt eine wirksame physische Barriere gegenüber Infektionen dar. Eine Vielzahl bakterizider und viruzider Substanzen wird sezerniert, darunter bestimme Fettsäuren der Haut, Lysozym in den Körperflüssigkeiten (Tränen, Schweiß und Saliva) und antibakterielle Peptide wie die Defensine. Sowohl die Säureproduktion der Haut, die für einen niedrigen oberflächlichen pH-Wert sorgt, als auch die des Gastrointestinal- und Bronchialtrakts behindern sehr effizient eine Kolonisation und Infektion durch Keime. Schleimsekretion und Zilienbewegung sorgen normalerweise dafür, daß potentielle Krankheitserreger schnell wieder aus dem Respirationstrakt entfernt werden. Auf einem geschädigten Epithel kann es dagegen leicht zur Keimbesiedlung kommen, was sich in der bekannten Infektionsanfälligkeit von Wunden äußert. Im Gastrointestinaltrakt kommen noch Verdauungsenzyme und sezernierte antibakterielle Peptide dazu, wie z. B. Kryptidine der Paneth-Zellen des Dünndarms. Auch die physiologische Darmflora ist in der Lage, pathogene Mikroorganismen durch ihre große Anzahl und damit erfolgreiche Kompetition um Nährstoffe und Anheftungsstellen zu verdrängen. Apathogene Darmbakterien wie *E. coli* können sogar antibakterielle Proteine (Colicine) sezernieren und so den Organismus im Sinn einer Symbiose schützen. Wie wirksam dieser Mechanismus funktioniert, zeigt sich, wenn die physiologische Darmflora bei einer Antibiotikabehandlung zusammenbricht: In der Folge kommt es sehr häufig zur Besiedlung mit pathogenen Keimen und entsprechenden Krankheitssymptomen.

Ein zentrale Rolle bei der natürlichen Resistenz spielt die Fähigkeit von Zellen des angeborenen Immunsystems wie Monozyten und Makrophagen, infizierende Keime zu erkennen und deutlich vom körpereigenen Gewebe zu unterscheiden. Erst in den letzten Jahren wurde deutlich, daß dieses angeblich so unspezifische Immunsystem die für die Erkennung von Mikroorganismen nötigen Rezeptoren besitzt (Fearon u. Locksley, 1996; Medzhitov u. Janeway, 1997 a, b). Das angeborene Immunsystem kann nicht ein somatisches Gen-Rearrangement vornehmen, muß also mit einer limitierten Zahl von in der Keimbahn kodierten und somit nicht veränderbaren Rezeptormolekülen auskommen. Um das durchzuführen, müssen folgende Voraussetzungen gegeben sein:

1. Die mikrobiellen Strukturen, die durch das natürliche Immunsystem erkannt werden, müssen bei vielen pathogenen Mikroorganismen existieren und werden deshalb eher ein generelles Molekülmuster als bestimmte Einzelsubstanzen repräsentieren.

2. Diese mikrobiellen Moleküle müssen streng konservierte Produkte der erregereigenen Biosynthese sein, die keine Veränderungen im Rahmen der Antigenvariabilität ertragen, da sie essentiell für das Überleben oder die Pathogenität des Keims sind.

3. Die zu erkennenden mikrobiellen Strukturen müssen von körpereigenen Molekülen absolut verschieden sein. Da das tatsächlich so ist, kann das natürliche und sog. unspezifische Immunsystem tatsächlich auch zwischen Selbst und Nicht-Selbst unterscheiden.

Derartige nicht-änderbare mikrobielle Strukturen existieren und sind die Hauptziele des natürlichen Immunsystems. Überwiegend sind es Kohlehydrate, die essentiell für die mikrobielle Zellfunktion und weitgehend verschieden von den Kohlehydraten der eukaryoten Zellen sind. Diese Strukturen wurden als Pathogen-assoziierte Molekularmuster (pathogen-associated molecular patterns, PAMPs) bezeichnet (Medzhitov u. Janeway, 1997 a, b). Beispiele sind die Lipopolysaccharide der gramnegativen und die Teichonsäuren der grampositiven Bakterien, das unmethylierte CpG-Motiv der bakteriellen und nicht der Vertebraten-DNA, die doppelsträngige RNA vieler RNA-Viren, Mannane der Mikroorganismen, also alles Strukturen, die absolut essentiell für die Physiologie der Mikroorganismen sind und deshalb nicht in Reaktion auf eine Immunattacke des infizierten Wirts geändert werden können.

Die Abwehrzellen eines infizierten Wirtsorganismus besitzen eine Reihe von Rezeptormolekülen, die diese PAMPs erkennen. Damit wird dem Körper rasch das Vorliegen einer Infektion signalisiert und eine Abwehrantwort des natürlichen Immunsystems eingeleitet. Diese Erkennungsmole-

Tabelle 4.1.1. Mustererkennungsmoleküle des angeborenen Immunsystems, nach Medzhitov u. Janeway (1997)

Beispiele	Proteinfamilie	Liganden	Lokalisation	Bekannte Funktionen
CD 14	Leuzin-reiche Proteine	LPS	Makrophagen, Epithelzellen	Proinflammatorische Zytokinproduktion, Zellaktivierung, LPS-Clearance
Scavenger-Rezeptor	Transmembranprotein, helikaler, kollagenähnlicher Stiel, Cystein-reiche Domäne	Bakterielle Zellwände	Makrophagen, Endothelzellen der Leber	Adhärenz und Phagozytose
Mannoserezeptor	C-Typ-Lektin	Mannose	Makrophagen, Dendritische Zellen	Adhärenz, Endozytose und Phagozytose
NKR-P1	C-Typ-Lektin	Unbekanntes Kohlehydrat	NK-Zellen	Zytolyse, IFNγ-Produktion
CD11c/CD18	Integrin	LPS, iC3b	Makrophagen, Dendritische Zellen, NK- und T-Zellen	Opsonisierung, Phagozytose, LPS-Clearance
Mannose-bindendes Lektin (Kollektine)	C-Typ-Lektin	Bakterielle Kohlehydrate	Plasmaprotein	Opsonisierung, Komplementaktivierung
C-reaktives Protein	Pentraxin, Ca^{2+}-abhängiges Lektin	Bakterielle Polysaccharide	Plasmaprotein	Opsonisierung, Komplementaktivierung
Serumamyloid A	Pentraxin	Bakterielle Polysaccharide	Plasmaprotein	Opsonisierung, Komplementaktivierung
LPS-bindendes Protein (LBP)	Lipidtransferase	LPS	Plasmaprotein	LPS-Bindung und Transfer zu CD14

küle wurden von Medzhitov u. Janeway (1997a) als Mustererkennungsrezeptoren (pattern-recognition receptors, PRRs) bezeichnet. Diese Rezeptoren sind bereits in der Keimbahn kodiert und werden nicht im Rahmen der Ontogenese, wie B- und T-Zell-Rezeptoren, generiert. Die PRRs besitzen eine breite Spezifität und können verschiedene Liganden erkennen, soweit diese das gleiche molekulare Muster aufweisen. Diese Erkennungsmoleküle sind an strategisch wichtigen Orten wie Bronchialtrakt, Gastroentestinalbereich, diversen Körperoberflächen und in humoralen und zellulären Kompartimenten des Bluts lokalisiert. In Tabelle 4.1.1 sind die bisher bekannten Mustererkennungsrezeptoren aufgelistet und kurz ihre Funktionen angegeben.

Auf ein spezielles Molekül soll in diesem Zusammenhang gesondert und exemplarisch hingewiesen werden, das Mannose-bindende Lektin (MBL). Es besitzt eine funktionelle Analogie zu IgM, IgG und C1q und repräsentiert somit eines der vielseitigsten Moleküle des angeborenen Immunsystems (Turner, 1996). Es gehört in die Familie der Kollektine, da es eine kollagenähnliche Region und eine Lektindomäne enthält. Mit seiner Bukett-ähnlichen Struktur kann es die multiplen Bindungsstellen des IgM nachahmen und ist eine Art „Universalantikörper", der verschiedene mikrobielle Kohlehydrate erkennen und binden kann, die normalerweise nicht in Säugetieren vorkommen. MBL ist einmal ein Opsonin für Mikroorganismen und induziert Phagozytose durch Bindung an Kollektinrezeptoren wie den Mannoserezeptor. Zum anderen hat es C1q-ähnliche Funktionen und initiiert den klassischen Weg der Komplementaktivierung.

Der Mannoserezeptor (Tabelle 4.1.1) hat eine besondere Bedeutung, da er auf Dendritischen Zellen reichlich exprimiert ist und wegen seiner multiplen Kohlehydrat-bindenden Domänen eine Vielzahl von bakteriellen, mannosylierten Glykoproteinen endozytieren kann. Im Gegensatz zu Fc- und B-Zell-Rezeptoren kann er nach intrazellulärer Abgabe eines Antigens auf die Zelloberfläche rezirkulieren. Über diesen Mannoserezeptor mit hoher Kapazität und breiter Spezifität werden Dendritische Zellen zu den besonders effizienten, HLA-Klasse-II-restringierten antigenpräsentierenden Zellen gezählt (Engering et al. 1997; Tan et al. 1997).

Zur Zeit kann noch nicht abgeschätzt werden, in welchem quantitativen Ausmaß diese PRRs die Infektabwehr bestimmen. Aufgrund bisheriger Evidenzen muß aber davon ausgegangen werden, daß dieses natürliche und angeborene Abwehrsystem

sehr effizient ist und möglicherweise die Mehrheit der Infektionserreger vernichtet, bevor das spezifische Immunsystem auf den Plan gerufen wird. Auf die instruktive Rolle des natürlichen Immunsystems für die antigenspezifische Aktivierung von B- und T-Lymphozyten wird am Ende des Kapitels eingegangen.

4.1.4 Entzündungsreaktion

Ziel einer Entzündung ist, den Körper in eine erhöhte Abwehrbereitschaft zu versetzen, schädigende Einflüsse zu neutralisieren und letztlich die Integrität des Organismus wieder herzustellen. Dabei soll auch die Zerstörung des Gewebes gebremst und anschließend wieder durch Reparaturprozesse rückgängig gemacht werden. Schon vor 2000 Jahren wurde durch Celsus eine Entzündungsreaktion durch die 4 klassischen Symptome: Schmerz (Dolor), Wärme (Calor), Rötung (Rubor) und Schwellung (Tumor) charakterisiert. Später wurde von Galen als 5. Symptom die Einschränkung der Funktion (functio laesa) hinzugefügt.

Diese typische Symptomatik beschreibt Vorgänge, die erst in der letzten Zeit durch immunologische Forschung genauer charakterisiert wurden. Pathologisch-anatomisch ist ein Entzündungsherd gekennzeichnet durch eine Dilatation von Gefäßen, insbesondere von Kapillaren, erhöhten Blutdurchfluß, Permeabilität der Gefäßwände mit Exsudation von Plasmabestandteilen, Adhärenz von Leukozyten an Endothelzellen und Einwandern von Leukozyten in das infizierte Gewebe. Grundsätzlich ist eine Entzündungsreaktion immer ein Zeichen für eine gesteigerte Immunantwort. Bei mikrobiellen Infektionen führt das nahezu immer zu einer erhöhten Immunität gegen das auslösende Agens. Betont werden muß, daß die infizierenden Mikroorganismen nur die Entzündungsreaktion anstoßen und daß alle Mediatoren der Entzündung aus körpereigenen Zellen generiert werden.

Die infektionsausgelöste Entzündungsreaktion hat i. allg. einen akuten Verlauf und kommt auch innerhalb weniger Tage oder Wochen zum Stillstand. Primär werden die Mediatoren der Entzündung aus den Leukozyten des angeborenen Immunsystems freigesetzt, also beispielsweise aus neutrophilen Granulozyten und Monozyten bzw. Makrophagen. Das trifft v. a. auf die ersten Tage einer Infektion zu. Zu späteren Zeitpunkten, wenn das spezifische Immunsystem engagiert wird, werden auch Mediatoren aus Lymphozyten zur Entzündungsreaktion beitragen. Kann der Infekterreger nicht eliminiert werden, dann treten chronische Entzündungen auf, und das angeborene und spezifische Immunsystem werden dauerhaft stimuliert. Im extremen Fall erfolgt eine Verselbständigung des Immunsystems mit Abgleiten in eine autoimmune Fehlreaktion.

An dieser Stelle kann nicht auf alle Einzelheiten einer Entzündungsreaktion eingegangen werden, und es muß auf eine ausführliche Übersicht verwiesen werden (Gemsa u. Resch, 1997). Es werden nur kurz die wichtigsten Leukozyten und Mediatoren einer Entzündungsreaktion geschildert, soweit sie eine Rolle bei der Infektabwehr spielen. In nahezu allen Fällen der Stimulation von Leukozyten zur Infektabwehr kann mit einer parallelen Produktion von Entzündungsmediatoren gerechnet werden.

Neutrophile Granulozyten sind unter allen Leukozyten am schnellsten zur Abwehr von Infekterregern zu mobilisieren. Im Vergleich zu anderen Leukozyten haben sie nur eine Lebenserwartung von wenigen Tagen und deshalb nur eine geringe Fähigkeit zur De-novo-Synthese von bakteriziden Substanzen, was aber in der Anfangsphase einer bakteriellen Infektion durch ihre große Zahl und rasche Einwanderung wettgemacht wird. Die Phagozytose von opsonisierten Bakterien scheint die Hauptaufgabe von neutrophilen Granulozyten zu sein, wobei als Opsonine an erster Stelle das Immunglobulin G und das Komplementprodukt C3b genannt werden müssen. Ob neutrophile Granulozyten die unter Tabelle 4.1.1 aufgeführten Mustererkennungsmoleküle besitzen, ist vorstellbar, aber noch nicht genau analysiert worden. Fast in Vergessenheit geraten ist die Tatsache, daß eosinophile und basophile Granulozyten auch Infekterreger phagozytieren können, wobei jedoch ihre Rolle bei der natürlichen Infektabwehr längst nicht geklärt ist. Von beiden Leukozytentypen muß man annehmen, daß sie auch über die dosierte Freisetzung von Mediatoren am Infektgeschehen teilnehmen, was gleichfalls auch für Mastzellen gilt.

Wesentlich langsamer als neutrophile Granulozyten wandern Monozyten, Lymphozyten und NK-Zellen in ein infiziertes Gewebe ein. Dabei spielen die sich aus Monozyten im Gewebe ausdifferenzierenden Makrophagen eine zentrale Rolle in der anfänglich noch unspezifischen Immunreaktion gegen Infekterreger. Über Antigenpräsentation nach Phagozytose leiten Makrophagen zur immunologisch spezifischen Reaktion über, also zum Engagement von T- und B-Lymphozyten. Zweifellos

sind Dendritische Zellen die wohl wichtigsten antigenpräsentierenden Zellen. Es ist z.Z. noch nicht eindeutig geklärt, ob sie sich auch – zusätzlich zur lokal anwesenden Population – aus den frisch eingewanderten Monozyten entwickeln können. Wäre das der Fall, könnten Dendritische Zellen – nach anfänglicher monozytentypischer Phagozytose – eine besonders effiziente Antigenpräsentation vor Ort und v.a. nach Auswanderung in regionale Lymphknoten vornehmen.

Nicht unerwähnt bleiben sollen Thrombozyten und Endothelzellen bei einer typischen Entzündungsreaktion, da die ersteren eine reiche Quelle von Entzündungsmediatoren sind und die letzteren über eine enge Interaktion mit dem Gerinnungssystem und zirkulierenden Leukozyten an einer wichtigen Schnittstelle zwischen Blut und Gewebe plaziert sind.

Eine Entzündungsreaktion wird nicht allein durch Zellen, sondern v.a. durch deren sezernierte Produkte unterhalten. Erst diese Mediatoren führen zu den Symptomen, die klassischerweise mit dem Begriff Entzündung in Verbindung gebracht werden. Das Wissen über einen Teil dieser Mediatoren hat in den letzten Jahren erheblich zugenommen, was darauf zurückzuführen ist, daß schon länger bekannte Mediatoren mehrere Wirkungen entfalten können. So zeigte sich, daß IL-1 und $TNF\alpha$ sowohl bei der Entzündung als auch bei

Tabelle 4.1.2. Entzündungsmediatoren, die Entzündungsaktivität ist von sehr stark +++ bis schwach (+) angegeben

Mediator	Entzündungs-aktivitäten
Komplementprodukte (C4a, C3a, C5a, C5b–C9)	+++
Histamin	+++
Bradykinin	+++
Plättchenaktivierender Faktor (PAF)	+++
Sauerstoffmetaboliten (O_2^-, H_2O_2, OH^-)	+++
Stickstoffmetaboliten	++
Prostaglandine (PGE_2, PGI_2)	+++
Thrombroxan A_2	++
Leukotriene (LTB_4, LTC_4, LTD_4, LTE_4)	+++
$TNF\alpha$, TNF-β	+++
IL-1α, IL-1β	+++
IFNα/β	++
IFNγ	++
CSF (GM, G, M)	+
IL-2	+
IL-6	(+)
IL-12	++
IL-18	(+)?
CC- und CXC-Chemokine	++

der interzellulären Kommunikation von Leukozyten eine zentrale Rolle spielen.

In Tabelle 4.1.2 sind in einer Übersicht die Mediatoren angegeben, denen eine mehr oder weniger starke Entzündungsaktivität zugeordnet wird. In vorderster Reihe stehen sicherlich die dort aufgeführten Komplementprodukte, Histamin, Bradykinin, Sauerstoff- und Stickstoffmetaboliten, Prostaglandine, Leukotriene und nicht zuletzt TNFα und IL-1. Auf einen Teil der in Tabelle 4.1.2 angeführten Mediatoren, wie Komplementprodukte und Zytokine, wird weiter unten eingegangen. Es mag durchaus eine gewisse Hierarchie bei den Entzündungsmediatoren geben. Einzelne Mediatoren können durch mikrobielle Produkte direkt induziert werden, wie beispielsweise TNFα und IL-1 durch bakterielles Lipopolysaccharid. Andere Mediatoren wie IFNγ werden Makrophagen so konditionieren, daß z. B. eine erhöhte Freisetzung von Sauerstoffmetaboliten, Prostaglandinen und Leukotrienen ermöglicht wird.

4.1.5 Auswanderung von Leukozyten aus der Blutbahn

Da sich entzündliche Erkrankungen meist in bestimmten Organen ereignen, müssen an dieser Stelle die zirkulierenden Leukozyten die Blutbahn verlassen und selektiv in das betroffene Gewebe einwandern. Dieser Vorgang wird dadurch erleichtert, daß Zytokine wie TNFα und IL-1 über das Auslösen einer Entzündung im Gewebe die Voraussetzungen für eine Leukozytenextravasation schaffen. Die Zytokin-induzierte Aktivierung der Endothelzellen, Erweiterung von Blutgefäßen, Stei-

gerung der Permeabilität der Gefäße und letztlich der verstärkte lokale Blutdurchfluß (was die klassischen Entzündungssymptome wie oben beschrieben ausmacht) fördern das Andocken von Leukozyten an Endothelzellen. Dieser Vorgang spielt sich innerhalb weniger Sekunden ab, was kürzlich sehr eindringlich dokumentiert werden konnte (Campbell et al. 1998). Das Auswandern von Leukozyten aus dem Blut in das Gewebe (Abb. 4.1.1) wird in 4 Schritte unterteilt.

4.1.5.1 Das Rollen

Die Auswanderung von Leukozyten beginnt mit einer Verlangsamung des freien Vorbeiströmens am Endothel, was als Rollen („rolling") bezeichnet wird. Dabei spielen 2 membranständige Selektine auf Endothelzellen eine entscheidende Rolle (Imhof u. Dunon, 1995), die reversibel an Glykoproteine an der Oberfläche von Leukozyten, z. B. an die Sialyl-Lewis^x-Domäne, binden. Das führt nur zu einer vorübergehenden Anheftung von Leukozyten an Gefäßwände, also eher zu einer Abbremsung, so daß der gesamte Vorgang als eine Art von „Rollen" entlang des Endothels imponiert. Das sehr rasch induzierbare P-Selektin wird durch kleinmolekulare Entzündungsmeditoren wie Histamin, C5a, oder LTB$_4$ innerhalb weniger Minuten sehr stark induziert. Erst durch die proinflammatorischen Zytokine TNFα und IL-1, aber auch durch bakterielle Produkte wie Endotoxin (LPS), können Endothelzellen so aktiviert werden, daß das E-Selektin auf der Zelloberfläche generiert wird. Das leitet zum 2. Schritt über.

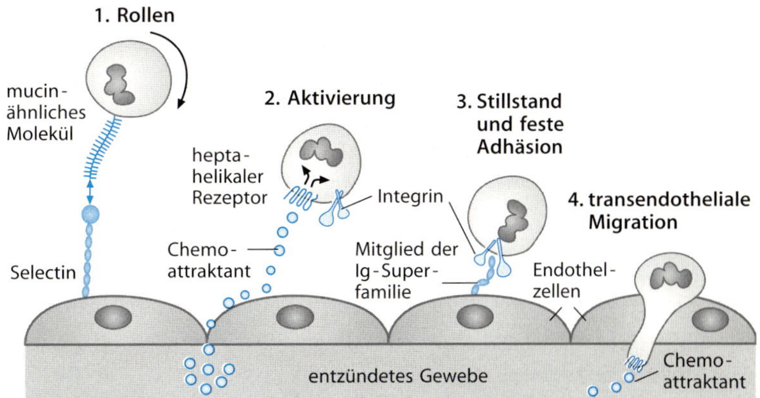

Abb. 4.1.1. Auswanderung von Leukozyten aus der Blutbahn in ein infiziertes Gewebe, dargestellt in 4 Schritten, nach Gemsa u. Resch (1997)

4.1.5.2 Aktivierung von Leukozyten

Die beim Rollen noch instabile Leukozyten-Endothel-Interaktion wird durch Aktivierung der Leukozyten, beispielsweise durch Chemokine, in einen stabilen Zellkontakt überführt. Wichtig ist das Integrin LFA-1 (Lymphozytenfunktions-assoziiertes Antigen), das bei aktivierten Leukozyten exprimiert wird.

4.1.5.2 Stillstand und feste Adhäsion

Die Integrine der Leukozyten binden v. a. an Moleküle auf Endothelzellen, die zur Immunglobulinsuperfamilie gehören. Dazu gehört das interzelluläre Adhäsionsmolekül (ICAM-1), das v. a. durch proinflammatorische Zytokine und Chemokine auf Endothelzellen zur Expression gebracht wird. Die Bindung der Integrine von Leukozyten an das ICAM-1 führt dann zur definitiven Adhärenz der Zellen, was zusätzlich durch die Präsentation von chemotaktischen Substanzen auf der Endothelzelloberfläche gefördert wird (Rot, 1993).

4.1.5.4 Diapedese

Das Durchwandern von Leukozyten durch die Endothelzellbarriere, Diapedese genannt, erfolgt primär an den Verbindungsstellen zwischen den Endothelzellen. Die Diapedese durch die an und für sich fest geschlossenen Verbindungsstellen („junctions") geht mit einem Anstieg des Kalziumspiegels in den Leukozyten einher und wird von einigen Zelloberflächenmolekülen auf Leukozyten und Endothelzellen gesteuert. Das bekannteste Molekül ist das CD31 (Platelet endothelial cell adhesion molecule, PECAM-1), das sowohl auf Endothelzellen als auch auf Leukozyten exprimiert wird (Bianchi et al. 1997). Wie bei einem Reißverschlußsystem werden die CD31-Moleküle zwischen den Endothelzellen geöffnet und verzahnen sich mit den leukozytären CD31-Molekülen, was eine Durchwanderung durch diese enge Nahtstelle ermöglicht. Weitere Sperrmoleküle, die geöffnet werden müssen, sind das Occludin und die Cadherine. Nach dem Durchwandern durch die Endothelzellschranke müssen anschließend die Basalmembran und die extrazelluläre Matrix überwunden werden. Proteinasen aus Leukozyten wie Metalloproteinasen, Elastase, Urokinase und andere Enzyme übernehmen diese Aufgabe (Bianchi et al. 1997).

Ein weiterer Mechanismus der Diapedese, das direkte transzelluläre Durchwandern von Leukozyten durch das Endothelzellzytoplasma (Transzytose), ist bisher mehr postuliert als dokumentiert worden. Erst vor kurzem konnte gezeigt werden, daß die Mehrheit adhärenter, neutrophiler Granulozyten die Endothelzellen und anschließend auch noch die Perizyten transzellulär durchwandern, ohne eine Zellschädigung zu hinterlassen (Feng et al. 1998).

4.1.6 Chemotaxis

Die Grundlage einer jeden zellulären Reaktion ist die gerichtete Wanderung von Leukozyten in einen Infektionsherd. Auf der Oberfläche von Endothelzellen präsentierte chemotaktische Faktoren tragen entscheidend zur Umwandlung des selektinvermittelten Rollens der Leukozyten in eine feste Adhärenz an der Gefäßwand bei. Nach der Extravasation orientieren sich die Zellen entlang eines chemotaktischen Gradienten. Die danach einsetzende gerichtete Wanderung wird als Chemotaxis bezeichnet, wenn sie entlang eines ansteigenden Gradienten chemotaktisch wirksamer Faktoren stattfindet.

4.1.6.1 Exogene chemotaktische Faktoren

Chemotaktische Substanzen können von Bakterien selbst produziert werden, wie z. B. das bakterielle Formylpeptid (formyl-Met-Leu-Phe, fMLP). Auch Proteine der phylogenetisch verwandten Mitochondrien sind z. T. N-formyliert und wirken wie bakterielle Formylpeptide chemotaktisch auf Neutrophile (Carp, 1982). So können beispielsweise die bei der Gewebezerstörung auftretenden mitochondrialen Proteine eine erste Welle chemotaktischer Faktoren bereitstellen und sehr rasch Phagozyten anlocken.

4.1.6.2 Endogene chemotaktische Faktoren

Chemotaktische Substanzen werden bei der Aktivierung der Komplementkaskade generiert, v. a. das sehr wirksame C5a und das schwächere C3a (s. unten). Nach Stimulation des Arachidonsäuremetabolismus, beispielsweise nach Kontakt mit bakteriellen Produkten wie Endotoxin, wird aus

Phagozyten ein chemotaktisch hochwirksamer Metabolit, das Leukotrien B_4 (LTB_4), produziert. LTB_4 ist nahezu ein „Akute-Phase-Chemotaxin", das, ähnlich wie fMLP, eine sehr rasche Einwanderung von Neutrophilen und Monozyten bewirkt. Wie die meisten chemotaktischen Faktoren aktivieren sie die Endothelzellen zur Expression von Adhäsionsmolekülen.

4.1.6.3 Chemokine

Besondere Aufmerksamkeit erregten in letzter Zeit die chemotaktischen Zytokine, die als Chemokine bezeichnet werden. 10 Jahre nach der Erstbeschreibung des Chemokins IL-8 sind inzwischen mehr als 40 Chemokine entdeckt worden. Das derzeitige Interesse ist sehr groß (Baggiolini, 1998) und deshalb erfolgt hier eine ausführlichere Darstellung.

Chemokine können strukturell und funktionell in mindestens 5 Gruppen unterteilt werden (Schall u. Bacon, 1994; Baggiolini et al. 1997). Ihre Hauptaufgabe ist es, differentiell bestimmte Leukozytenpopulationen chemotaktisch anzulocken und über einen an interzelluläre Matrixproteine fixierten Gradienten zum Ort des entzündlichen Prozesses zu leiten. Chemokine binden sehr gut an Komponenten der extrazellulären Matrix, z.B. an Proteoglykane, so daß ein stabiler Gradient entsteht, der an eine feste Phase fixiert ist. Darüber hinaus stimulieren Chemokine die Adhärenz von Leukozyten am Gefäßendothel und fördern somit die Extravasation (Springer, 1994; Imhof u. Dunon, 1995). Die chemotaktisch angelockten Effektorzellen wandern entlang dieses matrixgebundenen Gradienten im Sinn einer Haptotaxis zum Zielgebiet (Tanaka et al. 1993; Rot, 1993).

Charakteristisch für alle Chemokine sind 4 konservierte Cysteinreste, die über Disulfidbrücken ihre Tertiärstruktur und biologische Aktivität stabilisieren. Anhand der Position der ersten beiden Cysteine werden die beiden Hauptgruppen unterschieden. Bei der CXC-Familie sind die ersten beiden Cysteinreste durch eine dazwischen liegende weitere Aminosäure voneinander getrennt, während sie bei der CC-Familie direkt nebeneinander liegen. Diese strukturelle Einteilung stimmt im wesentlichen mit dem Aktionsspektrum der Chemokine überein. CC-Chemokine wirken überwiegend auf Monozyten und Lymphozyten und CXC-Chemokine präferentiell auf neutrophile Granulozyten (Tabelle 4.1.3).

Innerhalb der CXC-Familie kann man funktionell 2 weitere Subgruppen unterscheiden. Finden sich aminoterminal vom CXC-Motif die Aminosäuren Glutaminsäure, Leucin und Arginin (ELR-Motif), wirken diese Chemokine nahezu selektiv auf neutrophile Granulozyten. Prototyp dieser ELR-CXC-Subfamilie ist das sehr bekannte IL-8 (Matsushima et al. 1988; Schröder et al. 1988). Weitere Vertreter dieser Gruppe mit spezifischer Wirkung auf Neutrophile sind GRO-α (melanoma growth stimulatory activity), NAP-2 (neutrophil activating protein-2), und ENA-78 (endothelial cell-derived neutrophil-activating protein). Im Gegensatz dazu beeinflussen IP-10 (interferon-γ inducible protein) und Mig (monokine induced by interferon-γ), denen das ELR-Motiv fehlt (nonELR-CXC-Subfamilie), vorwiegend Monozyten und T-Lymphozyten (Farber, 1997). Sie gehören zwar strukturell zur CXC-Familie, verhalten sich aber funktionell wie CC-Chemokine. Über ihre chemotaktischen Eigenschaften hinaus wirken ELR-CXC-Chemokine angiogenetisch (Koch et al. 1992), während die nonELR-CXC-Chemokine über eine spezifische Bindung an membranständige Heparansulfatmoleküle der Endothelzellen die Gefäßneubildung hemmen (Luster et al. 1995; Angiolillo et al. 1995).

Tabelle 4.1.3. Verteilung der Chemokinrezeptoren und ihre Liganden

Rezeptor	Expression in Leukozyten	Liganden
CCR1	Monozyten, T-Lymphozyten[a], Eosinophile, Basophile	MIP-1α, RANTES, MCP-2, MCP-3
CCR2	Monozyten, T-Lymphozyten[a], Basophile	MCP-1, MCP-2, MCP-3, MCP-4
CCR3	T-Lymphozyten[a], Eosinophile, Basophile	Eotaxin, RANTES, MCP-2, MCP-3, MCP-4
CCR4	T-Lymphozyten[a], Basophile	RANTES, MIP-1α, MCP-1, TARC
CCR5	Monozyten, (T-Lymphozyten)	RANTES, MIP-1α, MIP-1β, gp120 (HIV, M-trop)
CXCR1	Neutrophile	IL-8, GCP-2
CXCR2	Neutrophile	IL-8, GRO, NAP-2, ENA-78, GCP-2
CXCR3	T-Lymphozyten[a]	IP-10, Mig
CXCR4	Neutrophile, Monozyten, T-Lymphozyten	SDF-1, gp120 (HIV, T-trop)

[a] Expression in T-Lymphozyten hängt vom Aktivierungsgrad der Zellen ab.

Innerhalb der CC-Chemokin-Familie finden sich unterschiedlich starke Einflüsse auf bestimmte Lymphozytensubpopulationen. Der bekannteste Vertreter dieser Familie ist sicherlich das MCP-1 (monocyte chemotactic protein-1), mit starker chemotaktischer Wirkung auf Monozyten und T-Lymphozyten (Loetscher et al. 1994). MIP-1α und MIP-1β (macrophage inflammatory protein) sind nicht nur für Monozyten chemotaktisch, sondern beeinflussen auch in unterschiedlicher Weise CD4$^+$- und CD8$^+$-T-Lymphozyten (Taub et al. 1993). RANTES (regulated on activation, normal T-cell expressed and secreted) soll besonders stark auf T-Lymphozyten vom Gedächtniszellphänotyp (CD 45R0) wirken (Schall et al. 1990).

Bereits vor einigen Jahren wurde ein neues Chemokin kloniert, dem das 2. Cysteinpaar fehlt. Der bisher einzige Vertreter dieser Gruppe, das Lymphotactin, wurde deshalb einer neuen Chemokinfamilie zugeordnet (C-Familie). Lymphotactin wirkt selektiv chemotaktisch auf Lymphozyten und nicht auf Monozyten oder Neutrophile (Kelner et al. 1994).

Zwei kürzlich klonierte CX$_3$C-Chemokine, Fraktalkine und Neurotactin (Bazan et al. 1997; Pan et al. 1997), werden membranständig auf aktivierten Endothelzellen exprimiert und sind dadurch an der entscheidenden Schnittstelle zur Extravasation von Leukozyten lokalisiert. Neurotactin wird sehr stark in den Endothelzellen des ZNS exprimiert und scheint deshalb ein chemotaktischer Faktor für die Einwanderung von Leukozyten über die Blut-Hirn-Schranke zu sein (Pan et al. 1997).

Es muß betont werden, daß die meisten Chemokine nicht nur eine Chemotaxis induzieren, sondern darüber hinaus auch Zellen aktivieren. In einer kürzlichen Arbeit konnten Campbell et al. (1998) beispielhaft zeigen, daß zirkulierende Lymphozyten bereits innerhalb 1 s durch die 4 Chemokine SDF-1 (stroma cell-derived factor), 6-C-kine, MIP-3α und MIP-3β zur Adhäsion an ICAM-1 aktiviert werden.

4.1.6.4 Regulation der Chemokinexpression

LPS ist einer der stärksten Induktoren aller Chemokinklassen in Monozyten und Makrophagen, während in anderen Geweben die proinflammatorischen Zytokine diese Funktion übernehmen. Umgekehrt sind proinflammatorische Zytokine nur schwach durch Chemokine induzierbar. Diese stellen also typische sekundäre Mediatoren dar, die die Einwanderung von Entzündungszellen differen-

tiell steuern. Viren induzieren im Gegensatz zu bakteriellen Stimuli vorzugsweise Chemokine, die auf mononukleäre Zellen wirken, bei gleichzeitiger Suppression der Chemokine, die Neutrophile beeinflussen (Sprenger et al. 1996). CC- und non-ELR-CXC-Chemokine scheinen generell eine wichtige Rolle bei der Abwehr von Virusinfektionskrankheiten zu spielen und sind überwiegend durch Interferon induzierbar. Dies gilt insbesondere für die non-ELR-CXC-Chemokine IP-10 und Mig, die entsprechende Interferon-stimulierbare Response-Elemente (ISREs) in ihren Promotoren tragen. Dagegen sind die meisten ELR-CXC-Chemokine durch Interferon supprimierbar.

Diese Systematik läßt sich noch etwas verallgemeinern: Th1-assoziierte Zytokine scheinen eher die Induktion von Chemokinen mit Wirkung auf mononukleäre Zellen zu fördern, während Th2-typische Zytokine hier suppressiv wirken (Sprenger et al. 1998). Die Aktivierung des Transkriptionsfaktors NF-κB, der eine zentrale Rolle in der afferenten Schleife einer Immunantwort spielt, scheint für die Induktion vieler Chemokingene von essentieller Bedeutung zu sein. Das gleiche gilt auch für die Transkriptionsfaktoren NF-IL-6 (C/EBPβ), AP-1 und AP-2, für die entsprechende Bindungsstellen in den Promotoren der Gene für MCP-1, RANTES, IP-10, IL-8, GRO, ENA-78 und GCP-2 zu finden sind. Die Expression der meisten Chemokine wird auch posttranskriptional reguliert, z. B. über die Stabilität der entsprechenden mRNAs mittels AU-reicher Sequenzen in der 3′-untranslatierten Region.

4.1.6.5 Chemokinrezeptoren

Im Gegensatz zu den Rezeptoren der proinflammatorischen Zytokine, die oft nur eine transmembrane Domäne besitzen, gehören alle bisher identifizierten Chemokinrezeptoren zur Rhodopsinsuperfamilie der G-Protein gekoppelten Rezeptoren (Murphy, 1994) (Abb. 4.1.2). Charakteristisch für diese Rezeptorfamilie sind 7 hydrophobe Transmembrandomänen mit Ausbildung von jeweils 4 extra- und intrazellulären Schleifen und eine Signaltransduktion über G-Proteine. Im Gegensatz zu den etwa 40 verschiedenen Chemokinen ist die Zahl der biologisch aktiven Chemokinrezeptoren erheblich niedriger (Tabelle 4.1.3). Somit muß es auch Rezeptoren geben, die promiskuitiv mehrere Chemokinliganden binden. Dieses Prinzip trifft man sogar am häufigsten an (Tabelle 4.1.3). Um so überraschender erscheint dagegen die Existenz von

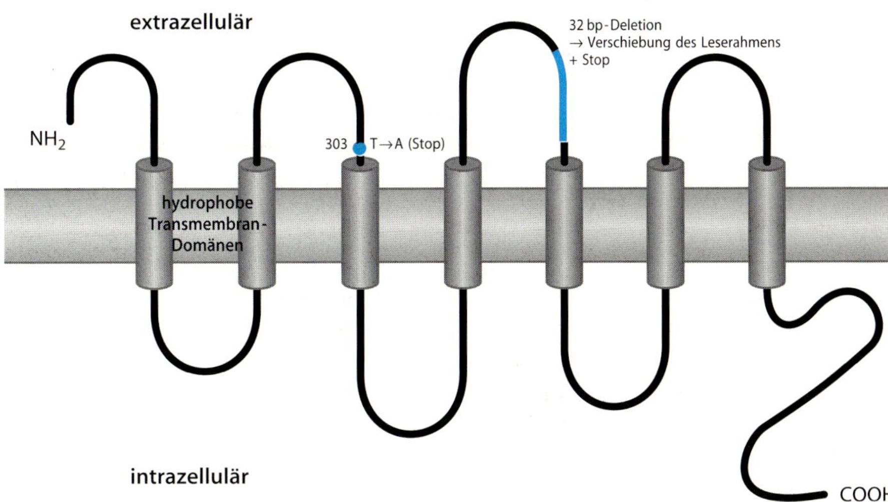

Abb. 4.1.2. Chemokinrezeptormodell mit Position der bisher bekannten Mutationen im CCR-5-Gen. Alle 5 CXCRs und 8 CCRs, die bisher kloniert wurden, gehören zur Rhodopsin-superfamilie G-Protein-gekoppelter Rezeptoren. Charakteristisch für diese Rezeptorfamilie sind 7 hydrophobe Trans-membrandomänen, die zur Bildung von je 4 extra- und intrazellulären Schleifen führen. Die Position einer Punktmutation (Quillent et al. 1998) und einer 32-bp-Deletion (Samson et al. 1996), die zu einem funktionsunfähigen CCR-5 und zur relativen HIV-Resistenz führen, ist gekennzeichnet

2 verschiedenen funktionellen IL-8-Rezeptoren zu sein. Beide werden überwiegend auf Neutrophilen exprimiert, wobei IL-8RA (CXCR-1) spezifisch nur IL-8 mit hoher Affinität bindet, während alle CXC-Chemokine mit ELR-Motif, also neben IL-8 auch GRO, NAP-2 und ENA-78, hochaffin an den IL-8RB (CXCR-2) binden.

Bisher sind 5 CXC- (CXCR-1 bis -5) und 8 CC-Chemokin-Rezeptoren (CCR-1 bis -8) kloniert worden (Baggiolini, 1998). 2 dieser Rezeptoren (CXCR-4 und CCR-5) sind kürzlich als die entscheidenden HIV-Korezeptoren identifiziert worden, die für den Gewebstropismus der Viren verantwortlich sind (Deng et al. 1996; Dragic et al. 1996; Feng et al. 1996). Hier zeigte sich auf eindrucksvolle Weise, wie eng das Feld der Chemokine mit Virusinfektionskrankheiten verflochten ist (s. unten). Bei den CC-Chemokin-Rezeptoren gibt es einige, die mehrere Liganden binden und andere, die spezifisch nur auf 1 bestimmtes CC-Chemokin reagieren (Tabelle 4.1.3). Ein weiterer Rezeptor, der promiskuitiv eine Vielzahl von sowohl CXC- als auch CC-Chemokinen bindet, ist auf Erythrozyten identifiziert worden (Neote et al. 1994). Diesem Erythrozytenchemokinrezeptor fehlt jedoch die signaltransduzierende Domäne. Seine Hauptfunktion liegt wahrscheinlich in der Bindung und Neutralisation systemisch in den Blutkreislauf freigesetzter Chemokine.

Die meisten Chemokinrezeptoren werden konstitutiv, aber gewebsspezifisch exprimiert. Die Rezeptordichte auf der Zelloberfläche steigt mit zunehmender Ausdifferenzierung und Reifung der Zellen an. G-CSF induziert die IL-8R-Expression auf transkriptionaler Ebene, während LPS und TNFα ihre Expression über posttranskriptionale Mechanismen herunterregulieren. Dieser Mechanismus sichert den Verbleib der eingewanderten Neutrophilen im Infektionsherd, in dessen Zentrum die höchsten Konzentrationen an LPS und proinflammatorischen Zytokinen zu erwarten sind. Die Expression von CCR-1 und CCR-2 ist auf Blutmonozyten höher als auf bereits ausdifferenzierten Gewebsmakrophagen, was insofern Sinn macht, als daß bei einer Infektion frische Monozyten rekrutiert werden müssen und die lokal ansässigen Makrophagen keiner Wanderung mehr bedürfen.

4.1.6.6 HIV-Korezeptoren

Die infektionsrelevante Bedeutung von Chemokinen und Chemokinrezeptoren ist bei der HIV-Erkrankung besonders deutlich geworden. Der CC-Chemokin-Rezeptor-5 (CCR-5) und CXC-Chemokin-Rezeptor-4 (CXCR-4) wurden als wichtigste HIV-Korezeptoren identifiziert, an die das HIV zusätzlich zum CD4 binden muß, um eine Zelle erfolgreich zu infizieren (Abb. 4.1.3).

Kürzlich entdeckte Mutationen im CCR-5-Gen scheinen die Progression der HIV-Erkrankung zu verzögern. Im homozygoten Zustand verleihen

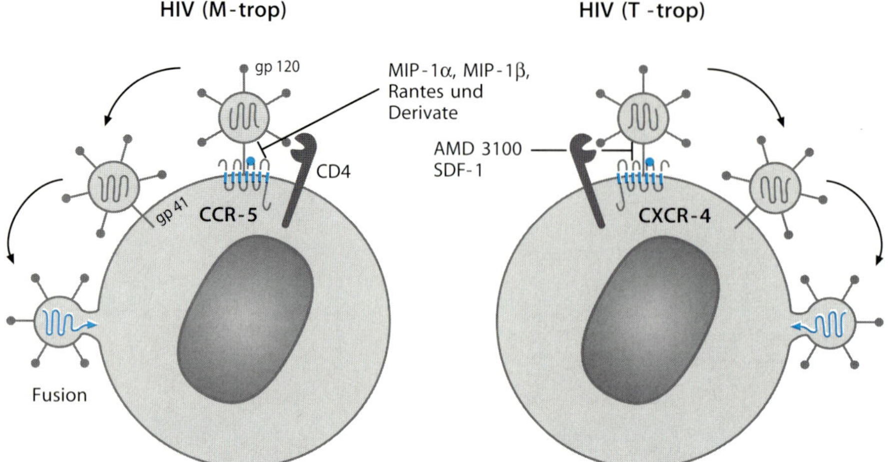

Abb. 4.1.3. HIV-Korezeptoren und deren mögliche Blockade. Vor kurzem konnten *CCR-5* und *CXCR-4* als die wichtigsten HIV-Korezeptoren identifiziert werden. Die Infektion einer Zelle beginnt mit der spezifischen Bindung von *gp120* an CD4. Diese Bindung allein reicht zur Infektion einer Zelle nicht aus. Sie induziert eine Veränderung der Konformation in der V3-Domäne des *gp120*-Proteins, über die Kontakt mit dem HIV-Korezeptor aufgenommen wird. Makrophagentrope HIV sind dabei essentiell auf CCR-5 (*links*), T-Zell-trope HIV auf CXCR-4 angewiesen (*rechts*). Danach werden der hydrophobe Kopf des *gp41* freigesetzt und die Fusion mit der Zellmembran initiiert. Substanzen wie *AMD 3100* und bestimmte Chemokine, die die Bindung an die Korezeptoren hemmen und als mögliche HIV-Therapeutika in Frage kommen könnten, sind aufgeführt

diese Mutationen sogar einen relativen Schutz gegenüber einer Infektion mit HIV-1. Bei etwa 1% der seronegativen Kaukasier konnte eine homozygote Mutation des CCR-5-Gens (Abb. 4.1.3) durch eine 32-bp-Deletion nachgewiesen werden (natürliche humane Knockouts) (Samson et al. 1996). Bei einer Analyse von HIV-positiven Patienten fand sich kein Patient mit homozygoter Mutation, und selbst Heterozygote waren signifikant weniger vertreten. Unter In-vitro-Bedingungen sind mononukleäre Blutleukozyten (PBMCs) von Individuen mit homozygoter Mutation kaum durch monozytotrope HIV-Stämme infizierbar. Auch die durch Env-Proteine vermittelte Membranfusion ist deutlich herabgesetzt. Das gleiche gilt für eine kürzliche entdeckte Punktmutation an Position 303, die zu einem vorzeitigen Stopkodon führt (Abb. 4.1.2) (Quillent et al. 1998). Ein funktionsunfähiger CCR-5 verleiht also bereits im heterozygoten Zustand einen geringgradigen Schutz vor Infektion und Progression von HIV-1, während sich homozygote Träger als hochgradig resistent gegenüber HIV erweisen.

Der CCR-5 wird stark in PBMCs exprimiert und stellt den wichtigsten HIV-Korezeptor für monozytotrope Viren dar (Alkhatib et al. 1996; Dragic et al. 1996; Bleul et al. 1996) (Abb. 4.1.3), die hauptsächlich in der asymptomatischen Phase der HIV-Erkrankung gefunden werden und für die meisten Übertragungen verantwortlich gemacht

werden. Die natürlichen Liganden des CCR-5 sind die Chemokine MIP-1α, MIP-1β und RANTES, und diese sind auch als HIV-suppressive Faktoren beschrieben worden (Cocchi et al. 1995). Wahrscheinlich wirken sie über eine kompetitive Hemmung der Interaktion von HIV mit CCR-5. HIV-Korezeptoren-blockierende Substanzen sollten deshalb erfolgversprechende Kandidaten zur Therapie und Prophylaxe einer HIV-Infektion sein (Simmons et al. 1997).

CXCR-4, der Rezeptor für das Chemokin SDF-1 und Korezeptor für T-Zell-trope HIV, wird konstitutiv exprimiert und ist auf einer Vielzahl von Leukozyten und anderen Geweben nachweisbar (Bleul et al. 1997). T-Zell-trope HIV, die sich in der späteren Phase der Erkrankung ausbilden und für eine rasche Progression durch Synzytienbildung verantwortlich sind, sind von CXCR-4 abhängig (Abb. 4.1.3). Mutationen, die zu funktionsuntüchtigen CXCR-4 führen, konnten bisher nicht nachgewiesen werden. Kürzlich wurden homozygote Sequenzvarianten in der 3′-untranslatierten Region des Liganden SDF-1 gefunden, die anscheinend dessen Expressionsrate regulieren (Winkler et al. 1998). Diese 3′-UTR-Variation scheint die Progression zu Aids stärker zu verlangsamen als der oben beschriebene Korezeptordefekt selbst. Verantwortlich dafür könnte eine erhöhte SDF-1-Produktion sein, die über Blockade und Herabregulation der CXCR-4-Expression den späten, synzytienbildenten HIV-Stämmen den Korezeptor unzugänglich macht.

Erste Studien belegen, daß neben den natürlichen Liganden von Chemokinrezeptoren auch pharmakologische Substanzen als Antagonisten (z. B. AMD 3100 aus der Bicyclamgruppe) spezifisch an HIV-Korezeptoren wirken können (Baggiolini u. Moser, 1997). Es ist vorstellbar, daß durch den kombinierten Einsatz von CCR-5- und CXCR-4-Antagonisten die HIV-Erkrankung besser behandelbar wird.

4.1.7 Phagozytose

Die für eine Infektabwehr wichtigsten Phagozyten sind neutrophile Granulozyten und Monozyten bzw. Makrophagen. Eine Invasion von neutrophilen Granulozyten wird überwiegend bei bakteriellen Infektionen gefunden, aber auch bei akuter Zellnekrose, wie z. B. beim Herzinfakt. Die meisten viralen Infektionen sind durch ein Infiltrat von mononukleären Phagozyten, also Monozyten und Makrophagen, gekennzeichnet. Neutrophile Granulozyten und mononukleäre Phagozyten werden als professionelle Phagozyten bezeichnet, da eosinophile und basophile Granulozyten nur sehr wenig zur Infektabwehr über den Mechanismus der Phagozytose beitragen.

Neutrophile Granulozyten besitzen einen hohen Gehalt an Granula, die in azurophile und spezifische Komponenten unterteilt werden. Diese Granula enthalten in unterschiedlicher Verteilung Enzyme und Proteine, die bei der Abwehr von Mikroorganismen beteiligt sind (Gemsa u. Resch, 1997). Dazu gehören mikrobizide Enzyme wie Myeloperoxidase und Lysozym, neutrale Proteinasen wie Elastase, saure Hydrolase wie Kathepsin B und D, Laktoferrin, Kollagenase, kationische Proteine und die Defensine. Bei Phagozytose von Mikroorganismen verschwinden die Granula, teils durch Fusion mit Phagosomen, teils durch Exozytose, ein Vorgang, der als Degranulation bezeichnet wird. Neben diesen präformierten Granulabestandteilen besitzt ein neutrophiler Granulozyt auch die Fähigkeit, nach Stimulation mit der Neusynthese von Entzündungsmediatoren zu reagieren, beispielsweise mit der Freisetzung von Arachidonsäureprodukten wie LTB_4, Prostaglandin E_2 (PGE_2), Thromboxan A_2 und aktivierten Sauerstoff- und Stickstoffmetaboliten. All diese Mediatoren besitzen entzündungsfördernde Eigenschaften.

Frisch eingewanderte Monozyten und ortsansässige Makrophagen besitzen gleichfalls Granula, die sich im Gehalt von denen der Neutrophilen unterscheiden, aber gleichfalls mikrobizide Enzyme enthalten. Im Gegensatz zu Neutrophilen sind Makrophagen langlebig und besitzen die Fähigkeit, auf Kontakt mit Infektionserregern mit der Neusynthese von mikrobiziden Substanzen zu antworten. So wird bei bakteriellen Infektionen zuerst ein rasches Einwandern von neutrophilen Granulozyten gefunden, sozusagen die erste Barriere gegen Infekterreger, gefolgt von dem langsameren Einwandern der Monozyten, die bei längerfristigen Auseinandersetzungen mit Infekterregern benötigt werden.

Die Phagozytose beginnt mit einer Adhärenz des Erregers an die Zelloberfläche des Phagozyten. Dieser Vorgang ist abhängig von Rezeptoren, die zumindest in 2 verschiedene Klassen eingeteilt werden können. Zur ersten Gruppe gehört beispielsweise der Mannoserezeptor auf Phagozyten, der das bakterielle Kohlehydrat Mannose oder die Mannose in Kombination mit dem Mannose-bindenden Lektin (MBL) erkennt. Zur zweiten Gruppe gehören die klassischen Opsonine, also das IgG und C3b. Immunglobuline auf Mikroorganismen werden über Fc-Rezeptoren und C3b und iC3b über die C3-Rezeptoren (CR1 und CR3) der Phagozyten erkannt. Der FcγR ist das Werkzeug von Phagozyten, um Antikörper als Elemente der immunologisch spezifischen Immunabwehr zur Eliminierung von Mikroorganismen einsetzen zu können. Phagozytose ist allein durch die Erkennung von IgG auf Mikroorganismen möglich, wird aber durch die gleichzeitige Opsonisierung durch C3b oder iC3b gefördert.

Der nach Adhärenz auftretende Vorgang der Phagozytose, nämlich Ausstülpung von Membrananteilen, Ausbildung eines Phagosoms, Fusion von Lysosomen mit Phagosom und Verschluß der äußeren Zellmembran ist in Abb. 4.1.4 dargestellt. Bei der Phagozytose werden häufig proteolytische Enzyme bereits dann freigesetzt, wenn Lysosomen mit dem Phagosom fusionieren, ohne daß sich die äußere Zellmembran wieder geschlossen hat. Eine starke Ausschüttung lysomaler Enzyme tritt dann auf, wenn Phagozyten zu große und nicht phagozytierbare Partikel attackieren. In diesem Fall fusionieren Lysosomen mit der Zelloberfläche und entlassen große Mengen aggressiver Enzyme. Dieser Vorgang wird als „frustrane Phagozytose" bezeichnet und geht mit einer besonders starken Entzündungsreaktion einher. Neben diesem üblichen Phagozytoseprozeß existiert noch der Mecha-

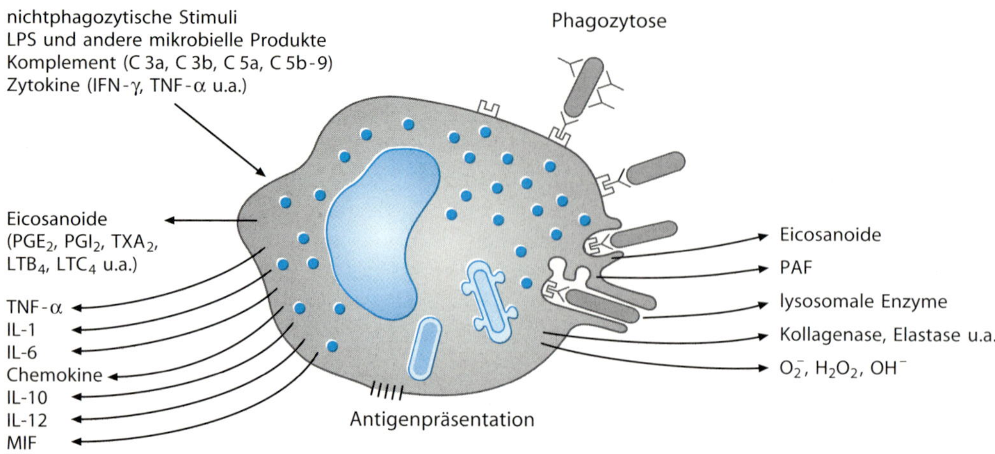

Abb. 4.1.4. Durch Phagozytose, bakterielle Produkte, aktiviertes Komplement und Zytokine freigesetzte Entzündungsmediatoren aus einem Makrophagen, nach Gemsa u. Resch (1997)

nismus der „Coiling-Phagozytose", bei dem der Phagozyt den Erreger mit langen Pseudopodien umwickelt und in das Zellinnere transportiert. Bestimmte Mikroorganismen, die sich intrazellär in Phagozyten vermehren, haben Mechanismen entwickelt, um die Phagozytose zu verstärken. Dazu gehören Erreger wie *Legionella pneumophila*, *Leishmania donovani*, *Mycobacterium leprae* und *Mycobacterium tuberculosis*. Sie benutzen die Opsonine IgG und C3b, um in das Zellinnere zu gelangen. Im Zellinneren verhindern sie durch antibakterizide Mechanismen ihre eigene Abtötung (Kaufmann, 1997).

Die intrazelluläre Abtötung phagozytierter Mikroorganismen wird üblicherweise den lysosomen-, sauerstoff- und stickstoffabhängigen Mechanismen zugeordnet. Darüber existiert eine ausführliche Literatur (Kaufmann, 1997) und deshalb wird hierzu nur kurz Stellung genommen.

Nach der Fusion von Phagosomen mit Lysosomen wirken sowohl bei neutrophilen Granulozyten als auch bei Monozyten und Makrophagen mikrobizide Enzyme auf die Krankheitserreger ein. Auch das Absinken des pH-Werts in den sauren Bereich hat bereits eine abtötende Wirkung, gleichzeitig wird ein Teil der sauren Hydrolasen aktiviert. Die sauerstoffabhängigen Mechanismen beinhalten Enzyme wie die NADPH-Oxidase, Superoxiddismutase, Myeloperoxidase, Katalase und Glutathionperoxidase, die die Produktion mikrobizider reaktiver Sauerstoffmetaboliten wie Superoxidanion, Wasserstoffsuperoxid, Hydroxylradikal und Singulettsauerstoff induzieren. Die zentrale Bedeutung der reaktiven Sauerstoffmetaboliten bei der Infektabwehr von Bakterien wird bei oxidasedefekten

Patienten mit chronischer Granulomatose verdeutlicht, die an rekurrenten Infekten mit Katalase-positivem *Staphylococcus aureus* leiden, sehr wohl aber noch mit den restlichen Sauerstoffmetaboliten die Katalase-negativen Erreger abtöten können.

Etwas umstritten ist noch immer die Rolle der reaktiven Stickstoffmetaboliten bei der Infektabwehr (Bogdan, 1997, 1998). Bis vor kurzem war es nicht klar, ob überhaupt beim Menschen die induzierbare NO-Synthase (iNOS oder NOS2) in Monozyten oder Makrophagen existiert. Neben der mikroboziden Aktivität des iNOS-Systems findet man für NO und seine Reaktionsprodukte, je nach getestem System, eine suppressive, protektive, destruktive und auch Signal-transduzierende Wirkung (Bogdan, 1997, 1998). Die bisherigen Befunde zeigen, daß die iNOS (NOS2) in ruhenden und nicht-stimulierten Monozyten und Makrophagen kaum detektierbar ist, sich jedoch i. allg. eine Hochregulation bei Makrophagen von Patienten findet, die eine infektiöse oder entzündliche Erkrankung durchmachen. In einem neueren Report (MacMicking et al. 1997) wurden bisherige Befunde zusammengefaßt und gezeigt, daß NO aus iNOS sowohl zytostatisch wie auch zytotoxisch gegen eine größere Anzahl von Viren, Bakterien, Pilzen, Protozoen und Helminthen agiert. Die antimikrobielle Aktion von iNOS basiert auf einer Aktivierung von Monozyten und Makrophagen durch IFNγ, also einem Zytokin, das nur bei entzündlichen Prozessen generiert wird. Einige Kriterien machen die antimikrobielle Wirkung des iNOS-Systems sehr wahrscheinlich: Es besteht eine enge Korrelation zwischen der iNOS-Expression und der Wirtsresistenz gegen Infekterreger, es kommt zu einer Steigerung von Infektionen durch den Einsatz von iNOS-Inhibitoren, gleichfalls ist die Wirtsresistenz nach Zerstörung des iNOS-Gens stark reduziert, und es findet sich eine antimikrobielle Wirkung von exogen zugesetztem NO, also dem Produkt der iNOS. Kurz hingewiesen werden sollte auch noch auf die Chloramine, die als Produkte der Neutrophilen dämpfend bei einem Infektabwehrprozeß wirken und die Produktion von proinflammatorischen Mediatoren wie NO, TNFα und PGE$_2$ herunterregulieren (Marcinkiewicz, 1997).

4.1.7.1 Evasion aus Phagozytose und intrazellulärer Abtötung

Viele Mikroorganismen haben Abwehrmechanismen entwickelt, um der Phagozytose und intrazellulären Abtötung zu entgehen. Hier kann nur sehr knapp auf solche Evasionsstrategien hingewiesen werden, eine ausführlichere Darstellung erfolgte an anderer Stelle (Kaufmann, 1997). Polysaccharidkapseln und Schleimhüllen können die Phagozytose behindern. Durch Sekretion von Zytolysinen, beispielsweise Leukocidin von *Staphylococcus aureus*, Exotoxin A von *Pseudomonas aeruginosa* oder Zytolysin von *Entamoeba histolytica*, können Phagozyten direkt abgetötet werden. Nach intrazellulärer Aufnahme kann die Fusion von Phagosomen mit Lysosomen verhindert werden (*Mycobacterium tuberculosis*), die Phagosomenansäuerung kann gehemmt werden, einzelne Bakterien sind resistent gegen lysosomale Enzyme und reaktive Sauerstoffmetaboliten (Salmonellen, Mykobakterien, Leishmanien). Es kann auch eine rasche Flucht des Bakteriums aus dem Phagosom in das Zytoplasma erfolgen (Mykobakterien) oder eine Kompetition um intrazelluläres Eisen auftreten, das sowohl von Bakterien als auch von Leukozyten benötigt wird. Auch können mikrobielle Streßproteine vor dem Angriff durch Phagozyten schützen.

4.1.8 Aktivierung des Komplementsystems

Das Komplementsystem stellt ein zentrales Effektorsystem der angeborenen, humoralen Infektabwehr dar. Die Aktivierung, entweder über den klassischen oder den alternativen Weg, produziert einerseits Komponenten für die direkte Infektabwehr und andererseits Entzündungsfördernde Me-

diatoren (Abb. 4.1.5). Die für die Infektabwehr hauptsächlich verantwortlichen Komplementfaktoren sind v.a. die Fragmente aus C3, C5 und der Membranangriffskomplex C5b-9. Hier sollen nicht die biochemischen Einzelheiten der gesamten Aktivierung geschildert werden (Bitter-Suermann u. Köhl, 1997), sondern nur die biologischen Aktivitäten.

Man unterscheidet heute 3 Wege der Komplementaktivierung: Den antikörperabhängigen, den alternativen und den Lektin-vermittelten. Bei letzterem spielt das bereits oben erwähnte Mannosebindende Lektin (MBL) eine zentrale Rolle. Der antikörperabhängige (klassische) Weg der Komplementaktivierung wird beim Menschen durch die Antikörper der Klassen IgM und IgG (IgG$_1$, IgG$_2$, IgG$_3$) durch Bindung an ein Antigen initiiert. Dieser klassische Weg setzt also Antikörper gegen Infekterreger voraus, wohingegen die alternative Komplementaktivierung antikörperunabhängig verläuft. Bestimmte mikrobielle Substanzen wie Kohlehydrate der Zellwand, Endotoxin, Peptidoglykane und andere, häufig Mannose-enthaltende mikrobielle Zellwandbestandteile können eine alternative Komplementaktivierung in Gang setzen, womit sehr rasch ein immunologisch unspezifisches Effektorsystem zur Abwehr von Mikroben zur Verfügung gestellt wird.

Die Komplementfragmente C4a, C3a und C5a sind die sog. Anaphylatoxine. Diese Aktivität ist charakterisiert durch eine erhöhte Permeabilität von Gefäßen, die Kontraktion glatter Muskulatur, die Freisetzung von Histamin und anderen Mediatoren aus Mastzellen und basophilen Granulozyten, die Sekretion lysosomaler Enzyme, einen erhöhten Sauerstoffverbrauch, eine gesteigerte Adhärenz an Oberflächen und nicht zuletzt eine chemotaktische Wirkung auf Phagozyten.

Unter den Anaphylatoxinen ist C5a bei weitem die chemotaktisch aktivste Substanz für Neutrophile, Monozyten, eosinophile und basophile Granulozyten. Neben der chemotaktischen Aktivität sollte speziell für C5a noch die Eigenschaft hervorgehoben werden, in Leukozyten Adärenz und Degranulation zu induzieren. Eine gesteigerte Adhärenz ist die Grundvoraussetzung, um Leukozyten am Ort einer Entzündung festzuhalten und zur Diapedese beizutragen. C5a scheint auch eine erhöhte Expression von Fc- und C3b-Rezeptoren zu induzieren, was von großer Bedeutung für eine rasche Phagozytose von Mikroorganismen ist.

Interessanterweise ist C5a ein sehr stabiles Komplementprodukt, für das Phagozyten spezifische Rezeptoren auf ihre Oberfläche tragen. Der

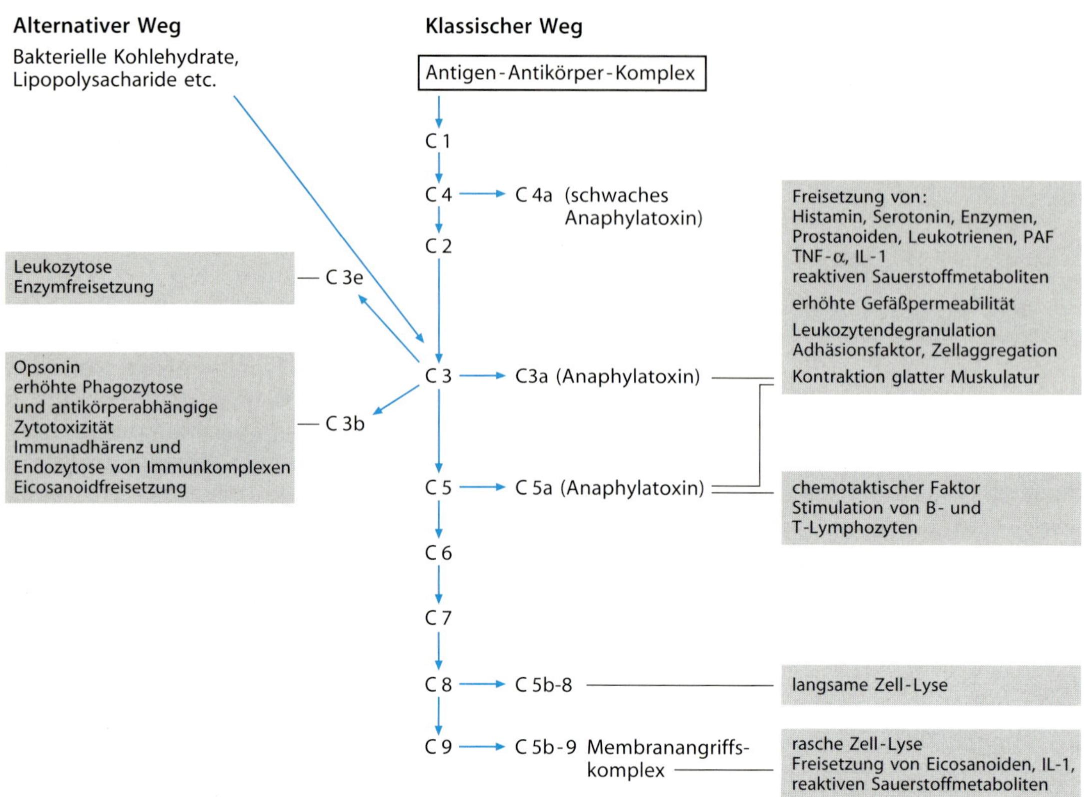

Abb. 4.1.5. Effektorfunktion der Komplementaktivierung bei der Infektabwehr, nach Gemsa u. Resch (1997)

C5a-Rezeptor ist inzwischen kloniert worden und weist eine große Homologie zu den Chemokinrezeptoren auf (Gerard et al. 1993).

Neutrophile Granulozyten und Monozyten sowie Makrophagen tragen Rezeptoren für C3b (CR1) und iC3b (CR3). Wenn Mikroorganismen durch Beladung mit C3b oder iC3b opsonisiert sind und gleichzeitig IgG tragen, wird durch diese C3b-Opsonisierung eine wesentlich raschere Phagozytose durchgeführt. Die zentrale Rolle des C3b für die Opsonisierung zeigt sich nicht zuletzt darin, daß Personen mit C3-Defekten extrem anfällig für bakterielle Infektionen sind.

Die weitere Aktivierung des Komplementsystems über C5 hinaus führt zur Ausbildung des Membranangriffskomplexes auf der Bakterienoberfläche. Der Komplementfaktor C8 dringt über eine hydrophobe Domäne in die Zellmembran ein, und an dieser Stelle erfolgt eine Polymerisierung von 10–16 C9-Molekülen in kreisförmiger Anordnung, so daß sich eine Pore in der Membran ausbildet. Mit dem Auftreten vieler derartiger Poren, also einer multiplen Perforation der Bakterienzellwand, kann der Infekterreger effizient abgetötet werden. Ungünstigerweise können auch bakterielle Be-

standteile in großen Mengen freigesetzt werden, die, wenn sie in die Blutzirkulation geraten, eine Überproduktion von endogenen Pyrogenen veranlassen. Dazu gehören v. a. TNFα und IL-1, die bei systemischem Auftreten zu hohem Fieber und Schocksymptomen führen (Cerami u. Beutler, 1988). In gewisser Weise ist die vollständige Komplementaktivierung bis zur Ausbildung des Membranangriffskomplexes eine Art „Notbremse", mit gelegentlich deletären Folgen für den infizierten Organismus.

Kongenitale Defekte in den Komplementkomponenten C6–C9 haben bei weitem nicht so dramatische Auswirkungen wie ein Defekt in der Komplementkomponente C3. Eine wichtige Rolle spielt die Komplementlyse bei der Abwehr von Neisserien, bei der Defekte in den späten Komplementkomponenten mit rezidivierenden Infekten einhergehen. Es gibt einige Bakterienarten, die eine Unempfindlichkeit gegenüber dem Membranangriffskomplex entwickelt haben, sei es, daß sie direkt mit der Komplementaktivierung interferieren, den Membranangriffskomplex nicht in die Membran inserieren lassen oder wieder abstoßen. Zusammengefaßt ergibt sich, daß C3 über die Generation des

Opsonins C3b die wichtigste Komponente bei der Infektabwehr darstellt, gefolgt von dem chemotaktisch sehr aktiven Molekül C5a und dem im Vergleich zu den beiden obigen Faktoren eher nachrangig einzuordnenden Membranangriffskomplex C5-C9.

4.1.9 Zytokine

4.1.9.1 Proinflammatorische Zytokine bei der Infektabwehr

Bei jeder Interaktion von Infekterregern mit Leukozyten werden Zytokine gebildet, die je nach Klasse entzündungsfördernde oder -dämpfende Eigenschaften besitzen. Über die entzündungsmodulierende Eigenschaft hinaus ist die Hauptaufgabe der Zytokine, Leukozyten zu einer möglichst effizienten Infektabwehr zu aktivieren. Dieses Aktivierungspanorama muß zu einem günstigen Zeitpunkt wieder abgebremst werden, nämlich dann, wenn ein lokaler Gewebeschaden oder eine systemische Überreaktion droht. Zu diesem Zweck werden antiinflammatorische Zytokine gebildet, die dämpfend wirken und die Homöostase einer Infektabwehrreaktion sichern. Daraus ergibt sich ein sehr komplexes und adaptives Zytokinnetzwerk, das u. a. die Balance zwischen Th1- und Th2-Zellen und somit die präferentielle Stimulation der zellulären oder humoralen Immunität betrifft und dessen Schilderung den Rahmen dieses Kapitels überschreiten würde. Hier können nur einige Beispiele von pro- und antiinflammatorischen Zytokinen angegeben werden, für Details muß auf die inzwischen umfangreiche Literatur hingewiesen werden (Flad u. Gemsa, 1997; Trinchieri, 1997; Tilg et al. 1997; Ploegh, 1998; Gutierrez-Ramos u. Bluethmann, 1997).

Ein markantes Beispiel eines proinflammtorischen Zytokins ist TNFα. Ursprünglich als ein von aktivierten Makrophagen produzierter, tumorzytotoxischer Faktor beschrieben, stellte sich jedoch heraus, daß das Wirkungsspektrum wesentlich größer ist. TNFα wird überwiegend von Zellen des mononukleären Phagozytensystems gebildet. LPS ist wahrscheinlich der stärkste Stimulus, aber auch andere bakterielle Produkte und Viren haben eine stark stimulierende Wirkung auf die TNFα-Synthese. TNFα ist ein sogenanntes endogenes Pyrogen, das nach Stimulation durch exogene Pyrogene wie LPS synthetisiert wird und über eine Freisetzung von PGE$_2$ in hypothalamischen Nervenzellen Fieber erzeugt. Ausgesprochen proinflammtorische Eigenschaften sind die Aktivierung des Endothels und die Förderung der Adhäsion und Extravasation von Leukozyten im Zusammenspiel mit Chemokinen. Darüber hinaus induziert TNFα eine Steigerung der Permeabilität der Gefäße und fördert die Gerinnung auf der Oberfläche von Endothelzellen. Möglicherweise werden auf diese Weise kleinere Blutgefäße verschlossen, die systemische Ausbreitung der Infektion wird verhindert und der Transport von Erregerantigen durch das Gewebe zu den Lymphknoten gefördert. TNFα steigert die Phagozytose der neutrophilen Granulozyten und ist auch ein Kofaktor der Makrophagenaktivierung. Grundsätzlich muß TNFα als ein Zytokin angesehen werden, das bei Infektionen sehr rasch lokal produziert wird und auch lokal seine Wirkung entfalten soll. Bei sehr starken Infektionen im Gewebe kann TNFα allerdings in die Blutzirkulation gelangen und zu schweren Nebenwirkungen wie hohem Fieber, Blutdruckabfall und plötzlichem Schock führen. TNFα wird inzwischen auch als der wichtigste Mediator des schwer zu behandelnden septischen Schocks angesehen (Cerami u. Beutler, 1988), denn, was lokal für die Eindämmung der Infektion sinnvoll ist, kann bei meist nur kurzfristigen, aber erhöhten Konzentrationen in der Zirkulation zu einem Zusammenbruch der Kreislauffunktion führen. Die systemischen Effekte der Endotoxine von gramnegativen Bakterien, wie beispielsweise LPS, werden überwiegend von TNFα aus Makrophagen verursacht, während die schädlichen Effekte von Exotoxinen, beispielsweise Enterotoxin B aus *Staphylococcus aureus*, durch TNF aus stimulierten T-Zellen veranlaßt werden.

TNFα wurde ursprünglich als Kachexie-auslösender Faktor (Cachectin) mit parasitären Infektionen in Verbindung gebracht. Ursache ist offensichtlich eine Suppression der Lipoproteinlipase, was zu einem Anstieg von Triglyzeriden führt. Weitere Kachexie-auslösende Effekte von TNFα sind eine Suppression lipogener Enzyme, eine Depletion intrazellulärer Glykogenvorräte und der Verbrauch von Proteinreserven. Die katabole Wirkung von TNFα führt zwar kurzfristig zu einer nützlichen Energiemobilisation bei der Infektabwehr, langfristig ist jedoch eine Kachexie die Folge. Derartige pathogene TNFα-Eigenschaften spielen bei chronischen Infektionen eine Rolle.

Ein weiteres, klassisches proinflammotorisches Zytokin ist IL-1, von dem 2 Genprodukte existieren, die als IL-1α und IL-1β bezeichnet werden (Flad u. Gemsa, 1997). IL-1α verbleibt zum größten Teil im Zytosol oder membranständig, während IL-1β freigesetzt wird. IL-1 kann von verschiedenen Zellen produziert werden, bei einem Infektionsgeschehen werden es v.a. Monozyten und Makrophagen sowie Endothelzellen sein. Typische Stimuli sind LPS, aber auch eine Vielzahl anderer mikrobieller Bestandteile aus Bakterien, Mykoplasmen und Pilzen. Für die Kontrolle der IL-1-Produktion ist wichtig, daß auch ein IL-1-Rezeptor-Antagonist generiert wird, der etwa 30% Homologie mit IL-1β aufweist. Er wird von den gleichen Zellen gebildet, die auch IL-1 exprimieren. Er bindet an IL-1-Rezeptoren, ohne sie zu aktivieren und blockiert somit die Bindung von biologisch aktivem IL-1. Es gibt einen Typ-I- und einen Typ-II-Rezeptor für IL-1, wobei der letztere wahrscheinlich biologisch inaktiv ist und IL-1 abfängt, ohne eine Signaltransduktion durchzuführen. Beide Rezeptoren kommen in löslicher Form vor und können gleichfalls über das Abfangen des zirkulierenden IL-1 die IL-1-Wirkung auf Zellen kontrollieren.

Viele biologische Wirkungen von IL-1 überschneiden sich mit denen von TNFα. IL-1 induziert kleinmolekulare Mediatoren der Entzündungsreaktion wie PGE$_2$ sowohl im lokalen Infektionsgebiet als auch im thermoregulatorischen Zentrum des ZNS und ruft somit Fieber und, bei sehr hohen Konzentrationen in der Blutzirkulation, Kreislaufversagen mit Schocksymptomatik hervor. Ähnlich wie TNFα ist IL-1 ein Hauptmediator des bakteriell ausgelösten septischen Schocks (Gutierrez-Ramos u. Bluethmann, 1997). Neben diesen proinflammatorischen Wirkungen ist IL-1 ein essentielles Zytokin, das über eine Stimulation von Antigen-erkennenden T-Lymphozyten die adaptive, also spezifische Immunantwort einleitet.

IL-6 wurde bis vor kurzem gleichfalls als ein typisches proinflammatorisches Zytokin bei der Infektabwehr angesehen. Für diese Eigenschaft sprach, daß es nach der Phospholipase-A$_2$-Aktivierung die Prostaglandin- und Leukotrienproduktion stimuliert. Auch fand sich bei IL-6-Infusionen ein Anstieg der Körpertemperatur, jedoch kam es nicht zum Schock oder Endothelzellschaden wie bei IL-1 oder TNFα. Neuere Befunde (Tilg et al. 1997) machen eher eine pleiotrope Wirkung von IL-6 beim akuten Infektgeschehen wahrscheinlich. Es konnte gezeigt werden, daß IL-6 bei Infektionen keine Expression von Adhäsionsmolekülen auf Endothelzellen stimuliert, die Neutrophilenextravasation reduziert, die IL-1- und TNFα-Produktion auf dem Niveau der Transkription supprimiert und als eine Hauptfunktion die Synthese und Freisetzung von Akut-Phase-Proteinen in der Leber stimuliert. Von Akut-Phase-Proteinen wie C-reaktivem Protein (CRP) und Serumamyloid A ist bekannt, daß sie antiinflammatorisch wirken, u.a. die Synthese des IL-1-Rezeptor-Antagonisten und löslicher TNFα-Rezeptoren stimulieren, womit ein wichtiger, negativer Rückkopplungsmechanismus zur Eindämmung eines Infekt-ausgelösten Entzündungsprozesses in die Wege geleitet wird. Aufgrund der derzeitigen Befunde wird IL-6 eher den anti- als den proinflammatorischen Zytokinen zugerechnet.

Gleichfalls in die Gruppe der proinflammatorischen Zytokine gehört der Migrationsinhibitionsfaktor (MIF) (Calandra et al. 1995). Bei gramnegativer Sepsis spielt er eine zentrale Rolle, denn Antikörper gegen MIF können den letalen Ausgang einer Endotoxinämie verhindern (Bacher et al. 1997). MIF ist in der Lage, TNFα und NO in Makrophagen zu generieren. Es ist ein Zytokin, das sowohl von Makrophagen produziert wird als auch auf diese zurückwirkt und zusätzlich die T-Zell-Stimulation fördert (Bacher et al. 1996). Von speziellem Interesse ist der Befund, daß MIF bei Streß vom Hypophysenvorderlappen zusammen mit ACTH freigesetzt wird und in der Peripherie als physiologischer Gegenspieler von Glukokortikoiden auftritt. Dabei kann MIF die immunsuppressive Wirkung von Glukokortikoiden aufheben. Als Besonderheit ist noch hervorzuheben, daß Glukokortikoide selbst in einem Konzentrationsbereich von 10^{-12}–10^{-10} mol/l die MIF-Produktion in Makrophagen stimulieren. Mit diesen Befunden wird dem Tandem MIF-Glukokortikoide eine zentrale Stellung im Entzündungsgeschehen zugewiesen, denn je nach dem Überwiegen des einen oder anderen Faktors werden sich pro- oder antiinflammatorische Effekte ergeben.

IFNγ ist ein für die Infektabwehr essentielles Zytokin, sowohl in der hochakuten Phase einer Infektion als auch im Übergang zur chronischen Phase (Boehm et al. 1997). IFNγ wird von T- und B-Lymphozyten und von NK-Zellen produziert. Insbesondere in NK-Zellen wird IFNγ durch Makrophagenzytokine wie TNFα und IL-12 stimuliert und steht somit sehr rasch als Makrophagenaktivator in der Anfangsphase einer Infektion zur Verfügung. IFNγ ist vor allen Dingen der Faktor, der die Makrophagenaktivierung einleitet, und somit von Bedeutung für das Abtöten von Erregern, die intrazellulär überleben oder gar das intrazelluläre Milieu zur Replikation benötigen. Auf die Rolle von IFNγ als wichtigstem Makrophagenaktivator wird weiter unten eingegangen. In diesem Zusammenhang ist noch von Bedeutung, daß 2 weitere Zytokine, IL-

12 und IL-18, die IFNγ-Produktion aus T- und NK-Zellen sehr rasch initiieren (s. unten)

Es ist aufschlußreich, daß von IFNγ nur Funktionen bekannt sind, die etwas mit der Regulation der Immunantwort und der Kontrolle von Infektionen zu tun haben. IFNγ ist unter T-Lymphozyten ein Th1-Produkt und antagonisiert die Aktivität von IL-4 und somit den Th2-Response. IFNγ scheint mehr als 200 Gene in Leukozyten zu regulieren. Von besonderer Relevanz sind die Gene, die mit einer erhöhten MHC-Expression und Antigenpräsentation einhergehen (Boehm et al. 1997).

Neben IFNγ spielt IL-12 eine zentrale Rolle bei der angeborenen Infektabwehr. IL-12 wird überwiegend von Monozyten und Makrophagen, Neutrophilen und von Dendritischen Zellen produziert (Macatonia et al. 1995). Stimuli sind verschiedene Bakterien, bakterielle Produkte wie LPS, intrazellulär lebende Pathogene und Viren (Trinchieri, 1997). Die IL-12-Produktion erfolgt sehr schnell nach Kontakt mit mikrobiellen Produkten und ist T-Zell-unabhängig. IL-12 muß als ein sehr potentes proinflammatorisches Zytokin angesehen werden, dessen Produktion in positiver Hinsicht durch IFNγ und in negativer Hinsicht durch IL-10 kontrolliert wird. Die Hauptfunktion von IL-12 ist eine starke Induktion von IFNγ in Th1-Zellen und somit ist es eines der wichtigsten Zytokine für die Differenzierung von Th1-Zellen. Ein positiver Rückkopplungsmechanismus findet sich insofern, als daß durch IL-12 stimuliertes IFNγ wiederum die IL-12-Produktion steigert. Während einer Endotoxinämie bei gramnegativer Sepsis ist die erhöhte Produktion von IL-12 für die IFNγ-Überproduktion und die damit verbundene Schocksymptomatik verantwortlich. Damit reiht sich IL-12 zusammen mit IFNγ und TNFα in die Reihe der Zytokine ein, die an der Sepsis-induzierten Letalität beteiligt sind. Der notwendige Bedarf von IL-12 in der Anfangsphase einer effizienten Infektabwehr konnte inzwischen für viele pathogene Keime dokumentiert werden (Trinchieri, 1997). Durch IL-12 und IL-12-induziertes IFNγ wird offensichtlich ein Milieu geschaffen, in dem CD4$^+$-Lymphozyten präferentiell in den Th1-Differenzierungsweg, also in eine Stimulation der zellulären Infektabwehr, getrieben werden. So ist es nicht überraschend, daß IL-12-Knockout-Mäuse einen schweren Defekt im Th1-Response zeigen (Magram et al. 1996). Inzwischen konnte ein weiteres Zytokin mit IFNγ-induzierender Aktivität, als IL-18 bezeichnet, identifiziert werden und seine biologische Bedeutung, auch im Vergleich zu IL 12, muß noch analysiert werden

4.1.9.2 Antiinflammatorische Zytokine bei der Infektabwehr

Die z. Z. bekannten hauptsächlichen Zytokine, die eine Infekt-ausgelöste Entzündung abbremsen können, sind TGF-β und IL-10. Aus Platzgründen wird im folgenden nur die biologische Wirkung von IL-10 dargestellt. IL-10 wird von einer recht vielfältigen Gruppe von Zellen gebildet. Im Vordergrund scheinen aber Monozyten und Makrophagen sowie Th2-Zellen zu stehen. Nach der Aktivierung von T-Zellen und Monozyten sowie Makrophagen wird IL-10 im Vergleich zu den anderen Zytokinen relativ spät freigesetzt. IFNγ hemmt die Produktion von IL-10 aus Th2-Zellen und IL-10 hemmt vice versa die Produktion von IFNγ in Th1-Zellen. Damit erweist sich IL-10 als ein Regulator der Th1-Antwort, scheint aber in dieser Funktion nicht so wichtig zu sein wie IL-4. In Monozyten und Makrophagen wird IL-10 fast immer nach den proinflammatorischen Zytokinen wie TNFα und IL-1 generiert und als ein autokriner, negativer Rückkoppler angesehen. Wahrscheinlich ist IL-10 die entscheidende Komponente, die bei der Infektabwehr die exzessiven pathologischen Folgeerscheinungen dämpfen kann. Das wird besonders deutlich in einem System, wo IL-10-Knockout-Mäuse mit *Toxoplasma gondii* infiziert wurden und anschließend an einer Überproduktion von IL-12, IFNγ und TNFα verstarben (Gazzinelli et al. 1996). Somit erweist sich IL-10 als eines der wichtigsten Zytokin-supprimierenden Zytokine, mit Auswirkungen auf die gesamte angeborene und auch adaptive Immunantwort. Das offensichtliche Ziel ist, starke Immunreaktionen gegen Infekterreger auf sowohl humoraler als auch zellulärer Ebene auf ein normales Ausmaß zurückzuführen, also die Homöostase wiederherzustellen.

4.1.10 Aktivierung von Makrophagen

Makrophagen sind die entscheidenden Effektorzellen bei Infektionen mit Bakterien und Protozoen, die nicht ausreichend durch neutrophile Granulozyten abgetötet werden, nach Phagozytose überleben oder sich gar im Zytoplasma vermehren. Dazu gehören Listerien, Mykobakterien, Salmonellen, Toxoplasmen, Trypanosomen, Leishmanien und andere. Zur Abtötung dieser Mikroorganismen reicht die Basisaktivität der normalen Gewebsmakrophagen oder frisch eingewanderter Monozyten meist nicht aus. Es bedarf der Anhebung der Makrophagenfunktion auf ein effizienteres Niveau, ein Vorgang, der als „Aktivierung" bezeichnet wird. Die Aktivierung von Makrophagen ist ein Mehrstufenprozeß, der zumindest aus 2 Schritten besteht. Der erste Schritt betrifft eine Konditionierung zur erhöhten Aktivität, allgemein als „Priming" bezeichnet. Das wichtigste Zytokin für diesen Primingprozeß ist IFNγ, die Hauptkomponente der früher als Makrophagen-aktivierender Faktor (MAF) bezeichneten Zytokinaktivität. Diese geprimten Makrophagen zeigen noch keine erhöhte mikrobizide Funktion, sondern benötigen ein zweites Trigger-Signal, das beispielsweise von LPS, anderen bakteriellen und Mykoplasmenbestandteilen, aber auch von TNFα plus IL-1 geliefert werden kann. Diese Priming- und Trigger-Sequenz bei der Makrophagenaktivierung macht in der Physiologie der Infektabwehr durchaus Sinn. Das Priming erfolgt in Arealen, in denen mikrobielles Antigen die NK-Zellen oder Lymphozyten zur IFNγ-Produktion stimuliert und in denen nicht notwendigerweise der Hauptherd einer Infektion lokalisiert ist. Monozyten und Makrophagen, die in diesem IFNγ-reichen Areal geprimt wurden, werden in den eigentlichen Infektionsherd durch chemotaktische Moleküle gelockt und dort erst durch sekundäre Trigger-Signale zur eigentlichen mikrobiziden Funktion stimuliert. Die Aktivierung von Makrophagen drückt sich in mehrfacher Hinsicht aus: Es kommt zu einer erhöhten Produktion von Sauerstoff- und Stickstoffmetaboliten, TNFα und IL-1 werden produziert, das Lysosomenkompartiment enthält mehr bakterizide Komponenten und insgesamt ist der De-novo-Synthese-Apparat in aktivierten Makrophagen erheblich stimuliert.

In den letzten Jahren hat sich in Makrophagen ein Protein identifizieren lassen, das bei der natürlichen Resistenz gegen intrazelluläre pathogene Keime eine Schlüsselstellung innezuhaben scheint (Skamene, 1994; Medina u. North, 1996; Blackwell, 1996; Lang et al. 1997). Es wird als „natürliches Resistenz-assoziiertes Makrophagenprotein (Nramp1)" bezeichnet. Dieses Protein besitzt ein pleiotropes Spektrum von Makrophagen-aktivierenden Eigenschaften wie Induktion von IL-1 und iNOS, NO-Freisetzung, Stimulation des oxidativen Metabolismus, Induktion von MHC-Klasse-II-Molekülen, Steigerung der tumoriziden und antimikrobiellen Aktivität. All diese Eigenschaften werden klassischerweise mit der Makrophagenaktivierung in Verbindung gebracht. Es scheint, daß dieses Nramp1-Protein in der Zellmembran lokalisiert und Transportfunktionen für noch unbekannte Moleküle übernimmt. Nur in der Anwesenheit dieses Nramp1-Proteins sind Makrophagen in der Lage, mit typisch intrazellulär lebenden Organismen wie Salmonellen, Leishmanien und Mykobakterien durch rasche Tötung umzugehen. Es wird weiterhin postuliert, daß Nramp1 eine große Bedeutung für die Antigenprozessierung hat, in der Weise, daß es nicht nur MHC-Klasse-II-Moleküle zur Expression bringt, sondern auch prozessiertes Antigen in wirkungsvoller Weise an CD4⁺-Zellen präsentiert.

4.1.11 Natürliche Killer(NK)-Zellen

NK-Zellen wurden als Leukozyten des angeborenen Immunsystems meist nur unter dem Aspekt ihrer tumorzytotoxischen Aktivitäten beachtet. Erst in den letzten Jahren wurde klar, daß diese Zellen einen bedeutenden Beitrag zur Resistenz gegenüber Infektionen leisten. Das betrifft die Abwehr von Protozoen (Scharton-Kersten u. Sher, 1997), aber darüber hinaus auch andere Infektionen (Bancroft, 1993). Üblicherweise werden den NK-Zellen 2 Hauptfunktionen zugeschrieben, die Lyse von Zellen und die Produktion von Zytokinen. Die lytische Toxizität der NK-Zellen könnte sich einmal gegen extrazellulär lebende größere Infekterreger, wie Protozoen, und zum anderen auf die Zerstörung infizierter Zellen richten. Für beide Mechanismen gibt es ausreichend Hinweise, z.B. die Abtötung von sowohl *Toxoplasma gondii* als auch von Makrophagen, die mit *Plasmodium falciparum* oder *Leishmania major* infiziert sind (Hauser u. Tsai, 1986; Orago u. Facer, 1991; Resnick et al. 1988). Wahrscheinlich spielt es beim Infektgeschehen eine größere Rolle, daß NK-Zellen eine potente und rasch mobilisierbare Quelle von Zytokinen sind. Das betrifft vor allen Dingen IFNγ und TNFα, 2 Zytokine also, deren Rolle bei der Aktivierung anderer Zellen evident ist. Die potente Zytokinproduktion von NK-Zellen scheint wiederum primär die Folge einer Stimulation durch IL-12 zu sein, das überwiegend von antigenpräsentierenden Zellen wie Monozyten und Makrophagen und Dendritischen Zellen produziert wird. Bezüglich ihre Rolle als antimikrobielle Effektorzellen sollte noch darauf hingewiesen werden, daß NK-Zellen über ihre IFNγ- und TNFα-Produktion die Infektabwehr in Richtung Th1-Antwort, also zelluläre Immunologie, ausrichten. Die gegenwärtig sehr intensive NK-Zell-Forschung wird möglicherweise auch zeigen können, mit welchen NK-Rezeptoren Parasitenantigene auf infizierten Zellen erkannt werden, womit eine weitere Vervollständigung des Gesamtbilds der angeborenen Immunität möglich ist.

4.1.12 Instruktive Rolle des natürlichen Immunsystems

Wie schon weiter oben beschrieben (Tabelle 4.1.1) besitzen Makrophagen, Dendritsche Zellen, NK-Zellen und Endothelzellen sogenannte Mustererkennungsrezeptoren (PRRs), die bestimmte mikrobielle Zellbestandteile, in den meisten Fällen Kohlehydrate, erkennen (Fearon u. Locksley, 1996; Medzhitov u. Janeway, 1997 a, b). Mit diesen PRRs sind die Zellen des natürlichen Immunsystems in der Lage, einen Großteil der infizierenden Mikroorganismen zu erkennen und anschließend zu neutralisieren, ohne daß das spezifische Immunsystem mit seinem nahezu unerschöpflichen Reservoir an B- und T-Zell-Rezeptoren bemüht werden muß. Allein schon mit dieser Aufgabe ist das angeborene natürliche Immunsystem mehr als nur ein archaisches Überbleibsel der Evolution, sondern ein effizientes Abwehrsystem für möglicherweise die Mehrzahl der Infektionerreger.

Es hat sich in den letzten Jahren herausgestellt, daß das spezifische Immunsystem mit seinen Rezeptoren die Antigene zwar hochspezifisch erkennt, mit diesem Vorgang jedoch noch nicht eine Immunantwort initiieren kann. Zur weiteren Aktivierung der Lymphozyten werden sogenannte kostimulatorische Signale benötigt, die in vielen Fällen erst durch pathogene Mikroorganismen in Leukozyten induziert werden. Beispiele für diese kostimulatorischen Signale sind die Zelloberflächenmoleküle B7.1 (CD80) und B7.2 (CD86). Da viele pathogene Keime mittels der PRRs erkannt werden, können primär die Leukozyten des natürlichen Immunsystems auch die Expression kostimulatorischer Signale dirigieren. In vielen Fällen können somit die antigenpräsentierenden Zellen wie Makrophagen und Dendritische Zellen den Erfolg oder Mißerfolg einer antigenen T-Zell-Rezeptor-Stimulation über die Expression kostimulatorischer Signale steuern. Da ein Selbstantigen nicht die exklusiv mikrobiellen „Pathogen-assoziierten Molekularmuster (PAMPs)" besitzt, werden auch keine kostimulatorischen Aktivitäten induziert und deshalb verbleiben die T-Zellen gegenüber Selbst-

antigen nicht-reaktiv. Anders ausgedrückt: Das natürliche Immunsystem kann über diesen Mechanismus der Selbst-/Nicht-Selbst-Diskriminierung und die Expression von kostimulatorischen Signalen die spezifische Immunantwort an- oder abschalten.

Ein weiterer Punkt in der Steuerung des spezifischen Immunsystems durch das angeborene Immunsystem hat in den letzten Jahren eine besondere Bedeutung erfahren: Die Reaktivität von T- und B-Lymphozyten wird in erheblichem Ausmaß durch das Zytokinnetzwerk gesteuert. Es gibt proinflammatorische Zytokine wie IL-1, TNFα, IL-6, IFNγ (aus NK-Zellen) und IL-12, die als Produkte des natürlichen Immunsystems eine Entzündung einleiten. Zusätzlich tragen Chemokine nicht nur durch die Einwanderung von Leukozyten in einen Infektionsherd, sondern auch durch Zellaktivierung zur Amplifikation eines Entzündungsgeschehens bei. Diese Zytokine werden durch mikrobielle Produkte in den Leukozyten des natürlichen Immunsystems stimuliert und ermöglichen erst die Aktivierung der zytokinabhängigen Lymphozyten des spezifischen Immunsystems. Zu einem späteren Zeitpunkt der entzündlichen Infektabwehr werden Leukozyten des natürlichen Immunsystems ein dämpfendes Signal über die Freisetzung von Zytokinen wie IL-10 und Transforming-growth-Faktor (TGF-β) abgeben.

Aus diesen Fakten ergibt sich letztlich ein Konzept, das dem angeborenen, natürlichen Immunsystem die Instruktion und Steuerung des spezifischen Infektabwehrsystems zuschreibt (Fearon u. Locksley, 1996; Bendelac u. Fearon, 1997; Medzhitov u. Janeway, 1997 a, b). Das angeborene System ist somit nicht nur in der Lage, bei der Infektabwehr zwischen Selbst und Nicht-Selbst zu unterscheiden, sondern es entscheidet auch, ob das spezifische Immunsystem mit einer T-Lymphozyten-Effektor-Funktion und Antikörperproduktion bemüht werden muß. Es zeigt sich, daß die Funktion von Lymphozyten mit seinen hochspezifischen Antigenrezeptoren letztlich doch von Signalen abhängig ist, die das angeborene Immunsystem offeriert. Das angeborene und natürliche Immunsystem einerseits und das adaptive und spezifische andererseits bilden also eine Einheit, wobei die Reaktivität des natürlichen Immunsystems bei der Infektabwehr dem des spezifischen vorangeht und das letztere in erheblichem Ausmaß moderiert.

4.1.13 Literatur

Alkhatib, G., Combadiere, C., Broder, C. C. et al. (1996). CC CKR5: a RANTES, MIP-1α, MIP-1β receptor as a fusion cofactor for macrophage-tropic HIV-1. Science 272, 1.955–1.958

Angiolillo, A. L., Sgadari, C., Taub, D. D. et al. (1995). Human interferon-inducible protein 10 is a potent inhibitor of angiogenesis in vivo. J. Exp. Med. 182, 155–162

Bacher, M., Metz, C. N., Calandra, T. et al. (1996). An essential regulatory role for MIF in T-cell activation. Proc. Natl. Acad. Sci. USA 56, 7.849–7.854

Bacher, M., Meinhardt, A., Lan, H. Y. et al. (1997). Migration inhibitory factor expression in experimentally induced endotoxemia. Am. J. Pathol. 150, 235–246

Baggiolini, M. (1998). Chemokines and leukocyte traffic. Nature 392, 565–568

Baggiolini, M., Moser, B. (1997). Blocking chemokine receptors. J. Exp. Med. 186, 1.189–1.191

Baggiolini, M., Dewald, B., Moser, B. (1997). Human chemokines: An update. Annu. Rev. Immunol. 15, 675–705

Bancroft, G. J. (1993). The role of natural killer cells in innate resistance to infection. Curr. Opin. Immunol. 5, 503–510

Bazan, J. F., Bacon, K. B., Hardiman, G. et al (1997). A new class of membrane-bound chemokine with a CX$_3$C motif. Nature 385, 640–644

Bendelac, A., Fearon, D. T. (1997). Innate immunity. Innate pathways that control acquired immunity. Curr. Opin. Immunol. 9, 1–3

Bianchi, E., Bender, J. R., Blasi, F., Pardi, R. (1997). Through and beyond the wall: late steps in leukocyte transendothelial migration. Immunol. Today 18, 586–591

Bitter-Suermann, D., Köhl, J. (1997) Komplementsystem. In: Gemsa, D., Kalden, J. R., Resch, K. (Hrsg.). Immunologie: Grundlagen, Klinik, Praxis. 4. Auflage. Georg Thieme Verlag, Stuttgart, New York. S. 70–86

Blackwell, J. M. (1996). Structure and function of the natural-resistance-associated macrophage protein (Nramp1), a candidate protein for infectious and autoimmune disease susceptibility. Mol. Med. Today 2, 205–211

Bleul, C. C., Wu, L., Hoxie, J. A., Springer, T. A., Mackay, C. R. (1997). The HIV coreceptors CXCR4 and CCR5 are differentially expressed and regulated on human T lymphocytes. Proc. Natl. Acad. Sci. USA 94, 1.925–1.930

Boehm, U., Klamp, T., Groot, M., Howard, J. C. (1997). Cellular responses to interferon-γ. Annu. Rev. Immunol. 15, 749–795

Bogdan, C. (1997). Of microbes, macrophages and nitric oxide. Behring Inst. Mitt. 99, 58–72

Bogdan, C. (1998). The multiplex function of nitric oxide in (auto)immunity. J. Exp. Med. 187, 1.361–1.365

Calandra, T., Bernhagen, J., Metz, C. N. et al. (1995). MIF is a glucocorticoid-induced modulator of cytokine production. Nature 377, 68–71

Campbell, J. J., Hedrick, J., Zlotnik, A., Siani, M. A., Thompson, D. A., Butcher, E. C. (1998). Chemokines and the arrest of lymphocytes rolling under flow conditions. Sciene 279, 381–384

Carp, H. (1982). Mitochondrial N-formylmethionyl proteins as chemoattractants for neutrophils. J. Exp. Med. 155, 264–275

Cerami, A., Beutler, B. (1988). The role of cachectin/TNF in endotoxic shock and cachexia. Immunol. Today 9, 28–31

Cocchi, F., DeVico, A. L., Garzino-Demo, A., Arya, S. K., Gallo, R. C., Lusso, P. (1995). Identification of RANTES, MIP-1α, and MIP-1β as the major HIV-suppressive factors produced by CD8$^+$ T cells. Science 270, 1.811–1.815

Deng, H., Liu, R., Ellmeier, W. et al. (1996). Identification of a major co-receptor for primary isolates of HIV-1. Nature 381, 661–666

Dragic, T., Litwin, V., Allaway, G. P. et al. (1996). HIV-1 entry into CD4$^+$ cells is mediated by the chemokine receptor CC-CKR-5. Nature 381, 667–673

Engering, A. J., Cella, M., Fluitsma, D. et al. (1997). The mannose receptor functions as a high capacity and broad specificity antigen receptor in human dendritic cells. Eur. J. Immunol. 27, 2.417–2.425

Farber, J. M. (1997). Mig and IP-10: CXC chemokines that target lymphocytes. J. Leukoc. Biol. 61, 246–257

Fearon, D. T., Locksley, R. M. (1996). The instructive role of innate immunity in the acquired immune response. Science 272, 50–54

Feng, Y., Broder, C. C., Kennedy, P. E., Berger, E. A. (1996). HIV-1 entry cofactor: functional cDNA cloning of a seven-transmembrane, G protein-coupled receptor. Science 272, 872–877

Feng, D., Nagy, J. A., Pyne, K., Dvorak, H. F., Dvorak, A. M. (1998). Neutrophils emigrate from venules by a transendothelial cell pathway in response to FMLP. J. Exp. Med. 187, 903–915

Flad, H.-D., Gemsa, D. (1997) Zytokine. In: Gemsa, D., Kalden, J. R., Resch, K. (Hrsg.). Immunologie: Grundlagen, Klinik, Praxis. 4. Auflage. Georg Thieme Verlag, Stuttgart, New York. S. 45–69

Gazzinelli, R. T., Wysocka, M., Hieny, S. et al. (1996). In the absence of endogenous IL-10, mice acutely infected with *Toxoplasma gondii* succumb to a lethal immune response dependent on CD4 T cells and accompanied by overproduction of IL-12, IFN-γ and TNFα. J. Immunol. 157, 798–805

Gemsa, D., Resch, K. (1997). Entzündung. In: Gemsa, D., Kalden, J. R., Resch, K. (Hrsg.). Immunologie: Grundlagen, Klinik, Praxis. 4. Auflage. Georg Thieme Verlag, Stuttgart, New York. S. 135–158

Gerard, N. P., Bao, L., Xiao-Ping, H., Eddy, R. L., Jr., Shows, T. B., Gerard, C. (1993). Human chemotaxis receptor genes cluster at 19q13.3–13.4. Characterization of the human C5a receptor gene. Biochemistry 32, 1.243–1.250

Gutierrez-Ramos, J. C., Bluethmann, H. (1997). Molecules and mechanism operating in septic shock: lessons from knockout mice. Immunol. Today 18, 329–334

Hauser, W. E., Tsai, V. (1986). Acute toxoplasma infection of mice induces spleen NK cells that are cytotoxic for *T. gondii* in vitro. J. Immunol. 136, 313–319

Imhof, B. A., Dunon, D. (1995). Leukocyte migration and adhesion. Adv. Immunol. 58, 345–416

Kaufmann, S. H. E. (1997). Mechanismen der Infektabwehr gegen Bakterien, Pilze und Protozoen. In: Gemsa, D., Kalden, J. R., Resch, K. (Hrsg.). Immunologie: Grundlagen, Klinik, Praxis. 4. Auflage. Georg Thieme Verlag, Stuttgart, New York. S. 159–183

Kelner, G. S., Kennedy, J., Bacon, K. B. et al. (1994). Lymphotactin: a novel cytokine which represents a new class of chemokine. Science 266, 1.395–13.99

Koch, A. E., Polverini, P. J., Kunkel, S. L. et al. (1992). Interleukin-8 as a macrophage-derived mediator of angiogenesis. Science 258, 1.798–1.801

Lang, T., Prina, E., Sibthorpe, D., Blackwell, J. M. (1997). Nramp 1 transfection transfers Ity/Lsh/Bcg-related pleiotropic effects on macrophage activation: influence on antigen processing and presentation. Infect. Immun. 65, 380–386

Loetscher, P., Seitz, M., Clark-Lewis, I., Baggiolini, M., Moser, B. (1994). Monocyte chemotactic proteins MCP-1, MCP-2, and MCP-3 are major attractants for human CD4$^+$ and CD8$^+$ T lymphocytes. FASEB J. 8, 1.055–1.060

Luster, A. D., Greenberg, S. M., Leder, P. (1995). The IP-10 chemokine binds to a specific cell surface heparan sulfate site shared with platelet factor 4 and inhibits endothelial cell proliferation. J. Exp. Med. 182, 219–231

Macatonia, S. E., Hosken, N. A., Litton, M. et al. (1995). Dendritic cells produce IL-12 and direct the development of the Th1 cells from naive CD4$^+$ T cells. J. Immunol. 154, 5.071–5.079

MacMicking, J., Xie, Q.-W., Nathan, C. (1997). Nitric oxide and macrophage function. Annu. Rev. Immunol. 15, 323–350

Magram, J., Connaughton, S. E., Warrier, R. R. et al. (1996). IL-12-deficient mice are defective in IFN gamma production and type 1 cytokine responses. Immunity 4, 471–481

Marcinkiewicz, J. (1997). Neutrophil chloramines: missing links between innate and acquired immunity. Immunol. Today 18, 577–580

Matsushima, K., Morishita, K., Yoshimura, T. et al. (1988). Molecular cloning of a human monocyte-derived neutrophil chemotactic factor (MDNCF) and the induction of MDNCF mRNA by interleukin 1 and tumor necrosis factor. J. Exp. Med. 167, 1.883–1.893

Medina, E., North, R. J. (1996). Mice that carry the resistance allele of the Bcg gene (Bcg^r) develop a superior capacity to stabilize bacille Calmette-Guérin (BCG) infection in their lungs and spleen over a protracted period in the absence of specific immunity. Clin. Exp. Immunol. 104, 44–47

Medzhitov, R., Janeway, Jr., C. A. (1997a). Innate immunity: Impact on the adaptive immune response. Curr. Opin. Immunol. 9, 4–9

Medzhitov, R., Janeway, Jr., C. A. (1997b). Innate immunity: The virtues of a non-clonal system of recognition. Cell 91, 295–298

Murphy, P. M. (1994). The molecular biology of leukocyte chemoattractant receptors. Annu. Rev. Immunol. 12, 593–633

Neote, K., Mak, J. Y., Kolakowski, L. F., Schall, T. J. (1994). Functional and biochemical analysis of the cloned Duffy antigen: identity with the red blood cell chemokine receptor. Blood 84, 44–52

Orago, A. S., Facer, C. A. (1991). Cytotoxicity of human natural killer (NK) cell subsets for *Plasmodium falciparum* erythrocytic schizonts: stimulation by cytokines and inhibition of neomycin. Clin. Exp. Immunol. 86, 22–29

Pan, Y., Lloyd, C., Zhou, H. et al. (1997). Neurotactin, a membrane-anchored chemokine upregulated in brain inflammation. Nature 387, 611–617

Ploegh, H. L. C. (1998). Viral strategies of immune evasion. Science 280, 248–253

Quillent, C., Oberlin, E., Braun, J. et al. (1998). HIV-1-resistance phenotype conferred by combination of two separate inherited mutations of CCR5 gene. Lancet 351, 14–18

Resnick, M., Roguel, N., Bercovier, H., Enk, C., Frankenberg, S., Kedar, E. (1988). Lysis of murine macrophages infected with intracellular pathogens by interleukin 2 activated killer (LAK) cells in vitro. Cell. Immunol. 113, 214–219

Rook, G. A. W., Stanford, J. L. (1998). Give us this day our daily germs. Immunol. Today 19, 113–116

Rot, A. (1992). Endothelial cell binding of NAP-1/IL-8: role in neutrophil emigration. Immunol. Today 13, 291–294

Rot, A. (1993). Neutrophil attractant/activation protein-1 (interleukin-8) induces in vitro neutrophil migration by a haptotactic mechanism. Eur. J. Immunol. 23, 303–306

Samson, M., Libert, F., Doranz, B. J. et al. (1996). Resistance to HIV-1 infection in caucasian individuals bearing mutant alleles of the CCR-5 chemokine receptor gene. Nature 382, 722–725

Schall, T. J., Bacon, K. B. (1994). Chemokines, leukocyte trafficking, and inflammation. Curr. Opin. Immunol. 6, 865–873

Schall, T. J., Bacon, K. B., Toy, K. J., Goeddel, D. V. (1990). Selective attraction of monocytes and T lymphocytes of the memory phenotype by cytokine RANTES. Nature 347, 669–671

Scharton-Kersten, T. M., Sher, A. (1997). Role of natural killer cells in innate resistance to protozoan infections. Curr. Opin. Immunol. 9, 44–51

Schröder, J.-M., Mrowietz, U., Christophers, E. (1988). Purification and partial biologic characterization of a human lymphocyte-derived peptide with potent neutrophil stimulation activity. J. Immunol. 140, 3.534–3.540

Simmons, G., Clapham, P. R., Picard, L. et al. (1997). Potent inhibition of HIV-1 infectivity in macrophages and lymphocytes by a novel CCR-5 antagonist. Science 276, 276–279

Skamene, E. (1994). Inflammatory versus protective host response. The BCG gene story. Immunobiology 191, 451–460

Sprenger, H., Meyer, R. G., Kaufmann, A., Bußfeld, D., Rischkowsky, E., Gemsa, D. (1996). Selective induction of monocyte and not neutrophil-attracting chemokines after influenza A virus infection. J. Exp. Med. 184, 1.191–1.196

Sprenger, H., Kaufmann, A., Bußfeld, D., Gemsa, D. (1998). Regulation of gene expression of chemokines and their receptors. In: Kownatzki, E., Norgauer, J. (eds.). Chemokines and skin (progress in inflammation research). Birkhäuser Verlag, Basel, S. 37–58

Springer, T. A. (1994). Traffic signals for lymphocyte recirculation and leukocyte emigration: the multistep paradigm. Cell 76, 301–314

Tan, M. C. A. A., Mommaas, A. M., Drijfhout, J. W. et al. (1997). Mannose receptor-mediated uptake of antigens strongly enhances HLA class II-restricted antigen presentation by cultured dendritic cells. Eur. J. Immunol. 27, 2.426–2.435

Tanaka, Y., Adams, D. H., Hubscher, S., Hirano, H., Siebenlist, U., Shaw, S. (1993). T-cell adhesion induced by proteoglycan-immobilized cytokine MIP-1β. Nature 361, 79–82

Taub, D. D., Conlon, K., Lloyd, A. R., Oppenheim, J. J., Kelvin, D. J. (1993). Selective chemo-attraction of CD4 and CD8 subsets of human T cells by macrophage inflammatory protein-1α and 1β. Science 60, 355–358

Tilg, H., Dinarello, C. A., Mier, J. W. (1997). IL-6 and APPs: antiinflammtory and immunosuppressive mediators. Immunol. Today 18, 428–432

Trinchieri, G. (1997). Cytokines acting on or secreted by marophages during intracellular infection (IL-10, IL-12, IFN-γ). Curr. Opin. Immunol. 9, 17–23

Turner, M. W. (1996). Mannose-binding lectin: The pluripotent molecule of the innate immune system. Immunol. Today 17, 532–540

Winkler, C., Modi, W., Smith, M. W. et al. (1998). Genetic restriction of AIDS pathogenesis by an SDF-1 chemokine gene variant. Science 279, 389–393

4.2 Spezifische Mechanismen der immunologischen Infektabwehr

Bernhard Fleischer und Achim Hörauf

4.2.1 Einleitung

Die Abwehr von Infektionserregern durch das adaptive Immunsystem unterscheidet sich von Mechanismen der angeborenen Resistenz im wesentlichen durch die zelluläre Zusammensetzung und die Kinetik der Reaktionen. Zum angeborenen, nichtadaptiven System gehören Granulozyten, Makrophagen und NK-Zellen, die eine frühe Verteidigungsfunktion („first line of defense") bilden. Das adaptive Immunsystem wird durch Lymphozyten gesteuert, die antigenspezifisch und klonal expandiert werden. Dieses System ist flexibler und hat im Gegensatz zum nicht-adaptiven, sog. „unspezifischen" Abwehrsystem die Möglichkeit, bei einer Reinfektion verstärkt auf den Erreger zu reagieren. Allerdings benötigt es 4–5 Tage zum Reagieren, so daß dem nicht-adaptiven System eine essentielle Funktion in der frühen Phase der Infektion zukommt (Abb. 4.2.1). Beide System sind jedoch eng miteinander verknüpft. Sie benutzen zum großen Teil die gleichen Effektorzellen und -moleküle, sie beeinflussen sich gegenseitig. So bestimmt z.B. die frühe Antwort des nicht-adaptiven Immunsystems wesentlich die Art der adaptiven Immmunantwort, so steuern andererseits Produkte von T-Lymphozyten viele Komponenten des nicht-adaptiven Systems.

Das Immunsystem ist mit einer Vielfalt von Erregern konfrontiert, die eine Vielzahl von verschiedenen Strategien der Infektionen verwenden. Für jeden Erregertyp, fast für jeden Erreger selbst, gibt es spezifische Kombinationen von Abwehrmechanismen. Eine vollständige enzyklopädische Auflistung aller molekularen Abwehrmechanismen gegen alle verschiedenen Erreger ist an dieser Stelle nicht möglich. In diesem Kapitel sollen anhand von Beispielen wesentliche Prinzipien der spezifischen Abwehr erklärt werden, die gegen exemplarische Erreger angewendet werden, wobei eine Kenntnis der Grundlagen der Immunologie vorausgesetzt wird. Die meisten Kenntnisse dieser Abwehrmechanismen stammen aus Tiermodellen, aus experimentellen Infektionen, i. allg. der Maus. Nur relativ wenige Daten wurden aus klinischen Beobachtungen oder aus der Untersuchung von Patientenmaterial gewonnen. Da sich die Immunsysteme von Maus und Mensch in wesentlichen Einzelheiten unterscheiden, muß dies bei der Besprechung der Abwehrmechanismen berücksichtigt werden.

Handbuch der molekularen Medizin, Band 4
Immunsystem und Infektiologie
D. Ganten/K. Ruckpaul (Hrsg.)
© Springer-Verlag Berlin Heidelberg 1999

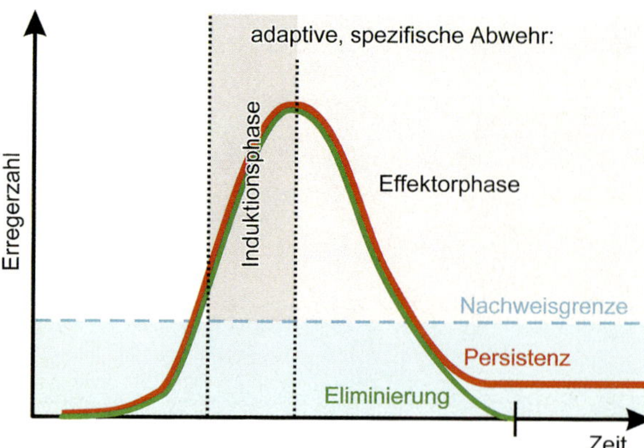

Abb. 4.2.1. Schematische Darstellung des zeitlichen Ablaufes der Infektabwehr

4.2.2 B-Lymphozyten und Antikörper

4.2.2.1 Konventionelle B-Zellen

Über die Produktion der Antikörper hinaus haben B-Lymphozyten auch zelluläre Funktionen. Durch die Expression von MHC-Klasse-II-Molekülen können B-Lymphozyten Proteinantigene präsentieren. Zwar sind ruhende B-Lymphozyten schlechte Antigen präsentierende Zellen, was z. T. auf der niedrigeren Expression von kostimulierenden Molekülen wie CD80 und CD86 beruht, nach Aktivierung werden diese Moleküle, die zur T-Zell-Stimulation notwendig sind, hochreguliert und stärker exprimiert, so daß aktivierte B-Lymphozyten sehr effiziente Antigen präsentierende Zellen für T-Helferzellen sind. Im Keimzentrum führt dies dazu, daß durch eine direkte Interaktion („cognate-interaction") die Proliferation und Differenzierung der B-Lymphozyten ermöglicht und aufrechterhalten wird. B-Lymphozyten nehmen Antigen zur Präsentation besonders effizient durch ihren Antigenrezeptor auf. Im Fall von umhüllten Viren führt dies dazu, daß die B-Lymphozyten mit einer Spezifität für die Oberflächenglykoproteine dann auch interne Virusproteine an CD4-Zellen präsentieren können. Hierbei können also viele Klone von virusspezifischen Helferzellen den B-Lymphozyten helfen, die einen neutralisierenden Antikörper produzieren. Die Aufnahme eines replikationsfähigen Virus in die B-Lymphozyten kann aber auch dazu führen, daß durch zytotoxische CD8-Zellen selektiv diejenigen B-Lymphozyten eliminiert werden, die einen neutralisierenden Antikörper produzieren (Planz et al. 1996). B-Lymphozyten sind auch in der Lage, eine Reihe von Zytokinen wie IL-1 und Interleukin-6 zu produzieren, und können damit ein Infektionsgeschehen beeinflussen.

4.2.2.2 CD5[+]-B-Lymphozyten

Diese B-Lymphozyten, die das CD5-Molekül tragen, unterscheiden sich von normalen B-Lymphozyten durch ihre Verteilung und das unterschiedliche Rezeptorrepertoire sowie durch funktionelle Fähigkeiten. Die von diesen Zellen produzierten Antikörper, üblicherweise vom IgM-Typ, reagieren präferentiell mit mikrobiellen Antigenen wie Polysacchariden oder Phosphorylcholin. Eine besondere Eigenschaft ist die Fähigkeit dieser Zellen, bei Antigenkontakt große Mengen von IL-10 zu produzieren (O'Garra et al. 1992). Entsprechend führt eine frühe Aktivierung dieser Zellen zu einer präferentiellen Induktion von CD4-Zellen vom TH2-Typ. Entsprechend reagieren Mäuse mit dem *xid*-Defekt, bei dem aufgrund einer Mutation im Tyrosinkinasegen *btk* CD5[+]-B-Zellen nicht gebildet werden, mehr in Richtung einer TH1-Antwort mit erhöhten IFNγ-Spiegeln (s. Kapitel 4.2.3.1 „CD4[+]-T-Zellen").

4.2.2.3 Antikörper

Antikörper sind die Mediatoren der humoralen Immunität. Ihre Wirkung wird entweder allein durch Bindung an ein spezifisches Antigen oder durch verschiedene Effektorfunktionen, die von den konstanten Teilen der schweren Kette des Antikörpermoleküls bestimmt werden, vermittelt. Antikörper richten sich vorwiegend gegen extrazelluläre Krankheitserreger und ihre Produkte, wie z.B. Toxine. Intrazelluläre Krankheitserreger sind Antikörpern nur dann ausgeliefert, wenn sie die Zellen verlassen, um neue Zellen zu infizieren, oder wenn sie die Expression von Oberflächenmolekülen auf infizierten Zellen induzieren.

4.2.2.3.1 Antikörperklassen

IgM. Spezifische IgM-Antikörper treten im Verlauf einer Immunreaktion sehr früh auf und können daher als Indiz für eine Erstinfektion gewertet werden. In konventionellen B-Lymphozyten wird dann von der IgM-Produktion zu anderen Immunglobulinklassen umgeschaltet. Antikörper gegen bestimmte Antigene, besonders gegen Polysaccharide und andere repetitive Antigene, können auch über längere Zeiträume gebildet werden. Dieses IgM stammt häufig von CD5$^+$-B-Lymphozyten. Aufgrund der hohen Zahl von 10 Antigenbindungsstellen pro Pentamer hat IgM eine sehr hohe Affinität für multimere Antigene. IgM ist auch in der Aktivierung des Komplementsystems um ein Vielfaches effizienter als IgG. Da IgM-Antikörper nicht plazentagängig sind, ist der Nachweis von spezifischen IgM-Antikörpern beim Neugeborenen ein wichtiger Hinweis auf eine konnatale Infektion.

IgG. Für IgG aller Subklassen gilt, daß es durch somatische Mutationen im Lauf einer Infektion zu einer Affinitätsreifung und damit zu einer höheren Bindungsaffinität an das Antigen kommt. Als einzige Immunglobuline können alle IgG-Subklassen durch die Plazenta transportiert werden und tragen daher wesentlich zur Immunität gegen Infektionen des Neugeborenen bei. Auch innerhalb der Gewebe sind Immunglobuline der Klasse G durch höhere Diffusionsraten als IgM die vorherrschende Antikörperspezies. Die verschiedenen Immunglobulinsubklassen unterscheiden sich in ihrer Fähigkeit, Komplement aktivieren und an Fc-Rezeptoren von Makrophagen und Granulozyten binden zu können. IgG$_1$ und IgG$_3$ sind effektive Aktivatoren von Komplement und binden gut an die hochaffinen Fcγ-Rezeptoren vom Typ I (CD64) auf Makrophagen. IgG$_4$ bindet nicht an C1q und schlecht an CD64, IgG$_2$ aktiviert Komplement schlecht und bindet nicht an CD64 (Jefferis et al. 1994).

Gegen Proteine werden vorwiegend Antikörper der IgG$_1$- und IgG$_3$-Subklassen aber auch IgG$_4$ produziert, während gegen Kohlenhydratantigene besonders IgG$_2$- (und auch IgG$_4$) Antikörper gebildet werden. IgG$_2$- und IgG$_4$-Antikörper werden erst im 2. Lebensjahr gebildet. Daher sind Infektionen mit Kapsel-tragenden Bakterien, wie *Streptococcus pneumoniae, Haemophilus influenzae* oder *Neisseria meningitidis* für Kleinkinder besonders gefährlich. Ein selektiver Mangel an Immunglobulin der IgG$_2$- und IgG$_4$-Subklasse ist nicht selten. Diese Patienten sind für Infektionen mit Kapsel-tragenden Bakterien besonders anfällig. IgG$_4$, das besonders in allergischen Situationen und bei Wurmerkrankungen gegen Proteine gebildet wird, kann IgE-Antworten blockieren (Shakib 1990).

IgA. IgA ist nicht nur im Serum vorhanden (als zweithäufigstes Immunglobulin), sondern auch in vielen Körperflüssigkeiten und Sekreten. Zwar stellt IgA im Serum nur 15% des Gesamtimmunglobulins dar, im Gesamtorganismus ist es aber das häufigste Immunglobulin mit der höchsten Syntheserate. IgA kann Komplement über den alternativen Weg aktivieren. Die besondere Aufgabe der IgA-Antikörper liegt in der immunologischen Auskleidung der Schleimhäute. Durch diese Lokalisation bildet IgA einen spezifischen lokalen Schutz vor Infektionen über die Schleimhäute. Hier liegt seine Funktion besonders in der Verhinderung der Adhärenz der Erreger an Zellen der Schleimhaut. Da IgA in der Muttermilch angereichert ist, tragen Antikörper dieser Klasse wesentlich zur passiven Immunität des Säuglings bei. Ein sehr häufiger Defekt ist der selektive IgA-Mangel (1:1.000), er ist gelegentlich mit IgG-Subklassendefekten assoziiert. In den meisten Fällen (80%) manifestiert er sich nicht durch eine klinische Symptomatik, da die Funktionen des IgA auch von anderen Immunglobulinklassen übernommen werden können.

Es gibt 2 IgA-Subklassen, von denen IgA$_1$, das dominante IgA-Molekül, im Serum und weniger in Sekreten vertreten ist. IgA$_1$ wird präferentiell gegen Proteinantigene, schlechter gegen Polysaccharide gebildet. Es ist empfindlich gegen spezielle IgA$_1$-spaltende Proteasen, die von vielen üblichen Krankheitserregern von z.B. Meningitis oder Urethritis (u.a. *Haemophilus influenzae, Neisseria meningitidis, Neisseria gonorrhoeae, Streptococcus pneumoniae, Ureaplasma urealyticum*) produziert werden. Diese Proteasen sind als wichtige Virulenzfaktoren anzusehen (Kilian et al. 1996). IgA$_2$ ist stärker in Sekreten als im Serum vertreten, hat einen höheren Umsatz als IgA$_1$ und wird besonders gegen Polysaccharide und bekapselte Bakterien gebildet. Es ist resistent gegen viele bakterielle proteolytische Enzyme.

IgE. IgE kommt im Serum nur in Spuren vor. Seine Bedeutung liegt in seiner Fähigkeit, mit hoher Affinität an Fcε-Rezeptoren auf Mastzellen und basophilen Granulozyten zu binden. Werden so gebundene IgE-Moleküle durch ihr Antigen vernetzt, kommt es durch Signalgebung durch den Fcε-Rezeptor zur Exozytose der Granula und zur Ausschüttung von Mediatoren und anderen biologisch aktiven Proteinen. Diese tragen auch wesentlich zur Entzündungsreaktion bei, die durch die IgE-vermittelte Sofortreaktion ausgelöst wird.

4.2.2.3.2 Molekulare Wirkmechanismen

Wirkung durch Bindung der Antikörper. Wesentliche Schutzfunktionen der Antikörper werden allein durch die Bindung an Antigene vermittelt. Die am längsten bekannte Wirkung ist die Neutralisation von Exotoxinen verschiedener Bakterien, die besonders von IgG$_1$- und IgG$_3$-Antikörpern übernommen wird, auf den Schleimhäuten durch IgA. Exotoxine verschiedener Mikroorganismen sind entscheidende Pathogenitätsfaktoren, die oft allein für die Pathogenität eines Erregers verantwortlich sind. Ihre Neutralisation hat daher entscheidende Schutzwirkung, wie z.B. bei Tetanus, Diphtherie oder Scharlach.

Als Neutralisation wird auch die Hemmung der Infektion durch Viren bezeichnet. Viren besitzen spezifische Rezeptoren für Wirtskomponenten. Diese Rezeptoren können, wie im Fall der Myxoviren, spezifische Lektine für Neuraminsäure oder ähnliche Zuckerstrukturen sein, sie können auch über Protein-Protein-Wechselwirkung mit Zelloberflächenmolekülen reagieren, wie im Fall des GP120 des HIV mit Chemokinrezeptoren oder im Fall des Rhinovirus mit dem *intercellular adhesion molecule-1* (CD54). Die Antikörperbindung an die Rezeptorstrukturen der Viren verhindert die Infektion der Zelle. Daher sind hochaffine IgG- und IgA-Antikörper von besonderer Bedeutung bei der Virusneutralisation. Es ist in diesem Zusammenhang interessant, daß zur Neutralisation nicht sämtliche Rezeptoren eines Viruspartikels mit Antikörpern besetzt sein müssen. Neutralisation kann anscheinend auch durch strukturelle Veränderungen oder funktionelle Störungen der Virus-Zell-Interaktion bewerkstelligt werden (Vanderplasschen et al. 1997).

In ähnlicher Weise ist die Adhärenz von Bakterien durch spezifische Adhäsine eine Voraussetzung für die Infektion von Zellen oder für die Anheftung an die Oberfläche von Epithelien. Das extrazelluläre Bakterium *Neisseria gonorrhoeae* adhäriert an Epithelzellen des Urogenitaltrakts durch ein spezifisches Oberflächenprotein, das als „Pilin" bezeichnet wird. Antikörper gegen Pilin hemmen die Adhäsion und verhindern die Infektion. Durch die Hemmung der Adhärenz kann der Erreger über mechanische Reinigungsmechanismen entfernt werden. Für die Hemmung der Kolonisierung auf Schleimhäuten sind IgA-Antikörper von besonderer Wichtigkeit, allerdings erst bei Sekundärinfektionen, da ihre Bildung beim primären Kontakt mit dem Erreger zu spät erfolgt. Wie oben besprochen bilden dieser und andere Erreger spezifische IgA-Proteasen, um dieser Adhärenzinhibition zu entgehen (Kilian et al. 1996).

Die Invasion von Erregern durch Schleimhautbarrieren oder ihre Ausbreitung im Gewebe ist oft von Enzymen abhängig, wie z.B. Hyaluronidase, Proteinasen, Desoxyribonukleasen, gegen die ebenfalls, ähnlich wie gegen Toxine, neutralisierende Antikörper gebildet werden können.

Aktivierung des Komplementsystems. Die spezifische Aktivierung des klassischen Wegs des Komplementsystems durch Antikörper stellt einen wichtigen Abwehrmechanismus gegen extrazelluläre Infektionserreger dar. Dies führt einerseits zur Lyse des Mikroorganismus durch Porenbildung, zum anderen aber zur Ablagerung von Komplementprodukten, die die Aufnahme des Erregers durch Phagozyten erleichtern. Diese Opsonisierung ist wahrscheinlich die bedeutendere Konsequenz der Komplementaktivierung. Daher manifestieren sich Komplementdefekte, die die Bildung von C3b verhindern, besonders in erhöhter Frequenz von Infektionen mit extrazellulären Erregern. Im Gegensatz dazu ist die Infektanfälligkeit bei Individuen mit Defekten in terminalen Komponenten der Komplementkaskade weniger ausgeprägt (Morgan 1995). Komplement spielt auch in der Abwehr von Viren (Lachmann und Davies 1997) und manchen Helminthen eine Rolle (Brigandi et al. 1996). Es ist bemerkenswert, daß viele Parasiten über Resistenzmechanismen gegen den Angriff des Komplements verfügen (Jokiranta et al. 1995). Mykobakterien können den Angriff des Komplementsystems sogar verwenden, um Makrophagen leichter zu infizieren (Lachmann 1998).

Fc-Rezeptor-vermittelte Reaktionen. Der Fc-Teil des Antikörpers kann neben der Aktivierung des Komplements auch zelluläre Mechanismen in Gang setzen. Diese Mechanismen werden bestimmt von der Verteilung von Fc-Rezeptoren auf verschiedenen Effektorzellen, sie führen zur Aufnahme von extrazellulären Erregern in Phagozyten oder zur Abtötung oder Schädigung von Erregern durch entsprechend armierte Zellen (Ravetch 1994).

Eine durch Antikörper erleichterte Phagozytose durch neutrophile Granulozyten und Makrophagen ist ein wichtiger Mechanismus zur Abwehr von extrazellulären Bakterien. Insbesondere Bakterien mit Polysaccharidkapseln sind resistent gegen eine direkte Aufnahme durch Phagozyten. Eine Bedeckung der Bakterien mit Antikörpern gegen Kapselantigene führt zur Aufnahme über Fcγ-Rezeptoren auf phagozytischen Zellen und zur intrazellulären Abtötung der Bakterien. Dieser Mechanismus arbeitet im Konzert mit der erleichterten Phagozytose über Komplementrezeptoren nach Komplementaktivierung.

Zytotoxische Effektorzellen können durch den Fcγ-Rezeptor III (CD16) durch IgG-Antikörper mit multivalenter Bindung aktiviert werden. Die Zellen, die auf diese Weise spezifisch aktiviert werden, die Natural-Killer-Zellen, gehören dem unspezifischen Immunsystem an. Diese antikörperabhängige zelluläre Zytotoxizität (ADCC) wird besonders durch IgG_1- und IgG_3-Antikörper aktiviert und führt zur Zerstörung von Antikörper-bedeckten Zellen. Welche Bedeutung diesem Mechanismus in der Abwehr von Viren oder Bakterien zukommt, ist nicht gänzlich geklärt. Ein ähnlicher Mechanismus besteht in der Aktivierung von Mastzellen, eosinophilen und basophilen Granulozyten über den hochaffinen Rezeptor für IgE. Die Freisetzung von Mediatoren und Proteinen aus Granula dieser Zellen führt einerseits zur direkten Schädigung von Parasiten, andererseits auch zu einer lokalen inflammatorischen Antwort, die zu einer ungünstigen Umgebung für die Erreger führt. Dieser Mechanismus ist besonders bei großen extrazellulären Erregern, Würmern, von Bedeutung. Er trifft sowohl für diese Parasiten im Gewebe als auch für intestinale Helminthen zu (Finkelman et al. 1997).

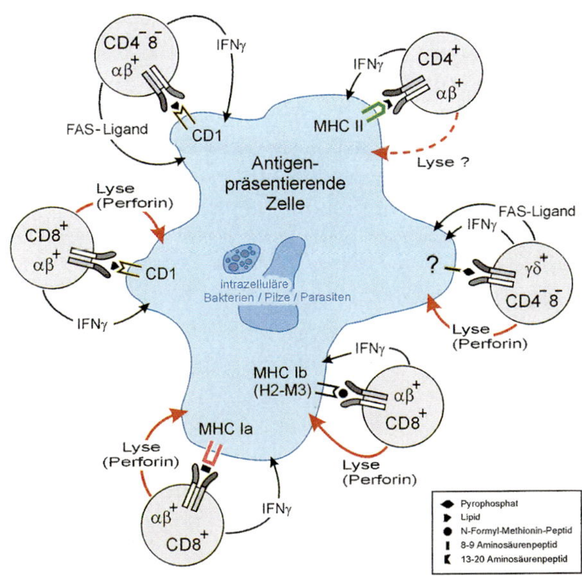

Abb. 4.2.2. Zelluläre Immunmechanismen gegen intrazelluläre Erreger. Die verschiedenen lymphoiden Effektorzellen und die von ihnen erkannten Antigene sind vereinfacht dargestellt. Einzelheiten s. Text und Tabelle 4.2.3

4.2.3 T-Lymphozyten

4.2.3.1 CD4⁺-T-Zellen

CD4⁺-T-Zellen sind die zentralen Zellen der Infektabwehr. Die Bezeichnung T-Helferzellen verweist auf ihre Funktion. Üblicherweise töten sie Mikroorganismen nicht direkt ab, sondern regulieren und steuern die antimikrobiellen Effektormechanismen (Abb. 4.2.2). CD4⁺-MHC-Klasse-II-restringierte zytotoxische T-Zellen sind bei verschiedenen Infektionen beschrieben worden. Es ist jedoch umstritten, ob sie eine Bedeutung für eine Immunantwort in vivo haben (Enssle und Fleischer 1990, Zajac et al. 1996). Von großer Bedeutung für die Infektionsimmunologie war die von Mosmann et al. erstmalig gefundene Einteilung der CD4⁺-Zellen in Gruppen mit unterschiedlicher Zytokinsekretion (Mosmann et al. 1986, Del Prete et al. 1991). In der Maus sezernieren die TH1-Zellen die Zytokine IL-2, IFNγ und Lymphotoxin, während die TH2-Zellen Produzenten von IL-4, -5, -6, -9, -10 und -13 sind (Abb. 4.2.3). Da sich diese Subsets in ihrer Funktion und ihrer Entstehung gegenseitig negativ beeinflussen, kommt es unter geeigneten Bedingungen, insbesondere bei bestimmten Infektionen, zu einer starken Polarisation der T-Helferzell-Antwort in vivo. Im Menschen liegt im Prinzip die gleiche Dichotomie vor, jedoch werden IL-2, -10 und -13 sowohl von TH1- als auch von TH2-Zellen produziert (Del Prete et al. 1994, Mos-

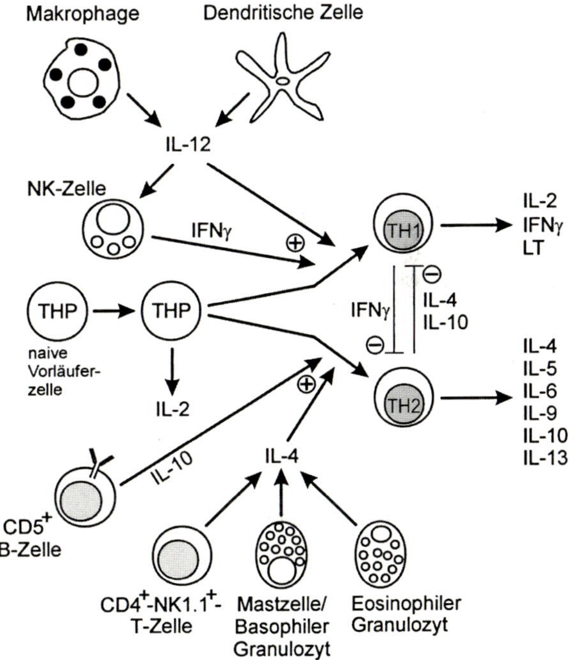

Abb. 4.2.3. Zelluläre Beeinflussung der T-Helferzell-Differenzierung. Die zelluläre Herkunft der Zytokine, die die undifferenzierte T-Helfervorläuferzelle (*THP*) beeinflussen, ist angegeben

mann und Sad 1996). Sowohl beim Menschen als auch bei der Maus werden andere Zytokine, wie IL-3, TNFα und GM-CSF ebenfalls von beiden Subsets gebildet.

TH0-Zellen werden definiert durch die gleichzeitige Bildung von Zytokinen, welche bei TH1 bzw. bei TH2 ausschließlich vorkommen (IFNγ und IL-4). Sie sind bei Immunreaktionen im Menschen die üblicherweise vorherrschende T-Zell-Population. Kürzlich wurden TH3-Zellen beschrieben, sie produzieren hohe Mengen von TGF-β und können durch orale Immunisierung induziert werden (Fukaura et al. 1997). Ebenso gibt es TR1-Zellen, die hohe Mengen von IL-10 bilden und Immunreaktionen supprimieren können (Groux et al. 1997). Eine Rolle im Rahmen von Infektionskrankheiten ist diesen Zellen derzeit noch nicht zugeordnet worden, dies ist jedoch in nächster Zeit zu erwarten. Wir haben erste Hinweise, daß TR1-Zellen für eine spezifische Immunsuppression bei der Onchocerciasis des Menschen verantwortlich sein können (Hörauf et al. unveröffentlichte Befunde).

Im Gegensatz zu Immunantworten gegen lösliche Proteine führen Infektionen, insbesondere chronische Infektionen, sehr oft zu Immunantworten, die in Richtung der Ausbildung von TH1- oder TH2-Zellen polarisiert sind. Dies beruht darauf, daß bestimmte Bestandteile der Erreger die Produktion von Zytokinen auslösen, die die Bildung von TH1- oder TH2-Zellen selektiv hervorrufen. Bei Infektionen, bei denen die Erreger mehrere Entwicklungsstadien durchlaufen, kann diese Polarität wechseln: Ein Beispiel hierfür ist die experimentelle Schistosomiasis, bei der sich zunächst eine TH1-Antwort auf die larvalen Antigene der Schistosomulae hin entwickelt, die bestehen bleibt, bis nach der Befruchtung die Weibchen Eier produzieren. Oligosaccharide der Eischale stimulieren B1-Zellen und induzieren dadurch eine dominante TH2-Antwort (Grzych et al. 1991, Pearce et al. 1991, Velupillai und Harn 1994).

Es ist aber wichtig, darauf hinzuweisen, daß derartig polarisierte Immunantworten gegen Infektionserreger besonders in der Inzuchtmaus beobachtet werden und hier stark vom genetischen Hintergrund der verwendeten Maus abhängen. Beim Menschen kommen ausschließlich durch TH1- oder TH2-Zellen vermittelte Antworten nur in besonderen Fällen vor. Meist handelt es sich eher um eine Verstärkung der Produktion von TH1- gegenüber TH2-Zytokinen oder umgekehrt, so daß besser von TH1- oder TH2-artigen Antworten gesprochen werden sollte.

4.2.3.1.1 Immunabwehr durch TH1-Zellen

Charakteristikum der TH1- und TH1-artigen Zellen ist eine starke Produktion von IFNγ, das durch seine vielfältigen Wirkungen eine Reihe von antiinfektiösen Wirkungen entfaltet. Durch IFNγ werden u.a. Makrophagen zur effizienteren Abtötung intrazellulärer Erreger aktiviert, indem in den Zellen eine verstärkte Produktion von Sauerstoffradikalen und (bei der Maus) auch von NO induziert wird (Kaufmann und Doherty 1997). IFNγ wirkt weiterhin als „Switch-Faktor" zur Produktion von Antikörpern der IgG$_{2a}$-Subklasse in der Maus und induziert eine spezifische antivirale Aktivität. IFNγ wird zusätzlich in besonderem Maß auch von CD8$^+$- sowie $\gamma\delta$-T-Zellen produziert. Nähere Einzelheiten der Wirkung von IFNγ sind im Kapitel 4.1 „Abwehr von Infektionen – Unspezifische Mechanismen" beschrieben.

Für die optimale Ausbildung von CD8$^+$-zytotoxischen T-Lymphozyten (CTL) bei Viruserkrankungen scheinen TH1-Zellen je nach Infektionsmodell von unterschiedlicher Wichtigkeit zu sein. So fehlt eine primäre CTL-Antwort gegen das Vesikuläre Stomatitisvirus bei Mäusen, die von CD4-Zellen depletiert sind. Bei einer Infektion mit Vacciniavirus oder dem Virus der Lymphozytären Choriomeningitis (LCM) ist die CTL-Antwort weniger helferzellabhängig. Jedoch benötigt die endgültige Entfernung von bestimmten LCM-Virus-Isolaten, die eine chronische Infektion hervorrufen, eine langzeitige CTL-Aktivierung, die von CD4$^+$-T-Zellen abhängig ist (Matloubian et al. 1994, Battegay et al. 1994). Im System des LCM-Virus stellen TH1-Zellen, zusammen mit B-Lymphozyten, eine 2. Abwehrfront dar und ermöglichen die endgültige Elimination der Viren (Planz et al. 1997). In diesem System erschöpft sich die CTL-Antwort dadurch, daß die CTL die Antigen präsentierenden Zellen – insbesondere die spezifischen B-Lymphozyten – abtöten und es somit zu keiner lang andauernden Stimulation kommt. Das entscheidende IFNγ wird von TH1-Zellen produziert (Planz et al. 1996).

TH1-Zellen vermitteln die Überempfindlichkeit vom Spättyp (DTH). Die Entstehung einer DTH ist jedoch in Systemen, die Protektion durch TH1-Zellen vermitteln, nicht gleichbedeutend mit Schutz. Bei der experimentellen Tuberkulose können durch Impfung von Tieren mit lebenden Mykobakterien eine DTH und ein Schutz induziert werden. Abgetötete Mykobakterien induzieren jedoch nur eine DTH, ohne Schutz hervorzurufen (Orme 1988). Das gleiche wurde bei Impfstudien mit BCG bei Menschen gefunden, bei denen die DTH nicht regelmäßig mit ausreichendem Schutz vor Infektion mit *Mycobacterium tuberculosis* korrelierte. DTH kann auch durch CD8-Zellen hervorgerufen werden.

Bei vielen Infektionen ist die schützende Wirkung einer TH1-vermittelten Makrophagenaktivierung gut beschrieben (Tabelle 4.2.1). In einer Reihe von Mausmodellen konnte die entscheidende Rolle der TH1-Zellen bei der Abwehr von Listerien, Mykobakterien, Leishmanien, Pilzen (Candida), Rickettsien und Clamydien gezeigt werden. Die Aktivierung von in vitro infizierten Makrophagen durch IFNγ führt bei diesen Erregern in vitro zu einer verstärkten Abtötungsrate. Die essentielle Bedeutung von IFNγ für den Schutz vor diesen Infektionen im Mausmodell konnte durch die Depletion von IFNγ durch Antikörper oder durch die Verwendung von IFNγ-negativen KO-Mäusen gezeigt werden (Dalton et al. 1993, Kaufmann und Ladel 1994). IFNγ wirkt zusammen mit anderen Zytokinen, bei Mykobakterien sind Tumornekrosefaktor a und IL-6 essentiell für die Kontrolle der Infektion, bei Listerien führt die Neutralisation von TNFa und IL-1 in vivo zur Exazerbation der Erkrankung (Unanue 1997).

Bei Helminthenerkrankungen werden TH1-Zytokine nur in seltenen Fällen gebildet (Hörauf und Fleischer 1997). Neben der bereits erwähnten experimentellen Schistosomiasis ist hier noch die Reaktion auf die experimentelle Inokulation mit Mikrofilarien von *Brugia malayi* zu nennen. Nur für die Schistosomiasis konnte der protektive Effekt einer TH1-Antwort dokumentiert werden. So führen Immunisierungen mit Schistosomulaeantigen zu TH1-Antworten, die bei einer experimentellen Infektion mit einer geringeren Wurmlast assoziiert sind. Durch die Gabe von Antikörpern gegen IFNγ, nicht jedoch durch Depletion von IL-4 oder IL-5, kann diese Immunität aufgehoben werden (Sher et al. 1990, Pearce et al. 1991). In der Phase der Eiablage kommt es zu einer dominanten TH2-Antwort. Nach wie vor ist es jedoch die TH1-Antwort, die auch in dieser Phase den Krankheitsverlauf günstig beeinflußt. Die durch TH2-Zellen hervorgerufene Granulombildung um die Eier kann durch Depletion von TH2-Zytokinen [z. B. in IL-10- und IL-4-KO-Mäusen (Wynn et al. 1997)] oder durch Gabe von IL-12 (Wynn et al. 1995) oder Antikörpern gegen IL-4 (Cheever et al. 1994) gemildert und somit die immunpathologische Reaktion verringert werden.

In der Maus ist für eine Vielzahl von Erregern, gegen die TH1-Zellen Protektion vermitteln, NO als das für die Erregerelimination essentielle Molekül beschrieben worden. Wie im Kapitel 4.1 „Abwehr von Infektionen – Unspezifische Mechanismen" beschrieben, wird in Makrophagen durch IFNγ die Produktion von NO induziert. Der molekulare Mechanismus der NO-Produktionssteigerung ist die Transkription der induzierbaren NO-Synthetase (iNOS), die durch die Transkriptionsfaktoren NF-κB und IRF-1 angeschaltet wird (Martin et al. 1994). Bei der Infektion der Maus mit *Leishmania major* konnte NO als der essentielle Faktor für die Parasitenkontrolle, auch in der Latenzphase, demonstriert werden. Resistente Mäuse überwinden die Infektion nach wenigen Wochen und haben äußerlich keine Krankheitszeichen. Die Parasiten sind mit empfindlichen Methoden jedoch in verschiedenen Organen, wie Milz und Leber, nachweisbar. Immunhistologisch kolokalisiert ist die Produktion von iNOS (Stenger et al. 1994). Eine Blockade dieses Enzyms führt innerhalb von 2 Wochen zu einer Exazerbation der Erkrankung (Stenger et al. 1996).

Die Frage, ob beim Menschen die NO-Produktion ein ebenso wichtiger Faktor einer TH1-Antwort ist wie bei der Maus, wird kontrovers diskutiert (Bogdan 1997). Zwar konnte bei humanen Infektionen eine iNOS-Produktion nachgewiesen (Nicholson et al. 1996) bzw. mildere Krankheitsverläufe bei Malaria mit einer erhöhten iNOS-Produktion korreliert werden (Anstey et al. 1996), eine entscheidende Rolle ist jedoch nicht erwiesen. Beim Menschen könnten daher auch andere Wirkungen des IFNγ für die Kontrolle intrazellulärer Erreger entscheidend sein. Histologisches Korrelat der TH1-induzierten Makrophagenaktivierung ist ein Granulom, das aus aktivierten Makrophagen (Histiozyten, Umwandlung in mehrkernige Riesenzellen) und Lymphozyten besteht. Im Gegensatz dazu enthalten Granulome, die durch TH2-Zellen vermittelt werden, auch eosinophile Granulozyten (Chensue et al. 1995). Die sog. „Typ-1-" bzw. „Typ-2-Granulome" können so durch ihre zelluläre Zusammensetzung und durch die in ihnen exprimierten Zytokine unterschieden werden.

4.2.3.1.2 Immunabwehr durch TH2-Zellen

Das Leitzytokin einer TH2-Antwort ist IL-4. IL-4 induziert in naiven T-Zellen die Entstehung einer TH2-Antwort. TH2-Zellen induzieren durch IL-4 die Verstärkung der TH2-Antwort im Sinn eines positiven Feedback-Mechanismus und supprimieren eine TH1-Antwort auf verschiedenen Wegen. Zum einen unterdrückt IL-4 die Produktion von

Tabelle 4.2.1. Beispiele polarisierter Immunantworten durch TH1- und TH2-Zellen bei Infektionen

Erreger	Antwort	Wirt	Bemerkungen	Literatur
Bakterien				
Mycobacterium tuberculosis	TH1	Maus	IFNγ und IL-12 essentiell für protektive Immunität	Dalton et al. 1993, Cooper et al. 1997a, b, Flynn et al. 1993
Mycobacterium tuberculosis	TH1	Mensch	TH1-Antwort bei Patienten mit Tuberkulose, IFNγ am Ort der Tuberkulinreaktion produziert, Makrophagen produzieren IL-12	Fulton et al. 1996, Del Prete et al. 1991, Nicholson et al. 1996, Chensue et al. 1995, Ellner 1997
Mycobacterium leprae	TH1/TH2	Mensch	TH1-Antwort (IFNγ) bei tuberkuloider Lepra, TH2-Zytokine (IL-4, IL-5 und IL-10) bei lepromatöser Lepra	Yamamura et al. 1991, Haanen et al. 1991
Borrelia burgdorferi	TH1/TH2	Mensch	Starke TH1-Antwort bei Patienten mit Lyme-Arthritis	Yin et al. 1997
Borrelia burgdorferi	TH1/TH2	Maus	TH2-Antwort (IL-4) in resistenten Mäusen (Balb/c), Schutz durch Übertragung von TH2-Zellen, Antikörper gegen OspA vermitteln Schutz. TH1-Antwort (IFNγ) in suszeptiblen Mäusen (C3H), anti-IFNγ reduziert Gelenkschwellung	Keane-Myers und Nickel 1995, Sigal 1997, Wallich et al. 1996
Bordetella pertussis	TH1	Maus	TH1-Zellen vermitteln Schutz	Redhead et al. 1993
Chlamydia trachomatis	TH1	Maus	TH1-Zellen und IFNγ vermitteln Schutz, Gabe von anti-IFNγ führt zur Exazerbation	Rank et al. 1992
Listeria monocytogenes	TH1	Maus	TH1-Antwort, Gabe von anti-IFNγ führt zur Exazerbation	Buchmeier und Schreiber 1985, Hsieh et al. 1993, Unanue 1997
Protozoen				
Leishmania major	TH1/TH2	Maus	TH1-Antwort (IL-12, IFNγ) in resistenten (C57BL/6), TH2-Antwort (IL-4) in suszeptiblen (Balb/c) Mäusen	Bogdan et al. 1993, Bogdan 1997, Liew und O'Donnell 1993, Reiner und Locksley 1995
Leishmania donovani	TH1/TH2	Mensch	Produktion von IL-4 und IL-10 bei viszeraler (generalisierter) Leishmaniose, von IFNγ nach erfolgreicher Therapie	Kurtzhals et al. 1994, Ghalib et al. 1993, Murray et al. 1997
Leishmania mexicana/brasiliensis	TH1/TH2	Mensch	IFNγ bei lokalisierter (kutaner) Leishmaniose, IL-4 bei disseminierter kutaner Leishmaniose	Caceres-Dittmar et al. 1993, Pirmez et al. 1993
Trypanosoma cruzi	TH1/Th0	Maus	Hohe IFNγ-Produktion in resistenten und suszeptiblen Mäusen, TH1-Zellen schützen, IL-4 vermittelt Suszeptibilität	Dos Reis 1997, Nickell et al. 1993
Plasmodium chabaudi	TH1/TH2	Maus	TH1- und TH2-Zellen erscheinen sequentiell, TH1-Antwort vermittelt frühen Schutz durch NO-Produktion, TH2-Antwort später durch Antikörper	Stevenson et al. 1995, Taylor-Robinson et al. 1993, von der Weid et al. 1994, 1996
Toxoplasma gondii	TH1	Maus	TH1 in resistenten Mäusen, sowohl CD4 als auch CD8 für partiellen Schutz ausreichend, IFNγ vom NK-Zellen hilfreich	Sher et al. 1995

Tabelle 4.2.1 (Fortsetzung)

Erreger	Antwort	Wirt	Bemerkungen	Literatur
Helminthen				
Trichuris muris	TH2	Maus	TH2-Antwort in resistenten Mäusen, IL-4 und IL-9 verkürzen, IL-12, IFNγ und Mastzelldepletion verlängern Infektion	Bancroft et al. 1997, Donaldson et al. 1996, Faulkner et al. 1997, Finkelman et al. 1997
Heligmosomoides polygyrus	TH2	Maus	TH2-Antwort in resistenten Mäusen, IL-4 entscheidend, IL-4 verkürzt, IL-12 und IFNγ verlängern Infektion	Finkelman et al. 1994, Finkelman et al. 1997
Nippostrongylus brasiliensis	TH2	Maus	Gabe von IL-4 schützt, aber IL-4 und IL-5 entbehrlich	Urban et al. 1995, Finkelman et al. 1997
Litomosoides sigmodontis	TH2	Maus	TH2-Antwort schützt, IL-4 und IL-5 wichtig	Al-Qaoud et al. 1997, 1998
Brugia malayi	TH1/TH2		Adulte Würmer induzieren TH2-, Mikrofilarien TH1-Zellen	Lawrence et al. 1994, 1995
Schistosoma mansoni	TH1/TH2	Maus	frühe TH1-Antwort, Eiablage induziert TH2-Antwort, Mäuse ohne IgE haben erhöhte Wurmlast	Pearce et al. 1991, Grzych et al. 1991, Chensue et al. 1995, King et al. 1997
Schistosoma mansoni	TH2	Mensch	IgE korreliert mit Schutz	Webster et al. 1996
Strongyloides stercoralis	TH2	Maus	IL-12 eliminiert eine protektive TH2-Antwort	Rotmann et al. 1997
Pilze				
Candida albicans	TH1/TH2	Maus	Schutz durch TH1-, TH2-Antwort korreliert mit Suszeptibilität	Romani et al. 1994
Viren				
HI-Virus	TH1	Mensch	Fraglicher Wechsel von TH1 nach TH2 im Verlauf von AIDS	Clerici und Shearer 1993
Masernvirus	TH2	Mensch	Impfung induziert TH2-Antwort, Inhibition der DTH im Verlauf der Masern	Ward und Griffin 1993, Griffin und Ward 1993
Masernvirus	TH1/TH2	Maus	Resistente (Balb/c) Mäuse produzieren IFNγ, suszeptible (C3H) IL-4. Schutz vor Masern-enzephalitis durch IFNγ von TH1-Zellen	Finke et al. 1995
Influenzavirus	TH1	Maus	TH1-, aber nicht TH2-T-Zellen schützen	Graham et al. 1994
LCM-Virus	TH1	Maus	TH1-Zellen schützen partiell, reichen aber allein nicht zur Elimination aus, verhindern Erschöpfung der CTL bei hoher Viruslast	Battegay et al. 1994, Matloubian et al. 1994, Planz et al. 1997

IFNγ sowie dessen Wirkung, zum anderen bewirkt IL-10, das ebenfalls von TH2-Zellen gebildet wird, eine Unterdrückung der IL-12-Produktion in Makrophagen und Dendritischen Zellen sowie eine vermehrte IL-10-Produktion bei B-Lymphozyten. IL-4 induziert zudem bei B-Zellen, denen von TH2-Zellen geholfen wird, einen Switch der Immunglobulinklasse von IgM nach IgG$_1$ und IgE (Ono et al. 1986). CD4$^+$-TH2-Zellen sind der essentielle Induktor für die IgE-Antwort: Die Gabe von Anti-CD4-Antikörpern bei experimentellen Wurminfektionen unterdrückt die IgE-Antwort vollständig (Finkelman et al. 1989, Al-Qaoud et al. 1997).

Die klassischen Erreger, die eine TH2-Antwort auslösen, sind Helminthen. In Nagetiermodellen konnte bewiesen werden, daß die Immunität gegenüber Wurmerkrankungen durch CD4$^+$-T-Zellen vermittelt wird. Dies gilt sowohl für rein gastrointestinal lokalisierte Würmer, wie *Trichuris*, als auch für solche mit Gewebspassage, wie *Nippostrongylus*, *Trichinella* oder Filarien (Finkelman et al. 1997, Hörauf und Fleischer 1997). Die schützende Wirkung ist meist schon bei der primären Infektion zu finden, sie ist regelmäßig besonders deutlich nach einer Vorimmunisierung. Mit der Ausnahme der Infektion durch Schistosomen (s. oben) ist diese Protektion von der Ausbildung einer TH2-Antwort abhängig. Dies ist im Mausmodell der Infektion mit gastrointestinalen Nematoden besonders deutlich. Hier ist IL-4 das entscheidende Zytokin. Bemerkenswert ist, daß mit einem Antikörper komplexiertes IL-4 eine stärkere Wirkung hat als IL-4 allein. Durch die verlängerte Halbwertszeit des Zytokins lassen sich mit dem Komplex sogar etablierte Infektionen heilen (Urban et al. 1995) und auch immuninkompetente Mäuse schützen, die keine weiteren TH2-vermittelten Mechanismen besitzen (Finkelman et al. 1997). Durch Antikörper gegen den IL-4-Rezeptor läßt sich der Schutz wirkungsvoll aufheben. Neben IL-4 sind auch weitere Zytokine beteiligt; insbesondere IL-9, dessen Rezeptor die γ-Kette mit dem IL-4-Rezeptor gemeinsam hat (Sugamura et al. 1995), ist bei der Expulsion des Wurms beteiligt (Finkelman et al. 1997). Die TH2-Antwort spielt auch bei der Infektion durch Filarien eine wichtige Rolle. Hier wird durch TH2-Zellen offensichtlich die Reifung der Larven zum adulten Wurm inhibiert und damit die Infektionslast gesenkt (Al-Qaoud et al. 1997). Entsprechend führt die Gabe von Anti-IFNγ bei Infektionen mit *Trichuris muris* zur Expulsion der Larven vor der Reifung zu adulten Würmern (Else und Grencis 1994). Ebenso führt die Betonung der TH1-Antwort durch Behandlung von Mäusen mit IL-12 oder IFNγ zu einer verlängerten Infektionsdauer und zu einer erhöhten Eiproduktion bei Infektionen mit intestinalen Nematoden wie *Nippostrongiylus brasiliensis* (Bancroft et al. 1997, Finkelman et al. 1997).

Eine bedeutende bakterielle Erkrankung, bei der eine TH2-Antwort Schutz vermittelt, ist die Borreliose (Keane-Myers and Nickell 1995, Sigal 1997). Hier wird der Schutz vor der Infektion durch Antikörper gegen Oberflächenproteine (OspA) vermittelt (Wallich et al. 1996). Er kann im Tiermodell auch durch TH2-Zellen übertragen werden, die in resistenten Mäusen gebildet werden. Suszeptible Mäuse bilden eine TH1-Antwort. Beim Menschen ist bekannt, daß Patienten mit Lyme-Arthritis eine ausgeprägte TH1-Antwort im befallenen Gelenk haben (Yin et al. 1997).

TH2-Antworten beruhen auf der Wirkung der sezernierten Zytokine. Trotz eines uniformen Reaktionsmusters der TH2-Zellen ist die Rolle der einzelnen Komponenten der TH2-Antwort bei den verschiedenen Krankheiten, bei denen TH2-Zellen eine schützende Wirkung zeigen, sehr unterschiedlich (Finkelman et al. 1997). Daher lassen sich aus der reinen Anwesenheit bestimmter Zelltypen keine Vorhersagen über ihre funktionelle Relevanz ableiten. Außerdem zeigen verschiedene Kompo-

nenten der TH2-Antwort z. B. Zytokine, eine funktionelle Redundanz, die zumindest z. T. durch die Benutzung gemeinsamer signaltransduzierender Moleküle durch ihre Rezeptoren erklärbar ist. Im folgenden sollen anhand von Beispielen die Wirkungen einzelner Zytokine der TH2-Antwort beschrieben werden.

Wirkmechanismen von IL-4.

1. IL-4 führt zusammen mit IL-3 zu einer mukosalen Mastozytose. Die Mastzellen bewirken durch Ausschüttung von Mediatoren, wie Leukotrienen und Prostaglandinen, eine erhöhte Sekretion und Kontraktion des Darms. Dies führt zu einer schnelleren Ausstoßung von gastrointestinalen Würmern.
2. Als Switch-Faktor induziert IL-4 die Produktion von antigenspezifischen Antikörpern der Subklassen IgG$_1$ und IgE. Gegen eine Reihe von Wurminfektionen ist IgE das entscheidende Immunglobulin, das mit dem Schutz gegen die Wurminfektion korreliert oder – im Tiermodell – gegen eine Wurminfektion schützen kann.

Es ist bemerkenswert, daß die Bedeutung von IL-4 für den Schutz gegen gastrointestinale Würmer sehr stark vom verwendeten Modell abhängt. So ist IL-4 nötig, aber allein nicht ausreichend für einen Schutz gegen *Heligmosomoides polygurus*, während IL-4 nicht nötig, aber ausreichend ist, eine Infektion mit *Nippostrongylus brasiliensis* zu beenden.

Wirkmechanismen von IL-5: Differenzierung und Aktivierung von eosinophilen Granulozyten. Eosinophile Granulozyten können durch an Parasiten gebundenes IgG, aber auch IgE über Fc-Rezeptoren aktiviert werden. Eine derartige Adhäsion und Degranulierung lassen sich in Gegenwart von Immunserum in vitro leicht nachweisen. Bei experimentellen Infektionen im Tiermodell kann jedoch die Wirkung der Eosinophilen nicht immer bestätigt werden. Zwar induzieren Infektionen mit allen gastrointestinalen Nematoden eine deutliche Eosinophilie, jedoch ist es bisher nicht gelungen, einen positiven Effekt der Eosinophilen bei diesen Infektionen nachzuweisen. So zeigte sich bei Mäusen, in denen IL-5 oder die eosinophilen Granulozyten depletiert wurden, kein Effekt auf die Wurmlast durch darmbewohnende Helminthen oder *Schistosoma mansoni* (Finkelman et al. 1997, Sher et al. 1990). Andererseits resultiert diese Behandlung bei Infektionen mit Helminthen, die in der Lunge [*Strongyloides venezuelensis* (Korenaga et al.

1994)], im Gehirn [*Angiostrongylus kantonensis* (Sasaki et al. 1993)] oder in der Pleurahöhle [*Litomosoides sigmodontis* (Al-Qaoud et al. unveröffentlichte Befunde)] residieren, in einer erhöhten Wurmlast. Zusätzlich induziert IL-5 die Antikörperbildung bei B-Zellen und ist für die Bereitstellung von CD5$^+$-B-Zellen, die IL-10 produzieren und dadurch eine TH2-Antwort fördern, nötig.

Wirkmechanismen von IL-10. IL-10 wurde zunächst auch als typisches TH2-Zytokin angesehen, da die ersten aus der Maus gewonnenen T-Zell-Klone neben IL-4, -5, -6, -9 und –13 auch IL-10 produzierten. In der Tat vermindert IL-10 neben der über Makrophagen vermittelten inhibitorischen Wirkung auf T-Zellen vom TH1-Typ auch die inflammatorische Wirkung von TH1-Zytokinen bei verschiedenen Infektionen. Daher zeigen IL-10-negative Mäuse überschießende und pathologische Antworten auf Infektionen, die zu einer starken Stimulation von TH1-Zellen führen (Gazzinelli et al. 1996). Bei TH2-Antworten jedoch korreliert die IL-10-Antwort nicht unbedingt mit der Stärke der IL-4- und IL-5-Produktion. Für die Initiation oder Verstärkung einer TH2-Antwort ist wahrscheinlich das von Makrophagen und CD5$^+$-B-Zellen produzierte IL-10 als Gegenspieler des IFNγ und IL-12 entscheidender als das von TH2-Zellen (O'Garra et al. 1992).

4.2.3.1.3 Mechanismen der differenziellen Induktion von TH1- oder TH2-Antworten

Das Überleben des Wirtsorganismus kann davon abhängen, ob auf eine Infektion hin das richtige Zytokinmuster produziert wird, ob also die Entscheidung, TH1- oder TH2-Zellen zu stimulieren, richtig oder falsch ist. Das Immunsystem verwendet daher bestimmte für Klassen von Infektionserregern typische Moleküle als Leitsubstanzen für die Induktion der entsprechenden T-Zell-Antwort. Natürlich bedarf es für die Ausrichtung einer polarisierten Antwort eines Zusammenspiels verschiedener derartiger Leitsubstanzen, um dem Wirt die Möglichkeit einer sicheren Induktion der richtigen Antwort zu geben. Entscheidend für die Induktion einer TH1- oder TH2-Antwort im Lauf einer Infektion ist das lokale Zytokinmilieu zu Beginn der Infektion. Starke Induktoren einer TH1-Antwort sind IL-12 sowie IL-18, die zur IFNγ-Produktion führen. Die entscheidenden Induktoren der TH2-Antwort sind IL-4 und IL-10.

Induktion von IL-12 und IL-18. In Makrophagen und Dendritischen Zellen wird durch Lipopolysaccharid (LPS) von gramnegativen (D'Andrea et al. 1992) als auch Lipoteichonsäure von grampositiven Bakterien (Cleveland et al. 1996) die mRNA für die Untereinheit p40 in hohem Maß induziert. Beide Moleküle wirken über den Oberflächenrezeptor CD14 (Cleveland et al. 1996). Ein weiterer starker Induktor ist die bakterielle DNA selbst, in der bestimmte Sequenzen bestehend aus einem nicht-methylierten CpG-Dinukleotid, flankiert von 2 5′-Purinen und 2 3′-Pyrimidinen in vitro und in vivo die Sekretion von IL-12 stark stimulieren (Klinman et al. 1996). Diese Sequenz kommt etwa 20mal häufiger in bakterieller als in eukaryotischer DNA vor. Diese CpG-Moleküle sind die einzigen bisher bekannten Substanzen, die nach Applikation in vivo bei der Leishmaniose der Maus eine einmal induzierte ungünstige TH2-Antwort in eine heilende TH1-Antwort überführen können (Zimmermann et al. 1998). Ebenfalls sind lebende Mykobakterien (Fulton et al. 1996) und lebende Trypanosomen (Frosch et al. 1996, Aliberti et al. 1996), jedoch nicht deren Lysate, sowie hitzegetötete Lysterien (Hsieh et al. 1993) starke Induktoren von IL-12, die induzierenden Moleküle sind jedoch nicht definiert. Im Gegensatz zu diesen Mikroorganismen erzeugen Promastigote von *Leishmania major* jedoch nach ihrer Aufnahme in Makrophagen kein IL-12 (Reiner und Locksley 1995). IL-18, ein kürzlich bei Mensch und Maus kloniertes Zytokin, das konstitutiv in Kupfer-Zellen exprimiert wird, kann den Effekt von IL-12 im Sinn eines Synergismus verstärken, scheint aber beim Fehlen von IL-12 keine eigene TH1-induzierende Wirkung zu haben (Robinson et al. 1997).

Induktion von IL-4. Eine frühe Anwesenheit von IL-4 zu Beginn der Immunantwort kann für eine Ausprägung einer TH2-artigen Antwort verantwortlich sein (Abb. 4.2.4). Da IL-4 jedoch nicht von professionellen Antigen-präsentierenden Zellen gebildet wird (so wie IL-12 und IL-18), stellt sich die Frage, welche Zellpopulation im Rahmen einer Immunantwort als erste dieses Zytokin produziert. Zellen die in der Lage sind, IL-4 – ohne vorherige Differenzierung im Rahmen einer Immunantwort – zu produzieren, sind insbesondere NK1.1$^+$-CD4$^+$-T-Zellen (s. Kapitel 4.2.3.2 „CD4$^+$-NK1.1-$\alpha\beta$-TCR-T-Zellen"). Außerdem produzieren Mastzellen, basophile und eosinophile Granulozyten IL-4- und können so eine TH2-Antwort unterstützen (Abb. 4.2.3), sie sind jedoch nicht allein essentiell für die TH2-Antwort.

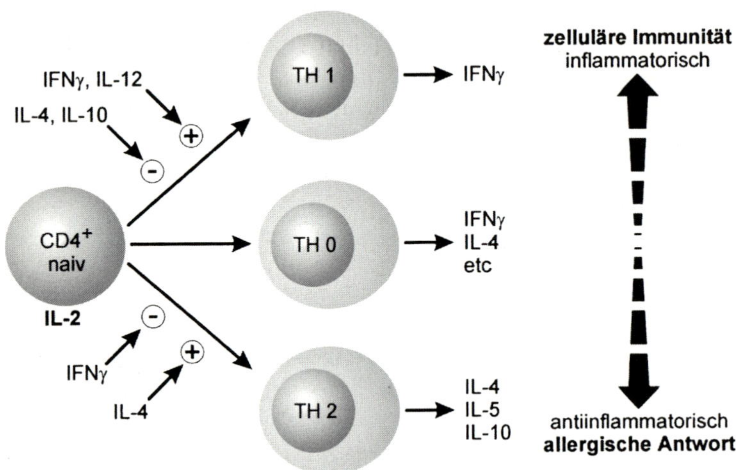

Abb. 4.2.4. Schematische Darstellung der Entstehung polarisierter T-Helferzellantworten durch Zytokine

Induktion von IL-10. IL-10 ist ein weiteres Zytokin, welches die Ausbildung einer TH2-Antwort unterstützen kann, und zwar dadurch, daß es inhibierend auf TH1-Antworten wirkt. IL-10 induzierende Moleküle wurden bei der experimentellen Schistosomiasis der Maus gefunden. Hier war bekannt, daß die Eiablage einen Wechsel von einer TH1- zu einer TH2-Antwort verursacht (Grzych et al. 1991). In der Folge wurde gezeigt, daß Oligosaccharide auf der Eischale von CD5-positiven B-Zellen erkannt werden und diese zur Produktion von IL-10 anregen (Vellupillai und Harn 1994). Auch während anderer Infektionen – wie z. B. mit *Leishmania major* (Vellupillai et al. 1996) – oder bei muriner Filariose (Al-Qaoud et al. 1998) werden Nicht-Proteinmoleküle (Oligosaccharide, Phosphorylcholin) vom Wirtsorganismus erkannt und verstärken eine TH2-Antwort. Entsprechend ist die Immunantwort in Mäusen mit einem spezifischen Defekt (xid) an CD5⁺-B-Zellen in Richtung auf eine TH1-Antwort auf Infektionen verschoben.

Stärke des T-Zell-Rezeptor-Signals und Einfluß kostimulierender Moleküle. In experimentellen Systemen konnte gezeigt werden, daß ein starkes T-Zell-Rezeptor-Signal, z. B. durch eine hohe Dichte von mit spezifischem Peptid beladenen MHC-Molekülen, die Differenzierung der naiven T-Zellen in Richtung auf eine TH1-Antwort beeinflußt, wenn keine weiteren Einwirkungen stattfinden (Constant und Bottomly 1997). Eine niedrige Dosis von Antigen, die aber in komplexierter Form, z. B. durch Phagozytose eines (korpuskulären) Erregers, den Antigen-präsentierenden Zellen angeboten wird, kann nach dieser Hypothese diejenigen T-Zellen mit stärkerer Affinität bevorzugen, die dann nach TH1 differenzieren: So lassen sich die Befunde aus Infektionsmodellen erklären, bei denen die Reduktion der Infektionsdosis (Erregerzahl) zu TH1-Antworten führte, bei Leishmaniose mit dem Ergebnis einer Resistenzentwicklung (Bretcher et al. 1992), bei Trichuriose mit der Konsequenz einer höheren Wurmlast (Bancroft et al. 1994).

Auch kostimulatorische Signale während der T-Zell-Aktivierung beeinflussen die Differenzierung zu TH1- oder TH2-Zellen. Der gängigen Theorie zufolge entscheidet die Stärke des über CD28 vermittelten Signals sowohl über das Überleben als auch über die Ausrichtung der Differenzierung einer T-Zelle, und zwar mit höherer Signalstärke in Richtung auf die TH2-Entwicklung (Sperling und Bluestone 1996). So kann eine Inhibition des CD28-Wegs TH1-Antworten verstärken, was bei Leishmanieninfektionen (Schutz durch TH1) zur Resistenz (Corry et al. 1994) und bei Infektionen mit dem Nematoden *Heligmosigmoideus polygyrus* (Schutz durch TH2) zu einer höheren Wurmlast (Lu et al. 1994) führt.

4.2.3.2 CD4⁺-NK1.1⁺-αβ-TCR⁺-T-Zellen

Diese Zellen bilden eine kleine Subpopulation der CD4⁺-Zellen und sind in der Maus gut definiert. Sie unterscheiden sich von den klassischen CD4⁺-T-Zellen in 3 Eigenschaften: Sie besitzen den Oberflächenmarker von Natural-Killer-Zellen, NK1.1, ihre T-Zell-Rezeptoren erkennen Antigene nicht im Kontext von MHC-Klasse-II-, sondern auf CD1-Molekülen, und ihr T-Zell-Rezeptor besitzt eine geringe Variabilität (Nutzung nur eines Vα-Segments und weniger Vβ-Segmente). Eine wahrscheinlich homologe Untergruppe von T-Zellen wurde auch beim Menschen gefunden (Maher und

Kronenberg 1997). Diese Zellen, die Oberflächenmarker von NK-Zellen und T-Zellen aufweisen, sind in der Lage, größere Mengen von IL-4 beim Erstkontakt mit Antigen zu produzieren. Es wird vermutet, daß diese Zellen bei manchen Infektionen für eine initiale IL-4-Produktion und damit für eine Induktion einer TH2-Antwort verantwortlich sind. In der Tat zeigen Mäuse, die transgen für den vorwiegend von diesen Zellen benutzten T-Zell-Rezeptor sind, eine erhöhte IL-4-Antwort (Bendelac et al. 1996). NK1.1$^+$-T-Zellen sind allerdings nicht allein für die Induktion einer TH2-Antwort verantwortlich: β_2-Mikroglobulin-negative Mäuse, die das CD1-Molekül nur schwach exprimieren und entsprechend reduzierte NK1.1$^+$-T-Zellen besitzen, können trotzdem nach Infektion z. B. mit *Leishmania major* oder *Nippostrongylus* eine TH2-Antwort aufbauen (Brown et al. 1996).

4.2.3.3 CD8$^+$-T-Lymphozyten

Klassische CD8$^+$-T-Zellen erkennen Peptide, die von MHC-Klasse-I-Molekülen präsentiert werden. Diese Peptide stammen üblicherweise aus zytoplasmatischen Proteinen, die im Zytosol von Proteosomen degradiert werden und über den TAP-Transporter ins endoplasmatische Retikulum gelangen. MHC-Klasse-I-Moleküle können jedoch auch exogene Antigene präsentieren, die über sog. alternative Präsentationswege ins endoplasmatische Retikulum gelangen (Reimann und Kaufmann 1997). CD8-positive Zellen sind entscheidend für die Abwehr intrazellulärer Erreger, die sich nicht auf die Infektion von Makrophagen beschränken. Sowohl zytopathische als auch nichtzytopathische Viren und auch einige intrazelluläre Mikroorganismen werden durch diese Zellen abgewehrt (Kägi et al. 1996). Bei einer Virusinfektion kann die infizierte Zelle früh (in der Eklipse) erkannt werden, wenn frühe Virusproteine hergestellt, aber noch kein infektiöses Virus gebildet wird. Sog. Immediate-early- und Early-Proteine sind daher bei zytopathischen Viren die entscheidenden Zielantigene. Ein Problem der späten Zerstörung virusinfizierter Zellen ist die Freisetzung dann schon gebildeter infektionstüchtiger Viruspartikel durch die Zytolyse. In diesem Fall kommt die Zellzerstörung als entscheidender Schutzmechanismus zu spät, die schützende Wirkung der CD8-positiven Zellen wird dann eher durch Zytokine vermittelt. Daher schützt die spät im Infektionszyklus erfolgende Zytotoxizität gegen eine virusinfizierte Zelle nur bei nichtzytopathogenen Viren, die in infizierten Zel

len persistieren und infektiöse Virionen ohne Zelltod dauernd freigeben (Kägi et al. 1996). Bei Viren, welche B-Zellen befallen können, führt die Bildung der CD8-Antwort zur Zerstörung derjenigen B-Zellen, die neutralisierende Antikörper gegen Oberflächenstrukturen des Virus tragen (Planz et al. 1996).

CD8$^+$-Zellen sind effiziente Effektormechanismen gegen bestimmte mikrobielle Erreger, denen es gelingt, frei im Zytoplasma zu liegen. Dies ist z. B. der Fall bei *Listeria monocytogenes*, das durch das porenbildende Listeriolysin die phagozytische Vakuole aktiv verlassen kann. Die Proteine, die der Erreger dort synthetisiert, können damit auch von MHC-Klasse-I-Molekülen präsentiert werden. Besonders effizient (und z. T. sogar ausschließlich) werden sezernierte Proteinantigene dieses Erregers präsentiert (Harty et al. 1996). Die Wanderung von Bakterien ins Zytosol ist allerdings nicht essentielle Voraussetzung für die Präsentation durch MHC-Klasse-I-Moleküle. So werden auch Antigene von *Mycobacterium tuberculosis* oder von Yersinien und Salmonellen durch Klasse-I-Moleküle präsentiert (Hermann et al. 1993, Kaufmann 1995). Neben den klassischen MHC-Klasse-I-Molekülen können auch sog. Klasse-Ib-Moleküle Antigene für CD8$^+$-T-Zellen präsentieren. So gibt es in der Maus die sog. H-2M3-Moleküle mit einem sehr geringen Grad an Polymorphismus, die in der Lage sind, spezifisch prokaryonte Peptide mit einem N-Formyl-Methionin am N-terminalen Ende aufzunehmen (Tabelle 4.2.2, Abb. 4.2.2). Da N-Formyl-Methionin nur in Proteinen von Bakterien und Mitochondrien vorkommt, stellen diese CD8-Zellen einen selektiven Mechanismus zur Elimination von intrazellulären Bakterien dar. Für die *Listeria-monocytogenes*-Infektion der Maus konnte eine schützende Wirkung dieser CD8-Zellen nachgewiesen werden (Lenz und Bevan 1997). Ob ein derartiger Präsentationsmechanismus auch beim Menschen vorkommt, ist noch unklar. Bakterienspezifische, aber nicht durch HLA-Moleküle restringierte zytotoxische CD8$^+$-T-Zellen wurden beschrieben (Hermann et al. 1992). Aufgrund des geringen Polymorphismus der nicht-klassischen MHC-Klasse-Ib-Antigene könnten solche Zellen für Impfungen ausgenutzt werden.

CD1-Moleküle wirken für CD8-positive T-Zellen ebenfalls als Präsentationsstrukturen, die Lipide präsentieren. Diese werden i. allg. von CD4$^-$CD8$^-$-„doppelt-negativen"(DN)-TCR-$\alpha\beta^+$-Zellen erkannt (s. Kapitel 4.2.3.4 „CD4$^-$-CD8$^-$-"doppelt negative"(DN)-$\alpha\beta$-TCR$^+$-T-Zellen"). Es gibt jedoch auch einige CD8$^+$-T-Zellen, die Lipide auf CD1-Molekü

Tabelle 4.2.2. Erkennungsspezifität verschiedener Subpopulationen von T-Lymphozyten

T-Zell-Population	Antigen	Präsentierendes Molekül	Processing
CD4$^+$-$\alpha\beta$-TCR$^+$	Peptide, aus exogenen Proteinen	MHC II	Ja
CD4$^+$-NK1.1$^+$-$\alpha\beta$-TCR$^+$	Peptide	CD1	Ja
DN-$\alpha\beta$-TCR$^+$	Lipide	CD1	Nein
$\gamma\delta$-TCR$^+$	Phospholiganden	Ohne?	Nein
$\gamma\delta$-TCR$^+$	Protein (Hitzeschockproteine u. a.)	Ohne?	Nein/Ja
CD8$^+$	Peptide, aus endogen synthetisierten Proteinen	MHC I	Ja
CD8$^+$	Peptide, aus exogenen Proteinen	MHC I	Ja
CD8$^+$	Lipide	CD1	Nein
CD8$^+$	Prokaryote N-Formyl-Met-Peptide	H-2M3 (MHC Ib)	Ja

Tabelle 4.2.3. Nicht-Protein-Liganden von Mykobakterien als Antigene für T-Lymphozyten

Ligand	Reagierende T-Zellen	Präsentierendes Molekül	Literatur
Mykolsäure	DN-$\alpha\beta$-TCR$^+$	CD1	Porcelli und Brenner 1997
Glukosemonomycolat	DN-$\alpha\beta$-TCR$^+$	CD1b	Moody et al. 1997
Phosphatidylinositolmannosid	DN-$\alpha\beta$-TCR$^+$	CD1	Porcelli und Brenner 1997
Lipoarabinomannan	DN-$\alpha\beta$-TCR$^+$	CD1b, CD11	Porcelli und Brenner 1997
Isopentenylpyrophosphat	$\gamma\delta$-TCR$^+$	Ohne?	Tanaka et al. 1995

len erkennen können (Abb. 4.2.2, Tabelle 4.2.2, Tabelle 4.2.3).

CD8-positive T-Zellen wirken sowohl durch Zytolyse als auch über sezernierte Zytokine (Abb. 4.2.2). 2 unabhängige Mechanismen der zellulären Zytotoxizität stehen ihnen zur Verfügung. Die wichtigsten Mechanismen sind die Sekretion des porenbildenden Proteins Perforin und das Eindringen von Esterasen (Granzymen) durch die Perforinpore. Der 2. Weg ist die Hochregulation des Liganden für Fas (CD95), das in der Zielzelle über eine Signalkaskade Apoptose induziert. Natürliche Killerzellen besitzen diesen 2. Weg nicht. Obwohl beide Mechanismen in vitro gut nachzuweisen sind, ist unklar, ob der Fas-abhängige Weg in vivo bei Infektionen eine Rolle spielt (Kägi et al. 1996). Eine eindeutige protektive Rolle des perforinabhängigen Mechanismus wurde für die Infektion mit dem nichtzytopathischen LCM-Virus und bei der Infektion mit *Listeria monocytogenes* gezeigt. So können spezifisch aktivierte CD8$^+$-Zellen auch in der Abwesenheit von IFNγ gegen Listerien schützen (Harty und Bevan 1995, 1996). Im Gegensatz dazu scheint dieser Mechanismus nicht am Schutz gegen das zytopathogene Vacciniavirus oder an der Elimination dieses Virus beteiligt zu sein. Hier ist die Sekretion von IFNγ und TNFα durch CD8- und auch CD4-Zellen entscheidender Faktor der Immunität. Bei der Zerstörung von mit Mykobakterien infizierten Zielzellen durch einen perforinabhängigen Mechanismus CD1-restringier-

ter CD8$^+$-Zellen wurde die Zahl von lebenden intrazellulären Bakterien durch einen noch unklaren Mechanismus reduziert (Stenger et al. 1997). Dies bedeutet, daß eine apoptotische Zerstörung infizierter Zellen gleichzeitig auch intrazelluläre Parasiten direkt schädigen kann.

CD8-Zellen sind auch gegen intrazelluläre Parasiten aktiv. Ein typisches Beispiel ist die Lyse von Hepatozyten durch CD8$^+$-CTL, die das Circumsporozoitenprotein von Plasmodien erkennen (Hoffmann et al. 1994). Durch Vernichtung der Sporozoiten in den Leberzellen kommt es zu einer sterilen Immunität bei einer Reihe von Versuchstieren. Dies bildet auch die Grundlage einer DNA-Vakzine gegen Malaria für den Menschen (Hoffmann et al. 1997). Auf dem Circumsporozoitenprotein von *Plasmodium falciparum* wurden Epitope nachgewiesen, die auf HLA-Klasse-I-Molekülen präsentiert werden können. Das entsprechende HLA-Allel ist in einer hochendemischen Region verstärkt vertreten, da es möglicherweise einen Selektionsvorteil darstellt (Hill et al. 1991, Hill et al. 1992). CD8-Zellen spielen auch eine entscheidende Rolle in der Abwehr gegen das Protozoon *Trypanosoma cruzi* (DosReis 1997).

CD8-positive zytotoxische T-Zellen produzieren nach Antigenerkennung IFNγ sowie TNFα, also ein für TH1-Zellen typisches Zytokinmuster. Es ist jedoch auch möglich, CD8-positive T-Zellen mit einem den TH2-Zellen ähnlichen Zytokinprofil herzustellen, wenn diese Zellen in der Anwesenheit von IL-4 in vitro kultiviert werden. In einer Reihe von experimentellen Infektionsmodellen konnten bei entsprechender Manipulation auch derartige TC2-Zellen nachgewiesen werden (LeGros und Erard 1994, Sad et al. 1995). TC2-Zellen spielen möglicherweise auch bei der Lepra des Menschen eine Rolle: Immunhistologisch konnten solche Zellen bei der lepromatösen, nicht aber bei der tuberkuloiden Form der Lepra beobachtet werden (Modlin 1994).

4.2.3.4 CD4⁻-CD8⁻-„doppelt negative"(DN)-αβ-TCR⁺-T-Zellen

Das besondere Interesse an diesen Zellen rührt daher, daß mit ihnen gezeigt werden konnte, daß T-Zellen auch andere Moleküle als Peptide mit dem $\alpha\beta$-T-Zell-Rezeptor erkennen können. Die Antigenpräsentation erfolgt dabei über CD1-Moleküle, die eine eigene Familie von β_2-Mikroglobulin-assoziierten MHC-Klasse-I-Molekülen darstellen (Porcelli und Brenner 1997). Im Unterschied zu MHC-Klasse-I-Molekülen weisen sie keinen Polymorphismus auf, sind nur auf bestimmten Zellen (Makrophagen) zu finden und präsentieren ihre Antigene unabhängig vom TAP-Transporter. Ihre Beladung erfolgt – ähnlich wie bei MHC-Klasse-II-Molekülen – im endosomalen Kompartiment. Bisher bekannte Bestandteile von Mykobakterien, die von CD1 präsentiert werden, sind in Tabelle 4.2.3 beschrieben. Die CD1-restringierten T-Zell-Linien reagieren auf die Antigenerkennung mit Proliferation und Zytokinsekretion, wobei Zytokine vom TH1-Typ produziert werden. Dieses wäre im Rahmen der antimykobakteriellen Immunität von Bedeutung. Zusätzlich zeigen die CD1-restringierten T-Zellen Zytotoxizität, wobei DN-$\alpha\beta$-T-Zellen Makrophagen abtöten können, wenn diese mit lebenden Mykobakterien infiziert sind (Abb. 4.2.2). Dieser Mechanismus wird durch Fas vermittelt, der Tod der infizierten Makrophagen führt dabei aber nicht zu einer Reduktion der lebenden Mykobakterien. Im Gegensatz dazu erfolgt (wie oben beschrieben) die Abtötung von Mykobakterien in infizierten Makrophagen durch CD1-restringierte, aber CD8-exprimierende T-Zellen durch einen perforinabhängigen Mechanismus, der zu einer Reduktion der Mykobakterien führt (Stenger et al. 1997). Zusammenfassend läßt sich sagen, daß die CD1-erkennenden DN-T-Zellen und CD8⁺-T-Zellen durch ihre besondere Art der Antigenerkennung das T-Zell-Repertoire um die Lipidantigene erweitern und damit eine essentielle Funktion in der Kontrolle von bestimmten bakteriellen Infektionen haben könnten, über die Abwehr von *Mycobacterium tuberculosis* hinaus. In diesem Zusammenhang ist es bemerkenswert, daß auch bei der tuberkuloiden Form der Lepra eine lokale Erhöhung der CD1-Moleküle im betroffenen Gewebe festgestellt wurde.

4.2.3.5 $\gamma\delta$-TCR⁺-T-Zellen

T-Lymphozyten mit einem aus γ- und δ-Kette bestehenden Antigenrezeptor, machen bei Mensch und Maus weniger als 10% der Gesamt-T-Zellen aus. In der Maus stellen sie die überwiegende T-Zell-Population in Epithelien von Haut und Schleimhaut dar, also an der Grenze zur Außenwelt. Beim Menschen sind sie ebenfalls in den Epithelien angereichert, jedoch überwiegen hier wie im peripheren Blut $\alpha\beta$-T-Zellen. Obwohl dem $\gamma\delta$-TCR weniger V-Gene zur Verfügung stehen, haben $\gamma\delta$-T-Zellen ein ebenso großes Repertoire wie $\alpha\beta$-T-Zellen durch die ausgiebige Verwendung von N-Nukleotiden. In seiner dreidimensionalen Struktur ist der $\gamma\delta$-TCR dem Antikörpermolekül ähnlicher als dem $\alpha\beta$-TCR. Zwar wurden einzelne $\gamma\delta$-T-Zellen bei Maus und Mensch beschrieben, die MHC-restringiert Peptide erkennen wie $\alpha\beta$-T-Zellen, jedoch erkennt die überwiegende Mehrzahl der $\gamma\delta$-T-Zellen MHC-unabhängig Antigen (Kaufmann 1996). Dabei handelt es sich um Substanzen mit niedrigem Molekulargewicht, die nicht aus Peptid oder Protein bestehen, sondern aus phosphorylierten Fettsäuren, Kohlehydraten oder Nukleotiden (Abb. 4.2.2, Constant et al. 1994, Schoel et al. 1994, Tanaka et al. 1995). Der erste genau charakterisierte von $\gamma\delta$-T-Zellen erkannte Ligand war Isopentenylpyrophosphat aus *Mycobacterium tuberculosis* (Tabelle 4.2.3). Derartige Liganden sind auch bei *Plasmodium falciparum* gefunden worden. Hierzu paßt, daß im Frühstadium einer Malaria eine Expansion von $\gamma\delta$-Zellen stattfindet (Behr et al. 1996).

Prinzipiell haben $\gamma\delta$-T-Zellen die gleichen Fähigkeiten wie $\alpha\beta$-T-Zellen, sie sind zytotoxisch und sezernieren eine Reihe von Zytokinen, meist mit einem den TH1 T-Zellen-ähnlichen Muster. Es sind auch $\gamma\delta$-T-Zellen beschrieben worden, die die Zytokine der TH2-Zellen sezernierten.

Viele Befunde sprechen dafür, daß $\gamma\delta$-T-Zellen eine wichtige Rolle bei der Abwehr intrazellulärer Erreger besitzen. So werden regelmäßig eine Anhäufung von $\gamma\delta$-T-Zellen am Ort bestimmter Infektionen sowie eine selektive Expansion im peripheren Blut bei Patienten mit verschiedenen bakteriellen oder parasitären Infektionen gefunden. Die Untersuchungen von Mäusen mit einem selektiven Defekt in entweder $\alpha\beta$- oder $\gamma\delta$-T-Zellen oder von Versuchstieren, in denen durch Antikörper $\gamma\delta$-Zellen depletiert wurden, haben Aufschluß über die Rolle dieser Zellen in der Infektabwehr erbracht. Zusammenfassend kann gesagt werden, daß $\gamma\delta$-T-Zellen zusammen mit $\alpha\beta$-T-Zellen an der antimikrobiellen Immunität teilhaben. So verlaufen verschiedene experimentelle Infektionen von Mäusen mit Bakterien oder Protozoen in Abwesenheit von $\gamma\delta$-Zellen schwerer oder können gar nicht abgewehrt werden (Kaufmann und Ladel 1994, Langhorne et al. 1995). In anderen Infektionen, wie z. B. bei der experimentellen Listeriose der Maus, nehmen $\gamma\delta$-Zellen anscheinend nur einen kompensatorischen Platz ein, da sowohl $\gamma\delta$- als auch $\alpha\beta$-Zellen allein die Infektion abwehren können. Bei der Infektion der Maus mit *Mycobacterium tuberculosis* sind $\gamma\delta$-Zellen allerdings für eine Kontrolle der Infektion essentiell (Ladel et al. 1995).

4.2.4 Evasionsmechanismen

Infektionserreger haben eine Vielzahl von Strategien entwickelt, dem Angriff des Immunsystems zu entgehen. Dies beinhaltet sowohl ein Ausweichen vor der Immunantwort als auch eine aktive Interferenz mit Mechanismen der Immunabwehr. Einige Beispiele sollen hier beschrieben werden.

4.2.4.1 Antigenvariation

Die antigenetische Heterogenität ist eine der häufigsten Ursachen für eine fehlende Immunität gegenüber Mitgliedern einer bestimmten Spezies von Mikroorganismen. Die meisten Beispiele für eine Heterogenität bei Mikroorganismen betreffen eine Variabilität durch antigenetisch unterschiedliche Stämme derselben Spezies. Beispiele sind die Kapselserovare bei Pneumokokken und vielen Enterobakterien, die M-Proteine bei Streptokokken oder die LPS-Variabilität der O-Seitenkette bei Enterobakterien. Ein besonderer Selektionsvorteil ist jedoch die Antigenvariation, d.h. die Variation der antigenetischen Struktur von Oberflächenmolekülen innerhalb eines Klons eines bestimmten Erregers.

Viele Krankheitserreger sind in der Lage, ihre Antigenität stark zu verändern, indem sie durch Mutationen oder Rekombination von Genen antigene Determinanten ersetzen (Deitsch et al. 1997). Das klassische Beispiel sind die Antigenvariationen der afrikanischen Trypanosomen, der Erreger der Schlafkrankheit. Die Parasitämie durch *Trypanosoma brucei* verläuft wellenförmig, da immer wieder neue Subpopulationen entstehen, die antigenetisch verschiedene Formen des Hauptoberflächenglykoproteins VSG auf ihrer Oberfläche exprimieren. Daher können diese Erreger frei im Blut vorliegen, und eine Antikörperantwort ist, durch die Vielzahl der Variationsmöglichkeiten des Glykoproteins, nicht in der Lage, die Infektion zu kontrollieren. Ähnliche Veränderungen gibt es bei den Pili von *Neisseria meningitidis* und *Neisseria gonorrhoeae*. Sie werden von virulenten Stämmen gebildet und ermöglichen die Anheftung an das Wirtsepithel (s. Kapitel 4.2.2.3.2 „Molekulare Wirkmechanismen"). Durch Rekombinationsmechanismen im Genlocus für das entsprechende Protein können eine Vielzahl von Antigen-unterschiedlichen Varianten entstehen. Bei Borrelien spielt das Variable Äußere Membranprotein eine wichtige Rolle für die antigene Variabilität. Die Variation dieses Proteins ist besonders gut bei *Borrelia hermsii*, dem Erreger eines Rückfallfiebers, untersucht. Die Vielfalt dieser Proteine entsteht durch intramolekulare Rekombination gefolgt von vielfachen Punktmutationen in der kodierten Region des aktivierten Gens (Restrepo und Barbour 1994). *Plasmodium falciparum* exprimiert das Protein PfEMP1, das auf der Oberfläche von infizierten Erythrozyten erscheint und für deren Sequestration in der Mikrozirkulation verantwortlich ist. Es bestimmt die Antigenität des infizierten Erythrozyten. Es wird von Mitgliedern der *var*-Gen-Familie kodiert, wobei individuelle Parasiten aus einem großen Repertoire von 50–150 Genen je eines dieser Proteine mit einem Molekulargewicht (MG) von 200.000–350.000 exprimieren.

Antigene Variation ist auch häufig bei Viren anzutreffen, sie beruht hier üblicherweise auf Mutationen. Die antigenetischen Veränderungen betreffen entweder die Oberflächenproteine, die von neutralisierenden Antikörpern erkannt werden, besonders bekannt als antigener Drift beim Influenzavirus, oder die Sequenz von Epitopen, die von CD8$^+$-T-Zellen erkannt werden. Im experimentellen System des LCM-Virus konnte erstmals gezeigt werden, daß die CTL-Antwort zur Selektion von Viren führt, deren Peptide durch Mutationen nicht mehr von den entsprechenden Klasse-I-Antigenen präsentiert werden konnten (Pircher et al. 1990). Ein ähnliches Entkommen eines Virus vor der CTL-Antwort wurde für das HIV, das Hepatitis-B- und das Hepatitis-C-Virus bei der natürlichen Infektion des Menschen beschrieben. Diese sog. Escape-Varianten, die bei bestimmten HLA-Molekülen häufiger zu sehen sind als bei anderen, tragen wahrscheinlich zur schnelleren Progression der HIV-Infektion bei Patienten mit bestimmten HLA-Klasse-I-Genen bei (McMichael und Phillips 1997). Derartige Mutationen können dazu führen, daß entweder das Epitop nicht mehr vom Klasse-I-Molekül gebunden wird oder zwar gebunden, aber nicht mehr vom T-Zell-Rezeptor erkannt wird. Es können durch die Mutation auch sog. antagonistische Peptide entstehen, die in der Lage sind, zytotoxische T-Zellen zu inaktivieren und damit diese Immunantwort zu unterdrücken (Bertoletti et al. 1994, Klenermann et al. 1994).

4.2.4.2 Hemmung der Antigenpräsentation

Bei Viren sind verschiedene Mechanismen zu finden, die die Antigenpräsentation durch MHC-Klasse-I-Moleküle in infizierten Zellen verhindern, um der Kontrolle durch CD8-Zellen zu entgehen. Während Viren mit kleinem Genom durch die Geschwindigkeit ihrer Replikation der Zellyse durch CTL zuvorkommen, haben Viren mit größerem Genom, wie z.B. Herpesviren, die bis zu 200 verschiedene Proteine während ihres Replikationszyklus exprimieren, Mechanismen entwickelt, um die Antigenpräsentation viraler Epitope zu hemmen (Spriggs 1996, Hengel und Koszinowski 1997). So bindet z.B. das Immediate-early-Protein mit einem MG von 9.000 (ICP)47 vom Herpes-simplex-Virus 1 an den TAP-Transporter und verdrängt die zu transportierenden Peptide. Das Genprodukt des Gens US6 des humanen Zytomegalovirus (HCMV) bindet an der luminalen Seite des ER an TAP und bringt den Transport von Peptiden durch einen nichtkompetitiven Mechanismus zum Erliegen. Das US11-Produkt von HCMV führt zur Translokation der Klasse-I-Moleküle ins Zytosol, wo sie degradiert werden. Die E3/19K-Glykoproteine aller Adenoviren und das US3-Genprodukt von HCMV verhindern den Transport beladener MHC-Klasse-I-Moleküle an die Oberfläche. Da MHC-Klasse-I-Moleküle die Zytolyse durch NK-Zellen über ein negatives Signal verhindern, macht die verminderte Expression dieser Moleküle die infizierten Zellen durch NK-Zellen angreifbar. Das Genprodukt UL18 von HCMV stellt ein Glykoprotein mit 21%iger Sequenzhomologie zu humanen MHC-Klasse-I-Molekülen dar, das sich auch funktionell wie diese Moleküle verhält: Es konnten Assoziationen mit β_2 M und Peptidbeladung demonstriert werden. Die Expression dieses Proteins inhibiert in potentiellen Zielzellen von Natural-Killer-Zellen deren zytolytische Aktivität (Reyburn et al. 1997). Auch eine Hemmung der Antigenpräsentation durch Klasse II ist für einige Erreger, z.B. für Leishmanien, beschrieben worden (Fruth et al. 1993, Kima et al. 1996). Manche Erreger können die Stimulation der T-Zellen durch Herabregulation von kostimulierenden Molekülen auf infizierten Zellen beeinträchtigen (Kaye 1995).

4.2.4.3 Interferenz mit Abwehrmechanismen

Um sich gegen Effektormechanismen der Immunantwort zu schützen, können Erreger diese direkt stören. So zerstören das α- und das β-Toxin von *Staphylococcus aureus* präferentiell die für das Bakterium gefährlichen phagozytierenden Zellen (Bhakdi et al. 1996, Walev et al. 1996). Die M-Proteine von *Streptococcus pyogenes* interferieren mit den Phagozytosemechanismen, zudem sind sie Rezeptoren für eine Reihe von Plasmaproteinen, die durch Bindung an die M-Proteine die Streptokokken markieren. Kapseln von Bakterien wie *Neisseria meningitidis* oder *Haemophilus influenzae* haben ebenfalls Phagozytose-hemmende Eigenschaften. Erst durch Opsonisierung können diese bekapselten Erreger von Phagozyten aufgenommen werden. Daher sind Kapseln essentielle Virulenzfaktoren. Auch eine Interferenz mit dem Komplementsystem ist häufig zu beobachten (Jokiranta et al. 1994). Es ist bemerkenswert, daß eine Reihe von Viren für Komplement-regulatorische Proteine kodiert, deren Gene von homologen Genen des Wirts abstammen dürften (Fodor et al. 1995, Spriggs 1996, Smith et al. 1997).

Die Induktion einer fehlerhaften oder ungeeigneten Immunantwort ist im Interesse des Erregers. Daher kodieren eine Reihe von Viren immunregulatorische Proteine (Spriggs 1996). Das Epstein-Barr-Virus z.B. kodiert ein virales IL-10, das eine hohe Sequenzhomologie zum menschlichen IL-10 und identische Wirkungen besitzt. Gene für weitere immunregulatorische Proteine (z.B. für Zytokine, Zytokinrezeptoren und Komplement-regulatorische Proteine), mit hoher Sequenzidentität zu homologen humanen Genen, wurden bei der Sequenzierung u.a. des Herpesvirus saimiri und des humanen Herpesvirus 8 (Neipel et al. 1997) und von Pox-Viren (Smith et al. 1997) gefunden.

Grampositive Kokken produzieren T-Zell-stimulierende Exotoxine wie die Enterotoxine und das Toxic-shock-Syndrom-Toxin-1 von *Staphylococcus aureus* und die erythrogenen Toxine von *Streptococcus pyogenes*. Diese sog. Superantigene benutzen als molekularen Wirkmechanismus die Vernetzung von variablen Teilen des T-Zell-Rezeptors und von MHC-Klasse-II-Molekülen auf Antigenpräsentierenden Zellen (Abb. 4.2.5) (Fleischer und Schrezenmeier 1988). Damit stimulieren sie eine beträchtliche Fraktion der peripheren T-Zellen, die große Mengen von Zytokinen produzieren, was eine koordinierte Immunantwort erschwert (Tabelle 4.2.4). Eine immunsuppressive Wirkung dieser Moleküle ist beschrieben worden (Fleischer 1995). Es ist bemerkenswert, daß diese Moleküle mehrfach in der Evolution von verschiedenen Erregern unabhängig voneinander entwickelt wurden (Fleischer 1995).

Eine weitere Methode, der Immunantwort zu entkommen, ist die Persistenz an sog. immunprivilegierten Orten. Viele Erreger persistieren im zentralen Nervensystem, weil dieses keine immunolo-

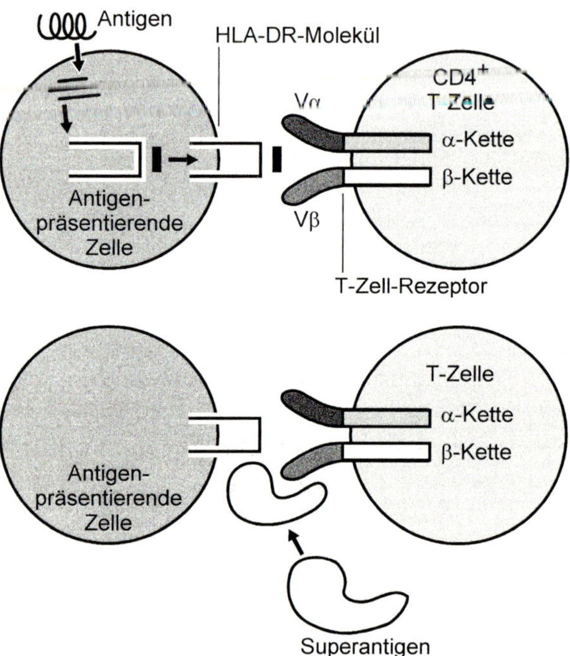

Abb. 4.2.5. Molekularer Wirkmechanismus der Superantigene. Ein Superantigen, z.B. ein Enterotoxin von *Staphylococcus aureus* bindet an MHC-Klasse-II-Moleküle auf Dendritischen Zellen, Makrophagen oder B-Zellen sowie an den variablen Teil der *β*-Kette des TCR (*Vβ*). Diese Vernetzung simuliert die Erkennung von präsentiertem Peptid und führt zur Stimulation der T-Zelle

gischen Strukturen besitzt und daher vom Immunsystem nur unzureichend kontrolliert wird.

4.2.5 Immunpathologische Konsequenzen von Infektionen

4.2.5.1 Gewebszerstörung durch CD8+-T-Zellen

Die Zerstörung von Virus-infizierten Zellen durch CD8+-CTL führt zwar zur Elimination des Virus, kann aber auch ausgedehnte Gewebszerstörungen hervorrufen. Daher ist der Schaden durch die CTL-Antwort in vielen Fällen ausgeprägter als durch die eigentliche Infektion mit dem Virus selbst. Insbesondere bei Viren, die keinen zytopathischen Effekt hervorrufen, sondern in befallenen Zellen eine persistierende Infektion etablieren, führt erst die CTL-Antwort zur Pathologie. Dies wurde zuerst bei der Infektion der Maus mit dem LCM-Virus gefunden (Doherty und Zinkernagel 1974), dem nun klassischen Experimentalmodell für die Interaktion von Virus- und Immunsystem. Ein Ausbleiben der CTL-Antwort führt zur persistierenden Infektion ohne Pathologie, die infizierte Maus wird Träger und Ausscheider des Virus. Ein typisches Beispiel beim Menschen ist die Infektion der Leberzellen durch Hepatitis-A-Virus, das Zellen in vitro produktiv und persistierend infiziert, ohne sie zu zerstören (Tabelle 4.2.5). Daher ist z.Z. der maximalen Virusproduktion und Virusausscheidung keine Hepatitis festzustellen, der Anstieg der Transaminasen erfolgt erst, wenn die Virusproduktion zurückgeht. Im Lebergewebe sind bei Hepatitis A virusspezifische CD8+-CTL angereichert, der Grad der Hepatitis korreliert mit der Stärke der CTL-Antwort des Patienten (Vallbracht et al. 1990). Ähnliche Verhältnisse gelten für die Mumpserkrankung des Menschen (Fleischer und Kreth 1983), die Hepatitis B und viele andere.

In welchem Maß die Gewebszerstörung durch direkte Zytolyse oder durch Entzündungsvorgänge hervorgerufen wird, die von den CTL induziert werden, ist unklar. Im Mausmodell der Hepatitis B wurde beschrieben, daß nur wenige Leberzellen durch CTL direkt zerstört werden, die meisten Zellen wurden durch unspezifische Mechanismen geschädigt (Chisari 1996). Andererseits ist der Anteil der spezifischen CD8+-Zellen an den infiltrierenden T-Zellen bei manchen Infektionen sehr hoch (Vallbracht et al. 1990, Fleischer und Kreth 1983). Dies spricht für eine signifikante Gewebszerstörung über direkte Zytolyse durch diese Zellen.

Tabelle 4.2.4. Mögliche Konsequenzen der polyklonalen T-Zell-Stimulation durch Superantigene

Immunsuppression	Störung einer koordinierten Zell-Zell-Kooperation durch Zytokinüberflutung Induktion von Apoptose und Anergie in T-Lymphozyten Zerstörung von Superantigen-bindenden B-Lymphozyten und Antigen-präsentierenden Zellen durch zytotoxische CD8$^+$-T-Zellen
Schock	Freisetzung von Lymphokinen (u. a. IFNγ, IL-2, TNFα und β) Freisetzung von Monokinen (u. a. IL-12) Freisetzung von Leukotrienen und Histamin
Autoreaktivität	Unspezifische Aktivierung von autoreaktiven T-Zellen Superantigen-vermittelte direkte Hilfe für autoreaktive B-Zellen

Tabelle 4.2.5. Immunopathogenese der Hepatitis A (Vallbracht et al. 1990)

Hepatitis-A-Virus bewirkt eine persistierende, nicht zytopathogene Infektion von Fibroblasten in vitro
Maximale Virusausscheidung im Stuhl vor Auftreten der Hepatitis
Anwesenheit spezifischer CTL korreliert mit Ausprägung Starke Anreicherung spezifische CTL in der Leber Keine Hepatitis bei T-Zell-supprimierten Patienten

Eine besondere immunpathologische Konsequenz der Infektion ist die selektive Zerstörung von Zellen des Immunsystems. Nach Infektion der Maus mit dem LCM-Virus kann es (je nach gewählten experimentellen Bedingungen) zu einer Infektion und selektiven Elimination der interdigitierenden Dendritischen Zellen im lymphatischen Gewebe durch virusspezifische CD8$^+$-CTL kommen. Es resultiert dann eine schwere Immunsuppression, da die entscheidenden Antigen-präsentierenden Zellen fehlen (Aichele et al. 1996). Wie oben beschrieben, kann durch Virusspezifische CD8$^+$-Zellen auch eine selektive Zerstörung derjenigen B-Lymphozyten erfolgen, die neutralisierende Antikörper produzieren (Planz et al. 1996).

4.2.5.2 Immunpathogenese durch CD4$^+$-T-Zellen

Die Eigenschaft der „inflammatorischen" TH1-Zellen, Mediatoren der Entzündung zu sezernieren, führt bei Stimulation dieser Zellen regelmäßig zu begleitenden Entzündungen. Dieser Tatsache liegen die Gewebszerstörungen z. B. bei Tuberkulose und bei tuberkuloider Lepra zugrunde, während die Infektion mit Mykobakterien im immunsupprimierten Patienten nicht die ausgeprägten Zeichen der Entzündung und Fieber zeigt.

Die lokale Persistenz von Antigenen eines Erregers, der TH1- oder TH0-artige CD4-Zellen stimuliert, führt ebenfalls zu einer lokalen Entzündung.

Ein Beispiel ist die u. a. durch Enterobakterien, wie Yersinien oder Salmonellen, ausgelöste, reaktive Arthritis. Nach einer gastrointestinalen Infektion gelangen diese Bakterien in die Zirkulation, die Aufnahme des Erregers führt über noch unklare Mechanismen (Transport durch Makrophagen?) zur Ablagerung von Proteinen des Erregers im Gelenk, die dann von IFNγ-produzierenden CD4$^+$-Zellen erkannt werden (Schlaak et al. 1992). Insbesondere basische Proteine persistieren im Gelenk, möglicherweise durch Bindung an anionische Strukturen (Probst et al. 1993). Es ist dabei umstritten, ob überhaupt eine Replikation des Erregers im Gelenk stattfinden muß oder ob nur Erregermaterial ins Gelenk transportiert wird (Probst et al. 1994). Die Elimination des Antigens führt dann zum Sistieren der Entzündung (Tabelle 4.2.6).

Die Ausprägung einer TH2-Antwort hat daher antiinflammatorische Konsequenzen. Bei der lepromatösen Form der Lepra ist IL-4, aber kein IFNγ in der befallenen Region zu finden, begleitet von einer massiven Vermehrung der Mykobakterien. Entzündungszeichen und Gewebszerstörung fehlen. Besonders eindrucksvoll ist die Notwendigkeit, eine TH1-Antwort zu vermeiden, bei der Infektion des Menschen mit der Gewebsfilarie *Onchocerca volvulus*. Dieser Wurm bringt große Mengen kleiner Tochterwürmer (Mikrofilarien) mit einer Lebensdauer von 2 Wochen hervor. Bei der sog. generalisierten Form der Onchocerciasis weisen die infizierten Patienten so hohe Zahlen von Würmern auf, daß täglich bis zu 200.000 Mikrofilarien in der Haut absterben (Ottesen 1995). Eine effiziente Immunantwort gegen diese massive Antigenbeladung hätte schwere Folgen für den Wirt, der daher eine spezifische Immunsuppression mit hoher Produktion von IL-10 zeigt. Patienten, die dennoch eine, wenn auch schwache Reaktion gegen Wurmantigene zeigen, tragen wenige Mikrofilarien in der Haut und haben schwere pathologische Hautveränderungen.

Tabelle 4.2.6. Immunopathogenese der Reaktiven Arthritis durch Enterobakterien (Probst et al. 1994)

Schritt	Erklärung
Invasion	Im Rahmen der Schleimhautentzündung durchqueren arthritogene Bakterien das Epithel und persistieren in der Mukosa
Transport	Bakterien oder Komponenten von Bakterien erreichen durch einen noch unbekannten Mechanismus (Transport in Phagozyten?) das Gelenk
Ablagerung von Proteinen im Gelenk	Kationische Proteine persistieren im Gelenk durch Affinität zu sauren Strukturen (Probst et al. 1993)
Initiation der Entzündung	TH1-Zellen werden in das Gelenk rekrutiert, lokale Proliferation und Zytokinsynthese (Schlaak 1992). HLA-Klasse-I-restringierte CD8$^+$-CTL zerstören Antigen-tragende Zellen. Sensibilisierung autoreaktiver CTL (Hermann et al. 1993)?
Erhaltung der Entzündung	Klonale Expansion der antigenspezifischen CD4$^+$-Zellen. Rekruierung und Aktivierung weiterer Leukozyten durch Zytokine (IFNγ, TNFα)
Resolution	Elimination der persitierenden Antigene beendet lokale Immunreaktion und Entzündung. Längere Erhaltung bei HLA-B27-positiven Patienten, durch B27-restringierte CTL (Hermann et al. 1993)?

Die wichtige regulative Rolle des dem IFNγ entgegen wirkenden IL-10 kann auch aus der Konsequenz der Depletion dieses Zytokins bei verschiedenen Infektionen ermessen werden. IL-10-defiziente Mäuse sterben an der im Rahmen einer Infektion mit *Toxoplasma gondii* (Gazzinelli et al. 1996) und *Trypanosoma cruzi* (Hunter et al. 1997) ausgelösten Entzündung. Zwar ist IFNγ essentiell zur Kontrolle dieser Infektionen, jedoch ist IL-10 nötig, um überschießende inflammatorische Reaktionen zu verhindern. Besonders *Trypanosoma cruzi* führt zu einer massiven Ausschüttung von IL-12 und IFNγ (Meyer zum Büschenfelde et al. 1997) in vivo. Eine massive Ausschüttung von immunologischen Mediatoren kann auch im Normaltier oder im Menschen zu schwersten Symptomen bis hin zum Schock führen. Im Rahmen gramnegativer Infektionen kann ein Schocksymptom durch eine massive Stimulation der Makrophagen durch Lipopolysaccharide der Bakterien entstehen. Von den Makrophagen werden verschiedene biologisch aktive Mediatoren freigesetzt, im besonderen TNFα, IL-1, IL-6 und IL-12. Diese Zytokine setzen eine Kaskade in Gang, die weitere Zytokine freisetzt, darunter auch IFNγ und Lipidmediatoren, und letztlich zu Fieber, Hypotonie und Organversagen führt (Vasalli 1992, Car et al. 1994). Auch dem Schock, der durch die oben beschriebenen Superantigene ausgelöst wird, liegt eine Überproduktion von Zytokinen zugrunde. Wahrscheinlich ist die aktive Endstrecke letztlich die gleiche wie beim gramnegativen Schock. Der wesentliche Unterschied zwischen grampositivem und gramnegativem Schock liegt in der Quelle der Zytokine. Der superantigeninduzierte Schock ist auf die Produktion von Lymphokinen durch T-Lymphozyten zurückzuführen (Bette et al. 1993). Das toxische Schocksyndrom ist also ein T-Zell-abhängiges immunpathogenetisches Ereignis.

4.2.5.3 Auslösung von Autoreaktivität

Im Rahmen einer Immunreaktion kann es auch zu einer spezifischen Sensibilisierung des Immunsystems gegen körpereigene Strukturen durch eine Infektion kommen (Tabelle 4.2.7). In den meisten Fällen ist dies auf eine Kreuzreaktion zwischen Epitopen des Erregers und Molekülen des Wirts zurückzuführen. Entweder handelt es sich um sehr konservierte Proteine, eine hohe Sequenzhomologie zwischen Wirt und Erreger aufweisen, wie z.B. die sog. Heat-shock-Proteine (Steinhoff et al. 1990, Hermann et al. 1991), oder um Epitope, die zufällig sonst nicht verwandten Proteinen gemeinsam sind. Beispiele für solche Kreuzreaktionen für Antikörper sind die M-Proteine von *Streptococcus pyogenes*, bei denen bestimmte Serotypen Epitope besitzen, die mit menschlichem Herzmuskel und anderen Geweben kreuzreagieren (Stollermann 1997). Für die Stimulation autoreaktiver T-Zellen müssen Toleranzmechanismen durchbrochen werden. Dies könnte z.B. durch die Produktion von Superantigenen geschehen, die T-Zellen ungeachtet der Spezifität ihres TCR aktivieren und so auch tolerante T-Zellen stimulieren könnten (Rott et al. 1995).

In einem beispielhaften Experiment verwendeten Ohashi et al. (1991) transgene Mäuse, deren β-Zellen des Pankreas das Glykoprotein des gp33 des

Tabelle 4.2.7. Auslösung von Autoreaktivität im Rahmen von Infektionen

Spezifität der autoreaktiven T-Zellen	Ähnliche Epitope konservierter Proteine (Steinhoff et al. 1990, Hermann et al. 1991)
	Zufällige Epitopgemeinsamkeit unterschiedlicher Proteine (Wucherpfennig und Strominger 1995)
	Autologe (identische) Epitope (Ohashi et al. 1991)
Mechanismen der Durchbrechung von Toleranz	Präsentation auf professionellen Antigen-präsentierenden Zellen (Ohashi et al. 1991)
	Polyklonale, unspezifische Aktivierung
	Unspezifische (bystander) Hilfe (Rott et al. 1995)
	Atopische Zytokinproduktion

LCM-Virus exprimierten. Die Toleranz der $CD8^+$-Zellen dieser Tiere gegen das nun körpereigene gp33 konnte nicht durch Immunisierung mit gp33 oder durch Infektion mit einem rekombinanten Vacciniavirus, das das Glykoprotein in infizierten Zellen exprimierte, durchbrochen werden. Erst eine Infektion mit dem LCM-Virus selbst führte zur Sensibilisierung der $CD8^+$-Zellen des Wirts gegen die transgenen β-Zellen. Der Grund hierfür liegt in dem Tropismus von LCM-Virus, das Dendritische Zellen infizieren kann, die genügend kostimulatorische Moleküle besitzen, um auch tolerante T-Zellen aktivieren zu können. Während in diesem Experiment Virus und körpereigene Zellen ein virales Protein gemeinsam hatten, würde auch die Präsenz eines einzelnen Epitops in 2 ansonsten unverwandten Virus- und Wirtsproteinen prinzipiell ausreichen, bei Infektion eine „Autoimmunkrankheit" auszulösen (Wucherpfennig und Strominger 1995).

4.2.6 Literatur

Aichele P, Bachmann MF, Hengartner H, Zinkernagel RM (1996) Immunopathology or organ-specific autoimmunity as a consequence of virus infection. Immunol Rev 152:21–45

Aliberti JC, Cardoso MA, Martins GA, Gazzinelli RT, Vieira LQ, Silva JS (1996) Interleukin-12 mediates resistance to *Trypanosoma cruzi* in mice and is produced by murine macrophages in response to live trypomastigotes. Infect Immun 64:1961–1967

Al-Qaoud KM, Taubert A, Zahner H, Fleischer B, Hoerauf A (1997) Infection of BALB/c mice with the filarial nematode *Litomosoides sigmodontis*: role of $CD4^+$ T cells in controlling larval development. Infect Immun 65:2457–2461

Al-Qaoud KM, Fleischer B, Hoerauf A (1998) The Xid defect imparts susceptibility to the experimental murine filariosis – association with a lack of antibody and IL-10 production by B cells in response to PC. Int Immunol 10:17–25

Anstey NM, Weinberg JB, Hassanali MY, Mwaikambo ED, Manyenga D, Misukonis MA, Arnelle DR, Hollis D, McDonald MI, Granger DL (1996) Nitric oxide in Tanzanian children with malaria: inverse relationship between malaria severity and nitric oxide production/nitric oxide synthase type 2 expression. J Exp Med 184:557–567

Bancroft AJ, Else KJ, Grencis RK (1994) Low-level infection with *Trichuris muris* significantly affects the polarization of the CD4 response. Eur J Immunol 24:3113–3118

Bancroft AJ, Else KJ, Sypek JP, Grencis RK (1997) Interleukin-12 promotes a chronic intestinal nematode infection. Eur J Immunol 27:866–870

Battegay M, Moskophidis D, Rahemtulla A, Hengartner H, Mak TW, Zinkernagel RM (1994) Enhanced establishment of a virus carrier state in adult $CD4^+$ T cell-deficient mice. J Virol 68:4700–4704

Behr C, Poupot R, Peyrat MA, Poquet Y, Constant P, Dubois P, Bonneville M, Fournie JJ (1996) *Plasmodium falciparum* stimuli for human gammadelta T cells are related to phosphorylated antigens of mycobacteria. Infect Immun 64:2892–2896

Bendelac A, Hunziker RD, Lantz O (1996) Increased interleukin 4 and immunoglobulin E production in transgenic mice overexpressing NK1 T cells. J Exp Med 184:1285–1293

Bertoletti A, Sette A, Chisari FV, Penna A, Levrero M, De Carli M, Fiaccadori F, Ferrari C (1994) Natural variants of cytotoxic epitopes are T-cell receptor antagonists for antiviral cytotoxic T cells. Nature 369:407–410

Bette M, Schafer MK, van Rooijen N, Weihe E, Fleischer B (1993) Distribution and kinetics of superantigen-induced cytokine gene expression in mouse spleen. J Exp Med 178:1531–1539

Bhakdi S, Walev I, Jonas D, Palmer M, Weller U, Suttorp N, Grimminger F, Seeger W (1996) Pathogenesis of sepsis syndrome: possible relevance of pore-forming bacterial toxins. Curr Top Microbiol Immunol 216:101–118

Bogdan C (1997) Of microbes, macrophages and nitric oxide. Behring Inst Mitt, pp 58–72

Bogdan C, Gessner A, Rollinghoff M (1993) Cytokines in leishmaniasis: a complex network of stimulatory and inhibitory interactions. Immunobiol 189:356–396

Bretscher PA, Wei G, Menon JN, Bielefeldt-Ohmann H (1992) Establishment of stable, cell-mediated immunity that makes „susceptible" mice resistant to *Leishmania major*. Science 257:539–542

Brigandi RA, Rotman HL, Yutanawiboonchai W, Leon O, Nolan TJ, Schad GA, Abraham D (1996) *Strongyloides stercoralis*: role of antibody and complement in immunity to the third stage of larvae in BALB/cByJ mice. Exp Parasitol 82:279–289

Brigandi RA, Rotman HL, Nolan TJ, Schad GA, Abraham D (1997) Chronicity in *Strongyloides stercoralis* infections: dichotomy of the protective immune response to infective and autoinfective larvae in a mouse model. Am J Trop Med Hyg 56:640–646

Brown DR, Fowell DJ, Corry DB, Wynn TA, Moskowitz NH, Cheever AW, Locksley RM, Reiner SL (1996) Beta 2-microglobulin-dependent NK1.1$^+$ T cells are not essential for T helper cell 2 immune responses. J Exp Med 184:1295–1304

Buchmeier NA, Schreiber RD (1985) Requirement of endogenous interferon-gamma production for resolution of *Listeria monocytogenes* infection. Proc Natl Acad Sci USA 82:7404–7408

Caceres-Dittmar G, Tapia FJ, Sanchez MA, Yamamura M, Uyemura K, Modlin RL, Bloom BR, Convit J (1993) Determination of the cytokine profile in American cutaneous leishmaniasis using the polymerase chain reaction. Clin Exp Immunol 91:500–505

Car BD, Eng VM, Schnyder B, Ozmen L, Huang S, Gallay P, Heumann D, Aguet M, Ryffel B (1994) Interferon gamma receptor deficient mice are resistant to endotoxic shock. J Exp Med 179:1437–1444

Cheever AW, Williams ME, Wynn TA, Finkelman FD, Seder RA, Cox TM, Hieny S, Caspar P, Sher A (1994) Anti-IL-4 treatment of *Schistosoma mansoni*-infected mice inhibits development of T cells and non-B, non-T cells expressing Th2 cytokines while decreasing egg-induced hepatic fibrosis. J Immunol 153:753–759

Chensue SW, Ruth JH, Warmington K, Lincoln P, Kunkel SL (1995) In vivo regulation of macrophage IL-12 production during type 1 and type 2 cytokine-mediated granuloma formation. J Immunol 155:3546–3551

Chisari FW (1996) Hepatitis B virus transgenic mice: models of viral immunobiology and pathogenesis. Curr Top Microbiol Immunol 206:149–173

Clerici M, Shearer GM (1993) A TH1->TH2 switch is a critical step in the etiology of HIV infection. Immunol Today 14:107–111

Cleveland MG, Gorham JD, Murphy TL, Tuomanen E, Murphy KM (1996) Lipoteichoic acid preparations of gram-positive bacteria induce interleukin-12 through a CD14-dependent pathway. Infect Immun 64:1906–1912

Constant SL, Bottomly K (1997) Induction of Th1 and Th2 CD4$^+$ T cell responses: the alternative approaches. Annu Rev Immunol 15:297–322

Constant P, Davodeau F, Peyrat MA, Poquet Y, Puzo G, Bonneville M, Fournie JJ (1994) Stimulation of human gamma delta T cells by nonpeptidic mycobacterial ligands. Science 264:267–270

Cooper AM, D'Souza C, Frank AA, Orme IM (1997a) The course of *Mycobacterium tuberculosis* infection in the lungs of mice lacking expression of either perforin- or granzyme-mediated cytolytic mechanisms. Infect Immun 65:1317–1320

Cooper AM, Magram J, Ferrante J, Orme IM (1997b) Interleukin 12 (IL-12) is crucial to the development of protective immunity in mice intravenously infected with *Mycobacterium tuberculosis*. J Exp Med 186:39–45

Corry DB, Reiner SL, Linsley PS, Locksley RM (1994) Differential effects of blockade of CD28-B7 on the development of Th1 or Th2 effector cells in experimental leishmaniasis. J Immunol 153:4142–4148

Dalton DK, Pitts-Meek S, Keshav S, Figari IS, Bradley A, Stewart TA (1993) Multiple defects of immune cell function in mice with disrupted interferon-gamma genes. Science 259:1739–1742

D'Andrea A, Rengaraju M, Valiante NM, Chehimi J, Kubin M, Aste M, Chan SH, Kobayashi M, Young D, Nickbarg E et al. (1992) Production of natural killer cell stimulatory factor (interleukin 12) by peripheral blood mononuclear cells. J Exp Med 176:1387–1398

Deitsch KW, Moxon ER, Wellems TE (1997) Shared themes of antigenic variation and virulence in bacterial, protozoal, and fungal infections. Microbiol Mol Biol Rev 61:281–293

Del Prete G, Romagnani S (1994) The role of TH1 and TH2 subsets in human infectious diseases. Trends Microbiol 2:4–6

Del Prete GF, De Carli M, Mastromauro C, Biagiotti R, Macchia D, Falagiani P, Ricci M, Romagnani S (1991) Purified protein derivative of *Mycobacterium tuberculosis* and excretory-secretory antigen(s) of *Toxocara canis* expand in vitro human T cells with stable and opposite (type 1 T helper or type 2 T helper) profile of cytokine production. J Clin Invest 88:346–350

Doherty PC, Zinkernagel RM (1974) T cell mediated immunopathology in viral infections. Transplant Rev 19:89–120

Donaldson LE, Schmitt E, Huntley JF, Newlands GF, Grencis RK (1996) A critical role for stem cell factor and c-kit in host protective immunity to an intestinal helminth. Int Immunol 8:559–567

DosReis GA (1997) Cell-mediated immunity in experimental *Trypanosoma cruzi* infection. Immunol Today 13:335–342

Ellner JJ (1997) Review: the immune response in human tuberculosis–implications for tuberculosis control. J Infect Dis 176:1351–1359

Else KJ, Grencis RK (1996) Antibody-independent effector mechanisms in resistance to the intestinal nematode parasite *Trichuris muris*. Infect Immun 64:2950–2954

Enssle KH, Fleischer B (1990) Absence of Epstein-Barr virus-specific HLA class II-restricted CD4$^+$ cytotoxic T lymphocytes in infectious mononucleosis. Clin Exp Immunol 79:409–415

Faulkner H, Humphreys N, Renauld JC, Van Snick J, Grencis R (1997) Interleukin-9 is involved in host protective immunity to intestinal nematode infection. Eur J Immunol 27:2536–2540

Finke D, Brinckmann UG, ter Meulen V, Liebert UG (1995) Gamma interferon is a major mediator of antiviral defense in experimental measles virus-induced encephalitis. J Virol 69:5469–5474

Finkelman FD, Holmes J, Urban JF, Jr., Paul WE, Katona IM (1989) T help requirements for the generation of an in vivo IgE response: a late acting form of T cell help other than IL-4 is required for IgE but not for IgG$_1$ production. J Immunol 142:403–408

Finkelman FD, Madden KB, Cheever AW, Katona IM, Morris SC, Gately MK, Hubbard BR, Gause WC, Urban JF, Jr. (1994) Effects of interleukin 12 on immune responses and host protection in mice infected with intestinal nematode parasites. J Exp Med 179:1563–1572

Finkelman FD, Shea-Donohue T, Goldhill J, Sullivan CA, Morris SC, Madden KB, Gause WC, Urban JF, Jr. (1997) Cytokine regulation of host defense against parasitic gastrointestinal nematodes: lessons from studies with rodent models. Annu Rev Immunol 15:505–533

Fleischer B (1995) Bacterial superantigens. Rev Med Microbiol 6:49–57

Fleischer B, Kreth HW (1983) Clonal analysis of HLA-restricted, virus-specific cytotoxic T lymphocytes from cerebrospinal fluid in mumps meningitis. J Immunol 130:2187–2190

Fleischer B, Schrezenmeier H (1988) T cell stimulation by staphylococcal enterotoxins. Clonally variable response and requirement for MHC class II antigens on accessory and target cells. J Exp Med 167:1697–1708

Flynn JL, Chan J, Triebold KJ, Dalton DK, Stewart TA, Bloom BR (1993) An essential role for interferon gamma in resistance to *Mycobacterium tuberculosis* infection. J Exp Med 178:2249–2254

Fodor WL, Rollins SA, Bianco-Caron S, Rother RP, Guilmette ER, Burton WV, Albrecht JC, Fleckenstein B, Squinto SP (1995) The complement control protein homolog of herpesvirus saimiri regulates serum complement by inhibiting C3 convertase activity. J Virol 69:3889–3892

Frosch S, Kraus S, Fleischer B (1996) *Trypanosoma cruzi* is a potent inducer of interleukin-12 production in macrophages. Med Microbiol Immunol (Berl) 185:189–193

Fruth U, Solioz N, Louis JA (1993) *Leishmania major* interferes with antigen presentation by infected macrophages. J Immunol 150:1857–1864

Fukaura H, Kent SC, Pietrusewicz MJ, Khoury SJ, Weiner HL, Hafler DA (1996) Induction of circulating myelin basic protein and proteolipid protein-specific transforming growth factor-beta1-secreting Th3 T cells by oral administration of myelin in multiple sclerosis patients. J Clin Invest 98:70–77

Fulton SA, Johnsen JM, Wolf SF, Sieburth DS, Boom WH (1996) Interleukin-12 production by human monocytes infected with *Mycobacterium tuberculosis*: role of phagocytosis. Infect Immun 64:2523–2531

Gazzinelli RT, Wysocka M, Hieny S, Scharton-Kersten T, Cheever A, Kuhn R, Muller W, Trinchieri G, Sher A (1996) In the absence of endogenous IL-10, mice acutely infected with *Toxoplasma gondii* succumb to a lethal immune response dependent on CD4$^+$ T cells and accompanied by overproduction of IL-12, IFN-gamma and TNF-alpha. J Immunol 157:798–805

Ghalib HW, Piuvezam MR, Skeiky YA, Siddig M, Hashim FA, el-Hassan AM, Russo DM, Reed SG (1993) Interleukin 10 production correlates with pathology in human *Leishmania donovani* infections. J Clin Invest 92:324–329

Graham MB, Braciale VL, Braciale TJ (1994) Influenza virus-specific CD4$^+$ T helper type 2 T lymphocytes do not promote recovery from experimental virus infection. J Exp Med 180:1273–1282

Griffin DE, Ward BJ (1993) Differential CD4 T cell activation in measles. J Infect Dis 168:275–281

Groux H, O'Garra A, Bigler M, Rouleau M, Antonenko S, de Vries JE, Roncarolo MG (1997) A CD4$^+$ T-cell subset inhibits antigen-specific T-cell responses and prevents colitis. Nature 389:737–742

Grzych JM, Pearce E, Cheever A, Caulada ZA, Caspar P, Heiny S, Lewis F, Sher A (1991) Egg deposition is the major stimulus for the production of Th2 cytokines in murine *Schistosomiasis mansoni*. J Immunol 146:1322–1327

Haanen JB, de Waal Malefijt R, Res PC, Kraakman EM, Ottenhoff TH, de Vries RR, Spits H (1991) Selection of a human T helper type 1-like T cell subset by mycobacteria. J Exp Med 174:583–592

Harty JT, Bevan MJ (1995) Specific immunity to *Listeria monocytogenes* in the absence of IFN gamma. Immunity 3:109–117

Harty JT, Bevan MJ (1996) CD8 T-cell recognition of macrophages and hepatocytes results in immunity to *Listeria monocytogenes*. Infect Immun 64:3632–3640

Harty JT, Lenz LL, Bevan MJ (1996) Primary and secondary immune responses to *Listeria monocytogenes*. Curr Opin Immunol 8:526–530

Hengel H, Koszinowski UH (1997) Interference with antigen processing by viruses. Curr Opin Immunol 9:470–476

Hermann E, Lohse A, van der Zee R, van Eden W, Mayet WJ, Probst P, Poralla T, Meyer zum Büschenfelde K-H, Fleischer B (1991) Synovial fluid derived *Yersinia*-reactive T cells responding to human 65 KD heat shock protein and heat-stressed antigen presenting cells. Eur J Immunol 21:2139–2143

Hermann E, Mayet WJ, Meyer zum Büschenfelde K-H, Fleischer B (1992) MHC-unrestricted recognition of bacteria-infected target cells by CD8$^+$ cytotoxic T cells. Cell Immunol 143:253–260

Hermann E, Yu DT, Meyer zum Büschenfelde K-H, Fleischer B (1993) HLA-B27-restricted CD8$^+$ cytotoxic T lymphocytes in reactive arthritis and ankylosing spondylitis. Lancet 342:646–650

Hill AVS, Allsopp CEM, Kwiatkowski D, Anstey NM, Twumasi P, Rowe PA, Bennet S, Brewster D, McMichael AJ, Greenwood BM (1991) Common West African HLA antigens are associated with protection from severe malaria. Nature 352:595–600

Hill AV, Elvin J, Willis AC, Aidoo M, Allsopp CE, Gotch FM, Gao XM, Takiguchi M, Greenwood BM, Townsend AR et al. (1992) Molecular analysis of the association of HLA-B53 and resistance to severe malaria. Nature 360:434–439

Hoerauf A, Fleischer B (1997) Immune responses to filarial infection in laboratory mice. Med Microbiol Immunol 185:207–215

Hoffman SL, Sedegah M, Malik A (1994) Cytotoxic T lymphocytes in humans exposed to *Plasmodium falciparum* by immunization or natural exposure. Curr Top Microbiol Immunol 189:187–203

Hoffman SL, Doolan DL, Sedegah M, Aguiar JC, Wang R, Malik A; Gramzinski-RA, Weiss WR, Hobart P, Norman JA, Margalith M, Hedstrom RC (1997) Strategy for development of a pre-erythrocytic *Plasmodium falciparum* DNA vaccine for human use. Vaccine 15:842–845

Hsieh CS, Macatonia SE, Tripp CS, Wolf SF, O'Garra A, Murphy KM (1993) Development of TH1 CD4$^+$ T cells through IL-12 produced by *Listeria*- induced macrophages. Science 260:547–549

Hunter CA, Ellis-Neyes LA, Slifer T, Kanaly S, Grunig G, Fort M, Rennick D, Araujo FG. (1997). IL-10 is required to prevent immune hyperreactivity during infection with *Trypanosoma cruzi*. J Immunol 15:3311–3316

Jefferis R, Pound J, Lund J, Goodall M (1994) Effector mechanisms activated by human IgG subclass antibodies: clinical and molecular aspects. Review article. Ann Biol Clin Paris 52:57–65

Jokiranta TS, Jokipii L, Meri S (1995) Complement resistance of parasites. Scand J Immunol 42:9–20

Kägi D, Ledermann B, Bürki K, Zinkernagel RM, Hengartner H (1996) Molecular mechanisms of lymphocyte-mediated cytotoxicity and their role in immunological protection and pathogenesis in vivo. Ann Rev Immunol 14:207–232

Kaufmann SH (1995) Immunity to intracellular microbial pathogens. Immunol Today 16:338–342

Kaufmann SH (1996) Gamma/delta and other unconventional T lymphocytes: what do they see and what do they do? Proc Natl Acad Sci USA 93:2272–2279

Kaufmann SH, Ladel CH (1994) Application of knockout mice to the experimental analysis of infections with bacteria and protozoa. Trends Microbiol 2:235–242

Kaufmann SH, Doherty PC (1997) Immunity to infection. Curr Opin Immunol 9:453–455

Kaye PM (1995) Costimulation and the regulation of antimicrobial immunity. Immunol Today 16:423–427

Keane-Myers A, Nickell SP (1995) Role of IL-4 and IFN-gamma in modulation of immunity to *Borrelia burgdorferi* in mice. J Immunol 155:2020–2028

Kilian M, Reinholdt J, Lomholt H, Poulsen K, Frandsen EV (1996) Biological significance of IgA1 proteases in bacterial colonization and pathogenesis: critical evaluation of experimental evidence. APMIS 104:321–338

Kima PE, Soong L, Chicharro C, Ruddle NH, McMahon-Pratt D (1996) *Leishmania*-infected macrophages sequester endogenously synthesized parasite antigens from presentation to CD4$^+$ T cells. Eur J Immunol 26:3163–3169

King CL, Xianli J, Malhotra I, Liu S, Mahmoud AA, Oettgen HC (1997) Mice with a targeted deletion of the IgE gene have increased worm burdens and reduced granulomatous inflammation following primary infection with *Schistosoma mansoni*. J Immunol 158:294–300

Klenerman P, Rowland-Jones S, McAdam S, Edwards J, Daenke S, Lalloo D, Koppe B, Rosenberg W, Boyd D, Edwards A et al. (1994) Cytotoxic T-cell activity antagonized by naturally occurring HIV-1 Gag variants. Nature 369:403–407

Klinman DM, Yi AK, Beaucage SL, Conover J, Krieg AM (1996) CpG motifs present in bacteria DNA rapidly induce lymphocytes to secrete interleukin 6, interleukin 12, and interferon gamma. Proc Natl Acad Sci USA 93:2879–2883

Klinman DM, Yamshchikov G, Ishigatsubo Y (1997) Contribution of CpG motifs to the immunogenicity of DNA vaccines. J Immunol 158:3635–3639

Korenaga M, Hitoshi Y, Takatsu K, Tada I (1994) Regulatory effect of anti-interleukin-5 monoclonal antibody on intestinal worm burden in a primary infection with *Strongyloides venezuelensis* in mice. Int J Parasitol 24:951–957

Kurtzhals JA, Hey AS, Jardim A, Kemp M, Schaefer KU, Odera EO, Christensen CB, Githure JI, Olafson RW, Theander TG, et al. (1994) Dichotomy of the human T cell response to *Leishmania* antigens. II. Absent or Th2-like response to gp63 and Th1-like response to lipophosphoglycan-associated protein in cells from cured visceral leishmaniasis patients. Clin Exp Immunol 96:416–421

Lachmann PJ (1998) A new mechanism for immune subversion. Curr Biol 8:R99–R101

Lachmann PJ, Davies A (1997) Complement and immunity to viruses. Immunol Rev 159:69–77

Ladel CH, Blum C, Dreher A, Reifenberg K, Kopf M, Kaufmann SH (1997) Lethal tuberculosis in interleukin-6-deficient mutant mice. Infect Immun 65:4843–4849

Langhorne J, Mombaerts P, Tonegawa S (1995) Alpha beta and gamma delta T cells in the immune response to the erythrocytic stages of malaria in mice. Int Immunol 7:1005–1011

Lawrence RA, Allen JA, Gregory WF, Kopf M, Maizels RM (1995) Infection of IL-4-deficient mice with the parasite nematode *Brugia malayi* demonstrates that host resistance is not dependent on a T helper 2-dominated immune response. J Immunol 154:5995–6001

Lawrence RA, Allen JE, Osborne J, Maizels RA (1994) Adult and microfilarial stages of the filarial parasite *Brugia malayi* stimulate contrasting cytokine and Ig isotype responses in BALB/c mice. J Immunol 153:1216–1224

LeGros G, Erard F (1994) Non-cytotoxic, IL-4, IL-5, IL-10 producing CD8$^+$ T cells: their activation and effector functions. Curr Opin Immunol 6:453–457

Lenz LL, Bevan MJ (1997) CTL responses to H2-M3-restricted *Listeria* epitopes. Immunol Rev 158:115–121

Liew FY, O'Donnell CA (1993) Immunology of leishmaniasis. Adv Parasitol 32:161–259

Lu P, Zhou X, Chen SJ, Moorman M, Morris SC, Finkelman FD, Linsley P, Urban JF, Gause WC (1994) CTLA-4 ligands are required to induce an in vivo interleukin 4 response to a gastrointestinal nematode parasite. J Exp Med 180:693–698

Maher JK, Kronenberg M (1997) The role of CD1 molecules in immune responses to infection. Curr Opin Immunol 9:456–461

Martin E, Nathan C, Xie QW (1994) Role of interferon regulatory factor 1 in induction of nitric oxide synthase. J Exp Med 180:977–984

Matloubian M, Concepcion RJ, Ahmed R (1994) CD4$^+$ T cells are required to sustain CD8$^+$ cytotoxic T-cell responses during chronic viral infection. J Virol 68:8056–8063

McMichael AJ, Phillips RE (1997) Escape of human immunodeficiency virus from immune control. Annu Rev Immunol 15:271–296

Meyer zum Büschenfelde C, Trumpfheller C, Kraus S, Veit A, Fleischer B, Frosch S (1997) *Trypanosoma cruzi* induces strong interleukin-12 and interferon-γ-inducing factor gene expression in infected mice: correlation with IFN-γ production. Clin Exp Immunol 110:378–385

Modlin RL (1994) Th1-Th2 paradigm: insights from leprosy. J Invest Dermatol 102:828–832

Moody DB, Reinhold BB, Guy MR, Beckman EM, Frederique DE, Furlong ST, Ye S, Reinhold VN, Sieling PA, Modlin RL, Besra GS, Porcelli SA (1997) Structural requirements for glycolipid antigen recognition by CD1b-restricted T cells. Science 278:283–286

Morgan BP (1995) Physiology and pathophysiology of complement: progress and trends. Crit Rev Clin Lab Sci 32:265–298

Mosmann TR, Sad S (1996) The expanding universe of T-cell subsets: Th1, Th2 and more. Immunol Today 17:138–146

Mosmann TR, Cherwinski H, Bond MW, Giedlin MA, Coffman RL (1986) Two types of murine helper T cell clone. I. Definition according to profiles of lymphokine activities and secreted proteins. J Immunol 136:2348–2357

Murray HW, Hariprashad J, Coffman RL (1997) Behavior of visceral *Leishmania donovani* in an experimentally induced T helper cell 2 (Th2)-associated response model. J Exp Med 185:867–874

Neipel F, Albrecht JC, Fleckenstein B (1997) Cell-homologous genes in the Kaposi's sarcoma-associated rhadinovirus human herpesvirus 8: determinants of its pathogenicity? J Virol 71:4187–4192

Nicholson S, Bonecini-Almeida MdG, Lapa e Silva JR, Nathan C, Xie QW, Mumford R, Weidner JR, Calaycay J, Geng J, Boechat N et al. (1996) Inducible nitric oxide synthase in pulmonary alveolar macrophages from patients with tuberculosis. J Exp Med 183:2293–2302

Nickell SP, Keane M, So M (1993) Further characterization of protective *Trypanosoma cruzi*-specific CD4$^+$ T-cell clones: T helper type 1-like phenotype and reactivity with shed trypomastigote antigens. Infect Immun 61:3250–3258

O'Garra A, Chang R, Go N, Hastings R, Haughton G, Howard M (1992) Ly-1 B (B-1) cells are the main source of B cell-derived interleukin 10. Eur J Immunol 22:711–717

Ohashi PS, Oehen S, Buerki K, Pircher H, Ohashi CT, Odermatt B, Malissen B, Zinkernagel RM, Hengartner H (1991) Ablation of „tolerance" and induction of diabetes by virus infection in viral antigen transgenic mice. Cell 65:305–317

Ono S, Hayashi S, Takahama Y, Dobashi K, Katoh Y, Nakanishi K, Paul WE, Hamaoka T (1986) Identification of two distinct factors, B151-TRF1 and B151-TRF2, inducing differentiation of activated B cells and small resting B cells into antibody-producing cells. J Immunol 137:187–196

Orme IM (1988) Induction of nonspecific acquired resistance and delayed-type hypersensitivity, but not specific acquired resistance in mice inoculated with killed mycobacterial vaccines. Infect Immun 56:3310–3312

Orme IM, Andersen P, Boom WH (1993) T cell response to *Mycobacterium tuberculosis*. J Infect Dis 167:1481–1497

Ottesen EA (1995) Immune responsiveness and the pathogenesis of human onchocerciasis. J Infect Dis 171:659–671

Pearce EJ, Caspar P, Grzych JM, Lewis FA, Sher A (1991) Downregulation of Th1 cytokine production accompanies induction of Th2 responses by a parasitic helminth, *Schistosoma mansoni*. J Exp Med 173:159–166

Pircher H, Moskophidis D, Rohrer U, Burki K, Hengartner H, Zinkernagel RM (1990) Viral escape by selection of cytotoxic T cell-resistant virus variants in vivo. Nature 346:629–633

Pirmez C, Yamamura M, Uyemura K, Paes-Oliveira M, Conceicao-Silva F, Modlin RL (1993) Cytokine patterns in the pathogenesis of human leishmaniasis. J Clin Invest 91:1390–1395

Planz O, Seiler P, Hengartner H, Zinkernagel RM (1996) Specific cytotoxic T cells eliminate B cells producing virus-neutralizing antibodies. Nature 382:726–729

Planz O, Ehl S, Furrer E, Horvath E, Brundler MA, Hengartner H, Zinkernagel RM (1997) A critical role for neutralizing-antibody-producing B cells, CD4(+) T cells, and interferons in persistent and acute infections of mice with lymphocytic choriomeningitis virus: implications for adoptive immunotherapy of virus carriers. Proc Natl Acad Sci USA 94:6874–6879

Porcelli SA, Brenner MB (1997) Antigen presentation: mixing oil and water. Curr Biol 7:R508–511

Probst P, Hermann E, Meyer zum Büschenfelde K-H, Fleischer B (1993) Identification of the *Y. enterocolitica* urease *β*-subunit as a target antigen for human synovial T lymphocytes in reactive arthritis. Infect Immun 61:4507–4509

Probst P, Hermann E, Fleischer B (1994) Role of bacteria-specific T cells in the immunopathogenesis of reactive arthritis. Trends Microbiol 2:329–332

Rank RG, Ramsey KH, Pack EA, Williams DM (1992) Effect of gamma interferon on resolution of murine chlamydial genital infection. Infect Immun 60:4427–4429

Ravetch JV (1994) Fc receptors: rubor redux. Cell 78:553–560

Redhead K, Watkins J, Barnard A, Mills KH (1993) Effective immunization against Bordetella pertussis respiratory infection in mice is dependent on induction of cell-mediated immunity. Infect Immun 61:3190–3198

Reimann J, Kaufmann SH (1997) Alternative antigen processing pathways in anti-infective immunity. Curr Opin Immunol 9:462–469

Reiner SL, Locksley RM (1995) The regulation of immunity to *Leishmania major*. Annu Rev Immunol 13:151–177

Restrepo BI, Barbour AG (1994) Antigen diversity in the bacterium B. hermsii through „somatic" mutations in rearranged vmp genes. Cell 78:867–876

Reyburn HT, Mandelboim O, Vales-Gomez M, Davis DM, Pazmany L, Strominger JL (1997) The class I MHC homologue of human cytomegalovirus inhibits attack by natural killer cells. Nature 386:514–517

Robinson D, Shibuya K, Mui A, Zonin F, Murphy E, Sana T, Hartley SB, Menon S, Kastelein R, Bazan F, O'Garra A (1997) IGIF does not drive Th1 development but synergizes with IL-12 for interferon-gamma production and activates IRAK and NFkappaB. Immunity 7:571–581

Romani L, Puccetti P, Mencacci A, Cenci E, Spaccapelo R, Tonnetti L, Grohmann U, Bistoni F (1994) Neutralization of IL-10 up-regulates nitric oxide production and protects susceptible mice from challenge with *Candida albicans*. J Immunol 152:3514–3521

Rotman HL, Schnyder-Candrian S, Scott P, Nolan TJ, Schad GA, Abraham D (1997) IL-12 eliminates the Th-2 dependent protective immune response of mice to larval *Strongyloides stercoralis*. Parasite Immunol 19:29–39

Rott O, Mignon-Godefroy K, Fleischer B, Charreire J, Cash E (1995) Superantigens induce primary T cell responses to soluble autoantigens by a non-V$_\beta$-specific mechanism of bystander activation. Cell Immunol 161:158–165

Sad S, Marcotte R, Mosmann TR (1995) Cytokine-induced differentiation of precursor mouse CD8$^+$ T cells into cytotoxic CD8$^+$ T cells secreting Th1 or Th2 cytokines. Immunity 2:271–279

Sasaki O, Sugaya H, Ishida K, Yoshimura K (1993) Ablation of eosinophils with anti-IL-5 antibody enhances the survival of intracranial worms of *Angiostrongylus cantonensis* in the mouse. Parasite Immunol 15:349–354

Schlaak J, Hermann E, Ringhoffer M, Probst P, Gallati H, Meyer zum Büschenfelde, K-H, Fleischer B (1992) Predominance of TH1-type T cells in synovial fluid of patients with *Yersinia*-induced reactive arthritis. Eur J Immunol 22:2771–2776

Schoel B, Sprenger S, Kaufmann SH (1994) Phosphate is essential for stimulation of V gamma 9 V delta 2 T lymphocytes by mycobacterial low molecular weight ligand. Eur J Immunol 24:1886–1892

Shakib F (Hrsg) (1990) The human IgG subclasses: molecular analysis of structure, function and regulation. Pergamon Press, New York

Sher A, Coffman RL, Hieny S, Cheever AW (1990) Ablation of eosinophil and IgE responses with anti-IL-5 or anti-IL-4 antibodies fails to affect immunity against *Schistosoma mansoni* in the mouse. J Immunol 145:3911–3916

Sher A, Denkers EY, Gazzinelli RT (1995) Induction and regulation of host cell-mediated immunity by *Toxoplasma gondii*. Ciba Found Symp 195:95–104

Sigal LH (1997) Lyme disease: a review of aspacts of ist immunology and immunopathogenesis. Ann Rev Immunol 15:63–92

Smith GL, Symons JA, Khanna A, Vanderplasschen A, Alcami A (1997) Vaccinia virus immune evasion. Immunol Rev 159:137–154

Sperling AI, Bluestone JA (1996) The complexities of T-cell co-stimulation: CD28 and beyond. Immunol Rev 153:155–182

Spriggs MK (1996) One step ahead of the game: viral immunomodulatory molecules. Ann Rev Immunol 14:101–129

Steinhoff U, Schoel B, Kaufmann SH (1990) Lysis of interferon-gamma activated Schwann cell by cross-reactive CD8$^+$ alpha/beta T cells with specificity for the mycobacterial 65 kd heat shock protein. Int Immunol 2:279–284

Stenger S, Thüring H, Röllinghoff M, Bogdan C (1994) Tissue expression of inducible nitric oxide synthase is closely associated with resistance to *Leishmania major.* J Exp Med 180:783

Stenger S, Donhauser N, Thuring H, Rollinghoff M, Bogdan C (1996) Reactivation of latent leishmaniasis by inhibition of inducible nitric oxide synthase. J Exp Med 183:1501–1514

Stenger S, Mazzaccaro RJ, Uyemura K, Cho S, Barnes PF, Rosat JP, Sette A, Brenner MB, Porcelli SA, Bloom BR, Modlin RL (1997) Differential effects of cytolytic T cell subsets on intracellular infection. Science 276:1684–1687

Stevenson MM, Tam MF, Wolf SF, Sher A (1995) IL-12-induced protection against blood-stage *Plasmodium chabaudi* AS requires IFN-gamma and TNF-alpha and occurs via a nitric oxide-dependent mechanism. J Immunol 155:2545–2556

Stollerman GH (1997) Rheumatic fever. Lancet 349:935–942

Sugamura K, Asao H, Kondo M, Tanaka N, Ishii N, Nakamura M, Takeshita T (1995) The common gamma-chain for multiple cytokine receptors. Adv Immunol 59:225–277

Tanaka Y, Morita CT, Tanaka Y, Nieves E, Brenner MB, Bloom BR (1995) Natural and synthetic non-peptide antigens recognized by human gamma delta T cells. Nature 375:155–158

Taylor-Robinson AW, Phillips RS, Severn A, Moncada S, Liew FY (1993) The role of TH1 and TH2 cells in a rodent malaria infection. Science 260:1931–1934

Unanue ER (1997) Studies in listeriosis show the strong symbiosis between the innate cellular system and the T-cell response. Immunol Rev 158:11–25

Urban JF, Jr., Maliszewski CR, Madden KB, Katona IM, Finkelman FD (1995) IL-4 treatment can cure established gastrointestinal nematode infections in immunocompetent and immunodeficient mice. J Immunol 154:4675–4684

Vallbracht A, Maier K, Stierhof YD, Wiedmann KH, Flehmig B, Fleischer B (1989) Liver derived cytotoxic T cells in hepatitis A virus infection. J Infect Dis 160:209–217

Vanderplasschen A, Hollinshead M, Smith GL (1997) Antibodies against vaccinia virus do not neutralize extracellular enveloped virus but prevent virus release from infected cells and comet formation. J Gen Virol 78:2041–2048

Vasalli, P (1992) The pathophysiology of tumor necrosis factors. Ann Rev Immunol 10:411–452

Velupillai P, Harn DA (1994) Oligosaccharide specific induction of IL-10 production by B220+ cells from schistosome infected mice: a mechanism for regulation of T cell subsets. Proc Natl Acad Sci USA 91:18–22

Velupillai P, Posey C, Hoerauf AM, Solbach W, Piessens WF, Harn DA (1996) B-cell outgrowth and ligand-specific production of IL-10 correlate with Th2 dominance in certain parasitic diseases. Exp Parasitol 84:168–177

von der Weid T, Kopf M, Kohler G, Langhorne J (1994) The immune response to *Plasmodium chabaudi* malaria in interleukin-4-deficient mice. Eur J Immunol 24:2285–2293

von der Weid T, Honarvar N, Langhorne J (1996) Gene-targeted mice lacking B cells are unable to eliminate a blood stage malaria infection. J Immunol 156:2510–2516

Walev I, Weller U, Strauch S, Foster T, Bhakdi S (1996) Selective killing of human monocytes and cytokine release provoked by sphingomyelinase (beta-toxin) of *Staphylococcus aureus.* Infect Immun 64:2974–2979

Wallich R, Kramer MD, Simon MM (1996) The recombinant outer surface protein A (lipOspA) of *Borrelia burgdorferi*: a Lyme disease vaccine. Infection 24:396–397

Ward BJ, Griffin DE (1993) Changes in cytokine production after measles virus vaccination: predominant production of IL-4 suggests induction of a Th2 response. Clin Immunol Immunopathol 67:171–177

Webster M, Fulford AJ, Braun G, Ouma JH, Kariuki HC, Havercroft JC, Gachuhi K, Sturrock RF, Butterworth AE, Dunne DW (1996) Human immunoglobulin E responses to a recombinant 22.6-kilodalton antigen from *Schistosoma mansoni* adult worms are associated with low intensities of reinfection after treatment. Infect Immun 64:4042–4046

Wucherpfennig KW, Strominger JL (1995) Molecular mimicry in T cell-mediated autoimmunity: viral peptides activate human T cell clones specific for myelin basic protein. Cell 80:695–705

Wynn TA, Cheever AW, Jankovic D, Poindexter RW, Caspar P, Lewis FA, Sher A (1995) An IL-12-based vaccination method for preventing fibrosis induced by schistosome infection. Nature 376:594–596

Wynn TA, Eltoum I, Oswald IP, Cheever AW, Sher A (1994) Endogenous interleukin 12 (IL-12) regulates granuloma formation induced by eggs of *Schistosoma mansoni* and exogenous IL-12 both inhibits and prophylactically immunizes against egg pathology. J Exp Med 179:1551–1561

Wynn TA, Morawetz R, Scharton-Kersten T, Hieny S, Morse HCr, Kuhn R, Muller W, Cheever AW, Sher A (1997) Analysis of granuloma formation in double cytokine-deficient mice reveals a central role for IL-10 in polarizing both T helper cell 1- and T helper cell 2-type cytokine responses in vivo. J Immunol 159:5014–5023

Yamamura M, Uyemura K, Deans RJ, Weinberg K, Rea TH, Bloom BR, Modlin RL (1991) Defining protective responses to pathogens: cytokine profiles in leprosy lesions. Science 254:277–279

Yin Z, Braun J, Neure L, Wu P, Eggens U, Krause A, Kamradt T, Sieper J (1997) T cell cytokine pattern in the joints of patients with Lyme arthritis and its regulation by cytokines and anticytokines. Arthritis Rheum 40:69–79

Zajac AJ, Quinn DG, Cohen PL, Frelinger JA (1996) Fas-dependent CD4$^+$ cytotoxic T-cell-mediated pathogenesis during virus infection. Proc Natl Acad Sci USA 93:14730–14735

Zimmermann S, Egeter O, Hausmann S, Lipford GB, Rocken M, Wagner H, Heeg K (1998) CpG oligodeoxynucleotides trigger protective and curative Th1 responses in lethal murine leishmaniasis. J Immunol 160:3627–3630

4.3 Impfstoffe

Florian Schödel

Inhaltsverzeichnis

4.3.1 Einleitung

Schutzimpfungen sind wohl die erfolgreichste Form eines krankheitsvorbeugenden medizinischen Eingriffs. Sie haben in einem Maß zur Verbesserung der Lebensqualität und zur Verringerung von sowohl Morbidität als auch Mortalität beigetragen wie sonst nur noch allgemeine, nichtmedizinische Eingriffe in der Entwicklung modernen gesellschaftlichen Lebens: etwa die Einführung hygienischer Trinkwasssserversorgung, der Abwasserentsorgung, ein allgemein gestiegener Lebensstandard mit besserer Ernährung usw. Wenigstens 9 vorher wichtige Infektionskrankheiten sind in großen Teilen der Welt durch Immunisierung unter Kontrolle oder fast zum Verschwinden gebracht worden: Pocken, Wundstarrkrampf, Diphtherie, Keuchhusten, Gelbfieber, Kinderlähmung, Masern, Mumps und Röteln. Für andere Krankheiten wie Windpocken, Hepatitis B, Hepatitis A, invasive Infektionen mit *Haemophilus influenzae* Typ B, Pneumokokken oder Meningokokken, für die virale Grippe und Rotavirusdurchfall stehen wirksame Impfstoffe zur Verfügung oder am Ende der klinischen Entwicklung, die z. T. schon zu meßbaren Verringerungen der Inzidenz obiger Infektionskrankheiten beigetragen haben. Dennoch könnten durch den verstärkten Einsatz der bereits vorhandenen Impfstoffe selbst in manchen entwickelten Ländern noch wesentliche Fortschritte in der Kontrolle von Infektionskrankheiten und der Reduktion von Mortalität und Morbidität erzielt werden. Der dramatischste und bestpublizierte Erfolg von Impfstoffen ist, daß es gelang, die Pocken knapp 200 Jahre nach der Entwicklung einer wirksamen Impfung weltweit auszurotten (Henderson, 1977). Noch zu Anfang des 19. Jahrhunderts forderten die Blattern oder gemeinen Pocken im damaligen Deutschland etwa 72 000 Leben im Jahr (nach Giel). Die ursprüngliche Entwicklung einer wirksamen Pockenimpfung, der Vakzinierung, beruhte nicht auf der Kenntnis des Erregers oder gar der molekularen Mechanismen der Pathogenese. Sie war das Ergebnis klinischer Beobachtung und darauf beruhend mutiger klinischer Experimentation. Die entscheidenden Beobachtungen waren zunächst die Feststellung, daß überstandene Pocken vor Wiedererkrankung schützen und dann, daß auch Personen, die in engem Kontakt mit an einer symptomatisch ähnlichen Krankheit erkrankten Tieren waren, vor den damals verheerenden menschlichen Pockenepidemien geschützt blieben. Der Verdienst, aus letzterer Beobachtung die richtigen Schlüsse gezogen, den Schutz der Inokulation mit Kuhpocken gegen menschliche Pockenerkrankung im klinischen Experiment bewiesen und zu einer Routineimpfung entwickelt zu haben, gebührt dem englischen Arzt Edward Jenner. Es sei hier auch nicht unerwähnt, daß das Jenner-Prinzip der Ausnutzung einer Kreuzprotektion

Handbuch der molekularen Medizin, Band 4
Immunsystem und Infektiologie
D. Ganten/K. Ruckpaul (Hrsg.)
© Springer-Verlag Berlin Heidelberg 1999

nach Impfung mit einem verwandten harmlosen Erreger mit einem anderen Wirtsspektrum auch heute noch bei der Entwicklung moderner Impfstoffe seine Bedeutung hat (z. B. eines neuen Rotavirusimpfstoffs). Damit ist auch der Grund benannt, diese Überlegungen der folgenden kleinen Abhandlung über Impfungen voranzustellen: Die weitaus meisten uns heute zur Verfügung stehenden Impfstoffe sind das Ergebnis klinischer Empirie, das sollte auch in einem Handbuch der Molekularen Medizin betont werden. Die technologische Geschichte der Entwicklung von Impfstoffen gegen Infektionskrankheiten läßt sich an einigen wesentlichen Entdeckungen festmachen: anfänglich an der klinischen Beobachtung der Übertragbarkeit von Infektionskrankheiten und des Schutzes vor Reinfektion ohne Kenntnis der Erreger, im 19. Jahrhundert besonders an der Beschreibung erster Mikroorganismen und der Methoden zu ihrem Nachweis sowie auch der Vermehrung im Labormaßstab. Damit einher gingen Versuche der Inaktivierung und experimentellen Infektion sowie Schutzversuche. Anschließend wurden die ersten bakteriellen Toxine isoliert, beschrieben und inaktiviert. In unserem Jahrhundert folgten v. a. die Entwicklung von Methoden der Gewebe- und Zellkultur und die Möglichkeit der Vermehrung von viralen Erregern im Labor. Schließlich ermöglichten die Techniken der rekombinanten Expression zusammen mit neuen Techniken des Nachweises von spezifischen Protein-Antikörper-Interaktionen (z. B. Western-Blot, Dot-Blot) auch die Identifizierung von Erregern, die sich im Versuchstier oder im Labor nicht vermehren ließen [das klassische Beispiel ist Hepatitis-B-Virus (HBV)]. Auch die Grundlagen für eine Hepatitis-B-Impfstoffentwicklung wurden im übrigen bereits gelegt, bevor das Virus als solches entdeckt und beschrieben war. Im Fall von HBV erlaubte dann die rekombinante Technologie, einen modernen Subunitimpfstoff zu entwickeln, ohne daß sich zum damaligen Zeitpunkt das Virus im Labor vermehren ließ. Ein wesentlicher analytischer Fortschritt wurde mit der Entwicklung der Polymerasekettenreaktion erreicht, die es erlaubt, auch kleinste Mengen von Nukleinsäuren eines Erregers in jedem Substrat nachzuweisen und damit bereits zur Entdeckung einer Vielfalt vorher nicht nachweisbarer Organismen geführt hat; für die Impfstoffentwicklung vielleicht am bedeutendsten ist dabei die Entdeckung des Hepatitis-C-Virus (HCV). Die rekombinante Technologie ermöglicht im Impfstoffsektor, v. a. mit 3 verschiedenen Techniken Impfstoffe herzustellen. Erstens lassen sich kritische mikrobielle Antigene durch die Kenntnis der sie kodierenden Nukleinsäuren in apathogenen Wirtsorganismen wie Hefe, Insektenzellen oder *E.-coli*-Stämmen gefahrlos vermehren. Zweitens wird die Schaffung von modifizierten Lebendimpfstoffen möglich, die neben ihrer eigenen genetischen Information auch die von kritischen Antigenen anderer Mikroorganismen tragen (lebende Bakterien oder Viren als Träger- oder „Carrier"-Impfstoffe). Schließlich hat sich kürzlich herausgestellt, daß die direkte Injektion von gereinigten Nukleinsäuren in Muskeln oder Haut von Säugetieren zur Expression der darauf kodierenden Sequenzen im immunisierten Organismus führen kann und als Konsequenz dagegen Immunantworten angeregt werden, die Schutz vor Infektion verleihen können.

In den letzten Jahren haben wir eine umgreifende Veränderung des medizinischen Denkens erlebt: In immer weiteren Bereichen wird es möglich, die molekularen Grundlagen der Pathogenese zu erforschen. Man kann Schutzimpfungen unter verschiedenen Gesichtspunkten behandeln: ausgehend vom Erreger, von der Interaktion Erreger-Wirt im Individuum oder in der Wirtsgruppe, epidemiologisch in den jeweiligen Wirtsspezies, gesellschaftlich interventionistisch in ihren Folgen für das öffentliche Gesundheitssystem, ökonomisch, unter Miteinbeziehung von gesellschaftlichen Kosten-Nutzen-Rechnungen und schließlich unter dem Gesichtspunkt der Beschaffenheit der Impfstoffe. Die neuen Möglichkeiten der Klonierung des Erbmaterials von Krankheitserregern und der rekombinanten Herstellung von kritischen Antigenen oder gar genetisch „entschärfter" avirulenter Organismen als Impfstoffe verändern zunehmend die Entwicklung neuer Impfstoffe, auch wenn erst vor kurzem mit dem höchst erfolgreichen rekombinanten Hepatitis-B-Impfstoff der erste rekombinante Impfstoff den Weg in die klinische Praxis gefunden hat. Dieser kleine Beitrag konzentriert sich durchaus reduktionistisch auf die molekulare Seite der Impfstoffe, versucht also kurz die Zusammensetzung der einzelnen Vakzine darzustellen. Dabei werden nur aktive Impfstoffe gegen Infektionskrankheiten berücksichtigt, und im wesentlichen nur solche gegen Bakterien und Viren, da sich traurigerweise Impfstoffe gegen Parasiten auf einem klinisch sehr viel weniger entwickelten Forschungs- und Entwicklungsstand befinden. Meines Wissen ist derzeit kein Impfstoff gegen Parasiten des Menschen zugelassen oder im letzten Stadium der klinischen Entwicklung. Das Hauptaugenmerk wird eine schematische Übersicht und Gegenüberstellung der wichtigsten Impfstoffe nach der „Stoffklasse" sein, also Ganzzell-

gegen Subunit-, Lebend- gegen Tot- und gereinigte gegen rekombinante Impfstoffe. Der Beitrag beschränkt sich auf humane Impfstoffe und wird nicht ausführlich auf die Seite der Interaktionen des Organismus des geimpften Subjekts mit dem Impfstoff und der Krankheit eingehen: Gute Zusammenfassungen finden sich in Lehrbüchern der Infektionskrankheiten, der Immunologie und der Epidemiologie. Während das Detailwissen über die Erreger und über Immunmechanismen, meist im Tiermodell, enorm angewachsen ist, ist die Zahl gut kontrollierter klinischer Studien mit klarer wissenschaftlicher Fragestellung gering und die molekulare Wirkweise der meisten Impfstoffe wenig untersucht.

4.3.1.1 Schutzmechanismen

Die Mechanismen der Schutzwirkung von Impfstoffen oder ebenso des Schutzes vor Wiedererkrankung nach erfolgter Infektion sind meist ungenügend bekannt. Zunächst muß zwischen dem Schutz vor der Infektion, d.h. einer Inaktivierung des Erregers durch eine vorexistierende Immunantwort direkt nach dem Eintritt, bevor es zu einer erfolgreichen Vermehrung im Wirtsorganismus kommen kann, und einem Schutz vor der Krankheit unterschieden werden.

Im allgemeinen können vor der Infektion im obigen strengen Sinn nur präexistierende, erregerspezifische Antikörper schützen, natürlich im Zusammenspiel mit den unspezifischen Mechanismen des Immunsystems, auf die in diesem Rahmen nicht weiter eingegangen werden soll.

Antikörper sind dank der erfolgreichen Praxis der passiven Immunisierung gegen einzelne Infektionskrankheiten, v.a. virale Krankheiten, bei der die Injektion von spezifischem Immunserum oder Immunglobulin nach angenommener Infektion den Ausbruch der Krankheit verhindern kann, das einzige im Menschen positiv bewiesene Prinzip des Schutzes vor Infektion (für eine etwas polemische Übersicht s. etwa Robbins et al. 1996). Schützende, also etwa virusneutralisierende oder bakterizide Antikörper sind gegen Oberflächenstrukturen der Erreger gerichtet, also etwa Hüll- oder Kapsidantigene der Viren, Proteine oder Glykoproteine, Kapselantigene, Lipopolysaccharide, Oligosaccharide, äußere Membranproteine und Zellfortsätze wie Fimbrien, Flagellen und Pili der Bakterien. Im Tiermodell ist auch die Notwendigkeit der Anwesenheit von spezifischen T-Zellen zur erfolg-

reichen Viruselimination in mehreren Modellen nachgewiesen.

Ein einfacher und häufig für Impfstoffe ausgenutzter Fall des Schutzes nicht vor der Infektion, sondern vor der Erkrankung ist die Inaktivierung von Toxinen durch neutralisierende Antikörper, wie z.B. durch Diphterie- oder Tetanusimpfung erzeugt. Diese Form des Schutzes setzt voraus, daß nicht die Infektion als solche, sondern die Freisetzung eines oder mehrerer Toxine die Hauptmechanismen der Pathogenese einer Infektionskrankheit sind, daß diese identifiziert sind und durch Antikörper neutralisiert werden können. Ähnlich wie im Fall des Schutzes vor der Infektion erfordert die Neutralisation von Toxinen die Anwesenheit spezifischer Antikörper.

Von einigen unten näher erwähnten Ausnahmen abgesehen, sind die Synthese von spezifischen Antikörpern und v.a. das immunologische Gedächtnis an die Erkennung von Antigenen durch B- und T-Zellen gebunden. Während B-Zellen Antigene i. allg. „von außen", also im nativen Zustand, mit Hilfe von Oberflächenmolekülen (Ig-Rezeptoren) erkennen, erkennen T-Zellen, ob T-Helfer- oder zytotoxische T-Zellen, Fragmente von prozessierten Antigenen (Peptidfragmente von Proteinen). Für die Erkennung durch Antikörper, die dann den ganzen Mikroorganismus binden, sind die Faltung und die dreidimensionale Struktur des Antigens von kritischer Wichtigkeit, für die Erkennung durch T-Zellen ist neben der primären Struktur und dem Vorhandensein von linearen Aminosäuremotiven auch die Prozessierbarkeit der Antigene von Bedeutung.

Von den Mechanismen des Schutzes vor der Infektion unterscheiden sich die Mechanismen der Elimination von Erregern im einmal produktiv infizierten Säugerorganismus: Kritisch für die Elimination – allerdings häufig auch für die Immunpathogenese – viraler, intrazellulärer bakterieller und parasitärer Infektionen sind im Fall der überstandenen natürlichen Infektion meist T-Zell-abhängige Immunantworten, besonders durch sog. zytotoxische T-Zellen und die von ihnen produzierten Interleukine. Aufgrund der Eigenheiten der Erkennung von Antigenen durch zytotoxische T-Zellen können solche Immunantworten immer nur durch einmal infizierte Zellen effizient ausgelöst werden, schützen also nicht eigentlich vor der Infektion, sondern bewirken bestenfalls ihre beschleunigte Resolution und damit eine Verhinderung oder Milderung des Krankheitsverlaufes.

Auf der Seite des geimpften Wirts läßt sich also die für den Impferfolg nötige Art der Immunant-

Tabelle 4.3.1. Beispiele bakterieller und viraler Impfstoffe zur aktiven Immunisierung

Impfstoffart/Attenuiert durch Lebendimpfstoffe	Beispiel (Erreger)	Status	Zitat
Viren			
Gewebepassage	Poliovirus (OPV)	Z	Sabin u. Boulger 1973
	Hepatitis-A-Virus	E	Provost et al. 1983
	Masernvirus	Z	Enders et al. 1960
	Mumpsvirus	Z	Buynak u. Hillemann 1966
	Rötelnvirus	Z	Plotkin et al. 1969
	Varizellenvirus(Windpocken)	Z	Takahashi et al. 1975
Wirtsspektrum	Vaccinia	Z	Baxby 1977
	Rotavirus	Z, E	Vesikari et al. 1986; Clark et al. 1988
Temperatur	Grippevirus	Ph III	Ghendon et al. 1981
Rekombinant	Polio	E	Iizuka et al. 1989
Träger	Vaccinia	E, Ph II	Flexner u. Moss 1997
	Geflügelpockenvirus	E	Taylor u. Paoletti 1988
	Adenovirus	E, Ph I	Graham u. Prevec; 1992
	Poliovirus	E	Evans et al. 1989
	Grippeviren	E	Rodrigues et al. 1994
Bakterien			
Wirtsspektrum, Kultur	*M. tuberculosis* (BCG)	Z	Calmette u. Guerin 1924/1927
Mutagenese	*S. typhi* (Ty21a)	Z	Germanier u. Führer 1975
Genetisch definiert	*S. typhi*	E, Ph I	Edwards u. Stocker 1984
Als Träger	*S. typhi*	E, Ph I	Nardelli et al. 1996
Totimpfstoffe			
Viren			
Ganzzellen	Hepatitis-A-Virus	Z	Provost et al. 1986
	Poliovirus	Z	Francis 1954
	Grippeviren	Z	Kilbourne 1994
	Tollwutvirus	Z	Plotkin 1980
	Japanisches Enzephalitisvirus	Z	Hoke et al. 1988
Spaltimpfstoffe	Grippeviren	Z	Crawford et al. 1984
Rekombinante Proteine	Hepatitis-B-Virus (HBsAg)	Z	McAleer et al. 1984; Harford et al. 1983
	Humanes Papillomavirus	E	Tindle u. Frazer 1997
Bakterien			
Ganzzellen	*Vibrio cholerae*	(Z)	Kolle 1896
	S. typhi	Z	Pfeiffer u. Kolle 1896; Wright 1896
	V. cholerae (oral)	(Z)	Holmgren et al. 1997
	ETEC (oral)	E	Svennerholm et al. 1997
Subunitimpfstoffe	*Clostridium tetani*	Z	Jones u. Moss 1936
Toxoide	*Corynebacterium diphtheriae*	Z	Ramon 1923
	B. pertussis	Z	Sato et al. 1984b
Rekombinante Toxine	Diphtherietoxin	E	Giannini et al. 1984
	Pertussistoxin	Z	Nencioni et al. 1990
Toxinuntereinheiten (rekombinant)	Tetanustoxin Fragment C	E	Fairweather et al. 1987
Protein-Membran-Komplexe	*Neisseria meningitidis*	E	Zollinger 1997
Poli/Oligosaccharide gereinigt	*Haemophilus-influenzae*-B-Kapsel	Z	Rodrigues et al. 1971
	Streptococcus pneumoniae	Z	Kass 1981
	S. typhi (Vi-Antigen)	Z	Klugmann 1987
	N. meningitidis	E/Z	Gottschlich et al. 1969
Konjugate	*Haemophilus-influenzae*-B-Kapsel	Z	Schneerson u. Robbins 1980
	Streptococcus pneumoniae	E, Ph III	Schneerson et al. 1986
	Neisseria meningitidis	E	Anderson et al. 1994

Z ein auf dem Prinzip beruhender Impfstoff ist oder war in den USA oder Europa zugelassen; *E* experimentell, manchmal ergänzt durch die Phase klinischer Prüfung, wo bekannt (Phase I, II oder III).

wort weiter analysieren, auf der Seite des Erregers die kritischen Schutz vermittelnden Antigene. Aus dem Gesagten ergibt sich auch, daß es für die erfolgreiche Entwicklung neuer Impfstoffe v. a. wichtig ist, zu wissen, welche Art von Immunantwort für den Schutz nötig ist und gegen welche Antigene sie gerichtet sein muß. Der Kenntnis von Immunkorrelaten der Schutzwirksamkeit von Impfstoffen kommt in Zukunft eine immer größere Bedeutung zu. Viele klassische und auch einige der neuesten Impfstoffe wurden entwickelt, obwohl gute Marker für die schützende Immunantwort fehlen: als prominente, kürzlich entwickelte Beispiele seien nur azelluläre Keuchhustenimpfstoffe und Rotavirusimpfstoffe erwähnt. Im Fall der azellulären Keuchhustenimpfstoffe ist zwar bewiesen, daß Schutz Anti-Toxinantikörper benötigt und daß Immunisierung mit Toxoid zum Schutz ausreicht (Trolfors et al. 1995), die Höhe der Titer korreliert aber nicht mit Schutz. Ähnlich verhält es sich beim Rotavirus: Der kürzlich zugelassene tetravalente Impfstoff schützt offensichtlich auch in Abwesenheit meßbarer serotypspezifischer Antikörper zumindest vor der symptomatischen Krankheit, sonst wäre eine Diskrepanz zwischen dem relativ guten Schutz und der schwachen Immunogenität nicht zu erklären (Rennels et al. 1996; Santosham et al. 1997; Perez-Schael et al. 1997; Joensuu et al. 1997). Das Dilemma wird verständlich, wenn man sich klar macht, daß ohne gute Korrelate von Schutz die Einführung geänderter Impfstoffe, z.B. von Kombinationsimpfstoffen sehr schwierig ist: Der Nachweis der Wirksamkeit durch den direkten, Plazebo-kontrollierten Feldversuch in der interessierenden Population ist nach Schutz durch Durchimpfung nicht mehr möglich und wäre auch ethisch problematisch. Ein Ziel der modernen Infektiologie sollte daher in verstärktem Maß die Untersuchung von meßbaren Korrelaten oder Mechanismen von Schutz gegen Infektionskrankheiten sein. Das erfordert die interdisziplinäre Zusammenarbeit von Epidemiologie, klinischer und Grundlagenforschung.

Im folgenden wird ein kurzer Überblick über derzeit zugelassene und in ihrer Wirksamkeit erprobte Impfstoffe und ihre Bestandteile gegeben. Dazu müssen die passive (derzeit nur mit spezifischen Immunglobulinen verschiedener Herkunft) und die aktive Immunisierung unterschieden werden. Impfstoffe, die für die aktive Immunisierung verwendet werden können, lassen sich in Lebend- und Totimpfstoffe aufteilen, letztere dann weiter nach ihrer Herkunft und chemischen Beschaffenheit unterscheiden: von einfach inaktivierten Ganzzellpräparaten (z.B. konventioneller Typhus- oder Choleraimpfstoffe) bis über synthetische Peptide oder rekombinante gereinigte Proteine reichend. Tabelle 4.3.1 gibt eine Übersicht über die generell möglichen Formen von Impfstoffen.

Im letzten Teil soll ein kleiner Ausblick über ein sehr heterogenes Feld verschafft werden, das die Entwicklung verschiedener zukünftiger spezifischer Impfstoffe, Methoden zur Erhöhung der Immunogenität von Impfstoffen und der Präsentation von Impfantigenen als rekombinante Nukleinsäuren oder Bestandteil neuer rekombinanter bakterieller oder viraler Vektoren und schließlich auch die Entwicklung von Kombinationsimpfstoffen einschließt.

4.3.2 Heutige Impfungen

Tabelle 4.3.1 präsentiert eine Auswahl derzeit in den USA und/oder in europäischen Ländern zugelassener oder in klinischer bzw. präklinischer Erprobung befindlicher Impfstoffe. Im folgenden finden sich einige Anmerkungen zu den in dieser Tabelle angeführten Impfstoffkategorien.

Detailliertere Informationen über einzelne zugelassene Impfstoffe, die Indikation zur Impfung, empfohlene Impfdosen und -abstände können den Hinweisen der Hersteller, der Roten Liste und einigen Handbüchern entnommen werden.

4.3.2.1 Bakterielle Impfstoffe

4.3.2.1.1 Totimpfstoffe

Ganzzellimpfstoffe. Neben Toxoidimpfstoffen beruhten die ersten erfolgreichen Impfstoffe auf der Inaktivierung ganzer Bakterien durch Hitze, Phenol, Glutar- oder Formaldehyd. Einige dieser Impfstoffe sind immer noch in Verwendung, z.B. wie oben erwähnt, der meistverbreitete Keuchhustenimpfstoff. Generell sind mit Ganzkeimimpfstoffen bei parenteraler Anwendung Probleme der relativ hohen Reaktogenität neben solchen der manchmal geringen Wirksamkeit verbunden. Die verwendeten Inaktivierungsverfahren können möglicherweise u.a. die Wirksamkeit begrenzen: Die Behandlung von Antigenen mit Formaldehyd z.B. könnte zur Inaktivierung von für die Immunogenität kritischen Strukturen führen. In großem Umfang werden Ganzkeimimpfstoffe noch in der Veterinärmedizin angewandt.

Ihre Vorteile beruhen hauptsächlich in der einfachen Herstellung. Deren Kontrolle ist aufgrund der meist geringen Charakterisierung bei sehr komplexer Struktur eingeschränkt: Wie auch bei vielen viralen Impfstoffen kann nicht die chemische Identität, sondern nur der Herstellungsprozeß als Kriterium für die Kontrolle identischer Herstellung benutzt werden. Es ist daher und aufgrund der Reaktogenität vorhersehbar, daß die Rolle von inaktivierten Ganzkeimimpfstoffen in Zukunft abnehmen wird. Eine Ausnahme könnten Impfstoffe zur nicht-parenteralen, also etwa oralen oder nasalen Applikation darstellen: Es ist beispielsweise gelungen, oral applizierte Ganzkeimimpfstoffe gegen Cholera und enteropathogene *E. coli* zu entwickeln, die in ihrer Wirksamkeit den attenuierten Lebendimpfstoffen sehr wohl die Waage halten (Holmgren et al. 1997; Svennerholm et al. 1997). Bei mukosaler Applikation spielt die lokale Reaktogenität eine vergleichsweise sehr geringe Rolle. Für solche Applikationsarten könnten in Zukunft Verfahren der schonenderen Inaktivierung, bei denen die Oberflächenantigene möglichst intakt bleiben, eine gewisse Rolle spielen (z. B. Hensel et al. 1996).

Subunitimpfstoffe

Toxoidimpfstoffe. Toxoidimpfstoffe können gegen Infektionskrankheiten entwickelt werden, bei denen das wesentliche krankheitsauslösende Prinzip die Wirkung eines Toxins ist. Weitere Voraussetzungen sind, daß das Toxin bekannt ist, dargestellt und inaktiviert werden kann und daß das inaktivierte Toxin (als Toxoid bezeichnet) die Antigenität und Immunogenität des nativen Toxins insoweit beibehält, daß es in der Lage ist, eine schützende Immunantwort auszulösen. Klassische Beispiele sind die Toxine von *Corynebacterium diphtheriae* (Diphtherieerreger) und *Clostridium tetani* (Tetanuserreger). Die in gängigen Impfstoffen enthaltenen Toxoide sind i. allg. durch Inaktivierung von Toxinen mittels Formaldehyd- oder Glutaraldehydbehandlung gewonnen worden. In letzter Zeit wurde es möglich, rekombinante Toxoide zu entwickeln, bei denen durch gezielten Austausch von Aminosäuren im aktiven Zentrum Moleküle entstehen, denen die toxische Wirkung (beispielsweise Aktivierung von Adenylatzyklasen) fehlt, während die Erkennungsstellen für Antikörper erhalten bleiben. Ein erstes erfolgreiches Beispiel ist die Entwicklung eines genetisch inaktivierten Pertussistoxins (Keuchhusten) durch die Gruppe von Rino Rappuoli, das auch bereits als Keuchhustenimpfstoff erfolgreich getestet wurde (Pizza et al. 1989; Edwards et al. 1995).

Diphtherie. Diphtherie wird durch *Corynebacterium diphtheriae* verursacht. Da die Krankheit wesentlich durch das Diphtherietoxin verursacht wird, ist es möglich, sie durch Serumantikörper, die das Toxin neutralisieren, zu verhindern. Kurz nach der Entdeckung von *C. diphtheriae* wurde von Ramon ein Verfahren zur Inaktivierung von Diphtherietoxin durch Formalinbehandlung entwickelt, das in geringfügig modifizierter Form auch den heute kommerziell erhältlichen Diphtherievakzinen zugrundeliegt (Ramon, 1924). Heutige Diphtherievakzine enthalten neben anderen bakteriellen Bestandteilen variable Anteile von Diphtherietoxoid. Ihre Wirkung beruht auf der Induktion von neutralisierenden Serumantikörpern. Ein Serumantidiphtherietiter von $>0,01$ mIU ist mit Schutz vor Diphtherie assoziiert. Nach der üblichen DPT-Immunisierung im Kindesalter kann mit einem für etwa 10 Jahre ausreichenden Immunschutz gerechnet werden. Der Impfstoff wird gut vertragen. Für die Auffrischungsimmunisierung von Erwachsenen, bei denen bei bestehender Immunität mit heftigeren lokalen Unverträglichkeitsreaktionen gerechnet werden müßte, ist ein Impfstoff mit geringerer Toxoidkonzentration erhältlich. Die derzeitige epidemiologische Situation (Diphtherieepidemie in den Nachfolgestaaten der UdSSR) hat drastisch vor Augen geführt, daß selbst bei ausreichender Durchimpfung im Kindesalter Erwachsene weitgehend ungeschützt sind. Zumindest bei Reisen in Epidemiegebiete sollten Erwachsene ihre Diphtherieimmunität kritisch überprüfen und im Zweifelsfall immunisiert werden. Ein verhinderbarer kindlicher Diphtherietodesfall in Baden-Württemberg hat zudem erinnert, daß der Diphtherieimpfung im Kindesalter trotz des lange Zeit seltenen Auftretens der Krankheit in Deutschland nach wie vor hohe Bedeutung zukommt.

Durch das Herstellungsverfahren bedingt, enthält der gegenwärtige Diphtherieimpfstoff einen hohen Anteil an Verunreinigungen. In den letzten Jahren sind Punktmutanten des Diphtherietoxins beschrieben worden, die die Toxizität wirksam reduzieren (s. Rappuoli, 1997). Ein Herstellungsverfahren für eine solche genetisch definierte inaktivierte Variante des Diphtherietoxins wurde entwickelt. In Zukunft könnte es möglich sein, den derzeitigen Impfstoff durch besser definierte und hochgereinigte, genetisch inaktivierte Moleküle zu ersetzen.

Tetanus. Tetanie oder Wundstarrkrampf wird durch das Toxin eines ubiquitären Bodenbakteriums *Clostridium tetani* verursacht. Ähnlich der Diphtherie kann der Wundstarrkrampf durch Toxin-neutralisierende Antikörper verhindert werden. Heutige Impfstoffe enthalten formalininaktiviertes Tetanustoxoid. Ein Serum-IgG-anti-Toxin-Spiegel von > 0,1 mIU gilt als schützend. Gängige Impfstoffe sind gut verträglich und werden im Kindesalter gewöhnlich in Kombination mit Diphtherietoxoid und Pertussisimpfstoff verabreicht. Nach der Grundimmunisierung ist in der Regel alle 10 Jahre eine Impfung nötig.

Ähnlich den Diphtherieimpfstoffen sind heutige Tetanusimpfstoffe grob gereinigte Präparate aus Bakterienkulturüberständen, die durch Formalinbehandlung inaktiviert werden. Ein möglicher Kandidat für zukünftige, besser definierte Tetanusimpfstoffe wäre z.B. das rekombinante Fragment C des Tetanustoxins (Fairweather et al. 1987), das selbst nicht toxisch ist und neutralisierende Antikörper zu induzieren vermag.

Keuchhusten. Keuchhusten wird durch die Infektion mit *Bordetella pertussis* ausgelöst und ist eine Toxin-vermittelte Krankheit. Der wesentlichste Faktor der Pathogenese ist die Produktion eines Exotoxins, des Pertussistoxins, durch *Bordetella pertussis.* Serumantikörper gegen Pertussistoxin verhindern die Entstehung der Keuchhustensymptomatik.

Die bis vor kurzem weit verbreiteten Keuchhustenimpfstoffe beruhten auf der chemischen Inaktivierung von *Bordetella-pertussis*-Ganzzellpräparaten, die in wechselndem Umfang auch Pertussistoxin enthielten. Daneben enthielten sie aber auch andere bakterielle Bestandteile, die vermutlich an der Schutzwirkung beteiligt sind. Der Impfstoff war i. allg. gut verträglich, hatte aber eine höhere lokale Nebenwirkungsrate als DT (Diphterie-Tetanus-Kombinationsimpfstoff) und wurde für einige seltene neurologische Komplikationen verantwortlich gemacht. Eine Verbindung zwischen Keuchhustenimpfung und Enzephalopathie hat sich nicht erhärten lassen, andererseits hat die nachlassende Impffrequenz (z.B. in Deutschland zeitweise kein allgemein für Säuglinge empfohlener Impfstoff) zu erheblich gesteigerter Morbidität und Mortalität an Keuchhusten geführt. Seit 1991 ist daher die Keuchhustenimpfung in Deutschland wieder eine empfohlene Schutzimpfung.

Aufgrund der relativ hohen Nebenwirkungsrate bei der Keuchhustenimpfung wurden intensive Bemühungen unternommen, Alternativen zu entwickeln. In Japan wurde zunächst ein erster zellfreier Toxoidimpfstoff für Pertussis, analog den Diphtherie- und Tetanusimpfstoffen entwickelt. Im folgenden wurde eine Reihe von azellulären Pertussisimpfstoffen erprobt, als wesentlichen Bestandteil enthalten sie eine inaktivierte Form des Pertussistoxins (Hewlett u. Cherry, 1997), daneben in verschiedenen Anteilen andere definierte bakterielle Antigene, wie Pertactin, Fimbrien und filamentöses Hämagglutinin. Die klinische Wirksamkeit verschieden hergestellter azellulärer Pertussisvakzine ist in verschieden aufgebauten klinischen Studien mit nicht direkt vergleichbaren klinischen Kriterien untersucht worden. Es ist daher schwer möglich, endgültige Aussagen über den relativen Anteil der zusätzlichen Antigene an der Schutzwirkung zu treffen (Hewlett u. Cherry, 1997). Pertussistoxin gehört zu einer Gruppe von Toxinen, die aus mehreren rezeptorbindenden Untereinheiten und einer enzymatisch oder katalytisch aktiven Untereinheit bestehen (Tamura et al. 1982; Katada et al. 1983). Nach Bindung des Toxins über rezeptorbindende Untereinheiten an die entsprechende Zielzelle kann die katalytische Untereinheit durch die Zellmembran die eigentliche toxische katalytische Wirkung entfalten. In einigen Fällen, so bei den rezeptorbindenden Untereinheiten des *E.-coli*-hitzelabilen Toxins oder von Choleratoxin, lassen sich diese nicht-toxischen Untereinheiten unproblematisch in heterologen Expressionssystemen darstellen und verleihen nach der Immunisierung Schutz gegen die Wirkung des Holotoxins. Nicht so im Fall des Pertussistoxins. Eine frustrane Reihe von Versuchen, rekombinante Toxinfragmente herzustellen, führte letztlich zur Erkenntnis, daß die richtige Faltung des Toxins für die Immunogenität des Holotoxins notwendig ist (Burnette 1997). Diese läßt sich bei der Herstellung in rekombinanten Bordetellen, die Gene aller Untereinheiten enthalten, erreichen (Pizza et al. 1989; Nencioni et al. 1990). Mit solchen rekombinanten Methoden lassen sich somit nichttoxische Varianten des Pertussistoxins herstellen, die immunogen sind und daher gegen Keuchhusten schützen können. Diese nichttoxischen Varianten enthalten Punktmutationen, die zum Austausch von funktionell kritischen Aminosäuren führen. In klinischen Versuchen ist die Wirksamkeit verschiedener azellulärer Pertussisimpfstoffe bewiesen worden. Kürzlich wurde in einer Feldstudie beeindruckend bestätigt, daß ein inaktiviertes Pertussistoxin allein hinreichend für Schutz vor Keuchhusten sein kann.

Poly-, Oligosaccharid- und Konjugatimpfstoffe. Kurz nach der Entdeckung und ersten chemischen Charakterisierung von bakteriellen Krankheitserregern wurde bereits hypothetisiert und später bewiesen, daß sich kritische Immunantworten gegen die äußeren Bestandteile der Bakterien richten würden.

Das bisher klinisch wichtigste Beispiel der Entwicklung von bakteriellen Konjugatimpfstoffen ist *Haemophilus influenzae* Typ B. Kurz nach der Beschreibung der *H.-influenzae*-Serotypen durch Pittman (1931) zeigten Fothergill u. Wright (1933), daß bei Kindern die Anwesenheit von bakteriziden Serumbestandteilen mit der altersabhängigen Abnahme der Frequenz von *H.-influenzae*-Erkrankung korrelierte. Später wurde nachgewiesen, daß der wesentliche Teil des bakteriziden Antikörpertiters sowohl im Kaninchen- als auch im menschlichen Serum gegen die Kapselantigene von *H. influenzae* gerichtet ist (Alexander et al. 1944, Schneerson et al. 1971).

Es wurde gezeigt, daß das Lipopolysaccharid, LPS, auch Endotoxin genannt, eine wichtige Rolle in der Pathogenese gramnegativer Infektionen, wie Fieber und Schock, spielt. Zur Entwicklung von Oligo- oder Polysaccharidimpfstoffen war eine Reinigung der Oligosaccharide und Inaktivierung des LPS nötig. Oligo- und Polysaccharidimpfstoffe wurden gegen eine Reihe von Erregern entwickelt. Einige dieser relativ früh entwickelten, nichtkonjugierten Oligosaccharidimpfstoffe, besonders gegen *Streptococcus pneumoniae* stellen nach wie vor gute und weit unterbenutzte Impfstoffe zur Immunisierung von Erwachsenen oder älteren Kindern dar. Ebenso wurde ein *H.-influenzae*-Polysaccharidimpfstoff entwickelt und angewandt (für eine Übersicht s. Granoff u. Cates, 1985). Es zeigt sich allerdings relativ schnell, daß es mit gereinigten Zuckerresten nicht möglich ist, Säuglinge oder Kleinkinder verläßlich zu immunisieren, und, wenn auch weniger wichtig, aber ursächlich zusammenhängend, daß sich die erreichte Immunantwort nicht „boostern" ließ, d.h. es kam bei Wiederimpfung nicht zu einem schnellen Anstieg des Antikörpertiters. Ein Durchbruch wurde erst erzielt, als gezeigt werden konnte, daß die chemische Bindung (Konjugation) der Oligosaccharide an ein Protein als Trägersubstanz die Immunogenität drastisch verändert. Dieses Verfahren geht auf Überlegungen und Versuche von Landsteiner (Haptenisierung) zurück, für die Kopplung eines Karbohydratantigens an ein Trägerprotein wurde es von Avery u. Goebel 1929 bewiesen. Rachel Schneerson und John Robbins wandten diese Resultate zuerst auf die Entwicklung von *H.-influenzae*-Konjugatimpfstoffen an (Schneerson et al. 1980). Die 2 wesentlichsten Veränderungen sind, daß solche Konjugatimpfstoffe auch in Säuglingen und Kleinkindern verläßlich Antikörper erzeugen

und daß die Immunisierung ein immunologisches Gedächtnis erzeugt, d.h. bei Wiederimpfung kommt es zu einem schnelleren Titeranstieg, die Antikörper zeigen (dank Affinitätsreifung) eine erhöhte Affinität und sind von der IgG-Klasse (T-Zell-unabhängige Antikörperantworten vom Typ der unkonjugierten Polysaccharide sind normalerweise auf IgM beschränkt). Verschiedene Proteine wurden und werden als Träger für die Entwicklung von Konjugaten benutzt, Diphtherietoxoid, ein mutiertes Diphtherietoxinprotein, Tetanustoxoid, und ein äußerer Membranproteinkomplex von *Neisseria meningitidis*. Nach der überaus erfolgreichen Einführung von *Haemophilus-influenzae*-B-Konjugatimpfstoffen, die invasive Krankheiten durch *H. influenzae* Typ B (v. a. Lungenentzündungen und Meningitiden von Kleinkindern und Säuglingen) in etlichen Ländern fast völlig zum Verschwinden gebracht hat, ist der nächste Durchbruch in der Entwicklung neuer Konjugatimpfstoffe durch die Entwicklung von Pneumokokkenimpfstoffen erreicht worden.

Pneumokokkenimpfstoffe aus gereinigten Oligosacchariden waren schon länger vorhanden, in Erwachsenen wirksam und leider nicht genügend angewandt, doch für Säuglinge und Kleinkinder nicht ausreichend immunogen. Mit einem heptavalenten Konjugatimpfstoff konnte kürzlich in einem großangelegten Plazebo-kontrollierten Blindversuch in Kalifornien ein 100%iger Schutz gegen invasive Pneumokokkeninfektionen bei Säuglingen nachgewiesen werden. Die Entwicklung der Konjugatimpfstoffe hat die Entwicklung von bakteriellen Impfstoffen nachhaltig verändert. Schutz nach Immunisierung mit Konjugatimpfstoffen gegen eine Reihe von weiteren wichtigen bakteriellen Krankheitserregern, wie *N. meningitidis*, *V. cholerae*, *Shigella sonnei*, wurde bereits in klinischen Versuchen gezeigt (Cohen et al. 1997 und Zitate in Robbins et al. 1995), andere Konjugatimpfstoffe, wie z. B. gegen nontypeable *Haemophilus*, *Moraxella catarrhalis* usw., sind noch in früheren Stadien der Entwicklung (Gu et al. 1996; Gu et al. 1998).

Proteinimpfstoffe. Verschiedene bakterielle Proteine sind experimentell erfolgreich als Impfstoffkandidaten untersucht worden, von Proteinen der äußeren Membran, die in manchen Fällen den Vorteil der immunologischen Kreuzreaktivität hätten, bis zu Flagellen, Pili, verschiedenen Adhäsionsmolekülen und nicht zuletzt auch internen Proteinen, wie Hitzeschockproteinen. Für eine Sammlung hervorragender Übersichtsartikel s. z. B. Levine et al. 1997. Protein- oder Protein-Membran-Kompleximpfstoffe sind vielleicht in solchen Fällen erfolgversprechend, in denen technische oder immunologische Schwierigkeiten die Entwicklung von Saccharidkonjugatimpfstoffen nicht einfach machen wie z.B. bei Gruppe-B-Meningokokken (s. Zollinger, 1997) oder bei *Streptococcus pyogenes* (Bessen u. Fischetti, 1997).

4.3.2.1.2 Lebendimpfstoffe

Im Vergleich zu viralen Impfstoffen spielen bakterielle Lebendimpfstoffe im Humanvakzinbereich derzeit eine geringere Rolle. Zur Zeit sind ein oraler Typhusimpfstoff (Typhoral, Ty21a) und ein oraler Choleraimpfstoff (CVD-103-Hgr) in einigen Ländern zugelassen. Beide sind attenuierte Varianten der pathogenen Bakterien, Ty21a wurde durch chemische Mutagenese und Selektion in einem murinen Typhusmodell (Germanier u. Furer, 1975) und CVD-103-Hgr durch gezielte Mutagenese des Toxinlokus von *V. cholerae* (Ketley et al. 1993; Kaper et al. 1984) entwickelt. Beide Impfstoffe, wie auch weitere Impfstoffkandidaten, sind oral wirksam und könnten sich deshalb theoretisch auch als Träger für die Entwicklung rekombinanter Schluckimpfstoffe gegen weitere Pathogene eignen. Ein weiterer berühmter bakterieller Lebendimpfstoff ist BCG, eine attenuierte Variante von *Mycobacterium bovis,* die in den 20er Jahren von Calmette und Guerin entwickelt wurde. BCG ist einer der weltweit verbreitetsten Impfstoffe, dabei mit unklarer Wirksamkeit. Immunisierung mit BCG schützt in gewissem Maß gegen die Miliartuberkulose und die tuberkulöse Meningitis im Säuglingsalter (Rodrigues et al. 1993): relativ seltene, aber schwerwiegende Formen der systemischen Tuberkulose, bei denen möglicherweise der Schutz im Gegensatz zu fast allen anderen Formen der Tuberkulose durch Antikörper vermittelt ist. Gegen die bedeutsamste Form der Tuberkulose beim Erwachsenen, die Lungentuberkulose, gewährt BCG-Immunisierung keinen oder nur einen unzureichenden Schutz (für eine Übersicht s. Young u. Fruth, 1997).

Weitere Lebendimpfstoffe gegen Typhus sind seit Jahren in Entwicklung. Sie basieren auf verschiedenen Attenuierungsprinzipien, wie der Auxotrophie für in Säugetieren nicht oder nicht ausreichend vorgefundene Metaboliten (besonders Aromatenvorläufer), der Inaktivierung der Biosynthese langkettiger Oligosaccharide, die offensichtlich als äußerste Schutzschicht für die Invasivität und Überlebensfähigkeit der Salmonellen wichtig sind, und der Inaktivierung von anderen Genen

wie solchen für Rezeptoren für zyklisches AMP, die Adenylatzyklase oder Phosphatasen, deren genaue Rolle in der Pathogenese des Typhus nicht bekannt sind, deren Ausschaltung aber im Tiermodell verläßliche Attenuierung bewirkt. Einige dieser Impfstoffkandidaten, die alle den Vorteil der oralen Applikation hätten und möglicherweise auch als rekombinante Kombinationsimpfstoffe für die gleichzeitige Impfung gegen andere Krankheitserreger verwendet werden könnten, wurden auch schon in Phase-I- oder -II-klinischen Studien getestet (s. z.B. Levine et al. 1997; Nardelli-Haefliger, 1996). Die ideale Balance zwischen Apathogenität, d.h. kompletter Abwesenheit klinischer Symptome nach der Impfung, und ausreichender Immunogenität, um verläßlich gegen Typhus oder auch andere als rekombinante Antigene mitenthaltene Krankheitserreger zu schützen, ist noch nicht gefunden.

4.3.2.2 Virale Impfstoffe

Abgesehen von viralen Erregern wie den Pocken, die von einem tierischen Wirt (eigentliche Vakzinierung) oder vom infizierten Patienten auf den Impfling (als Variolisierung nach *Variola major* benannt) überimpft werden können, ist es erst gelungen, Impfstoffe gegen die meisten viralen Erreger zu entwickeln, als Methoden der Gewebe- und Zellkultur von Viren entwickelt waren, und es damit möglich war, Viren im Labor zu vermehren. Viren benötigen zu ihrer Vermehrung eukaryotische Wirtszellen. Sobald diese Hürde überwunden war, wurden die Verfahren zur Inaktivierung von Bakterien, die bis dahin erfolgreich angewandt wurden, auf Viren übertragen, mit einigem initialem Erfolg. So sind auch heute wesentliche Impfstoffe gegen Hepatitis-A-Virus (HAV), Influenzavirus und andere auf dem Markt, die mit einfachen Formalin- oder Glutaraldehydinaktivierungsschritten aus ganzen Viren gewonnen werden.

Daneben zeigte sich mit Einführung der Gewebekultur schnell, daß die Passage von Viren in verschiedenen Wirtszellen in vitro zu einer Adaption führte und ihre Pathogenität im Wirtsorganismus änderte. Dazu kamen noch Verfahren der Temperaturadaption, bei denen durch gezielte Veränderung der Kulturbedingungen Viren selektiert wurden, deren Vermehrungsoptimum bei anderen Temperaturen als der Körpertemperatur im Wirtsorganismus lag. Es konnte dann gezeigt werden, daß solche kälte- oder wärmeadaptierten Mutanten im ursprünglichen Wirt eine veränderte, meist verringerte Pathogenität aufwiesen. Die molekulare Basis dieser ist häufig unbekannt oder doch erst lang nach Entdeckung des Prinzips und seiner erfolgreichen Anwendung für Impfstoffe bekannt geworden. Meist handelt es sich um Punktmutationen in kritischen Genen, die durchaus auch reversibel sind. So wurde z.B. erst kürzlich nachgewiesen, daß Teile der Mutationen, die für die Attenuierung des hocheffizienten und in Millionen von Impflingen auch hervorragend sicheren oralen Polioimpfstoffs von Sabin verantwortlich sind, regelmäßig nach Impfung zum Wildtyp zurückmutieren (s. auch Schödel u. Minor, 1998). Im Sinn der Sicherheit und genauen Charakterisierung von Impfstoffen wären theoretisch genetisch definierte, stabile Mutanten vorzuziehen. Die späte Entdeckung der molekularen Basis der Attenuierung von Viren macht die Entwicklung solcher neuen Impfstoffe häufig praktisch nicht mehr durchführbar, wenn bereits ein erfolgreicher Impfstamm existiert. Unter den derzeit auf dem Markt befindlichen, äußerst sicheren und effizienten viralen Impfstoffen machen die attenuierten Lebendimpfstoffe die größte Gruppe aus. Vor den viralen Totimpfstoffen zeichnet sie die native Expression der kritischen viralen Antigene aus und damit die Möglichkeit, bei glücklich balancierter Attenuierung einen langdauernden Schutz wie nach natürlicher Infektion zu erhalten. Voraussetzung für die Entwicklung viraler Lebendimpfstoffe sind die Vermehrbarkeit der Viren im Labor und der Nachweis ihrer Attenuierung.

Schließlich hat die Entwicklung der reversen Genetik und rekombinanter Techniken einen weiteren Durchbruch bei der Entwicklung viraler Impfstoffe ermöglicht: die Darstellung viraler Antigene von rekombinanter DNA, auch wenn kein Zellkultursystem für die In-vitro-Vermehrung vorhanden ist. Die Entwicklung eines solchen rekombinanten Impfstoffs gelang erstmals mit der Produktion von rekombinantem Oberflächenantigen (HbsAg) von Hepatitis-B-Virus in Bierhefe. Nach der Entwicklung des rekombinanten Hepatitis-B-Impfstoffs war die Hoffnung zunächst groß, daß sich eine beliebige Anzahl von rekombinanten Subunitimpfstoffen auf ähnlichem Weg würde entwickeln lassen. Tatsächlich stellte sich schnell heraus, daß HBV ein besonders günstiger Fall war, in dem die einfache Expression eines einzelnen Gens zur Darstellung immunogener subviraler Partikel führte, die die wichtigsten Neutralisationsepitope des Erregers enthalten. Etliche virale Antigene ließen sich nicht oder nicht in Hefe in immunogener Form rekombinant synthetisieren. Expressionssy-

steme in höheren Eukaryoten stießen teils auf technische Schwierigkeiten, teils sind die Sicherheit oder zumindest die theoretische Sicherheit des Zellsubstrats ein Hindernis für die potentielle Zulassung (z.B. Expression in Tumorzellen, Testung auf alle denkbaren kontaminierenden „adventitious agents“, Vorhandensein retroviraler Sequenzen). Erst über eine Dekade später sind jetzt die nächsten Impfstoffkandidaten in erfolgversprechenden klinischen Studien, die teils aus Insektenzellen (Baculovirussystem) oder anderen Eukaryoten oder, wie z.B. Papillomvirusimpfstoffkandidaten, aus rekombinanter Hefe gewonnen werden. Dabei zeigte sich, daß aufgrund ihrer nativen Faltung und ihrer relativ hohen Immunogenität besonders solche viralen Expressionssysteme erfolgversprechend sind, in denen die synthetisierten Proteine subvirale Partikel bilden. Solche Partikel mit hoher Immunogenität ließen sich dann auch als Träger für selbst weniger immunogene Peptide oder Epitope benutzen, das bestuntersuchte Beispiel ist wahrscheinlich das Nukleokapsidantigen von Hepatitis-B-Virus, HBcAg (für eine Übersicht s. Schödel et al. 1994). Voraussetzung hierfür wäre die weitere Entwicklung von Methoden, um Bindungsstellen von Antikörpern zu charakterisieren und die kritischen Bindungsstellen in der richtigen dreidimensionalen Architektur in einem heterologen Präsentationssystem nachmachen zu können. Das hieße etwa, daß man in der Lage wäre, eine komplexe Antikörperbindungsstelle, z.B. eines viralen Kapsids oder Glykoproteins, nicht mehr einfach als lineare Sequenz in einen heterologen Kontext zu klonieren, was die derzeit gängige, sehr beschränkte Praxis ist, sondern die kritischen Aminosäuren in einer völlig fremden Sequenzumgebung räumlich so anzuordnen, daß hochaffine kreuzreagierende Antikörper gegen die Primärsequenz induziert werden könnten. Ein wichtiger erster Schritt in diese Richtung wurde kürzlich getan: Es wurde ein System der Klonierung von definierten Epitopen in Rhinoviruskapsidstrukturen in Kombination mit zufälliger flankierender Aminosäureumgebung entwickelt (Smith et al. 1997). Durch In-vitro-Selektion der lebensfähigen Rhinovirusklone und anschließende Selektion der antigensten und immunogensten Klone wurde ein potentes Wahlverfahren für die empirische Entwicklung immunogener Strukturen aufgezeigt. Die ständig vergrößerte Koordinatendatenbank aus Kristallographiedaten der so gewonnenen partikulären Antigene und der Vergleich mit nativ vorgefundenen immunogenen Strukturen sollten in Zukunft die Voraussage von räumlicher Positionierung heterolog integrierter Aminosäuresequenzen und verfügbarer Antikörperbindungsstellen ermöglichen.

4.3.2.2.1 Totimpfstoffe

Ganzzellimpfstoffe. In verschiedenen Ländern zugelassene virale Impfstoffe, die aus inaktivierten ganzen Viren bestehen, umfassen, in äußerst verschiedenem Grad der Reinheit oder Anreicherung, IPV (inaktivierte Poliovirusvakzine), verschiedene Grippeimpfstoffe, Tollwutimpfstoff, Impfstoffe gegen Japanische Enzephalitis und gegen Hepatitis-A-Virus. Im allgemeinen werden die Viren in der Gewebekultur oder in einigen Fällen noch in Hühnereiern gezogen und dann entweder, bei Viren, die sezerniert werden, aus dem Medium direkt geerntet oder, wie etwa im Fall von Hepatitis-A-Virus, durch Lyse der Zellen ins Medium entlassen. Da sich die Viren aufgrund ihrer Größe von den meisten im Medium befindlichen Makromolekülen physikalisch unterscheiden, sind sie relativ leicht anzureichern. Meist werden die gereinigten oder angereicherten viralen Partikel dann durch Formalinbehandlung inaktiviert und durch Adsorbtion an Aluminiumsalze adjuvantiert. Solche Impfstoffe sind i. allg. effizient, recht gut verträglich, und es liegt eine langjährige Erfahrung mit ihrer Herstellung und klinischen Anwendung vor. Auch wenn es wenigstens aus theoretischen Erwägungen wünschenswert wäre, mit definierteren Antigenen zu immunisieren und im Idealfall vielleicht gar nur mit den für Schutz kritisch wichtigen Epitopen, so diese denn bekannt wären, muß erwähnt werden, daß die hier beschriebene „klassische" Form der Impfstoffentwicklung bisher oft auch die einzig technisch mögliche ist. Im Fall von Hepatitis-A-Virus z. B. war es bisher nicht möglich, das Assembly und die Faltung der Kapsidantigene in einem rekombinanten System so nachzumachen, daß die kritischen Epitope in immunogener Form erzeugt worden wären. Andererseits sind die klassischen HAV-Impfstoffe höchst immunogen und verleihen, wenigstens in einem Fall, Schutz vor der Infektion schon nach einer einzigen Immunisierung (Werzberger et al. 1992).

Subunitimpfstoffe (gereinigt und rekombinant). Die wahrscheinlich ersten viralen Subunitimpfstoffe waren sog. Spaltimpfstoffe für die Grippeimpfung, bei denen durch Detergensbehandlung Oberflächenmoleküle (Hämagglutinin und Neuraminidase) angereichert wurden. Diese Behandlung hat zu einer Verbesserung der Reaktogenität von Influenzaimpfstoffen v. a. bei Kindern geführt. Solche Impfstoffe werden weiter hergestellt und vertrieben. Der wahrscheinlich erfolgreichste virale Subunitimpfstoff ist HBsAg (das Oberflächenantigen von Hepatitis-B-Virus) (für eine Übersichtsarbeit s. Schödel, 1998). Ursprünglich wurde HBsAg aus dem Serum chronisch infizierter HBV-Träger isoliert und äußerst erfolgreich als Impfstoff eingesetzt. Das war möglich, weil das Hepatitis-B-Virus im Infizierten große Mengen von leeren HBsAg-Partikeln in Leberzellen synthetisiert und in den Blutstrom sezerniert. Diese leeren und nichtinfektiösen virusartigen Partikel bestehen hauptsächlich aus dem Major-surface-Antigen von HBV, eben HBsAg, und zu kleineren Anteilen noch aus den 2 weiteren Spezies von Oberflächenantigenen, den mittleren und großen Oberflächenantigenen. Die leeren HBsAg-Partikel unterscheiden sich in ihrem Sedimentationsverhalten von infektiösem Virus, den Dane-Partikeln, und lassen sich daher leicht aus dem Serum reinigen. Immunisierung mit gereinigtem oder rekombinantem HBsAg schützt in allen Altersstufen vor einer Hepatitis-B-Infektion. Besonders erfreulich war, daß auch Neugeborene von chronisch infizierten Müttern sich sofort nach der Geburt sehr erfolgreich aktiv immunisieren lassen und damit die v. a. in Asien hauptsächlich vertikale Übertragung von HBV wirksam unterbrochen werden kann. Es ist die frühe Infektion mit HBV im Säuglingsalter, die ein besonders hohes Risiko für Chronizität und spätere Morbidität und Mortalität an Leberzirrhose und Leberkarzinom hat. Zudem ist die vertikale Infektion für das größte Reservoir an HBV-Infektion verantwortlich: HBV hat außerhalb des Menschen keinen bekannten Wirt, es kann also angenommen werden, daß die systematische Impfung gegen HBV in einigen Generationen die Zirkulation von HBV völlig unterbinden könnte. Da schon gereinigtes HBsAg ein so erfolgreicher Impfstoff wurde und sich zudem leicht in rekombinanter Form in Bäckerhefe herstellen ließ und damit auch der erste zugelassene, exzellent verträgliche und wirkungsvolle rekombinante Impfstoff wurde, führte das Beispiel von HBsAg zu 2 oder 3 wesentlichen Fehleinschätzungen:

1. und weniger wichtig, daß sich leicht weitere virale Subunitimpfstoffe entwickeln und herstellen ließen,

2. daß die Expression anderer viraler Genfragmente, die für Oberflächenantigene kodieren, ebenso schnell und erfolgreich zur Entwicklung rekombinanter Impfstoffe führen würde und

3. daß Hefe das geeignete Substrat zur Herstellung vieler weiterer rekombinanter Impfstoffe sei.

Es ist vielleicht nützlich, hervorzuheben, daß HBsAg sich spontan zu subviralen Partikeln zusammenfindet, auch in rekombinanten Expressionssystemen. Diese subviralen Partikel bestehen im Fall von rekombinantem HBsAg nur aus einer Proteinspezies und Lipidanteilen, ähnlich einer Einheitsmembran. Seit der Entwicklung von rekombinantem HBsAg ist eine große Anzahl von Expressionssystemen für verschiedene virale Subunitimpfstoffe entwickelt worden, davon ein nicht unerheblicher Teil ohne großen Erfolg, wie z. B. für HAV. In den nächsten Jahren werden die ersten weiteren rekombinanten viralen Subunitimpfstoffe in für die klinische Zulassung entscheidende Phasen der klinischen Prüfung sein, und es ist vielleicht nicht zufällig, daß einige der bisher erfolgreicheren Impfstoffkandidaten wieder subvirale Partikel bilden, z. B. Kandidaten für Papillomvirusimpfstoffe (BPV, HPV) (s. Tindle u. Frazer, 1997). Eine Vielzahl weiterer rekombinanter viraler Impfstoffe ist in der präklinischen oder klinischen Entwicklung, so Impfstoffe für Hepatitis-E-Virus, Herpes-simplex-Virus, HIV und andere mehr. Der derzeit letzte (bisher in den USA) zugelassene neue Impfstoff ist allerdings ein Rotavirusimpfstoff, der ein Lebendimpfstoff ist und auf einer Kombination der Verwendung von Wirtsspeziesadaption (er beruht auf einem Rhesusaffenvirus, der im Menschen attenuiert ist) und der Selektion von Reassortanten beruht (Reassortanten, die neben den Genen des Rhesusaffenträgerstamms Gene für die Oberflächenantige von menschlichen Isolaten tragen).

4.3.2.2.2 Lebendimpfstoffe

Der größte Teil der erfolgreichen klassischen Virusimpfstoffe beruht auf Lebendimpfstoffen und bedient sich eines der folgenden Prinzipien:

- Verwendung verwandter Viren mit anderem Wirtsspektrum (Vaccinia, Rotavirus, Influenza),
- Attenuierung durch Zellkulturpassage (Polio, Hepatitis-A-Virus, Masernvirus, Mumps, Röteln, Windpocken, Adenovirus) oder
- Attenuierung durch Zellpassage und Adaption an besondere Kulturbedingungen (Temperatur) [Influenza, Respiratory-syncytial-Virus (RSV)].

Die genetische Basis der Attenuierung ist in manchen Fällen relativ komplex und kann die Deletion mehrere Genloci umfassen (z. B. MVA, ein zusätzlich durch multiple Zellpassagen attenuiertes Vacciniavirus), meist handelt es sich jedoch nur um Punktmutationen, die wie im Fall von Poliovirus auch wieder revertieren können. Die molekulare (genetische) Basis der Attenuierung ist heute von vielen Viren bekannt, selten jedoch die molekularen Mechanismen, die für erhaltene Immunogenität bei reduzierter Replikationskompetenz o. ä. verantwortlich sind. Mittlerweile ist es auch möglich, gezielte und definierte genetische Mutationen durch rekombinante Techniken zu erzeugen, was z. B. für Poliovirus, Herpes-simplex-Virus und verschiedene Orthopoxviren erfolgreich getan wurde. Im Fall von Poliovirus oder Pockenviren kam die Entwicklung rekombinanter definierter Mutanten zu spät, um noch Eingang in die Impfpraxis gegen Polio und Pocken zu finden. In einigen Fällen, besonders bei den aviären Orthopoxviren oder bei definierten Vacciniamutanten könnten die attenuierten Viren noch als Trägerorganismen für Fremdgene zur Entwicklung neuer Impfstoffe Bedeutung erlangen. Eine große Schwierigkeit dieses Ansatzes besteht in der ungenügenden klinischen Erfahrung mit sowohl Orthopoxviren als auch Vaccinamutanten. Während der Pockenimpfungskampagne kam es zu seltenen schweren Impfzwischenfällen, die im Fall des Schutzes gegen Pokken, einer potentiell lebensbedrohlichen Krankheit, akzeptiert werden mußten. Im Fall der Verwendung als Träger für andere Antigene wären möglicherweise solche seltenen Nebenwirkungen nicht akzeptabel, sie sind aber aufgrund ihrer Seltenheit nicht ohne weiteres klinisch testbar, auch wenn bei den genetisch definierten Mutanten theoretisch eine erhöhte Sicherheit angenommen werden kann. „Klassisch" durch Gewebekultur attenuierte Impfstoffe sind häufig klinisch sehr sicher und teilen die Vorteile des Schutzes durch natürliche Infektion: Die viralen Antigene werden in nativer Form im Wirtsorganismus synthetisiert und lösen Immunantworten ähnlich den bei natürlicher Infektion beobachteten aus. Immunisierung mit attenuierten Lebendimpfstoffen führt häufig zu langanhaltendem, vielleicht sogar lebenslangem Schutz. Der klinische Erfolg einiger attenuierter Lebendimpfstoffe, wie z. B. der Masern-, Mumps- und Rötelnimpfstoffe, macht es unwahrscheinlich, daß selbst theoretisch verbesserte Impfstoffe noch zur industriellen Entwicklung und Anwendung kämen. Ein weiterer Vorteil von Lebendimpfstoffen ist bisher fast nur im Fall von OPV (Oral Poliovirus Vaccine) nutzbar gemacht worden: Solche Viren können z. T. über dem natürlichen Infektionsweg entsprechende Immunisierungsrouten appliziert werden, im Fall von OPV z. B. oral, und verursachen im Geimpften sowohl lokale als auch systemische Immunantworten. Nasal anzuwendende

Adenovirusimpfstoffe wurden ebenfalls früh entwickelt, fanden aber bisher nur im militärischen Bereich breite Anwendung. Kürzlich wurden 2 neue Lebendimpfstoffe entwickelt, die sich wieder mukosale Immunisierungsformen zunutze machen: ein oben erwähnter Rotavirusimpfstoff, mit dem Säuglinge oral immunisiert werden, und ein kälteadaptierter Influenzaimpfstoff (noch in klinischer Überprüfung bzw. im Zulassungsverfahren in den USA), der als Nasenspray in verschiedenen Altersgruppen verabreicht werden kann. Der neu entwickelte Rotavirusimpfstoff beruht auf der Verwendung eines aus Rhesusaffen isolierten Rotavirusstamms mit etwas reduzierter Virulenz im Menschen, dessen VP6-Oberflächenantigen mit dem in humanen Epidemien vorkommenden G3 kreuzreagiert, als Impfstoff und als Träger von 3 weiteren Reassortanten, die jeweils die Gene für G1, G2 und G4 tragen und exprimieren (Vesikari et al. 1997). Orale Immunisierung von Säuglingen mit diesem tetravalenten Rotavirusimpfstoff in klinischen Studien schützte nicht effektiv gegen die Infektion, verhinderte aber einen Großteil der schweren Krankheitsverläufe und führte damit zu einer deutlichen Reduktion der Hospitalisierung. Der Impfstoff ist mittlerweile in den USA zugelassen und empfohlen, in Europa sollte die Zulassung bald erfolgen. Eine wesentliche Nebenwirkung dieser Rhesusrotavirusimpfstoffe ist relativ häufig auftretendes, auch manchmal hohes Fieber 3–5 Tage nach der Impfung. Weitere in Entwicklung befindliche Rotavirusimpfstoffe, die auf reassortanten Rotaviren des Rinds beruhen (boviner Rotavirus) haben bisher diese Nebenwirkung nicht gezeigt und könnten möglicherweise noch besser verträglich sein (Clark et al. 1996; Vesikari 1997).

4.3.3 Neue Entwicklungen

4.3.3.1 Vektorimpfstoffe

Wie bereits mehrfach erwähnt können attenuierte Bakterien und Viren als Träger zur Entwicklung heterologer rekombinanter Impfstoffe verwendet werden. Es liegt auf der Hand, daß besonders solche Organismen als Träger interessant wären, die inhärent sehr sicher sind, stabil fremdes genetisches Material aufnehmen können und, wo möglich, als mukosale Impfstoffe eingesetzt werden können.

4.3.3.1.1 Bakterielle Trägerimpfstoffe

Wie oben unter bakteriellen Lebendimpfstoffen erwähnt, eignen sich besonders attenuierte Salmonellen und möglicherweise noch attenuierte *Vibrio cholerae* als potentielle Kandidaten zur Entwicklung von Trägerimpfstoffen. Die wahrscheinlich größte Erfahrung in Tiermodellen liegt mit rekombinanten Salmonellen vor. Einzelne attenuierte rekombinante Salmonellenstämme (bisher *S.-typhi*-Mutanten) wurden bereits klinisch in Phase-I-Versuchen getestet, wobei eine überzeugende Balance zwischen sicherer Attenuierung (keine klinischen Symptome) und Immunogenität für die rekombinant erzeugten fremden Impfantigene (etwa von *Plasmodium falciparum*, HBV oder anderen) noch nicht erreicht ist (s. z.B. Tacket et al. 1990; Nardelli-Haefliger et al. 1996). Wenigstens theoretischer Vorteil von Salmonellen ist, daß sie größere Mengen Fremdantigen stabil exprimieren können und mukosal invasiv sind, d.h. sie sind in der Lage, die Darmschleimhaut oder andere Schleimhäute zu überwinden und eigene sowie fremde Antigene dem Wirtsimmunsystem zu präsentieren. Die klinische Testung von attenuierten *S.-typhi*-Stämmen hat sich bisher auf die orale und rektale Applikation beschränkt. Im Tiermodell konnte gezeigt werden, daß nasale Immunisierung zu erhöhten systemischen und lokalen, auch genitalen Immunantworten führt (z.B. Hopkins et al. 1996) und es liegt auf der Hand, diese Applikationsform bald auch klinisch zu prüfen. Ein weiterer Vorteil rekombinanter Trägerbakterien ist, daß sie generell leicht mit Antibiotika eliminiert werden können. Nachteilig ist v.a., daß sich viele virale oder parasitäre Antigene nicht in nativer Form in Prokaryoten exprimieren lassen. Diese Hürde könnte genommen werden, wenn sich attenuierte Bakterien als Träger von DNA mit eukaryotischen Regulationssequenzen etablieren ließen, so daß die Impfantigene nicht vom Bakterium, sondern von der infizierten Wirtszelle synthetisiert würden.

4.3.3.1.2 Virale Trägersysteme

Die beiden meistuntersuchten Kandidaten als virale Träger von Fremdproteinen sind Vaccinia und andere Pockenviren sowie Adenovirus, und in letzter Zeit auch Influenzaviren. Es würde den Rahmen dieser kleinen Abhandlung sprengen, alle Details der Entwicklung rekombinanter viraler Impfstoffe zu referieren, dazu sei auf andere Übersichtsarbeiten verwiesen (z.B. Flexner u. Moss, 1997). Vacciniavirus ist früh im Labor als Werkzeug zur rekombinanten Expression vieler Gene verwendet worden und hat einen wesentlichen Anteil an den Fortschritten v. a. der modernen T-Zell-Immunologie, weil mittels Vacciniarekombinanten auch prokaryotisch nicht exprimierbare Genprodukte von Viren und Parasiten zugänglich wurden. Eine Reihe von Fremdgenen aller denkbaren Ursprünge ist in Vaccinia- und verwandten Viren kloniert und exprimiert worden (s. z. B. Flexner u. Moss; 1997). Im Veterinärbereich ist auch z. B. ein erfolgreicher rekombinanter Tollwutimpfstoff, basierend auf Vaccinia, entwickelt und im Feldversuch an Füchsen in Belgien und Frankreich geprüft worden (Brochier et al. 1994). Wesentliche Vorteile viraler rekombinanter Trägerimpfstoffe sind, wie bei der DNA-Vakzinierung, daß sie Fremdgene v. a. viralen Ursprungs im Säugerorganismus zur Expression bringen. Die in der Folge induzierten Immunantworten richten sich gegen native Antigene und beinhalten zelluläre Immunantworten (zytotoxische T-Zell-Antworten), die in der Regel nur effizient ausgelöst werden, wenn die Zielzellen und möglicherweise auch die antigenpräsentierenden Zellen die Antigene selbst synthetisieren, so daß ihre Peptidfragmente in der Zelle mit MHC-Molekülen assoziieren können. Vaccina im besonderen hat ein großes Genom mit erheblicher Plastizität, in dem eine entsprechend große Anzahl an Fremdgenen stabil untergebracht werden kann, in einem Fall z. B. 7 verschiedene *P.-falciparum*-Gene, deren Produkte in der infizierten Zelle in vitro alle nachweisbar sind (Tine et al. 1996). Andere Pockenviren, z. B. Geflückelpockenviren mit eingeschränkter Replikation im Menschen, sind auch interessante Kandidaten als Trägerimpfstoffe für fremde Gene anderer Erreger (z. B. Taylor u. Paoletti, 1988; Taylor et al. 1992). Nachteile viraler Träger sind potentielle, teils schwer klinisch ausschließbare Nebenwirkungen, nicht ausreichende Immunogenität für einige Zielantigene und die Schwierigkeit, denselben Trägerorganismus mehrfach anzuwenden (z. B. zum Boostern der Immunantwort oder zur Verwendung für weitere Fremdantigene), wenn bereits Immunität gegen ihn besteht.

4.3.3.2 Synthetische Peptide

Die technische Möglichkeit der In-vitro-Synthese von Peptiden hat komplementär zu den rekombinanten Techniken kritische Werkzeuge für die Analyse von Immunantworten geliefert. Mit zunehmender Kenntnis der Erbinformation aller be-

kannten Organismen lassen sich ihre Bestandteile sowohl rekombinant in heterologen Organismen als auch synthetisch darstellen. Damit wird es möglich, die an komplexen Interaktionen wie Immunantworten beteiligten Moleküle zu untersuchen. Eine Vielzahl von Antikörperbindungsstellen (oder neudeutsch B-Zell-Epitopen) und Aminosäuremotiven, die von T-Zellen erkannt werden, sind mittlerweile im Detail bekannt (Übersicht s. z. B. Milich 1993). Die Peptidtechnologie findet ihre Grenze bei der Analyse und synthetischen Darstellung von Antikörperbindungsstellen, wo diese sich als lineare Aminosäuresequenz oder als relativ einfach quervernetzte Primärsequenz, z. B. über Zyklisierung mittels Disulfidbrücken, nicht darstellen lassen. Das markiert auch eine der bisherigen Grenzen für die Verwendung von synthetischen Peptiden als Vakzine. Ein vollständig charakterisiertes und molekular bekanntes Antigen als Vakzine würde den Herstellungsprozeß in die Nähe von chemisch definierten Arzneimitteln bringen und würde es theoretisch ermöglichen, den Nachweis der Wirksamkeit und der Konsistenz der Herstellung durch den Nachweis der analytischen Identität zu erbringen, was eine der größten Hürden in der Herstellung von biologischem Material beseitigte. Dazu käme die theoretische Erwartung, daß das Risiko von Nebenwirkungen durch ein weitgehend chemisch charakterisiertes Wirkprinzip frei von unbekannten Verunreinigungen minimalisiert werden würde. Selbst wenn synthetische Peptide in ausreichender Quantität und Qualität zu akzeptablen Preisen synthetisiert werden könnten, wäre dies bis jetzt nur für eine geringe Zahl kritischer „linearer" B-Zell-Epitope von wichtigen Erregern möglich. Auch die Immunogenität von Peptiden ist begrenzt, was wiederum die Verwendung von Haptenen oder die Integration von entsprechenden T-Zell-Epitopen und/oder die Synthese komplexerer Konstrukte wie z. B. MAPs (multiple antigen peptides: verzweigte Peptide, die mehrere Epitope aufgereiht auf einem aus Lysinresten bestehenden Stammpeptid tragen) erfoderte (Tam et al. 1998; 1989; für eine Übersicht s. Nardin u. Nussenzweig, 1997). Während besonders MAPs zwar hochimmunogen wirken, fehlt ihnen wiederum der wesentliche Vorteil der leichten molekularen Charakterisierbarkeit. Aus den genannten Gründen und aus der Überlegung, daß einzelne Epitope für einen Impfstoff, der sicheren Schutz gewährleisten soll, aufgrund der Fähigkeiten vieler Erreger, monovalenten Immunantworten durch Mutationen auszuweichen, wahrscheinlich selten die erste Wahl sind, spielen synthetische

Peptide in der Impfstoffentwicklung eine bisher geringe Rolle.

4.3.3.3 DNA-Vakzine

Die ursprünglich aus Versuchen zur Sicherheit des rekombinanten Arbeitens in den 70er Jahren gemachte Entdeckung, daß die Injektion gereinigter viraler Nukleinsäuren in Säugerorgane zur Virusvermehrung führen kann, hat außer als Werkzeug in der Analyse der viralen Genetik und Replikation besonders von nicht in vitro vermehrungsfähigen Viren, wie z.B. Hepatitis-B-Virus, in den letzten Jahren in einer überraschenden Erweiterung zur Impfstoffentwicklung beigetragen. Es wurde beschrieben, daß die Injektion gereinigter Nukleinsäure in den Mäusemuskel und auch in Haut- und Muskelgewebe anderer Tiere zur Expression der kodierten Gene im Gewebe und zu Immunantworten gegen die Genprodukte führt (Wollf et al. 1990, Williams et al. 1991). Offensichtlich sind einige Zellen in Säugergeweben in der Lage, DNA oder RNA aufzunehmen, DNA wird in den Nukleus transportiert, transkribiert und die resultierende RNA dann translatiert. Es ist daher möglich, durch einfache Injektion von gereinigten Nukleinsäuren mit geeigneten Steuerungselementen in Haut oder Muskel Immunantworten gegen praktisch alle von dieser Nukleinsäure kodierten Antigene zu induzieren. Falls sich dieses Prinzip in effektiver Form auf den Menschen übertragen läßt, könnten Impfstoffe gegen alle möglichen Erreger mit dem immer selben Prinzip erzeugt werden, was natürlich die Charakterisierung, Mischung und Reproduzierbarkeit enorm vereinfachen würde. Zu Beginn dieser Entwicklung wurden eine Reihe von Sicherheitsbedenken vorgebracht (mögliche chromosomale Integration, mögliche Anti-DNA-Immunantworten usw.), die sich jedoch bisher weder im Labormaßstab noch in ersten klinischen Versuchen bestätigt haben. Sollten sich die Sicherheitsbedenken vollständig ausräumen lassen, wäre die wichtigste Frage für die erfolgreiche pharmazeutische Entwicklung, ob sich im Menschen mit dieser Technologie schützende Immunantworten induzieren lassen. Im Moment konzentriert sich die klinische Entwicklung auf Impfstoffe, von denen angenommen wird, daß die Erzielung von spezifischen T-Zell-Antworten, besonders die Induktion von zytotoxischen T-Zellen, kritisch ist.

4.3.3.4 Lebensmittel als Impfstoffe

Die Entwicklung der rekombinanten Technologie macht es mittlerweile möglich, Fremdgene relativ einfach in Pflanzen, darunter auch Nutzpflanzen, zu exprimieren. Die rekombinanten Pflanzen synthetisieren dann große Mengen fremder Genprodukte. Die Gruppe um Arntzen zeigte beispielsweise, daß sich HBsAg, der wesentliche Bestandteil der rekombinanten Hepatitis-B-Impfstoffe, in Tabak und Kartoffeln herstellen läßt (Mason et al. 1992). Die orale Immunogenität wurde bis jetzt allerdings nur für LT-B, die nicht-toxische Rezeptorbindungsuntereinheit des hitzelabilen Enterotoxins von *E. coli* gezeigt, ein Proteinkomplex, der im Menschen zu den sehr wenigen beschriebenen ohne Träger oder Adjuvans oral immunogenen Substanzen zählt. Sollte es gelingen, fremde Proteine oder auch Zuckermoleküle in Pflanzen so herzustellen, daß der Verzehr der Pflanze im Menschen schützende Immunantworten auslösen kann, könnte die Zukunft pflanzlichen Impfstoffen gehören.

4.3.3.5 Kombinationsimpfstoffe

Einige kombinierte Impfstoffe sind schon seit längerem erfolgreich in der klinischen Anwendung, so Kombinationen von Diphtherie- und Tetanustoxoiden mit oder ohne (Ganzzell-)Keuchhustenimpfstoff. Polioimpfstoffe sind auch seit der Frühzeit der Polioimpfstoffentwicklung aufgrund der 3 Serotypen immer Kombinationsimpfstoffe. Schon bei den Polioimpfstoffen wird deutlich, daß eine Kombination verschiedener Impfstoffe manchmal eine Anpassung der individuellen Virus- oder Antigendosis erforderlich macht, die Serotypen sind unterschiedlich immunogen. Ein weiterer besonders erfolgreicher und sicherer Kombinationsimpfstoff ist MMR: die Kombination von Masern-, Mumps- und Rötelnimpfstoff, welche von Maurice Hillemann und Mitarbeitern in den 60er Jahren entwickelt worden ist. MMR war 1971 zum ersten Mal auf dem Markt und hat in den letzten 2 Jahrzehnten zu einer drastischen Reduktion von Masern-, Mumps- und Rötelnfällen in vielen Ländern, voran den USA geführt. In Finnland gelang mit der Einführung von MMR sogar die anhaltende völlige Ausrottung der einheimischen Mumps-, Masern- und Rötelnerkrankungen (Peltola et al. 1994; 1997). Mit der schnellen Einführung weiterer Impfstoffe in den Impfkalender wurde es im letzten Jahrzehnt zunehmend notwendig, kombinierte

Impfstoffe zu entwickeln. Im Bereich der Kindheitsimpfstoffe in den industrialisierten Ländern hat das Rennen um den jeweils umfassendsten Kombinationsimpfstoff gegen Diphtherie, Tetanus, Keuchusten, *H. influenzae*, Polio, mit oder ohne Hepatitis B, eine große ökonomische Bedeutung erlangt. Es sei erwähnt, daß die Entwicklung von Kombinationsimpfstoffen aufgrund der technischen Schwierigkeiten große Ressourcen bindet, die zur Entwicklung eigentlich neuer Impfstoffe nicht zur Verfügung stehen. Andererseits kann gehofft werden, daß neben und auch wegen der Reduktion der Belastung der Kinder durch multiple Impfungen während eines Termins auch eine erhöhte Impfbereitschaft und damit eine bessere Impfdeckung durch Kombinationsimpfstoffe erzielt werden. Eine Schwierigkeit in der Entwicklung von Kombinationsimpfstoffen besteht in der gelegentlich beobachteten negativen Beeinflussung der Immunogenität der Einzelkomponenten durch die Mischung. Die Entwicklung von Kombinationsimpfstoffen hat daher auch zu einer ausgiebigen Diskussion über die (noch) akzeptable Immunogenität von Impfstoffen geführt, besonders von Hib-Konjugaten. Eine direkte Messung der klinischen Schutzwirkung der Einzelkomponenten von Kombinationsimpfstoffen ist in der Regel nicht möglich, sie zeigen einmal mehr, wie wichtig die Charakterisierung von Labormarkern (sog. Surrogatmarkern) von Schutz in der Entwicklung von Impfstoffen ist.

4.3.3.6 Formulierung, Adjuvanzien

Ein weiterer wichtiger Punkt der Entwicklung neuer Impfstoffe, besonders bei Totimpfstoffen, ist die Entwicklung geeigneter Adjuvanzien und stabiler Formulierungen. Adjuvanzien sollen die gewünschte Immunantwort verstärken. Die einzigen derzeit als Bestandteile verschiedener Impfstoffe für den menschlichen Gebrauch zugelassenen Adjuvanzien sind Aluminiumsalze. Während etwa seit Beginn der Geschichte der Toxoidimmunisierung, für die erstmals Adjuvanzien kritisch nötig waren, andere Adjuvanzien erforscht werden, haben sie sich im Humanbereich bisher nicht durchgesetzt, meist weil sie entweder komplex sind und/oder Nebenwirkungen verursachen. Mit der zunehmenden Kenntnis der an Immunantworten beteiligten Interleukine könnte die Adjuvansforschung spezifischer für den jeweiligen Immunisierungszweck angepaßte Formulierungen, auch genetischer Art, entwickeln. Für hervorragende Übersichtsarbeiten über verschiedene experimentelle Adjuvanzien und Formulierungen, besonders auch für die mukosale Immunisierung (rektale, Schluck- und Aerosolimmunisierung) s. Levine et al. 1997.

4.3.4 Literatur

Alexander HE, Heidelberger M, Leidy G. The protective or curative element in type b *H. influenzae* rabbit serum. J Biol Med 16:425–434, 1944.

Anderson EL, Bowers T, Mink CM et al. Safety and immunogenicity of meningococcal A and C polysaccharide conjugate vaccine in adults. Infect Immun 62:3391–3395, 1994.

Avery OT, Goebel WF. Chemo-immunological studies on conjugated carbohydrate-proteins. II. Immunological specificity of synthetic sugar-protein antigens. J Exp Med 50:533–550, 1929.

Baxby D. The origins of vaccinia virus. J Infect Dis 136:453–455, 1977.

Bessen DE, Fischetti VA. Vaccines against *Streptococcus pyogenes* infections. In: Levine MM, Woodrow GC, Kaper JB, Cobon GS (eds). New generation vaccines. Dekker, New York, pp. 783–802, 1997.

Brochier B, Boulanger D, Costy F, Pastoret PP. Towards rabies elimination in Belgium by fox vaccination using a vaccinia-rabies glycoprotein recombinant virus. Vaccine 12:1368–1371, 1994.

Burnette WN. Bacterial ADP-ribosylating toxins: form, function, and recombinant vaccine development. Behring Inst Mitt 98:434–441, 1997.

Buynak EB, Hilleman MR. Live attenuated mumps virus vaccine. I. Vaccine development. Proc Soc Exp Biol Med 123:768–775, 1966.

Calmette A. La vaccination preventive contre la tuberculose par le BCG. Masson, Paris, 1927.

Calmette A, Guerin C, Weill Halle B. Essais d'immunitation contre l'infection tuberculeuse. Bull Acad Med 91:787, 1924.

Clark HF, Borian FE, Bell LM, Modesto K, Gouvea V, Plotkin SA. Protective effect of WC3 vaccine against rotavirus diarrhoea in infants during a predominantly serotype 1 rotavirus season. J Infect Dis 158:570–587, 1988.

Clark HF, Offit PA, Ellis RW et al. The developement of multivalent bovine rotavirus (strain WC3) reassortant vaccine for infants. J Infect Dis [Suppl 1] 174:73–80, 1996.

Cohen D, Ashkenazi MS, Green MS et al. Double-blind vaccine-controlled randomised efficacy trial of an investigational *Shigella sonnei* conjugate vaccine in young adults. Lancet 349:155–159, 1997.

Crawford CR, Faiza AM, Mukhlis FA et al. Use of zwitterionic detergent for the preparation of an influenza virus vaccine. 1. Preparation and characterization of disrupted virions. Vaccine 2:193–198, 1984.

Edwards MF, Stocker BAD. Construction of aroA hsi purA strains of *Salmonella typhi*. Vaccine 9:810–816, 1984.

Edwards KM, Meade BD, Decker MD et al. Comparison of 13 acellular pertussis vaccines: overview and serologic response. Pediatrics 96:548–557, 1995.

Enders JF, Katz SL, Milovanovic MV, Holloway A. Studies on an attenuated measles-virus vaccine I. Development and preparation of the vaccine: technics for assay of effects of vaccination. N Engl J Med 263:153–159, 1960.

Evans DJ, McKeating J, Meredith JM et al. An engineered poliovirus chimaera elicits broadly reactive HIV-1 neutralizing antibodies. Nature 339:385–389, 1989.

Fairweather NF, Lyness VA, Maskell DJ. Immunization of mice against tetanus with fragments of tetanus toxin synthesized in *Escherichia coli*. Infect Immun 55:2541, 1987.

Flexner C, Moss B. Vaccinia virus as a live vector for expression of immunogenes. In: Levine MM, Woodrow GC, Kaper JB, Cobon GS (eds). New generation vaccines. Dekker, New York, pp. 297–314, 1997.

Fothergill LD, Wright J. Influenzal meningitis: the relation of age incidence to the bactericidal power of blood against the causal organism. J Immunol 24:273–284, 1933.

Francis T, Napier JA, Voight RB et al. Evaluation of the 1954 field trial of poliomyelitis vaccine: final report. Edwards, Ann Arbor, MI, 1957.

Germanier R, Furer E. Isolation and characterization of *galE* mutant Ty21a of *Salmonella typhi*: a candidate strain for a live oral typhoid vaccine. J Infect Dis 141:553–558, 1975.

Ghedon YZ, Klimov AI, Alexandrova GI, Polezhaev FI. Analysis of genome composition and reactogenicity of recominants of cold-adapted and virulent virus strains. J Gen Virol 53:215–224, 1981.

Giannini G, Rappuoli R, Ratti G. The amino-acid sequence of two non-toxic mutants of diphtheria toxin: CRM45 and CRM197. Nucleic Acids Res 12:4063–4069, 1984.

Gotschlich EC, Liu TY, Artenstein MS. Human immunity to the *meningococcus*. III. Preparation and immunochemical properties of the group A, group B and group C meningococcal polysaccharides. J Exp Med 129:1349–1365, 1969.

Graham FL, Prevec L. Adenovirus-based expression vectors and recombinant vaccines. In: Ellis (eds) Vaccines: new approaches to immunological problems. Dekker, New York, pp. 363–390, 1992.

Granoff DM, Cates KL. *Haemophilus influenzae* type b polysaccharide vaccines (medical progress). J Pediatr 107:330–336, 1985.

Gu XX, Tsai CM, Ueyama T, Barenkamp SJ, Robbins JB, Lim DJ. Synthesis, characterization, and immunological properties of detoxified lipooligosaccharide from nontypeable *Haemophilus influenzae* conjugated to proteins. Infect Immun 64:4047–4053, 1996.

Gu XX, Chen J, Barenkamp SJ, Robbins JB, Tsai CM, Lim DJ, Battey J. Synthesis and characterisation of lipooligosaccharide-based conjugates as vaccine candidates for moraxella (Branhamella) catarrhalis. Infect Immun 66:1891–1897, 1998.

Harford N, Cabezon T, Crabeel M, Simoen E, Rutgers A, De Wilde M. Expression of hepatitis B surface antigen in yeast. Dev Biol Stand 54:125–130, 1983.

Henderson DA. Smallpox eradication. Proc R Soc Lond B Biol Sci 199:83–97, 1977.

Hensel A, Van Leengoed LAG, Szostak M et al. Induction of protective immunity by aerosol or oral application of candidate vaccines in a dose-controlled pig aerosol infection model. J Biotechnol 44:171–181, 1996.

Hoke CH, Nisalak A, Sangawhipa N. Protection against Japanes encephalitis by inactivated vaccines. N Engl J Med 319:608–614, 1988.

Holmgren J, Jertborn M, Svennerholm A-ML. Oral B subunit killed whole cell cholera vaccine. In: Levine MM, Woodrow GC, Kaper JB, Cobon GS (eds). New generation vaccines. Dekker, New York, pp. 459–468, 1997.

Hopkins S, Kraehenbuhl JP, Schödel F, Potts A, Peterson D, De Grandi P, Nardelli D. A recombinant *Salmonella typhimurium* vaccine induces local immunity by four different routes of immunization. Infect Immun 63:3279–3286, 1995.

Iizuka N, Kohara M, Hagino-Yamagishi K et al. Construction of less neurovirulent polioviruses by introducing deletions into the 5'-noncoding sequence of the genome. J Virol 63:5354–5363, 1989.

Joensuu J, Ksokenniemi E, Pang X-L, Vesikari T. Randomised placebo-controlled trial of rhesus-human reassortant rotavirus vaccine for prevention of severe rotavirus gastroenteritis. Lancet 350:1205–1209, 1997.

Jones FG, Moss JM. Studies on tetanus toxoid. I. The antitoxic titer of human subject following immunization with tetanus toxoid and tetanus alum precipitated toxoid. J Immunol 30:115–125, 1936.

Kaper JB, Lockman H, Baldini M, Levine MM. Recombinant nontoxinogenic *Vibrio cholerae* strains as attenuated cholera vaccine candidates. Nature 308:655–658, 1984.

Kass EG. Assessment of the pneumococcal polysaccharide vaccine. Rev Infect Dis 3:S1-S197, 1981.

Katada T, Tamura M, Ui M. The A protomer of islet-activating protein, pertussis toxin, as an active peptide catalyzing ADP-ribosylation of a membrane protein. Arch Biochem Biophys 224:290–298, 1983.

Ketley JM, Michalski J, Galen J et al. Construction of genetically-marked *Vibrio cholerae* O1 vaccine strains. FEMS Microbiol Lett 111:15–22, 1993.

Kilbourne ED. Inactivated influenza vaccines. In: Plotkin A, Mortimer EA Jr (eds). Vaccines. Saunders, Philadelphia, pp. 565–581, 1994.

Klugmann KP, Gilbertson IT, Koornhof HJ. Protective activity of Vi-capsular polysaccharide vaccine against typhoid fever. Lancet II:1165–1169, 1987.

Kolle W. Zur aktiven Immunisierung des Menschen gegen Cholera. Zentralbl Bakteriol 19:97–104, 1896.

Levine MM, Woodrow GC, Kaper JB, Cobon GS. New generation vaccines. Dekker, New York, 1997.

Mason H, Lam D-K, Arntzen C. Expression of hepatitis B surface antigen in transgenic plants. Proc Natl Acad Sci USA 89:11.745–11.749, 1992.

McAleer W, Buynak E, Maigetter R, Wampler D, Miller W, Hilleman M. Human hepatitis B vaccine from recombinant yeast. Nature 307:178–180, 1984.

Milich D. Application of synthetic peptide technology to experimental HBV vaccine design. In: Ellis R (ed). Hepatitis B vaccines in clinical practice. Dekker, New York, pp. 351–381.

Nardelli-Haefliger D, Kraehenbuhl J-P, Curtiss R III, Schödel F, Potts A, Kelley S, De Grandi P. Oral and rectal immunisation of adult female volunteers with a recombinant attenuated *Salmonella typhi* vaccine strain. Infect Immun 64:5219–5244, 1996.

Nardin EH, Nussenzweig RS. Synthetic peptide vaccines against the sporozoite stage of *Plasmodium*. In: Levine MM, Woodrow GC, Kaper JB, Cobon GS (eds). New generation vaccines. Dekker, New York, pp. 989–1007, 1997.

Nencioni L, Pizza MG, Bugnoli M et al. Characterization of genetically inactivated pertussis toxin mutants: candidates for a new vaccine against whooping cough. Infect Immun 58:1308–1315, 1990.

Peltola H, Heinonen OP, Valle M et al. The elimination of indigenous measles, mumps and rubella from Finland by a 12-year, two-dose vaccination program. N Engl J Med 331:1397–1402, 1994.

Peltola H, Davidkin I, Valle M, Paunio M, Hovi T, Heinonen OP, Leinikki P. No measles in Finland. Lancet 350:1364–1365, 1997.

Perez-Schael I, Guntinas MJ, Perez M et al. Efficacy of the rhesus rotavirus based quadrivalent vaccine in infants and young children in Venezuela. N Engl J Med 337:1181–1187, 1997.

Pfeiffer R, Kolle W. Experimentelle Untersuchungen zur Frage der Schutzimpfung des Menschen gegen Typhus abdominalis. Dtsch Med Wochenschr 22:736–737, 1896.

Pittmann M. Variation and type specificity in the bacterial species *Haemophilus influenzae*. J Exp Med 53:471–492, 1931.

Pizza MG, Covacci A, Bartolini et al. Mutants of pertussis toxin suitable for vaccine development. Science 246:497–500, 1989.

Plotkin SA. Rabies vaccine prepared in human cell cultures: progress and perspectives. Rev Infect Dis 2:433–447, 1980.

Plotkin SA, Farquhar JD, Katz M, Buser F. Attenuation of RA27/3 rubella virus in WI-38 human diploid cells. Am J Dis Child 118:178–185, 1969.

Provost PJ, Conti PA, Giesa PA, Banker FS, Buynak EB, McAleer WJ, Hilleman MR. Studies in chimpanzees of live, attenuated hepatitis A vaccine candidates. Proc Soc Exp Biol Med 172:357–363, 1983.

Provost PJ, Hughes JV, Miller WJ, Giesa PA, Banker FS, Emini EA. An inactivated hepatitis A viral vaccine of cell culture origin. J Med Virol 19:23–31, 1986.

Ramon G. Sur le pouvoir floculant et sur les proprietes immunisantes d'une toxindiphterique rendue anatoxique (anatoxine). Compt Rend Acad Sci 177:1338–1340, 1923.

Ramon G. Sur la toxine et surranatoxine diphtheriques. Ann Inst Pasteur: 38:1, 1924.

Rappuoli R. New and improved vaccines against diphtheria and tetanus. In: Levine MM, Woodrow GC, Kaper JB, Cobon GS (eds). New generation vaccines. Dekker, New York, pp. 417–436, 1997.

Rennels MB, Glass RI, Dennehy PH et al. Safety and efficacy of a high-dose rhesus human reassortant rotavirus vaccine: report of the National Multicenter Trial. Pediatrics 97:7–13, 1996.

Robbins JB, Schneerson R, Szu SC. Perspective: hypothesis: serum IgG antibody is sufficient to confer protection against infectious diseases by inactivating the inoculum. J Infect Dis 171:1387–1398, 1995.

Robbins JB, Schneerson R, Szu SC. Hypothesis: how licensed vaccines confer protective immunity. Adv Exp Biol 397:169–182, 1996.

Rodrigues LP, Schneerson R, Robbins JB. Immunity to *H. influenzae* type b I. The isolation, and some physicochemical, serologic and biologic properties of the capsular polysaccharide of *H. influenzae* type b. J Immunol 107:1071–1080, 1971.

Rodrigues M, Li S, Murata K et al. Influenza and vaccinia viruses expressing malaria CD8[+] T and B cell epitopes: comparison of their immunogenicity and capacity to induce protective immunity. J Immunol 148:1871, 1992.

Rodrigues LC, Diwan VK, Wheeler JG. Protective effects of BCG against tuberculous meningitis and miliary tuberculosis: a meta analysis. Int J Epidemiol 22:1154–1158, 1993.

Sabin AB, Boulger LR. History of Sabin attenuated poliovirus vaccine. J Biol Stand 1:115–118, 1973.

Santosham M, Moulton LH, Reid R et al. Efficacy and safety of high-dose rhesus-human reassortant rotavirus vaccine in Native American Populations. J Pediatr 131:632–638, 1997.

Sato H, Ito A, Chiba J, Sato Y. Monoclonal antibody against pertussis toxin: effect on toxin activity and pertussis infections. Infect Immun 46:422–428, 1984a.

Sato Y, Kimura M, Futuma H. Development of a component pertussis vaccine in Japan. Lancet I:122–126, 1984b.

Schneerson R, Rodrigues LP, Parke JC Jr, Robbins JB. Immunity to disease caused by *Haemophilus influenzae* type b. II. Specificity and some biologic characteristics of „natural", infection-acquired, and immunisation-induced antibodies to the capsular polysaccharide of *Haemophilus influenzae* type b. J Immunol 107:1081–1089, 1971.

Schneerson R, Barrera O, Sutton A, Robbins JB. Preparation, characterization and immunogenicity of *Haemophilus influenzae* type b polysaccharide-protein conjugates. J Exp Med 152:361–376, 1980.

Schneerson R, Robbins JB, Parke JC et al. Quantitative and qualitative analyses of serum antibodies elicted in adults by *Haemophilus influenzae* type b and *Pneumococcus* type 6 A capsular polysaccharide tetanus toxoid conjugates. Infect Immun: 519–528, 1986.

Schödel F. Hepatitis B virus vaccines. In: Koshy R, CaselmannWH (eds). Hepatitis B virus – molecular mechanisms in disease and novel strategies for therapy. Imperial College Press, London, pp.219–250, 1998.

Schödel F, Minor P. Hepatitis and polio vaccines. In: Perlmann P, Wigzell H (eds). Vaccines. Handbook of experimental pharmacology, vol 133, chapt 6, pp. 121 171, Springer, Berlin Heidelberg New York, 1998.

Schödel F, Peterson D, Hughes J, Milich D. Hepatitis B virus core particles as a vaccine carrier moiety. Int Rev Immunol 11:153–165, 1994.

Smith AD, Arnold E, Ferstanding Arnold G. Protein engineering to create biologically active peptides: recombinant human rhinoviruses that display peptide sequences. Behring Inst Mitt 98:229–239, 1997.

Svennerholm A-ML, Åhrén C, Jertborn M. Oral inactivated vaccines against enterotoxigenic *Escherichia coli*. In: Levine MM, Woodrow GC, Kaper JB, Cobon GS (eds). New generation vaccines. Dekker, New York, pp. 865–874, 1997.

Tacket CO, Forrest B, Morona R et al. Safety, immunogenicity, and efficacy against cholera challenge in humans of a typhoid-cholera hybrid vaccine derived from *Salmonella typhi* Ty21a. Infect Immun 58:1620–1627, 1990.

Takahashi M, Okuno Y, Otsuka J, Takamizawa A. Development of a live attenuated varicella vaccine. Biken J 18:25–33, 1975.

Tam JP, Lu YA. Vaccine engineering: enhancement of immunogenicity of synthetic peptide vaccines related to hepatitis in chemically defined models consisting of T- and B-cell epitopes. Proc Natl Acad Sci USA 86:9084, 1989.

Tam JP, Clavijo P, Lu Y-A, Nussenzweig V, Nussenzweig R, Zavala F. Incorporation of T and B epitopes of the circumsporozoite protein in a chemically defined synthetic vaccine against malaria. J Exp Med 171:299–306, 1990.

Tamura M, Nogimori K, Murai S et al. Subunit structure of the islet-activating protein, pertussis toxin, in conformity with the A-B model. Biochemistry 21:5516–5522, 1982.

Taylor J, Paoletti E. Fowlpox virus as a vector in non-avian species. Vaccine 6:466–468, 1988.

Taylor J, Weinberg R, Tartaglia J et al. Nonreplicating viral vectors as potential vaccines: recombinant canarypos virus expressing measles virus fusion (F) and hemagglutinin (HA) glycoproteins. Virology 187:321–328, 1992.

Tindle RW, Frazer HI. Vaccines against papillomavirus infections. In: Levine MM, Woodrow GC, Kaper JB, Cobon GS (eds). New generation vaccines. Dekker, New York, pp. 767–781, 1997.

Tine JA, Lanar DE, Smith DM et al. A poxvirus-vectored, multiantigen, multistage vaccine candidate for *Plasmodium falciparum* malaria. Infect Immun 64:3833–3844, 1996.

Trolfors B, Taranger J, Lagergard T et al. A placebo-controlled trial of pertussis-toxoid vaccine. N Engl J Med 333:1045–1050, 1995.

Vesikari T. Rotavirus vaccines against diarrhoeal disease. Lancet 350:1538–1541, 1997.

Vesikari T, Kapikian AZ, Delem A, Zissis G. A comparative trial of rhesus monkey (RRV-1) and bovine (RIT 4237) oral rotavirus vaccines in young children. J Infect Dis 153: 832–839, 1986.

Werzberger A, Mensch B, Kuter B et al. A controlled trial of a formalin-inactivated hepatitis A vaccine in healthy children. N Engl J Med 327:453–457, 1992.

Williams RS, Johnston SA, Riedy M, DeVit MJ, McElligott SG, Sanford JC. Introduction of foreign genes into tissues of living mice by DNA-coated microprojectiles. Proc Natl Acad Sci USA 88:2726–2730, 1991.

Wollf JA, Malone RW, Williams P, Chong W, Acsadi G, Jani A, Felgner PL. Direct gene transfer into mouse muscle in vivo. Science 247:1465–1468, 1990.

Wright AK. On the association of serious hemorrhages with conditions and defective blood coagulability. Lancet 2:807–809, 1896.

Young D, Fruth U. New vaccines against tuberculosis. In: Levine MM, Woodrow GC, Kaper JB, Cobon GS (eds). New generation vaccines. Dekker, New York, pp. 631–645, 1997.

Zollinger WD. New and improved vaccines against meningococcal disease. In: Levine MM, Woodrow GC, Kaper JB, Cobon GS (eds). New generation vaccines. Dekker, New York, pp. 469–502, 1997.

4.4 Molekulare Mechanismen und klinische Aspekte der Resistenz

ERIK CHRISTIAN BÖTTGER und PETER KERN

Inhaltsverzeichnis

4.4.1 Einführung

Es kann kein Zweifel bestehen, daß die Antibiotikaresistenz bei Infektionserregern wenngleich kein neues, so doch ein zunehmendes medizinisches und gesundheitliches Problem von globaler Bedeutung darstellt (Abb. 4.4.1, Tabelle 4.4.1).

Absicht dieses Beitrags kann nicht die enzyklopädische Wissensvermittlung sein, sondern die beispielhafte Darstellung des Problems, die am Modell beleuchteten zugrundeliegenden molekularen Mechanismen sowie die Konsequenzen, die sich aus diesem Verständnis ergeben. Ohne ein zugrundeliegendes Verständnis der Wirk- und Resistenzmechanismen ist jede Antibiotikatherapie zum Scheitern verurteilt. Sich diese rationalen Grundlagen zu erarbeiten und zum Leitfaden des Handelns zu machen, ist die Richtschnur, an der sich ein infektiologisch tätiger Arzt messen muß. Von bekannten Mechanismen ausgehend Unbekanntes rational über Deduktion zu antizipieren, ist die Herausforderung der Infektiologie.

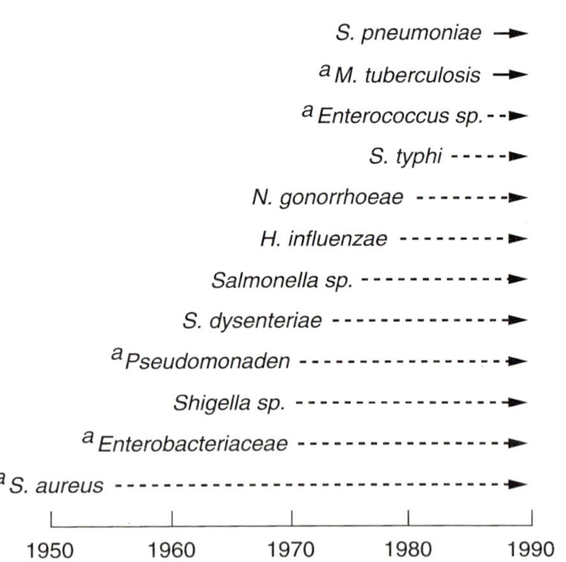

Abb. 4.4.1. Entwicklung der Antibiotikaresistenz in den Jahren von 1950–1990 für ausgewählte Krankheitserreger, *a* im Krankenhaus erworbene Infektionen, modifiziert nach Cohen [1992]

Handbuch der molekularen Medizin, Band 4
Immunsystem und Infektiologie
D. Ganten/K. Ruckpaul (Hrsg.)
© Springer-Verlag Berlin Heidelberg 1999

Tabelle 4.4.1. Beispiele Antibiotika-resistenter Mikroorganismen

Organismus	Resistenz	Mechanismus	Genetik
Enterokokken	Vancomycin	Veränderter Aufbau des Peptidoglykans	Transposon
	Aminoglykoside	Verändertes Ribosom Modifizierende Enzyme	Chromosomale Mutationen Plasmid
	β-Lactame	β-Lactamasen	Plasmid
Streptokokken	Penizillin	Verändertes Penizillin-bindendes Protein	Chromosomale Rekombinationen
	Makrolide	rRNA-methylierende Enzyme	Plasmid
Staphylococcus aureus	Oxacillin	Verändertes Penizillin-bindendes Protein	Chromosomal (Transposon)
	Makrolide	rRNA-methylierende Enzyme Effluxproteine	Plasmide, Transposon
	Aminoglykoside	Modifizierende Enzyme	Plasmid, Transposon
	Chinolone	Veränderte DNA-Gyrase Veränderte DNA-Topoisomerase	Chromosomale Mutationen Chromosomale Mutationen
	Rifampicin	Veränderte RNA-Polymerase	Chromosomale Mutationen
Enterobacteriaceae	β-Lactame	β-Lactamasen	Plasmid und chromosomal
	Aminoglykoside	Modifizierende Enzyme	Plasmid
Haemophilus influenzae	β-Lactame	Veränderte Penizillin-bindende Proteine	Chromosomale Rekombination
		β-Lactamasen	Plasmid
Mycobacterium tuberculosis	Isoniazid, Rifampicin, Streptomyzin, Pyrazinamid	Veränderte Zielstrukturen	Chromosomale Mutationen
Stenotrophomonas	β-Lactame, Aminoglykoside	Natürliche Resistenz in Kombination mit Plasmid-kodierten Resistenzmechanismen und chromosomalen Mutationen	Chromosomal und Plasmid
Acinetobacter spp.	β-Lactame, Aminoglykoside	Natürliche Resistenz in Kombination mit Plasmid-kodierten Resistenzmechanismen und chromosomalen Mutationen	Chromosomal und Plasmid

Die Gesetze der Evolution lassen annehmen, daß Mikroorganismen letztendlich gegen vermutlich jedes Antibiotikum resistent werden können. Der Motor dieser Entwicklung ist der durch Antibiotika ausgeübte Selektionsdruck. Die Darstellung des kausalen Zusammenhangs zwischen steigendem Antibiotikaeinsatz und zunehmender Antibiotikaresistenz ist sowohl für nosokomiale als auch für außerhalb des Krankenhauses erworbene Infektionen schlüssig erbracht worden.

Die Bedrohung durch zunehmende Antibiotikaresistenz ist nicht allein auf den Gebrauch von Antibiotika zur Behandlung von Infektionskrankheiten beim Menschen zurückzuführen. Die Nutztierhaltung ist ein weiterer gewichtiger Faktor. Die räumliche Enge der Massentierhaltung verbunden mit der wachsenden Größe der Betriebe stellt einen idealen Nährboden für die epidemiologische Ausbreitung von Infektionskrankheiten dar. Das Resultat ist ein massenhafter und ungezielter Verbrauch von Antibiotika. Dieser Sachverhalt wird noch zusätzlich dadurch verschärft, daß Antibiotika in der Massentierhaltung nicht nur zur Behandlung von Infektionskrankheiten, sondern auch als Futtermittelzusatzstoffe – sog. Leistungsförderer – eingesetzt werden.

4.4.2 Molekulare Mechanismen

4.4.2.1 Generelle Prinzipien

Zwei Arten der Resistenz gegenüber Antibiotika und Chemotherapeutika werden unterschieden:

1. die **natürliche (primäre) Resistenz,** die eine artenspezifische Eigenschaft darstellt, da praktisch sämtliche Isolate einer Art diese Resistenz zeigen (beispielsweise die Resistenz gramnegativer Bakterien gegenüber Vancomycin, die Resistenz von Anaerobiern gegenüber Aminoglykosiden oder die Resistenz von *Enterobacteriaceae* gegenüber Clindamycin);
2. die **erworbene (sekundäre) Resistenz,** die durch das Auftreten resistenter Stämme bei an sich empfindlichen Mikroorganismen gekennzeichnet ist (beispielsweise die Resistenz von *Staphylococcus aureus* gegenüber Methicillin; die Resistenz von *Escherichia coli* gegenüber Trimethoprim, Ampicillin und Aminoglykosiden; die Resistenz von *Mycobacterium tuberculosis* gegenüber Rifampicin).

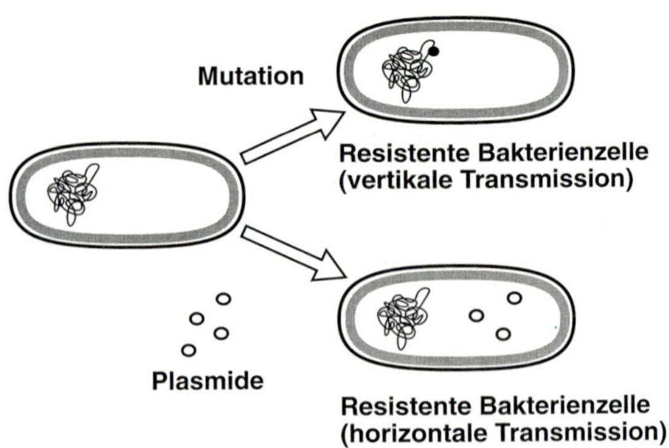

Abb. 4.4.2 Genetische Mechanismen der Antibiotikaresistenz, 1. Mutationen in der Erbinformation (Einschritt-, Vielschrittmuster). 2. Aufnahme neuer Erbinformation (Plasmide, Transposons)

Natürliche Sensitivität ist seit Beginn der Ära der antimikrobiellen Therapie immer seltener geworden. Noch heute gültige Beispiele sind die zuverlässige Empfindlichkeit von *Streptococcus pyogenes* und *Treponema pallidum* gegenüber Penizillin und die von *Staphylococcus aureus* gegenüber Vancomycin.

Die Problematik der Antibiotikaresistenz kann durch zwei Entwicklungen beschrieben werden:
1. das zunehmende Auftreten erworbener Antibiotikaresistenzen und
2. ein verändertes Erregerspektrum mit einem Erregerwechsel zu natürlicherweise multiresistenten Mikroorganismen, z.B. nosokomiale Infektionen durch *Stenotrophomonas maltophilia* und *Acinetobacter baumanii,* begünstigt durch die zunehmende Invasivität diagnostischer und operativer Maßnahmen im Rahmen der lebenserhaltenden Möglichkeiten der Intensivmedizin.

Prinzipiell gibt es nur zwei genetische Mechanismen der erworbenen Antibiotikaresistenz (Abb. 4.4.2):
1. Mutationen in bereits vorhandener Erbinformation oder
2. Aufnahme neuer Nukleinsäuren.

Während die durch chromosomale Mutationen entstandene Resistenz auf die betroffene Zelle und ihre nachfolgenden Generationen beschränkt bleibt (vertikale Transmission), kommt es durch die Aufnahme fremder DNA in Form von Plasmiden oder Transposons zu einer horizontalen Ausbreitung der Resistenz.

Mutationen in der Erbinformation treten spontan in jeder Zelle auf und stellen einen wesentlichen Motor der Evolution dar. 1943 gelang Delbrück u. Luria durch den Fluktuationstest der Beweis, daß

Änderungen von Eigenschaften einer Bakterienpopulation die Folge von seltenen, ungerichteten Veränderungen in einzelnen Zellen, die dann selektioniert werden, darstellen. Damit wurde eine weit verbreitete Lehre widerlegt, die derartige Änderungen als gerichtete Anpassung aller Zellen einer Population begriff. Spontane und ungerichtete Änderungen des Erbguts werden als Mutationen bezeichnet; sie stellen meist Punktmutationen oder Deletionen dar. Die meisten dieser Mutationen werden durch Reparaturenzyme korrigiert. Für Mutationen, die nicht repariert werden, gibt es mehrere Möglichkeiten. Die Mutation kann von Nachteil für die betroffene Zelle sein – im Extremfall ist die Mutation lethal; die Mutation hat keinen Einfluß auf die Zelle – beispielsweise aufgrund der Redundanz des genetischen Kodes (verschiedene Basentripletts können für dieselbe Aminosäure kodieren) oder weil die neue Aminosäure die Funktion des Proteins nicht beeinträchtigt; die Mutation verleiht der Zelle einen Vorteil im Vergleich zur nichtmutierten Zelle – beispielsweise Resistenz gegenüber Antibiotika oder die Fähigkeit, Substrate besser zu verstoffwechseln. Erst vor kurzem konnte am Beispiel der Makrolidresistenz von *Myobacterium avium* das von Delbrück und Luria erhobene Paradigma der stochastischen Natur resistenzvermittelnder Mutationen in-vivo, d.h. in erkrankten Patienten unter den Bedingungen einer Infektionskrankheit, nachvollzogen werden.

Mutationen, die zur Antibiotikaresistenz führen, können nach einem Einschritt- oder nach einem Vielschrittmuster erfolgen. Beim Einschritt-Muster genügt eine einzige Mutation, um eine Antibiotikaresistenz auszulösen. Beim Vielschrittmuster müssen sich mehrere Mutationen ereignen, bevor letzt-

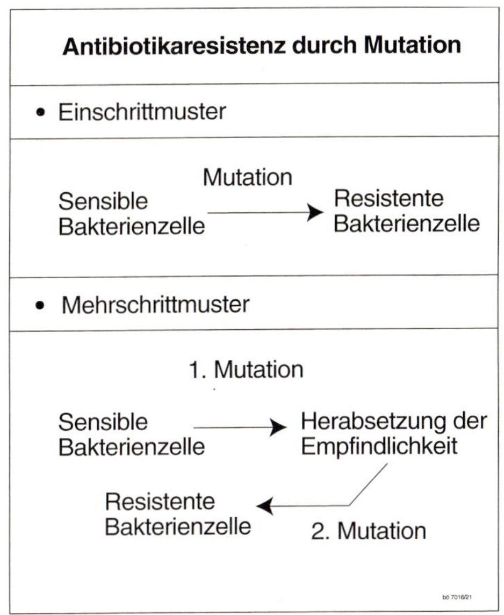

Abb. 4.4.3. Mutationen und Antibiotikaresistenz

endlich eine Mutante entsteht, die eine klinisch wirksame Antibiotikaresistenz zeigt. Jede dieser einzelnen Mutationen hat einen Effekt auf die antibiotische Empfindlichkeit des Erregers – der in vitro im Labor als Erhöhung der minimalen Hemmkonzentration bestimmt werden kann –, aber erst die Addition der einzelnen Effekte führt zur klinisch wirksamen Antibiotikaresistenz (Abb. 4.4.3). Die erworbene Antibiotikaresistenz nach dem Einschritt-Muster stellt ein häufiges Ereignis dar und findet sich bei vielen Antibiotika; demgegenüber ist eine Antibiotikaresistenz nach dem Vielschrittmuster selten.

Da die über chromosomale Mutationen erworbene Resistenz nicht übertragbar im eigentlichen Sinn ist, sondern nur vertikal (d.h. auf die eigene Nachkommenschaft) weitergegeben werden kann, wird häufig zu Unrecht davon ausgegangen, daß sie klinisch weniger bedeutsam sei. Als klinisch bedeutsame Beispiele seien angeführt die multiresistente Tuberkulose; die „high-level"-Resistenz von Enterokokken gegenüber Aminoglykosiden und als Folge die Ausschaltung des Synergismus von β-Lactam-Antibiotika und Aminoglykosiden; die Resistenz von *Enterobacteriaceae* gegenüber Chinolonen; die Überproduktion chromosomal kodierter Zephalosporinasen mit der Folge der Resistenz gegenüber Zephalosporinen vom Drittgenerationstyp.

Mutationen in übertragbaren Resistenzgenen, die auf Plasmiden oder Transposons lokalisiert sind, können neue Antibiotikaresistenzen verursa-

chen. Beispielsweise beruht die Plasmid-kodierte Resistenz gegenüber Zephalosporinen vom Drittgenerationstyp auf spezifischen Veränderungen der β-Lactamase: der Austausch von 2 Aminosäuren in der TEM-1-β-Lactamase führt zu einem neuen Enzym (TEM-26), welches diese Antibiotika hydrolysieren kann.

Die Häufigkeit von Mutationsereignissen wird durch Antibiotika nicht beeinflußt, vielmehr kommt dem Antibiotikum durch Selektion resistenter Stämme bei der Entstehung und Verbreitung der Antibiotikaresistenz eine entscheidende Bedeutung zu. Eine unter Antibiotikatherapie im Patienten entstandene sekundäre Antibiotikaresistenz muß von der Infektion mit einem primär resistenten Krankheitserreger unterschieden werden. Maßgeblich für die über Mutationsereignisse erworbene Resistenz ist die natürliche Mutationsfrequenz, die meist bei 10^{-6}–10^{-8} liegt, so daß eine über Mutationsereignisse erworbene sekundäre Resistenz klinisch immer dann bedeutsam ist, wenn am Infektionsort große Erregermengen vorliegen (bei einer bakteriellen Infektion geht man von 10^6 Bakterien/g Gewebe aus), die sich auch unter Therapie nur langsam reduzieren lassen. Mutationen im Chromosom führen im allgemeinen zur Resistenz gegenüber einem einzelnen Antibiotikum bzw. gegenüber einem Antibiotikawirkmechanismus (Monoresistenz). Eine Kombination von Mutationen, die zur Resistenz gegenüber zwei Antibiotika mit verschiedenen Wirkmechanismen führt (Doppelresistenz), ist statistisch gesehen ein ausgesprochen seltenes Ereignis. Bei einer Mutationsfrequenz von beispielsweise 10^{-7} für eine Monoresistenz gegenüber einem der beiden Antibiotika ist die Wahrscheinlichkeit einer Doppelresistenz gleich der Multiplikation beider Mutationsereignisse, d.h. 10^{-14} (gleiche statistische Verhältnisse gelten für die Resistenz vom Vielschrittmuster). Durch eine adäquate Kombinationstherapie (s. Tuberkulose) kann die Entwicklung von Antibiotikaresistenzen wirksam verhindert werden, umgekehrt werden im Endeffekt durch eine nicht adäquat durchgeführte Chemotherapie oder durch ein falsch verstandenes Antibiotikaregime mittels konsekutiver Folgen von Monotherapien derartige Multiresistenzen produziert (z.B. Chinolon- und Rifampicinresistenz bei initial nur Methicillin-resistenten Staphylokokken).

Eine Aufnahme fremder DNA kann über Transformation, Transduktion oder Konjugation erfolgen. Transformation findet sich als natürlicher Prozeß der Genübertragung nur bei wenigen Mikroorganismen, beispielsweise bei Neisserien, Pneumo-

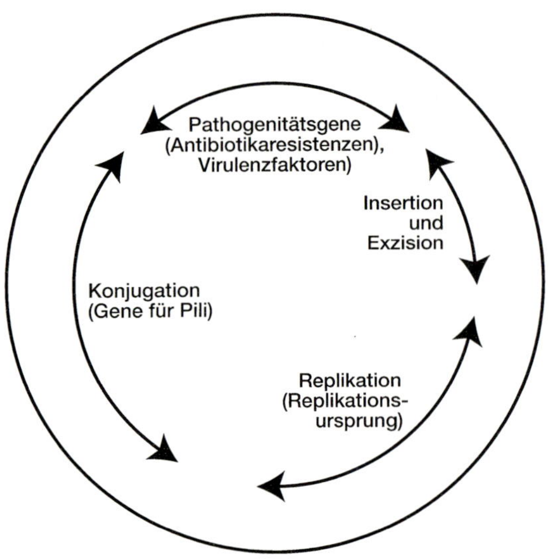

Abb. 4.4.4. Schematischer Aufbau eines zirkulären Plasmids

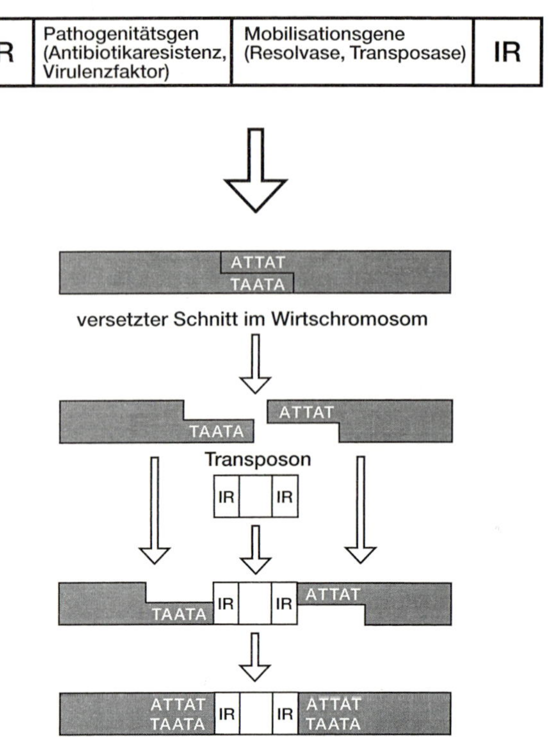

Abb. 4.4.5. Schematischer Aufbau eines Transposons und Modell für die Insertion eines Transposons. Gewöhnlich sind die das Transposon flankierenden Sequenzen im Wirtschromosom identisch, *IR* inverted repeat

kokken, Streptokokken und *Hämophilus influenzae.* Der Fähigkeit zur Transformation wird eine entscheidende Rolle bei der Penizillinresistenz von Neisserien und Pneumokokken zugeschrieben. Den wichtigsten Mechanismus für die horizontale Verbreitung von Resistenzgenen stellt die Konjugation dar, bei der Plasmide oder Transposons übertragen werden. Plasmide sind zirkuläre, sich autonom vermehrende, extrachromosomale, doppelsträngige DNA-Moleküle (Abb. 4.4.4), deren Größe und Anzahl sehr unterschiedlich sein kann (1×10^3–2×10^6 bp, 2–100 Kopien pro Bakterienzelle). Die größeren Plasmide tragen Gene, die ihre Übertragung auf andere Bakterien ermöglichen. Ein weiteres Charakteristikum von Plasmiden ist ihr Wirtspektrum: manche können nur innerhalb Bakterien derselben oder einer nahe verwandten Art übertragen werden, andere können zwischen so unterschiedlichen Arten wie Staphylokokken, Streptokokken, Laktobazillen und *Bacillus* spp. ausgetauscht werden. Die Replikation der Plasmide ist unabhängig von der der chromosomalen DNA. Bei der Zellteilung werden die vorhandenen Plasmide mehr oder weniger zufällig auf die Tochterzellen verteilt. Plasmide sind für das Überleben der Bakterienzelle nicht unbedingt erforderlich, verleihen jedoch der Zelle Eigenschaften, die unter bestimmten Bedingungen einen Selektionsvorteil darstellen, z. B. die Fähigkeit, ungewöhnliche chemische Verbindungen als Nahrungsquelle zu verwenden, Toxine oder Virulenzfaktoren synthetisieren zu können sowie Resistenz gegenüber Antibiotika.

Plasmid-kodierte Antibiotikaresistenz wurde erstmalig 1959 in Japan bei Patienten entdeckt, die an Shigellenruhr erkrankt waren und auf eine bis dahin wirksame Antibiotikatherapie nicht mehr ansprachen. Es zeigte sich, daß sich diese Resistenzeigenschaften auf andere Darmbakterien ausbreiteten, da die Resistenzgene auf einem Plasmid lokalisiert waren. Resistenzplasmide haben zwei wichtige Eigenschaften:

1. verleihen sie ihrem Wirt Resistenz gegen ein oder mehrere Antibiotika und
2. befähigen sie diesen, die Resistenzplasmide über Konjugation an andere Bakterien weiterzugeben.

Die Empfänger werden dadurch gegen die gleichen Antibiotika resistent und ihrerseits zum Donor des Resistenzplasmids für andere Bakterien. Derartige konjugative Resistenzplasmide bestehen aus zwei Abschnitten, dem Transferfaktor und der Resistenzdeterminante. Der Transferfaktor umfaßt die Gene, die für die Konjugation und den Transfer in eine andere Zelle nötig sind; die Resistenzdeterminante umfaßt ein oder mehrere Gene, welche die Antibiotikaresistenz bedingen.

Viele Resistenzplasmide tragen mehrere Resistenzgene und verursachen damit eine Mehrfachresistenz. Die Ansammlung mehrerer Resistenzgene auf derartigen Plasmiden wird durch das

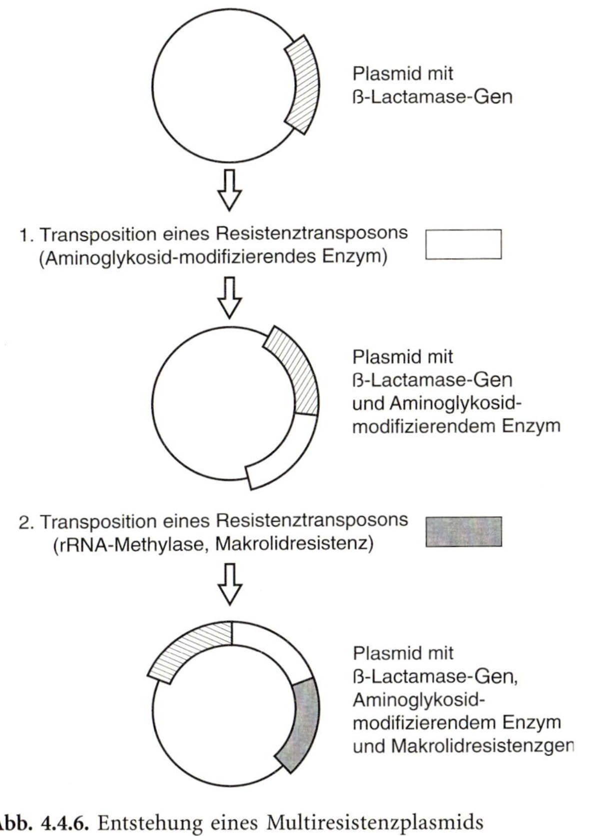

Abb. 4.4.6. Entstehung eines Multiresistenzplasmids

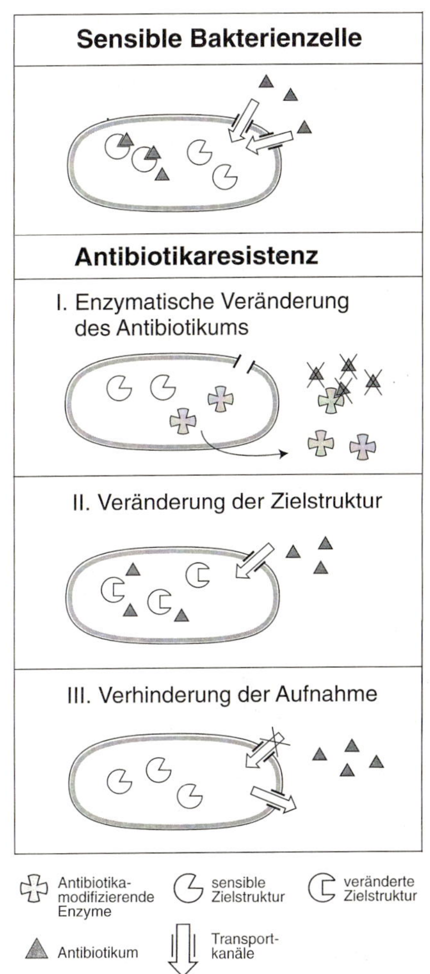

Abb. 4.4.7. Generelle Resistenzmechanismen. 1. *Enzymatische Veränderung des Antibiotikums*, Beispiele: Resistenz gegenüber β-Lactam-Antibiotika, Aminoglykoside; 2. *Veränderung der Zielstruktur*, 2a *Synthese einer neuen Zielstruktur (Plasmid- bzw. Transposon-kodiert)*, Beispiele: Resistenz gegenüber Sulfonamiden, Trimethoprim, Oxacillin, Vancomycin, 2b *Mutation der Zielstruktur (Einschritt-, Vielschrittmechanismen)*, Beispiele: Resistenz gegenüber Rifampicin, Aminoglykosiden, Chinolonen, 2c *Enzymatische Modifikation der Zielstruktur*, Beispiele: Resistenz gegenüber Makroliden, Clindamycin; 3. *Verhinderung der Aufnahme*, 3a Influxmechanismen, Beispiele: natürliche Resistenz, 3b Effluxmechanismen: Beispiele: natürliche Resistenz, Resistenz gegenüber Tetrazyklinen

Phänomen der Transposition erklärt. Mehrfachresistenzplasmide beruhen auf sukzessiv erfolgten Transpositionsereignissen.

Als Transposons werden mobile genetische Elemente bezeichnet, die ihren Platz im Genom ändern können (Abb. 4.4.5). Im Zug des Vorgangs der Transposition wird entweder eine Kopie des Transposons an einer neuen Stelle in die DNA – chromosomale oder Plasmid DNA – inseriert, wobei das ursprüngliche Transposon an seinem Platz bleibt, oder das Transposon selbst wechselt den Platz und hinterläßt eine Deletion an der alten Stelle. Transposons werden an den Enden häufig durch identische, in der Sequenz gegenläufige Nukleotidfolgen begrenzt, die sog. inverted repeats. Diese rahmen Sequenzen ein, die für Proteine kodieren, die für den Prozeß der Transposition erforderlich sind (Transposase, Resolvase). Darüber hinaus tragen Transposons häufig weitere Gene, beispielsweise solche für Antibiotikaresistenzen. Die große Bedeutung der Transposons für das Problem der Antibiotikaresistenz beruht auf zwei Faktoren:

1. Einer Erweiterung des Wirtsspektrums. Im Gegensatz zu Plasmiden, die meist nur ein begrenztes Wirtsspektrum zeigen, sind Transposons promiskuitiver. Als Beispiel sei die Fähigkeit von Transposons grampositiver Bakterien angeführt, in gramnegative Bakterien zu transponieren.

2. Die Akkumulation mehrerer Resistenzgene an einem genetischen Locus. So kann ein Resistenzfaktor gleichzeitig Resistenz gegenüber β-Lactamen, Aminoglykosiden, Chloramphenicol,

Tabelle 4.4.2. Beispielhafte Darstellung verschiedener Resistenzmechanismen und ihrer Genetik

Antibiotikum	Mechanismus	Genetik	Mikroorganismen
β-Lactame (Penizilline, Zephalosporine, Mono-bactame, Carbapeneme)	Veränderte Penizillin-bindende Proteine	Chromosomal (Transposon)	*Staphylococcus aureus* *Staphylococcus epidermidis*
		Chromosomal (Rekombination)	*Streptococcus pneumoniae* *Haemophilus influenzae* *Neisseria gonorrheae* *Neisseria meningitidis*
	β-Lactamasen	Chromosomal und Plasmid	Staphylokokken Enterokokken *Enterobacteriaceae* *Neisseria gonorrheae* *Neisseria meningitidis* Moraxella *Pseudomonas aeruginosa* Stenotrophomonas *Acinetobacter* *Haemophilus influenzae* *Bacteroides*
Makrolide	rRNA-Methylasen	Plasmid	Streptokokken Enterokokken Staphylokokken
	Veränderung des Ribosoms (23S-rRNA)	Chromosomal	Mykobakterien *Helicobacter pylori* Mykoplasmen
	Effluxproteine	Plasmid	Staphylokokken
Tetrazykline	Effluxproteine	Plasmid	Staphylokokken Streptokokken Enterokokken
	Verändertes Ribosom (Synthese eines Elongations-faktor-ähnlichen Proteins)	Plasmid	*Neisseria gonorrhea* Mykoplasmen Ureaplasmen
Rifampicin	Veränderte RNA-Polymerase	Chromosomal	Staphylokokken Streptokokken *Enterobacteriaceae* Pseudomonaden Mykobakterien
	Permeabilität	Chromosomal	*Pseudomonas aeruginosa* *Enterobacteriaceae*
Chinolone	Veränderte DNA-Gyrase	Chromosomal	Pseudomonaden *Enterobacteriaceae* Mykobakterien
	Veränderte DNA Topoisomerase	Chromosomal	Staphylokokken Streptokokken
	Permeabilität	Chromosomal	Pseudomonaden *Enterobacteriaceae*

Tetrazyklinen, Sulfonamiden sowie Trimetho-prim vermitteln. Da alle Resistenzdeterminanten auf einem genetischen Locus liegen, selektioniert jedes der einzelnen Antibiotika gleichzeitig für Multiresistenz. Aufgrund der genetischen Kopplung mit Resistenzgenen für andere Antibiotika (z. B. Sulfonamide) finden sich auch heute noch Chloramphenicol-resistente *Escherichia-coli*-Stämme, obwohl mit diesem Antibiotikum kaum mehr therapiert wird.

Plasmide und Transposons haben in der Evolution der mikrobiellen Welt eine wesentliche Rolle gespielt. Das Phänomen der Antibiotikaresistenz wird durch transponierbare DNA erklärbar. Viele Resistenzgene haben sich schon vor langer Zeit bei Antibiotika-produzierenden Mikroorganismen entwickelt, wie beispielsweise rRNA-Methylasen bei Makrolidproduzenten. Diese Resistenzgene wurden mittels transponierbarer DNA mobilisiert und fanden so Eingang in das Erbgut von Krankheitserre-

Tabelle 4.4.2 (Fortsetzung)

Antibiotikum	Mechanismus	Genetik	Mikroorgansimen
Aminoglykoside	Aminoglykosid-modifizierende Enzyme	Plasmid	Staphylokokken Enterokokken Streptokokken *Enterobacteriaceae* Pseudomonaden
	Permeabilität	Chromosomal	Pseudomonaden *Enterobacteriaceae* *Bacteroides* Mykobakterien
	Veränderung des Ribosoms (ribosomale Proteine, 16S-rRNA)	Chromosomal	Streptokokken Mykobakterien
Trimethoprim, Sulfonamide	Verändertes Enzym	Plasmid und chromosomal	Staphylokokken Streptokokken *Enterobacteriaceae* Neisserien
	Permeabilität	Chromosomal	Pseudomonaden
Glykopeptide	Veränderter Aufbau des Peptidoglykans	Chromosomal	Enterokokken Leuconostoc Laktokokken *Pediococcus* Laktobazillen

gern. Bei der weiteren Verbreitung spielten dann konjugative Mehrfachplasmide, die wiederum durch eine sukzessive Ansammlung von Transpositionsprozessen entstanden, eine entscheidende Rolle (Abb. 4.4.6).

Biochemisch beruht eine Antibiotikaresistenz auf einem der folgenden Mechanismen (Abb. 4.4.7, als Übersicht s. Tabelle 4.4.2):

1. **Enzymatische Inaktivierung des Antibiotikums durch Enzyme.** Beispiele hierfür sind β-Lactamasen- oder Aminoglykosid-modifizierende Enzyme.

2. **Veränderung der Zielstruktur.** Eine Veränderung der Zielstruktur des Antibiotikums kann durch Mutation, Modifikation oder Synthese einer neuen Zielstruktur erfolgen. Beispiele sind die Methicillinresistenz bei *Staphylococcus aureus*, die Streptomycinresistenz bei Enterokokken und *Mycobacterium tuberculosis*, die Penizillinresistenz bei Neisseria und *Streptococcus pneumoniae*, die Makrolidresistenz, die Chinolonresistenz, die Resistenz gegen Rifampicin, die Resistenz gegen Sulfonamide und Trimethoprim, die Vancomycinresistenz sowie die Resistenz von Viren gegenüber Virusstatika.

3. **Verhinderung der Aufnahme des Antibiotikums.** Der Zugang des Antibiotikums zum Zielort kann durch Permeabilitätsschranken und aktiven Transport versperrt werden. Eine Verhinderung der Aufnahme beruht entweder auf Influx- (Permeabilitätsschranke der Zellwand, Struktur der Porinkanäle) oder Effluxmechanismen. Beispiele für eine Permeabilitätsschranke sind: der Aufbau der Zellwand gramnegativer Bakterien mit der als Permeabilitätsbarriere wirkenden äußeren Membran (outer membrane), die zu einer natürlichen Resistenz gegenüber Penicillin G führt; die natürliche Resistenz von Anaerobiern gegenüber Aminoglykosiden, die auf der Abwesenheit eines Zytochrom-vermittelten Elektronentransports beruht, der für die Aufnahme dieser Antibiotika notwendig ist; die natürliche Resistenz von Mykobakterien gegenüber den meisten antibiotisch wirksamen Substanzklassen, die auf den besonderen Aufbau der lipidreichen Zellwand zurückgeführt wird.

Mikroorganismen, die derartige Permeabilitätsschranken aufweisen, müssen spezielle Mechanismen entwickeln, die ihnen die Aufnahme essentieller Nährstoffe ermöglichen. So enthält die äußere Membran gramnegativer Bakterien spezielle Proteine, sog. Porine, die eine ungerichtete Aufnahme kleinmolekularer, hydrophiler Substanzen mittels Diffusion gestatten. Die speziellen Eigenschaften derartiger Proteinkanäle begrenzen den Influx von Antibiotika. Weitere Permeabilitätsbarrieren sind die Synthese extrazellularer Schleimsubstanzen

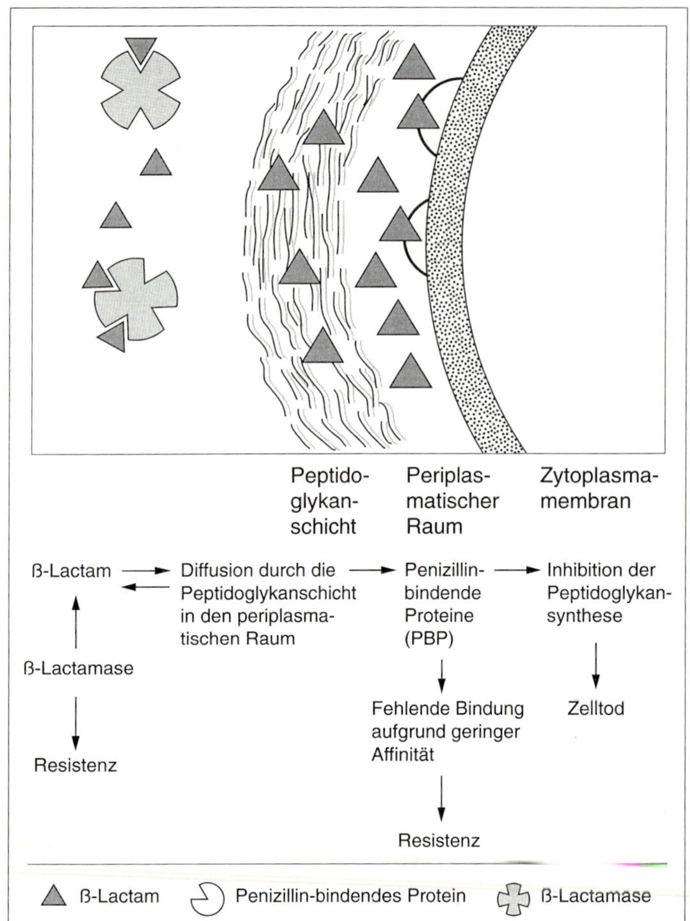

Abb. 4.4.8 a, b. Unterschiedliche Interaktion von *ß*-Lactam-Antibiotika mit grampositiven (**a**) und gramnegativen (**b**) Bakterien. **a** Bei grampositiven Mikroorganismen beruht die Resistenz entweder auf *ß*-Lactamasen, die sezerniert werden und das Antibiotikum extrazellular zerstören, oder auf Penizillin-bindenden Proteinen mit geringer Affinität für das *ß*-Lactam, **b** bei gramnegativen Mikroorganismen erreicht das Antibiotikum den periplasmatischen Raum über Porinkanäle in der äußeren Membran. Die im periplasmatischen Raum (zwischen Zytoplasmamembran und Peptidoglykanschicht) angesiedelten *ß*-Lactamasen inaktivieren das Antibiotikum, bevor es die Penizillin-bindenden Proteine erreichen kann

oder antibiotikaspezifische Faktoren wie Hydrophobizität, Größe, Ladung oder Sekundärstruktur.

Als Beispiel für Effluxmechanismen mittels aktivem Transport sei die erworbene Resistenz gegenüber Tetrazyklinen bei Enterobakterien angeführt. Ein Zusammenspiel von Permeabilitätsschranke und Efflux ist ein besonders effizienter Mechanismus, um dem Antibiotikum den Zugang zum Zielort zu versperren, und für die natürliche Resistenz von *Pseudomonas aeruginosa* gegenüber zahlreichen Antibiotika verantwortlich.

Häufig beruht eine Antibiotikaresistenz auf einer Kombination mehrerer der oben angeführten Mechanismen, die sich in ihrer Wirkung gegenseitig verstärken. Bei gramnegativen Bakterien findet sich eine synergistische Kombination von im periplasmatischen Raum lokalisierten *ß*-Lactamasen mit der geringen Permeabilität der äußeren Membran für *ß*-Lactam-Antibiotika. Die begrenzte Permeabilität der äußeren Membran für *ß*-Lactame ermöglicht, daß bereits geringe Mengen von *ß*-Lactamasen ausreichen, um das in den periplasmati-schen Raum eingedrungene Antibiotikum über Hydrolyse zu inaktivieren.

Eine Antibiotikaresistenz, die auf chromosomal fixierten Mutationen der Zielstruktur beruht, ist konstitutiv wirksam, z.B. die Rifampicinresistenz oder die Makrolidresistenz bei nichttuberkulösen Mykobakterien. Demgegenüber sind Antibiotikaresistenzen aufgrund enzymatischer Inaktivierung des Antibiotikums, enzymatischer Modifikation der Zielstruktur, de-novo-Synthese einer primär resistenten Zielstruktur oder Effluxmechanismen häufig induzierbar und damit reguliert, z.B. *ß*-Lactamasen, Makrolidresistenz bei Enterobakterien und grampositiven Kokken, Methicillinresistenz bei *Staphylococcus aureus*, Vancomycinresistenz bei Enterokokken. Die Induzierbarkeit von Antibiotikaresistenzen bereitet häufig Schwierigkeiten bei In-vitro-Empfindlichkeitsprüfungen und resultiert nicht selten in falsch-sensiblen Testergebnissen, z.B. Übersehen der Methicillinresistenz bei *Staphylococcus aureus*.

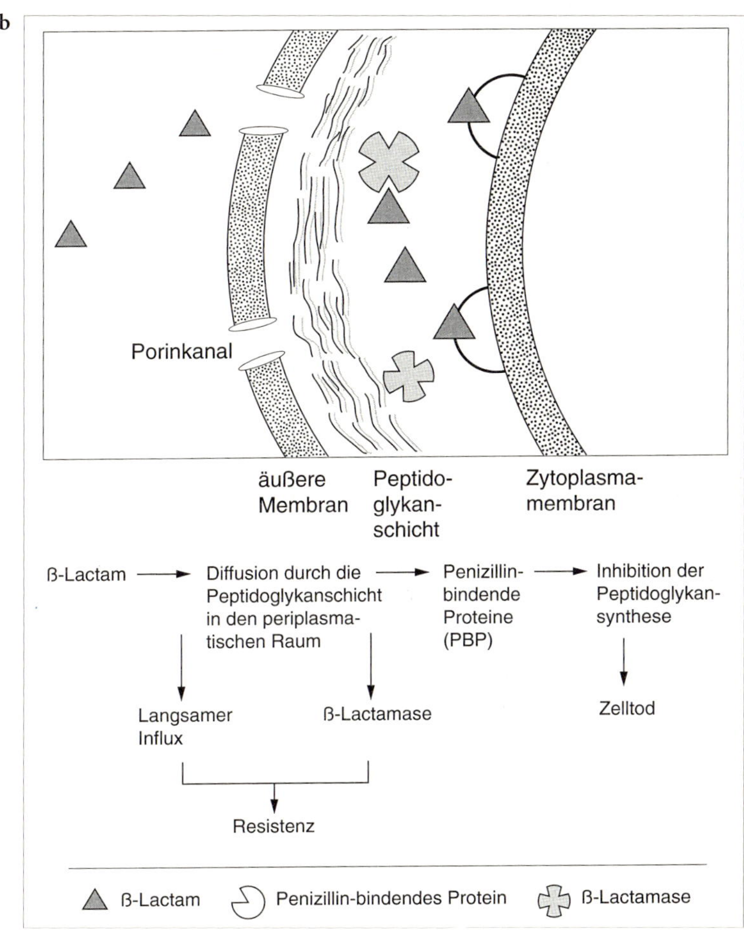

4.4.2.2 β-Lactame

β-Lactam-Antibiotika interferieren mit der Peptidoglykansynthese, indem sie an sog. Penizillin-bindende Proteine (PBP) kovalent binden. Derartige PBP nehmen unterschiedliche Funktionen in der Peptidoglykansynthese ein, z. B. Transpeptidasen, Karboxypeptidasen, Endopeptidasen. Entscheidend ist die Hemmung der Transpeptidasereaktion, die die Quervernetzung der Mureinschicht gewährleistet. Eine erworbene Resistenz gegenüber β-Lactam-Antibiotika beruht entweder auf veränderten Penizillin-bindenden Proteinen oder der Produktion von β-Lactamasen (Tabelle 4.4.2).

β-Lactamasen inaktivieren β-Lactam-Antibiotika, indem sie den β-Lactam-Ring hydrolysieren. Antibiotikaresistenz tritt ein, wenn die zur Hemmung der Zielstruktur (PBS) notwendige intrazellulare Konzentration an Antibiotikum unterschritten wird (Abb. 4.4.8). Bei grampositiven Bakterien diffundieren β-Lactam-Antibiotika frei durch die Peptidoglykanschicht, um die Penizillin-bindenden Proteine im periplasmatischen Raum zu erreichen. Eine Resistenz beruht entweder auf extrazellulär sezernierten β-Lactamasen oder auf veränderten Penizillin-bindenden Proteinen. Bei gramnegativen Bakterien stellt die äußere Membran eine Permeabilitätsschranke dar, und die β-Lactamasen sind im periplasmatischen Raum lokalisiert. Die begrenzte Permeabilität der äußeren Membran für β-Lactam-Antibiotika bewirkt, daß bereits geringe Mengen von β-Lactamase ausreichen, um das in den periplasmatischen Raum eingedrungene Antibiotikum zu inaktivieren. Die Resistenz resultiert häufig aus einer Kombination von Permeabilitätsschranke und Bildung einer β-Lactamase.

Bakterien produzieren eine Vielzahl von β-Lactamasen. Diese werden nach ihrer Substratspezifität, d. h. hydrolytischen Aktivität gegenüber verschiedenen Klassen von β-Lactamen (Penizilline, Zephalosporine) klassifiziert. Zusätzliche Merkmale sind chromosomale oder extrachromosomale Lokalisation, Unterschiede in der Hemmbarkeit durch β-Lactamase-Inhibitoren, Induzierbarkeit der Synthese durch bestimmte β-Lactam-Antibiotika sowie biochemische Eigenschaften, wie Molekulargewicht und isoelektrischer Punkt. Verschiedenste Klassifikationsschemen zur Einteilung der β-Lactamasen wurden vorgeschlagen, in Tabelle 4.4.3 ist das modifizierte Schema nach Bush wiedergegeben.

Die Zahl der β-Lactamasen ist in den letzten Jahren kontinuierlich angestiegen, und laufend werden neue Subtypen beschrieben. Die Evolution neuer β-Lactamase-Subtypen beruht in der Regel auf einer Veränderung durch Mutation, wobei die erfolgte Mutation die Substratspezifität des Enzyms ändert. So unterscheidet sich TEM-12 von TEM-1 durch einen Ersatz des Arginins durch Serin an Position 164; TEM-26 zeigt zusätzlich einen Aminosäureaustausch an Position 104. Die dadurch ausgelöste Änderung der Substratspezifität ist in Tabelle 4.4.4 dargestellt. Ähnliches findet sich bezüglich der Hemmung durch β-Lactamase-Inhibitoren: ein Austausch eines Methionins durch ein Isoleucin an Position 68 der TEM-1-β-Lactamase führt zur Resistenz gegenüber β-Lactamase-Inhibitoren (s. Tabelle 4.4.3, TRI-1). Das Ergebnis ist immer vorhersehbar: auf die Einführung eines neuen β-Lactams antworteten die Bakterien mit der Synthese einer durch Mutationen modifizierten β-Lactamase, welche auch das neueste β-Lactam inaktiviert.

Bestimmte β-Lactame können als starke Induktoren von β-Lactamasen ihre eigene Inaktivierung verursachen. Trotz des Vorhandenseins von β-Lactamasen kann eine Sensitivität gegenüber β-Lactamen, die schlechte Induktoren der β-Lactamase darstellen, bestehen. Diese Unterschiede in der Induktion von β-Lactamasen mit der Folge einer unterschiedlichen In-vitro-Empfindlichkeit sind für die Therapie mit Vorsicht zu betrachten, zum einen, da In-vitro-Befunde nicht der In-vivo-Situation entsprechen und zum anderen, weil es durch Mutationen schnell zur konstitutiven Expression derartiger Lactamasen kommt. Aus diesem Grund ist es sinnvoll, im mikrobiologischen Labor auf induzierbare β-Lactamasen zu testen und entsprechende Schlußfolgerungen zu ziehen, d. h. beim Vorliegen induzierbarer β-Lactamasen β-Lactamase-stabile β-Lactame einzusetzen.

Am stabilsten gegenüber β-Lactamasen sind bisher Carbapeneme (z. B. Imipenem). Eine chromosomal kodierte Carbapenemase ist für die natürliche Resistenz von *Stenotrophomonas* (früher *Xanthomonas*) *maltophilia* gegenüber Carbapenemen verantwortlich; vereinzelt finden sich derart chromosomal kodierte Carbapenemasen auch bei *Bacteroides fragilis*, *Enterobacter cloacae* oder *Serratia marcescens*. Bei *Pseudomonas aeruginosa* wurde eine Plasmid-kodierte Carbapenemase gefunden.

Einer β-Lactam-Resistenz aufgrund veränderter Penizillin-bindender Proteine können zwei unterschiedliche Mechanismen zugrundeliegen:

Tabelle 4.4.3. Klassifikation von β-Lactamasen, *C* chromosomal, *P* Plasmid

Gruppe	Bevorzugtes Substrat	Lokalisation	Beispiele
1	Zephalosporine	C, P	Chromosomale Enzyme verschiedenster gramnegativer Bakterien, z. B. AmpC[b], MIR-1[b]
2a[a]	Penizilline	C, P	Penicillinasen grampositiver Bakterien
2b[a]	Penizilline	P, C	TEM-1, TEM-2, TEM-13
2be[a]	Penizilline, Zephalosporine, Monobactame	P, C	TEM-3 → TEM-12, TEM-14 → TEM-26
2br	Penizilline, Zephalosporine	P	TRI-1
2c[a]	Penizilline, Carbenicillin	P, C	PSE-1, PSE-3, PSE-4 (*Pseudomonas aeruginosa*)
2d	Penizilline	P, C	Oxa-1 → Oxa-11
2e[a]	Zephalosporine	C, P	FPM-1 (*Proteus mirabilis*)
2f[a]	Penizilline, Carbapeneme	C	Sme-1 (*Serratia marcescens*)
3	β-Lactame, Carbapeneme	C, P	L1 (*Stenotropomonas maltophilia*)
4	Penizilline	C, P	*Pseudomonas capacia*

[a] Hemmung durch β-Lactamase-Inhibitoren wie Klavulansäure, Tazobactam oder Sulbactam. [b] Die Nomenklatur der β-Lactamasen ist wenig systematisch, manche Enzyme wurden nach den biochemischen Eigenschaften benannt (AmpC für Hydrolyse von Ampicillin; TRI für TEM-β-Lactamasen mit Resistenz gegenüber β-Lactamase-Inhibitoren; OXA für Hydrolyse von Oxacillin), andere β-Lactamasen wurden nach einem Patienten benannt (MIR für Miriam, TEM für Temaniera) und andere nach dem Organismus, in dem sie zuerst beschrieben wurden (PSE für *Pseudomonas aeruginosa*, FPM für Fujisawa *Proteus mirabilis*, Sme für *Serratia marcescens*).

Tabelle 4.4.4. *β*-Lactamasen und Resistenz

| Organismus | MHK [μg/ml] | | | | | |
	β-Lactamase	Ampicillin	Aztreonam	Cefotaxim	Ceftazidim	Imipenem
E. coli	–	4	0,125	0,125	0,25	0,25
	TEM-1	>256	0,125	0,125	0,25	0,25
	TEM-12	>256	8,0	0,5	64,0	0,25
	TEM-26	>256	32,0	1,0	256,0	0,25
	MIR-1	>256	128,0	64,0	128,0	0,25
Enterobacter cloacae	Wildtyp	16	0,25	0,06	0,5	0,25
	AmpC hoch	>256	64	32	>256	0,25

Der Wildtyp von *E. coli* verfügt über keine *β*-Lactamase; TEM-1 ist die häufigste Plasmid-kodierte *β*-Lactamase bei gramnegativen Bakterien; TEM-12 und TEM-26 sind durch Mutationen aus TEM-1 hervorgegangen; MIR-1 ist eine Breitspektrum-*β*-Lactamase; der Wildtyp von *Enterobacter cloacae* verfügt über eine induzierbare AmpC-*β*-Lactamase; AmpC-hoch ist ein Stamm mit konstitutiver AmpC-Expression, der durch Mutation aus dem Wildtyp hervorging; *MHK* minimale Hemmkonzentration

Tabelle 4.4.5. Glykopeptidresistenz in Enterokokken

| Phänotyp | Genotyp | MHK [μg/ml] | | Regulation der Expression | Möglichkeit des genetischen Transfers mittels Konjugation | Enterokokkenspezies |
		Vancomycin	Teicoplanin			
VanA	vanA	64–>1000	16–512	Induzierbar	+	*Enterococcus faecium* *Enterococcus faecalis* *Enterococcus avium*
VanB	vanB	4–1000	0,5–1	Induzierbar	+	*Enterococcus faecium* *Enterococcus faecalis*
VanC	vanC	2–32	0,5–1	Konstitutiv	–	*Enterococcus gallinarum*

1. Genetische Veränderungen der Penizillin-bindenden Proteine, beispielsweise bei *Neisseria gonorrhoea*, *Streptococcus pneumoniae* und *Haemophilus influenzae* (bei *Neisseria gonorrhoe* und *Haemophilus influenzae* sind auch TEM-1-*β*-Lactamasen beschrieben). Die genannten Mikroorganismen sind natürlicherweise transformierbar, und die veränderten PBP werden auf interspezifische Rekombinationsereignisse zurückgeführt.
2. Synthese eines neuen zusätzlichen PBP mit geringer Affinität für *β*-Lactame wie das PBP 2a, welches für die Oxacillin-Methicillin-Resistenz bei *Staphylococcus aureus* verantwortlich ist.

4.4.2.3 Glykopeptide

Glykopeptidantibiotika (Vancomycin, Teicoplanin) sind hochwirksame Antibiotika gegen grampositive Bakterien; die natürliche Resistenz gramnegativer Mikroorganismen wird auf die äußere Membran als Permeabilitätsbarriere zurückgeführt. Eine Vancomycinresistenz grampositiver Bakterien wurde zuerst bei Enterokokken beschrieben, wobei drei phänotypische Gruppen, A, B und C, deren Eigenschaften in Tabelle 4.4.5 dargestellt sind, unterschieden werden. Klinisch am bedeutsamsten ist die Resistenz vom VanA-Phänotyp, auf die sich die Ausführungen beschränken. Die Resistenz vom VanA-Typ wird über ein Transposon vermittelt, welches für mehrere Gene kodiert (Abb. 4.4.9).

VanA ist eine D-Ala-D-Lac-Ligase. Das VanH-Gen kodiert für ein Enzym, welches Pyruvat in D-Laktat (D-Lac) umwandelt. Die VanA-Ligase verwendet D-Laktat als Substrat, um das Depsipeptid D-Ala-D-Lac zu synthetisieren, welches dann anstelle von D-Ala-D-Ala in der Peptidoglykansynthese eingebaut wird. Vancomycin hemmt die Peptidoglykansynthese, indem es an den D-Ala-D-Ala-Rest des UDP-Muramyl-N-Azetyl-Pentapeptids bindet und damit die Transglykosylierung inhibiert. Im Gegensatz zum D-Ala-D-Ala bindet D-Ala-D-Lac Vancomycin nicht. In der resistenten Zelle laufen die Synthese Vancomycin-sensibler und Vancomycin-resistenter Peptidglykanstrukturen gleichzeitig ab. Aus diesem Grund ist es erforderlich, daß das Transposon, welches Glykopeptid-

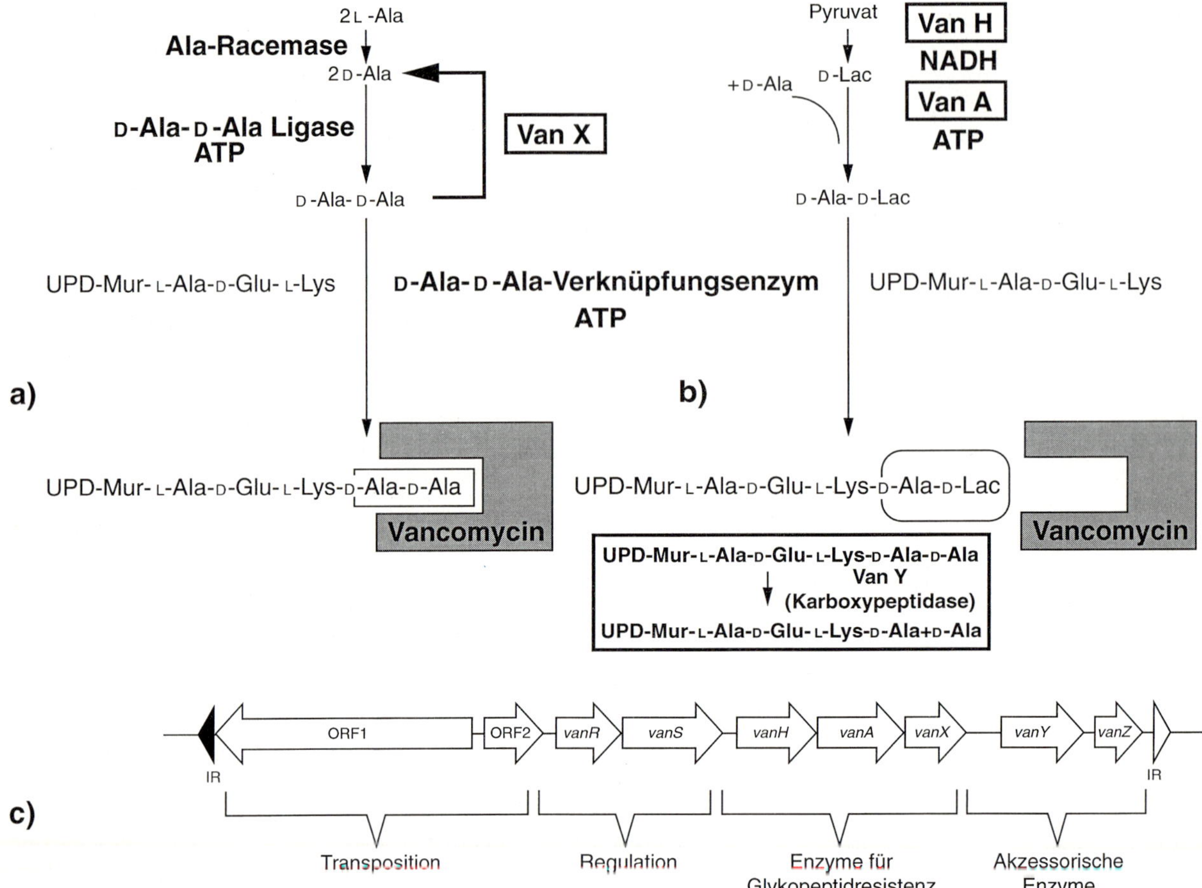

Abb. 4.4.9 a–c. Schematische Darstellung der Peptidoglykansynthese in (**a**) Glykopeptid-sensiblen und (**b**) Glykopeptidresistenten Enterokokken; der Einbau von D-Ala-D-Lac anstelle von D-Ala-D-Ala in das Pentapeptid reduziert die Affinität für Vancomycin. (**c**) Schematische Darstellung des Glykopeptidresistenzlocus auf dem Transposon TnI546

resistenz vermittelt, gleichzeitig für Gene kodiert, die die Synthese einer Vancomycin-sensiblen Zielstruktur inhibieren. So spaltet das VanX-Protein das D-Ala-D-Ala-Dipeptid und verhindert damit das Substratangebot für die Synthese einer Vancomycin-sensiblen Peptidglykanstruktur. Bis heute ist die Vancomycinresistenz ausschließlich bei Enterokokken sowie in saprophytären Mikroorganismen mit natürlicher Glykopeptidresistenz, wie Laktobazillen, Leuconostoc und Pediokokken, beobachtet worden. Der Mechanismus der natürlichen Glykopeptidresistenz ist ähnlich der Synthese von Peptidoglykanbausteinen mit einem D-Ala-D-Lac-Rest. Prinzipiell ist die Transposon-kodierte Vancomycinresistenz übertragbar, auch wenn sie bisher nur bei Enterokokken beobachtet wurde.

In *Staphylococcus haemolyticus* und *Staphylococcus epidermidis* kann durch chromosomale Mutationen eine Teicoplaninresistenz entstehen. Unter Therapie mit Teicoplanin ist eine erworbene Teicoplaninresistenz in *Staphylococcus aureus* beschrieben worden. Der Resistenzmechanismus ist unbekannt; die entsprechenden Stämme sind nach wie vor Vancomycin-sensibel.

Auf den ersten Blick erscheint Teicoplanin für die Therapie von Infektionen mit Enterokokken vom VanB-Phänotyp geeignet, da dieser Phänotyp durch Vancomycinresistenz bei gleichzeitiger Sensitivität gegenüber Teicoplanin gekennzeichnet ist. Dies hat seinen vermutlichen Grund darin, daß Teicoplanin im Gegensatz zu Vancomycin die Expression von VanB nicht induziert. In vitro selektioniert Teicoplanin sehr rasch für Mutanten mit konstitutiver VanB-Expression. Derartige Mutanten, die auch unter Teicoplaninbehandlung beim Menschen beschrieben wurden, sind gegenüber Teicoplanin auch resistent.

Vancomycin ist in vielen Fällen die letzte verbleibende therapeutische Option zur Behandlung von Infektionen durch grampositive Mikroorganismen, beispielsweise bei Oxacillin-resistenten *Staphylococcus aureus* (ORSA, im englischen Sprachtum MRSA für Methicillin-resistenten *Staphylococcus aureus*). Eine Übertragung der Vancomycinresistenz auf hochvirulente Krankheitserreger, wie ORSA, käme einem Rückfall in die präantibiotische Ära gleich, da es für derartige Infektionen kaum mehr chemotherapeutische Behandlungsmöglichkeiten gäbe.

4.4.2.4 Aminoglykoside

Die erworbene Aminoglykosidresistenz beruht auf Veränderungen der Zellwand mit der Folge einer verminderten Aufnahme des Antibiotikums, Veränderungen der Zielstruktur oder Aminoglykosid-modifizierenden Enzyme (s. Tabelle 4.4.2).

Die häufigste Ursache der Aminoglykosidresistenz sind enzymatische Modifikationen einzelner Hydroxyl- oder Aminogruppen des Antibiotikums durch Azetyltransferasen (AAC), Phosphotransferasen (APH) und Adenyltransferasen (ANT). Die Einteilung Aminoglykosid-modifizierender Enzyme berücksichtigt die Art der Modifikation und die modifizierte Position (s. Abb. 4.4.10). Verschiedene Enzyme azetylieren die 3′-, 2′- oder 6′-Aminogruppe der Aminoglykoside vom Gentamicin- und Kanamycintyp. So gibt es beispielsweise zwei verschiedene Enzyme, die die 6′-Aminogruppe azetylieren, AAC(6′)-1 und AAC(6′)-2. Eine Phosphorylierung der 3′-Hydroxylgruppe ist häufig bei Enterobakterien anzutreffen.

Aus noch ungeklärten Gründen führen, im Gegensatz zu β-Lactamasen, Mutationen in diesen Enzymen nicht zu einer Änderung der Substratspezifität. Eine erweiterte Substratspezifität ist nur durch den Erwerb zusätzlicher Enzyme möglich, so daß es nicht ungewöhnlich ist, daß resistente Mikroorganismen mehrere Aminoglykosid-modifizierende Enzyme besitzen.

Eine Aminoglykosidresistenz durch chromosomale Mutationen der Zielstruktur (ribosomale Proteine und 16 S-rRNA) findet sich bei Enterokokken und Mykobakterien. Enterokokken zeigen natürlicherweise eine geringgradige, sogenannte Low-level-Resistenz gegenüber Streptomycin, die auf der geringen Permeabilität der Zellwand für dieses Antibiotikum beruht. Eine Kombinationstherapie mit β-Lactam-Antibiotika überkommt diese Low-level-Resistenz mittels der durch das β-Lactam verursachten Störungen im Aufbau der Peptidoglykanschicht und den damit einhergehenden Veränderungen der Permeabilität der Zellwand. Mutatio-

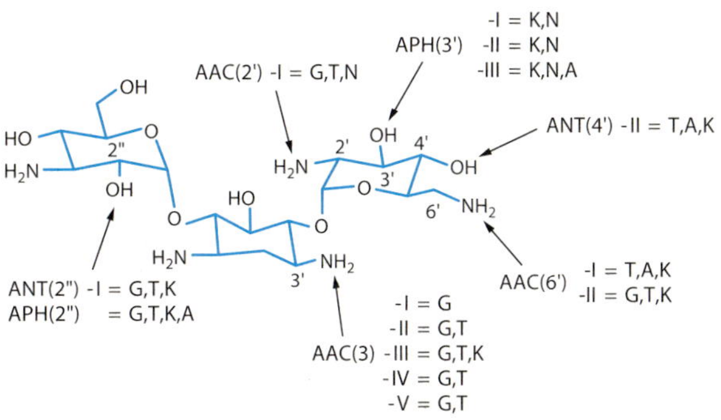

Abb. 4.4.10. Angriffspunkte Aminoglykosid-modifizierender Enzyme. Phosphorylierung (*APH*), Adenylierung (*ANT*), Azetylierung (*AAC*) und die dadurch verursachte Inaktivierung von Gentamicin (*G*), Tobramycin (*T*), Amikacin (*A*), Kanamycin (*K*) und Neomycin (*N*) sind am Strukturmodell von Kanamycin dargestellt

nen im ribosomalen Protein S12 führen zu einer hochgradigen, sogenannten High-level-Streptomycinresistenz und antagonisieren den durch das Aminoglykosidantibiotikum vermittelten Synergismus.

Resistenzvermittelnde Mutationen in ribosomalen Nukleinsäuren wie der 16 S-rRNA als Ursache einer Antibiotikumresistenz waren bei Krankheitserregern bislang unbekannt und wurden vor kurzem erstmalig bei Streptomycin-resistenten *Mycobacterium tuberculosis* beschrieben. Zur Erklärung dieses neuartigen Phänomens sei angemerkt, daß zum einen für Antibiotika, die an der Proteinbiosynthese angreifen, der sensitive Phänotyp häufig dominant über den resistenten Phänotyp ist. Zum anderen findet sich bei Mykobakterien häufig nur ein singuläres, chromosomales rRNA-Gen, während die meisten anderen Krankheitserreger mehrere chromosomale rRNA-Gene aufweisen (*E. coli* verfügt beispielsweise über 7 rRNA-Operons). Bei Mikroorganismen mit mehreren rRNA-Genen kann eine Mutation in einem dieser Gene nur einen rezessiven Phänotyp entfalten, d. h. der Organismus ist nach wie vor empfindlich. Bei Mykobakterien mit einem singulären rRNA-Gen entspricht dagegen der Genotyp dem Phänotyp, d. h. der Organismus ist resistent. Nachdem diese Mechanismen paradigmatisch an Mykobakterien demonstriert wurden, sind sie auch für andere Krankheitserreger mit singulären rRNA-Genen nachgewiesen worden (beispielsweise Mykoplasmen).

4.4.2.5 Makrolide

Makrolide (Erythromycin, Roxithromycin, Clarithromycin, Azithromycin) inhibieren die Peptidyltransferasefunktion des Ribosomes. Viele gramnegative Bakterien zeigen eine natürliche Makrolidresistenz, die auf der äußeren Membran als Permeabilitätsschranke beruht. Bei Staphylokokken beruht die erworbene Makrolidresistenz nicht selten auf Effluxproteinen; ansonsten beruht die erworbene Makrolidresistenz meist auf Enzymen, sog. Methylasen, die ein bestimmtes Nukleotid – das Adenin an Pos. 2058 – der 23S rRNA modifizieren. Die dadurch ausgelöste Modifikation interferiert mit der Bindung der Antibiotika an die Zielstruktur. Die Methylierung des Adenins vermittelt gleichzeitig Resistenz gegenüber Clindamycin. Die durch Methylasen ausgelöste Resistenz kann konstitutiver und induzierbarer Natur sein. Aufgrund der induzierbaren Natur der Methylasen ist bei Empfindlichkeitsprüfungen, die eine Resistenz gegenüber Makroliden bei gleichzeitiger Clindamycinsensitivität anzeigen, Vorsicht geboten, da Clindamycin in vitro ein schlechter Induktor ist.

Die meisten Krankheitserreger verfügen in ihrem Genom über eine Vielzahl von rRNA-Genen. Unter diesen Umständen beruht eine Resistenzvermittelnde Modifikation der Zielstruktur ausschließlich auf Methylasen. Bei Mikroorganismen, die nur ein oder zwei rRNA-Gene in ihrem Genom aufweisen, beispielsweise Mykobakterien, Mykoplasmen und *Heliobacter pylori* sind Mutationen in der rRNA, die das Adenin an Position 2058 oder 2059 der rRNA betreffen, der dominierende Mechanismus der erworbenen Makrolidresistenz. Im Unterschied zu Aminoglycosiden sind bei Makroliden resistenzvermittelnde rRNA-Mutationen nicht rezessiv sondern – im Rahmen bestimmter Gendosiseffekte – dominant.

4.4.2.6 Chinolone

Eine erworbene Resistenz gegenüber Chinolonen beruht bei grampositiven Bakterien (Staphylokokken, Streptokokken) häufig auf chromosomalen Mutationen in der Topoisomerase IV, ansonsten bei gramnegativen Bakterien überwiegend auf chromosomalen Mutationen in der A-Untereinheit der DNA-Gyrase, gyrA.

Die minimale Hemmkonzentration (MHK) für grampositive Kokken liegt nur geringfügig unter dem therapeutisch erreichbaren Serumspiegel. Hier reicht bereits eine einzelne Mutation im Gen der Topoisomerase IV, welche die MHK um den Faktor 4–20 erhöht, um eine klinisch wirksame Antibiotikaresistenz auszulösen. Demgegenüber sind Enterobakterien hochempfindlich für Chino-

Tabelle 4.4.6. Mutationen im gyrA-Gen von *Escherichia coli* und Chinolonresistenz

Position	Aminosäureaustausch	MHK (Ciprofloxacin) [mg/l]
Wildtyp	–	0,0125
67	Ala:Ser	0,05
83	Ser:Leu	0,40
84	Ala:Pro	0,1
87	Asp:Asn	0,2
83	Ser:Leu }	10,0
87	Asp:Asn }	

lone, die MHK liegt um mehrere $\log_{10}$-Stufen unterhalb des therapeutisch erreichbaren Serumspiegels. Eine einzelne Mutation im gyrA-Gen bewirkt zwar – genauso wie bei Staphylokokken – einen Anstieg der MHK, reicht aber nicht aus, um eine klinisch wirksame Chinolonresistenz zu vermitteln. Für das Entstehen einer klinisch relevanten Chinolonresistenz in Enterobakterien, wie z. B. *Escherichia coli*, ist eine Akkumulation verschiedenster Mutationen im gyrA-Gen erforderlich, wobei jede dieser Mutationen für sich die MHK um den Faktor 4–20 verändert (Tabelle 4.4.6). Meist finden sich noch zusätzliche Mutationen, die die Permeabilität der äußeren Membran beeinflussen.

Veränderungen in der Aufnahme des Antibiotikums (Permeabilität, Effluxmechanismen) als singuläre Ursache einer klinisch signifikanten Resistenz finden sich praktisch nur bei Mikroorganismen mit MHK-Werten knapp unterhalb der therapeutisch erreichbaren Serum- und Gewebespiegel, z. B. Staphylokokken, Streptokokken oder *Pseudomonas aeruginosa*.

4.4.2.7 Tetrazykline

Tetrazykline inhibieren die Bindung der Aminoacyl-tRNA an das Ribosom. Tetrazyklinresistenz ist bei grampositiven und gramnegativen Bakterien häufig anzutreffen. Zwei Mechanismen sind hierfür verantwortlich:

1. Effluxmechanismen (am häufigsten) und
2. Synthese neuer zytoplasmatischer Proteine (s. Tabelle 4.4.2).

Die Resistenzdeterminanten werden als Tet fortlaufend von A–Q bezeichnet. Tet A–E, Tet G–H, Tet K und Tet L kodieren für Effluxproteine. Tet M, Tet O, Tet S und Tet Q kodieren für zytoplasmatische Proteine mit Sequenzähnlichkeit zu den Elongationsfaktoren Ef-Tu und Ef-G. Diese Proteine interferieren auf noch ungeklärte Weise mit dem Antibiotikum und resultieren letztendlich in Tetrazyklin-resistenten Ribosomen.

4.4.2.8 Sulfonamide und Trimethoprim

Sulfonamide sind kompetitive Inhibitoren der p-Aminobenzoesäure (PABA). Klinische Sulfonamidresistenz beruht meist auf einer veränderten Dihydropteridinsäuresynthetase, entweder durch chromosomale Mutation oder durch Plasmid-kodierte Synthese eines primär resistenten Enzyms.

Trimethoprim inhibiert die Dihydrofolatreduktase. Wie bei Sulfonamiden geht die klinische Resistenz meist auf ein verändertes Enzym zurück, sei es durch eine chromosomale Mutation oder Plasmid-vermittelt.

4.4.2.9 Nukleosidanaloga

Die Chemotherapie viraler Infektionen gestaltet sich ungleich schwieriger als die bakterieller Infektionen. Dies hat seinen Grund in drei wesentlichen Ursachen:

1. Die Virusvermehrung ist in den Metabolismus der Wirtszelle integriert.
2. Das Genom ist sehr klein und bietet damit im Vergleich zu den Bakterien wesentlich weniger spezifische Angriffspunkte.
3. Bei vielen viralen Erkrankungen werden Milliarden von Viruspartikeln synthetisiert, mit der Folge spontan resistenter Mutanten.
   Darüber hinaus zeigen Viren, insbesondere einzelsträngige RNA-Viren, eine wesentlich höhere Mutationsrate, weil bei ihnen wirtsbedingte Reparaturvorgänge nicht zum Tragen kommen, da diese eine doppelsträngige DNA erfordern.

Resistenz gegenüber Virusstatika beruht ausschließlich auf Mutationen der viralen Erbsubstanz. Unter den als Virusstatika geeigneten Chemotherapeutika nehmen die Nukleosidanaloga einen herausragenden Platz ein. Als Beispiele seien Acyclovir, Zidovudine, Didanosine und Ganciclovir genannt.

Acyclovir wird zur Behandlung von Infektionen mit Herpes-simplex- (HSV) und Varicella-Zoster-Virus (VSV) eingesetzt. Der Wirkmechanismus von Acyclovir beinhaltet zwei Schritte: Phosphorylierung durch die virale Thymidinkinase und anschließende Blockade der viralen DNA-Polymerase

als Strukturanalogon des Deoxyguanosintriphosphats. Nach Einbau von phosphoryliertem Acyclovir kommt es zu einem Block in der DNA-Synthese, da aufgrund der Strukturbesonderheiten des Acyclovirs keine $3'$-$5'$-Phosphodiester-Bindung geknüpft werden kann. Resistenz gegenüber Acyclovir beruht entweder auf Mutationen der Thymidinkinase oder der viralen DNA-Polymerase. Veränderungen der Thymidinkinase sind eine wesentlich häufigere Ursache der Resistenz als Veränderungen der DNA-Polymerase. Dies hat seinen Grund darin, daß die Thymidinkinase, welche ein essentielles Enzym für die Reaktivierung des Virus darstellt (TK^--Isolate können nicht reaktivieren), für die akute Infektion nicht notwendig ist. Unter diesen Umständen liegt kein funktioneller Druck im Sinn einer für den viralen Replikationszyklus erforderlichen Enzymaktivität auf der Thymidinkinase, so daß eine Vielzahl von Mutationen Resistenz-vermittelnd wirken kann, ohne gleichzeitig einen Selektionsnachteil für den Virus zu beinhalten. Die bei der Reaktivierung in Ganglien vorhandene latente Infektion wird durch Acyclovir nicht beeinträchtigt (im Zustand der Latenz findet sich keine Expression der Thymidinkinase und keine Virusreplikation) und bleibt damit weiterhin als ständige Quelle von Reaktivierungen vorhanden.

Ganciclovir ist wirksam gegenüber Herpex-simplex- und Varicella-Zoster-Virus. Es weist denselben Wirkmechanismus wie Acyclovir auf, und es findet sich eine Kreuzresistenz. Acyclovir wirkt kaum gegen Zytomegalievirus, da diese Viren über keine Thymidinkinase verfügen. Demgegenüber ist Ganciclovir gegen Zytomegalieviren hochwirksam, da es durch eine viruseigene Kinase zur aktiven, phosphorylierten Form umgewandelt wird. Wie bei HSV und VZV kommen bei CMV Veränderungen der Kinase und der DNA-Polymerase als Resistenzursache in Betracht.

Didanosin und Zidovudine werden zur Behandlung von Infektionen mit dem Human-Immunodeficiency-Virus (HIV) eingesetzt. Beide Nukleosidanaloga blockieren die Reverse Transkriptase des Virus. Die durch derartige Inhibitoren verursachte Hemmung der Virusreplikation ist nur partiell, so daß unter Behandlung große Mengen an Viren synthetisiert werden können, mit der Folge einer schnellen Resistenzentwicklung, die auf Mutationen der Reversen Transkriptase beruht. Dieser Sachverhalt ist aus dem Wirkmechanismus der Substanzen nachvollziehbar: Als Hemmstoffe der Reversen Transkriptase interferieren sie mit dem Einbau des Virus in das Wirtsgenom, nicht jedoch mit der Virusreplikation.

Tabelle 4.4.7. Beispiele interpretativer Resistenzbestimmung

Organismus	Phänotypisch beobachtete Resistenz	Abgeleiteter genetischer Mechanismus	Schlußfolgerung
Grampositive Kokken Streptokokken *Enterobacteriaceae*	Gentamicin[R] Erythromycin[R] Aminopenizilline[R], Karboxypenizilline[R], β-Lactamase-Inhibitoren +Cefotaxim[S]/Ceftazidim[S]	APH(2″)/AAC(6′) rRNA-Methylase Breitspektrum-β-Lactamase	Sämtliche Aminoglykoside[R] Sämtliche Makrolide[R] Sämtliche β-Lactame[R] mit Ausnahme von Cephamycin
Staphylokokken	Oxacillin[R]	PBP 2a	Sämtliche β-Lactame einschließlich Carbapeneme[R]

4.4.2.10 Proteaseinhibitoren

Das Genom von HIV kodiert für eine Protease, die die posttranslationale Prozessierung der viralen gag- und gag-pol-Proteine vollzieht. Diese Prozessierung ist für die Produktion infektionstüchtiger Viruspartikel notwendig. Die kürzlich entwickelten Proteaseinhibitoren (Saquinavir, Indinavir) blokkieren die HIV-Protease und führen zur Synthese unreifer, nicht infektionstüchtiger Viruspartikel. Im Gegensatz zu RT-Inhibitoren, die nicht mit der Synthese neuer Viruspartikel interferieren, sondern erst mit dem Einbau des Virus in das Wirtsgenom durch die Reverse Transkriptase, greifen Proteaseinhibitoren direkt in den Replikationszyklus des Virus ein.

Der in diversen HIV-Isolaten zu beobachtende hohe Konservierungsgrad der HIV-Protease im Bereich des aktiven Zentrums hat zu der Hoffnung geführt, daß Resistenz-vermittelnde Mutationen in diesem Bereich nicht mit der funktionellen Aktivität des Enzyms vereinbar wären, d.h. eine lethale Mutation darstellen würden. Dies ist jedoch nicht der Fall. Darüber hinaus können auch Mutationen außerhalb des aktiven Zentrums zu einer Resistenz führen. Es gibt Hinweise, daß singuläre Mutationen nur eine intermediäre Resistenz vermitteln, währenddessen die High-level-Resistenz mehrerer Mutationen (Vielschrittmuster, s. Kapitel 4.4.2.1 „Generelle Prinzipien", Abb. 4.4.3) bedarf. Zwei Beobachtungen stützen diese Interpretation:

1. In Dosisfindungsuntersuchungen zeigte sich, daß eine klinische Resistenzentwicklung innerhalb weniger Monate praktisch bei sämtlichen Patienten zu beobachten war, die mit einer niedrigen Dosis behandelt wurden, währenddessen eine derartige Resistenzentwicklung nur in der Hälfte der Patienten zu beobachten war, die eine hohe Medikamentendosis erhielten.

2. Molekulargenetische Untersuchungen zeigten, daß high-level-resistente HIV-Isolate mehrere Aminosäureaustausche in der Protease aufweisen.

4.4.3 Krankheitserreger und die Bedeutung der Resistenz

4.4.3.1 Interpretative Resistenzbestimmungen

Die Aufgabe von Empfindlichkeitsprüfungen ist, Antibiotikaresistenzen zu erkennen und die Antibiotika von der Therapie auszuschließen, die in vitro nicht wirksam sind. Die Erfahrung lehrt, daß dieses Ziel im großen und ganzen erreicht wird. Trotz einer korrekt durchgeführten Antibiotikatherapie, die sich an den Ergebnissen der In-vitro-Empfindlichkeitsprüfungen orientiert, kommen aber in 10–20% der Fälle Therapieversager vor. Die Ursachen für ein Versagen der Therapie bei scheinbarer In-vitro-Empfindlichkeit sind vielfältig, z.B. pharmakokinetische Gründe. Darüber hinaus muß aber davon ausgegangen werden, daß ein bloß schematisches Ablesen der Empfindlichkeitsprüfung der Wirklichkeit nicht gerecht wird.

In den letzten Jahren hat das Wissen um die molekularen Grundlagen der Antibiotikaresistenz entscheidende Fortschritte erfahren. Dieses Wissen ermöglicht es, Empfindlichkeitsprüfungen nicht mehr rein schematisch abzulesen, sondern diese zu interpretieren, um so Falschbestimmungen zu erkennen und wichtige Schlußfolgerungen für eine Antibiotikatherapie zu ziehen (Tabelle 4.4.7). Interpretative Resistenzbestimmungen erkennen fehlerhafte und in sich nicht stimmige Testergebnisse (Tabelle 4.4.8) und bieten darüber hinaus die beste

Tabelle 4.4.8. Beispiele fehlerhafter Resistenzbestimmungen

Organismus	Beobachtete Resistenz
Grampositive Kokken	Gentamicin[R], andere Aminoglykoside[S]
Grampositive Kokken	Minocyclin[R], Tetrazyklin[S]
Staphylococcus aureus	Methicillin/Oxacillin[R], andere β-Lactame oder Carbapeneme[S]
Streptokokken der Gruppen A, C oder G	Penizillin[R]
Enterokokken	Teicoplanin[R], Vancomycin[S]
Enterobacteriaceae	Breitspektrumzephalosporine[R], Aminopenizilline[S], Karboxypenizilline[S]

Tabelle 4.4.9. Nachweis bestimmter Resistenzmechanismen

Organismus	Antibiotikum	Untersuchter Phänotyp	Mechanismus
Staphylokokken	Oxacillin	β-Lactam-Resistenz	Penizillin-bindendes Protein
Enterobacteriaceae	Aminopenizilline und β-Lactamase-Inhibitor	Penizillinresistenz	Penicillinase
Enterobacteriaceae, Pseudomonaden	Cefotaxim/Ceftazidim und β-Lactamase-Inhibitor	β-Lactam-Resistenz	Breitspektrum-β-Lactamase
Grampositive Kokken	Kanamycin	Amikacinresistenz	APH(3′), ANT(4′)
Grampositive Kokken	Gentamicin	Aminoglykosidresistenz	APH(2″)/AAC(6′)

Gewähr, noch unbekannte Resistenzmechanismen zu entdecken, da sie die Aufmerksamkeit auf ungewöhnliche Testergebnisse lenken, die der Überprüfung bedürfen.

Die Mehrzahl der Antibiotika kann bestimmten Substanzklassen zugeordnet werden, beispielsweise β-Lactamen, Aminoglykosiden, Chinolonen. Diese Substanzklassen können weiter in bestimmte Gruppen unterteilt werden, beispielsweise β-Lactame in Benzylpenizilline; Isooxazolylpenizilline; Amino-, Karboxy-, Acylureido- und Amidinopenizilline; Zephalosporine vom Erst-, Zweit- und Drittgenerationstyp; Carbapeneme; Monobactame. Der Gruppenzugehörigkeit zugrunde liegen ein gleichartiger Wirkmechanismus, Kreuzresistenz und weitestgehend gleiches Wirkspektrum. Eine Gruppenzugehörigkeit beinhaltet, daß das Ergebnis einer Empfindlichkeitsprüfung nicht nur für das getestete, einzelne Antibiotikum Bedeutung hat, sondern darüber hinaus für die gesamte Gruppe, der das Antibiotikum zugerechnet wird. Die Zuordnung zu Antibiotikagruppen hat gleichfalls Bedeutung für die Auswahl der zu testenden Antibiotika; so macht es wenig Sinn, mehrere Antibiotika einer Gruppe zu testen.

Der Prozeß der interpretativen Resistenzbestimmung setzt sich aus folgenden Schritten zusammen:

1. Charakterisierung der phänotypischen Resistenz durch sorgfältige Auswahl der in der Empfindlichkeitsprüfung einzusetzenden Antibiotika (s. Tabelle 4.4.9);
2. Ableitung des biochemischen Resistenzmechanismus, der der phänotypischen Resistenz zugrundeliegt;
3. Schlußfolgerungen aus dem postulierten Resistenzmechanismus.

Die Kenntnis der Resistenzmechanismen beinhaltet wichtige Schlußfolgerungen für eine möglicherweise gekoppelte Resistenz. So sind 99% der Methicillin-resistenten *Staphylococcus-aureus*-Stämme aufgrund der Bildung einer Phospho- bzw. Acetyltransferase gleichfalls resistent gegenüber Aminoglykosiden. Grundlage dieser gekoppelten Resistenz ist die Transposonkodierung der Methicillinresistenz.

4.4.3.2 Staphylokokken

Noch 1941 zeigten praktisch sämtliche klinischen Isolate von *Staphylococcus aureus* Empfindlichkeit gegenüber Penicillin G, aber bereits 1944 wurden die ersten Penizillin-resistenten Stämme beschrieben. Heutzutage weisen mehr als 80% der klinischen *Staphylococcus-aureus*-Isolate eine Penizillinresistenz auf, die auf der Bildung einer β-Lactamase vom Typ 2a beruht, so daß auf sog. Penicillinase-feste β-Lactame wie Isooxazolylpenizilline (beispiels-

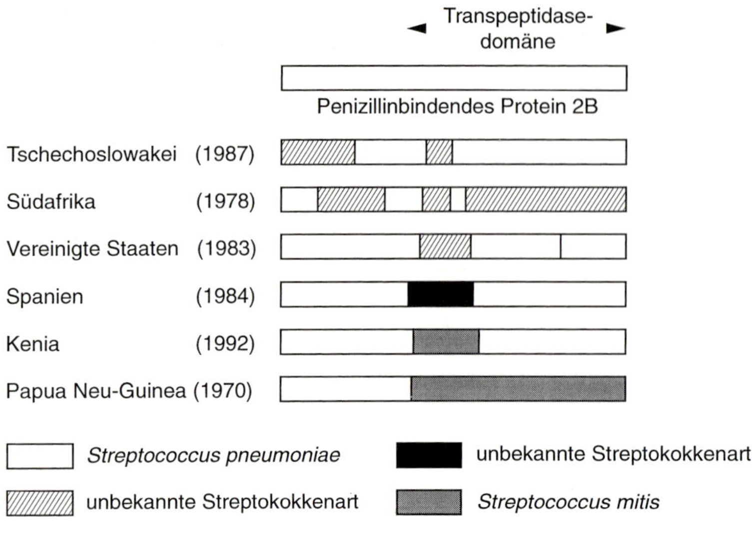

Abb. 4.4.11. Aufbau des PBP-2B-Gens in Penizillin-resistenten Pneumokokken. Als Beispiel sind resistente Isolate aus verschiedenen Ländern dargestellt. Mindestens 3 verschiedene Streptokokkenarten, darunter *Streptococcus mitis*, waren an dem Aufbau der durch Genrekombinationsereignisse entstandenen Genstrukturen beteiligt, modifiziert nach Spratt [1994]

weise Methicillin, Oxacillin) oder Zephalosporine ausgewichen werden muß. In den letzten Jahren sind vermehrt Stämme von *Staphylococcus aureus* beschrieben worden, die gleichfalls resistent gegenüber Penicillinase-festen β-Lactam-Antibiotika sind. Diese werden als Methicillin-resistente *Staphylococcus aureus* (MRSA) oder Oxacillin-resistente *Staphylococcus aureus* (ORSA) bezeichnet. Die Resistenz beruht auf der Synthese einer Transposon-kodierten Transpeptidase, die als Penizillin-bindendes Protein 2a bezeichnet wird. PBP 2a weist eine geringe Affinität für β-Lactam-Antibiotika auf und vermittelt Resistenz gegenüber sämtlichen Antibiotika mit β-Lactam-Struktur einschließlich Carbapenemen. In vitro wird PBP 2a nur von einem geringen Teil der resistenten Gesamtpopulation (1 von 10^6 Zellen) exprimiert und kann deshalb leicht übersehen werden. Methicillinresistenz kann zuverlässig erkannt werden, indem die Bebrütungstemperatur auf 30–33 °C gesenkt, die Kochsalzkonzentration im Kulturmedium auf 2–4% erhöht und die Bebrütungsdauer auf 48 h verlängert wird. Als Resultat der Kodierung durch ein Transposon und der damit verbundenen Möglichkeit der Akkumulation mehrerer Resistenzdeterminanten auf einem genetischen Locus finden sich bei MRSA häufig Resistenzen gegenüber Tetrazyklinen (Effluxproteine), Clindamycin, Makroliden (rRNA-Methylasen), Sulfonamiden (veränderte Zielstruktur) und Aminoglykosiden (inaktivierende Enzyme).

Aufgrund der geringen therapeutischen Breite der Chinolone (die MHK ist in der Nähe der erreichbaren Serum- und Gewebespiegel) kommt es rasch zur Resistenzentwicklung – der Resistenz liegt eine chromosomale Mutation vom Einschritt-Muster zugrunde. Derartige Stämme sind praktisch nur noch empfindlich gegenüber Glykopeptiden, weshalb MRSA auch korrekt als multiresistenter *Staphylococcus aureus* übersetzt werden kann.

Die Ausbreitung der MRSA beruht nicht auf einer grenzenlosen horizontalen Ausbreitung der Resistenzdeterminanten, sondern geht auf einige wenige derartige Klone zurück, deren Nachkommen sich in der ganzen Welt verbreitet haben. Aus diesem Grund können bei derartigen Klonen nicht nur die bekannten Transposonresistenzdeterminanten, sondern bereits primär auch Antibiotikaresistenzen beobachtet werden, die auf eine einmal erfolgte chromosomale Mutation zurückgehen (beispielsweise Chinolon- oder Rifampicinresistenz).

4.4.3.3 *Streptococcus pneumoniae*

Die durch Pneumokokken hervorgerufenen Erkrankungen beinhalten im wesentlichen Pneumonie, Otitis media, Sinusitis und Meningitis. Pneumokokken sind natürlicherweise hochempfindlich für Penizillin mit MHK-Werten, die weit unterhalb der therapeutisch erreichbaren Spiegel liegen. 1977 wurden die ersten Penizillin-resistenten Isolate in Südafrika beschrieben. Mittlerweile zeigt in den Mittelmeerländern die Mehrzahl der Pneumokokkenisolate MHK-Werte, die den therapeutisch erreichbaren Spiegeln entsprechen, und damit Therapieversager hervorrufen können.

Die Penizillinresistenz der Pneumokokken beruht auf der Bildung eines veränderten Penizillinbindenden Proteins, welches als PBP 2B bezeichnet wird. Es wird davon ausgegangen, daß Penizillinbindende Proteine vom 2B-Typ über interspezifische Rekombinationsereignisse entstanden sind, wobei ganze Genabschnitte durch entsprechende Segmente PBP oraler Streptokokkenarten, die resistent gegen Penizillin sind (Abb. 4.4.11), ersetzt wurden. Grundlage dieser Entwicklung ist die natürliche Transformationsbereitschaft von Pneumokokken. Wenige so entstandene Penizillin-resistente Klone haben sich innerhalb kürzester Zeit um die ganze Welt verbreitet.

10–20% der Pneumokokkenisolate zeigen eine Resistenz gegenüber Makroliden, die auf Plasmid-kodierten rRNA-Methylasen beruht. Diese Resistenz ist von großer Bedeutung, da es die Effizienz von Makroliden als ein Mittel der ersten Wahl bei ambulant erworbenen Pneumonien und anderen Infektionen der Luftwege in Frage stellt.

4.4.3.4 Enterokokken

Die durch Enterokokken verursachten Infektionen (Endokarditis, Harnwegsinfekte, Wund- und intraabdominale Infektionen, nosokomiale Infektionen) werden zu 90% durch *Enterococcus faecalis* und zu 5% durch *Enterococcus faecium* verursacht. Die durch Enterokokken ausgelösten Endokarditiden werden mit einer synergistisch wirkenden Kombinationstherapie aus *β*-Lactamen und Aminoglykosiden behandelt, da *β*-Lactame allein nicht ausreichend bakterizid wirken. Eine High-level-Aminoglykosidresistenz, entweder aufgrund inaktivierender Enzyme oder aufgrund chromosomaler Mutationen (z. B. im ribosomalen Protein S12 im Fall der Streptomyzinresistenz) hebt die synergistische Antibiotikawirkung auf.

Glykopeptid-resistente Enterokokken sind in den letzten Jahren vermehrt als nosokomiale Infektionserreger beschrieben worden. Da diese Keime häufig Plasmid-kodierte Resistenzen gegen andere Antibiotika tragen (*β*-Lactame, Makrolide, Aminoglykoside, Sulfonamide), sind sie im schlimmsten Fall einer antibiotischen Therapie nicht mehr zugänglich. Neuentwickelte Substanzklassen, z. B. Streptogramine, stellen hier eine therapeutische Option dar, deren Wirksamkeit allerdings nicht gesichert ist.

4.4.3.5 *Enterobacteriaceae*

Escherichia coli, Klebsiella, Serratia, Proteus, Enterobacter und andere *Enterobacteriaceae* sind wichtige Erreger nosokomialer Infektionen. Mitte der 80er Jahre wurden erstmalig *Klebsiella-pneumonia-*

Isolate beobachtet, die eine Resistenz gegenüber Zephalosporinen vom Drittgenerationstyp aufwiesen. Diese Zephalosporine galten bis dato als *β*-Lactamase-resistent. Die Resistenz war Folge einer *β*-Lactamase, als CTX-1 (CTX für Cefotaxim) bezeichnet, die sich von der ursprünglichen TEM-1-*β*-Lactamase nur in wenigen Aminosäurepositionen unterscheidet, d. h. durch Mutationen aus dieser hervorgegangen ist. Mittlerweile gibt es eine ganze Reihe derartiger Enzyme, die als TEM-3–TEM-15 bezeichnet werden (es kommen laufend neue hinzu). Die Ausbreitung von Antibiotikaresistenzen innerhalb der *Enterobacteriaceae* wird über Transposons und konjugative Resistenzplasmide vermittelt, die gleichzeitig zahlreiche andere Resistenzdeterminanten tragen, z. B. gegen Sulfonamide und Trimethoprim (veränderte Zielstrukturen) oder Aminoglykoside (inaktivierende Enzyme).

Enterobacter cloacae verfügt über eine chromosomal kodierte *β*-Lactamase vom Typ I (AmpC, s. Tabelle 4.4.4), die sämtliche *β*-Lactame zu hydrolysieren vermag. Die Expression dieser Enzyme ist durch bestimmte Zephalosporine induzierbar. Durch die häufige Anwendung von Drittgenerationszephalosporinen in Krankenhäusern kam es in den letzten Jahren zur Selektion von Mutanten, die dieses Enzym konstitutiv exprimieren (s. Tabelle 4.4.3, 4.4.4). Viele dieser Isolate zeigen gleichzeitig eine verminderte Expression eines Porinkanals der äußeren Membran, durch den Zephalosporine in den periplasmatischen Raum gelangen. *Enterobacter cloacae* ist empfindlich gegenüber dem Carbapenem Imipenem, da Imipenem zum einen relativ *β*-Lactamase-stabil ist und zum anderen das Carbapenem andere Porinkanäle als die Zephalosporine zum Durchtritt durch die äußere Membran benutzt. Mittlerweile sind auch *Enterobacter-cloacae*-Isolate mit Imipenemresistenz beschrieben worden. Diese Isolate zeigen Veränderungen in der Expression der Porinkanäle mit der Folge einer Permeabilitätsbarriere und verminderter Akkumulation von Imipenem im periplasmatischen Raum. Gleichzeitig findet sich eine erhöhte Expression der *β*-Lactamase (das Enzym ist im periplasmatischen Raum lokalisiert) mit der Folge der Imipenemresistenz.

4.4.3.6 *Pseudomonas aeruginosa*

Pseudomonas aeruginosa zeigt eine hohe natürliche Resistenz, die auf eine geringe Permeabilität bzw. die Anwesenheit von Effluxproteinen zurückgeführt wird. *Pseudomonas aeruginosa* verfügt außerdem über eine chromosomal kodierte, induzierbare Zephalosporinase. Resistenz gegenüber Pseudomonas-wirksamen *β*-Lactamen wird häufig über eine Plasmid-kodierte TEM-1-*β*-Lactamase vermittelt; andere Plasmid-kodierte *β*-Lactamasen mit ähnlicher Aktivität werden als PSE für *Pseudomonas* bezeichnet. Die Resistenz von *Pseudomonas aeruginosa* gegenüber Imipenem beruht auf dem Verlust eines Porinproteins der äußeren Membran mit der Folge einer Permeabilitätsbarriere.

Eine Aminoglykosidresistenz ist häufig und beruht auf einer Kombination von inaktivierenden Enzymen und verminderter Aufnahme. Die erworbene Chinolonresistenz ist eine Kombination von verminderter Aufnahme und Mutationen in gyrA.

Prinzipiell spiegelt sich das Charakteristikum von *Pseudomonas aeruginosa* – die hohe natürliche Resistenz aufgrund einer geringen Aufnahme des Antibiotikums – auch in der erworbenen Antibiotikaresistenz wider, die häufig eine verminderte Aufnahme aufgrund von Veränderungen in der Zellwand beinhaltet.

4.4.3.7 Mykobakterien

Die Chemotherapie von mykobakteriellen Erkrankungen unterscheidet sich von der anderer Infektionskrankheiten. Das Problem einer nicht adäquaten Chemotherapie, dies gilt für sämtliche Mykobakterien, ist die Selektion resistenter Mutanten.

Das Auftreten spontan resistenter Mutanten liegt für die verschiedenen Chemotherapeutika zwischen 10^{-6} und 10^{-9}. Bei manifester Tuberkulose liegt aufgrund der hohen Keimzahlen ($>10^9$) zum Zeitpunkt der Chemotherapie bereits eine große Anzahl spontan monoresistenter Mutanten vor. Die Mutationsrate gegen zwei oder mehr Chemotherapeutika entspricht dem Produkt der Mutationsrate gegenüber jedem einzelnen Wirkstoff. Damit ist die Entstehung einer Spontanmutante, die eine Resistenz gegen mehrere Wirkstoffe gleichzeitig aufweist, praktisch ausgeschlossen. Daraus resultiert die Forderung nach Verwendung einer Kombinationstherapie. Demgegenüber ist zur Chemoprophylaxe einer Tuberkulose, d. h. bei entsprechender Exposition, eine Behandlung mit Isoniazid ausreichend, da unter diesen Bedingungen nur geringe Keimmengen anzutreffen sind ($<10^3$), so daß die Gefahr einer Resistenzentwicklung statistisch kaum ins Gewicht fällt.

Eine erworbene Antibiotikaresistenz in *Mycobacterium tuberculosis* ist ausschließlich chromo-

somaler Natur, so beruht die Rifampicinresistenz auf Mutationen in der B-Unterheit der RNA-Polymerase. Eine Streptomyzinresistenz beruht auf Mutationen im Gen für das ribosomale Protein S12 oder die 16 S-rRNA; darüber hinaus existiert ein weiterer Mechanismus, der vermutlich auf Veränderungen der Zellpermeabilität beruht. Für die Streptomyzinresistenz besteht ein eindeutiger Zusammenhang zwischen dem molekularen Resistenzmechanismus und der Resistenzhöhe: Isolate mit Veränderungen des ribosomalen Proteins S12 zeigen eine hochgradige (MHK >1000 µg/ml), Isolate mit Mutationen der 16 S-rRNA eine mittelgradige (MHK 50–500 µg/ml) und Isolate mit Veränderungen der Zellpermeabilität eine geringgradige Resistenz (MHK 10–25,0 µg/ml).

Zu Beginn der antibiotischen Ära zeigten etwa 1–3% der Tuberkuloseisolate eine Antibiotikaresistenz, typischerweise gegen ein einzelnes Chemotherapeutikum. Anfang der 90er Jahre wurde vermehrt über das Auftreten multiresistenter *Mycobacterium tuberculosis* Stämme berichtet. Der Begriff Multiresistenz bedeutet, daß diese Isolate eine Resistenz gegenüber mindestens zwei der Standardtuberkulostatika aufweisen, häufig findet sich eine Resistenz gegen sämtliche tuberkulostatisch wirksamen Chemotherapeutika. Grundlegende Fragen mit weitreichender Bedeutung für die weitere chemotherapeutische Tuberkulosebekämpfung traten in Anbetracht dieser Entwicklung auf, wie beispielsweise, ob die Multiresistenz über konjugative Plasmide übertragen werden kann. Molekulare Untersuchungen erbrachten den Nachweis, daß die Multiresistenz ausschließlich chromsomaler Natur ist und auf einer schrittweisen Akkumulation verschiedenster und unabhängiger chromosomaler Mutationen beruht. Diese molekularen Erkenntnisse belegen, daß die Multiresistenz bei *Mycobacterium tuberculosis* das Ergebnis einer nicht adäquat durchgeführten Chemotherapie ist.

Vereinzelt wurde über eine erfolgreiche Chemotherapie multiresistenter Tuberkulose mittels Standardtuberkulostatika berichtet. Wie ist dieser scheinbare Widerspruch zwischen In-vitro-Resistenz und Therapieerfolg aufzulösen? Die In-vitro-Untersuchung der antibiotischen Empfindlichkeit von Mykobakterien beinhaltet eine historische Besonderheit: bestimmt wird nicht die minimale Hemmkonzentration (MHK), vielmehr wird Empfindlichkeit oder Resistenz gegenüber nur einer definierten Antibiotikakonzentration untersucht. Die in der Testung eingesetzte Antibiotikakonzentration hat keinen Bezug zu den therapeutisch erreichbaren Serum- und Gewebespiegeln, sondern hat sich aufgrund zurückliegender Erfahrungen als die Antibiotikakonzentration erwiesen, die zuverlässig zwischen sensiblen Wildtypstämmen und resistenten Stämmen unterscheidet. Für Streptomyzin liegt diese eingesetzte Antibiotikakonzentration zwischen 2 und 6 µg/ml. Unabhängig von dem molekularen Resistenzmechanismus und der tatsächlichen Resistenzhöhe (hochgradig, mittelgradig, geringgradig) werden sämtliche Isolate mit einer MHK >6 µg/ml als resistent eingestuft. Es ist leicht nachvollziehbar, daß eine geringgradige Resistenz (<25 µg/ml) sich klinisch anders auswirken muß als eine hochgradige Resistenz (>1.000 µg/ml). Dies um so mehr, wenn eine Kombinationstherapie mit Substanzen wie Isoniazid durchgeführt wird, die in der Zellwandsynthese angreifen. Ähnlich der Low-level-Aminoglykosidresistenz bei Enterokokken (synergistische *β*-Lactam-Aminoglykosid-Kombination) ist auch im Fall der Low-level-Streptomycinresistenz bei *Mycobacterium tuberculosis* ein synergistischer Effekt bei einer Kombinationstherapie mit Isoniazid zu erwarten.

Bei der Rifampicinresistenz findet sich ebenfalls eine Korrelation zwischen der Art und der Position der in der RNA-Polymerase durch Mutation veränderten Aminosäure und der Resistenzhöhe. Von Rifabutin, einem lipophileren Derivat des Rifampicins, wird ins Feld geführt, daß dieses teilweise bei Rifampicin-resistenten Tuberkulosen erfolgreich als Therapeutikum eingesetzt worden sei. Aufgrund der Lipophilie erreicht Rifabutin höhere intrazelluläre Wirkspiegel als Rifampicin. Eine Empfindlichkeit gegenüber Rifabutin bei gleichzeitiger Rifampicinresistenz ist nur für solche Mutationen in der RNA-Polymerase zu erwarten, die eine geringgradige Resistenz gegenüber Rifampicin bewirken, welche durch die höheren intrazellulären Wirkspiegel des Rifabutins kompensiert werden können. Bei einer hochgradigen Rifampicinresistenz wird dagegen Rifabutin keinerlei Vorteil bieten.

Nichttuberkulöse Mykobakterien weisen aufgrund des Aufbaus ihrer Zellwand eine hohe natürliche Resistenz auf. Kürzlich entwickelte Makrolide wie Clarithromycin und Azithromycin besitzen eine exzellente In-vitro- und In-vivo-Aktivität gegen praktisch sämtliche nichttuberkulösen Mykobakterien. Diese Makrolide stellen z. Z. das wirksamste Agens gegen derartige Infektionen dar. Eine Monotherapie mit Clarithromycin führt häufig zu einer raschen Resistenzentwicklung, so daß eine Kombinationstherapie mit anderen wirksamen Substanzen indiziert ist (Standardtherapie: Clarithromycin, Rifabutin, Ethambutol). Die Gefahr einer Resistenzentwicklung ist abhängig von der mit der Infektionserkrankung verbundenen Keimmenge, so daß diese Problematik für die verschiedenen durch nichttuberkulöse Mykobakterien ausgelösten Erkrankungen unterschiedlich ist, z. B. paucibazilläre Infektionen wie Lymphadenitiden und Hautinfektionen vs. multibazilläre Infektionen wie Lungeninfektionen und disseminierte Infektionen bei Aids-Patienten.

Eine klinisch erworbene Makrolidresistenz bei Mykobakterien beruht ausschließlich auf Mutationen in der Peptidyltransferaseregion der 23 S-rRNA. Hierbei ist dasselbe Nukleotid betroffen wie bei den rRNA-Methylasen, das Adenin an Position 2058. Im Gegensatz zu anderen Krankheitserregern, bei denen in Anbetracht multipler rRNA-Gene im Chromosom eine Veränderung der Zielstruktur des Antibiotikums, d. h. der Peptidyltransferaseregion der 23 S-rRNA, nur mittels in-trans agierender, modifizierender Enzyme gewährleistet werden kann, die das fertige Produkt – die rRNA – modifizieren, findet sich bei nichttuberkulösen Mykobakterien in Analogie zu *Mycobacterium tuberculosis* das paradigmatische Prinzip wider, wonach bei Mikroorganismen mit einem singulären rRNA-Gen der Genotyp dem Phänotyp entspricht.

Disseminierte Infektionen mit nichttuberkulösen Mykobakterien sind die häufigste bakterielle Komplikation der Aids-Erkrankung. Die klinische Problematik legt nahe, daß – ähnlich wie für *Pneumocystis carinii* – nach Möglichkeiten der Chemoprophylaxe gesucht wird. Als Chemoprophylaxe wurden Rifabutin bzw. Clarithromycin eingesetzt, und in beiden Fällen war in kontrollierten Studien eine deutliche Abnahme disseminierter Infektionen mit *Mycobacterium avium* nachweisbar. Therapieversager waren sowohl bei Rifabutin als auch bei Clarithromycin zu beobachten. Ein Teil der Therapieversager ist vermutlich auf eine mangelnde Compliance zurückzuführen. Auffällig war, daß keiner der Therapieversager aus der Rifabutinprophylaxe eine Resistenz gegenüber Rifabutin aufwies, währenddessen 15–65% der Therapieversager aus der Clarithromycinstudie eine erworbene Resistenz gegenüber Clarithromycin zeigten. Dieser Sachverhalt ist erstaunlich, da bei einer wirksamen Chemoprophylaxe, abgesehen von einer mangelnden Compliance, die einzige Möglichkeit eines Therapieversagens in dem Auftreten resistenter Mikroorganismen liegen sollte.

Eine hypothetische Argumentationskette zur Erklärung dieses Paradoxons beinhaltet molekulare, pharmakologische und pathogenetische Aspekte.

1. Für Clarithromycin wie für Rifabutin ist die Genetik des molekularen Resistenzmechanismus prinzipiell dieselbe, d.h. chromosomale Mutationen in der Zielstruktur, so daß mögliche Unterschiede im Resistenzmechanismus dieses Paradoxon nicht erklären können.
2. Nichttuberkulöse Mykobakterien kommen in der Umwelt vor und werden oral aufgenommen. Nach der oralen Aufnahme kommt es zur Vermehrung der Mikroorganismen im Darm und anschließend zu einer hämatogenen Streuung (trotz kontinuierlicher Exposition sind die meisten disseminierten Infektionen mit *Mycobacterium avium* bei Aids-Patienten monoklonaler Natur).
3. Sämtliche Wildtypisolate von *Mycobacterium avium* sind empfindlich gegenüber Clarithromycin. Bei Rifabutin sind die Verhältnisse komplizierter, etwa 1/3 der Wildtyp-*Mycobacterium-avium*-Isolate zeigt eine natürliche Low-level-Resistenz gegenüber Rifabutin.
4. Clarithromycin und Rifabutin weisen eine unterschiedliche Pharmakokinetik auf. Während Clarithromycin bei oraler Gabe sehr gut resorbiert wird und keinen nennenswerten enterohepatischen Kreislauf aufweist, wird Rifabutin nur unvollständig resorbiert, so daß hohe Wirkstoffkonzentrationen im Darm vorliegen. Unter diesen Umständen interferiert Rifabutin, nicht jedoch Clarithromycin, in nennenswertem Ausmaß mit der Vermehrung der nichttuberkulösen Mykobakterien im Darm. Bei Rifabutin beruhen die Therapieversager auf der hämatogenen Streuung der nicht in der Vermehrung beeinträchtigten *Mycobacterium-avium*-Stämme mit natürlicher Resistenz. Demgegenüber beeinträchtigt Clarithromycin nicht die Vermehrung im Darm, es kommt laufend zur hämatogenen Streuung, die durch die systemisch wirksamen Antibiotikaspiegel effizient therapiert wird. Aufgrund der hohen Keimbeladung im Darm treten jedoch aus rein stochastischen Gründen auch spontan Clarithromycin-resistente Isolate auf, die bei hämatogener Aussaat ein Versagen der Prophylaxe verursachen (Durchbruchsinfektionen).

4.4.3.8 Herpesviren

Endogene Reaktivierungen von Herpes-simplex- und Varizella-Zoster-Virus-Infektionen sind gewöhnlich selbstlimitierende Erkrankungen. Die unter diesen Bedingungen relativ kurzzeitige therapeutische Anwendung von Nukleosidanaloga wie Acyclovir führte nur äußerst selten zur Entwicklung resistenter Mutanten unter der Chemotherapie. Erst mit dem Auftreten schwerer HSV- und VSV-Infektionen bei immunsupprimierten Patienten (Aids, Transplantation) waren häufiger Chemoresistenzen zu beobachten. Bei diesen Patienten findet sich ein längerer Krankheitsverlauf mit hoher Virusreplikation. Beides zusammen ist die Grundlage für die spontane Entwicklung von resistenten Mutanten, welche dann unter der Therapie selektioniert werden. Wie bei HSV und VSV stellen immunsuppressive Zustände bei Zytomegalievirus den Nährboden für persistierende Infektionen mit hoher Virusreplikation dar. Die ersten klinisch resistenten CMV-Isolate wurden unter Ganciclovirtherapie HIV-assoziierter CMV-Retinitiden beobachtet.

Acyclovir-resistente HSV- und VSV-Isolate sowie Ganciclovir-resistente CMV-Isolate sind nach wie vor empfindlich für Foscarnet, einen nichtnukleosidischen Inhibitor der viralen DNA-Polymerase.

4.4.3.9 Human-Immunodeficiency-Virus

Klinisch war schon früh eine Resistenzentwicklung von HIV gegenüber den nukleosidischen Reverse-Transkriptase(RT)-Inhibitoren zu beobachten. Grundlage der schnellen Resistenzentwicklung ist die große Anzahl täglich neu gebildeter Viruspartikel (etwa 10^8–10^9 Virionen/Tag mit einer Generationszeit von 2–3 Tagen) in Verbindung mit einer hohen Spontanmutationsrate, die auf dem Fehlen von zellulären RNA-abhängigen Reparaturenzymen beruht. Die hohe Fehlerrate der Reversen Transkriptase, etwa 1:10.000 Nukleotide, führt dazu, daß bei einer Genomgröße von etwas über 9×10^3 Basen praktisch jedes neugebildete Virus eine Spontanmutation trägt. Unter der Annahme, daß Punktmutationen gleichmäßig im Genom verteilt sind und daß 5 verschiedene Resistenz-vermittelnde Mutationen möglich sind – wesentliche Mutationspositionen sind für alle RT-Inhibitoren beschrieben –, wird bereits jedes 2000ste neugebildete Virus eine spontane Resistenz gegenüber den RT-Inhibitoren zeigen. Innerhalb kürzester Zeit wird sich diese Resistenz somit klinisch bemerkbar machen.

Mit der Entwicklung von Proteaseinhibitoren (Saquinavir, Indinavir) wurde eine zweite Zielstruktur für die Chemotherapie der HIV-Erkrankung definiert. Die Entwicklung der Proteaseinhibitoren stellt einen wichtigen Fortschritt in der Behandlung der HIV-Infektion dar. Diese Proteaseinhibitoren interferieren mit der Prozessierung der

Hüllproteine und damit der Synthese infektionstüchtiger Viruspartikel. Ähnlich wie bei der Kombinationstherapie der Tuberkulose minimiert auch die Kombinationstherapie der HIV-Erkrankung mittels Nukleosidanaloga und Proteaseinhibitoren allein aus mathematischen Überlegungen die Entwicklung resistenter Mutanten. Langzeitbeobachtungen über einen Zeitraum von 2 Jahren zeigten, daß bei der Hälfte der Patienten, die mit einer Kombinationstherapie aus RT- und Proteaseinhibitoren behandelt wurden, eine anhaltende Virussuppression zu beobachten war.

Ist überhaupt eine Elimination des HIV aus dem Genom des Wirts vorstellbar? Theoretisch ja, wenn folgende Voraussetzungen erfüllt sind:

1. eine völlige Blockade der Synthese infektionstüchtiger Viruspartikel und damit die Verhinderung der Infektion neuer Zellen,
2. ausschließlicher Befall von Zellen, die natürlicherweise erneuert werden, z.B. reife Lymphozyten oder Makrophagen.

Unter diesen Umständen wäre bei einer entsprechend langen Chemotherapie eine Elimination des Virus zumindest theoretisch möglich. Sind dagegen Zellen infiziert, die während der gesamten Lebensdauer des Wirts persistieren, z.B. Stammzellen des hämatopoetischen Systems, wird es kaum möglich sein, das Virus zu eliminieren.

4.4.3.10 Systemmykosen

Weltweit ist eine Zunahme lebensbedrohlicher Pilzinfektionen zu beobachten. Diese Entwicklung beruht im wesentlichen auf dem Einsatz von immunsuppressiven und zytotoxischen Pharmaka. Pilzinfektionen stellen für neutropenische Patienten eine vitale Gefährdung dar.

Substanzen, die für die Chemotherapie systemischer Pilzinfektionen eingesetzt werden, lassen sich in drei Gruppen einteilen:

1. Hemmung der Nukleinsäuresynthese (Flucytosin),
2. Veränderung der Permeabilität der Zytoplasmamembran (Amphotericin B),
3. Hemmung der Ergosterolsynthese (Azole).

Obwohl eine Resistenz gegenüber Antimykotika weit weniger häufig anzutreffen ist als bakterielle Antibiotikaresistenzen, zeigen klinische Erfahrungen, daß die Situation prinzipiell nicht unterschiedlich ist. So wird zunehmend über Azol-resistente Candidaarten berichtet und die Resistenzentwicklung gegenüber Flucytosin vollzieht sich so rasch, daß eine Monotherapie mit dieser Substanz nicht empfohlen werden kann.

5-Flucytosin ist das einzige Antimykotikum, für das eine etablierte In-vitro-Resistenztestung existiert. Der Wirk- und Resistenzmechanismus von 5-Flucytosin ist aufgeklärt. 5-Flucytosin wird mittels einer Cytosinpermease durch die Zellwand transportiert, innerhalb der Zelle durch eine Cytosindeaminase und weiter durch eine Uridinmonophosphatpyrophosphorylase zu 5-Fluridylicilsäure metabolisiert. Die Phosphorylierung dieses Metaboliten und der anschließende Einbau in RNA oder DNA führt zu einer Blockade der Nukleinsäuresynthese. 5-Flucytosinresistenz kann auf einer Mutation in jedem der an der Metabolisierung beteiligten Enzyme beruhen, beispielsweise Veränderungen der Cytosinpermease. Am häufigsten sind Mutationen der Uridinmonophosphatpyrophosphorylase oder der Cytosindeaminase anzutreffen.

Die selektive Toxizität von Amphotericin B für Pilze wird auf die Affinität dieser Substanz für Ergosterol-haltige Zellmembranen zurückgeführt. Trotz des klinischen Gebrauchs von Amphotericin B seit über 30 Jahren ist bisher kaum über Resistenzentwicklungen berichtet worden. Ein möglicher Grund wären ein komplexer Wirkmechanismus und die Interaktion mit mehreren Zielstrukturen, so daß einzelne Mutationen kaum Resistenz vermitteln können. Ein weiterer Grund liegt in der Einschränkung begründet, daß ein In-vitro-Verfahren zur Untersuchung der Amphotericinempfindlichkeit bislang im Labor nicht entwickelt werden konnte. Insgesamt ist wenig über den Wirk- und Resistenzmechanismus dieser Substanz bekannt.

Azole (Fluconazol, Ketoconazol, Itrakonazol) stellen die klinisch wichtigste Substanzklasse unter den Antimykotika dar. Azole interferieren mit der Ergosterolbiosynthese, wobei unterschiedliche Enzyme betroffen sind: die Sterol-14-Demethylase und die 3-Ketoreduktase. Verschiedene Candidaarten, z.B. *Candida glabrata*, *Candida tropicalis* und *Candida krusei*, zeigen natürlicherweise eine geringere Sensitivität gegenüber Azolderivaten als *Candida albicans*; Aspergillus ist natürlicherweise Fluconazol-resistent. Der vermehrte Einsatz von Azolderivaten führt zum einen zu erworbenen Resistenzen bei *Candida albicans*, zum anderen auch zu einer Selektion von Candidaarten mit natürlicherweise eingeschränkter Sensitivität. Eine erworbene Azolresistenz beruht vermutlich überwiegend auf Veränderungen der Zellwand, die zu einer verminderten intrazellulären Aufnahme führen.

4.4.3.11 Malaria

Die Resistenz der Plasmodien gegenüber Chemotherapeutika ist von weltweitem Interesse. Im Mittelpunkt stehen die Mechanismen der Resistenzentwicklung von *Plasmodium falciparum* gegenüber Chloroquin und Mefloquin. Für beide Substanzen steht die Resistenz im Zusammenhang mit einer verminderten intrazellulären Medikamentenkonzentration, der Effluxmechanismen zugrunde liegen.

Für die Mefloquinresistenz konnte eine ATP-abhängige Membranpumpe experimentell als Resistenzmechanismus wahrscheinlich gemacht werden; das entsprechende Gen (Pgh1) des Parasiten ist ein Homolog des humanen Multi-drug-resistance-Proteins (mdr-Protein, mdr-Mechanismen sind häufig für die Zytostatikaresistenz menschlicher Tumoren verantwortlich). Der Effluxmechanismus Chloroquin-resistenter Parasiten ist nur wenig verstanden. Ein mdr-vermittelter Mechanismus, d. h. eine ATP-abhängige Membranpumpe ist wenig wahrscheinlich, so daß eine Beteiligung anderer, noch nicht näher charakterisierter Transportprozesse diskutiert wird.

Viele Fragen zu den biochemischen Resistenzmechanismen gegenüber Chinolinmedikamenten sind ungeklärt, genetisch liegen der Resistenz spontane, chromosomale Punktmutationen zugrunde.

4.4.4 Ausblick

Die Entwicklung der Antibiotika war eine der herausragenden medizinischen Errungenschaften unseres Jahrhunderts und hat den Infektionskrankheiten ihren Schrecken genommen. Das nunmehr zu beobachtende global zunehmende Problem der Antibiotikaresistenz (s. Abb. 4.4.12) ist auf eine Kombination mehrerer Faktoren zurückzuführen: Selektionsdruck durch Antibiotika, Förderung der Ausbreitung durch veränderte soziokulturelle Bedingungen, Veränderung des Erregerspektrums.

Mikroorganismen werden immer einen Ausweg finden, um sich einer wirksamen Antibiotikatherapie zu entziehen. Dies beruht darauf, daß das Konzept der bakteriellen Welt das evolutionär erfolgreichste, dem Menschen im darwinistischen Sinn weit überlegene Prinzip darstellt: eine kurze Generationszeit und damit verbunden die Möglichkeit, sich mittels Mutationen und Genaustausch schnell an veränderte Umweltbedingungen anzupassen. Die einzige Möglichkeit, in diesem ungleichen Wettrennen nicht zu verlieren, besteht in einem Verständnis der Resistenzmechanismen und

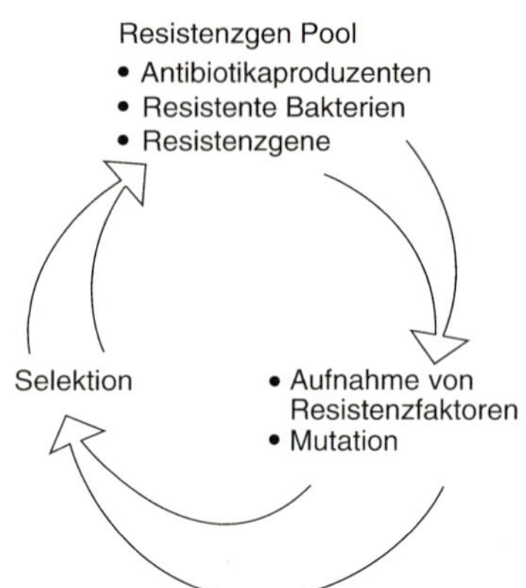

Abb. 4.4.12. Schema der Antibiotikaresistenzspirale. Resistenzgen-Pool sind alle möglichen Quellen von Resistenzgenen in der Umgebung, wie Krankenhäuser, Massentierhaltung und andere Orte des Antibiotikaeinsatzes. Entscheidend für das Problem der Antibiotikaresistenz ist die Selektion durch Antibiotikaeinsatz: ein vermehrter Einsatz von Antibiotika vergrößert den zur Verfügung stehenden Resistenzgen-Pool und setzt damit die Spirale in Gang

damit verbunden der Möglichkeit, über rationales Verhalten dieser Entwicklung entgegenzusteuern.

In der Regel verschwinden Resistenzplasmide und durch chromosomale Mutationen entstandene Antibiotikaresistenz, sobald der Antibiotikaselektionsdruck nachläßt, da die der erworbenen Antibiotikaresistenz zugrundeliegenden Mechanismen häufig physiologische Eigenschaften des Mikroorganismus (im engl. Schrifttum: fitness) beeinträchtigen. Es gibt aber auch Antibiotikaresistenzen, die sich ohne Selektionsdruck ausbreiten können. Hier muß entweder davon ausgegangen werden, daß der Resistenzfaktor eine weitere, noch unbekannte Funktion mit Selektionsvorteil einschließt, beispielsweise ein Plasmid oder Transposon, welches gleichzeitig Gene für Virulenzfaktoren oder Stoffwechselfunktionen trägt, oder daß der als Selektionsnachteil sich auswirkende Besitz von Resistenzplasmiden oder chromosomalen Resistenzmutationen durch weitere, noch unbekannte Mutationen im bakteriellen Chromosom kompensiert wird. Zum anderen müssen sich chromosomale Resistenzmutationen nicht unbedingt als Selektionsnachteil auswirken. So finden sich bei Streptomycin-resistenten Tuberkuloseerregern, die in-vitro über Kultur auf Streptomycin-haltigen Nährböden selektioniert wurden, verschiedenste Resistenz-vermittelnde chromosomale Mutationen – sowohl solche, die einen Selektionsnachteil beinhalten, als auch Mutationen, die keinen Einfluß auf die Virulenz des Erregers ausüben. Von Patienten isolierte Tuberkuloseerreger mit erworbener Streptomycinresistenz zeigen demgegenüber ausnahmslos Mutationen, die keinen Selektionsnachteil beinhalten, d. h. keine Virulenzverminderung des Erregers mit sich bringen. Offensichtlich findet also invivo von vornherein eine Selektion für solche Antibiotikaresistenz-vermittelnde chromosomale Mutationen statt, die die Virulenz des Krankheitserregers nicht beeinträchtigen.

Die wichtigste Forderung ist die Reduktion des Antibiotikaverbrauchs, womit eine Reduktion des Selektionsdrucks mit der Folge einer Verminderung des Genpools für Resistenzgene verbunden wäre. Dies ist nicht nur eine medizinische, sondern auch eine gesellschaftspolitische Aufgabe (verwiesen sei hier auf den unkritischen Einsatz von Antibiotika in der Nutztierhaltung). Es liegt in der Verantwortung des Mediziners, eine überflüssige Antibiotikagabe zu vermeiden, Breitspektrumantibiotika nicht leichtfertig zu verordnen, die etablierten Richtlinien für eine Antibiotikatherapie zu beachten und das kausale Verständnis um die Wirk- und Resistenzmechanismen von Antibiotika das Handeln bestimmen zu lassen.

4.4.5 Empfohlene Übersichts- und Originalarbeiten

Archer, G. L., D. M. Niemeyer (1994) Origin and evolution of DNA associated with resistance to methicillin in staphylococci. Trends Microbiol 2:343–346

Arthur, M., P. Courvalhin (1993) Genetics and mechanisms of glycopeptide resistance in enterococci. Antimicrob Agents Chemother 37:1563–1571

Bossche, H. V., P. Marichal, F. C. Odds (1994) Molecular mechanisms of drug resistance in fungi. Trends Microbiol 2:393–400

Böttger, E. C. (1994) Resistance to drugs targeting protein synthesis in mycobacteria. Trends Microbiol 2:416–421

Böttger, E. C., B. Springer, M. Pletschette, P. Sander (1998) Fitness of antibiotic-resistant microorganisms and compensatory mutations. Nature Med; in press

Cohen, M. L. (1992) Epidemiology of drug resistance: implications for a post-antimicrobial era. Science 257:1050–1055

Cole, S. T. (1994) *Mycobacterium tuberculosis:* drug-resistance mechanisms. Trends Microbiol 2:411–415

Condra, J. H., E. A. Emini. (1997) Preventing HIV-1 drug resistance. SciMed 4:2–11

Courvalhin, P. (1992) Interpretative reading of antimicrobial susceptibility tests. ASM News 58:368–375

Courvalhin, P. (1994) Transfer of antibiotic resistance genes between gram-positive and gram-negative bacteria. Antimicrob Agents Chemother 38:1447–1451

Davies, J. (1994) Inactivation of antibiotics and the dissemination of resistance genes. Science 264:375–381

Dowson, C. G., T. J. Coffey, B. G. Spratt (1994) Origin and molecular epidemiology of penicillin-binding protein-mediated resistance to β-lactam antibiotics. Trends Microbiol 2:361–365

Georgopapadakov, N. H. (1993) Penicillin-binding proteins and bacterial resistance to β-lactams. Antimicrob Agents Chemother 37:2045–2053

Huovinen, P., L. Sundström, G. Swedberg, O. Skold (1995) Trimethoprim and sulfonamide resistance. Antimicrob Agents Chemother 39:279–289

Inderlied, C. B., K. A. Nash (1996) Antimycobacterial agents: in vitro susceptibility testing, spectra of activity, mechanisms of action and resistance, and assays for activity in biological fluids. In: V. Lorian (ed) Antibiotics in laboratory medicine. Williams & Wilkins, Baltimore, pp 127–176

Jacoby, G. A. (1994) Extrachromosomal resistance in gram-negative organisms: the evolution of β-lactamases. Trends Microbiol 2:357–360

McGinnis, M. R., M. G. Rinaldi (1996) Antifugal drugs: mechanisms of action, drug resistance, susceptibility testing and assays of activity in biological fluids. In: V. Lorian (ed) Antibiotics in laboratory medicine. Williams & Wilkins, Baltimore, pp 176–212

Meier, A., L. Heifets, R. J. Wallace, Y. Zhang, B. A. Brown, P. Sander, E. C. Böttger (1996) Molecular mechanism of clarithromycin resistance in *Mycobacterium avium* observation of multiple 23S rRNA mutations in a clonal population. J Infect Dis 174:354–360

Neu, H. C. (1994) The crisis in antibiotic resistance. Science 257:1064–1073

Nikaido, H. (1994) Prevention of drug access to bacterial targets: permeability barriers and active efflux. Science 264:382–387

Rice, L. B., R. A. Bonomo (1996) Genetic and biochemical mechanisms of bacterial resistance to antimicrobial agents. In: V. Lorian (ed) Antibiotics in laboratory medicine. Williams & Wilkins, Baltimore, pp 453–501

Richman, D. D. (1994) Drug resistance in viruses. Trends Microbiol 2:401–406

Roberts, M. C. (1994) Epidemiology of tetracycline-resistance determinants. Trends Microbiol 2:353–356

Sander, P., A. Meier, E. C. Böttger (1996) Ribosomal drug resistance in mycobacteria. Res Microbiol 147:59–67

Sander, P., T. Prammananan, E. C. Böttger (1996) Introducing mutations into a chromosomal rRNA gene using a genetically modified eubacterial host with a single rRNA operon. Mol Microbiol 22:841–848

Sander, P., T. Prammananan, A. Meier, K. Frischkorn, E. C. Böttger (1997) The role of ribosomal RNA in macrolide resistance. Mol. Microbiol. 26:469–480

Spratt, B. G. (1994) Resistance to antibiotics mediated by target alterations. Science 264:389–393

Spratt, B: G. (1996) Antibiotic resistance: counting the cost. Curr Biol 6:1219–1221

Taylor, D. E., A. Chau (1996) Tetracycline resistance mediated by ribosomal protection. Antimicrob Agents Chemother 40:1–5

Witte, W., I. Klare (1995) Glycopeptide-resistant *Enterococcus faecium* outside hospitals: a commentary. Microbial Drug Res 1:259–263

Woodford, N., A. P. Johnson, D. Morrison, D. C. E. Speller (1995) Current perspectives on glycopeptide resistance. Clin Microbiol Rev 8:585–615

Übersicht über wesentliche Beiträge von Infektiologie und Immunologie zur Molekularen Medizin

VON BEHRING, EMIL ADOLF [1854–1917]

Begründer der Serumbehandlung zunächst bei Diphtherie (*Corynebacterium diphtheriae*) und Wundstarrkrampf (verursacht durch das Toxin von Tetanusbazillen (*Clostridium tetani*)). Erster Nobelpreis für Medizin 1901.

BENACERRAF, BARUJ [GEB. 1920]

Entdeckte zusammen mit Dausset und Snell (s. dort) die **genetische Determiniertheit der Immunabwehr** und erhielt gemeinsam mit diesen für diese Entdeckung 1980 den Nobelpreis.

BISHOP, JOHN MICHAEL [GEB. 1936]

Entdeckte den onkogenen Charakter bestimmter Viren. Nobelpreis für Medizin zusammen mit Varmus 1989.

BLUMBERG, BARUCH S. [GEB. 1925]

Entdeckte 1964 das „Australia Antigen", das – durch das Hepatitis B-Virus vermittelt – die Erkrankung auslöst. Nobelpreis für Medizin zusammen mit Gajdusek 1976.

BORDET, JULES [1870–1961]

Forschungsarbeiten auf dem Gebiet der Bakteriolyse und der Antikörperbildung; entdeckte die durch Impfung hervorgerufene spezifische Antikörperbildung (**Immunität**). Durch die Komplementbindungsprobe gelang es ihm, den Vorgang der Immunisierung (Erzeugung von Unempfindlichkeit gegenüber Infektionen oder Giften) zu klären und die Frühdiagnose schwerer Infektionen (Cholera, Typhus, Syphilis) zu ermöglichen. Nobelpreis für Medizin 1919.

BURNET, FRANK MACFARLANE [1899–1985]

Burnet und Medawar (s. dort) eröffneten mit ihrer Entdeckung der **erworbenen immunologischen Toleranz** die Möglichkeit für eine therapeutische Transplantation. Burnets Hypothese, daß der Mensch erst einige Zeit nach seiner Geburt die Fähigkeit zur Unterscheidung ihm eigener Substanzen von körperfremden Substanzen entwickelt, konnte Medawar experimentell bestätigen, indem er zeigte, daß Mäuseembryonen durch Injektion von Gewebe anderer Rassen Impfstoffe von der anderen Rasse nicht als körperfremd erkannten und deshalb nicht abstießen. Für ihre Entdeckung erhielten beide Forscher 1960 den Nobelpreis für Medizin.

CHAIN, ERNST BORIS [1906–1979]

Entwickelte Methoden zur Gewinnung großer Schimmelpilzkulturen, reinigte aus diesen Penicillin und wies dessen Heileigenschaften nach (s. Fleming).

DAUSSET, JEAN BAPTISTE GABRIEL [GEB. 1916]

Entdeckte zusammen mit Benacerraf und Snell (s. dort) die **genetische Immunitätskontrolle**. Durch diese Entdeckung gelang den Forschern die Aufklärung des Zusammenhangs zwischen vererbbaren Informationen und der körpereigenen Immunabwehr. Sie wiesen nach, daß die auf der Zelloberfläche lokalisierten Histokompatibilitätsantigene (H-Antigene) genetisch determiniert sind und sich damit individuell unterscheiden. Sie erlauben dem Organismus, zwischen körpereigenen und körperfremden Substanzen zu unterscheiden. Für die Ausschaltung von Abwehrreaktionen bei Gewebe- und Organtransplantationen ist diese Erkenntnis von großer Bedeutung. Erhielt zusammen mit Benacerraf und Snell 1980 den Nobelpreis für Medizin.

DOHERTY, PETER [GEB. 1940]

Entdeckte zusammen mit Zinkernagel den Mechanismus der Selbst- und Nicht-selbst-Erkennung durch das Immunsystem. Nobelpreis für Medizin zusammen mit Zinkernagel 1996.

Handbuch der molekularen Medizin, Band 4
Immunsystem und Infektiologie
D. Ganten/K. Ruckpaul (Hrsg.)
© Springer-Verlag Berlin Heidelberg 1999

DOMAGK, GERHARD [1895–1964]

Entdeckte die antibakterielle Wirkung des Prontosils (1935) und eröffnete mit dieser revolutionierenden Entdeckung die Ära der Sulfonamidbehandlung von Infektionen. Außerdem entdeckte er das INH zur Heilung von Lungentuberkulose (Conteben, Neoteben). Nobelpreis für Medizin 1939.

EDELMAN, GERALD MAURICE [GEB. 1929]

Aus unterschiedlichen experimentellen Ansätzen und daraus gewonnenen Ergebnissen (Trennung von Antigenkomplexen und Spaltung angenommener quervernetzter Kettenstrukturen) konnten Edelman und Porter (s. dort) zeigen, daß das Antikörpermolekül aus 2 Kettenpaaren aufgebaut ist. Ein von Porter daraus entwickeltes Molekülmodell erwies sich später als weitgehend richtig. Diese Arbeiten führten zur Verbesserung der Möglichkeiten zur Verwendung von Immunreaktionen zu diagnostischen und therapeutischen Zwecken. Den Nobelpreis für die **Aufklärung der chemischen Struktur der Antikörper** erhielten beide Forscher 1972.

EHRLICH, PAUL [1854–1915]

Beschrieb mit seiner Seitenkettentheorie die Grundlagen der spezifischen Immunität und klärte die chemotherapeutischen Prinzipien auf. Nobelpreis für Medizin zusammen mit Metchnikov 1908.

ENDERS, JOHN FRANKLIN [1897–1985]

Entdeckte zusammen mit Robbins und Weller (s. dort), daß **Poliomyelitis-Kulturen** in Reagenzglaskulturen verschiedener Gewebe wachsen. Damit war ein Durchbruch für die bislang wenig erfolgreiche Kultivierung von Viren gelungen. Diese Entdeckung war die Grundlage dafür, Poliomyelitis-Viren für die Produktion eines Impfstoffes in ausreichender Menge zu kultivieren und damit eine wirksame Bekämpfung der Erkrankung durchzuführen. Nobelpreis für Medizin 1954.

FLEMING, ALEXANDER [1881–1955]

Entdeckte (1928) die antibakterielle Wirkung von Schimmelpilzkulturen und konzentrierte daraus das Penicillin. Nobelpreis für Medizin zusammen mit Florey und Chain 1945.

FLOREY, HOWARD WALTER [1898–1968]

Entwickelte Methoden zur Gewinnung großer Schimmelpilzkulturen, reinigte aus diesen Penicillin und wies dessen Heileigenschaften nach (s. Fleming). Entdeckung des Penicillins und seine Heilwirkung bei verschiedenen Infektionskrankheiten.

GAJDUSEK, CARLTON [GEB. 1923]

Entdeckte die sogenannten „langsamen Viren" als Erreger einer Gruppe von Enzephalopathien, zu denen auch die bei Menschen auftretende Kuru-Erkrankung gehört. Nobelpreis für Medizin zusammen mit Blumberg 1976.

HATA, SAHACHIRO [1872–1938]

Entdeckte zusammen mit Paul Ehrlich 1908–1910 die Heilwirkung des Salvarsans gegen die Syphilis.

HENCH, PHILIP SHOWALTER [1896–1965]

Wandte als klinischer Mediziner erstmals Cortison in der Rheumabehandlung an und öffnete damit neue Wege in der Therapie. Nobelpreis für Medizin zusammen mit Kendall und Reichstein 1950.

JENNER, EDWARD J. [1749–1823]

Entwickelte 1796 die Vakzination (künstliche aktive Immunisierung) gegen die durch Viren ausgelösten Pocken.

JERNE, NIELS KAJ [1911–1994]

Entwickelte grundlegende Theorien über den spezifischen Aufbau und die Steuerung des Immunsystems (s. Milstein).

KENDALL, EDWARD CALVIN [1886–1972]

Erforschte als Physiologe die Schilddrüsen- und Nebennierenrindenhormone und entdeckte Thyroxin und Cortison (s. Hench). Er hat einen wesentlichen Beitrag zur Isolierung und Identifizierung der Kortikosteroide geleistet und die synthetische Herstellung einiger dieser Substanzen gefördert.

KITASATO, SHIBASABURO [1852–1931]

Schüler und Mitarbeiter von Robert Koch. Aus Immunisierungsversuchen leitete er die Bildung von Antitoxinen ab, die den Beginn der serumtherapeutischen Ära bildeten.

KOCH, ROBERT [1843–1910]

Begründer der experimentellen Bakteriologie, bewies die Erregernatur des Milzbrandbazillus, entdeckte die Tuberkelbakterien und den Erreger der

Cholera und entwickelte das Alttuberkulin. Nobelpreis für Medizin 1905.

KÖHLER, GEORGES J. S. [GEB. 1946]

Entdeckte mit Milstein und Jerne das Prinzip der Produktion von monoklonalen Antikörpern.

LANDSTEINER, KARL [1868–1943]

Entdeckte um 1900 das AB0-Blutgruppensystem, 1927 gemeinsam mit Levine die Eigenschaften des M/N/P-Systems und 1940 zusammen mit Wiener den Rhesusfaktor. Nobelpreis für Medizin 1930.

LEVINE, PHILIP L. [1900–1987]

Entdeckte gleichzeitig mit Karl Landsteiner 1928 die menschlichen Blutgruppen M, N und P. 1940 entdeckte er mit Karl Landsteiner und Alexander Wiener den Rhesus-Faktor im menschlichen Blut.

MEDAWAR, PETER BRIAN [1915–1987]

Entdeckte zusammen mit Burnet (s. dort), daß **immunologische Toleranz** erworben werden kann und erhielt mit Burnet 1960 den Nobelpreis für Medizin.

METCHNIKOV, ILJA ILJITSCH [1845–1916]

Entdeckte die Phagozyten und bewies 1884 mit seiner Theorie die Bedeutung von Leukozyten für die Verhütung und Heilung ansteckender Krankheiten. Nobelpreis für Medizin zusammen mit Ehrlich 1908.

MILSTEIN, CESAR [GEB. 1927]

Forschungen zu Struktur und Regelmechanismen des Immunsystems, entdeckte 1974/75 gemeinsam mit Köhler und Jerne das Prinzip der Produktion von monoklonalen Antikörpern aus Hybridzellen (Verschmelzung von Krebszellen mit weißen Blutkörperchen) als bedeutendes diagnostisches Hilfsmittel. Nobelpreis für Medizin mit Köhler und Jerne 1984.

NICOLLE, CHARLES JULES HENRI [1866–1936]

Forschungsarbeiten auf dem Gebiet der Bakteriologie und Serumtherapie insbesondere über epidemische Krankheiten wie Typhus (**Flecktyphus**), Lepra, Masern, Grippe, Scharlach, Keuchhusten u.a. führten ihn zur Entwicklung und Erzeugung vorbeugender Impfstoffe. Entdeckte die vorbeugende Wirkung des Serums von Typhus- und Masernre-

konvaleszenten und konnte damit epidemische Erkrankungen zu beherrschbaren Infektionskrankheiten machen. Nobelpreis für Medizin 1928.

PASTEUR, LOUIS [1822–1895]

Widerlegte die Theorie von der Urzeugung der Mikroorganismen und bewies um 1860, daß Mikroben aus Mikroben entstehen. Führte die aktive Impfung gegen die Tollwut ein (verursacht durch das Rabies-Virus, RNA-Virus zur Familie der Rhabdoviren gehörend). Auf dieser Grundlage hat er die rationale Impfstoffentwicklung entscheidend befruchtet.

PORTER, RODNEY ROBERT [1917–1985]

Erhielt zusammen mit Edelman (s. dort) 1972 den Nobelpreis für die **Aufklärung der chemischen Struktur der Antikörper.**

PRUSINER, STANLEY [GEB. 1942]

Entdeckte DNA-freie Proteine, sog. Prionen, und damit eine vollständig neue Art von Krankheitserregern als Erreger einer Gruppe von bisher unheilbaren Gehirnentzündungen. Nobelpreis für Medizin 1997.

REICHSTEIN, TADEUSZ [1897–1996]

Als Biochemiker synthetisierte er erste Hormone aus der Nebennierenrinde, wies ihre Steroidnatur nach und analysierte ihre Struktur und Eigenschaften. Damit wurde der Weg für die Synthese von therapeutisch nutzbaren Steroiden geebnet und neue Medikamente geschaffen (s. Hench und Kendall).

RICHET, CHARLES [1850–1935]

Entdeckte die gesteigerte Empfindlichkeit des Körpers gegen artfremdes Eiweiß und bezeichnete diese Eigenschaft als **Anaphylaxie** (Phylaxis [griechisch] bedeutet Schutz, Anaphylaxie bedeutet das Gegenteil). Nobelpreis für Medizin 1913.

ROBBINS, FREDERICK CHAPMAN [GEB. 1916]

Erhielt zusammen mit Enders (s. dort) und Weller 1954 den Nobelpreis für Medizin für die Entdeckung der **Züchtungsbedingungen für das Poliomyelitis-Virus.**

ROUS, FRANCIS PEYTON R. [1879–1970]

Forschungen über Virusinfektionen und Krebsentstehung, entdeckte das nach ihm benannte Virus, das bei Hühnern Sarkome hervorruft (RNA-Virus der Oncovirinae; Subfamilie aus der Familie der Retroviridae). Nobelpreis für Medizin 1966.

SABIN, ALBERT BRUCE [1906–1993]

Entwickelte seit 1954 einen Lebendvakzine-Impfstoff (Schluckimpfung; Sabin-Vakzine gegen Poliomyelitis), der 1960 in den USA erstmals zur Anwendung kam; außerdem einen serologischen Farbtest zum Nachweis der Toxoplasmose (Sabin-Feldman-Test).

SALK, JONAS EDWARD [1914–1995]

Entwickelte um 1952 einen Impfstoff aus abgetöteten Polioviren zur aktiven Immunisierung gegen Poliomyelitis.

SNELL, GEORGE DAVIS [1903–1996]

Entdeckte zusammen mit Dausset und Benacerraf (s. dort) die **genetische Immunitätskontrolle** und wurde für diese Entdeckung 1980 zusammen mit diesen beiden mit dem Nobelpreis ausgezeichnet.

THEILER, MAX [1899–1972]

Forschungsarbeiten über Amöbenruhr und Rattenbißfieber führten ihn zum **Gelbfieber**, eine in tropischen Gebieten Amerikas und Afrikas verbreitete Erkrankung. Der Erreger wird von einer Stechmücke übertragen. 1927 hat Theiler als Ursache des Gelbfiebers ein Virus nachgewiesen und daraus einen sicheren Impfstoff entwickelt. Nobelpreis für Medizin 1951.

TONEGAWA, SUSUMU [GEB. 1939]

Entdeckte die genetischen Grundlagen für das Entstehen des Variationsreichtums der Antikörper. Nobelpreis für Medizin 1987.

VARMUS, HAROLD ELIOT [GEB. 1939]

Entdeckte den onkogenen Charakter bestimmter Viren. Nobelpreis für Medizin zusammen mit Bishop 1989.

WAKSMAN, SELMAN ABRAHAM [1888–1973]

Entdeckte Streptomycin, das seit etwa 1940 als wirkungsvolles Antibiotikum zur Behandlung tuberkulöser Erkrankungen eingesetzt wird. Nobelpreis für Medizin 1952.

WELLER, THOMAS HUCKLE [GEB. 1915]

erhielt zusammen mit Enders (s. dort) und Robbins 1954 den Nobelpreis für Medizin für die Entdeckung der **Züchtungsbedingungen für das Poliomyelitis-Virus.**

WIENER, ALEXANDER SALOMON [1907–1976]

Entdeckte 1940 zusammen mit Landsteiner den Rhesusfaktor und bestätigte die Existenz des entsprechenden Antigens im Blut.

ZINKERNAGEL, ROLF MARTIN [GEB. 1944]

Entdeckte zusammen mit Doherty den Mechanismus, wie das Immunsystem virusinfizierte Zellen von eigenen Zellen unterscheiden kann (Selbst- und Nicht-selbst-Erkennung). Nobelpreis für Medizin zusammen mit Doherty 1996.

Sachverzeichnis